AF253136

TRAITÉ COMPLET

DE

MÉDECINE

PRATIQUE

A L'USAGE

DES GENS DU MONDE

PAR LE

Dr H. VIGOUROUX

Médecin inspecteur des Écoles de la ville de Paris, Membre de la Société française d'Hygiène,
Officier d'Académie, Chevalier de l'Ordre de Charles III d'Espagne.

TOME III

Orné de 144 gravures

Pathologie et Thérapeutique

PARIS

LETOUZEY ET ANÉ, ÉDITEURS

17, RUE DU VIEUX-COLOMBIER

TRAITÉ COMPLET

DE

MÉDECINE PRATIQUE

TRAITÉ COMPLET

DE

MÉDECINE

PRATIQUE

A L'USAGE

DES GENS DU MONDE

PAR LE

Dr H. VIGOUROUX

Médecin inspecteur des Écoles de la ville de Paris, Membre de la Société française d'Hygiène,
Officier d'Académie, Chevalier de l'Ordre de Charles III d'Espagne.

TOME III

Orné de **144** gravures

Pathologie et Thérapeutique

PARIS

LETOUZEY ET ANÉ, ÉDITEURS

17, RUE DU VIEUX-COLOMBIER

PATHOLOGIE ET THÉRAPEUTIQUE

Il aurait été fastidieux de répéter au traitement de chaque maladie la dose exacte, en grammes, centigrammes ou milligrammes, des médicaments qu'il faut donner pour la combattre. Comme il est cependant indispensable de connaître cette dose, le lecteur la trouvera très facilement dans le MEMENTO THÉRAPEUTIQUE que nous avons placé à la fin du volume.

Nous avons cru devoir mettre avant ce memento quelques pages dans lesquelles nous décrivons les principaux bandages. Ceux-ci sont d'une importance capitale, et il est utile que tout le monde sache les bien faire, les plaies guérissant ainsi beaucoup plus vite et sans complications.

Certains mots techniques étant répétés plus ou moins souvent dans le corps de ce volume, nous ne pouvions indiquer chaque fois ce qu'ils voulaient dire. C'est pour cela que nous avons ajouté, après le memento, un petit DICTIONNAIRE dans lequel le lecteur trouvera sans difficulté la signification de tout mot scientifique dont il aurait pu oublier le sens et que nous sommes cependant dans l'obligation d'employer. Les noms des maladies ne sont pas dans le dictionnaire, mais dans la table alphabétique.

Enfin nous recommandons au lecteur de bien graver dans sa mémoire la division que nous avons suivie. Pour cela, il n'aura qu'à consulter la table des matières. Il saura ainsi où sont dans le corps du volume la description et le traitement de la maladie qu'il a besoin de connaître. Cependant, comme dans certains cas, malgré tout, il trouverait assez difficilement cette maladie, nous avons eu soin de mettre dans la TABLE ALPHABÉTIQUE les mots désignant tel ou tel symptôme frappant particulièrement l'esprit du malade, comme, par exemple, la toux, l'oppression, la diarrhée, etc., etc. Le lecteur verra à ces mots le nom des maladies dans lesquelles se rencontrent ces symptômes, et il n'aura plus qu'à en lire attentivement la description à la page indiquée, pour distinguer d'une manière certaine celle qu'il désire connaître.

PATHOLOGIE ET THÉRAPEUTIQUE

CONSIDÉRATIONS GÉNÉRALES

La **Pathologie** (de πάθος, maladie, et λόγος, traité) est cette partie de la médecine qui traite spécialement de la connaissance des maladies, tandis que la **Thérapeutique** (de θεραπεύειν, soigner) s'occupe de leur traitement. C'est l'étude de ces deux sciences qui va faire le sujet de ce troisième volume.

Nous parlerons de chaque maladie en particulier. Après avoir donné la définition de chacune d'elles, nous nous étendrons sur l'*étiologie*, c'est-à-dire sur les causes qui sont à même de l'engendrer, causes qu'il est très utile de bien connaître, puisqu'on peut ainsi très souvent les éviter et qu'on évite en même temps la maladie elle-même. *Sublatâ causâ, tollitur effectus :* enlevez la cause et vous supprimez son effet. En outre, la connaissance des causes permet de mieux soigner la maladie qu'elles ont produite. « Ce ne sont pas les affections, mais les causes qui indiquent le traitement, » écrit Galien avec juste raison [1].

Nous dirons ensuite un mot, lorsqu'il y aura lieu, de l'*anatomie pathologique*. Quand les organes ou les tissus sont malades, ils présentent des altérations ou des lésions qu'il faut connaître, parce qu'elles sont en rapport avec les *symptômes* que nous décrirons aussitôt après.

Les *symptômes* sont, par leur ensemble et leur succession, les signes qui caractérisent une maladie et qui permettent de faire le *diagnostic* (διάγνωσις, discernement), de telle sorte que nous

1. *De la meilleure secte.* Ch. XXV.

ne les confondons pas les unes avec les autres. Nous ne donnerons que les plus importants.

Après avoir indiqué le mode de terminaison, funeste ou non, ce qui constitue le *pronostic* (πρό, d'avance, γιγνώσκειν, connaître), nous arriverons au traitement, autrement dit à la *thérapeutique*.

Dès qu'on souffre, on cherche à calmer sa souffrance, on cherche à se guérir ; c'est le but auquel on tend naturellement et avec la plus grande énergie. Or la thérapeutique est assez avancée de nos jours, pour que celui qui connaît toutes ses ressources et qui sait bien les employer ne se sente désarmé dans aucun cas. « La médecine est bornée, dit Fonssagrives [1], il est puéril de le redire ; mais les limites de son action sont aujourd'hui assez éloignées pour que l'esprit s'y sente un large champ, et, d'ailleurs, ces limites sont mobiles ; chaque siècle, chaque année, presque chaque jour, les reculent. Oui, la médecine ne peut rien contre l'irréparable ; elle ne prévaudra probablement jamais contre des lésions organiques ; mais n'a-t-elle pas prise sur les troubles fonctionnels dont celles-ci sont l'occasion ? Ne peut-elle pas toujours prolonger la vie des malades qu'elle est impuissante à guérir, et, là où elle n'atteint pas ce résultat, n'a-t-elle pas enfin à exercer ce ministère de soulagement qui est l'un des plus usuels et des plus salutaires de ses attributs ? Guérir, faire durer, soulager, quel programme ! » En effet, maintenant que l'art des médicaments a réalisé les acquisitions les plus précieuses, maintenant que l'arsenal de pharmacologie et d'hygiène est bien muni, il est toujours possible de soulager, si on ne peut pas toujours guérir. Il suffit de bien connaître les armes que l'on a à sa disposition et de savoir les choisir afin de pouvoir lutter avec avantage contre la maladie, même quand on ne pourra pas l'abattre

Nous n'entrerons pas cependant dans de très longs détails quand il s'agira d'indiquer le traitement des maladies. Ce que nous venons de dire montre à nos lecteurs que pour faire de la bonne thérapeutique il faut être médecin. Nous donnerons néanmoins, pour les maladies bénignes, toutes les indications nécessaires permettant d'obtenir une guérison rapide. Mais pour les maladies sérieuses, nous nous étendrons surtout sur les soins hygiéniques, tout en recommandant de suivre avec la plus scru-

1. J.-B. Fonssagrives. *Traité de thérapeutique appliquée.*

puleuse exactitude les prescriptions de l'homme de l'art. Du reste, la *thérapeutique hygiénique* est un moyen très puissant de rétablir la santé, moyen auquel on ne recourt pas assez souvent.

On divise souvent la pathologie en *pathologie interne* ou médicale, et en *pathologie externe* ou chirurgicale.

La *pathologie interne* s'occupe des maladies qui ne se révèlent en dehors de l'organisme que par des symptômes peu visibles et qui nécessitent une exploration assez sérieuse pour pouvoir les reconnaître. En effet, les maladies internes sont dues à des altérations d'organes situés profondément.

La *pathologie externe* s'occupe des maladies situées à la surface extérieure du corps, ou se traduisant par des symptômes faciles à voir, à toucher.

Mais cette division est beaucoup trop absolue. Et, de fait, des maladies chirurgicales peuvent être dues à une cause interne, et des maladies médicales réclament assez souvent des soins chirurgicaux. Nous ne la suivrons donc pas.

Nous adopterons la suivante qui a le mérite d'une grande simplicité et qui permettra au lecteur de trouver rapidement, sans difficulté aucune, la maladie sur laquelle il désire se renseigner.

Dans une **première partie** nous étudierons les **maladies générales,** comme les fièvres, les maladies infectieuses, diathésiques, constitutionnelles, mentales, les névroses, les affections de la peau, les empoisonnements, les maladies chirurgicales des divers tissus.

Dans une **deuxième partie** nous passerons en revue les **maladies des régions et des organes.** Ainsi dans les *maladies de la tête,* nous étudierons les affections des yeux, des oreilles, du nez, de la bouche, etc.; dans les *maladies intra-thoraciques,* nous verrons celles du poumon et du cœur; plus loin, nous décrirons les maladies de l'estomac, des intestins, du foie, des reins, etc., etc., et nous arriverons ainsi à les passer toutes en revue, qu'elles soient internes ou externes. Nous nous étendrons naturellement un peu plus sur les affections les plus communes.

PREMIÈRE PARTIE

MALADIES GÉNÉRALES

Les maladies générales comprennent les *maladies internes,* les *maladies de la peau,* les *empoisonnements et asphyxies,* et les *maladies chirurgicales des divers tissus.*

CHAPITRE PREMIER

MALADIES INTERNES

Les maladies internes sont nombreuses. Nous allons commencer par l'étude de celles qui se déclarent à la suite d'un empoisonnement tellurique (de *tellus,* sol); nous parlerons après de celles qui sont dues à des poisons morbides humains. puis à des poisons morbides animaux, et enfin des fièvres contagieuses simples.

§ 1. — Poisons telluriques.

Fièvres intermittentes : Malaria. Fièvres paludéennes ou de marais. — Fièvre intermittente simple. — Fièvre pernicieuse. — Fièvre larvée. — Fièvre rémittente. — Suette miliaire. — Choléra. — Fièvre jaune. — Peste.

Fièvres intermittentes, paludéennes ou de marais[1]. — Les fièvres intermittentes présentent toujours les trois caractères principaux suivants : 1° *elles sont engendrées par un poison palustre connu sous le nom de malaria;* 2° *elles reviennent par accès intermittents;* 3° *elles sont guéries par le sulfate de quinine et le quinquina.*

1. Voir tome II : Paludisme. page 22 et suivantes.

On les divise en quatre groupes différents : la *fièvre intermittente simple*, la *fièvre pernicieuse*, la *fièvre larvée* et la *fièvre rémittente*.

Les *causes* qui les font naître sont les mêmes. C'est toujours un poison qu'on ne connaît pas bien, mais qui est engendré à la suite de la décomposition des matières végétales qui se trouvent dans des eaux stagnantes ou dans des marais desséchés. C'est pour cela que les fièvres intermittentes règnent d'une façon endémique. c'est-à-dire d'une manière à peu près continuelle, dans tous les pays marécageux. Une température humide et élevée facilite la production du poison qui se dégage surtout après le coucher du soleil. Le mélange d'eaux douces et salées prédispose à ces fièvres qui frappent tout le monde sans distinction d'âge ni de sexe. Cependant les blancs y sont plus exposés que les noirs, les faibles que les forts, ceux qui se livrent à des écarts de régime. ceux qui arrivent nouvellement dans un pays marécageux.

A certains moments. sous l'influence d'une constitution particulière, ou bien dans certaines conditions atmosphériques, la maladie peut frapper un grand nombre de personnes à la fois et devenir *épidémique*.

Un des caractères des fièvres intermittentes, au point de vue *anatomo-pathologique*, est l'altération de la rate. Celle-ci peut acquérir des dimensions énormes. Vers la fin de la maladie les reins sont aussi lésés et le foie hypertrophié. Enfin on constate chez quelques malades de la *mélanémie* (μέλας, noir, et αἷμα, sang); la peau prend une teinte d'un gris ardoisé, et le foie, la rate, les reins deviennent noirs.

Fièvre intermittente simple. — La maladie commence souvent sans symptômes précurseurs; mais quelquefois on constate un malaise général, de la courbature, de la céphalalgie et de l'embarras gastrique. Quand l'accès se déclare, il y a toujours trois stades bien prononcés : *frisson, chaleur, sueur.*

1ᵉʳ stade. — Le malade éprouve une sensation de froid assez intense : il a la chair de poule, les ongles pâlissent. la face devient violacée, les dents claquent, en même temps qu'un frisson général, qui dure de quelques minutes à plusieurs heures, agite tout son corps. Et tandis que le refroidissement externe est si grand, la température centrale est très élevée puisqu'elle atteint

40°.5 et même 42°. Le malade ressent alors de vives douleurs dans les reins et à la région de la rate, qui est déjà fortement gonflée.

2ᵉ stade. — Mais le froid se dissipe peu à peu; le pouls est plus fréquent et plus plein: le mal de tête persiste, la peau devient brûlante. Cette période dure de 4 à 6 heures et le

3ᵉ stade commence par de la moiteur qui se transforme bientôt en une sueur très abondante. Le bien-être apparaît aussitôt, le mal de tête se dissipe, la température redevient normale, le malade se repose et la santé reparaît après cet accès qui peut durer de 1 à 18 heures, jusqu'à ce qu'un nouveau se produise.

Or, avec la *fièvre quotidienne* un accès revient tous les jours à la même heure; avec la *double quotidienne,* deux fois; quand l'accès se produit tous les trois jours, on a la *fièvre tierce,* parce qu'il vient le troisième jour; quand il a lieu le quatrième, c'est la *fièvre quarte.* On a la *double tierce* quand un accès se produit tous les jours, mais avec cette circonstance que celui du troisième jour ressemble à celui du premier, celui du quatrième à celui du deuxième; la *double quarte* quand il y a un accès deux jours de suite, mais différents; aucun le troisième; un accès semblable à celui du premier jour le quatrième; le cinquième un accès semblable à celui du second jour, et ainsi de suite.

Lorsque les accès se reproduisent avec la plus grande régularité, on dit que la fièvre est *réglée;* elle est *anticipante* s'ils avancent; *retardante* s'ils retardent; *subintrante* s'ils empiètent les uns sur les autres.

La *durée* de cette maladie varie beaucoup. Elle peut disparaître, même sans soins, en trois ou quatre semaines si le malade change de pays; mais si on le soigne avec le sulfate de quinine il guérit bien plus vite. Dans certains cas, par suite de l'absence de traitement, de la persistance des causes, la maladie passe à l'état chronique et amène la *cachexie palustre :* le malade est alors maigre, faible, profondément anémié; il n'a pas d'appétit et son teint est terreux, blafard; l'ascite apparaît bientôt, puis un œdème généralisé, de l'albuminurie et la mort survient dans le marasme.

TRAITEMENT. — Le médicament par excellence est le sulfate de quinine. On le fait prendre tous les jours, pendant quatre ou cinq jours, à la dose de 25 centigrammes à 1 gramme, en cachets ou dans du café noir, et *le plus loin possible de l'accès à venir*, par conséquent environ une heure après le dernier. On peut donner aussi ce médicament en lavement en ajoutant une goutte d'acide sulfurique pour obtenir sa dissolution. — Dans des cas très rares il ne réussit pas, on a alors recours à l'*acide arsénieux* que l'on fait prendre à la dose de 1 à 2 milligrammes. Il faut en même temps faire suivre au malade un régime aussi tonique que possible. La préparation suivante est très utile surtout pour lutter contre la cachexie (altération de la nutrition) :

Teinture d'écorce de quinquina.	30 gr.
Teinture de cannelle	4 gr.
Eau de Rabel	3 gr.
Vin de Madère, ou du Rhin.	1000 gr.

Prendre deux verres à madère tous les jours avant les repas.

Fièvre intermittente pernicieuse. — La fièvre intermittente peut devenir pernicieuse par la gravité ou l'intensité de quelques symptômes de la fièvre simple, par l'exagération du froid par exemple (*fièvre algide*); ou, au contraire, par l'exagération de la chaleur et de la sueur (*fièvre diaphorétique*); ou bien par l'apparition d'un symptôme étranger à un accès ordinaire. Le malade est alors plongé dans un sommeil profond (*fièvre comateuse*); ou bien il délire (*fièvre délirante*); il a des convulsions (*fièvre convulsive*); il a des douleurs atroces au cœur, de l'anxiété, de la défaillance (*fièvre cardialgique*); il ne peut pas respirer (*fièvre asthmatique*); il a des selles trop abondantes (*fièvre cholérique, dysentérique*), etc.

On n'observe la fièvre pernicieuse que dans les pays chauds. En Europe, on ne l'a rencontrée qu'en Crimée et dans la campagne de Rome.

Il faut se défier de toute fièvre intermittente qui présente quelque symptôme insolite, ou dont l'intensité des accès va en augmentant, car alors le péril est imminent et la mort peut arriver au deuxième ou au troisième accès si l'on n'intervient pas.

Traitement. — Il faut donc agir très promptement et ne pas hésiter à faire prendre 1, 2, 3 grammes à la fois de sulfate de quinine, par la bouche ou en lavement, *même au milieu de l'accès.*

Fièvre larvée. — On donne le nom de fièvre larvée (de *larva*, masque) à des manifestations de l'empoisonnement palustre qui ne se révèlent pas par la fièvre, mais par des symptômes divers dont les plus fréquents sont les *névralgies de la face* et le *rhumatisme*. Ces manifestations cèdent au sulfate de quinine.

Fièvre rémittente. — Il arrive quelquefois que le mouvement fébrile est continu, au lieu d'être intermittent, on constate seulement des rémissions plus ou moins accentuées. C'est la fièvre rémittente. Elle règne sur tout le littoral de la Méditerranée, en Algérie, en Corse, etc.; et produit les mêmes lésions dans les viscères que la fièvre intermittente (hypertrophie de la rate, altération du foie, mélanémie), mais il existe, en outre, un catarrhe de l'estomac, de l'intestin et des canaux biliaires.

Symptômes. — La maladie commence par de la courbature, du mal de tête, la perte de l'appétit, et presque toujours il survient de la jaunisse et de la gêne dans les hypocondres. La fièvre continue s'exaspère le soir. Telle est la forme légère qui peut guérir en deux ou trois semaines. Mais la maladie se complique quelquefois en prenant la forme typhique, ou bien il survient des abcès du foie, des hémorragies, etc. C'est la forme grave qui se termine souvent par la mort.

Le *traitement* est le même que celui de la fièvre intermittente simple.

Suette miliaire. — La suette miliaire est une maladie épidémique caractérisée par des sueurs abondantes et par une éruption vésiculeuse dont chaque papule a la grosseur d'un grain de millet, d'où son nom de miliaire.

A cette affection se rattachent le *mal cardiaque, morbus cardiacus* de Galien; la *suette anglaise* qui ravagea toute l'Angleterre, à cinq reprises différentes, de 1485 à 1551, et la *suette miliaire moderne,* ou *picarde,* qui est restée localisée dans certains départements.

Les *causes* de cette maladie sont peu connues. Est-ce une fièvre éruptive? Doit-on la rapprocher de l'impaludisme? On ne peut pas plus affirmer la première opinion que la seconde, de même qu'il est bien difficile d'admettre sa contagiosité, puisque l'épidémie se localise dans une contrée, n'en sort pas et frappe tout le monde, jeunes, vieux, pauvres, riches.

Les *lésions* que produit la suette ne présentent pas des caractères spéciaux. La congestion des poumons, du cerveau, du tube digestif, que l'on voit à l'autopsie, ressemble à celle de toutes les fièvres graves.

SYMPTÔMES. — La maladie peut débuter brusquement par les sueurs, mais le plus souvent elle est précédée de lassitude, de fourmillements aux extrémités des doigts, de douleurs articulaires, et même, dans les cas graves, de nausées et de vertiges. Quand les sueurs arrivent, d'emblée ou non, elles sont si abondantes que, si on soulève les draps, on voit aussitôt s'échapper une vapeur aussi dense que celle qui sort d'une machine à vapeur. A ce moment le malade éprouve une anxiété très grande, de la dyspnée, une soif vive. Ses urines sont rares et épaisses. La fièvre n'est pas très forte : de 72 à 100 pulsations. L'éruption miliaire se produit du troisième au cinquième jour; elle occupe surtout la poitrine, le dos et les membres. Elle est tantôt *rouge*, s'effaçant sous la pression du doigt, tantôt *blanche*, comme les *sudamina*, c'est-à-dire les petites vésicules qui apparaissent souvent à la suite de fortes sueurs. Quand l'éruption (qui peut faire défaut) est terminée, la fièvre tombe, les symptômes douloureux, comme la constriction à l'épigastre, disparaissent, les vésicules se dessèchent, et une desquamation furfuracée (*furfur*, son) se produit comme dans les fièvres éruptives.

Le *pronostic* varie beaucoup, ainsi que la *durée*, suivant l'épidémie. Si celle-ci est bénigne, la maladie dure en moyenne 12 jours, mais la convalescence est toujours très longue parce que le malade se trouve très affaibli par suite de ses sueurs abondantes. Quand la suette est très grave, la mort survient du premier au quatrième jour.

TRAITEMENT. — La médication peut changer suivant le caractère de l'épidémie. D'une manière générale, il faut mettre le malade dans une chambre aérée, mais ayant une température très douce afin d'éviter les sueurs trop profuses. L'ipéca administré dès le début, à la dose de 1 gr. 50 à 2 grammes, en 4 paquets, de cinq en cinq minutes, dans un peu d'eau, est très utile. On combat la constriction du creux de l'estomac, qui est souvent très pénible, par des frictions avec de l'eau de lavande, de l'essence de térébenthine, des cataplasmes sinapisés et même des vésicatoires. Les boissons rafraîchissantes (V. *courbature*) désaltèrent bien le malade. Il est nécessaire d'être très prudent pendant la convalescence qui est, comme nous l'avons dit, très longue.

Grippe ou **bronchite épidémique** ou **influenza**. — A en croire les gens du monde, il n'y aurait aucune maladie plus commune que la grippe, parce qu'on la confond souvent avec la bronchite légère qui est bien différente cependant. La grippe est avant tout une maladie générale épidémique, déterminant une congestion ou une phlegmasie des muqueuses nasale, pharyngienne et laryngo-bronchique, accompagnée d'une fièvre plus ou moins prononcée, d'un mal de tête violent et lourd, d'une douleur contusive dans les membres et d'un grand affaiblissement. L'état général prime toujours l'état local, c'est-à-dire qu'il n'y a pas de rapport entre la congestion des muqueuses qui est quelquefois à peine prononcée et l'affaiblissement qui est toujours extrême.

On a donné à cette affection un très grand nombre de noms. On l'a appelée coryza suffocant; catarrhe épidémique et contagieux; petit courrier; petite poste; follette; cocotte; coquette; grenade; allure. On l'appelle enfin fièvre catarrhale, influenza et plus souvent grippe.

Dès qu'une épidémie de grippe se déclare, un très grand nombre d'individus sont frappés; ainsi, dans toutes celles qui ont été bien constatées, la grippe a quelquefois atteint jusqu'aux quatre cinquièmes des habitants. « A Paris, en 1780, la maladie fut si générale, dit Geoffroy, que le spectacle de l'Opéra manqua un jour, les plaidoiries cessèrent au Châtelet et la musique de Notre-Dame fut interrompue pendant trois jours. » Il n'est pas, en effet, de maladie qui frappe autant de personnes à la fois et en si peu de temps. Et cependant, d'après la majorité des auteurs, elle ne serait pas contagieuse.

L'épidémie marche, en général, de l'Est à l'Ouest; quelquefois aussi du Nord au Sud ou *vice versa*.

Elle ne dure guère plus de deux mois dans chaque localité. Au bout de ce temps, elle se transporte dans une autre ville souvent assez éloignée, comme de Londres à Paris et de Paris à Bordeaux, sans atteindre les villes intermédiaires.

Elle frappe les contrées les plus diverses. « Les grandes réunions d'hommes, dit Gintrac, les cités populeuses semblent l'appeler, l'attirer avec le plus d'activité; elle s'y développe avant de se répandre dans les villages et les hameaux. On a remarqué qu'elle est d'autant plus rare, proportion gardée, que les lieux où elle pénètre sont moins habités. »

Elle apparaît le plus souvent au commencement du printemps ou à la fin de l'hiver; elle est plus rare dans les autres saisons. Elle se déclare surtout à la suite de températures froides et humides: mais cette influence est loin d'être constante, car l'épidémie peut se montrer après un temps très sec. La diminution de l'ozone dans l'air pourrait bien avoir une influence assez grande.

La grippe frappe tout le monde, les faibles comme les robustes, les hommes, les femmes, les enfants, les vieillards. Ces derniers y sont toutefois moins exposés, mais la maladie est souvent chez eux très grave. Ce sont surtout les adultes, hommes ou femmes, qui sont les premiers atteints.

Quand elle doit se déclarer, elle s'annonce par un frisson plus ou moins intense, des douleurs contusives dans les membres et le long de la colonne vertébrale, un malaise général, de la céphalalgie et un sentiment de profonde faiblesse.

Dès qu'elle est déclarée, on voit des symptômes nombreux et variés mais reliés entre eux. Le mal de tête devient très violent, il est quelquefois même intolérable et il occupe toute la tête ou simplement le front. Toutes les muqueuses sont plus ou moins atteintes. La conjonctive est rouge, brillante et sensible. Il se développe du coryza, annoncé par des éternuements et une sécheresse des narines; les gencives même se tuméfient un peu et la langue se recouvre d'un enduit blanchâtre. La phlegmasie de la muqueuse nasale se communique à celle du pharynx et le malade se plaint aussitôt de la gorge; ce mal est ordinairement peu intense; cependant, chez les enfants, l'angine et la toux sont les symptômes qui dominent.

Il survient encore des vertiges, des tintements d'oreille et quelquefois de la surdité. La toux est plus ou moins fréquente, mais elle est quinteuse, pénible, douloureuse et elle est suivie d'une expectoration d'abord diaphane, ensuite foncée. Le malade se plaint d'une douleur contusive au-devant de la poitrine et au creux de l'estomac. La fièvre est généralement peu intense, mais elle peut être violente et augmenter d'intensité le soir.

La dyspnée, ou difficulté de respirer, est quelquefois considérable, quelquefois légère et quelquefois nulle. Si l'on écoute la poitrine, il peut se faire qu'on n'entende aucun bruit anormal, car la respiration est souvent parfaitement pure ; mais on entend quelquefois les râles sibilants de la bronchite ordinaire.

Enfin le malade éprouve un sentiment de lassitude profonde et d'abattement ; il a perdu toutes ses forces. Cet affaiblissement peut se borner aux membres inférieurs ; il est le plus souvent général et persiste pendant un temps assez long.

La marche de cette affection est presque toujours rapide. La grippe peut s'arrêter, en effet, au bout de quarante-huit heures, mais elle peut durer de quatre à huit jours.

Elle se termine ordinairement par la guérison, et la convalescence est prompte. Cependant cette maladie est toujours fâcheuse chez les phtisiques, dont elle accélère beaucoup le terme fatal, et chez les vieillards qu'elle prédispose à la pneumonie, une des maladies les plus redoutables pour eux.

Diagnostic. — Avant d'indiquer le traitement de la grippe, disons en quelques mots de quelle manière on peut distinguer cette maladie de la bronchite.

La bronchite n'est jamais accompagnée de la prostration et des douleurs contusives qui existent toujours dans la grippe. La toux présente des caractères différents : dans la grippe elle est très pénible, fatigante, surtout la nuit, et elle rend le sommeil impossible ; elle est peu fréquente le jour. Dans la bronchite elle se montre le premier ou le second jour sous forme de quintes ; d'abord rauque et sèche, elle augmente le soir et interrompt le sommeil, mais elle ne tarde pas à devenir humide et l'expectoration est assez abondante. Les crachats présentent à peu près les mêmes caractères, cependant il en est un sur lequel Graves a insisté et qui les différencie bien, c'est que dans la grippe ils sont privés de bulles d'air.

Le *traitement* doit varier suivant les épidémies et suivant les cas de grippe, puisque cette maladie peut se présenter sous des aspects bien différents. Mais il est un principe dont on ne doit pas se départir, c'est qu'il ne faut jamais instituer un traitement débilitant.

La grippe est-elle légère ? Il suffit de garder le lit ou du moins la chambre, et de prendre quelque tisane diaphorétique d'abord, c'est-à-dire, produisant la transpiration, puis une tisane émolliente.

Acquiert-elle une assez grande intensité? Il faut, si on est vigoureux et si l'affection présente un caractère inflammatoire très prononcé, accompagné d'une forte fièvre, laisser pratiquer *dès le début* une *légère* saignée, ou bien appliquer quelques sangsues, surtout si la céphalalgie est violente et la toux opiniâtre.

La grippe débute-t-elle par des vomissements bilieux? On prend un vomitif. Celui-ci débarrasse la muqueuse gastro-intestinale de tous les produits altérés, tout en modifiant son activité sécrétoire. Il favorise, en outre, l'expectoration des mucosités qui peuvent obstruer les canaux bronchiques. Il faut préférer l'ipécacuanha à l'émétique, ce dernier possédant un effet hyposthénisant très prononcé.

On doit éviter de se purger dès le début, car les purgatifs exagèrent les sécrétions du tube digestif en augmentant l'inflammation. Mais une purgation très légère ne peut que faire du bien vers la fin de la maladie.

La congestion pulmonaire est-elle intense, inquiétante même? Il ne faut pas mettre de vésicatoire, car avec ce révulsif on n'obtient que rarement un bon résultat. L'application d'un papier goudronné, connu vulgairement sous le nom d'*emplâtre du pauvre homme*, suffit pour calmer un peu la toux et les douleurs de l'estomac. L'application de ventouses sèches sur la poitrine peut aussi être très utile dans certains cas.

Les bronches sont-elles remplies de mucosités? Une potion au kermès ou à l'oxyde blanc d'antimoine les fait bien détacher.

La toux est-elle pénible, quinteuse, avec des symptômes d'irritation nerveuse? On prend de 2 à 5 centigrammes par jour d'extrait thébaïque, ou bien une ou deux cuillerées à café, avant de s'endormir, de la préparation suivante :

    Sirop diacode . . . .   40 gr.
    Eau distillée de laurier-cerise . . . .   10 gr.

Et si l'on éprouve dans la gorge ce picotement douloureux qui préside au réflexe de la toux, on fait, comme le conseille Guéneau de Mussy, deux ou trois attouchements de la gorge par jour avec un pinceau trempé dans le mélange suivant :

    Glycérine . . . .   20 gr.
    Borax . . . .   2 gr.
    Chlorhydrate de morphine . . . .   0 gr. 20

La fièvre est-elle intense et revêt-elle un caractère intermittent assez net? Il faut recourir au sulfate de quinine.

Mais tout en suivant ces prescriptions, selon la prédominance de tel ou tel symptôme et le caractère que revêt la maladie, on ne doit pas oublier que le point capital du traitement est le traitement tonique, puisque ce qui caractérise réellement la grippe ce sont la lassitude et la faiblesse extrême dans lesquelles se trouve le malade. Il sera donc utile de prendre tous les jours deux ou trois des pilules suivantes :

> Sulfate de quinine . . . . 1 gr. 50
> Extrait de quinquina. . . . . 0 gr. 50
> Extrait de racine d'aconit. . . . . 0 gr. 10
>
> Pour 10 pilules.

Mais, en même temps, on prendra un peu d'alcool. La meilleure manière d'absorber ce tonique est de boire une cuillerée à bouche toutes les heures de la potion de Todd dont voici la formule :

> Eau-de-vie vieille. . . . . 50 gr.
> Sirop de fleurs d'oranger. . . . . 20 gr.
> Eau . . . . 20 gr.

Enfin, si l'affaiblissement persiste vers la fin de la maladie, on boit du vin de quinquina et un peu de sirop d'iodure de fer ou du fer réduit par l'hydrogène.

Choléra morbus ou asiatique. — Le choléra, — probablement de deux mots hébreux : *choli* et *rá,* en latin, *morbus malus,* maladie mauvaise[1] — est une maladie épidémique caractérisée par des selles abondantes et de nature particulière, s'accompagnant de vomissements, de crampes, d'un refroidissement considérable de tout le corps et d'une couleur livide de la face.

L'Inde paraît devoir être considérée comme son berceau primitif. Ce serait dans la vallée du Gange, dans l'immense delta formé par ce fleuve et le Brahmapoutra, qu'il prend naissance.

Pendant de longues années, il n'a exercé ses ravages que dans la Haute-Asie, l'Inde et la Chine ; mais en 1817, changeant tout à coup de caractère, il a pénétré en Europe où il était resté complètement inconnu jusque-là. La France a été frappée quatre fois, en 1832, 1849, 1854 et 1865.

1. On a attribué d'autres étymologies au mot choléra. On l'a fait venir du grec χολή, bile, et ρεῖν, couler ; ou de χολάς, intestin. Ces étymologies ne sont pas admissibles par la raison que nulle part, en grec, la syllabe *ra* ne signifie écoulement.

Enfin Littré et Robin attribuent au mot choléra la signification de gouttière, à cause que les évacuations coulent comme par une gouttière.

CAUSES. — Il est probable que le choléra est un poison tellurique né sur les bords du Gange, que ce poison acquiert dans diverses circonstances un degré d'acuité extraordinaire, qu'il se transmet de l'homme malade à l'homme sain, et que la contagion s'effectue surtout par les déjections, le linge, les cadavres, les marchandises, etc.

Les saisons chaudes agissent comme causes adjuvantes, mais ce sont surtout les grandes agglomérations et les migrations d'hommes qui l'engendrent et le transportent.

Sur les bords du Gange se donnent rendez-vous des milliers de mahométans qui viennent y accomplir leurs pratiques religieuses; leur dénûment, leur saleté favorisent leur infection par le poison cholérique; ils sont, en effet, décimés; les uns meurent foudroyés, mais il en est chez lesquels le choléra a une période d'incubation pendant laquelle ils ne se sentent pas malades. Cette incubation peut être de quatre ou cinq jours, et au moment où le choléra éclate, le malade se trouve fort éloigné du lieu où il l'a contracté. C'est ainsi que des caravanes, qui paraissent à leur départ dans un bon état sanitaire, ont pu transporter le choléra (Moynac).

Il se propage toujours suivant la direction des grands courants, et suit les masses d'hommes soit par terre, soit par mer. La vitesse de sa marche est proportionnée à celle des moyens de communication; elle est lente dans les pays privés de routes régulières, comme la Perse, la Tartarie, le Thibet; elle est rapide dans les pays populeux et bien cultivés.

L'épidémie a presque toujours une marche très capricieuse Elle épargne certaines localités pour décimer les villes voisines, quoiqu'il y ait cependant des rapports entre les personnes habitant les lieux infestés et les lieux indemnes. Pourquoi? Doit-on l'immunité à la nature du sol, à la distribution des eaux? On n'en sait rien. D'autant plus qu'il est arrivé que l'épidémie suivante a ravagé les pays qu'elle avait respectés auparavant. Jusqu'ici, cependant, la ville de Lyon n'a pas été touchée.

Les causes prédisposantes sont les maladies endémiques et épidémiques, comme la diarrhée, la grippe, la suette; certaines influences atmosphériques; les fortes chaleurs de l'été; un âge avancé; un régime alimentaire insuffisant; des émotions morales vives; la terreur; les écarts de régime; l'abus des liqueurs alcooliques; l'ingestion de trop d'eau, surtout d'eau froide; les indigestions; les changements brusques de température; le refroidissement; la fatigue; la faiblesse.

Symptômes. — La période d'incubation peut durer de quelques heures à cinq jours. Au bout de ce temps, la maladie se déclare brusquement, avec éclat. Après quelques instants d'un état de souffrance très prononcé, après des coliques sourdes, survient une *diarrhée* effrayante par son abondance, et les *vomissements* ne tardent pas aussi à paraître.

Le malade rend presque constamment un liquide aqueux, sans couleur, ni odeur ou à peu près, au milieu duquel nagent des *flocons blanchâtres comparables à du riz*. Les selles ressemblent donc soit à du petit lait non clarifié, soit à une décoction de riz ou de gruau. Elles présentent quelquefois des traces de bile ou de sang et des lombrics.

Sous l'influence de cette énorme déperdition de liquide, le sang s'épaissit. Le malade manifeste une terrible anxiété; il se plaint d'une douleur vive à la région épigastrique; il croit qu'on lui comprime fortement la base de la poitrine; il est très oppressé et dévoré par une soif vive. Sa voix s'affaiblit rapidement, se casse et s'éteint.

Alors surviennent des *crampes* d'une violence inouïe. Elles occupent les bras, mais les mollets surtout.

La sécrétion urinaire est complètement supprimée.

La température du corps diminue; la langue est froide, l'haleine glaciale; la peau recouverte d'une sueur visqueuse et glacée. Les traits de la face s'altèrent : celle-ci, profondément amaigrie, est cyanosée (bleu-noirâtre), les yeux sont caves, bordés de noir, enfoncés dans leur orbite, exprimant un profond abattement. Enfin, tout le corps diminue de volume, il se ratatine, se dessèche et se flétrit.

A ce moment, l'intelligence commence à s'obscurcir; la respiration s'embarrasse, le corps devient bleu-noirâtre, le hoquet commence, et si le malade ne doit pas guérir, la mort arrive au milieu d'un calme apparent. Il peut être enlevé en une, six, douze heures; cependant la durée moyenne de la maladie est de 48 à 60 heures.

On peut guérir; mais la convalescence est très longue. On a vu toutefois des malades revenir complètement à la santé quelques jours après. Les rechutes ne sont pas rares.

En France, l'épidémie de 1832 a enlevé 120 000 personnes ; celle de 1849, 102 000 ; celle de 1854, 114 000. En général, la moitié des cholériques ont succombé, et même dans quelques villes, la mortalité a été plus considérable.

Le *traitement préventif* comprend les mesures nécessaires : 1° pour empêcher l'épidémie de se déclarer ; et 2° de pénétrer en Europe ; 3° pour l'empêcher de faire trop de ravages quand le fléau s'est déclaré dans une ville ; 4° les mesures préventives concernant chaque individu.

1° *Mesures à prendre pour empêcher l'épidémie.* — Il serait bon de supprimer, dans tous les pays d'Orient où règne le choléra, les marchés, les foires, les pèlerinages et tout ce qui peut déterminer une agglomération d'individus ; malheureusement, c'est une chose à peu près impossible à obtenir. Il faut donc se contenter d'obliger les habitants de ces contrées à suivre une hygiène bien entendue et s'appliquant à toutes les classes. Déjà de simples mesures hygiéniques, employées depuis quelques années dans les lieux de réunion des pèlerins, ont donné d'excellents résultats.

2° *Mesures à prendre pour empêcher l'importation du choléra de l'Inde en Europe.* — La conférence sanitaire internationale s'est prononcée pour l'utilité d'un établissement sanitaire à l'entrée de la mer Rouge, à l'île de Périm. Elle a proposé, en outre, d'établir : 1° des postes de médecins sanitaires ; 2° deux lazarets, dont l'un serait exclusivement affecté aux pèlerins et dont l'autre serait destiné à la quarantaine pour les provenances cholériques ordinaires ; 3° une direction qui siégerait à Suez et déciderait de toutes les questions concernant le service sanitaire de la mer Rouge.

Mais il est fort à craindre que ces mesures excellentes en elles-mêmes ne soient pas exécutées.

Nous savons que le choléra se propage par voie de terre et par voie de mer. La voie de terre est très peu favorable, mais enfin, elle peut contribuer à le propager. Pour empêcher ce moyen de propagation, on a établi des cordons sanitaires. Seulement ces cordons constituent un mauvais moyen, une barrière illusoire. Ce qui le prouve, c'est qu'on vient de les supprimer partout en Égypte comme inutiles, sauf à Alexandrie et dans la province de Fayoum. Ce qui est le plus rationnel, c'est de circonscrire le fléau dans l'Inde. Dans ce but, la conférence internationale a demandé l'établissement d'une organisation qui aurait pour but de faire

réaliser toutes les mesures d'hygiène et de police applicables aux
pèlerinages et aux provenances maritimes.

Mais l'importation du choléra se fait surtout par voie de mer.
C'est donc dans les ports que doit s'exercer la surveillance la
plus utile. Le choléra étant contagieux, il est indispensable d'appliquer des quarantaines très sérieuses ; il faut faire aérer, puri-
fier le navire et soumettre les voyageurs à une observation d'assez
longue durée. (V. 2ᵉ Vol., *Hygiène*, p. 553).

3° *Mesures à prendre quand le choléra s'est déclaré dans une
ville.* — Il ne faut négliger aucune mesure hygiénique. Il est nécessaire de laver souvent les rues et les maisons, d'établir partout une aération très grande. Une excessive propreté dans les
quartiers infectés est absolument indispensable. On enlèvera
donc proprement les cadavres, et on les inhumera au loin à une
assez grande profondeur. On détruira par le feu tous les effets,
de quelque nature qu'ils soient, ayant appartenu à des cholériques. On s'opposera aux agglomérations des individus ; on orga-
nisera des comités de secours qui auront pour mission de secourir
les malheureux afin d'atténuer ainsi l'effet de la misère. On désinfectera les déjections et on les enterrera, si c'est possible. Si non,
on ne laissera aller que peu de personnes aux lieux d'aisance, et
ceux-ci seront plusieurs fois par jour lavés à grande eau et désinfectés avec le liquide suivant :

                Sulfate de fer. . . . . 600 gram.
                Acide phénique au centième. 100   —
                Eau . . . . 10 litres.

En tout cas, les déjections seront enlevées très rapidement ;
on pourra les désinfecter avec la solution précédente, ou avec la
liqueur de Labarraque.

Enfin, il sera nécessaire d'isoler les cholériques. Jusque dans
ces dernières années, on les plaçait, dans les hôpitaux, à côté des
malades ordinaires ; mais pendant l'épidémie de 1865, l'administration de l'Assistance publique installa des salles spéciales.
Mesnet a obtenu, à l'hôpital Saint-Antoine, de très bons résultats
en établissant deux ordres de salles : une pour les cholériques à
la période d'état, l'autre pour les malades entrant dans une période d'amélioration manifeste.

4° *Mesures préventives concernant chaque individu.* — Le meilleur moyen d'éviter le fléau est d'aller dans une localité non
affectée, mais comme ce n'est pas toujours possible, il faut tâcher

de se préserver tout en restant au milieu de l'épidémie. Pour cela, il ne faut pas s'éloigner des lois générales de l'hygiène, et avant tout conserver ses habitudes et son genre de vie ordinaires. Tel individu habitué à l'usage des liqueurs alcooliques sera plus exposé s'il s'en prive que s'il continue à prendre sa dose accoutumée. Tel autre qui n'en boit jamais s'exposera davantage s'il espère se préserver en en buvant.

Il faut surtout aussi éviter tout ce qui peut donner de la diarrhée, comme les fruits qui n'ont pas atteint leur complète maturité.

PREMIERS SOINS A DONNER AUX MALADES

Il faut, sans retard, combattre la diarrhée, arrêter les vomissements, réchauffer le malade.

1° *Pour combattre la maladie :*

Administrer tous les quarts d'heure *trois* cuillerées à soupe de la limonade suivante :

Acide lactique.	10 gr.
Sirop de sucre.	90 gr.
Alcoolature d'orange.	2 gr.

A verser dans un litre d'eau.

2° *Pour arrêter les vomissements :*

Administrer des petits morceaux de glace ou des boissons gazeuses, et donner toutes les heures *vingt gouttes* de l'élixir suivant :

Elixir parégorique.	20 gr.

3° *Pour réchauffer le malade :*

Boissons chaudes et alcooliques. — Café noir léger additionné d'eau-de-vie. — Thé chaud avec du rhum. — Grogs. — Frictions sèches énergiques. — Enveloppement dans des couvertures. — Boules d'eau chaude ou briques chauffées autour du malade.

Choléra nostras. — Le choléra nostras est caractérisé par des vomissements et des évacuations bilieuses, s'accompagnant de fortes douleurs abdominales et survenant rarement sous forme d'épidémie.

Il se manifeste surtout pendant les chaleurs de l'été, à la suite de nuits humides. La viciation de l'air par des matières en putréfaction est aussi une cause très fréquente de son apparition. Enfin, il peut être dû à l'ingestion d'une boisson glacée lorsque le corps est en sueur, à des aliments indigestes, comme les champignons, le homard, le poisson peu frais, les fruits verts, comme les prunes, les figues, les raisins, etc. Les vins doux et nouveaux peuvent lui donner naissance, ainsi qu'une émotion morale vive.

Symptômes. — Généralement, la maladie débute très brusquement. La personne qui va être atteinte, et qui se porte à merveille, s'est couchée tranquillement, après avoir dîné comme d'habitude, et tout à coup, au milieu de la nuit, elle est réveillée en sursaut, prise par des vomissements et une diarrhée abondante. Rarement elle a éprouvé la veille un léger malaise général.

Les vomissements, très fréquents, sont d'abord alimentaires, mais ils ne tardent pas à devenir bilieux, verdâtres même, et quelquefois bruns ou noirs. La saveur des matières rejetées est brûlante et détermine une sensation de feu dans l'estomac. Dans l'intervalle des vomissements, le malade est tourmenté par le hoquet et des éructations incessantes qui l'accablent.

Les déjections sont aussi fréquentes que les vomissements et elles sont de même nature, c'est-à-dire âcres, fétides, bilieuses ; généralement des borborygmes les précèdent ou les accompagnent. Quelquefois, elles renferment un peu de sang, mais elles sont rarement grisâtres, et plus rarement encore riziformes.

La langue est rouge, sèche ; le ventre mou, douloureux. La douleur est vive, déchirante dans tout le canal intestinal, et elle augmente à la pression. La soif est ardente, le pouls fréquent et petit.

Si l'amélioration ne commence pas à ce moment, les symptômes qui suivent ressemblent complètement à ceux du choléra asiatique, avec cette différence que, malgré tout, le patient guérit presque toujours. Il se produit un tremblement dans les mâchoires et une raideur des muscles des jambes ; les crampes viennent ensuite, puis le refroidissement. La face prend une pâleur caractéristique, les yeux se creusent, ainsi que les joues, et la cyanose apparaît, plus ou moins prononcée.

Presque toujours, les symptômes vont en s'améliorant ; quelquefois, la maladie s'arrête à la première période et la guérison est très rapide. Il est rare que celle-ci ne survienne pas après quarante-huit heures.

Ce choléra ne se termine presque jamais par la mort; s'il sévit épidémiquement, il peut cependant fournir deux décès pour vingt malades. Les individus frappés sont surtout ceux qui ont été affaiblis par des maladies antérieures, les jeunes enfants et les vieillards.

Il ne faut pas confondre le choléra nostras avec une indigestion. Celle-ci est toujours moins grave, et les symptômes disparaissent complètement dès que l'estomac est débarrassé des aliments qui étaient cause de l'indigestion.

Il se distingue du choléra asiatique en ce qu'il n'est que très rarement épidémique, et même dans ce cas, l'épidémie est circonscrite dans une localité ; de plus, la diarrhée est bilieuse, verdâtre, au lieu d'être riziforme ; le refroidissement et la cyanose sont très peu prononcés et sans gravité ; l'aphonie n'existe presque jamais, ainsi que la suppression de l'urine. Il est rare, enfin, que l'on trouve réunis dans un cas de choléra sporadique tous les symptômes du choléra indien, à moins qu'il ne doive avoir une terminaison funeste, chose tout à fait exceptionnelle, comme nous l'avons déjà dit.

TRAITEMENT. — La première indication à remplir est d'arrêter les vomissements et la diarrhée, afin d'éviter la prostration ; il faut ensuite agir contre les phénomènes nerveux.

Si le cas est très léger, il suffit de donner de l'eau de riz gommée et des lavements adoucissants.

Si le cas est grave, il est nécessaire d'agir plus énergiquement. Il faut mettre le malade au lit, le couvrir chaudement et le laisser dans le repos absolu, tout en lui remontant le moral autant que possible. Résistez à ses supplications dans le but d'obtenir à boire. Contentez-vous de lui donner de temps en temps quelques petits morceaux de glace qu'il mettra dans sa bouche, et faites-lui prendre une cuillerée à soupe, toutes les demi-heures, d'une potion gommeuse, dans laquelle il y aura 20 centigrammes d'extrait mou d'opium. Aux enfants, donnez une potion avec du sirop diacode.

Combattez la diarrhée avec des quarts de lavement : un verre de décoction de riz et d'amidon et 20 à 30 gouttes de laudanum pour les adultes, 1 à 3 gouttes pour les enfants.

Si la prostration est prononcée, faites des frictions sur les membres avec de la flanelle sèche ou imbibée de baumes excitants.

Quand les vomissements sont arrêtés, il est bon de donner

des boissons aromatiques, comme une infusion de feuilles d'oranger, de mélisse, etc.

Dans les cas de vomissements opiniâtres, il est quelquefois nécessaire de mettre un vésicatoire sur le creux de l'estomac.

Après la guérison, le malade doit prendre les soins hygiéniques les plus grands, car le moindre écart de régime peut lui occasionner des rechutes graves.

La diarrhée cholériforme est au nombre des maladies que, d'après la loi du 30 novembre 1892, tout médecin doit déclarer à l'autorité. Voici l'*instruction sur les précautions à prendre* contre elle :

Le germe de la diarrhée cholériforme est contenu dans les déjections des malades (matières fécales et vomissements). Il se transmet surtout par l'eau, les linges et les vêtements. Il ne se transmet pas par l'air.

MESURES PRÉVENTIVES. — L'eau potable doit être l'objet d'une attention toute particulière ; l'eau récemment bouillie donne une réussite absolue. Cette eau doit seule servir à la fabrication du pain et au lavage des légumes.

Il faut se laver les mains au savon avant de manger.

Les excès de tous genres, notamment les excès alcooliques, sont dangereux.

Les refroidissements doivent être évités avec le plus grand soin.

Toute diarrhée et tout trouble intestinal sont suspects : appeler de suite un médecin.

MESURES A PRENDRE DÈS QU'UN CAS DE DIARRHÉE CHOLÉRIFORME SE PRODUIT. — Il faut en faire la déclaration, soit à la Préfecture de police (service des épidémies), soit au commissariat de police du quartier pour la ville de Paris, et à la mairie dans les communes du ressort de la Préfecture.

L'Administration assurera l'isolement ou le transport du malade, ainsi que la désinfection des objets et du logement contaminés.

A. *Transport du malade.* — Si le malade ne peut recevoir à domicile les soins nécessaires, s'il ne peut être isolé, notamment si plusieurs personnes habitent la même chambre, il doit être transporté dans un service spécial.

Les chances de guérison sont alors plus grandes et la transmission n'est pas à redouter.

Le transport devra toujours être fait dans une des voitures spéciales mises gratuitement à la disposition du public.

B. *Isolement du malade.* — Le malade, s'il n'est pas transporté, sera placé dans une chambre séparée, où les personnes appelées à lui donner des soins doivent seules pénétrer.

Son lit sera placé au milieu de la chambre; les tapis, tentures et grands rideaux seront enlevés.

Les personnes qui entourent le malade se laveront les mains avec une solution de sulfate de cuivre faible (à 12 grammes par litre d'eau), toutes les fois qu'elles auront touché le malade ou les linges souillés.

Elles doivent aussi se rincer la bouche avec de l'eau bouillie.

Elles ne mangeront jamais dans la chambre du malade.

C. *Désinfection.* — Il est de la plus haute importance que les déjections du malade (matières fécales et matières vomies), ainsi que les objets souillés par elles, soient immédiatement désinfectés.

La désinfection des déjections sera obtenue à l'aide d'une solution de sulfate de cuivre, renfermant 50 grammes de sulfate de cuivre par litre.

Les commissaires de police tiennent *gratuitement* à la disposition du public des paquets de 25 grammes destinés à faire les solutions. On mettra deux de ces paquets dans un litre d'eau pour préparer les solutions destinées à la désinfection des selles et des cabinets d'aisance. Un demi-paquet dans un litre d'eau suffit pour la désinfection des mains.

Pour désinfecter les matières, on versera dans le vase qui les reçoit un demi-litre de la solution. On lavera avec cette même solution les cabinets d'aisance et tout endroit où ces déjections auraient été jetées et répandues.

Aucun des linges, souillés ou non, ne doit être lavé dans un cours d'eau.

Le petit linge sera désinfecté par une immersion pendant 10 à 15 minutes dans l'eau bouillante; cette immersion sera précédée, s'il y a des taches de sang ou de pus, d'un trempage dans une solution de potasse.

Pour les grands linges, on devra réclamer leur passage à l'étuve ; — il en sera de même pour les habits, les tapis, la literie et les couvertures. La désinfection à l'étuve est gratuite.

D. *Désinfection des locaux.* — Cette désinfection est faite par des désinfecteurs spéciaux.

Fièvre jaune ou **vomito negro.** — La fièvre jaune est une maladie pestilentielle régnant surtout dans certains pays chauds et caractérisée par trois symptômes principaux : *vomissements noirs, hémorragies multiples, et coloration jaune de la peau.*

Cette maladie, que l'on peut comparer aux fièvres intermittentes et au choléra, est probablement le résultat d'un poison engendré par la décomposition de végétaux ou de détritus animaux. Elle règne surtout sur la côte occidentale d'Afrique et sur les bords du golfe du Mexique, au Sénégal, aux îles du Cap-Vert, etc. Mais elle a été importée en Europe, à Cadix, à Lisbonne, à Marseille, à Saint-Nazaire. Elle sévit surtout sur les côtes et peut éclater à bord des navires qui les fréquentent, et qui deviennent ainsi des foyers d'infection pouvant transporter la maladie au loin. Elle atteint spécialement les étrangers non acclimatés, les blancs plutôt que les noirs, les hommes, de préférence aux femmes, les adultes plutôt que les enfants, les gens robustes plutôt que les faibles. Une atteinte légère donne l'immunité.

SYMPTÔMES. — La fièvre jaune débute par un violent mal de tête, une fièvre vive et des douleurs dans les reins ; puis viennent les vomissements noirs caractéristiques, les hémorragies par le nez, les gencives, les conjonctives, les reins, et la jaunisse qui se généralise rapidement et donne la couleur jaune à la peau ; en même temps, le pouls est très lent, très faible, il peut tomber à 40 pulsations.

Cette maladie est très meurtrière. Suivant les épidémies, elle emporte du tiers au cinquième des personnes atteintes. La mort survient le plus souvent du troisième au septième jour. Quand la guérison doit se produire, les symptômes s'améliorent, et, dès le cinquième jour, le retour à la santé se dessine.

TRAITEMENT PROPHYLACTIQUE. — Il n'y a qu'un seul moyen de se préserver de la fièvre jaune, c'est de fuir les lieux où elle règne. On évite son extension, en cas d'épidémie, avec les quarantaines et les désinfections des navires. Il n'existe aucun remède spécifique contre elle : on calme les vomissements au moyen des boissons acidulées, de l'opium, de la potion de Rivière. Le quinquina est utile.

Peste. — Le nom de peste a été donné à plusieurs maladies très meurtrières, mais dont le caractère n'était pas bien déterminé ; ainsi, la *peste d'Athènes* (430 av. J.-C.), la *peste d'Orosius* (125 ap. J.-C.), la *peste de Galien* (40 ans plus tard), la *peste de Saint-Cyprien* (251 ap. J.-C.).

La peste, qui existe aujourd'hui seulement en Afrique et en Asie, après avoir cependant ravagé l'Europe, témoin la fameuse *peste noire* qui, en 1348, fit périr plus de vingt-cinq millions d'Européens, est caractérisée par des *bubons*, des *tumeurs charbonneuses* et des *pétéchies* (taches noirâtres ou rougeâtres de la grandeur d'une lentille, et dues à une hémorragie sous-cutanée).

Depuis la dernière épidémie qui se déclara à Marseille en 1720, la peste s'est localisée en Égypte, en Perse, aux Indes et en Mésopotamie.

On ne connaît pas les causes qui l'engendrent, mais il est probable qu'il y a encore là-dessous quelque poison tellurique. Elle se propage presque toujours par contagion.

Symptômes. — Elle débute par un frisson superficiel, de la céphalalgie, une fièvre intense, un abattement extrême et des douleurs dans les aines. Peu après apparaissent sur les parties découvertes de la peau des taches semblables à des piqûres de puces ; ce sont les *pétéchies*. Ces taches peuvent s'agrandir, devenir gangréneuses et donner lieu aux *tumeurs charbonneuses*. Alors, si la maladie doit être grave, de petites grosseurs se forment aux aines, aux aisselles, au cou : ce sont les *bubons* caractéristiques. En même temps, les douleurs se généralisent, les hémorragies interstitielles et sous-cutanées augmentent, la diarrhée survient ainsi que les vomissements, et la mort ne tarde pas longtemps. La guérison peut cependant se produire, s'il y a peu de pétéchies, si les bubons suppurent ou se résorbent lentement et si le pouls est régulier. Le rétablissement est néanmoins très long.

Traitement. — On administre surtout des toniques et on traite les bubons. Yersin a trouvé un sérum qu'on utilise préventivement. Les injections que l'on fait dans le but de guérir ne sont efficaces que si elles sont pratiquées dans les deux jours qui suivent le début de la maladie.

§ 2. — Poisons morbides humains.

Variole ou petite vérole. — Varioloïde. — Varicelle. — Vaccine. — Rougeole. Roséole. — Scarlatine. — Urticaire. — Fièvre typhoïde. — Typhus.

Variole. — La variole, ou *petite vérole*, ou *picote,* est une maladie terrible qui détruit ou défigure un bien grand nombre de personnes et qui a été longtemps un véritable fléau frappant tout le monde, sans distinction d'âge, ni de sexe, et en tous les climats.

Elle n'a pas, cependant, toujours existé. Les anciens ne la connaissaient pas, car on n'en trouve aucune description dans les ouvrages de cette époque. C'est pendant le sixième siècle, ce siècle de malheur, célèbre par les invasions des Barbares, les guerres, la peste, la famine et les maladies de tous genres, qu'apparut aussi la petite vérole. D'après M. Reisch, et suivant un manuscrit arabe de la bibliothèque de Leyde, elle aurait fait sa première apparition en 572, l'année même de la naissance de Mahomet. Cette date n'est pas exacte, puisque la variole était en Europe en 570 ; mais les Arabes étaient assez superstitieux pour vouloir marquer par quelque événement extraordinaire la naissance de leur prophète.

Est-ce en Arabie ou en Éthiopie, ou encore en Égypte qu'elle a fait sa première apparition ? On l'ignore.

Beaucoup d'auteurs pensent cependant que c'est en Arabie qu'elle parut pour la première fois, pendant le siège de la Mecque, en 569.

La petite vérole est essentiellement contagieuse, c'est-à-dire qu'elle se communique par le *contact,* le toucher. Il est donc très facile de la contracter. De plus, elle passe très facilement d'un pays dans un autre, soit parce qu'un individu déjà atteint y apporte le mal avec lui, soit parce que le vent, entraînant au loin la poussière des petites plaques formées par l'humeur pustuleuse, infeste le pays qu'il traverse. Les auteurs qui croient qu'elle a pris naissance en Arabie affirment qu'elle a été apportée en Égypte au moment de la conquête de ce pays par le calife Omar, et que de là elle s'est répandue partout où les Sarrasins ont porté leurs armes ; c'est ainsi que l'Espagne, la Sicile, l'Italie et la France ont été infectées.

Aaron Aharoun (622) a parlé le premier de cette maladie qu'il a nommée *Djidri*, mot que l'on a traduit par variole. Mais Rhazès, qui vivait au neuvième siècle, en a donné le premier une description précise.

Qu'est-ce qui donne la petite vérole? C'est un poison dont on ne connaît pas la nature; on est cependant porté à le considérer comme formé par des organismes inférieurs. Ce poison est contenu dans le liquide des pustules qui se forment et lorsqu'il est desséché, il peut se conserver très longtemps. On cite, en effet, des fossoyeurs qui ont eu la petite vérole parce qu'ils avaient dû exhumer des cadavres de varioleux dix ans après l'inhumation.

Nous ne croyons pas devoir nous étendre sur les symptômes. Disons seulement que l'éruption des boutons de la variole est précédée d'une forte fièvre, de vomissements et de douleurs tout le long de la colonne vertébrale. La fièvre disparaît pendant l'éruption. Celle-ci commence par le menton, les lèvres et le front pour gagner le cou, le tronc et les membres. La fièvre reparaît lorsque les vésicules se tranforment en pustules, c'est-à-dire lorsque la suppuration se produit, moment le plus terrible pour les personnes qui soignent le malade et pour ce dernier, qui doit vivre au milieu d'une fétidité insupportable. Les pustules se dessèchent enfin; il se forme de petites plaques qui se détachent spontanément au bout de quelques jours, en laissant une teinte vineuse qui ne s'efface que lentement et qui permet d'apprécier la profondeur des cicatrices.

La petite vérole se développe sous l'influence de certaines conditions atmosphériques que l'on ne peut apprécier exactement. Tantôt elle attaque isolément quelques individus, tantôt elle sévit épidémiquement et avec la plus grande violence; elle frappe alors tout le monde sans distinction. Elle est cependant rare dans la vieillesse; elle atteint de préférence la jeunesse, l'adolescence et surtout l'enfance. Le fœtus lui-même, encore dans le sein de sa mère, peut en être atteint. Il existe plusieurs exemples de ce fait. Mauriceau nous apprend qu'il naquit avec les traces de la petite vérole, et cependant sa mère ne l'avait pas eue pendant sa grossesse.

Certaines personnes ne sont pas aptes à la contracter; elles peuvent vivre impunément au milieu de celles qui en sont atteintes, car la maladie n'a aucune prise sur elles. Mais quelquefois cette inaptitude disparaît à un certain âge. Ainsi, on raconte qu'un homme, qui croyait avoir eu la petite vérole dans son enfance, vécut pendant dix ans, comme infirmier dans un établissement où l'on ne recevait que des varioleux ; mais au bout de ce temps, il contracta la maladie et en mourut. Il est des individus qui peuvent l'avoir deux fois, trois fois, et Dehaën cite le cas d'une personne qui l'eut six fois. On sait que Louis XV mourut de la petite vérole, à soixante-quinze ans, après l'avoir eue une première fois à quatorze ; on l'a cependant très rarement deux fois.

La variole se transmet le plus ordinairement par le contact médiat ou immédiat. Il arrive fréquemment qu'on est atteint en touchant des habits ou du linge ayant servi à des varioleux, même lorsque ces habits ou ce linge ont été exposés à l'air. On rapporte qu'un individu eut la petite vérole pour avoir couché dans un lit qu'avait occupé, trois mois auparavant, une personne atteinte de cette maladie. Ce n'est pas lorsque l'éruption commence à paraître que la contagion est le plus à craindre, c'est lors de la transformation des vésicules en pustules et pendant la desquamation, c'est-à-dire lorsque les croûtes tombent.

Celles-ci, réduites en poussière, peuvent être transportées par le vent, voltiger dans la chambre et venir se reposer sur les lèvres, les yeux, la main où se trouve justement une petite écorchure, et cela suffit pour que l'on contracte la maladie.

Si la variole est *discrète*, l'éruption peu considérable, le danger n'est pas grand ; mais elle est très grave si elle est *confluente*, c'est-à-dire si les pustules sont si nombreuses que la face, énormément tuméfiée, n'offre qu'une plaie repoussante. Dans les épidémies surtout, elle se fait remarquer par sa gravité.

Nous n'avons pas voulu faire un tableau trop effrayant de cette affection, mais la plupart de nos lecteurs ont vu sans doute des varioleux, et ils savent combien cette maladie est affreuse lorsque l'éruption est confluente. Heureusement il est très facile de l'éviter, puisqu'il suffit de se faire vacciner et revacciner.

Pronostic. — La variole discrète est presque toujours bénigne quand elle marche régulièrement. Elle est à peu près toujours mortelle, surtout chez le vieillard, l'adulte et le nouveau-né, lorsqu'elle est confluente.

Traitement. — Pour lutter contre la variole bénigne, il suffit de prendre quelques précautions hygiéniques, des boissons émollientes et des bains. Quand la variole est confluente, on combat le délire, l'agitation en mettant de la glace sur la tête et des sinapismes sur les membres inférieurs. Lorsque l'éruption se produit difficilement on fait prendre un bain froid prolongé et on administre un vomitif (1 gr. 50 d'ipéca). Il est bon de faire avorter les pustules qui se trouvent sur la conjonctive et la cornée en les cautérisant dès le début avec du nitrate d'argent. Pour éviter les cicatrices à la figure on ouvre les pustules et on les badigeonne avec de l'huile, de la glycérine ou de l'onguent napolitain ; on combat l'insomnie avec des pilules à 5 centigrammes d'extrait thébaïque ; l'excès de fièvre, avec des cachets de 50 centigrammes de sulfate de quinine. Une potion au quinquina est très utile quand il y a des symptômes de faiblesse.

Voici maintenant les **mesures à prendre dès qu'un cas de variole se produit,** indiquées par le *Conseil d'Hygiène publique et de Salubrité du département de la Seine.*

Les cas de variole sont déclarés au commissariat de police.

L'administration assurera l'isolement ou le transport du malade et la désinfection du logement contaminé.

A. *Transport du malade.* — Si le malade ne peut recevoir à domicile les soins nécessaires, s'il ne peut être isolé, notamment si plusieurs personnes habitent la même chambre, il doit être transporté dans un établissement spécial.

Les chances de guérison sont alors plus grandes et la transmission n'est pas à redouter.

Le transport devra toujours être fait dans une voiture spéciale mise *gratuitement* à la disposition du public par l'administration.

B. *Isolement du malade.* — Le malade, s'il n'est pas transporté, sera placé dans une chambre séparée où les personnes appelées à lui donner des soins doivent seules pénétrer.

Son lit sera placé au milieu de la chambre ; les tapis, tentures et grands rideaux seront enlevés.

Le malade sera tenu dans un état constant de propreté.

Les personnes appelées à donner des soins à un varioleux devront être revaccinées. Elles se laveront les mains avec une solution de sulfate de cuivre faible (à 12 grammes par litre d'eau), toutes les fois qu'elles auront touché le malade ou les linges souillés. Elles devront aussi se rincer la bouche avec de l'eau bouillie.

Elles ne mangeront jamais dans la chambre des malades.

Elles devront avoir des vêtements spéciaux et les quitter en sortant de la chambre.

C. *Désinfection des objets ayant été en contact avec le malade et mesures de précaution à prendre par celui-ci.* — Tous les objets (linge, draps, couvertures, objets de toilette, etc.) ayant été en contact avec le malade doivent être désinfectés.

Les linges souillés seront trempés dans l'eau bouillante.

Aucun des linges, souillés ou non, ne doit être lavé dans un cours d'eau.

Les habits, les literies et les couvertures seront portés aux étuves municipales de désinfection [1].

On préparera une solution de sulfate de cuivre (12 grammes par litre d'eau). C'est avec cette solution qu'on se lavera les mains.

Les commissaires de police tiennent *gratuitement* à la disposition du public des paquets de 25 grammes destinés à faire les solutions. On mettra un de ces paquets dans deux litres d'eau pour préparer les solutions faibles.

Le malade ne peut sortir qu'après avoir pris plusieurs bains.

D. *Désinfection des locaux.* — La désinfection des locaux est faite *gratuitement* par des désinfecteurs spéciaux.

Un médecin-inspecteur des épidémies est chargé de vérifier l'exécution des mesures prises ci-dessus.

Varioloïde. — La *varioloïde*, ou *petite vérole volante*, n'est qu'une *variole atténuée*. Elle est le résultat du contagium varioleux mais modifié par la vaccination ou une variole antécédente. C'est la maladie la plus bénigne qui existe, aussi guérit-elle toujours et sans complications. L'éruption est peu abondante, les boutons, disséminés sur tout le corps, sont généralement plus petits que dans la variole, et les croûtes moins épaisses. Il n'y a pas de fièvre de suppuration.

Le *traitement* est fort simple : diète pendant deux ou trois jours, et tisanes émollientes tièdes.

Il est très important de savoir que les personnes atteintes de varioloïde peuvent communiquer à celles qui les soignent la variole proprement dite. Il faut donc que ces dernières se

---

1. A Paris, des voitures spéciales viennent chercher à domicile les objets à désinfecter, et elles les rapportent après leur passage à l'étuve municipale.

fassent revacciner s'il y a déjà dix ans qu'elles l'ont été avec succès.

Varicelle. — On confond quelquefois la *varicelle* avec la varioloïde. Les deux maladies sont cependant très différentes. La varicelle, en effet, est une fièvre éruptive à forme *bulleuse* tandis que la variole et la varioloïde sont à forme *pustuleuse;* en outre, elle ne préserve pas de la variole et elle permet la vaccination; enfin elle est toujours très légère. Comme nous venons de le dire, elle est caractérisée par l'éruption de petites vésicules remplies d'un liquide transparent ou lactescent; mais, comme les autres symptômes sont les mêmes que la varioloïde, il est presque toujours assez difficile de la distinguer. La chose n'a pas en elle-même une grande importance, puisque les deux maladies sont très bénignes et que le traitement est le même.

Vaccine. — La *vaccine* est la maladie que l'on provoque en inoculant du *vaccin* dans le but de préserver de la variole. Le *vaccin* est une humeur particulière douée d'une propriété antivariolique. Son nom lui vient de *vacca*, vache, parce qu'on recueillait primitivement cette humeur dans les pustules qui surviennent quelquefois au pis des vaches et qu'on appelle *cowpox* (*cow*, vache; *pox*, vérole). C'est le *vaccin animal*. Quand on se sert, pour vacciner, du liquide qui s'est développé sur le bras de l'homme à la suite de la vaccine, on a le *vaccin humain*, de *bras à bras* ou *jennérien*. On a recours encore aujourd'hui à la vaccination de bras à bras, mais rarement; on ne se sert plus guère que du vaccin de génisse inoculée, et on a raison. On fait ordinairement trois piqûres à chaque bras. Jusqu'au 4e jour on ne voit rien, mais à partir de ce moment il se forme une petite élevure rouge qui s'ombilique, s'entoure d'un cercle rouge et se remplit de sérosité. Cette sérosité se transforme en pus, et, deux ou trois jours après, la pustule se dessèche formant une croûte noirâtre qui tombe vers le 21e jour.

La maladie est presque toujours locale; mais quelquefois, très rarement cependant, il survient une éruption sur tout le corps, éruption qui n'a pas de gravité. Chez les adultes, on observe assez fréquemment, vers le 8e jour, un peu de fièvre et de malaise, et nous avons constaté plusieurs fois une rougeur érysipélateuse, tout autour des boutons, surtout lorsque nous avions vacciné aux jambes. Un peu de repos et quelques cataplasmes de fécule de pomme de terre suffisent pour faire disparaître ce dernier accident.

Rougeole. — La *rougeole* est une fièvre éruptive dont les caractères principaux sont le larmoiement, du rhume de cerveau dès le début, et ensuite une éruption de petites taches rouges, arrondies, séparées par des intervalles de peau saine, taches suivies d'une desquamation furfuracée.

Etiologie. — On ne connaît pas la nature du poison qui la provoque; on sait seulement qu'il est contenu dans la poussière furfuracée, les larmes, le sang, et qu'il est facilement transportable par les vêtements des personnes qui soignent ou visitent les malades. Cela explique pourquoi la rougeole sévit souvent sous forme épidémique. En tout cas, elle ne se développe jamais spontanément, et, sauf de rares exceptions, une première atteinte protège contre de nouvelles.

Symptômes. — Après un malaise, qui peut durer une huitaine de jours, la *fièvre* se déclare à la suite de quelques frissons, et s'accompagne de lassitude, de maux de tête; elle ne dépasse guère 39°, et tombe même presque complètement le 3e jour. Mais le lendemain, au moment de l'éruption, elle remonte pour décroître ensuite régulièrement. En même temps que la fièvre, on constate une inflammation de la conjonctive et de la muqueuse nasale, les yeux sont brillants, humides, larmoyants; le nez coule abondamment, le malade éternue et tousse. — L'*éruption* paraît vers le 4e jour; elle est constituée par des taches rouges, rondes ou irrégulières, saillantes, disparaissant sous la pression du doigt et souvent semblables à de larges piqûres de puce. Elle commence toujours par le visage, le menton et les joues; elle gagne ensuite le dos, la poitrine et le reste du corps. Les taches sont d'abord rosées, mais elles deviennent de plus en plus rouges, et se réunissent par groupe. Presque toujours elles sont plates, quelquefois elles forment un léger relief, on a alors la *rougeole boutonneuse*. Pendant ce temps, les symptômes nasaux, gutturaux et bronchiques augmentent. Vers la fin du deuxième jour, les taches pâlissent et la *desquamation* commence. Celle-ci a donc lieu du 8e au 10e jour et dure jusqu'au 14e; elle est constituée par une *poussière très fine* qu'on ne remarque pas toujours, surtout si l'éruption n'a pas été forte. A partir de ce moment la fièvre tombe, la toux devient grasse et l'état général s'améliore.

La rougeole est une maladie ordinairement bénigne, mais malheureusement elle est presque toujours accompagnée de *complications* qui la rendent très redoutable. Tantôt l'éruption s'arrête tout d'un coup, les taches disparaissent et le malade meurt en quelques heures. Tantôt il se produit des hémorragies, des taches ecchymotiques, du purpura (rougeole hémorragique). D'autres fois, il survient des accidents nerveux se traduisant par des convulsions, du délire, de la stupeur ; des laryngites, des bronchites capillaires qui sont toujours mortelles. La conjonctivite peut entraîner la perte de la vue ; l'otite ou inflammation de l'oreille peut devenir chronique ; le rhume de cerveau peut s'éterniser et entraîner l'ozène. Quant aux lésions pulmonaires, elles sont très redoutables, car il est d'observation ancienne que cette maladie favorise le développement des tubercules, en d'autres termes, de la phtisie.

TRAITEMENT. — Le malade doit être mis au lit dès le début dans une chambre chaude, bien aérée, et on lui donne des tisanes de bourrache, de mauve, de violette, mais on évite de le faire transpirer. Si l'éruption se fait mal ou tend à disparaître, on administre une potion avec 2 ou 3 grammes d'acétate d'ammoniaque. On la remplace par un looch blanc avec ou sans kermès, si la bronchite est assez intense ; on donne même du sirop diacode ou de codéine quand la toux est trop violente. On combat la conjonctivite par des lotions fréquentes avec de l'eau de racine de guimauve légèrement boriquée (10 grammes par litre) ; la pharyngite, par des cataplasmes de farine de lin apppliqués au devant du cou ; les symptômes nerveux, par du sirop de chloral et des toniques ; la disparition brusque de l'éruption, par des sudorifiques, des bains de vapeur, des sinapismes en grand nombre.

Roséole. — La roséole, qui n'est pas contagieuse, a pour caractère une éruption de taches rosées sur la poitrine, l'abdomen et les membres. Ces taches ne présentent pas de saillies et procurent une démangeaison assez forte. L'éruption disparaît au bout de 3 ou 4 jours, sans desquamation, ce qui la distingue de la rougeole en plus de l'absence de la conjonctivite, du rhume de cerveau et de la toux. La roséole est souvent symptomatique, c'est-à-dire qu'elle survient dans le cours d'une autre maladie, comme le rhumatisme, la goutte, la syphilis, le choléra. Dans ce cas, le *traitement* varie suivant l'affection. Quand elle est idiopathique, il suffit, en raison de sa bénignité, de se mettre à la diète et d'absorber des boissons émollientes, tièdes, acidulées.

Scarlatine. — La scarlatine est une fièvre éruptive qui se caractérise dès le début par une angine spéciale et, bientôt, par une rougeur *écarlate* pointillée, sur tout le corps.

Plus rare que la rougeole, elle frappe surtout les enfants au-dessous de 10 ans. Après 20 ans, elle est peu fréquente et atteint plus communément la femme. Elle règne surtout épidémiquement.

Symptômes. — Le malade est pris d'abord d'un malaise qui dure deux ou trois jours, puis la fièvre se déclare assez violente, et elle s'accompagne d'une angine caractérisée par une rougeur écarlate de toute l'arrière-gorge. La chaleur de la fièvre est très grande, le thermomètre monte à 40° et même à 40°,5. Notons que, lorsque la scarlatine est bénigne, ces deux symptômes manquent complètement.

Un ou deux jours après, l'*éruption* débute par le cou, les bras, le dos et la poitrine, au lieu de commencer par la face, comme cela a lieu dans la rougeole et la variole. Cette éruption est constituée par de *larges taches ou plaques d'un rouge très vif,* ne formant pas de relief, et se rapprochant rapidement de manière à ne former bientôt qu'une rougeur généralisée, écarlate ou framboisée, un peu plus pâle seulement là où la peau est plus épaisse. Quelquefois l'éruption est formée de *petits points rouges très rapprochés,* offrant l'aspect d'un granit très fin. La rougeur s'efface sous la pression du doigt, mais elle reparaît aussitôt. Les mains se gonflent, et souvent des vésicules miliaires apparaissent autour du cou et des aisselles. La fièvre et l'angine persistent; la première peut même dépasser 41°, et la seconde prendre la forme pultacée. Alors l'arrière-gorge, qui était très rouge au début, se recouvre d'une *peau blanchâtre,* mais sans consistance et peu adhérente. L'éruption dure généralement 5 ou 6 jours : elle en met trois à atteindre son plein développement, reste stationnaire un jour et en prend deux pour s'effacer.

C'est alors que la *desquamation* commence. Mais l'épiderme ne s'en va plus en poussière, comme dans la rougeole, il se détache en larges lambeaux, surtout dans les parties où la peau est très épaisse, par exemple, aux mains et aux pieds. Elle dure de 8 à 15 jours. Dans certains cas bénins où l'éruption avait passé inaperçue, elle a pu faire diagnostiquer une scarlatine en voie de guérison.

En résumé, cette maladie peut durer de 16 à 25 jours.

Les *complications* sont fréquentes et souvent très graves. Le malade peut être atteint de convulsions, de délire, de stupeur profonde; il meurt même quelquefois foudroyé, pour ainsi dire. Il arrive, mais rarement, que l'angine se transforme en angine diphtéritique; les ganglions sous-maxillaires se gonflent et suppurent. Mais la complication la plus fréquente est l'*albuminurie*, qui s'accompagne d'*hydropisie*. Ces accidents apparaissent surtout à la suite d'une impression de froid; ils disparaissent au bout de quelques jours si on obtient des sueurs ou des urines abondantes. On observe encore des pleurésies, des fluxions de poitrine, des péricardites et des rhumatismes.

Le *pronostic* varie suivant les épidémies. Les unes sont, en effet, légères, les autres, très graves. Il faut se méfier beaucoup des complications et du délire, même léger, et se rappeler que la plus petite imprudence peut amener la mort.

TRAITEMENT. — On doit chercher à favoriser l'éruption au moyen d'une chaleur douce; donner des boissons rafraîchissantes tièdes, comme du sirop de groseilles, de framboises, de mûres, dans de la tisane de mauve, de violette; badigeonner la gorge avec un pinceau trempé dans de la glycérine. Si l'éruption se produit difficilement, si surtout il se présente des troubles nerveux, on peut faire des affusions froides que l'on répète toutes les quatre heures. On applique des cataplasmes chauds ou sinapisés aux jambes. Si l'angine s'aggrave, on badigeonne les amygdales et le fond de la gorge avec une solution au nitrate d'argent (2 pour 30 d'eau), et l'on fait prendre des toniques à l'intérieur, sirop ou vin de quinquina. L'hydropisie généralisée est combattue par des tisanes diurétiques et sudorifiques (chiendent, queues de cerises, bourrache, feuilles de jaborandi), avec de l'eau de Vichy ou de Contrexéville mélangée par moitié avec du lait; par des frictions cutanées sèches, des fumigations balsamiques. On luttera contre les accidents cérébraux au moyen de lotions tièdes, du drap mouillé, dans lequel on enveloppera le malade trois ou quatre fois de suite, à un quart d'heure d'intervalle chaque fois.

INSTRUCTIONS SUR LES PRÉCAUTIONS A PRENDRE CONTRE LA SCAR
LATINE. — *La scarlatine est une maladie contagieuse. — Elle exige
toujours de grands soins. — Elle est surtout redoutable par les
complications qui peuvent survenir même après la disparition de
l'éruption.*

Mesures à prendre dès qu'un cas de fièvre scarlatine se produit.
— Tout cas de scarlatine sera déclaré au commissariat de police.

L'administration assurera l'isolement ou le transport du malade et la désinfection du logement contaminé.

A. *Transport du malade.* — Si le malade ne peut recevoir
à domicile les soins nécessaires, s'il ne peut être isolé, et surtout
si plusieurs personnes habitent la même chambre, il doit être
transporté dans un établissement spécial.

Les chances de guérison sont alors plus grandes et la transmission n'est pas à redouter.

Le transport devra toujours être fait dans une des voitures
spéciales mises *gratuitement* à la disposition du public par l'administration.

B. *Isolement du malade.* — Le malade, s'il n'est pas transporté, sera placé dans une chambre séparée, où les personnes
appelées à lui donner des soins doivent seules pénétrer.

Son lit sera mis au milieu de la chambre; les tapis, tentures
et grands rideaux seront enlevés.

Son isolement devra durer au moins quarante jours, à partir
du moment où l'éruption a été constatée.

Les personnes appelées à donner des soins au malade seront
choisies, autant que possible, parmi celles qui ont déjà eu la scarlatine. Elles devront se laver les mains fréquemment, et surtout
avant les repas. Elles ne mangeront jamais dans la chambre du
malade.

Le malade sera tenu dans un état constant de propreté.

C. *Désinfection des objets ayant été en contact avec le malade,
et mesures de précaution à prendre par celui-ci.* — Tous les objets
(linge, draps, couvertures, objets de toilette, etc.) ayant été en
contact avec le malade doivent être désinfectés.

La désinfection des linges et des mains sera obtenue à l'aide
de solutions de sulfate de cuivre. Ces solutions seront de deux
sortes, les unes fortes et renfermant 50 grammes de cuivre par
litre, les autres faibles, renfermant 12 grammes par litre. Les

solutions fortes serviront à désinfecter les linges souillés ; les faibles serviront au lavage des mains et des linges non souillés.

Les commissaires de police tiennent *gratuitement* à la disposition du public des paquets de 25 grammes destinés à faire les solutions. On mettra deux de ces paquets dans un litre d'eau pour préparer les solutions fortes, et un paquet dans deux litres pour les solutions faibles.

Les linges souillés resteront deux heures dans les solutions fortes, puis seront lavés à grande eau avant le savonnage ou le lessivage.

Aucun des linges, souillés ou non, ne doit être lavé dans un cours d'eau.

Les habits, les literies et les couvertures seront portés aux étuves municipales publiques de désinfection.

Les cuillers, tasses, verres, etc., ayant servi au malade, devront, aussitôt après leur usage, être plongés dans l'eau bouillante.

Les matières rendues par le malade, les crachats, les vomissements, les selles et les urines, doivent être désinfectées au moyen d'une solution de sulfate de cuivre à 50 grammes par litre. Un verre de cette solution est versé préalablement dans le vase destiné à recevoir ces matières, qui sont jetées sans délai dans les cabinets.

Les cabinets sont eux-mêmes désinfectés deux fois par jour avec le même liquide.

Les souillures sur les tapis, meubles et parquets, doivent être également lavées avec la solution forte. D'autre part, les poussières du sol de la chambre seront enlevées chaque jour, et brûlées immédiatement ; on aura soin, avant le balayage, de projeter sur le plancher de la sciure de bois humectée de la solution faible (12 grammes par litre) de sulfate de cuivre.

Le malade ne doit sortir qu'après avoir pris un bain savonneux.

L'enfant qui a eu la scarlatine ne doit retourner à l'école qu'après un intervalle de quarante jours au moins à partir du début de la maladie.

D. *Désinfection des locaux.* — La désinfection des locaux est faite *gratuitement* par des désinfecteurs spéciaux. Pour obtenir cette désinfection, il suffit de s'adresser au commissaire de police du quartier.

Un médecin délégué est chargé de vérifier l'exécution des mesures prescrites ci-dessus.

Urticaire. — L'*urticaire* n'est pas une maladie contagieuse. Accompagnée ou non de fièvre, elle se caractérise par des élevures absolument semblables à celles qui se produisent quand on se pique avec une ortie (fig. 1).

L'urticaire apparaît souvent sans cause connue, mais généralement, elle est consécutive à l'ingestion des poissons de mer, des moules, des coquillages, d'écrevisses, de viandes fumées, de fraises, à une irritation locale, à une morsure d'insecte, etc.

SYMPTÔMES. — Quand la maladie s'accompagne de fièvre, elle débute par un malaise général, des frissons, de la courbature et même des nausées et de la diarrhée, comme s'il s'agissait d'un véritable empoisonnement. Bientôt on ressent sur certaines parties du corps une déman_geaison d'une violence extrême ; on se gratte, et, à

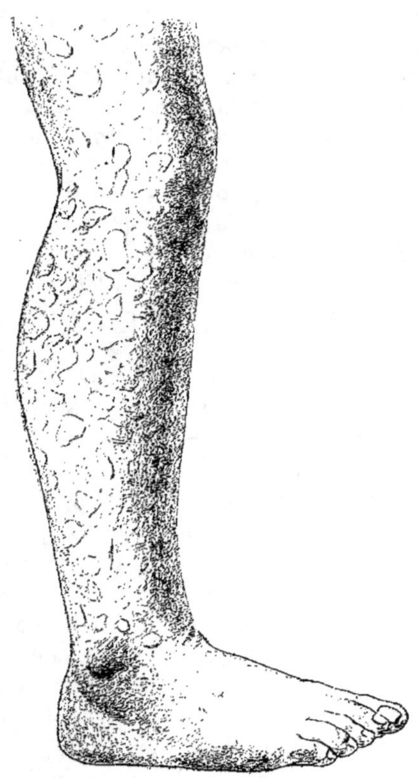

Fig. 1. — URTICAIRE.

l'instant, on voit apparaître des *plaques dures et saillantes*, plus pâles que la peau, mais rosées à leur périphérie. Leur nombre est très variable, de quelques-unes à plusieurs centaines. Elles peuvent disparaître en quelques minutes, en quelques heures, sans laisser de traces, ou se transformer en taches rouges semblables à celles qui sont produites par une morsure de puce.

Traitement. — Il faut, avant tout, supprimer la cause. S'il y a de l'embarras gastrique, on administre un vomitif dès le début. Sinon, il suffit de prendre des laxatifs, des bains tièdes amidonnés et de saupoudrer les parties atteintes avec de la fécule de pommes de terre. Quand le prurit est trop intense, on a recours aux lotions avec de l'eau alcoolisée, vinaigrée, ou à la pommade suivante : oxyde de zinc, 30 centigrammes; poudre d'amidon, 25 centigrammes; menthol, 1 gramme; vaseline, 45 grammes. Les boissons délayantes et rafraîchissantes, comme le chiendent, la limonade, l'orangeade, sont très utiles.

Fièvre typhoïde. — La fièvre typhoïde (de τύφος, stupeur, parce que le malade est presque toujours dans un état de prostration presque complète), appelée encore *fièvre maligne, dothiénentérie, fièvre putride, bilieuse, muqueuse, gastro-entérite*, est une maladie caractérisée par l'inflammation et l'altération des *follicules intestinaux (plaques de Payer)* (V. *Anatomie*, p. 122), des *ganglions mésentériques* et de la *rate*.

Elle frappe surtout les personnes de 15 à 30 ans, quel que soit le sexe; elle est très rare après 50 ans. Y sont surtout exposés ceux qui arrivent nouvellement dans un pays, comme les collégiens, les étudiants, les jeunes soldats, les domestiques, d'autant plus qu'à cette cause s'en joignent alors beaucoup d'autres : changement d'habitudes, de nourriture, privations, ennuis, chagrins, etc. Enfin, elle atteint quelquefois des individus isolés, mais le plus souvent elle sévit épidémiquement, parce qu'elle est fort contagieuse. En effet, le bacille d'Eberth-Gafky, qui paraît la caractériser, réside dans l'intestin du malade et se trouve dans les déjections de celui-ci. Dès que ce germe pénètre dans le tube digestif par contact immédiat, par l'air et surtout par l'eau, la maladie se déclare. Le même individu ne l'a jamais deux fois.

Symptômes. — Quelques jours avant l'éclosion de la maladie, le sujet est mal à l'aise, triste, sans entrain et sans appétit. Puis tout d'un coup, il est pris d'un *violent mal de tête*, de *frissons*, d'un *léger saignement de nez*, de *prostration* et souvent de *diarrhée*. A partir de ce moment, *trois périodes, durant chacune sept jours*, vont se succéder, si la maladie doit être assez sérieuse. Il y a, en effet, des cas très bénins qui ne durent que 8 à 10 jours.

Pendant la 1re *période*, la courbature s'accentue, le mal de tête devient plus violent, les forces sont anéanties, l'intelligence obtuse, le regard hébété. L'haleine est fétide ; la langue sèche, blanchâtre, souvent rouge sur les bords, *collante* au doigt quand on l'applique dessus. Le ventre est gonflé, douloureux à la pression, surtout dans la *fosse iliaque droite*, région occupée par l'iléon, la partie de l'intestin malade ; la pression un peu brusque y produit un *gargouillement* caractéristique. La diarrhée se déclare alors d'ordinaire ; les selles sont *fétides*, souvent noirâtres, et renferment des débris des plaques de Payer, d'épithélium et des microcoques. La rate se gonfle, devient sensible. Les épistaxis peuvent se renouveler. La fièvre est continue ; le pouls, quelquefois dicrote, c'est-à-dire qu'il y a deux pulsations pour une seule contraction du cœur, varie entre 100 et 120. La température monte graduellement de 1 degré et demi chaque jour jusqu'au cinquième ou sixième, avec rémission d'un demi-degré le matin ; elle arrive ainsi à 40° et même au delà. Enfin, il y a presque toujours de la toux ; les urines sont rouges, épaisses, déposant beaucoup.

Dans la 2e *période*, c'est-à-dire au commencement de la seconde semaine, le mal de tête a disparu, mais le *délire* survient, tantôt calme, tantôt furieux, surtout si le malade est faible, débile, nerveux, alcoolique ; on peut alors être obligé de mettre la camisole de force. La langue devient de plus en plus sèche ; elle se recouvre, ainsi que les gencives, de *fuliginosités* formées par du mucus, de la salive et du sang. Des *taches rosées lenticulaires* se montrent sur la peau du ventre, à la région épigastrique et s'effacent momentanément sous la pression. Plus il y en a, mieux ça vaut ; cette éruption, qui n'existe pas toujours cependant, est très importante, car elle caractérise la fièvre typhoïde. Quand celle-ci est très grave, on constate aussi des *pétéchies* et des *sudamina*. Les selles sont toujours fétides et renferment souvent du sang dû aux hémorragies intestinales. La fièvre persiste et la température varie entre 39° et 40°.

Dans la 3e *période*, tous les symptômes diminuent si la guérison doit se produire, ou, au contraire, s'aggravent si la mort doit survenir. Dans le premier cas, vers le vingt et unième jour, le malade sort de sa stupeur, il se *réveille*, pour ainsi dire, la température s'abaisse, l'appétit revient. Dans le second cas, la stupeur arrive à son comble; le pouls est irregulier, la respiration très haletante; les selles sont involontaires, des eschares (de ἐσχάρα, croûte; croûte noirâtre résultant de la mortification d'un tissu grangréné) apparaissent au sacrum; la carphologie arrive (de κάρφος, flocon, et λέγειν, ramasser, parce que les malades semblent vouloir ramasser des flocons avec leurs mains), et la mort survient dans le coma.

Selon que tels ou tels symptômes prédominent, la maladie présente plusieurs formes. Elle est *inflammatoire, bilieuse, muqueuse, adynamique* ou *putride, ataxique* ou *nerveuse.*

Complications. — Elles sont très nombreuses. Il survient assez fréquemment une *péritonite* due à une *perforation intestinale* et amenant la mort en quelques heures; des *hémorragies intestinales*, qui sont toujours graves; une *bronchite*; une *congestion pulmonaire;* une *pleurésie;* une *pneumonie;* un *érysipèle;* de l'*ecthyma;* des *otites* graves pouvant laisser une surdité inguérissable, des *eschares.* Pendant la convalescence, on observe presque toujours la *chute des cheveux,* souvent des abcès et des paralysies partielles.

La convalescence est longue, proportionnée naturellement à la gravité de la maladie. L'appétit est alors si fort qu'on est obligé d'empêcher le malade de trop manger; il faut cependant le faire, car il suffit d'un petit écart de régime pour amener des accidents redoutables.

La *durée* varie beaucoup. La guérison peut avoir lieu au bout de 8 à 10 jours ou se faire attendre pendant plus de deux mois.

Il ne faut pas confondre la fièvre typhoïde avec l'*embarras gastrique fébrile,* l'*entérite,* la *méningite,* la *phtisie aiguë.*

Traitement prophylactique. — Le germe de la fièvre typhoïde se trouvant dans les déjections des malades, et la contagion se faisant à l'aide de l'eau contaminée par ces déjections ou par le linge et les vêtements souillés par elles, la meilleure prophylaxie sera celle qui parviendra à détruire ce germe partout où il peut se trouver.

En temps d'épidémie, il faudra donc ne boire que de l'eau bouillie. On se servira de cette même eau pour faire le pain et laver les légumes. On évitera tous les excès.

Quand on aura un malade, on le placera dans une chambre

complètement isolée. S'il est impossible d'obtenir un isolement complet, il est préférable de le faire transporter à l'hospice au moyen d'une voiture spéciale.

Avant de le mettre dans la chambre où il doit être soigné, il faut enlever tous les objets qui ne sont pas nécessaires ou qui peuvent être imprégnés facilement, comme rideaux, portières, tapis, meubles couverts en étoffe et rembourrés, garde-robe du malade, etc.

Autant que possible, on placera le lit au milieu de la chambre, qui devra pouvoir s'aérer facilement.

Les personnes qui seront appelées à lui donner des soins (elles seront aussi peu nombreuses que possible) pénétreront seules auprès de lui ; elles ne prendront aucune nourriture ni aucune boisson dans sa chambre, et quand elles voudront manger elles se rinceront la bouche avec de l'eau bouillie boriquée, se laveront toujours les mains avec du savon et une solution désinfectante (7 à 8 grammes d'acide phénique par litre d'eau, ou 15 à 20 grammes de sulfate de cuivre, ou une même dose de chlorure de chaux). Elles feront bien de mettre une espèce de robe en lustrine qu'elles suspendront à un clou, à côté de la porte, lorsqu'elles auront besoin de sortir, et elles se laveront les mains.

Tous les linges de corps *souillés* seront trempés immédiatement dans une solution forte (50 grammes de sulfate de cuivre ou de chlorure de chaux par litre d'eau), en les y laissant pendant deux heures, et ce n'est qu'après qu'on pourra les donner au blanchisseur ou les envoyer à la lessive. On désinfectera de la même façon les éponges, les canules, les instruments, etc.

Les déjections seront reçues dans un vase contenant toujours une certaine quantité d'un liquide désinfectant, comme une solution de chlorure de zinc à 4 0/0, de sulfate de fer, de chlorure de chaux, d'acide sulfurique ou chlorhydrique à 5 0/0, et on les jettera ensuite dans les cabinets que l'on désinfectera deux fois par jour avec une solution forte de chlorure de chaux ou de sulfate de cuivre.

S'il n'y a pas de cabinets d'aisance, on enfouira les déjections dans un trou creusé à cet effet, loin de tout puits, de tout cours d'eau, et on les recouvrira d'une quantité suffisante d'un liquide désinfectant. Il est absolument interdit de les jeter dans un ruisseau, une rivière ou sur les fumiers.

Tous les jours on balayera la poussière qui se trouve dans la chambre, après avoir eu soin de jeter du sablon humide, et les produits seront consumés dans la cheminée même.

En cas de décès il faut faire laver le corps avec une forte solution de chlorure de zinc, 5 à 10 0/0, et le recouvrir d'un drap humecté avec le même liquide.

Les habits du malade et des gardes-malades seront placés dans une étuve à désinfection par la vapeur sous pression pendant une demi-heure, ou bien plongés dans l'eau bouillante pendant le même temps. On recourra aussi à l'étuve pour les matelas, les couvertures, la literie. Si ce procédé de désinfection n'est pas possible, on désinfectera au moyen de l'acide sulfureux. A cet effet on étalera dans la chambre sur des tréteaux ou des sièges tout ce qui est à désinfecter et l'on fera brûler de 20 à 30 grammes de soufre par mètre cube, après avoir eu soin de fermer toutes les issues. Douze heures après, l'opération sera terminée. Alors on aérera la chambre en laissant les fenêtres ouvertes nuit et jour pendant huit jours, et on n'y laissera entrer personne.

Si les planchers, les tapis, les meubles ont été souillés ou tachés, on les lavera préalablement avec l'une des solutions fortes.

Tous les linges ou objets qui ont été souillés et qui ont peu de valeur doivent être brûlés.

Le *traitement* proprement dit consiste, suivant Jaccoud, à *combattre l'anémie, à abaisser la température et traiter les complications.*

1° *Anémie.* — Pour la combattre il faut, après avoir commencé par donner un léger purgatif, faire prendre du bouillon, du lait s'il est bien digéré, du vin de Bordeaux dans de la tisane, de l'extrait de quinquina en potion; il faut, en somme, nourrir le malade autant que possible, mais avec une alimentation liquide qui ne peut amener aucune complication du côté des intestins.

2° *Température.* — Dès qu'elle dépasse 39°, il est bon de recourir aux bains à peine tièdes (22 à 28°) et d'en donner 2 à 4 par jour, ou bien aux lotions pratiquées avec du vinaigre aromatique. Les bains froids favorisent la diurèse et par conséquent facilitent l'élimination des toxines.

3° *Complications.* — On combat la congestion pulmonaire par l'application de ventouses sèches; l'hémorragie intestinale, par la glace sur le ventre, ou vingt à trente gouttes de perchlorure de fer dans une potion; les eschares, par des lotions alcooliques phéniquées, de la poudre de quinquina, de charbon; la diarrhée, par deux ou trois cachets de : salicylate de bismuth 30 à 50 centigrammes et benzo-naphtol 20 centigrammes.

Les boissons fraîches, acidules, la limonade, les sirops de cerises, de groseilles, etc., sont aussi très utiles.

Typhus. — Le *typhus exanthématique*, ou *pétéchial*, ou des *armées*, ou *typhus fever*, est une maladie épidémique et contagieuse frappant surtout les hommes qui se trouvent dans de mauvaises conditions hygiéniques, par suite de privations, de l'encombrement. C'est pour cette raison qu'on l'observe surtout dans les camps, les armées, sur les vaisseaux de guerre, dans les villes assiégées, dans les classes pauvres. Il est probablement produit par des miasmes d'origine animale engendrés par l'encombrement et la saleté des malheureux.

Il est caractérisé par une *grande stupeur*, une *éruption particulière*, et, moins essentiellement, par un gonflement de la *région parotidienne*.

Plus contagieux que la fièvre typhoïde, il frappe sans distinction d'âge ni de sexe; il n'entraîne aucune altération des plaques de Payer et des follicules intestinaux.

Symptômes. — Le typhus débute presque toujours brusquement par un frisson, des vomissements, de la fièvre, de la prostration, de l'hébétude ; puis, du troisième au cinquième jour, apparaissent sur le corps des *taches rosées* qui, dès le lendemain, prennent une teinte noirâtre et se transforment en pétéchies. La stupeur devient plus grande, l'intelligence s'obscurcit et les glandes parotides s'enflent; elles finissent même par suppurer dans les cas mortels. Si la guérison doit se produire, les symptômes s'amendent vers le dixième jour et disparaissent rapidement. L'intelligence revient toutefois lentement; les rechutes sont fréquentes.

La mortalité varie suivant les épidémies, on admet généralement la proportion de 15 à 50 0/0. Le pronostic est donc toujours grave.

Traitement. — Il faut avant tout faire disparaître les causes, diminuer l'encombrement, donner une alimentation généreuse, des soins hygiéniques bien entendus et faire changer d'air. Le traitement thérapeutique, qui est le même que celui de la fièvre typhoïde, n'a pas une grande influence.

§ 3. — **Poisons morbides animaux.**

Rage. — Morve et farcin. — Charbon. — Pustule maligne. — Fièvre
charbonneuse. — Venin des vipères.

Rage ou **hydrophobie**. — C'est une maladie virulente qui est
toujours communiquée à l'homme par la morsure d'un animal
enragé.

La rage ne se produit spontanément que chez le chien, le
loup, le chat, le renard, très rarement chez le cheval, le bœuf et
le cochon. Sous quelle influence se déclare-t-elle? on n'en sait
rien. Quoi qu'il en soit, ces animaux ne peuvent la communiquer
à l'homme que par *inoculation;* il faut donc que le virus qui est
contenu dans la salive soit absorbé. Or l'absorption ne peut se
faire que si la bave est mise en contact avec une plaie existant
déjà ou une plaie consécutive à une morsure. La bave appliquée
sur la peau saine ne donne pas la maladie et on ne contracte pas
celle-ci quand on mange du chien enragé. Il est très probable que
l'homme ne peut communiquer sa rage à un autre, et il très difficile de l'inoculer à un animal.

SYMPTÔMES. — L'*incubation,* c'est-à-dire le temps qui s'écoule
entre le moment de la morsure et la première manifestation de la
maladie est variable; elle dure ordinairement 40 jours, mais elle
peut se prolonger pendant 3, 4 et 6 mois. Quand la rage éclate, le
malade est en proie à mille terreurs. Il est inquiet, sombre. Son
angoisse est extrême et il a des cauchemars affreux. Bientôt sa
respiration devient difficile, saccadée, et, deux ou trois jours
après, il est pris d'une soif ardente; seulement dès qu'il voit le
liquide il est saisi d'une épouvante extrême. Mille fois il prend le
verre et le porte à ses lèvres, et mille fois ses traits se contractent,
ses membres tremblent, sa gorge se serre et il est dans l'impossibilité d'avaler une seule goutte. Son horreur pour le liquide (*hydrophobie*) ne tarde même pas à devenir si grande qu'à sa vue
seule, ou à la suite d'un essai de déglutition, ou seulement à la
pensée d'une crise, il est pris d'*accès convulsifs* semblables à
ceux d'un épileptique. Et ces accès vont se rapprochant de plus
en plus. Alors il est très tendre pour sa famille à laquelle il
fait des adieux déchirants, ou, au contraire, il est furieux et
veut mordre tous ceux qui l'entourent. Après cette seconde

période qui dure un ou deux jours, il tombe épuisé, ses yeux s'éteignent, une écume blanchâtre s'écoule de ses lèvres et il succombe dans le coma, ou bien il meurt asphyxié dans une crise. La mort arrive d'une manière certaine dans les quatre jours qui suivent le premier accès ; il n'y a pas de guérison une fois la rage déclarée.

TRAITEMENT. — Nous avons indiqué dans le second volume (p. 565) les règlements d'administration publique édictés contre les chiens, et nous avons fait remarquer que leur application rigoureuse avait fait disparaître complètement la rage de la ville de Berlin, de la Prusse, de la Bavière, tandis que les cas augmentent en France, parce que, sous prétexte d'une sensiblerie mal placée, on n'applique pas ces prescriptions. Heureusement, les découvertes de Pasteur permettent aujourd'hui de guérir cette maladie terrible lorsqu'une personne a été mordue. En effet, sur 100 individus mordus par un animal enragé et venus à l'Institut Pasteur, il y en a à peine un seul qui devienne ultérieurement enragé, alors qu'auparavant la mortalité était en moyenne de 16 0/0. Cependant ce traitement préventif de la rage devrait être une exception. La prophylaxie de cette maladie chez le chien est devenue une nécessité ; car il est indispensable d'empêcher une maladie qui tue toujours lorsqu'elle se déclare et qui disparaîtra si l'on supprime les chiens enragés.

En tout cas voici les instructions relatives à la rage, rédigées, sur la demande du Conseil d'Hygiène, par MM. Proust et Bouley.

Soins à donner à une personne qui vient de subir la morsure d'un chien enragé ou suspect. — Doit être considéré comme suspect :

1° Tout chien *connu* qui, contrairement à ses habitudes et à son caractère, est devenu agressif et mord, sans motif qui explique cette action, les personnes qu'il trouve à la portée de ses dents. Dans ce cas le chien doit être considéré comme d'autant plus suspect que les personnes qu'il a mordues lui étaient plus familières ;

2° Tout chien qui, dans l'intérieur des maisons, s'attaque aux personnes étrangères sans y être excité soit par son rôle de gardien, soit par une agression volontaire ou involontaire ;

3° Tout chien divaguant qui, sans aucune excitation, s'attaque aux personnes qu'il rencontre sur son passage, dans les rues, sur les routes, dans les campagnes ;

4° Tout chien inconnu, trouvé errant, qui devient tout à coup agressif pour les personnes qui l'ont accueilli dans leur demeure.

Il faut tout d'abord pratiquer la cautérisation prompte et complète de la plaie.

De tous les caustiques, le meilleur est le fer rouge, et la cautérisation est d'autant moins douloureuse que le fer est plus fortement chauffé. A défaut du fer rouge, on pourra se servir du caustique de Vienne ou de l'acide sulfurique.

Pendant que le fer chauffe ou en l'absence de caustique, il sera utile de *comprimer*, au-dessus de la blessure, à l'aide d'un lien fortement serré, le membre mordu, en même temps que l'on cherchera, avec les doigts, à *exprimer*, du dedans au dehors, les liquides contenus dans la plaie. On aidera cette expression par un *lavage* continu fait avec un liquide quelconque.

Si la partie mordue est à la portée de la bouche, le blessé devra faire lui-même la *succion* et immédiatement.

La succion n'offre d'ailleurs aucun danger si la personne qui la pratique n'est affectée d'aucune écorchure soit aux lèvres, soit dans la bouche. Le public doit être mis en garde contre de prétendus spécifiques vantés par les charlatans.

Puis il faut sans délai envoyer le blessé à l'Institut Pasteur.

Farcin et **morve.** — L'affection *farcino-morbeuse* est une maladie virulente dont les caractères principaux sont des *éruptions pustuleuses,* des *nodules spéciaux* et des *collections purulentes.*

Elle prend le nom de *farcin* (de *farcimen,* andouille, parce que les petites tumeurs ont la forme d'un boudin) lorsque les lésions n'atteignent que la peau et les tissus sous-cutanés ; on lui donne celui de *morve* quand les lésions sont plus profondes et atteignent le nez et les voies respiratoires. Il se produit alors un fort écoulement nasal, d'où ce nom de *morve.*

L'unique cause de cette maladie est l'inoculation ou l'infection par le virus d'un être déjà atteint. Comme elle se développe spontanément chez les jumentés, le cheval, l'âne, le mulet, etc., surtout sous l'influence de la fatigue, de la misère, il est facile de comprendre que toutes les personnes qui soignent les chevaux, comme les cavaliers, les palefreniers, les charretiers, etc., sont dans des conditions on ne peut plus favorables pour la contracter.

Les médecins en sont aussi quelquefois atteints quand il soignent des morveux, car la maladie se communique de l'homme à l'homme.

Elle se transmet par *inoculation* lorsque le virus est mis en contact avec la peau dénudée, une plaie, une simple écorchure ; et par *infection*, quand on couche ou qu'on séjourne quelque temps dans une écurie où il y a des chevaux morveux.

Symptômes. — Tous les auteurs admettent quatre formes à cette affection : farcin aigu ; morve aiguë ; farcin chronique ; morve chronique.

1° *Farcin aigu.* — Si la maladie se déclare à la suite de l'inoculation, la plaie prend un mauvais aspect, les vaisseaux lymphatiques du membre s'enflamment et produisent de l'*angioleucite* ; les ganglions auxquels ils aboutissent s'engorgent, deviennent douloureux ; le bras ou la jambe se tuméfie et la plaie s'ulcère, fournissant un pus sanieux.

Ces phénomènes font défaut s'il y a infection. On ne constate alors que les *phénomènes généraux* qui sont communs aux deux cas : fièvre, frissons, vomissements, anorexie, abattement, douleurs articulaires et musculaires. Puis, après 5 ou 6 jours, on voit apparaître de petites tumeurs molles remplies de pus et des éruptions cutanées qui s'ulcèrent rapidement et suppurent. A partir de ce moment l'état s'aggrave, le délire survient et la mort arrive vers le milieu de la troisième semaine. Quelquefois la maladie reste locale, il n'y a que de l'angioleucite (V. ce mot), et dans ce cas elle peut guérir.

2° *Morve aiguë.* — Très souvent elle fait suite au farcin aigu ; d'autres fois elle éclate d'emblée ; enfin elle peut être la terminaison de la morve chronique. Elle présente les mêmes symptômes initiaux que le farcin aigu ; mais bientôt apparaît à la face une *rougeur* semblable à celle d'un érysipèle, s'accompagnant de tuméfaction, d'œdème, de phlyctènes sanguinolentes donnant à l'individu un aspect effrayant et hideux. Puis, vers le sixième jour, une éruption de *pustules* et de *papules* se produit sur tout le corps En même temps, ou même un peu avant, commence le *coryza morveux*, caractérisé par un écoulement muco-purulent, visqueux, fétide et qui constitue le *jetage*. La muqueuse pituitaire est rouge, tuméfiée, recouverte de concrétions purulentes ; celle de la bouche et des voies respiratoires présente les mêmes lésions. Le malade ne tarde pas à tomber dans une prostration complète et meurt du 15ᵉ au 20ᵉ jour.

3° *Farcin chronique.* — Il succède rarement au farcin aigu et il est plus fréquent que ce dernier. Ses symptômes sont les mêmes mais atténués. Il se caractérise par l'angioleucite, de nombreux abcès suivis d'ulcérations qui ne guérissent pas, de douleurs musculaires et articulaires. Le malade s'épuise petit à petit, et meurt dans le marasme après un an environ de maladie. La guérison est très rare.

4° *Morve chronique.* — On ne la rencontre pas souvent. Son caractère principal est le coryza morveux, mais il n'est pas assez abondant pour constituer le jetage. Il n'y a ni abcès multiples, ni éruptions cutanées, ni engorgement ganglionnaire. Cette morve peut durer plusieurs années, le malade finit néanmoins par succomber à l'épuisement.

Traitement. — Le traitement *prophylactique* est le meilleur. Il faut appliquer rigoureusement les règles de la police sanitaire, abattre immédiatement les animaux reconnus morveux, isoler tout cheval ou âne qui a été en contact avec un animal morveux, le surveiller et l'abattre de suite, le cas échéant ; brûler tous les objets qui ont été en contact avec lui, et se préserver contre l'inoculation.

Le traitement *curatif* est presque toujours impuissant. On donne de dix à vingt gouttes par jour de teinture d'iode dans un peu d'eau ; 2 grammes de soufre ; de l'eau sulfureuse ; deux gouttes de créosote de hêtre dans 30 grammes d'eau, trois fois par jour ; de l'eau phéniquée.

Charbon. — Le *charbon*, ou *sang de rate*, est une maladie qui frappe surtout le mouton, rarement le bœuf et le cheval. La cause de cette maladie est la *bactéridie charbonneuse* (V. tome II, p. 22).

« Lorsqu'un mouton, dit Proust, est atteint de charbon, il perd à ses derniers moments du sang par les naseaux et surtout avec son urine ; lorsqu'il est mort, il se ballonne et du sang sort également par les naseaux, l'anus, etc. ; le sol en est tout souillé autour du cadavre. Au contact de l'air, les bactéridies que renferme ce sang se transforment en filaments, puis en spores. Si un mouton sain vient alors lécher les endroits souillés par les excrétions du premier, brouter l'herbe qui en a été imprégnée, il avale ainsi les spores qui s'y trouvent en grand nombre et il ne tarde pas à contracter la maladie, puis à en mourir. De là cette mortalité si considérable par le charbon qui décime les troupeaux en certains pays. »

La contagion se fait donc au moyen de ce microbe qui passe d'un animal ou d'un individu charbonneux à un individu sain.

L'homme peut contracter le charbon de deux manières : par l'*inoculation* et par l'*ingestion* des viandes charbonneuses. Dans le premier cas la maladie s'appelle *pustule maligne*; dans le second *fièvre charbonneuse* ou *gastro-entérite charbonneuse*.

Pustule maligne. — La pustule maligne (fig. 2) est la manifestation chez l'homme de l'inoculation de la bactéridie charbonneuse. Cette inoculation se fait généralement par la piqûre d'une mouche qui transporte le virus.

Quand un individu l'a reçu, on voit apparaître sur la peau, à l'endroit piqué, une petite tache qui ressemble à une piqûre de puce ; mais le plus souvent. c'est une *vésicule* séreuse, non purulente, ombiliquée, que le malade ne tarde pas à détruire à cause de la démangeaison qu'elle lui procure. Elle n'est pas douloureuse et présente à son

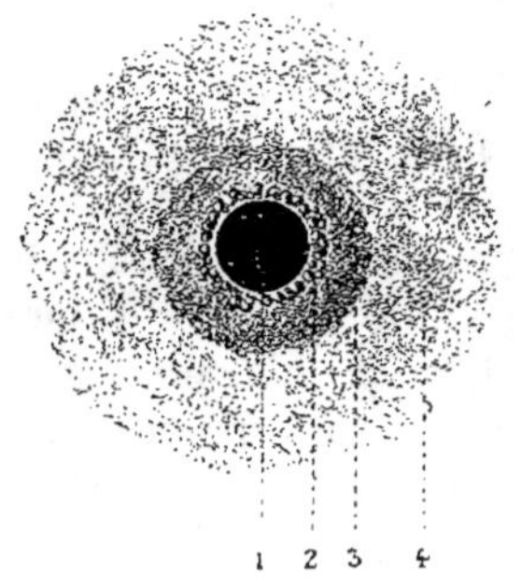

Fig. 2. — PUSTULE MALIGNE. — 1. Eschare. — 2. Cercle de vésicules. — 3. Base indurée. — 4. Aréole inflammatoire.

centre un tubercule lenticulaire, granulé, à couleur rouge foncé, livide ou noire. Une eschare se produit, et tout autour d'elle apparaisent de petites vésicules formant une *aréole* à base dure. En même temps se déclare une tuméfaction considérable tout autour de la vésicule primitive, et le malade accuse de la douleur dans les ganglions lymphatiques qui sont en rapport avec la partie affectée. L'eschare s'agrandit; la démangeaison diminue. — Vers le quatrième jour après l'éruption, les symptômes généraux, indiquant que le sang est infecté par le virus, apparaissent : malaise, fatigue, pesanteur de la tête, frissons, perte de l'appétit, hoquet, nausées, constipation, urines rouges ; puis vertiges, soif ardente, vomissements, prostration, somnolence, oppression, anxiété, syncope, pouls déprimé, et enfin mort.

La pustule maligne se manifeste presque toujours sur les parties découvertes du corps, la face, le cou, les mains, l'avant-bras, les épaules, parce que ces parties sont plus facilement atteintes par la mouche.

La période d'*éruption* dure de 3 à 5 jours; celle de l'*intoxication*, 4 à 6.

Il ne faut pas confondre cette maladie avec la variole, les affections furonculeuses, l'anthrax malin, les pustules gangréneuses, l'érysipèle gangréneux. On y arrivera assez facilement en se rappelant les trois caractères principaux de la pustule maligne : 1° absence de pus ou de sanie dans la vésicule primitive ; 2° absence de douleur spontanée ; 3° existence d'une aréole vésiculeuse non purulente autour d'une eschare circonscrite et de petite dimension.

Traitement. — La première chose à faire est de détruire sans retard le virus charbonneux dans le point où il a été déposé, pour cela il faut inciser l'eschare en forme de croix et cautériser profondément avec le fer rouge. Les caustiques liquides et solides comme la pâte de Vienne, la potasse caustique, le chlorure de zinc, le chlorure d'antimoine, le nitrate acide de mercure sont moins sûrs, parce qu'ils fusent et produisent des eschares dont il est difficile de régler la largeur et la profondeur, de plus ils ne réveillent pas la vitalité des tissus comme le fer rouge. A l'intérieur on donne des toniques, des vins généreux, du quinquina.

Fièvre charbonneuse. — Quand le virus pénètre dans l'économie, soit par les voies respiratoires par suite d'émanations provenant d'animaux charbonneux ou de leurs dépouilles (le fait est très rare), soit par les voies digestives, lorsqu'on a mangé de la viande d'un animal mort du charbon, la *fièvre charbonneuse* se déclare.

Il se produit alors une espèce de *gastro-entérite charbonneuse* qui débute par de la courbature, des vertiges, des douleurs de reins, du mal de tête, de la fièvre. L'épigastre est douloureux ; des vomissements bilieux surviennent ; une douleur, sourde d'abord, puis vive, se fait sentir tout autour du nombril, le ventre se météorise, les forces disparaissent, l'oppression, l'anxiété accablent le malade : ses traits s'altèrent, son pouls s'affaiblit, les extrémités se refroidissent, la peau se couvre d'une sueur visqueuse et la mort arrive au bout de trois, six, huit jours.

Ces symptômes n'ont pas toujours cette intensité, ils sont naturellement en rapport avec la quantité de viande ingérée, sa cuisson et l'intégrité du tube digestif.

Quelquefois, outre les accidents qui précèdent, on observe le gonflement des ganglions de l'aisselle et la production sur le corps de pétéchies ou de tumeurs inflammatoires gangréneuses.

Il est très difficile de distinguer cette maladie de la fièvre gastrique ou muqueuse, si elle est légère, et de la fièvre typhoïde, si elle est grave, à moins qu'on ne soit mis sur la voie par des circonstances particulières, ou par l'apparition des tumeurs charbonneuses.

Le pronostic est très grave ; cependant la guérison peut se produire dans la forme légère.

Traitement. — Il est utile d'administrer dès le début un vomitif ou un purgatif. On fait prendre ensuite des boissons acidules, du sirop de groseilles, de cerises, et on tonifie le malade autant que possible.

Traitement prophylactique de la pustule maligne et de la fièvre charbonneuse. — La loi du 21 juillet 1881 ordonne l'abatage des animaux charbonneux aussitôt que l'affection est reconnue. Leur chair ne peut être livrée à la consommation, et les cadavres doivent être enfouis avec la *peau tailladée*, à moins qu'ils ne soient envoyés à un atelier d'équarrissage autorisé.

Les cadavres d'animaux charbonneux, non livrés à l'équarrisseur, doivent être enfouis dans un enclos spécial, dans lequel on ne doit, sous aucun prétexte, faire paître les troupeaux ; l'herbe ou la paille provenant de l'endroit où on a enfoui les animaux charbonneux ne doivent pas être utilisées pour la nourriture des animaux.

Les peaux provenant des animaux charbonneux morts ou abattus ne peuvent être livrées au commerce qu'après désinfection dûment constatée.

Enfin les ouvriers qui manient ou travaillent les dépouilles des animaux devront, d'après L.-B. Raimbert, avoir les soins de propreté les plus minutieux, et faire usage de lotions avec de l'eau de savon, une lessive de cendre, et au besoin même avec de l'urine ; mais surtout avec un mélange d'eau et de chlorure de soude. Les personnes qui, par profession, leur donnent des soins, les touchent et les pansent, celles qui les dépouillent après leur mort, n'introduiront jamais la main ou le bras dans leurs organes internes, sans avoir pris la précaution de les enduire complètement d'un corps gras, et, leur opération achevée, de laver ces parties avec un soin extrême, avec les liquides dont il vient d'être parlé.

On ne devra pas sans nécessité fréquenter les lieux où il existe des troupeaux atteints d'affection charbonneuse, séjourner et surtout coucher dans les étables et les bergeries. A l'époque de la récolte, lorsque les moutons sont au parc, quelques cultivateurs utilisent leurs bergeries vides et y font coucher leurs moissonneurs ; plusieurs faits ont démontré que cet usage est dangereux.

Venin des vipères. — Ce venin pénètre dans l'organisme après une morsure de l'animal et les symptômes suivants ne tardent pas à paraître : vives douleurs, engourdissement, auréole inflammatoire autour de la piqûre, gonflement après lequel les douleurs diminuent; fréquence du pouls, injection de la face, syncopes, sueurs froides, vomissements, diarrhée et souvent mort.

Traitement. — Il est local et général. Le traitement local consiste à arrêter l'absorption du venin et à en combattre les effets sur place. Pour atteindre ce but, on lie assez fortement le membre, le doigt ou l'orteil au-dessus de la morsure, entre la plaie et le cœur (dans certains cas, quand il s'agit de vipères exceptionnellement venimeuses, il vaut mieux faire l'amputation). On cautérise ensuite immédiatement la plaie au fer rouge, ou bien on l'incise et on introduit après quelques gouttes d'ammoniaque; on fait ensuite un pansement à l'eau phéniquée.

Le traitement général a surtout pour but de favoriser l'élimination du venin au moyen des sudorifiques et des diurétiques. Une potion contenant de 2 à 15 grammes d'acétate d'ammoniaque (on en met plus ou moins suivant la gravité du cas et l'âge du malade) donne de bons résultats. On ajoute le vin de quinquina pour relever les forces.

§ 4. — Fièvres continues.

Courbature ou fièvre éphémère. — La *courbature* est une maladie bénigne caractérisée par une grande lassitude, un abattement des forces, une douleur dans les membres et une fièvre éphémère (*febricula*), plus ou moins intense, qui ne dure qu'un jour (ἐπί, un. ἡμέρα, jour), rarement deux. On l'observe surtout chez les enfants et les jeunes gens. Ceux qui sont nerveux peuvent présenter, outre l'accélération du pouls et l'élévation de la température, un peu d'agitation et même du délire. Cette maladie survient surtout à la suite d'une grande fatigue, d'une insolation, du froid. Elle est quelquefois le prodrome ou symptôme précurseur d'une maladie. Ainsi, une bronchite commence souvent par de la courbature.

Traitement. — Le repos et la diète suffisent d'ordinaire, mais les boissons acidules, comme la limonade cuite et sucrée (un citron coupé par tranches sur lequel on verse un litre d'eau bouillante), une solution de sirop de groseilles, de cerises, de framboises, sont assez utiles. S'il y a de la constipation, il est bon de prendre une limonade purgative.

Fièvre continue simple ou **synoque.** — Quand l'accès de fièvre est plus intense, plus long, et par conséquent un peu plus sérieux que celui de la courbature, on a la *fièvre synoque* (σύνοχος, continue). Elle se déclare assez brusquement, souvent par un frisson, à la suite d'une fatigue excessive ou d'un refroidissement subit. Les symptômes sont à peu près les mêmes que ceux de la courbature, et ils disparaissent au bout de quelques jours, sept au plus. Il n'est pas rare qu'il survienne à la fin une éruption aux lèvres constituant l'herpès labial. Cette maladie guérit toujours et on la traite de la même manière que la fièvre éphémère. Si la céphalalgie frontale est trop intense, on applique sur le front des compresses imbibées d'eau froide ou d'eau de Cologne.

§ 5. — Maladies diathésiques. — Maladies constitutionnelles.

La *diathèse* (de διατίθεσθαι, disposer) est une disposition morbide de l'organisme, congénitale ou acquise, mais *permanente*, pouvant produire chez la personne qui en est atteinte une ou plusieurs maladies locales, accusant ordinairement, par leurs symptômes et leurs lésions, le caractère de leur origine.

Les *maladies constitutionnelles* sont celles qui tiennent, non seulement à la constitution de l'individu, mais encore à la constitution atmosphérique. Nous avons vu (V. tome II) que la constitution individuelle est le résultat de l'état général de l'organisation et de la nutrition particulier à chaque individu. Quand la constitution est bonne, tous les viscères, tous les systèmes, tous les organes sont également développés, doués de la même énergie, et ils remplissent leurs fonctions avec facilité. La constitution est mauvaise et donne, par conséquent, une maladie constitutionnelle, lorsque tel système, tel appareil, tel viscère ne fonctionne plus dans les conditions normales, par suite de dispositions apportées en naissant.

Pour Bazin, les maladies constitutionnelles affectent tous les modes pathogéniques possibles, depuis la simple congestion jusqu'aux lésions organiques les plus profondes et les plus durables. Elles ont une marche et des périodes régulières ; elles accomplissent leur évolution dans un ordre constant, de telle sorte que les affections d'une période ne réapparaissent jamais dans la période suivante. Elles procèdent de la périphérie au centre, atteignant successivement la peau, les lymphatiques, les os, les viscères. Elles se partagent en deux grandes époques, l'une de périodicité, pendant laquelle les manifestations, légères en général, sont intermittentes, apparaissent et disparaissent, suivant leur ordre de succession ; l'autre de continuité, pendant laquelle les affections deviennent permanentes et conduisent à la cachexie.

Par contre, les diathèses ne donnent naissance qu'à un produit morbide, et ce produit ne manque jamais, même dès la première manifestation de la maladie. Elles ont une marche continue ou procèdent par poussées qui ne diffèrent pas essentiellement les unes des autres ; les phénomènes morbides y sont d'une extrême simplicité. Elles marchent au hasard, attaquent indifféremment les divers systèmes. Enfin, elles tuent, non par suite d'une évolution régulière, mais par l'aggravation et la généralisation des phénomènes qui leur sont propres.

Quoi qu'il en soit, la séparation radicale des diathèses et des maladies constitutionnelles ne repose pas sur un principe inattaquable. Ainsi, y a-t-il quelque chose de plus voisin que la goutte et le diabète, qui se remplacent si souvent réciproquement ? Or, l'une est rangée dans les maladies constitutionnelles, et l'autre dans les diathèses. Il en est de même de la scrofule et de la tuberculose.

Nous allons nous occuper tout de suite de la plupart des

maladies diathésiques. Quelques-unes, comme le cancer du foie, celui de l'estomac, etc., seront traitées dans les chapitres consacrés à la région qu'elles occupent. Nous parlerons ensuite des maladies constitutionnelles.

A. — *MALADIES DIATHÉSIQUES*

Rhumatisme articulaire aigu. — Rhumatisme articulaire chronique. — Rhumatisme noueux. — Nodosités d'Héberden. — Arthrite sèche. — Rhumatisme musculaire. — Goutte. — Affections syphilitiques.

Rhumatisme articulaire aigu. — Le rhumatisme articulaire aigu apparaît toujours chez des individus prédisposés ; il éclate sous l'influence de l'*impression du froid*, et cette impression peut être brusque ou lente et graduelle, comme il arrive lorsqu'on habite des lieux froids et remplis d'humidité.

L'explosion du rhumatisme est encore favorisée par les privations, la misère, tout ce qui, en un mot, débilite plus ou moins profondément l'organisme.

Une première atteinte en fait presque toujours prévoir de nouvelles, surtout lorsque le père ou la mère étaient rhumatisants, car l'influence héréditaire est incontestable.

Quelquefois le rhumatisme articulaire aigu débute d'emblée par une douleur très violente ; mais, d'ordinaire, le malade ressent d'abord, pendant quelques jours, du malaise et une courbature générale.

Dès que la maladie est déclarée, il existe une douleur intolérable dans une ou plusieurs jointures, et souvent cette douleur saute d'une articulation à une autre.

Les jointures malades gonflent par suite d'un épanchement séreux intra-articulaire, et la fièvre se déclare, plus ou moins violente, suivant le nombre d'articulations atteintes et l'intensité de la phlegmasie.

Le malade transpire tellement qu'il est inondé par la sueur et il devient d'une faiblesse surprenante. L'anémie est, en effet, un des caractères principaux du rhumatisme, qui est, de toutes les affections aiguës, celle qui la produit le plus rapidement. Cette anémie est si prononcée que le malade, quoique dévoré par la fièvre, quoique ayant tout son corps recouvert de sueur, présente néanmoins une pâleur extrême, ce qui explique ce nom des anciens : *febris pallida*.

La principale complication de cette maladie est le développement d'une endocardite, — inflammation de la membrane intérieure du cœur, — ou d'une péricardite, — inflammation du feuillet séro-fibreux du péricarde, membrane enveloppant le cœur.

La fréquence de cette complication est indiquée par la loi de Bouillaud : « Dans le rhumatisme articulaire, *violent*, *aigu*, *généralisé*, la coïncidence d'une endocardite ou d'une péricardite est la règle : la non-coïncidence est l'exception. Dans le rhumatisme articulaire *aigu*, *partiel*, léger, la proposition doit être renversée. »

La marche et la terminaison varient suivant les formes du rhumatisme.

Si les douleurs sont vagues, si les jointures enflent à peine, le rhumatisme est *léger*, *subaigu*, et il peut se dissiper en quelques jours.

Mais si les douleurs sont vives, atroces, le rhumatisme est aigu et il dure de deux à quatre semaines. La guérison s'effectue lentement.

Les rechutes et les récidives sont fréquentes.

Le pronostic est sérieux, à cause des rechutes et des récidives, mais il l'est surtout à cause de l'endocardite ou de la péricardite, affections pouvant amener des maladies du cœur qui seront plus tard mortelles.

Cependant, s'il ne survient pas de complications cérébrales (rhumatisme cérébral), il est excessivement rare que la mort arrive dans le cours d'une attaque de rhumatisme.

Traitement. — La première chose à donner, suivant nous, contre cette affection, est le salicylate de soude, à la dose de 1 gramme à la fois, matin et soir, dans du pain à chanter, ou dissous dans une tasse de tisane. On arrive à 4 grammes par jour, en quatre fois, lorsque les douleurs sont trop violentes, mais nous ne conseillons pas de dépasser cette dose. Si le salicylate n'est pas bien supporté ou contre-indiqué, comme cela a lieu quand le malade présente de la néphrite, on le remplace par l'antipyrine, que l'on fait prendre à la même dose. On donne même souvent les deux à la fois. Il est bon de faire prendre quelques boissons acidulées en petite quantité, comme la limonade au citron. Si les sueurs sont abondantes, on fera boire de la tisane de chiendent nitrée ou de queues de cerises.

Comme traitement local, on fait des frictions avec la pommade suivante :

Baume nerval. . . . . 20 gr.
Pommade camphrée. . . . . 20 gr.
Iodure de potassium . . . . 5 gr.
Laudanum. 5 gr.

On recouvre avec de la ouate que l'on maintient serrée avec une bande, et on met par-dessus du taffetas gommé. Nous faisons souvent aussi badigeonner nos malades avec :

Collodion élastique. . . . . 30 gr.
Iodoforme. . . . . 3 gr.

S'il survient des complications, il faut s'empresser de les combattre avec les moyens particuliers à chacune d'elles. Contre l'*insomnie*, 1 ou 2 pilules à 5 centigrammes d'extrait thébaïque, le soir ; — contre l'*état bilieux*, purgatif tous les trois ou quatre jours ; — contre les *complications cardiaques*, vésicatoire sur le point douloureux, digitale, digitaline ; — contre les *complications cérébrales*, sangsues aux apophyses mastoïdes, sinapismes aux jambes, compresses fraîches sur le front ; — contre les *complications thoraciques*, grands vésicatoires, ventouses sèches.

Enfin, les personnes prédisposées ou qui ont eu une attaque de rhumatisme, doivent prendre de grandes précautions lorsque le temps est humide et froid ; porter de la flanelle et des genouillères en laine si les genoux sont sensibles ; choisir une habitation aussi saine que possible et sans humidité.

Rhumatisme articulaire chronique. — Ce rhumatisme est très commun. Combien de personnes se plaignent d'avoir une douleur dans une articulation, tantôt assez forte pour empêcher certains mouvements, tantôt légère, fugace, douleur se renouvelant au moindre changement de température! L'articulation n'est pas gonflée et aucun signe apparent ne montre qu'elle soit malade.

TRAITEMENT. — Quand la douleur est forte, on applique un vésicatoire volant, *loco dolenti*. Les douches, le massage, les bains sulfureux, les bains de boues, les bains de vapeurs térébenthinées, les eaux d'Ax (dans l'Ariège , rendent de très grands services. Enfin, l'iodure de potassium, pris à l'intérieur, à la dose de 1 à 2 grammes par jour, soulage beaucoup de malades.

Mais le rhumatisme chronique peut se présenter sous trois

autres formes plus graves et constituer le *rhumatisme noueux*, les *nodosités d'Héberden* et le *rhumatisme chronique partiel* ou *arthrite sèche déformante*.

Rhumatisme noueux. — Ce rhumatisme est caractérisé par des douleurs articulaires commençant généralement par les petites jointures de la main et du pied, s'étendant souvent aux grandes et les déformant d'une manière irrémédiable.

Les femmes y sont plus sujettes que les hommes, et principalement à la ménopause, de 45 à 60 ans. On l'observe beaucoup dans la classe pauvre, à l'encontre de la goutte, qui frappe surtout les personnes qui font bonne chère. Il paraît être lié à une altération constitutionnelle particulière. Enfin, la cause la plus commune de son apparition est l'action prolongée du froid humide sur les personnes prédisposées.

Symptômes. — Presque toujours, la maladie commence par attaquer les petites articulations des doigts, puis viennent celles du pied et, plus tard, les grandes. La *douleur* ressemble d'abord à celle du rhumatisme articulaire aigu, mais bientôt elle devient lancinante, térébrante, insupportable. Cependant, elle se calme peu à peu, pour revenir de temps en temps et disparaître complètement lorsque l'articulation est déformée. Le *gonflement* est dû, dès le début, à un épanchement du liquide dans la jointure, mais il persiste après la période aiguë et il est alors la conséquence de l'inflammation des os. Ceux-ci sont donc gonflés, les surfaces articulaires se déplacent, et il se produit des *luxations* et des *subluxations* qui déforment complètement la main et le pied. Les grandes articulations sont plus rarement atteintes. Les luxations résultent des rétractions musculaires qui se produisent et du gonflement.

Nodosités d'Héberden. — Ces nodosités consistent en des nodules gros comme un pois qui se forment sur les extrémités des premières et deuxièmes phalanges. On ne les rencontre que chez les personnes âgées en possession de la diathèse rhumatismale.

Rhumatisme chronique partiel ou **arthrite sèche.** — Ce rhumatisme n'atteint généralement qu'une jointure. Celle-ci n'est pas douloureuse, mais elle fait entendre des craquements lorsqu'on la fait manœuvrer, et elle se déforme vite par suite de l'apparition de stalactites osseuses.

Il ne faut pas confondre ces rhumatismes avec la goutte, certaines espèces d'arthrites, la tumeur blanche.

TRAITEMENT. — On calme la douleur au moyen de cataplasmes laudanisés et de frictions avec de la flanelle imbibée de baume tranquille, de baume de Fioraventi, de baume Opodeldoch, de l'application de sachets de sable chauffé à 60 degrés, de badigeonnages à la teinture d'iode simple ou additionnée de morphine (1 pour 15). Il faut ensuite combattre le processus morbide. Les médicaments qui agissent le mieux sont : l'iodure de potassium à la dose de 2 grammes tous les jours dans un peu d'eau ou dans du sirop d'écorces d'oranges amères quand l'estomac est un peu délicat; la teinture d'iode à la dose de 8 à 12 gouttes dans un verre à madère de vin d'Espagne ; la liqueur de Fowler à la dose de 2 à 12 gouttes dans un peu d'eau. On augmente le nombre de gouttes progressivement. Les bains de vapeur. aromatiques. alcalins, sulfureux sont très utiles. Les courants constants appliquées sur la jointure ont quelquefois amené une amélioration.

Comme *prophylaxie*, il est nécessaire de faire de l'exercice, de prendre des bains et des douches avec les eaux de Barèges, d'Aix en Savoie, de Luchon. Une saison à Néris. Vichy, Bourbonne, Luxeuil, Plombières, au Mont-Dore, ne peut que faire le plus grand bien.

Rhumatisme musculaire. — Lorsque les douleurs ont leur siège dans les muscles, on a le rhumatisme musculaire; il est engendré par les mêmes causes qui donnent naissance au rhumatisme articulaire.

Il est *aigu* et *chronique*; mais, dans les deux cas, il se révèle par une douleur plus ou moins intense, augmentant par la pression, les mouvements, les contractions. certaines positions ; c'est pourquoi le malade évite de faire fonctionner le ou les muscles affectés.

Quand le rhumatisme atteint le muscle *occipital* et le muscle *frontal*, on a le *rhumatisme de la tête*; c'est le *torticolis* quand le muscle sterno-mastoïdien est pris; la *pleurodynie* quand ce sont certains muscles recouvrant le thorax ; le *lumbago* quand ce sont les muscles de la région lombaire. Nous reviendrons plus loin, aux maladies des régions, sur ces rhumatismes.

Traitement. — On combat les douleurs aiguës au moyen de cataplasmes émollients ou sinapisés, des liniments indiqués pour le rhumatisme articulaire aigu, de vésicatoires, de ventouses sèches. — Contre le rhumatisme chronique, on emploie encore les vésicatoires, les frictions aromatiques, les badigeonnages à la teinture d'iode, les bains de vapeur, l'électricité par les courants constants. Les douches d'eaux sulfureuses chaudes le font disparaître assez vite pendant un temps assez long.

Goutte. — La goutte est une maladie diathésique, souvent héréditaire, caractérisée par : 1° un excès d'acide urique dans le sang; 2° des attaques constituées par des fluxions articulaires très douloureuses ayant comme siège principal le gros orteil ; 3° des lésions dans certains viscères amenant principalement la dyspepsie et la gravelle.

C'est la maladie des riches, de ceux qui aiment la bonne chère et en abusent. En effet, ceux-ci mangent trop, ne dépensent pas assez, et c'est ce défaut d'équilibre entre les dépenses et les recettes de l'organisme qui cause la goutte. Ils introduisent trop de combustible avec leur alimentation abondante, trop azotée, avec le café, les liqueurs. l'alcool, et ils ne font rien pour le brûler. On rencontre rarement cette maladie chez la femme. Quand la goutte est héréditaire, elle fait sa première apparition de 20 à 30 ans ; si elle est acquise, elle ne se manifeste guère qu'à 40 ans. — *L'accès de goutte* éclate très souvent à la suite d'un excès de table, d'une indigestion, d'une émotion, d'un refroidissement, mais quelquefois aussi sans cause connue.

Nous avons dit que cette maladie se caractérisait par une plus grande quantité d'acide urique dans le sang qu'à l'état normal. Il n'y en a, en effet, dans ce cas, que des traces, tandis que dans la goutte on en trouve de 5 à 15 centigrammes. Il est facile, en recourant au procédé ingénieux de Garrod, de reconnaître la présence de cet acide : on recueille dans un verre de montre 5 à 6 grammes de sérum frais, ou encore la sérosité d'un vésicatoire ; on y ajoute quelques gouttes d'acide acétique concentré (6 gouttes pour 1 gramme de sérum) et on y laisse déposés pendant un ou deux jours quelques fils de lin ; au bout de ce temps, les fils, examinés au microscope, sont incrustés de *cris-*

taux d'acide urique ; dans le sang normal, cette incrustation n'a jamais lieu. — Cet acide facilite la formation *d'urates de soude* ou *de chaux*, sels qui s'incrustent sur les cartilages, en même temps que des dépôts *tophacés* se forment dans le tissu conjonctif qui entoure les petites articulations.

Symptômes. — La goutte, qui est une maladie essentiellement chronique, mais qui présente des attaques aiguës, s'annonce par des malaises d'estomac, de l'anorexie, de la dyspepsie. Puis, tout d'un coup, souvent au milieu de la nuit, à la suite d'une cause quelconque, mais plutôt après un trop bon dîner, l'accès éclate brusquement. Le malade, qui a de la fièvre et qui frissonne, ressent au gros doigt du pied une *douleur déchirante*, douleur pouvant atteindre une violence extrême, et, en même temps, *l'orteil enfle, devient chaud, rouge et luisant*. Après quelques heures, la douleur s'atténue enfin, et le sommeil revient. La journée qui suit n'est pas trop mauvaise : le goutteux est brisé, il n'a aucun goût pour la nourriture et son orteil est endolori. Mais quand la nuit revient, l'accès le reprend avec la même violence, et quelquefois les deux pieds sont atteints. L'urine est trouble. Telle est l'attaque aiguë. Heureusement cette intensité n'existe pas toujours ; il peut arriver, en effet, que l'orteil, quoique gonflé, soit le siège d'une douleur supportable, et dans ce cas, il n'y a pas de fièvre.

Au bout d'un certain temps, les articulations qui ont été atteintes perdent leur souplesse, font entendre des craquements, et on voit se développer tout autour d'elles des *tophus* qui permettent de distinguer la goutte du rhumatisme, en outre de la prédilection de la première maladie pour le gros orteil.

Goutte anormale ou irrégulière. — Il peut arriver que l'accès de goutte cesse brusquement et qu'il soit remplacé par des névralgies, des viscéralgies, de la cardialgie, de la néphrite, de l'angine de poitrine, des phlegmasies cutanées. La goutte devient, dans ce cas, très grave, surtout si elle remonte (*goutte remontée*) au cerveau et au cœur, puisqu'elle détermine alors très rapidement la mort. Mais celle-ci n'arrive généralement qu'à un âge avancé, et elle est le plus souvent la conséquence d'une complication viscérale.

Traitement. — Il faut d'abord combattre la prédisposition à la goutte, c'est-à-dire chercher à empêcher la maladie de se déclarer, c'est le traitement prophylactique ; il faut ensuite soigner l'accès dès qu'il éclate, et enfin ramener la goutte vers les jointures, lorsqu'elle veut remonter et frapper les viscères.

1° Le meilleur moyen de *prévenir* la goutte, c'est de laisser de côté autant que possible les aliments qui forment des urates, et de faciliter la combustion et l'élimination du peu qu'on prendra au moyen d'un exercice modéré. Le goutteux doit donc suivre un régime alimentaire très rigoureux. Voici, d'après Proust, les aliments qui lui sont interdits, ceux dont il faut qu'il use modérément, et ceux qui lui sont permis.

A. *ALIMENTS INTERDITS*. — *Aliments solides*. — Mets fortement épicés, salaisons, mets faisandés, fromages forts, écrevisses, homards, coquillages, charcuterie, sauf le jambon. Poissons d'une fraîcheur douteuse, champignons, truffes, tomates, oseille, rhubarbe. Condiments de diverses natures : cornichons, pickles, piment, etc. Sucreries : dragées, petits fours.

Boissons. — Bière forte, cidre doux, Porto, Xérès, Bourgogne, vins aigrelets. Boissons riches en essences : absinthe, vermouth, amers, chartreuse et liqueurs similaires.

B. *ALIMENTS DONT IL NE FAUT USER QUE D'UNE FAÇON TRÈS MODÉRÉE*. — *Aliments solides*. — Gibier noir. Poissons de mer, huîtres. Sucre, pâtisseries. Fruits acides : groseilles, fraises, framboises, pommes, poires. Asperges.

Boissons. — Vins rouges de Bordeaux, vins de la Moselle, du Rhin, de Champagne. Rhum, cognac, sous forme de grogs légers. Thé et café forts.

C. *ALIMENTS PERMIS*. — *Aliments solides*. — Pain. Viande de boucherie. Foie frais. Jambon modérément salé. Œufs sous toutes les formes. Lait, laitages non acides. Fromage blanc, fromages peu odorants. Pois, haricots, lentilles, riz, salsifis, scorsonères, crosnes, oignons, carottes, navets, betteraves. Artichauts. Melon, potiron. Pommes de terre (de préférence en purée), étuvées ou cuites à l'eau. Tapioca, sagou, arrow-root. Macaroni, nouilles, vermicelle et pâtes italiennes. Légumes verts de tout ordre à l'exception des légumes acides (tomates, oseille, etc.). Salades modérément vinaigrées. Pêches, raisins, amandes. Poires, pommes en quantité modérée (sans être pelées de préférence).

Boissons. — Eau ordinaire. Eaux de table indifférentes, peu gazeuses, légèrement alcalines (eaux indifférentes : Evian, Alet, Contrexéville, Martigny, Vittel); eaux alcalines (Vichy, Vals). De temps en temps, vin blanc (Bordeaux), légèrement coupé d'eau. Vin de la Moselle, cidre bien fermenté coupé d'eau. Thé léger, grogs légers de temps en temps.

De plus, la cuisine des goutteux devra être fort simple. Ils donneront la préférence aux viandes grillées et rôties, et ne dîneront en ville que le moins possible.

2° *Traitement de l'accès.* — On applique des cataplasmes émollients, laudanisés, sur les points douloureux, ou bien on les enduit d'une couche d'un baume calmant et on les recouvre d'un morceau d'ouate par-dessus lequel on met du taffetas gommé. Puis on donne le *colchique*, qui est le remède par excellence de cette maladie, à la dose de 20 à 30 centigrammes d'extrait de semences dans une potion, ou de 15 à 20 gouttes de teinture en 3 ou 4 fois dans la journée dans un demi-verre d'eau. Il faut éviter la diarrhée. Le *salicylate de soude* n'est pas toujours utile, et il peut être nuisible si les reins ne fonctionnent pas très bien. Un cachet contenant 30 centigrammes de sulfate de quinine et administré tous les jours pendant 3 ou 4 jours contribue aussi à calmer la douleur. On peut donner encore 10 centigrammes de poudre de digitale dans un peu d'eau; 10 centigrammes de carbonate de lithine 3 fois par jour de la même façon. Lorsque le malade désire de la tisane : bourrache, gaïac, salsepareille.

3° Si la goutte veut se porter sur les viscères, il faut se hâter d'appliquer des vésicatoires ou des sinapismes sur les articulations, et entretenir toutes les manifestations cutanées qui fournissent une voie de plus à l'élimination des urates.

Affections syphilitiques. — V. le quatrième volume.

B. — MALADIES CONSTITUTIONNELLES

Chlorose, chloro-anémie. — Leucocythémie, leucémie. — Pléthore. — Scorbut. — Purpura simple, purpura hémorragique. — Scrofule. — Lymphatisme. — Rachitisme. — Maladie bronzée ou d'Addison. — Diabète. — Diabète non sucré ou polyurie

Chlorose ou **chloro-anémie.** — Ces deux mots désignent la même affection. Le premier seul devrait être employé, car le second confond deux états morbides différents, l'anémie n'étant qu'un symptôme, puisqu'elle se rencontre dans un très grand nombre d'affections dont elle fait partie, mais sans les constituer entièrement, tandis que la chlorose est une maladie.

La chlorose (de χλωρός, vert), nommée aussi *morbus virgineus, pâles couleurs, icterus albus*, etc., etc., est une maladie survenant à la suite d'un affaiblissement général, souvent liée à un trouble dans l'établissement ou le cours de la menstruation, et caractérisée par des désordres variés de la nutrition, de l'innervation, par un appauvrissement du sang et par une décoloration particulière des tissus.

Cette maladie peut frapper le sexe masculin à l'âge de la puberté, mais le cas est très rare. C'est surtout la jeune fille (*morbus virgineus*) et les jeunes femmes mal réglées qui en sont atteintes, surtout si elles y sont prédisposées. Mais beaucoup d'autres causes peuvent la produire, comme la grossesse, l'allaitement, les privations, les chagrins, d'amour principalement, les excès vénériens, la privation de l'air, de la lumière, du soleil.

Son caractère anatomo-pathologique est la *diminution des globules rouges et leur altération*. En effet, au lieu de trouver, comme à l'état normal, 130 globules rouges pour 1000 parties de sang, on n'en trouve plus que la moitié chez le chlorotique, et, en outre, ils sont altérés, c'est-à-dire qu'ils sont moins rouges parce qu'ils contiennent moins d'hémoglobine (V. 1er Vol., page 293).

SYMPTÔMES. — La chlorose se développe d'ordinaire lentement, mais elle peut se déclarer tout d'un coup à la suite d'une émotion violente ou d'une vive frayeur. Alors les symptômes varient suivant la diminution et l'altération des globules, mais on observe presque toujours, plus ou moins prononcés, les cinq caractères suivants : 1° *décoloration des tissus;* 2° *troubles nerveux;* 3° *troubles digestifs;* 4° *troubles utérins;* 5° *troubles cardio-pulmonaires.*

1° La femme chlorotique a le teint pâle, couleur de cire (pâles couleurs). Ses muqueuses (lèvres, gencives, conjonctives) sont décolorées, blanches. L'émotion la plus légère amène une vive rougeur de la face, mais elle est bien vite remplacée par la pâleur presque cadavérique qui la caractérise. Quelquefois la pâleur est tellement prononcée qu'elle tire un peu sur le vert, d'où chlorose. On rencontre cependant des femmes qui conservent leur teint rouge (*chlorosis fortiorum*), mais, comme les autres, elles n'en ont pas moins perdu toute leur énergie; un rien les fatigue, un rien les essouffle.

2° Les *troubles nerveux* se traduisent par la bizarrerie de caractère, la tristesse, la langueur, les pleurs et le rire sans raison, les vertiges, les éblouissements. Les névralgies, cri de détresse des nerfs implorant un sang plus généreux, comme a dit Romberg, sont très fréquentes, et celles qu'on observe surtout sont celles de l'estomac, de la face et des nerfs intercostaux.

3° Les *troubles digestifs* varient beaucoup, suivant les malades. Les uns souffrent de l'estomac plus ou moins violemment, les accès de gastralgie sont intolérables; d'autres n'ont aucun appétit; d'autres mangent de tout et recherchent même des substances bizarres (V. *pica* et *malacia*). Les digestions sont difficiles; il se forme une grande quantité de gaz qui sont très souvent la cause de vives douleurs. Enfin la constipation existe presque toujours.

4° Les *troubles utérins* sont la conséquence de la difficulté avec laquelle les règles s'établissent. Le sang pâle, décoloré, vient difficilement, en petite quantité, et, après, il s'établit presque toujours un écoulement blanc, connu sous le nom de *leucorrhée*. Le flux mensuel peut ne pas venir régulièrement, car certaines chlorotiques ne voient pas tous les mois, tandis que d'autres voient deux fois.

5° Les *troubles cardio-pulmonaires* se manifestent par des *palpitations* nerveuses non consécutives à une lésion du cœur, et par une petite toux sèche, nerveuse aussi puisque les poumons ne sont pas malades, au début du moins. Quand on applique l'oreille sur la région précordiale, on entend un bruit de souffle, doux et moelleux, se prolongeant dans les gros vaisseaux.

La chlorose est une maladie chronique qui réclame les plus grands soins et pendant longtemps, parce que l'amélioration qui survient est souvent suivie de rechute.

Elle n'est pas grave en elle-même, mais elle indique une constitution délicate et prédisposée par la suite à la tuberculose.

TRAITEMENT. — Il faut d'abord soumettre le malade à un régime fortifiant. Cependant, dès le début, Hayem préfère un régime doux. Il supprime les boissons excitantes, comme le vin, la bière, le café, et n'autorise que le lait ou l'eau pure, un tiers de litre seulement, car une trop grande quantité de liquide dilate l'estomac et le fatigue. Comme aliments solides, il conseille la viande de boucherie, la volaille, les œufs, le poisson à chair maigre, les légumes verts bien cuits. Le pain doit être pris avec modération; il en est de même des féculents qu'il faut toujours manger en purée. L'exercice modéré, au grand air, est absolument nécessaire; l'air de la mer, le séjour dans les montagnes, à une altitude de 600 à 1000 mètres, sont de la plus grande utilité. Enfin, l'hydrothérapie (enveloppement avec un drap mouillé, lavage général avec une éponge imbibée d'eau à 10 ou 12 degrés, douches à jet brisé) relève bien vite les forces, surtout lorsque la maladie s'accompagne de troubles nerveux.

Comme médicaments, c'est surtout au *fer* qu'il faut s'adresser, le fer constituant la médication par excellence de la chlorose. On doit même le donner s'il y a de la gastralgie, il faut seulement alors l'associer à l'opium brut de manière que le malade prenne un ou deux centigrammes de ce dernier par jour.

Les préparations ferrugineuses les plus connues sont : les pilules de Blaud, de Vallet, de Blancard, les dragées de Gelis et Conté, etc., etc., dose : 2, 6 et même 8 par jour aux repas. Si on n'avale pas facilement les pilules, on peut prendre tous les jours, en se mettant à table, à midi et le soir, un cachet renfermant 10 centigrammes de fer réduit par l'hydrogène et 20 centigrammes de poudre de rhubarbe. Cette poudre a l'avantage de faire digérer le fer et l'empêche de constiper. 1 à 2 grammes de tartrate de fer et de potasse, en solution dans l'eau que l'on boit avec le vin aux repas constituent encore une bonne préparation ferrugineuse. Dans le but de mieux faire digérer ce médicament, M. Robin a eu l'heureuse idée de l'associer à la peptone, et il a préparé des *gouttes concentrées,* du *vin,* de l'*élixir au peptonate de fer.* Ce sont là des préparations excellentes et que nous recommandons volontiers.

Le fer n'est pas cependant toléré par tous les estomacs; on peut alors recourir au *manganèse.* Les paquets suivants, un à chaque repas, sont surtout très utiles dans les cas de chlorose avec dyspepsie gazeuse :

<pre>
Charbon de peuplier. . . . . 5 gr.
Bioxyde de manganèse. . . . . 5 gr.
Poudre de noix vomique. . . . . 0 gr. 50
Colombo pulvérisé. . . . . 0 gr. 50
              Pour 20 paquets.
</pre>

Mais le meilleur succédané du fer est l'*arsenic*. On prend cinq gouttes de la liqueur de Fowler dans un petit verre d'eau au commencement des deux principaux repas, et on augmente tous les quatre jours de deux gouttes jusqu'à ce qu'on arrive à douze. Il est bon de suspendre ce médicament pendant 8 jours de temps en temps.

Les inhalations d'oxygène (8 litres par jour, suivant Hayem) font souvent, dès le début, revenir l'appétit.

L'électrisation généralisée par les courants faradiques, les bains électriques amendent les symptômes neurasthéniques.

Si la *constipation* est opiniâtre, on prend tous les soirs en se couchant une des pilules suivantes :

Extrait alcoolique de belladone. . . . . . 0 gr. 20
Poudre de belladone. . . . . 0 gr. 20
Pour 20 pilules.

Si la *toux sèche* est trop forte, une cuillerée à dessert matin et soir de sirop diacode, de sirop de morphine ou de codéine la calme assez rapidement.

On combat les *accidents nerveux* trop prononcés avec 6 à 9 des pilules suivantes, 2 le matin, 2 à midi, 2 le soir :

Oxyde de zinc. . . . . 3 gr.
Poudre de valériane. . . . . 6 gr.
Castoreum . . . . 0 gr. 60
Pour 36 pilules.

Il ne faut donner de la digitale ou de la teinture de digitale que si les palpitations sont trop violentes.

Les eaux minérales sulfureuses en bains et en douches sont très utiles. En boisson on prend l'eau de la Reine du fer, l'eau de Pougues-Saint-Léger, et s'il y a du lymphatisme, les eaux de Bourbonne, de Luxeuil.

Leucocythémie ou leucémie. — La leucocythémie ou leucémie est une maladie caractérisée par une augmentation progressive et permanente du nombre des leucocythes ou globules blancs du sang, et une hypertrophie de la rate, ou des ganglions lymphatiques, ou des follicules clos de l'intestin.

Elle est assez rare. On la rencontre plus souvent chez l'homme que chez la femme, et à l'âge adulte. Elle frappe surtout les gens faibles et débilités.

Son début est obscur, et on ne peut songer à la leucocythémie que si, ne trouvant pas une explication à l'anémie dont est atteint le malade, on examine son sang. Les symptômes qui la caractérisent sont au nombre de trois, et tous les trois doivent exister, ce sont : *l'altération du sang, l'engorgement des glandes lymphatiques* et *l'anémie*.

Normalement il y a dans le sang 1 globule blanc pour 350 globules rouges; dans la leucémie, le nombre des premiers augmente tellement qu'on en trouve 1 pour 20, pour 10, et quelquefois pour 2 des seconds. Cette altération du sang amène l'hypertrophie de la rate; les ganglions du cou, de l'aine, des aisselles, du mésentère se gonflent et l'anémie paraît, amenant une faiblesse extrême, de l'essoufflement et une maigreur très grande. Les fonctions digestives sont normales au début; il y a cependant alors de la constipation; mais la diarrhée survient à la fin. Le malade se plaint de palpitations, ses jambes enflent, ainsi que le ventre (ascite) et tout le corps souvent (anasarque). Tous ces accidents, auxquels s'ajoutent quelquefois des hémorragies diverses, finissent par l'emporter au bout de quelques mois ou de quelques années.

Traitement. — Il est toujours impuissant. On donne les toniques sous toutes leurs formes : quinquina, fer, amers, arsenic. L'hydrothérapie est très utile (V. Chlorose).

Pléthore. — Le mot pléthore (de πληθώρα, grande quantité) ne désigne aujourd'hui que la surabondance du liquide sanguin, surabondance qui peut être compatible avec une bonne santé. La pléthore ne constitue une maladie que lorsque la quantité du sang, ou de la fibrine, ou des globules est trop grande pour les besoins de l'économie.

Dans ce cas, le malade éprouve de la lourdeur, de la lassitude, Il est porté à dormir après les repas. Sa face est rouge, sa tête lourde. Il a des étourdissements, des bourdonnements; ses battements du cœur sont énergiques; enfin il est sujet aux épistaxis, ou à la ménorragie si c'est une femme.

Traitement. — Il faut suivre un régime sévère, boire de l'eau, s'abstenir de viandes noires, d'alcool; prendre dans son eau 2 à 5 grammes de bicarbonate de soude tous les jours; faire de l'exercice au grand air, des lotions froides sur la tête, les épaules; se purger légèrement mais souvent; ne pas arrêter les hémorragies qui se produisent, à moins, bien entendu, qu'elles ne soient très abondantes. Une saignée générale de temps en temps soulage beaucoup si le sang afflue trop au cerveau.

Scorbut. — Cette maladie, engendrée surtout par la misère et les mauvaises conditions hygiéniques, est caractérisée par un affaiblissement général, le ramollissement des gencives qui font que les dents se déchaussent et des hémorragies multiples.

Son étiologie est bien définie. Le scorbut frappe les personnes qui se trouvent dans des conditions hygiéniques déplorables, celles principalement qui sont débilitées par la dysenterie, le typhus, l'impaludisme, les cachexies, la misère. C'est pour cette raison qu'on l'observe sur les navires au long cours, d'où le nom de *peste de mer,* dans les villes assiégées, les armées en campagne, les prisons, les populations pauvres. On s'est demandé si c'était la privation d'eau potable qui le produisait, ou bien le manque de végétaux frais, ou encore l'absence des sels de potasse, ou bien l'abus des viandes salées et fumées. Il est probable que toutes ces causes concourent à sa production, surtout lorsqu'il y a en plus le froid humide, la tristesse, l'ennui, la dépression morale, la nostalgie, les grandes fatigues, l'oisiveté et l'inaction. Comme toutes ces causes peuvent atteindre beaucoup de personnes à la fois, les faibles, les débiles sont frappés en même temps, ce qui fait que le *scorbut est épidémique,* mais non contagieux, comme on le croyait autrefois.

Le plus grand nombre d'auteurs regardent *la privation des végétaux frais* comme la cause déterminante unique de la maladie sur terre et sur mer. « Le scorbut, dit Le Roy de Méricourt, sorte d'étiolement humain, survient lorsque l'économie, débilitée par des influences dépressives variables et diversement associées, ne trouve pas dans une alimentation suffisamment réparatrice, et surtout variée, les moyens de maintenir la nutrition dans des conditions normales. Si bon nombre d'auteurs ont mis en relief une cause déprimante particulière comme principal facteur du scorbut, c'est qu'ils ont été surtout impressionnés par l'action dominante de cette cause, dans les circonstances où ils se sont trouvés ; mais toujours on rencontre simultanément, comme constante pathogénique, la défectuosité de la ration alimentaire, et, surtout, l'absence des végétaux frais. »

Symptômes. — La maladie débute d'une manière insidieuse par une lassitude extrême, une tendance à l'isolement. L'individu est abattu, déprimé ; sa figure prend une teinte jaunâtre, terreuse ; ses yeux se creusent ; ses paupières inférieures se gonflent. Des douleurs apparaissent, d'abord un peu partout, mais bientôt elles se fixent dans les articulations des genoux ou sur un des côtés de la poitrine, et elles sont quelquefois intolérables. Toute la peau est rude, sèche et se couvre, après quelques jours de maladie, de petites plaques de couleur rougeâtre, aux jambes seulement.

Alors les gencives se gonflent, deviennent violacées, molles. Une salivation assez abondante s'établit et les dents se déchaussent plus ou moins. L'haleine exhale une odeur repoussante. Des *ecchymoses*, ou taches violacées, apparaissent surtout aux membres inférieurs, ainsi que des *indurations* consécutives à des épanchements sanguins intermusculaires, épanchements occasionnés par un rien, un léger choc. Des plaies se forment et ne se cicatrisent pas. Les gencives saignent avec facilité et d'autres hémorragies (intestinales, vésicales, pulmonaires, nasales, stomacales, utérines, etc.) se renouvellent fréquemment. Il survient alors un œdème généralisé qui est de très mauvais augure, car le malade ne tarde pas à mourir dans le marasme, s'il n'est pas emporté par une pleurésie ou une hémorragie.

Mais le scorbut n'arrive pas toujours à cette dernière période Souvent on ne constate que quelques ecchymoses et un léger ramollissement des gencives. Un changement de régime et quelques soins amènent la guérison. La convalescence est toujours assez longue. La récidive est fréquente. Sa durée est de quelques jours à plusieurs mois.

Il ne faut pas le confondre avec le purpura, la stomatite ulcéreuse, la leucémie, l'hémophilie, qui sont des maladies sporadiques.

Traitement. — « *Scorbuti summum et pene solum auxilium est in herbis recentibus,* » a dit Cockburn. « Il n'est pas besoin de grande science, a écrit Lind, pour traiter le scorbut, donnez des vivres frais et des légumes verts à profusion ; les moins chers sont les meilleurs parce qu'on les a en quantité plus grande ; ajoutez au régime des fruits, tels que pommes, poires, oranges. citrons, raisins frais, etc., et les malades guérissent vite. »

Il faut donner une alimentation substantielle, mais, avant tout, des végétaux frais : choux, poireaux, oignons, cresson, raifort, oseille, laitue, pissenlit. oranges, citrons.

Lind a inventé une conserve de jus de citron, le *lime juice*, qui n'est autre chose que du jus de citron additionné d'un peu d'alcool ajouté dans le but de le conserver. Cette préparation guérit vite le scorbut, c'est pour cela qu'elle est d'un usage vulgaire dans la marine britannique et qu'elle est devenue réglementaire dans la nôtre.

Puisque le jus de citron est si efficace il faut en donner aux malades de 100 à 150 grammes par jour en le mélangeant au vin, à l'eau. aux aliments.

On combat l'inflammation de la bouche ou *stomatite* et la *gingivite ulcéreuse* en appliquant localement du jus de citron, de la teinture d'iode, de l'acide chlorhydrique. et en faisant gargariser avec une solution de chlorate de potasse, 4 à 6 grammes pour 250 d'eau.

Pour atténuer les *ulcères*, on fait des lotions astringentes au vinaigre, au vin aromatique. Pour les *ecchymoses*, on applique un linge imbibé d'une solution saturée de chlorydrate d'ammoniaque. Pour les *hémorragies*, on fait prendre de 10 à 20 gouttes de perchlorure de fer dans une potion; de l'eau de Rabel. du quinquina.

Mais il faut se rappeler que tous ces remèdes sont inutiles si on ne donne au malade des fruits et les autres aliments végétaux que nous avons indiqués.

Traitement prophylactique. — On doit éviter le froid. l'humidité, les fatigues extrêmes, l'oisiveté et, avant tout. la privation de végétaux frais et de fruits contenant des sels de potasse. Tous les navires doivent donc avoir, entre autres vivres, de la farine de bonne qualité, des pommes de terre, de la choucroute, du lait conservé. du beurre, de l'oseille confite, des oignons, des conserves de légumes, et enfin du *lime-juice*. « Pour empêcher le retour du scorbut, dit Madon, dans les campagnes de circumnavigation, il suffirait. j'en ai la confiance, de faire entrer d'une façon régulière le jus de citron dans l'alimentation après huit ou dix jours de mer; de donner toutes les semaines une soupe au riz et aux légumes. avec la quantité réglementaire d'oseille confite, et une autre soupe aux légumes secs, avec adjonction de pommes de terre. »

Purpura hemorragica. — Cette maladie, plus connue sous le nom vulgaire de *pourpre,* à cause de sa couleur, est caractérisée par des taches, sur la peau, rouges, brunes ou jaunâtres, petites, arrondies et ne disparaissant pas sous la pression du doigt, parce qu'elles sont dues à un épanchement de sang dans l'épaisseur même de la peau.

On distingue le *purpura simple* et le *purpura hémorragique.* Il existe encore un *purpura symptomatique* que l'on observe à la dernière période de certaines maladies, comme le cancer, la tuberculose, la néphrite albumineuse, les maladies du cœur; seulement ce purpura n'est qu'un phénomène accessoire, ayant son importance bien entendu, mais faisant partie de la maladie qui le produit et n'ayant pas besoin, par conséquent, d'une description particulière.

1° *Purpura simple.* — Dans ce purpura on ne constate que les hémorragies sous-cutanées; c'est ce qui le distingue du suivant qui se complique de beaucoup d'autres hémorragies.

On le rencontre à tout âge, mais il frappe de préférence les jeunes et les vieux. La fatigue, un travail trop pénible peuvent le faire paraître. Les individus affaiblis par les excès, le travail, les chagrins, une alimentation insuffisante, une demeure humide, froide, mal aérée, ne recevant pas les rayons bienfaisants du soleil, y sont particulièrement prédisposés.

Il débute par un malaise général, de l'inappétence. L'éruption se produit surtout aux membres inférieurs et dans l'espace de quelques heures. Assez souvent il se fait des éruptions successives. Les taches sont d'abord d'un rouge vif; trois jours après elles brunissent, puis elles deviennent grises et disparaissent complètement sans laisser de traces. Le malade se plaint quelquefois de maux de tête, de lassitude, de douleurs musculaires et articulaires.

Sa durée est de 10 à 20 jours, mais, s'il y a plusieurs éruptions consécutives, la guérison n'arrive qu'après plusieurs mois.

TRAITEMENT. — Il faut avant tout modifier les mauvaises conditions hygiéniques; habiter une maison sèche, exposée au soleil; se nourrir aussi confortablement que possible (viandes rôties, légumes verts, bon vin) et éviter tout excès, toute fatigue.

On prend en même temps du quinquina, du fer et des préparations amères.

2° *Purpura hémorragique.* — Dans cette maladie les taches cutanées sont plus larges, plus profondes que celles du purpura simple, et il y a, en outre, diverses autres hémorragies qui attestent l'existence d'une altération du sang, grâce à laquelle celui-ci peut sortir à travers les parois vasculaires.

Ses causes sont : la débilitation de l'organisme, les excès, les veilles, le travail excessif, une nourriture insuffisante, un profond chagrin, etc.

Au début de la maladie, on constate des frissons, de la courbature, de la céphalalgie, de la fièvre, des nausées et des vomissements. Puis les hémorragies arrivent; ce sont tantôt des épistaxis ou saignements de nez, tantôt des hémoptysies, des hématémèses, des métrorragies (V. ces mots). En même temps des taches ecchymotiques, peu ou point saillantes, brunes ou noirâtres, apparaissent sur la peau. Elles deviennent successivement noires, violettes, jaunes, après quoi elles disparaissent. Dans les cas graves, on les voit se transformer en pustules, les gencives se gonflent, se ramollissent, l'haleine est fétide et la bouche présente le même aspect que chez le scorbutique. C'est pourquoi certains auteurs considèrent le purpura hémorragique comme une variété du scorbut.

La guérison est la terminaison la plus fréquente. Lorsque la mort doit survenir, la fièvre devient plus forte, la faiblesse est extrême, et le malade succombe dans un véritable état typhoïde ou, plus rarement, épuisé par les hémorragies.

TRAITEMENT. — Les médicaments les plus utiles sont les toniques et les astringents. Les préparations de ratanhia, de tannin, de quinquina; les eaux antihémorragiques de Tisserand, de Brocchieri, de Pagliari (2 à 4 cuillerées à bouche tous les jours , donnent de bons résultats. Il en est de même des préparations de fer, de perchlorure de fer surtout, à la dose de 10 à 25 gouttes par jour dans un peu d'eau, en deux ou trois fois. La poudre d'ergot de seigle (20 à 30 centigrammes dans un quart de verre d'eau) agit aussi, ainsi que toutes les eaux minérales ferrugineuses.

Mais ces médicaments ne suffisent pas, il faut encore recourir aux moyens hygiéniques, avoir une bonne alimentation, habiter un climat sain et une maison bien aérée.

Scrofule — La scrofule est une affection bien commune, faisant généralement sa première apparition dès le début de la vie et pouvant se continuer par des manifestations de plus en plus graves au fur et à mesure qu'on avance en âge.

Le mot scrofule vient du latin *scrofa* qui veut dire *truie*. On a donné ce nom à cette maladie parce que les personnes qui en sont atteintes ont des tumeurs ganglionnaires au cou, et ces tumeurs leur donnent une ressemblance avec le gros cou de l'animal en question.

La scrofule est le résultat d'un mauvais état de l'organisme dont les multiples manifestations frappent divers tissus, mais surtout les ganglions lymphatiques, les muqueuses, la peau, les os.

Le plus souvent elle est héréditaire, mais elle est quelquefois acquise. On admet généralement, comme causes prédisposantes, l'âge avancé des parents, la misère physiologique, c'est-à-dire la détérioration, l'affaissement de l'organisme par une cause quelconque, la consanguinité, surtout si les deux conjoints sont suspects, enfin la syphilis tertiaire des parents. La misère, l'encombrement, le manque d'air, de lumière, sont surtout les causes de la scrofule acquise.

Il est ordinairement assez facile de reconnaître un scrofuleux à sa figure. Presque toujours la peau est fine, blanche ; les cils sont longs, les yeux bleus ; la lèvre supérieure est épaisse et le bout du nez un peu gros, la face bouffie ; il en est de même de tout le corps qui est, dès le début, surchargé de graisse. Enfin, tout autour du cou, et dans d'autres régions, les ganglions sont plus ou moins tuméfiés. A tout cela il faut joindre un état de langueur et une faiblesse générale assez prononcés. Tel est le type du scrofuleux. Il faut savoir cependant qu'il peut être aussi, en apparence, comme tout le monde, les caractères précédents n'étant pas toujours bien visibles.

Généralement, l'enfant qui est atteint de cette affection a beaucoup de mémoire, son intelligence est précoce, bien au-dessus de la moyenne. Malheureusement, cela ne lui sert pas à grand'chose, puisque, par tempérament, il est très paresseux.

Les premières manifestations peuvent avoir lieu à l'âge de quelques mois. Les accidents sont superficiels, bénins ; ils consistent en croûtes de lait, gourmes, conjonctivites, inflammations de la bouche. Un peu plus tard, si l'enfant est manifestement scrofuleux, les adénites surviennent. Les ganglions lymphatiques peuvent rester petits, indolents, sans rougeur; mais le plus souvent ils deviennent volumineux, puis ils se ramollissent et donnent lieu à une suppuration plus ou moins abondante, quelquefois même à des fistules intarissables. Ces *écrouelles* apparaissent entre l'âge de trois à six ans, et quinze, vingt, vingt-cinq ans; elles laissent des cicatrices difformes qui couturent le cou d'une façon fort désagréable.

Mais les accidents ne se bornent pas là. Il peut survenir encore des ulcérations, des engelures, le lupus, de l'ozène, de l'otorrhée; et plus tard des abcès froids, profonds; des inflammations des os, des tumeurs blanches, des nécroses, le mal de Pott. Enfin, dans une quatrième et dernière période, on voit survenir des accidents viscéraux, de l'albuminurie, la scrofule ou la tuberculose cérébrales, la tuberculose pulmonaire, le carreau et la cachexie.

Tous ces nombreux accidents ne se succèdent pas toujours, heureusement, d'une manière inévitable. Très souvent la scrofule se manifeste simplement par quelques affections plus ou moins tenaces et espacées; les plus communes sont les scrofulides de la première enfance : viennent ensuite les écrouelles.

Traitement. — Comme il est possible d'enrayer, de guérir même cette maladie, en soignant les enfants sans le moindre retard, il est nécessaire que les parents les surveillent bien et qu'ils agissent dès le début.

Le traitement doit être avant tout *hygiénique* et *prophylactique*. Il faut un air pur et sec, un climat tempéré, une habitation aérée, pas humide. Le régime alimentaire doit être aussi fortifiant que possible : viandes grillées, rôties, légumes frais, laitage, vin vieux. La gymnastique qui favorise toutes les fonctions cutanées rend les plus grands services. Il en est de même de l'hydrothérapie, des bains froids, des bains de mer, des frictions sèches ou alcooliques sur les membres et le tronc.

Le traitement médical proprement dit est *général* et *local*.

Traitement général : Nous plaçons en première ligne l'*huile de foie de morue*, parce qu'elle produit des effets vraiment merveilleux. On doit la faire prendre à doses progressives et arriver à 50, 60 grammes par jour. Règle générale, le malade en prendra autant que son estomac pourra en tolérer, à condition que l'appétit et la digestion n'en souffrent pas.

Certaines eaux minérales sont excellentes contre les accidents ganglionnaires. Ainsi l'eau de Bondonneau qui peut même, dans certains cas, remplacer l'huile de foie de morue; les eaux de Balaruc, de Bourbonne, de Bourbon-l'Archambault, de la Bourboule, de Salins, d'Uriage, de Challes.

Les manifestations cutanées sont combattues par les eaux sulfureuses d'Aix en Savoie, de Barèges, d'Argelès-Gazost, de Cauterets, de Luchon. Si la scrofule cutanée est subaiguë on préférera les eaux d'Amélie-les-Bains, de Saint-Honoré, d'Enghien, de Pierrefonds.

Traitement local : On emploie contre les engorgements ganglionnaires les cataplasmes de feuilles de noyer, les pommades à l'iodure de plomb ou de potassium (3 grammes pour 30 de vaseline), le coton iodé ou les badigeonnages à la teinture d'iode. Si le pus se forme, on fait ouvrir l'abcès afin d'éviter les cicatrices indélébiles qui existent toujours quand on le laisse percer tout seul. On combat les manifestations pustuleuses en appliquant, après avoir fait tomber les croûtes au moyen de quelques cataplasmes, une couche, à huit ou dix jours d'intervalle, d'une pommade contenant 1 gramme de sublimé pour 30 de vaseline.

Lymphatisme. — Le lymphatisme est un état constitutionnel ne représentant qu'une prédisposition aux accidents de la scrofule. Il est, en somme, le premier degré de cette dernière maladie, et avec le traitement prophylactique indiqué à la page précédente, il est possible, dans certains cas, d'en empêcher les manifestations.

Rachitisme. — Cette maladie, particulière à la première enfance, consiste en une perturbation dans la nutrition du tissu osseux, perturbation amenant l'incurvation des os et le gonflement de leurs extrémités articulaires.

On ne connaît pas la cause immédiate qui agit sur l'organisme pour la produire. Elle peut être congénitale, mais elle se déclare surtout à l'époque de la première dentition, rarement après la première enfance, et quelquefois à l'époque de la puberté. Les petites filles paraissent y être plus sujettes. Dans un relevé de 346 cas, Jules Guérin a trouvé 148 garçons et 198 filles.

La faiblesse du père ou de la mère est une cause prédisposante. Le froid et l'humidité ont aussi une part dans sa genèse, ce qui le prouve c'est que le rachitisme est très connu en Angleterre, en Hollande et dans certaines contrées de la France. Tous les enfants qui vivent dans un appartement froid, humide, mal aéré y sont très sujets, c'est ce qui explique pourquoi la classe pauvre est plus atteinte que la classe riche. Enfin, une des causes les plus importantes est une alimentation vicieuse ou insuffisante.

Anatomie pathologique. — Les os, au début de la maladie, s'infiltrent d'une matière sanguine noirâtre, comparable à de la gelée de groseille. Puis les *épiphyses* (extrémités osseuses) se gonflent, tandis que les *diaphyses* (corps des os longs) se ramollissent et se courbent. Si la maladie continue, les aréoles s'agrandissent, les cloisons qui les séparent disparaissent et l'os perd toute sa consistance. Si, au contraire, la guérison doit arriver, la matière sanguine se résorbe, et elle est remplacée par du tissu osseux qui rend l'os dur, lourd, compact comme l'ivoire.

Symptômes. — L'enfant prédisposé au rachitisme commence par devenir triste, apathique. Il ne rit plus, il cesse de jouer. Son ventre se gonfle et la diarrhée paraît. Ses urines sont pâles, souvent un peu troubles et laissent déposer du phosphate de chaux. Il maigrit beaucoup. Sa peau sèche s'inonde souvent de sueurs profuses, suivies de fièvre plus ou moins marquée.

Après cette première période, qui peut durer deux ou trois mois, arrive la seconde, celle des *déformations*. L'enfant, petit, chétif pour son âge, a un crâne d'autant plus volumineux que les fontanelles n'ont pu se souder, et ce volume contraste avec sa face amaigrie. Le front est large, saillant; les yeux brillent et décèlent l'intelligence du petit être que la tristesse accable. Ses dents cessent de pousser, et celles qui sont déjà venues noircissent, tombent. La poitrine, aplatie sur les côtés, est bombée en avant, ce qui fait qu'elle ressemble à celle d'un poulet par exemple, et, comme les côtes se renflent aussi à l'endroit où elles s'articulent avec le sternum, elles forment des nodosités qui constituent de véritables grains de chapelet (*chapelet rachitique*). La colonne vertébrale a ses courbures exagérées. Le ventre est très gros, par suite surtout de l'hypertrophie du foie et de la rate, mais aussi à cause de la distension des intestins par les gaz. Le bassin se déforme à son tour, les os iliaques s'épaississent et amènent un mouvement de bascule qui rétrécit le petit bassin. Ce fait est très important à noter parce qu'il peut avoir plus tard de terribles conséquences quand la jeune fille devient mère. Ces premières déformations, c'est-à-dire une poitrine étroite située entre une grosse tête et un ventre volumineux, ont fait comparer le corps du rachitique à une gourde.

Mais elles ne se bornent pas là. Les articulations des membres deviennent noueuses, d'où l'expression connue d'*enfant noué*. L'humérus devient généralement concave en avant et en dehors; l'avant-bras se courbe vers la face palmaire. Le fémur et, par conséquent, les cuisses forment un arc de cercle dont la convexité regarde au dehors, et, si l'enfant n'a pas encore marché, les tibias présentent la même courbure, de telle sorte que les muscles inférieurs forment une large parenthèse ( ), la partie supérieure représentant les cuisses et la partie inférieure les pieds. Mais si l'enfant a déjà marché, l'incurvation se produit dans le sens contraire)(; les genoux, au lieu d'être écartés, se touchent et l'enfant est cagneux. Enfin le rachitique est sujet aux fractures, à cause de la fragilité des os.

Comment cette maladie se termine-t-elle? S'il se produit quelques courbures légères des os longs, le mal n'est pas bien grand, ces courbures se corrigeant petit à petit, surtout lorsqu'elles se sont formées sur un sujet très jeune. Si les difformités sont considérables, le malade peut guérir encore, mais il reste irrémédiablement chétif, difforme et d'autant plus à plaindre qu'il est plus intelligent. Enfin la maladie peut se terminer par la mort. Celle-ci survient à la suite d'un affaiblissement général, d'un amaigrissement extrême, ou bien après une complication broncho-pulmonaire qui emporte brusquement le malade.

Traitement. — L'hygiène joue un grand rôle dans le traitement du rachitisme. Les enfants doivent vivre à la campagne, pour y jouir du soleil et d'un air très pur. On veille à ce que les troubles digestifs qui jouent un rôle capital dans la production de la maladie en empêchant l'assimilation de la chaux ou en favorisant, au contraire, sa désassimilation, disparaissent dès qu'ils se produisent. Pour cela il faut surtout surveiller l'alimentation. Celle-ci doit être substantielle, mais en rapport avec l'âge de l'enfant. Le régime lacté est préférable à toute autre alimentation, et une bonne nourriture est encore ce qui convient le mieux. Vers l'âge d'un an, on peut joindre au lait du bouillon gras, des bouillies, des œufs. Et quand la dentition est assez avancée, lorsque l'enfant peut mâcher, on donne un peu de viande.

Pendant la période de ramollissement des os, le rachitique doit rester constamment dans son lit, c'est le seul moyen d'éviter des déformations exagérées, surtout celles des jambes. Lorsque la consolidation commence à se faire, on porte l'enfant dans les bras, on le promène en voiture, et, petit à petit, on lui fait faire des mouvements actifs qui augmentent l'énergie de la nutrition.

En tête des médicaments, nous plaçons l'huile de foie de morue. Celle-ci peut être remplacée par l'huile de raie, de hareng, de poisson du commerce. Quand l'estomac ne supporte ni les unes ni les autres, on donne la préparation suivante, conseillée par Trousseau :

Beurre frais	300 gr.
Iodure de potassium	0 gr. 15
Bromure de potassium	0 gr. 50
Chlorure de sodium	5 gr.
Phosphore	0 gr. 01

On la prend en trois jours sur du pain.

Viennent ensuite les préparations phosphatées : phosphate de chaux en poudre, 10 à 30 centigrammes par jour dans un peu de lait; solution au chlorhydrophosphate de chaux, 3 à 6 cuillerées à café tous les jours, suivant l'âge; sirop et vin au lactophosphate de chaux ; lait phosphaté naturel, qui se trouve aujourd'hui dans le commerce et qui contient jusqu'à 7 ou 8 grammes de phosphate de chaux par litre.

Les préparations de noyer sont utiles aussi : vin de feuilles de noyer, 50 grammes pour une bouteille de Malaga; extrait de feuilles de noyer, 2 à 4 pilules de 20 centigrammes chaque jour; sirop de feuilles de noyer, 4 grammes d'extrait, pour 300 grammes de sirop simple.

Les bains excitants, les bains sulfureux, les bains salés (1 kilog. de sel gris) et, mieux, les bains de mer, sont très efficaces.

TRAITEMENT CHIRURGICAL. — Dans des cas très rares, il est nécessaire de recourir aux méthodes chirurgicales pour combattre certaines déformations rebelles et persistantes. Pour cela, on emploie l'*ostéotomie*, qui consiste dans la section des extrémités osseuses voisines des articulations, de manière à redresser les membres déviés et à les maintenir dans une bonne attitude, ou bien l'*ostéoclasie,* qui consiste dans la rupture brusque des os au niveau des courbures. Ces moyens ne doivent être appliqués que lorsque tous les autres ont échoué, et dans des cas fort restreints.

Les moyens contentifs et les *appareils orthopédiques* sont utiles quelquefois, mais ils ne réussissent pas toujours.

Maladie bronzée ou d'Addison. — Cette maladie, décrite la première fois en 1855, par Addison, est caractérisée par : une cachexie anémique très prononcée, une coloration brune ou bronzée de la peau, des troubles physiques et des douleurs lombo-abdominales.

Elle est plus fréquente chez l'homme que chez la femme, de 20 à 40 ans. Tantôt elle frappe des personnes bien portantes, elle est dite alors *primitive;* tantôt elle paraît dans le cours d'une diathèse tuberculeuse, cancéreuse, syphilitique, scrofuleuse, elle est alors *secondaire*.

Au point de vue anatomo-pathologique, on observe l'altération des *capsules surrénales,* du *plexus solaire* et surtout des *ganglions semi-lunaires* (V. 1er vol.), et la coloration brune de la peau, coloration due au pigment qui s'accumule dans les parties profondes du derme. Plusieurs viscères peuvent la présenter aussi.

Symptômes. — Le début est insidieux. Le malade se plaint d'un grand affaiblissement qui va s'accentuant de plus en plus au fur et à mesure que l'affection progresse. Il se fatigue tout de suite; il est apathique, mais ne maigrit pas, parce que l'appétit se conserve, malgré quelques vomissements. Des douleurs névralgiques se font sentir à l'épigastre et aux lombes. Enfin la peau prend une coloration bronzée. Cette coloration gagne ensuite les muqueuses, quelquefois même les ongles, les dents, les cheveux, et ne produit aucune démangeaison.

Tous ces symptômes peuvent rester stationnaires pendant un certain temps, mais la mort finit toujours par arriver, et le plus tard deux ans après le début de la maladie.

Les trois caractères que nous avons indiqués : faiblesse extrême, couleur noire de la peau et douleurs lombo-abdominales, permettent de la reconnaître facilement.

TRAITEMENT. — Il faut tout d'abord agir contre la diathèse causale quand elle existe, combattre le rhumatisme, la goutte, la scrofule, etc. Ensuite on lutte contre l'asthénie et la dénutrition en donnant des toniques, des reconstituants : quinquina, fer, arsenic, bon vin, viandes. On arrête les vomissements au moyen de la glace, des eaux gazeuses, du lait. Enfin, on combat les douleurs lombo-abdominales en mettant des vésicatoires, en faisant des injections de morphine, en donnant du bromure de potassium. Il ne faut recourir aux purgatifs qu'avec la plus grande prudence.

Diabète sucré. — Le diabète est une maladie constitutionnelle ayant pour caractère la présence du sucre dans l'urine, la sécrétion exagérée de celle-ci, une grande soif, un fort appétit et un amaigrissement plus ou moins rapide.

On le rencontre plus fréquemment chez l'homme que chez la femme, de 40 à 50 ans ; chez les gros mangeurs de féculents surtout, et chez ceux qui abusent des boissons fermentées. D'après Bouchardat, il est héréditaire et il existe souvent en même temps que d'autres maladies consécutives à un ralentissement de la nutrition, comme la goutte, le rhumatisme, la gravelle, l'obésité. Le froid prolongé contribue à sa production, ainsi que les maladies du foie, le traumatisme de la région occipitale, la lésion du 4ᵉ ventricule.

SYMPTÔMES. — Presque toujours une personne est diabétique depuis quelque temps déjà lorsqu'elle s'en aperçoit, les signes initiaux révélateurs n'étant pas toujours très accentués. Parfois, les taches blanches sur un pantalon noir, l'empèsement des chemises sont les premiers signes qui forcent l'attention. Quoi qu'il en soit, les premiers symptômes sont au nombre de cinq : l'urine est sucrée, *glycosurie* ; sa quantité est augmentée, *polyurie* ; le malade a soif, *polydipsie* ; faim, *polyphagie*, et maigrit, *autophagie*.

L'urine contient du *sucre*[1], un peu plus d'*urée* et quelquefois

1. On reconnaît la présence du sucre dans l'urine en la faisant chauffer soit avec la liqueur de Bareswill, soit avec celle de Trommer. Celle-ci est un tartrate double de potasse et de cuivre ; elle a une coloration bleue. Si le liquide ne contient pas de sucre, il reste bleu ; s'il en renferme, il devient jaune-rougeâtre, par suite d'un dépôt de protoxyde de cuivre rouge. On peut encore constater facilement la présence du sucre en faisant bouillir l'urine avec un ou plusieurs fragments de potasse caustique ; elle prend une teinte rouge brun ou brun foncé si elle en contient.

de l'*albumine*. Elle est pâle, décolorée, plus dense qu'à l'ordinaire, et d'une saveur sucrée.

La sécrétion est très abondante, de 3 à 6 litres dans les 24 heures *(polyurie)*. L'organisme perd ainsi une grande quantité d'eau que le malade lui rend en buvant beaucoup. Le besoin de boire est entretenu par une sécheresse plus ou moins prononcée de la bouche et de la gorge *(polydipsie)*.

L'appétit augmente aussi généralement, il peut même devenir exagéré *(polyphagie)*. Le malade répare ainsi autant que faire se peut les pertes subies par son économie, mais l'estomac finit par souffrir de ce travail exagéré, des troubles dyspeptiques surviennent, accompagnés de nausées, de vomissements, et entraînent un amaigrissement souvent très prononcé vers la fin de la maladie *(autophagie)*.

Il y a cependant des diabétiques qui restent *gras*, quoique leur urine contienne beaucoup de sucre; c'est parce que celui-ci ne provient chez eux que de l'alimentation ; ce qui le prouve, c'est qu'il disparaît dès qu'on supprime les féculents. D'autres ne maigrissent pas non plus, quoique le sucre se forme aux dépens des aliments azotés; cela tient à ce qu'ils mangent suffisamment pour compenser les pertes. Mais plus tard, l'affection progressant, le malade finit par faire du sucre aux dépens de ses aliments et de sa propre substance, alors il maigrit fatalement.

Tous ces symptômes primitifs en amènent d'autres. D'abord, on trouve du sucre dans la salive, les larmes, la sueur. Les gencives se ramollissent et les dents tombent. La vue se trouble, il survient de l'emblyopie, la cataracte se forme. Des furoncles, des anthrax avec tendance à la gangrène, des abcès apparaissent fréquemment. On constate encore de l'impuissance et de l'anaphrodisie, de l'herpès, de l'impétigo, des érysipèles, de l'eczéma de certaines parties chez la femme. Les bronchites, les fluxions de poitrine sont très communes. La peau est sèche, rugueuse. Enfin la phtisie se déclare souvent à la suite de la déchéance vitale dans laquelle se trouve le malade.

Le diabète évolue lentement. Quelquefois le sucre disparaît pendant plusieurs semaines, grâce à un traitement approprié *(diabète intermittent)*. Quelquefois la maladie *alterne* avec des manifestations rhumatismales ou goutteuses.

Le pronostic devient fâcheux dès que l'amaigrissement se produit. La mort est presque toujours due à une complication : lésions pulmonaires, anthrax, érysipèle, etc.

TRAITEMENT. — 1° *Hygiène morale.* — Comme toute émotion augmente le sucre dans l'urine, il est nécessaire que le malade vive dans une douce tranquillité d'esprit, qu'il évite toute excitation psychique, tout travail intellectuel forcé, tout chagrin, tout souci, qu'il vive dans un climat doux et agréable.

2° *Hygiène physique.* — L'exercice à l'air libre, pur et frais lui est indispensable. Il doit se livrer, selon ses forces et surtout ses aptitudes, au jeu de billard, au jeu de quilles, à l'exercice des haltères, à l'escrime, à l'équitation, à la vélocipédie, à la chasse, à la navigation, à la gymnastique. Tous ces exercices conviennent particulièrement aux sujets jeunes, aux obèses, aux sédentaires, aux goutteux, parce qu'ils contribuent à brûler le sucre formé, sucre produisant une véritable intoxication.

3° *Soins cutanés.* — Ces soins sont très importants. Le diabétique doit faire tous les jours des lotions rapides avec de l'eau tiède et se frictionner avec des linges durs. Il s'habille ensuite avec une chemise de laine, des caleçons, des bas et des habits de la même étoffe. Enfin, il se nettoie avec le plus grand soin la bouche et les dents en se servant d'une solution de chlorure de potassium au vingtième, une ou deux cuillerées à bouche dans un verre d'eau. Il prévient ainsi les altérations des gencives et de la langue. Les bains alcalins ou sulfureux sont encore très utiles.

4° *Appartement.* — L'appartement doit être aussi aéré que possible ; il est donc préférable de choisir un étage élevé, et d'ouvrir les fenêtres dans la journée toutes les fois que la température extérieure le permet. La chambre à coucher sera au sud ou sudest en hiver, à l'est en été. La température nécessaire est de 16° centigrades.

5° *Massage.* — Le massage doit être pratiqué une fois par jour, entre le déjeuner et le dîner. L'influence de ce traitement mécanique des tissus vivants est d'une très grande importance thérapeutique. Les conditions de l'assimilation sont ainsi heureusement influencées. Il s'opère alors un progrès dans la nutrition des muscles et une augmentation de leurs forces, enfin une accélération de la circulation et une élimination des résidus de l'assimilation, ce qui fait que le poids du diabétique augmente visiblement.

6° *Alimentation.* — Comme il faut combattre l'affaiblissement qui vient toujours avec le diabète, il est nécessaire que l'alimentation soit substantielle et le régime tonique. Pour le docteur E. Monin, le régime du diabétique est le régime *carné*. Il consiste dans l'administration des viandes et dans l'interdiction du sucre et des féculents. Mais il est difficile de le suivre dans toute sa rigueur. Les féculents peuvent être pris en très petite proportion. Toutes les préparations plus ou moins étranges pour remplacer le pain ne valent pas grand' chose. On conseille généralement la croûte du pain ; mais Esbach a démontré qu'elle est plus riche en fécule que la mie elle-même, aussi donne-t-il, et est-il préférable de donner la mie du pain de ménage rassis, qui contient 85 pour 100 d'eau, et à peine 28 grammes de fécule pour 500 grammes.

Le sucre peut être remplacé par la saccharine, à condition de ne pas dépasser la dose de 10 centigrammes par jour, car elle irrite quelquefois l'estomac. Le mieux est de s'habituer à se passer tout simplement de sucre.

Le diabétique doit renoncer complètement aux sirops, aux glaces, aux sorbets, aux fruits cuits, au chocolat, aux noisettes, aux pâtisseries, au maïs, au vermicelle, au macaroni, aux haricots secs, aux lentilles, aux fèves, aux confitures. Il peut manger des fruits acides et quelques fruits sucrés, à cause de leur précieuse teneur en sels alcalins, mais il est clair qu'il doit en user avec modération. Il proscrira rigoureusement les marrons, les pruneaux et autres fruits secs, fruits confits, figues, dattes, oranges et grenades.

Il peut manger modérément des pommes, des poires, des cerises, des groseilles, des framboises, des fraises, de l'ananas, des noix, des olives, des amandes ; jamais de raisins.

Mais, c'est la viande qui doit être la base de l'alimentation, et sous toutes ses formes : fraîche, salée, fumée, grillée, bouillie, rôtie, en ragoût sans farine. Viennent ensuite la graisse, le beurre, l'huile.

Quelques légumes sont permis : épinards, navets, pommes de terre cuites à l'eau ou au four, choux blanchis, choux-fleurs, choux de Bruxelles, chicorée, laitue, endive, cresson de fontaine, avec de l'huile et du vinaigre ; haricots verts, oseille, scorsonère, céleri, asperges, artichauts, concombres, radis rose, radis noir, cornichons au sel. Pas d'asperges, pas de petits pois. Les œufs ne sont point défendus si on ne les prépare pas avec du sucre.

Les meilleures soupes sont : la soupe aux choux, le bouillon aux œufs pochés, la soupe à l'oignon et au fromage, sans pain, sans farine et sans pâtes, la pâte au gluten exceptée.

Sont encore permis les sardines à l'huile, le thon, le beurre frais, les radis, les huîtres maigres, le jambon gras, la langouste, les œufs au jambon, les escargots, les grenouilles, les écrevisses.

Le diabétique peut satisfaire sa soif, du moins modérément. Il boira de l'eau pure de source, du thé, du maté, du café, mais avec réserve, sucré ou non avec la saccharine et non avec la glycérine, des vins rouges qui sont toniques à cause du tannin qu'ils contiennent. Il s'abstiendra des vins sucrés, du cidre, de la limonade, de l'alcool, de toutes les boissons gazeuses et surtout du lait. Ce liquide renferme la lactose, qui est un sucre passant rapidement dans les urines. Au sujet de la bière les avis sont partagés.

7° *Traitement médical.* — On a essayé un très grand nombre de médicaments. Dans la forme *légère*, l'hygiène et le régime amènent souvent la guérison. La forme *moyenne* peut guérir aussi grâce au régime et à une médication qui est généralement *alcaline*. Dans la forme *grave*, il faut faire les plus grands efforts thérapeutiques et ne négliger aucune indication symptomatique.

Les *alcalins* constituent la médication la plus efficace chez les diabétiques vigoureux et arthritiques. Ils exercent une action très salutaire sur la digestion, la nutrition générale en même temps qu'ils restreignent la formation du sucre. Le *bicarbonate de soude* vient en première ligne; on en prend 8 à 10 grammes par jour, dans la boisson, pendant trois semaines, un mois. On s'en abstient pendant une quinzaine, un mois, et on recommence. Les eaux minérales de Vals, de Vichy peuvent évidemment remplacer le bicarbonate de soude, mais il faut prendre des sources très fortes, comme la *Perle Célestine* de Vals, qui en contient 5 grammes par litre, ou la *Perle la Belle,* qui en a 7.

La *médication reconstituante* est très utile dans beaucoup de cas. On emploie surtout l'*arsenic.* On prescrit, pendant quinze jours, 2 à 10 milligrammes d'acide arsénieux ou d'arséniate de soude; dix à vingt gouttes de la liqueur de Fowler dans un petit verre d'eau. Le malade se repose pendant un mois et il recommence. On donne en même temps les préparations de coca, de kola, le fer, l'huile de foie de morue, le quinquina, les amers.

Dans la *forme nerveuse,* MM. G. Sée, A. Robin et Dieulafoy

considèrent l'*antipyrine*, à la dose quotidienne de 1 à 3 grammes, comme un merveilleux médicament. Elle diminue le sucre et la polyurie. L'*opium* a été vanté comme spécifique ; il est utile parce que c'est un agent d'épargne qui calme la soif, la faim et diminue le sucre. Mais le malade s'habitue très vite à ce médicament qui, dès lors, n'exerce plus qu'une faible action. On donne encore 1 à 2 grammes de bromure de potassium, mais il déprime souvent les forces. On a essayé les injections du liquide pancréatique.

Diabète non sucré, insipide ou polyurie. — On donne ces noms à un état morbide caractérisé par l'exagération de la sécrétion urinaire. La dénomination de diabète n'est pas juste, car il n'a aucune analogie avec le diabète vrai. Du reste, la polyurie est presque toujours un symptôme. Les causes qui peuvent la produire sont : les commotions cérébrales, les hémorragies, les lésions inflammatoires de l'encéphale, les néphrites interstitielles. On l'observe surtout chez les hystériques. Elle est rarement grave. Cependant, lorsque son intensité est trop grande, elle constitue une véritable maladie en raison de la soif qu'elle provoque et des troubles digestifs qui s'ensuivent. Les urines sont claires, très abondantes, limpides et ne contiennent pas de sucre.

Le meilleur *traitement* consiste dans l'alimentation azotée, la diète sèche, l'exercice, les frictions cutanées et l'hydrothérapie. Comme médicaments : extrait de valériane à haute dose, bromure de potassium, opium, belladone et tous les astringents.

§ 6. — Névroses.

Epilepsie. — Hystérie. — Catalepsie. — Convulsions des enfants. — Eclampsie puerpérale. — Chorée ou danse de Saint-Guy. — Tétanos. — Tétanie. — Paralysie agitante. — Névralgies en général. — Névrite. — Migraine ou hémicranie. — Vertiges. — Mal de mer. — Neurasthénie. — Ataxie locomotrice progressive. — Atrophie musculaire progressive. — Sclérodermie. — Cachexie pachydermique ou myxœdème. — Hypocondrie.

Epilepsie. — Cette maladie est caractérisée par de simples vertiges, avec absences et troubles intellectuels, quand il s'agit du *petit mal,* et par des attaques convulsives intermittentes quand c'est le *grand mal.* Elle paraît due à une excitation anormale de la moelle allongée. Elle est essentiellement chronique, sans fièvre, et frappe l'individu d'une façon irrégulière, au milieu de la santé, souvent excellente en apparence.

On lui a donné une foule de noms : *morbus sacer, mal divin, mal du démon, mal Saint-Gilles, mal Saint-Jean, morbus comitialis*, parce que les Romains interrompaient les comices lorsqu'un des membres de ces assemblées avait une attaque, tant était grande la terreur qu'inspirait cette affection, *haut mal, maladie lunatique, mal caduc, mal intellectuel*, etc.

Cette névrose est moins rare qu'on ne le pense, puisqu'on en rencontre 4 cas sur 1 000 habitants. Elle est souvent héréditaire, et on a remarqué que des parents alcooliques procréent des enfants qui deviennent assez souvent épileptiques. Quand elle est *essentielle*, elle se développe toujours dans l'enfance et l'adolescence, surtout s'il y a malformation du crâne, à la suite de frayeurs ou d'émotions violentes et tristes. Lorsqu'elle est *symptomatique*, elle apparaît à tout âge, à la suite d'un traumatisme du crâne, d'une méningite, d'un ramollissement cérébro-bulbaire, d'une tumeur du cerveau, etc. L'émotion que certaines personnes éprouvent à la vue d'une autre qui a une attaque peut exercer aussi une grande influence sur sa production ; il en est de même de tous les excès chez les enfants prédisposés.

Pour expliquer l'intermittence des attaques, Schroëder a comparé les cellules nerveuses de la moelle allongée à l'appareil électrique de certains poissons ou à une bouteille de Leyde. L'accès épileptique est le choc ou l'étincelle qui décharge ces appareils, et, une fois la décharge opérée, il faut un certain temps pour qu'une nouvelle accumulation se produise.

SYMPTÔMES. — 1° *Petit mal.* — Il est plus fréquent que le grand mal qu'il précède souvent, du reste. Il comprend le *vertige*, qui consiste dans une perte de connaissance ou dans un étourdissement durant à peine une ou deux minutes ; et l'*absence*, qui est caractérisée par l'interruption brusque d'une conversation ou d'une lecture ; le malade perd momentanément le sentiment de tout ce qui l'entoure ; il est pâle, son regard est fixe, mais il revient à lui au bout de quelques secondes.

2° *Grand mal.* — Il est constitué par une attaque presque toujours d'une violence extrême. Généralement la première survient tout d'un coup. Mais les suivantes présentent d'ordinaire quelques symptômes précurseurs. Plusieurs heures avant qu'elles éclatent, le malade éprouve du malaise, des hallucinations de la vue, de l'ouïe, de l'odorat ; sa tête est lourde ; il est irritable.

Puis il ressent comme une sensation de vapeur froide ou chaude, ou d'étouffement, d'engourdissement, de bien-être, ou encore une sensation ressemblant à un mouvement intérieur, à une palpitation, à une crampe, à des soubresauts musculaires, et la sensation éprouvée part d'un point du tronc ou des membres pour s'élancer vers le cerveau. C'est l'*aura epileptica*, ou vapeurs épileptiques. On ne l'observe cependant pas toujours.

Mais soudain le malade pousse un *cri* et *tombe* comme foudroyé, perdant sa connaissance, sa sensibilité, son intelligence. Le visage est pâle et tout le corps *raide comme un cadavre ;* les pouces sont fortement fléchis dans la main ; les dents sont serrées.

Tout cela ne dure que de 20 à 30 secondes, après lesquelles se produisent des *convulsions*. Un certain nombre de muscles sont agités de secousses violentes ; les bras et les jambes vont à droite et à gauche ; la face devient grimaçante, horrible ; les yeux roulent dans leurs orbites ; la pupille se dilate, les dents grincent ; la langue, qui sort de la bouche, est mordue, déchirée, et le sang se mêle ainsi souvent à la salive qui forme une *écume sanglante* caractéristique. Cette phase dure deux ou trois minutes. Elle se termine par un soupir. Les convulsions cessent, la raideur musculaire disparaît et le malade tombe dans un sommeil *comateux*, qui dure vingt minutes environ. Quand il se réveille, il ne se souvient de rien, mais il est brisé, courbaturé, hébété.

Telle est l'attaque proprement dite et qui émotionne au plus haut degré les spectateurs. Elle se renouvelle plus ou moins fréquemment suivant les sujets ; chez les uns, c'est tous les mois ; chez les autres, plusieurs fois par mois, plusieurs fois par jour ; chez d'autres enfin, après des intervalles de plusieurs années.

Quand l'épilepsie est grave, il se produit presque toujours des troubles intellectuels qui rendent le malade sombre, irascible. Son intelligence est affaiblie et souvent il est atteint d'*impulsions* qui le poussent d'une manière irrésistible au suicide, à l'homicide, au vol, à l'incendie. L'épilepsie héréditaire ne guérit presque jamais ; mais il n'en est pas de même de l'autre, au contraire.

Il ne faut pas confondre cette maladie avec l'*hystérie*, qui n'a ni attaque brusque, ni cri initial, ni morsure de la langue ; avec l'*éclampsie*, dont les accès se renouvellent coup sur coup et se terminent vite par la mort ou la guérison ; avec les *tumeurs cérébrales*, qui donnent souvent des paralysies ; avec une *hémorragie cérébrale,* qui ne présente la même marche que dans les accidents consécutifs; avec l'*alcoolisme.*

TRAITEMENT. — Lorsque l'épilepsie est symptomatique, la première chose à faire est de lutter contre l'affection causale. Il faut donc traiter les lésions cérébrales, nerveuses ou utérines qui peuvent exister; il faut combattre les maladies de l'intestin, la présence des vers, comme le ténia, la syphilis, etc.

Traitement de l'attaque. — Quand le malade éprouve les symptômes précurseurs dont nous avons parlé, on peut essayer d'éviter l'attaque en liant le membre d'où part l'aura, ou en comprimant les carotides. Dès qu'elle commence, il faut placer l'épileptique dans une position horizontale, par terre ou sur un lit peu élevé; soulever sa tête, desserrer tous les vêtements, surtout le col de la chemise, et veiller à ce qu'il ne se blesse pas. On fait des lotions fraîches sur la tête, la figure ; on pratique une saignée de 300 à 400 grammes, ou bien on fait inhaler du chloroforme, s'il y a quelques symptômes d'asphyxie; enfin, on fléchit aussi énergiquement que possible l'un des deux gros orteils (Brown-Séquard). Borelli conseille de comprimer le bulbe en appuyant fortement dans la fosse sous-occipitale avec le pouce de la main droite, tandis que les deux tempes sont comprimées par le pouce et le médius de la main gauche.

Traitement des accidents consécutifs. — La congestion est combattue par l'application de sangsues derrière les oreilles ou au bas des reins, par des sinapismes aux jambes. Les grands bains, 1 à 8 grammes de poudre de valériane, un lavement avec 2 à 4 grammes d'asa fœtida, font disparaître la susceptibilité nerveuse. Un vésicatoire derrière la nuque, aussi haut que possible, le sulfate de quinine calment le délire simple ; le délire maniaque est amendé par des injections sous-cutanées de 10 centigrammes de curare; ces injections sont données quotidiennement tant que le malade conserve un peu de stupeur et de vague. L'extrait de haschich, à la dose de 1 à 3 grammes, est très utile contre les hallucinations terrifiantes.

Traitement pour empêcher le retour des phénomènes morbides. — Comme souvent l'attaque survient après un excès, un écart de régime, tout épileptique doit les éviter soigneusement. Il ne prendra ni excitants, ni liqueurs alcooliques. Il ne fumera pas, surtout la cigarette. Il ne restera pas immobile au soleil. Il n'aura pas de relations avec la femme et ne séjournera pas sur le bord de la mer. Il cherchera à éviter toutes les émotions, tous les chagrins, les contrariétés. Enfin, il se livrera à un exercice modéré et recourra à la gymnastique de chambre. Le lait lui sera très utile surtout si on le soigne au bromure de potassium.

Traitement de l'épilepsie. — Cette triste affection peut guérir et c'est au *bromure de potassium* que l'on doit le plus de succès. Legrand du Saulle cite plusieurs de ses malades qui avaient suivi pendant douze années le traitement au bromure de potassium et n'avaient eu pendant ce temps ni attaque, ni vertige, ni absence. La dose moyenne pour les adultes varie entre 2 et 12 grammes; on progresse très lentement et on donne ce sel un peu avant le repas afin que l'estomac le tolère mieux. Il faut le continuer *sans interruption* pendant plusieurs années. Ce n'est que lorsqu'il s'est écoulé un temps très long sans qu'il se soit produit des phénomènes épileptiques qu'on peut cesser le médicament. La dose doit être augmentée jusqu'au moment où la nausée réflexe a disparu, lorsqu'il y a lassitude, somnolence, anaphrodisie.

Il arrive que le bromure de potassium n'est pas bien toléré, on l'associe alors au *bromure de sodium* et au *bromure d'ammonium* ; dose, 15 grammes de chacun des trois dans un litre d'eau. Charcot faisait prendre 4 grammes par jour pendant la première semaine ; 5 grammes pendant la seconde ; 6 grammes pendant la troisième, etc.; on continuait la dose maximum pendant deux semaines, et on recommençait sans jamais cesser un seul jour.

On donne quelquefois aussi le *bromure de strontium*. Enfin le docteur E. Goubert a obtenu de très bons résultats en faisant prendre une solution de *bromure d'or*, à la dose de 8 milligrammes par jour pour un adulte, de 3 à 6 milligrammes pour un enfant.

On administre encore l'oxyde de zinc, 30 centigrammes pour commencer, et l'on arrive progressivement à 2 grammes. La préparation suivante est quelquefois fort utile :

Oxyde de zinc . . . . 3 gr.
Poudre de valériane . . . . 6 gr.
Castoreum . . . . 0 gr. 60

Divisez en 9 doses ; une le matin, une à midi, une le soir ; continuer longtemps.

La *trépanation* a réussi assez souvent à apaiser les accidents, même lorsqu'il n'y avait pas de lésions appréciables de l'encéphale ou du crâne.

Hystérie. — L'hystérie est une névrose à manifestations nombreuses et variées. Les trois principales sont : la sensation d'une boule qui part du ventre et remonte à la gorge où elle détermine un sentiment de constriction ; des accès nerveux s'accompagnant de cris, de perte de connaissance ; des anesthésies ou des paralysies partielles.

Le mot hystérie, de ὑστέρα, utérus, signifie maladie de l'utérus, parce qu'on supposait autrefois qu'elle résultait d'un état pathologique de cet organe ou de ses annexes. Cela arrive souvent, mais, pas toujours, puisque l'homme peut être hystérique ; les cas ne sont pas nombreux, mais il y en a. Jaccoud a cherché à expliquer les désordres si nombreux qui caractérisent cette maladie par une perturbation qui surviendrait dans la hiérarchie physiologique du cerveau et de la moelle. Celle-ci, à l'état normal, obéit au cerveau qui commande, et c'est l'inverse dans l'hystérie.

Etiologie. — Cette névrose est presque spéciale à la femme, probablement parce que son système nerveux est tenu à une plus grande activité que chez l'homme. Elle paraît surtout à l'*époque de la puberté*, de 15 à 20 ans, puis elle diminue et disparaît presque à 40 ans. L'*hérédité* constitue une des causes prédisposantes les plus puissantes. Il en est de même d'une mauvaise éducation, des chagrins, des déceptions. C'est pourquoi on l'observe très souvent chez les jeunes filles du monde qui fréquentent trop les bals, les théâtres, qui excitent leur imagination par la lecture de romans malsains. Lorsqu'une ou plusieurs de ces causes prédisposantes se rencontrent chez une personne, il suffit d'une impression vive, pénible, pour déterminer l'épilepsie. La privation des devoirs conjugaux n'y est pour rien.

Symptômes. — Il n'est pas de névrose aussi capricieuse que l'hystérie ; ses symptômes varient donc beaucoup. Nous allons énumérer ceux de l'*hystérie convulsive*, nous verrons après ceux de l'*hystérie non convulsive*.

1° *Hystérie convulsive*. — Elle peut débuter brusquement, mais assez souvent elle est précédée de quelques symptômes. La malade présente une grande bizarrerie de caractère, elle rit ou pleure sans raison. Elle perd l'appétit ou bien elle désire manger des choses extraordinaires, dégoûtantes même. Elle étouffe, se plaint de la tête et de palpitations. Quand l'attaque va se produire, l'hystérique se met à bâiller et ressent une courbature généralisée. Puis elle éprouve une douleur au niveau d'un ovaire, douleur qui gagne l'estomac, donnant la sensation d'une *constriction épigastrique*, remonte derrière le sternum comme une boule véritable, et s'arrête au larynx, déterminant de la suffocation et une angoisse extrême. La sensation de cette boule, un des symptômes les plus constants de la maladie, est due probablement à un spasme de l'œsophage. A ce moment se produisent des vertiges et des bourdonnements d'oreille, la femme perd connaissance et tombe, comme dans l'épilepsie, mais pas brusquement. Elle rit, pleure, vocifère. Sa face se congestionne, prend un aspect bizarre ou repoussant. Elle s'agite avec une si grande violence, qu'il est difficile à plusieurs personnes de la maintenir. La poitrine et le ventre sont soulevés, le corps portant seulement sur la tête et les pieds en forme de pont; ou bien le bassin est projeté en avant d'une façon rythmique (hystérie libidineuse des anciens). Enfin la malade peut prendre diverses *attitudes passionnelles*, suivant qu'elle a des idées de frayeur, de volupté, etc.

2° *Hystérie non convulsive*. — Dans cette forme, la malade présente des *troubles de la sensibilité*. Le plus souvent, c'est une hémianesthésie portant principalement sur le côté gauche. Cette hémianesthésie disparaît par l'application de plaques de métal sur la peau (*métallothérapie*), mais avec ce phénomène curieux qu'elle se transporte sur un point symétrique du côté opposé, c'est ce qu'on appelle le *transfert*. Il se produit aussi de l'*hyperesthésie* : la femme se plaint d'une douleur térébrante dans la tête (*clou hystérique*), d'*hémicranie*, de *rachialgie*, d'*hépatalgie*, de *zones hystérogènes*, qui permettent d'arrêter dans certains cas l'attaque quand on les comprime, ou qui, au contraire, les provoquent. A tous ces troubles peuvent s'en joindre d'autres concernant la *motilité*; on constate souvent des hémiplégies, des paraplégies, des monoplégies (par exemple un seul bras est atteint); ces paralysies paraissent et disparaissent vite dans les cas bénins. D'autres fois il se produit de l'*aphonie*, ou *mutisme* soudain, passager, des *contractures*, des *atrophies* musculaires.

L'hystérie peut se compliquer de *léthargie* quand le sommeil est très profond, qu'il y a résolution complète des muscles et abolition de la sensibilité générale; de *catalepsie*, quand il se produit une raideur des membres de sorte qu'ils restent dans les positions diverses qu'on leur donne ; de *somnambulisme*, lorsque la malade peut parler, se mouvoir, être suggestionnée.

La durée et le nombre des attaques varient infiniment. Il est certaines hystériques qui sont à peine incommodées par leur maladie ; le pronostic est, dans ce cas, peu sérieux. D'autres, au contraire, peuvent être très malades ; alors les attaques fréquentes, les complications diverses, les paralysies rendent la vie intolérable, surtout si l'hystérie se joint à l'épilepsie.

TRAITEMENT. — On doit chercher avant tout, au moyen d'une bonne éducation, à prémunir la jeune fille contre toutes les influences sociales, morales, intellectuelles qui peuvent exalter son système nerveux. Si elle présente quelques prédispositions, on aura soin de la faire vivre au grand air, où elle se livrera à des exercices physiques pénibles. Le mariage ne lui sera utile que si elle le désire.

On a recours quelquefois à la *suggestion*. Celle-ci peut, dans certains cas, améliorer la maladie, faire même disparaître certains accidents, mais elle peut aussi les aggraver. De plus, il y a des inconvénients à endormir trop souvent une personne très sensible. Nous conseillons donc de ne recourir à la suggestion hypnotique qu'avec la plus grande prudence, lorsqu'il s'agit de dissiper sur-le-champ un accident très pénible et qui pourrait persister. On s'en abstiendra toujours dans la petite hystérie.

Traitement externe. — Il faut placer l'*hydrothérapie* en première ligne. Blocq conseille, tous les jours et même deux fois par jour, une douche froide (13 à 18°), d'une durée n'excédant pas 15 à 20 secondes, en jet fort sur le tronc, terminé par un jet sur les pieds, et suivie, si la malade réagit mal, par des frictions générales. Quand il n'est pas possible de prendre des douches, on emploie le drap mouillé, l'éponge froide que l'on passe le matin, au lever, sur tout le corps.

L'*électrisation statique* améliore l'état général, les anesthésies, les paralysies, les contractures. On doit préférer le bain électrique.

La *métallothérapie*, c'est-à-dire l'application à l'extérieur de plaques métalliques en or, en argent, en platine, en cuivre, en fer, en zinc ou en étain, suivant le sujet, donne de bons résultats. Ces métaux modifient un certain nombre de troubles. L'application sur un endroit insensible ramène la sensibilité, mais l'anesthésie se transporte (*transfert*) dans les régions homologues du côté opposé et sain ; puis elle revient pour disparaître et venir encore. Seulement à la suite de ces déplacements, non seulement l'anesthésie, mais encore les contractures, la paralysie sont moins tenaces et peuvent même disparaître complètement. Burcq, l'inventeur de ce système, faisait prendre à l'intérieur le métal qui réussissait extérieurement ; c'est la *métallothérapie interne*.

Les *aimants* en fer à cheval agissent plus énergiquement sur les contractures.

Enfin, la *gymnastique* et le *massage* constituent des moyens qu'il ne faut pas négliger.

Traitement interne. — La médication interne est loin d'être bien efficace. On donne 1 à 5 gouttes de teinture d'iode dans un peu d'eau sucrée ; — 1 à 6 tous les jours des pilules suivantes : camphre, 12 grammes ; asa fœtida, 12 grammes ; extrait de belladone, 4 grammes ; extrait thébaïque, 1 gramme ; sirop de gomme, quantité suffisante pour faire 120 pilules ; — 2 ou 3 cuillerées à café de valérianate d'ammoniaque ou de zinc.

Traitement de l'accès. — On n'a besoin d'agir que dans la grande attaque, dans l'hystérie convulsive. Après avoir desserré les vêtements, prévenu les coups et les chutes, donné de l'air pur, appliqué de l'eau froide sur la tête, fait respirer des sels, de l'eau de Cologne, du vinaigre, de l'ammoniaque, on comprime les zones hystérogènes, l'ovaire, l'épigastre, les reins. Si ces zones n'existent pas, on comprime lentement le globe oculaire afin de provoquer le sommeil hypnotique, puis on suggère au malade endormi le repos, le réveil sans crise et la disparition totale des attaques (Grasset).

Traitement des symptômes. — Nous avons déjà indiqué ce qu'il fallait faire contre les paralysies, l'anesthésie, les contractures ; contre les *douleurs générales*, on donne une ou deux cuillerées à bouche de sirop de morphine, de sirop diacode ; une ou deux pilules contenant chacune 5 centigrammes d'extrait thébaïque ; — contre les *coliques*, cataplasmes chauds, compressions, massage ; — contre les *vomissements*, potion de Rivière, eau de seltz, lavements laudanisés ; — contre l'*insomnie*, 1 à 2 grammes de sulfonal en cachets ; — contre les *névralgies*, 1 à 3 grammes d'antipyrine en cachets de 1 gramme.

On a proposé la castration comme moyen curatif de l'hystérie. On ne doit y recourir qu'à la dernière extrémité.

Catalepsie. — C'est une névrose intermittente et sans fièvre, caractérisée par des accès de durée variable, pendant lesquels le sentiment est anéanti, les muscles restent inertes, rigides et conservent la position qu'on leur donne.

Cette maladie est rare ; elle peut se montrer isolément ou apparaître comme phénomène dans le cours d'affections diverses, par exemple, l'hystérie, l'hypnotisme, le somnambulisme, l'extase, etc.; elle peut même être épidémique.

L'accès est rarement précédé de quelque malaise ; presque toujours il se produit brusquement. Le malade conserve alors, immobile, l'attitude qu'il avait lorsqu'il a été frappé ; *il est comme pétrifié.* Et si on imprime aux membres les mouvements les plus difficiles, si on leur donne une attitude très pénible, ils conservent celle-ci pendant une heure, deux heures, selon la durée de l'accès. En outre, la fixité du regard donne au malade une ressemblance frappante avec les figures en cire.

La catalepsie est partielle ou incomplète quand, par exemple, les bras seuls sont atteints ; les parties affectées sont, d'ordinaire, complètement insensibles.

La plupart des malades n'ont aucune conscience, pendant l'accès, de ce qui se passe autour d'eux ; les facultés intellectuelles sont suspendues, et on a vu des cataleptiques achever au réveil une phrase interrompue par l'accès. Quelquefois, cependant, ils peuvent obéir à un ordre qu'on leur donne.

Dès que l'accès est terminé, le cataleptique revient à lui. S'il ne parle d'abord qu'avec une très grande difficulté, il reprend, en général, tout de suite l'usage de ses mouvements. Il se trouve seulement brisé et se plaint de douleurs de tête pendant près d'une demi-heure. L'accès dure de quelques minutes à quelques heures et même à quelques jours.

Le malade peut n'avoir qu'une seule attaque, ou bien un plus ou moins grand nombre. Puel en a compté dix-sept cents chez une seule personne. Les accès surviennent alors d'une manière irrégulière ou, au contraire, ils offrent une périodicité parfaite, se reproduisant toujours à la même heure.

L'aptitude qu'ont les cataleptiques de conserver pendant longtemps des poses très fatigantes, sans pouvoir les modifier eux-mêmes, est le caractère essentiel de cette maladie. On la distingue ainsi facilement de la contracture hystérique, du tétanos et de l'extase.

Quelles sont les causes de cette maladie si singulière ?

Il faut placer en première ligne : l'hérédité, l'état nerveux, la frayeur, la colère ; puis les excès de travail, l'abus de la méditation, les passions tristes et la contemplation. Une méditation profonde, une belle extase sont peut-être des catalepsies en herbe, dit Balzac. La présence de vers dans le canal alimentaire peut aussi la provoquer. Toutes ces influences ont été constatées dans les faits de catalepsie que la science possède.

Rondelet parle d'une jeune fille qui, forcée d'épouser un homme qu'elle n'aimait pas, en conçut un tel chagrin qu'il lui suffisait, pour tomber en catalepsie, de voir son mari, de l'entendre parler, et même seulement de penser à lui. Un soldat, s'étant pris de querelle avec un de ses camarades, voulut lui lancer une bouteille, mais, au même instant, il resta immobile, sa main soutenant la bouteille qu'il avait déjà élevée à une certaine distance de la table (Henry). Le professeur Pinel raconte qu'un magistrat, outragé dans ses fonctions, fut frappé d'immobilité cataleptique, suivie d'une attaque d'apoplexie mortelle.

Mais la cause la plus curieuse de la catalepsie, c'est la fixation soutenue d'un objet. On a alors la *catalepsie provoquée* ou artificielle. Cette catalepsie diffère de la précédente en ce qu'elle ne se reproduit plus si le sujet ne fixe pas à nouveau l'objet qui l'a rendu cataleptique.

Ce fait est connu depuis longtemps. Les moines du mont Athos se jetaient dans de longues extases cataleptiques en regardant fixement leur ombilic. Les fakirs des grandes Indes tombent en catalepsie en fixant pendant un quart d'heure le bout de leur nez. Les sorciers d'Égypte faisaient regarder fixement le centre d'une assiette blanche sur laquelle on dessinait un double triangle noir. Cagliostro faisait fixer une carafe d'eau. Enfin, le baron Du Potet, dans des expériences publiques, dessinait, à l'aide d'un morceau de charbon, un cercle noir sur le parquet de la chambre, et il ordonnait à ses adeptes de regarder ce cercle.

Voulez-vous provoquer à peu près sûrement une crise cataleptique sur un sujet prédisposé ? Prenez un objet de petite dimension, brillant ou de couleur claire, comme le manche d'une cuiller d'argent ou une boule de verre ; approchez cet objet à une distance de 20 à 40 centimètres des yeux du sujet, dans une position telle, *au-dessus du front*, qu'il exerce le plus d'action possible sur les yeux et les paupières, et ordonnez au patient de tenir son regard fixé dessus.

On peut provoquer aussi chez les animaux cette catalepsie artificielle. Nos lecteurs peuvent faire l'expérience eux-mêmes, ils la réussiront toujours. Il suffit de prendre un coq, de le mettre sur une table de couleur foncée et de lui appliquer le bec contre la surface ; puis, à l'aide d'un morceau de craie, on trace une ligne sur le prolongement du bec, en ayant soin de relever la crête, si elle est abondante, car il est nécessaire que les yeux de l'animal suivent le tracé. Le coq est cataleptique lorsque la ligne a atteint une longueur de 50 centimètres. Il est absolument immobile, il ne sent plus les piqûres, ses yeux sont fixes, et il reste pendant près de 60 secondes à la même place, alors que, tout à l'heure, il était très difficile de le retenir. Suivant M. Balbiani, les étudiants allemands avaient autrefois une véritable prédilection pour cette expérience, qu'il réussissaient toujours.

Ce fait a été relaté en 1635 par Kircher dans *Ars magna lucis et umbræ*.

Au lieu d'un coq, on peut prendre un moineau, une salamandre, un lapin, une écrevisse, etc. Charcot n'a jamais réussi avec un cochon d'Inde.

Mais il n'est pas seulement facile de rendre un animal cataleptique, on peut encore, et très facilement, faire tomber en catalepsie complète ou partielle une femme hystérique. Voici comment agit M. Charcot :

Il prend une jeune femme atteinte d'hystérie, il la regarde en face et lui dit de le regarder ; elle tombe aussitôt dans un état spécial de léthargie provoquée, se traduisant par la résolution des membres et l'insensibilité. La jeune hystérique n'entend plus rien, ne voit plus rien, ne pense plus à rien, et lorsqu'on la réveille, elle ne sait rien de ce qui s'est passé. C'est pendant qu'elle se trouve dans cet état qu'il est facile de la rendre cataleptique. Il suffit de lui ouvrir les paupières de façon que l'impression du jour excite ses yeux, et elle est aussitôt cataleptique. L'on peut, en effet, donner à ses membres toutes les attitudes que l'on désire, et ses bras, ses jambes ou son corps conservent ces attitudes.

On peut faire passer directement la femme hystérique dans

l'état de catalepsie en lui disant de regarder un instant la lumière électrique, mais dès qu'on cesse l'éclairage, elle tombe dans l'hypnotisme. Lorsqu'elle est dans cet état, on peut la laisser hypnotique ou somnambule d'un côté du corps et la rendre cataleptique de l'autre ; on n'a, pour cela, qu'à ouvrir les paupières du côté que l'on veut rendre cataleptique et à diriger dans l'œil la lumière électrique. Si on ouvre l'œil droit, le côté droit est aussitôt cataleptique, tandis que le gauche reste dans l'hypnotisme. On la rend cataleptique des deux côtés en ouvrant les deux yeux.

On peut faire tomber en catalepsie certaines hystériques en les faisant asseoir sur la caisse à raisonnance d'un gros diapason que l'on fait vibrer ; si les vibrations cessent, elles tombent dans le somnambulisme, pour retomber en catalepsie dès que les vibrations recommencent. Ce fait curieux a été remarqué par notre confrère le Dr R. Vigouroux.

L'accès cataleptique proprement dit n'est pas grave par lui-même ; aussi guérit-il presque toujours. Mais la catalepsie indique chez l'individu qui en est atteint une très grande prédisposition nerveuse, et celle-ci peut amener une autre névrose lorsque la catalepsie n'existe plus.

TRAITEMENT. — Parmi les nombreux médicaments que l'on a administrés pour guérir cette maladie singulière, nous devons tout d'abord placer le sulfate de quinine, qui a donné d'excellents résultats, surtout lorsque les accès reviennent avec périodicité. Viennent ensuite les divers moyens hydrothérapiques : lotions froides, affusions froides suivies de frictions sèches, etc., etc. On diminue ainsi l'impressionnabilité nerveuse. Si le malade est affaibli, on donne en même temps du fer et des toniques.

Petetin prétend avoir fait cesser immédiatement des attaques avec une ou deux commotions électriques.

Quelquefois la musique, les odeurs suaves mettent fin à un accès. Nous avons pu faire disparaître instantanément des attaques d'une violence extrême, et qui auraient duré de 4 à 6 heures, par la suggestion. Comme pendant le sommeil hypnotique, dans lequel nous les laissions pendant une heure ou deux, ou même davantage, nous ordonnions aux malades de ne plus avoir de crises, nous sommes arrivés à les guérir complètement.

Convulsions des enfants. — Les convulsions sont des troubles de la motilité caractérisés par des mouvements involontaires désordonnés des muscles, ou par leur rigidité apparente. Ces troubles reviennent par accès, et ceux-ci constituent ce qu'on appelle une attaque.

Règle générale, rien n'annonce les convulsions ; elles arrivent d'une manière brusque. Si Brachat dit avoir observé quelques phénomènes précurseurs, comme : impatience, inquiétude, malaise, agitation, caractère hargneux, sommeil léger ou insomnie, ces phénomènes doivent plutôt se rapporter à une autre maladie, qui ne tarde pas à se déclarer, et dont les convulsions ne sont qu'une manifestation simple.

L'attaque se manifeste donc presque toujours d'une façon inopinée. La face de l'enfant prend un air de douleur et d'effroi ; son regard devient fixe ; le corps se renverse en arrière ; le cou, les bras, les jambes se raidissent, la respiration s'accélère. Cela dure tout au plus deux minutes, et les convulsions éclatent. De nombreuses secousses, des mouvements désordonnés occupent presque toutes les parties de son corps. Ses petits membres se plient et s'étendent tour à tour. Sa figure livide est agitée de mouvements convulsifs. Les yeux roulent dans leur orbite, puis se cachent sous les paupières, alternativement ouvertes et fermées, et se renversent fortement sous la paupière supérieure, de telle sorte qu'on ne voit plus que le blanc. Les angles de ses lèvres tirées en dehors paraissent le faire rire, mais d'un rire sardonique fendant le cœur. Tous les muscles de sa petite face se convulsionnent en divers sens donnant à la physionomie un aspect bizarre, horrible. Et pendant que chaque secousse convulsive se reproduit, chaque fois que ses membres se fléchissent et s'étendent avec force, l'enfant, en respirant, fait entendre comme un bruit de succion, tandis que des coins de sa bouche entr'ouverte s'écoule souvent de la salive écumeuse.

L'attaque peut se composer d'un seul accès, mais c'est très rare. Ordinairement, après quelques minutes de repos, il en survient un nouveau semblable au premier. L'attaque, ainsi composée de plusieurs accès, peut durer une demi-journée, un jour, deux jours et même davantage.

Mais les convulsions ne sont pas toujours générales, elles sont souvent *partielles*, et alors elles atteignent, soit la moitié du corps, soit les membres, soit même quelquefois un seul muscle.

Les *convulsions partielles* les plus fréquentes sont celles du *visage*. Celles-ci occupent tantôt les muscles de la face d'un seul côté, et alors on voit les paupières, le globe oculaire, l'aile du nez et la joue agités de nombreux mouvements convulsifs ; la bouche devient grimaçante et la mâchoire inférieure se porte en bas en se tordant. Tantôt elles n'occupent que les paupières, qui se relèvent ou s'abaissent alternativement, ou bien le globe oculaire, qui s'agite dans son orbite, ou bien les ailes du nez, qui se dilatent et se resserrent fortement.

Enfin, les convulsions peuvent ne présenter aucun phénomène extérieur. Dans ce cas, elles sont localisées dans le domaine du grand sympathique, — ensemble du système nerveux ganglionnaire situé dans l'intérieur du corps, — et elles constituent les *convulsions internes*.

Lorsque l'attaque est complètement terminée, l'enfant revient à la santé. Il n'en est cependant pas toujours ainsi, car il peut très bien conserver des paralysies partielles, des douleurs vives dans les muscles qui ont été convulsés ; il peut être atteint de strabisme, de bégaiement, de torticolis ou de pied-bot. Parmi les théories émises pour expliquer certaines difformités congénitales chez les enfants nouveau-nés, les pieds-bots surtout, il en est une qui admet l'influence des convulsions éprouvées par le fœtus dans le sein maternel.

Les causes qui peuvent engendrer les convulsions chez les enfants sont très nombreuses. Parmi les *prédisposantes*, nous citerons d'abord l'*âge*. Les convulsions attaquent surtout les enfants. *Fiunt autem convulsiones*, dit Hippocrate, *promptissime quidem pueris quam primum editis usque ad septimum annum*. Vient ensuite l'*hérédité*. Trousseau cite une femme de 34 ans, sœur de dix enfants dont deux étaient morts de convulsions et qui elle-même avait eu jusqu'à l'âge de sept ans de fréquentes attaques ; elle en avait conservé un peu de déviation de la bouche. Cette femme eut à son tour dix enfants. Tous eurent des convulsions. Six avaient succombé, cinq dans les deux premières années, un autre à l'âge de trois ans ; son dernier avait eu une première attaque à l'âge de trois mois qui avait duré dix minutes et que la mère attribuait à une vive impression morale éprouvée par elle : immédiatement après un accès de colère, elle avait donné le sein à son enfant et les convulsions étaient survenues le lendemain. Tout enfant doué d'un tempérament nerveux, d'une intelli-

gence précoce ou d'une sensibilité très vive, est prédisposé aux
convulsions. Il en est de même si son sommeil est agité, si ses
yeux sont vifs et hagards, si sa peau est fine et blanche, si la
mobilité de sa physionomie est excessive. Ni le sexe ni les saisons
n'exercent une influence.

En tête des *causes occasionnelles* nous plaçons la *dentition*.
« C'est, dit Trousseau, en grande partie à l'irritation occasionnée
par l'évolution difficile des dents qu'il faut attribuer les accidents
éclamptiques nombreux, si communs chez certains sujets, non
seulement à l'époque de la première dentition, mais encore, ce
qui est beaucoup plus rare, à l'époque de la seconde. »

Vient après la présence de corps étrangers et surtout des *vers
intestinaux*. Tous les médecins qui ont parlé des convulsions de
l'enfance ont reconnu qu'elles étaient souvent produites par les
vers intestinaux, et les faits ne manquent pas dans la science
pour établir cette vérité.

L'*indigestion* est encore une cause très fréquente de la maladie qui nous occupe, soit que l'indigestion ait été causée par des
aliments qu'on a pris en trop grande quantité, comme il arrive
lorsqu'une femme donne à profusion du lait à son nourrisson ;
soit qu'elle ait été causée par l'ingestion de substances grossières non adaptées à l'âge, aux forces digestives, aux dispositions individuelles du sujet, comme chez les enfants à la mamelle
qu'on nourrit trop tôt avec des bouillies épaisses, des haricots, des
lentilles, etc.

D'après Trousseau, les enfants qui vont trop du corps sont
plus sujets aux convulsions que les autres, pour cette raison
qu'ils sont plus sujets aux indigestions.

Les vomitifs, les purgatifs, et en général toutes les médications violentes peuvent les déterminer en excitant la sensibilité
de la muqueuse digestive.

Les *irritations locales* les développent souvent. « Il y a quelque
temps, j'étais mandé, avec Blache, auprès de l'enfant d'un mi-
nistre étranger. Cet enfant était, depuis quelques heures, pris
d'accès convulsifs ; on l'avait fait mettre au bain. Les accidents
ne cessaient pas, lorsque Blache, en ôtant le bonnet du petit
malade, aperçut un brin de fil posé sur le crâne. En cherchant à
l'enlever, il attira à lui une longue aiguille à laquelle ce fil tenait
et qui était enfoncée profondément dans le cerveau. Les convulsions s'arrêtèrent immédiatement, mais peu de temps après il

survint une hydrocéphalie qui entraîna la mort » (Trousseau). Un autre malade, un fils du professeur Soubeyran, ayant succombé à des convulsions dont on ne pouvait saisir la cause, l'autopsie fut demandée, et l'on trouva fixée au foie une aiguille à laquelle on attribua les accidents mortels que rien ne pouvait expliquer. L'irritation produite par des vésicatoires, des sinapismes employés mal à propos, peuvent encore donner naissance aux convulsions. Il en est de même des plaies, des brûlures, des fractures du crâne, des chutes, des commotions, des tumeurs. Le chatouillement peut les provoquer, ainsi que la crainte, la frayeur, la jalousie, la colère. Elles apparaissent encore dans la rougeole, la variole, la scarlatine, la bronchite, la pneumonie, la coqueluche et les maladies des intestins.

A toutes ces causes, nous croyons devoir ajouter la suivante que nous n'avons vue mentionnée nulle part : tempérament herpétique ou scrofuleux. L'enfant sous l'empire de cette diathèse doit avoir soit un eczéma, soit de la gourme, etc. ; que ces maladies, pour une raison ou pour une autre, ne se manifestent pas au dehors, l'enfant a de fréquentes attaques de convulsions. Que l'eczéma se déclare, que la gourme sorte bien, et l'enfant n'en a plus.

Le pronostic est assez grave. Il est d'autant plus sérieux que les convulsions sont plus intenses, et plus rapprochées. Il est, en outre, subordonné à l'âge, au tempérament de l'enfant et à la cause des convulsions. Il est très grave si la respiration est fortement gênée. Dans ce cas, le malade peut succomber par asphyxie.

Il est très facile de reconnaître une attaque de convulsions. Mais il est fort difficile d'en savoir la cause. La connaissance de celle-ci est cependant nécessaire parce que la médication doit changer suivant la cause. Il faut donc bien examiner tout le corps de l'enfant, le mettre complètement nu ; regarder si les convulsions ne sont pas produites par le pli d'un linge, par un vêtement trop serré, par une épingle qui pique la peau ; examiner l'état de la dentition, du tube digestif ; rechercher s'il n'y a pas de maladie du cerveau ; enfin, si on ne trouve aucune de ces causes, interroger les parents sur la santé ordinaire du malade, sur ses habitudes et les circonstances qui ont précédé l'apparition de la maladie.

Traitement. — En présence d'un enfant atteint de convulsions, il faut, avant tout, comme nous venons de le dire, le déshabiller et s'assurer si elles ne sont pas dues à une piqûre d'épingle, à la constriction des langes, ou à l'apparition d'un abcès.

Il faut ensuite établir une ventilation suffisante. On a vu des cas de guérison obtenus en exposant l'enfant quelques minutes à l'air frais.

Si les convulsions sont dues à la dentition, recourez à l'incision cruciale des gencives, ou bien faites des frictions avec le mélange suivant :

```
Poudre de safran. . . . . . . . . . . . . .   20 gr.
Miel. . . . . . . . . . . . . . . . . . . . . .   10 gr.
```

Si elles sont dues à la présence de vers intestinaux, donnez des vermifuges. Si elles sont symptomatiques d'une congestion cérébrale, mettez, selon l'âge et la force du malade, de 1 à 10 sangsues à l'anus ; donnez des lavements laxatifs, ou bien faites prendre 10 centigrammes de calomel dans du miel, et appliquez des compresses froides sur le front. Si elles viennent à la suite d'une émotion, d'une peur, de la colère, donnez les mêmes soins et, en plus, de 50 centigrammes à 2 grammes de chloral en potion ou un lavement antispasmodique avec 2 grammes d'asa fœtida, ou encore la potion suivante, une cuillerée toutes les heures.

```
Musc. . . . . . . . . . . . . . . .  0 gr. 15 à 0 gr. 20.
Eau de laitue. . . . . . . . . .  80 gr.
Sirop d'éther. . . . . . . . . .  20 gr.
Sirop de morphine . . . . . .  20 gr.
```

Enfin donnez un grand bain.

Les Anglais aiment beaucoup les bains chauds. *When a child is seized with convulsions the most generally available remedy is the warm bath, and if used with judgment it is a good one.* Lorsqu'un enfant est pris de convulsions, généralement le remède le plus efficace est le bain chaud. Si l'enfant est fort, pléthorique, il ne faut le plonger dans le bain que jusqu'à la ceinture et lui appliquer pendant ce temps des compresses sur la tête. S'il est faible, on peut le plonger jusqu'au-dessus des épaules. Dans l'un et l'autre cas l'immersion doit durer vingt minutes : *in either case the immersion is to be continued for twenty minutes.*

Si les convulsions sont occasionnées par une indigestion, faites vomir, soit en administrant un vomitif, soit avec le doigt en chatouillant la luette si on n'a pas de vomitif.

Lorsqu'elles sont consécutives à la constipation, donnez un purgatif : 10 à 20 centigrammes de calomel ; 8 à 15 grammes de manne ou 10 à 15 grammes d'huile de ricin. Surveillez ensuite l'alimentation pendant quelques jours. Si elles marquent le début des fièvres éruptives, appliquez les révulsifs cutanés, donnez des bains chauds. Enfin, si elles proviennent d'une faiblesse générale, faites des frictions alcooliques avec de l'eau de Cologne, de l'eau-de-vie camphrée, du baume de Fioravanti. Faites inspirer de l'ammoniaque ou de l'acide acétique et à l'intérieur donnez quelques cuillerées de vin d'Espagne.

Éclampsie puerpérale. — C'est une maladie caractérisée par une série d'accès convulsifs, accompagnés ou suivis de l'abolition plus ou moins complète de la sensibilité et de l'intelligence.

Le mot éclampsie vient de ἐκλάμπειν, faire explosion, parce que l'attaque convulsive se produit soudainement, et l'épithète de puerpérale indique que la maladie ne frappe que les femmes en état de grossesse, surtout lorsqu'elles sont dans cet état pour la première fois, qu'elles redoutent beaucoup le moment de la délivrance et qu'elles possèdent un tempérament très nerveux. Un bassin trop étroit, une mauvaise présentation de l'enfant, la rétention du placenta peuvent aussi la produire. Généralement une première atteinte prédispose à de nouvelles dans les accouchements consécutifs : on l'observe très souvent chez les albuminuriques.

SYMPTÔMES. — L'éclampsie se manifeste presque toujours peu avant ou immédiatement après l'accouchement. Lorsqu'elle se montre à une autre époque de la grossesse, c'est que l'accouchement a beaucoup de chances de se faire avant terme. D'abord la femme se plaint de malaise, de céphalalgie, de vertiges, de nausées ; ces prodromes durent quelques heures seulement, un jour, ou deux jours. Tout à coup se produisent des *convulsions* des muscles du visage et des membres ; puis le regard devient fixe, les mâchoires se ferment, blessent souvent la langue ; les membres se raidissent, le pouce est fortement fléchi dans la paume de la main, la respiration cesse et la malade est dans une immobilité complète.

Mais cette période ne dure pas même une minute. Les

grandes convulsions paraissent. L'œil roule dans l'orbite ; les lèvres tremblent ; le menton semble aminci et donne l'aspect d'un satyre. La langue sort de la bouche, et, comme presque toujours elle a été mordue, il s'écoule une écume sanguinolente qui ressemble beaucoup à celle que les épileptiques laissent échapper pendant leurs accès. Du reste, l'attaque d'éclampsie ressemble à s'y méprendre à celle de l'épilepsie. Les membres sont convulsés, mais pas avec une grande violence ; le pouls est petit ; la face cyanosée, quelquefois livide, et la sensibilité est complètement abolie.

Après dix minutes, un quart d'heure au plus, les convulsions diminuent, les traits deviennent naturels, mais la malade conserve son insensibilité pendant près d'un quart d'heure. Après ce temps elle revient à elle, étonnée, ne se souvenant de rien.

Malheureusement le calme ne dure pas souvent longtemps. Un nouvel accès se produit, puis un autre, et encore d'autres ; dans ce cas, la mort survient par suite du coma trop prolongé ou par asphyxie, ou par congestion cérébrale.

L'éclampsie peut, cependant, se terminer par la guérison, qui a lieu lorsque les accès sont de courte durée, éloignés et peu nombreux. Mais elle laisse souvent une faiblesse de l'intelligence, de la mémoire, de la vue, de l'ouïe.

On ne la confondra pas avec l'*hystérie*, dans laquelle on ne constate pas la morsure de la langue, la flexion du pouce dans la paume de la main, le coma prolongé ; avec l'*épilepsie*, dans laquelle le malade pousse un cri au début de l'attaque.

Traitement. — *Préventif :* Si la malade est atteinte d'albuminurie, elle doit se soumettre au régime lacté exclusif, 3, 4 et 5 litres de lait par jour, pas d'autres aliments. Si ce n'est pas possible, elle prendra des diurétiques, de l'eau de Contrexéville, de l'eau de Vittel, des bains chauds prolongés. Enfin on lui appliquera des ventouses sèches sur les lombes. Si elle présente de la pléthore, une saignée de 300 à 500 grammes la soulagera beaucoup. Certains auteurs préconisent l'accouchement prématuré ; d'une manière générale il faut le rejeter.

Traitement de l'éclampsie déclarée. On prévient les morsures de la langue en mettant un linge ou un bouchon entre les dents. On donne de 5 à 10 grammes de chloral en lavements dans les 24 heures ; ou 3 à 5 grammes dans une potion, par cuillerée d'heure en heure. On peut administrer dès le début 20 grammes d'eau-de-vie allemande. Enfin, si l'attaque arrive vers la fin de la grossesse, il faut appliquer les fers, si le travail est commencé, ou faire la version, car il est très important que l'accouchement soit terminé le plus tôt possible. Lorsque les accès continuent après la délivrance, on examine s'il ne reste pas dans l'utérus quelques caillots les occasionnant. Il est évident que la présence du médecin est ici indispensable.

Chorée ou **danse de Saint-Guy**. — C'est une névrose caractérisée par une incoordination des mouvements volontaires et par des contractions spasmodiques involontaires des membres.

La chorée (de χορεία, danse) est une maladie de la seconde enfance et de l'adolescence. On l'observe surtout, en effet, de 6 à 15 ans. Passé 20 ans, elle est très rare. Le sexe masculin y est moins prédisposé que le sexe féminin : sur 531 choréiques, on a trouvé 393 filles et seulement 138 garçons. Une *constitution* délicate y prédispose. L'influence de l'*hérédité* est incontestable ; dans la famille des choréiques on rencontre toujours des personnes atteintes d'une névrose, hystérie, éclampsie, etc. Parmi les causes occasionnelles, il faut placer les émotions morales, la frayeur, la colère, la vue d'une personne atteinte de chorée ; l'excitabilité nerveuse créée par la chlorose, l'anémie, l'onanisme, la grossesse, le rhumatisme.

SYMPTÔMES. — La maladie peut débuter brusquement à la suite d'une vive émotion ; mais, le plus souvent, elle est précédée d'un changement dans le caractère. L'enfant devient triste, morose ; il travaille moins ; il se plaint d'avoir mal à la tête, des inquiétudes dans les jambes, signe précurseur des mouvements désordonnés qui ne tardent pas à se produire. Dès ce moment la chorée est déclarée.

Elle est d'abord *partielle*, c'est-à-dire qu'elle n'atteint qu'un membre, la moitié gauche du corps (hémichorée), mais bientôt elle se *généralise*. L'enfant commence par être maladroit, il prend difficilement les objets, les laisse tomber ; ses jambes sautillent, ne peuvent pas rester en place, où bien il fait des grimaces continuelles. Et les parents, qui n'ont pu reconnaître la maladie, le grondent sans cesse ; mais plus ils le grondent, plus sa maladresse augmente, et ses grimaces redoublent, par suite de l'émotion et de l'ennui qu'il éprouve de ne pouvoir se retenir. Aussi les mouvements involontaires, irréguliers, incessants deviennent de plus en plus marqués. Les muscles du visage se contractent de mille manières et font faire au pauvre malade des grimaces si bizarres que souvent les parents eux-mêmes, malgré leur tristesse, ne peuvent s'empêcher de rire. Sa tête se balance, se retourne continuellement. Les *bras* s'agitent en tous sens de telle sorte qu'il a une peine extrême à porter les aliments dans la bouche. Ses *jambes* ne peuvent rester en place ; il les lance à droite et à gauche, comme un vrai polichinelle ; il sautille, il *danse* pour ainsi dire continuellement. Et plus il s'observe, plus on le regarde, et plus ses mouvements sont désordonnés. Ils se calment cependant lorsqu'il dort ; toutefois, dans les cas graves, ils persistent. Les muscles lisses, de la vie organique, sont rarement atteints ; mais il se produit quelquefois de la gêne dans la phonation, la déglutition, et des désordres dans l'évacuation de l'urine. Il survient encore, dans les deux tiers des cas, des troubles intellectuels, comme affaiblissement de la mémoire, hallucinations de la vue, etc.

La chorée guérit presque toujours au bout de six semaines à trois mois. La mort survient très rarement par épuisement. Les *récidives* sont fréquentes.

On ne la confondra pas avec les *convulsions* qui sont passagères, ne durent pas longtemps ; avec le *tremblement* qui ne se produit que lorsque le malade veut agir ; avec la *paralysie agitante* dans laquelle les mouvements ne sont pas désordonnés et qui est rare avant 40 ans.

Traitement. — On commence par combattre les causes, si on les connaît : l'*anémie*, par les toniques (V. chlorose) ; les *vers intestinaux*, par les vermifuges ; le *rhumatisme*, par les bains sulfureux.

Puis, si la chorée est *légère*, on se contente d'administrer le bromure de potassium, 2 à 4 grammes dans la journée ; un peu plus tard on fait prendre, progressivement, 2, 4, 6 et même 10 milligrammes d'arséniate de soude en solution. Ce médicament réussit très bien chez les sujets lymphatiques ou chlorotiques. Enfin la suggestion peut être essayée. A tous ces moyens il faut ajouter l'hydrothérapie, les bains sulfureux, le massage et surtout la gymnastique bien rythmée.

Lorsque la chorée est *intense*, on a recours au *chloral*,

plutôt qu'à l'*opium*, à condition, toutefois, que le cœur soit sain. On donne 2, 3 et même 4 grammes d'hydrate de chloral en potion et par jour, car il faut obtenir l'hypnose (ὕπνος, sommeil). Dès que l'amélioration s'est produite on remplace ce médicament par le bromure de potassium, surtout s'il y a des complications cardiaques. On commence par 1 gramme pour arriver progressivement jusqu'à 5. On peut donner une dose égale d'antipyrine. La médication débilitante par l'émétique n'est plus employée. Il faut s'abstenir de l'hydrothérapie si le sujet est rhumatisant.

Tétanos. — Le tétanos (de τέτανος, venant de τείνειν, tendre) est une névrose caractérisée par des contractures douloureuses et permanentes de la plupart des muscles de la vie de relation, avec des redoublements convulsifs survenant sous forme d'accès.

Cette affection, qui peut être spontanée mais qui est le plus souvent traumatique, paraît être l'expression d'un état morbide de la moelle dont le pouvoir excito-moteur est poussé à l'excès. Il existe encore une théorie humorale d'après laquelle il y aurait une intoxication générale qui retentirait surtout sur la moelle.

D'après Verneuil, il y a bien intoxication, et elle est due au bacille de Nicolaïer, dont les produits de culture contiennent des toxines qui engendrent le tétanos. On trouve ce bacille dans la terre située près des habitations ; et cette terre, inoculée aux animaux, leur donne le tétanos. Ce serait le cheval qui, par ses déjections, transporterait ce bacille dans les champs ou les jardins.

Étiologie. — Toutes les lésions traumatiques peuvent provoquer le tétanos, même les plaies accidentelles ou consécutives à une simple opération, comme une piqûre d'abeille, de sangsue, une injection hypodermique, l'extirpation d'un cor. Il en est de même de la contusion des mains ou des pieds, de la luxation du pouce. Mais ce sont les plaies contuses, les plaies par armes à feu, par arrachement, par écrasement, les brûlures qui le produisent, surtout lorsque les lésions sont situées sur une partie du corps très riche en nerfs sensitifs. Les nègres y sont prédisposés d'une manière particulière ; les femmes et les adultes y sont plus sujets que les hommes et les enfants, on l'a observé chez le nouveau-né. Il se déclare encore très facilement chez un blessé se trouvant dans un état de dépression morale et de surmenage physique, surtout s'il est alcoolique. Les brusques variations de température y prédisposent aussi. Larrey raconte que, dans la nuit qui suivit la bataille de Bautzen, nos blessés, après une journée assez chaude, ayant été exposés à un froid très vif, furent atteints, le lendemain, en très grand nombre, du tétanos.

SYMPTÔMES. — Le *tétanos spontané* est très rare ; il débute par un malaise général avec douleur à la nuque. Le *tétanos traumatique* se déclare surtout dans les quinze premiers jours qui suivent la formation de la plaie, plus généralement entre le troisième et le huitième. Il est caractérisé par des contractures et par des accès convulsifs.

1° *Contractures*. — Le malade commence par se plaindre d'une raideur des muscles de la mâchoire et de la nuque. Cette raideur ne tarde pas à l'empêcher de tourner la tête et d'ouvrir la bouche ; c'est le *trismus* (de τρισμός, venant de τρίζειν, grincer) ; les mâchoires ne peuvent plus s'écarter par suite de la constriction violente des masséters. Mais, la contracture ne s'arrête pas là, elle s'étend bien vite aux autres muscles de la face, les commissures des lèvres se relèvent et donnent au malheureux, qui souffre d'une manière horrible, cette expression particulière connue sous le nom de *rire sardonique*. Puis elle gagne les muscles extenseurs du tronc et des membres. Le tronc se trouve ainsi raidi, formant un arc de cercle à concavité postérieure, c'est l'*opisthotonos* (de ὄπισθεν, en arrière, et τόνος, tension). Quelquefois, mais assez rarement, ce sont les muscles fléchisseurs qui sont atteints, le corps est alors incurvé en avant et on a l'*emprosthotonos* (de ἔμπροσθεν, en avant). Enfin, plus rarement encore, les muscles sont frappés d'un seul côté, c'est le *pleurothotonos* (πλευρόθεν, latéralement).

2° *Accès convulsifs.* — Les contractures qui précèdent sont toniques, continues, mais elles ne tardent pas, sous l'influence de la cause la plus légère, un petit choc, un simple contact, un courant d'air, un effort pour avaler, à s'accompagner de convulsions cloniques, extrêmement douloureuses, véritables accès convulsifs pendant lesquels s'exagèrent les diverses attitudes que nous venons d'indiquer.

Le pouls devient précipité ; la température peut atteindre 42°, et monte même après la mort, ce qui s'explique par la suractivité excessive du travail musculaire. L'intelligence reste absolument intacte jusqu'au moment où la gêne de la respiration entraîne l'asphyxie.

Le tétanos *suraigu* tue toujours en quelques heures, ou en 2 ou 3 jours ; l'*aigu* emporte dans l'espace de 5 à 10 jours. Quand il est *chronique*, c'est-à-dire lorsque le début est moins rapide, lorsque les contractions sont moins douloureuses, la guérison peut arriver, mais c'est assez rare. La mort est le résultat soit de l'asphyxie consécutive aux spasmes des muscles respirateurs, soit de l'impossibilité d'avaler.

On peut confondre le tétanos avec l'*empoisonnement par la strychnine*. La ressemblance est si grande que la marche des accidents et les antécédents permettent seuls d'établir le diagnostic. On peut le confondre encore avec la *méningite cérébro-spinale*, mais dans cette maladie les spasmes restent partiels, au lieu de se généraliser ; de plus il y a une céphalalgie violente et le délire arrive vite.

Traitement préventif. — Il faut laver avec soin et désinfecter toutes les plaies qui sont souillées de terre, ou qui ont été faites par un cheval ; tenir le blessé dans un endroit ayant toujours la même température ; appliquer un pansement antiseptique qu'on renouvelle rarement ; enfin éviter toute cause d'irritation, surtout pour les plaies des mains et des pieds.

Traitement curatif. — Dès que le tétanos est déclaré, on place le malade dans une chambre obscure, ayant 18 à 20°, et on met un morceau de bois entre les dents afin que le malade puisse absorber les aliments, les boissons et les médicaments. On fait prendre ensuite de 4 à 10 grammes de chloral par jour, en potion ou en lavement. On donne des injections de morphine à haute dose, 3 centigrammes par jour ; ou bien 5 à 10 centigrammes d'extrait thébaïque toutes les heures, jusqu'à ce qu'on obtienne un peu d'amélioration ou de calme ; ou encore 10, 15 grammes de laudanum par jour. Ces médicaments ont l'avantage de calmer les douleurs affreuses qui accompagnent les crampes. Le curare est quelquefois utile. Il en est de même de l'application continue de la glace sur la colonne vertébrale. Enfin il faut envelopper d'ouate le membre où siège la plaie afin de le protéger contre les ébranlements extérieurs.

Tétanie. — La tétanie ou *contracture essentielle des extrémités* est une maladie assez rare, caractérisée par des contractures intermittentes et douloureuses, ordinairement localisées aux extrémités, sans qu'il existe une lésion quelconque des nerfs ou des centres nerveux.

Elle est plus commune de 1 à 3 ans, à cause du travail de la dentition, et à 20 ans. Le refroidissement peut la faire paraître; ou bien elle est consécutive au rhumatisme, à la lactation, à la fièvre typhoïde, au choléra, à la diarrhée chronique.

La tétanie (qui a la même étymologie que le tétanos) commence d'abord par de l'engourdissement, des fourmillements dans les bras; puis apparaît la contracture qui frappe les muscles fléchisseurs. Le pouce fortement fléchi dans la paume de la main est recouvert par les autres doigts, qui sont aussi fléchis à demi. Le poignet est, comme les doigts, dans la flexion. Les muscles sont durs, douloureux. La douleur est identique à celle qu'on éprouve quand on a une crampe au mollet; elle n'est pas continue, mais elle s'exaspère par la pression, le mouvement et surtout lorsqu'on veut redresser les mains. Les contractures réparaissent par accès. Ceux-ci peuvent durer plusieurs heures et se répéter tous les jours pendant des semaines et des mois. Les extrémités inférieures sont plus rarement atteintes. Les orteils sont fléchis; le pied est étendu et fortement courbé. Quand la tétanie est grave, la contracture gagne les bras, les jambes, les muscles du tronc et de la nuque.

On ne la confondra pas avec le *tétanos* qui est presque toujours traumatique, présente des contractures plus violentes commençant par les muscles de la mâchoire, et produit de l'hyperthermie.

Le pronostic n'est pas sérieux, car le malade guérit à peu près toujours, la contracture se dissipant d'elle-même sans troubler beaucoup la santé.

TRAITEMENT. — Il faut combattre les causes capables de la produire, comme la dentition, les vers intestinaux, l'affaiblissement consécutif à une maladie générale. Ensuite on cherche à calmer les contractures par la belladone, l'opium à haute dose, par les inhalations de chloroforme, les bains de vapeur.

Spasmes fonctionnels. Crampe des écrivains. — On désigne, sous ce nom, des crampes, des contractures survenant dans certains muscles qui sont surmenés par la répétition du même acte, comme cela a lieu chez les écrivains, les pianistes, etc.

Mais pour que la maladie se produise, il est nécessaire qu'il y ait une prédisposition spéciale.

Nous allons indiquer les symptômes de la plus fréquente, la *crampe des écrivains*.

Elle est essentiellement constituée par un spasme, une contracture involontaire et continuelle des muscles extenseurs et fléchisseurs des doigts. Cette contracture est plus ou moins douloureuse. Le malade ne peut pas tenir son porte-plume. Les doigts énervés se crispent, et malgré tous ses efforts pour retenir la plume, elle lui tombe de la main. S'il parvient à écrire quelques lignes, ce sont des traits irréguliers, formant un griffonnage tel qu'il ne peut se lire lui-même. Il a beau s'ingénier à placer son porte-plume entre tous ses doigts et le tenir de cent manières différentes, il ne réussit pas à mieux écrire. Bien plus, toutes ces positions diverses n'étant pas naturelles aggravent la maladie. Il attache même quelquefois le porte-plume, mais s'il ne peut plus lui échapper, la main est impuissante à le conduire et le pauvre écrivain n'est pas plus avancé.

Cette affection vient lentement. Elle peut atteindre son maximum en quelques mois, comme en un ou deux ans. Elle est toute locale, et, en dehors de ces crampes, le malade peut jouir d'une excellente santé. Malheureusement elle est très rebelle et résiste à toute espèce de traitement.

On a recommandé le repos absolu pendant quelque temps, l'électricité, les douches froides ; nous avons guéri un malade en lui faisant régulièrement tous les huit jours des pointes de feu. Le traitement a été long mais il a été couronné de succès ; la guérison a été obtenue et s'est maintenue.

Paralysie agitante. — Cette affection, connue aussi sous le nom de *maladie de Parkinson*, parce qu'elle n'a été vraiment décrite qu'en 1817 par ce savant anglais, est caractérisée par un tremblement progressif, général, continu, et par un affaiblissement graduel de la force musculaire.

C'est une maladie assez rare qui ne s'observe que de 50 à 65 ans. Les émotions vives, la frayeur, le froid humide, et tout traumatisme occasionnant l'irritation des nerfs périphériques, sont tout autant de causes pouvant la produire.

Symptômes. — Le début est quelquefois brusque ; mais, le plus souvent, lent et progressif. Lorsque le *tremblement* arrive, il est d'abord léger, limité à une main, à un pied. Mais bientôt il devient plus intense; il se généralise ou se circonscrit à un côté du corps, ou aux membres inférieurs. La fatigue, les émotions vives l'aggravent; la volonté, le sommeil, la pression exercée sur un point d'appui l'arrêtent.

Le plus souvent le tremblement atteint d'abord les membres supérieurs, et il est caractérisé par des oscillations rythmiques se produisant dans les jointures du poignet, du coude, et consistant en flexions et extensions alternatives, ce qui fait que si on donne la main à ces malades, ils ne peuvent s'empêcher de l'agiter continuellement. Il est clair que, dans ces conditions, ils ne saisissent les objets qu'avec la plus grande difficulté, et encore ils n'y parviennent pas toujours. Aux membres inférieurs, les choses ne se passent pas de la même façon. Le malade marche à petits pas, incliné en avant; on dirait qu'il court après son centre de gravité; aussi ne s'arrête-t-il que lorsqu'il tombe ou bien lorsqu'il rencontre un obstacle. Dans des cas très rares, il est porté à reculer. Quand il est couché, ses jambes se relèvent et retombent sans cesse; ses genoux s'entre-choquent et il est utile de mettre un linge entre eux afin d'éviter les plaies. Le tremblement des muscles du cou et de la tête n'apparaît que vers la fin de la maladie. Quant à la *paralysie*, elle n'existe pour ainsi dire jamais dans le sens propre du mot; il survient seulement un affaiblissement de la contractilité musculaire à la dernière période.

La paralysie agitante finit par déformer les mains. Les doigts prennent d'abord l'attitude qu'ils ont quand on écrit, plus tard, ils sont complètement fléchis sur le métacarpe. L'intelligence reste intacte.

Cette maladie peut durer 10, 15, 20 ans, mais la marche est progressive et la mort arrive toujours à la suite de dépérissement ou de pneumonie.

On la distingue du *tremblement sénile* parce que, dans cette dernière maladie, la tête est branlante et les mains présentent des oscillations brèves et isochrones; — du *tremblement alcoolique et saturnin,* en raison des conditions étiologiques et de la coexistence de symptômes spéciaux; — de la *paralysie générale,* qui est accompagnée de troubles intellectuels et d'embarras très marqué de la parole.

TRAITEMENT. — Aucun traitement n'a bien réussi. On a recommandé l'hydrothérapie, les bains sulfureux, l'iodure de potassium, 1 à 4 centigrammes de solanine, les courants continus (cuivre sur la colonne vertébrale et zinc sur les côtés des vertèbres), le massage, le fauteuil trépidant de Charcot (*médecine vibratoire*), la suspension.

Névralgies en général. — Les névralgies (de νεῦρον, nerf, et ἄλγος, douleur) sont des maladies des nerfs périphériques, caractérisées par des douleurs paroxystiques intermittentes ou rémittentes et siégeant sur le trajet d'un de ces nerfs.

Les *causes prédisposantes* sont : l'*hérédité*, en effet, on les rencontre souvent chez les enfants nés de parents qui en ont eu, ou qui sont épileptiques, hystériques, aliénés ; — l'*âge*, très rares dans l'enfance, elles deviennent très fréquentes à l'âge adulte ; — le *sexe*, la femme y est plus prédisposée, quoique l'homme soit plus sujet aux névralgies qui se rattachent au développement de lésions inflammatoires ; — enfin, les maladies qui anémient beaucoup l'organisme, et en particulier la chlorose, l'impaludisme, le saturnisme, la syphilis, la goutte, etc.

Les *causes occasionnelles* sont : les troubles de vascularisation, donnant lieu aux névralgies congestives, les inflammations des nerfs, les plaies, le froid brusque et soudain, le traumatisme, la compression consécutive à une lésion des os et du périoste, ou à des tumeurs, comme des anévrysmes, des kystes.

SYMPTÔMES. — La douleur est spontanée, continue ou intermittente, revenant par accès à des heures fixes, lancinantes, suivant le trajet du nerf, augmentant par la pression des doigts en certains points nommés *points douloureux*. Elle s'accompagne souvent d'anesthésie, de contractures involontaires, de paralysie, d'exagération des sécrétions, et peut conduire à la neurasthénie.

TRAITEMENT. — Badigeonnages avec du laudanum ; vésicatoires volants ; mouches d'opium, injections de morphine ; pulvérisations avec le chloro-éthyleur (V. *migraine*, p. 120) ; frictions avec un liniment composé de 60 grammes de baume tranquille, 5 à 8 grammes de laudanum et tout autant de chloroforme ; cautérisation au fer rouge ; faradisation ; massage ; hydrothérapie ; douches sulfureuses.

Avec le traitement interne, on combat l'*anémie* par le quinquina et les ferrugineux ; la *périodicité* des accès, par 30 à 80 centigrammes de sulfate de quinine, une heure après la fin de l'accès ; la *syphilis*, l'*impaludisme*, par des médicaments appropriés. — Nous reviendrons sur ce traitement quand nous reparlerons des névralgies en particulier.

Névrite. — C'est l'inflammation aiguë ou chronique des cordons nerveux.

Elle se produit : sous l'*influence d'une lésion directe* du nerf à la suite d'une plaie, d'une contusion, de la présence d'un corps étranger ; — par *voisinage*, lorsqu'une inflammation s'est développée près d'un nerf et s'est communiquée jusqu'à lui, comme cela a lieu dans la pleurésie et beaucoup d'autres maladies de poitrine ; — sous l'*influence du froid*.

Symptômes. — Si le nerf est *sensitif*, les douleurs sont vives, augmentent par la pression sur tout son trajet et s'étendent à ses ramifications terminales. Plus tard, si le nerf se détruit, il survient une anesthésie générale de toutes les parties auxquelles il se distribue. — Lorsque le nerf est *moteur*, le malade se plaint de contractures douloureuses, qui sont bientôt suivies de paralysie motrice, d'abolition des mouvements réflexes, de la contractilité électrique et d'atrophie musculaire. — Si le nerf est *mixte*, on constate naturellement les deux ordres de troubles. — S'il est *superficiel*, la peau qui l'entoure est rouge, sensible, et on sent même un cordon dur, tuméfié, douloureux. On constate souvent tout autour des parties malades des éruptions vésiculeuses (zona), de l'érythème, du pemphigus, des plaques gangréneuses.

Quand la névrite est consécutive au froid, elle se dissipe assez vite ; quand elle est due aux autres causes, que nous avons énumérées, elle suit leur marche et guérit lorsqu'elles disparaissent.

Le pronostic est tout de même assez sérieux à cause des troubles trophiques et des paralysies qui peuvent se produire.

Traitement. — Dès le début, afin de calmer les douleurs, on applique des sangsues ou bien des cataplasmes ; on fait des frictions avec de la pommade mercurielle belladonée. Si les douleurs persistent, on met des vésicatoires sur le trajet du nerf ; on pratique des injections sous-cutanées de morphine. Si la paralysie persiste, on a recours aux bains sulfureux et à l'électrisation.

Migraine ou **hémicranie**. — La migraine est une maladie caractérisée par une douleur généralement limitée à la moitié de la tête (ἥμισυς, moitié, et κρανίον, crâne), et souvent accompagnée de vomissements.

Cette maladie est fréquemment sous la dépendance d'un mauvais état général ; aussi la rencontre-t-on dans la chlorose, la dyspepsie, la goutte, l'hystérie, l'hypocondrie, etc. Les femmes, les gens nerveux, irritables, y sont particulièrement exposés. Enfin, une grande fatigue intellectuelle, des veilles prolongées, des excès de toutes sortes, des troubles de la digestion, l'abus du tabac, le bruit, certaines odeurs, celles des fleurs principalement, peuvent donner la migraine.

Symptômes. — D'ordinaire, après une assez bonne nuit, l'individu se réveille mal à l'aise ; il est sans appétit, sans entrain, puis, après un certain temps, une douleur se fait sentir au front et à la tempe gauche plutôt qu'à la tempe droite. Cette douleur peut devenir si vive qu'elle rend insupportables le bruit et la lumière. « Il semble à l'un qu'on lui perfore la tête avec une vrille, ou qu'on la lui brise avec un marteau ; à l'autre, qu'on y darde incessamment des pointes acérées ou qu'on exerce des tractions à l'aide de tenailles ; celui-ci croit sentir un étau qui rapproche l'une de l'autre les régions temporales ; celui-là, au contraire, croit que les sutures du crâne vont céder à une force intérieure (*Compendium*). » Le pouls est normal, il en est de même de la température. L'œil du côté malade devient rouge, pleure ; la pupille se dilate ; les paupières se gonflent, et des nausées, des vomissements même se produisent, fatiguant beaucoup le malade. — L'*accès* dure généralement de 8 à 10 heures ; alors le malade s'endort et se réveille bien portant, avec le sentiment d'une délivrance.

Quand la migraine est accidentelle, il peut ne survenir que quelques attaques éloignées. Quand elle est liée à un état constitutionnel, elle revient périodiquement et plus ou moins souvent, suivant les personnes, jusqu'à ce que l'état qui les produit se soit amélioré. — Elle n'est jamais mortelle.

Traitement. — Lorsque la migraine est le résultat d'un écart de régime ou d'un excès de travail, il suffit souvent d'un peu de repos, d'un bain de pied chaud, d'une tasse de café bien fort, pour la faire disparaître. — Lorsqu'elle est constitutionnelle, il

faut rechercher la cause et la combattre. Si le malade est anémique, on lui donne des préparations ferrugineuses et on lui fait
suivre un régime très reconstituant. S'il est goutteux, s'il a des
hémorroïdes, on prescrit l'eau de Vichy, on appelle le flux
hémorroïdal. S'il a un tempérament herpétique, on a recours
aux préparations arsenicales.

Pour combattre la douleur de l'accès, on place le malade dans
un lieu frais, obscur, où il garde le repos le plus absolu. Puis on
applique localement des compresses imbibées d'eau fraîche, d'eau
vinaigrée, d'eau de Cologne. On passe un crayon au menthol. On
fait des pulvérisations d'éther ou mieux de chlorure de méthyle,
ou encore d'un mélange d'oxyde de méthyle et de chlorure d'éthyle.
Ce liquide, volatil à 8°, est placé dans un tube « le chloro-éthyleur ».
On ouvre un orifice et on dirige le jet pulvérisé sur les points douloureux. Cette pulvérisation permet souvent de faire disparaître
instantanément non seulement la migraine, les maux de tête,
mais encore les névralgies intercostales, les douleurs musculaires
du lumbago, de la pleurodynie et les douleurs rhumatismales. A
l'intérieur on administre, dès le début de l'accès, 1 gramme d'antipyrine en un cachet, et un second gramme 1 heure après ; ou bien
de 50 centigrammes à 2 grammes de phénacétine ; de 25 centigrammes à 1 gramme d'acétanilide ou d'exalgine. Dans les cas
trop violents on fait une ou deux injections de morphine. Dans
les cas rebelles on emploie la quinine, surtout lorsque l'accès
revient aux mêmes heures, à périodes fixes, la caféine (granules
de valérianate de caféine, 6 à 12 dans la journée, 2 toutes les
deux heures), la digitale, la poudre de paullinia (50 centigrammes
à 1 gramme). Les pilules suivantes réussissent assez souvent :

Sulfate de quinine.	1 gr. 50
Extrait de digitale.	0 gr. 50
Chlorhydrate de morphine.	0 gr. 15
Pour 20 pilules.	

En prendre 4 par jour, deux dans la matinée à une heure
d'intervalle, en dehors des repas ; 2 dans l'après-midi.

Le malade doit vivre dans la plus grande sobriété, manger et
se coucher à des heures fixes, se livrer à un exercice modéré,
faire de l'hydrothérapie et éviter le surmenage intellectuel.

Vertiges. — Le vertige (*vertigo*, de *vertere*, tourner) consiste
dans un état du système nerveux qui fait que tous les objets sem-

blent tourner, que l'on tourne soi-même, ou que le corps chancelle et est prêt à tomber.

Il est facile à tout le monde de provoquer le vertige, on n'a pour cela qu'à se livrer à certains mouvements, à la valse par exemple. Il y a des personnes même qui l'éprouvent en en voyant d'autres tourner, ou bien lorsque, se trouvant dans une voiture, en chemin de fer, elles fixent les arbres qui bordent le chemin, ou bien encore lorsqu'elles regardent une rivière rapide, lorsqu'elles restent trop longtemps immobiles dans la station debout. Le vertige se rencontre encore chez les gens nerveux, les anémiques, à la suite de troubles de l'estomac ou des intestins (*vertigo a stomacho læso*), de troubles de l'oreille (vertige auriculaire ou de Ménière), d'une irritation du larynx. L'intoxication par l'alcool et le tabac le produisent souvent; quel garçon voulant fumer pour la première fois n'a pas eu de vertiges? Enfin la goutte, le rhumatisme y prédisposent.

Symptomes. — Dans certains cas, le malade croit tomber en avant ou en arrière, c'est le *vertigo titubans*. Dans d'autres, c'est sur le côté, *vertigo vacillans*. Quelquefois il lui semble qu'il tourne en cercle, *vertigo gyrans*. Tel voit les objets tourner à côté de lui, puis s'envelopper d'un nuage de telle sorte que leur vision n'est plus distincte, *vertigo tenebricosa*. Tel autre croit voir les objets monter et descendre alternativement, *nutatio*. Tel enfin perd l'équilibre et tombe, *vertigo caduca*. « Le vertigineux, dit H. Gilson, perd l'équilibre; en même temps il a le sentiment d'une angoisse précordiale profonde et il éprouve une sensation de défaillance imminente et de collapsus. Le sol, comme on dit, se dérobe sous les pieds. Un brouillard s'interpose entre l'œil et les objets environnants. Le malade a peur de tomber et souvent même il y a chute complète, si les moyens protecteurs (balustrade, etc.) font défaut. » Sa face est pâle; il a des éblouissements, des bourdonnements d'oreilles, des nausées, des vomissements, des douleurs d'estomac, des flatuosités.

Le vertige de Ménière présentant des symptômes spéciaux, nous en parlerons aux maladies de l'oreille.

Le vertige varie beaucoup d'intensité. Dans la forme légère, il n'y a que la sensation intérieure d'instabilité; dans la forme grave, on observe une véritable terreur. Il peut durer quelques minutes, quelques heures, ou même la vie entière.

TRAITEMENT. — Il faut chercher la cause et la combattre. Au moment de l'accès, le vertigineux doit garder le silence, l'immobilité et se placer dans un endroit presque obscur. Dans le vertige congestif on donne des purgations drastiques, on applique des sangsues. Contre le vertige anémique, on institue une médication tonique. Aux arthritiques, on fait prendre 2 et puis 3 grammes de salicylate de soude. Contre le vertige oculaire, on emploie l'hydrothérapie, l'extrait de belladone. Dans le vertige stomacal, les eaux alcalines de Vals, de Vichy, de Pougues sont très utiles. Il faut toujours surveiller les fonctions de l'organisme, la digestion, les excrétions, les sécrétions, la circulation, les fonctions intellectuelles, la température, surtout celle des pieds.

Mal de mer. — Le mal de mer est constitué par une série d'accidents qui frappent les personnes qui viennent de s'embarquer, accidents variant beaucoup suivant les susceptibilités individuelles.

Ce sont des vertiges, de la pâleur, de la céphalée, un sentiment de malaise général, des crachotements, des sueurs froides. des nausées, puis des vomissements, une douleur au cœur, de l'angoisse, de la difficulté de respirer, enfin un abattement extrême.

Tous ces accidents ne sont généralement pas graves. Cependant, dans certains cas, le mal de mer est si violent, qu'il est impossible au passager de prendre la moindre nourriture pendant plusieurs jours, ce qui produit un affaiblissement assez grand.

Les femmes y sont plus sujettes que les hommes. Elles ne doivent pas surtout s'embarquer quand elles sont enceintes, si elles ne veulent pas s'exposer à un accident. Les enfants ne sont pas épargnés.

Le mal de mer est-il dû à un miasme nautique, au vertige que donne le déplacement des objets qui sont tout autour, à la commotion cérébrale, ou à l'anémie consécutive à une répartition inégale dans les lobes cérébraux du liquide nourricier? Non. La cause du mal réside plutôt dans les oscillations du navire qui produisent un trouble dans la fonction des organes par la contraction brusque des muscles de la vie animale, ou encore qui font ballotter les viscères abdominaux.

TRAITEMENT. — Le meilleur est de faire un bon repas avant de s'embarquer, de se serrer fortement la taille avec une ceinture et de *garder le plus longtemps possible la position horizontale*, surtout si la mer est mauvaise. Les médicaments proprement dits ne font pas grand'chose. On a recommandé les frictions sur l'abdomen avec de la pommade belladonée, le champagne frappé, les boissons gazeuses, le chloral, le bromure de potassium, l'antipyrine, 2 grammes par jour en solution, etc., etc. La préparation suivante peut être très utile contre les vomissements :

Menthol.	0 gr. 10
Chlorhydrate de cocaïne.	0 gr. 20
Alcool.	60 gr.
Sirop simple	30 gr.

Une cuiller à café toutes les demi-heures.

Neurasthénie. — La neurasthénie (de νεῦρον, nerf, et ἀσθένια, faiblesse, c'est-à-dire *épuisement nerveux*) est une névrose générale du système nerveux, sans lésion anatomique connue, reconnaissant toujours pour cause l'action ordinairement primitive et constamment directe de certains agents sur les organes et les fonctions nerveuses; elle a sa raison d'être dans un épuisement, une sorte de fatigue pathologique des éléments nerveux et de leurs propriétés et se traduit par un ensemble de symptômes dont les principaux, appelés *stigmates neurasthéniques,* existent toujours en plus ou moins grand nombre et sont plus ou moins associés à d'autres symptômes secondaires, c'est-à-dire moins importants, dont le nombre est également limité et la nature définie.

Cette définition du Dr F. Levillain [1] est un peu longue; mais cette névrose, quoique vieille comme la médecine, puisque Hippocrate en a décrit les principaux symptômes, est, pour ainsi dire, nouvelle puisqu'elle n'a été vraiment limitée et déterminée que par Beard de New-York, en 1869.

ÉTIOLOGIE. — La neurasthénie peut se développer chez une personne jusque-là indemne de toute tare nerveuse; mais, le plus souvent, elle a une origine héréditaire, seulement l'hérédité n'est pas directe, elle est transformée : ainsi, les parents du neurasthénique ne l'étaient pas, mais ils étaient atteints de vésanie, ou d'hystérie, ou d'épilepsie. Elle apparaît de 25 à 55 ans, et principalement entre 35 et 45. L'homme est aussi souvent frappé que la femme. Toutes les professions qui exigent des efforts intellec-

1. *La neurasthénie*, par le Dr F. Levillain. Paris, A. Maloine, éditeur, 91, boulevard Saint-Germain

tuels soutenus ou qui entraînent des préoccupations morales exagérées y prédisposent; ainsi les médecins, les ingénieurs, les
hommes de lettres. La goutte et le rhumatisme favorisent encore
son apparition. Quant aux causes *déterminantes,* la plus importante est le *surmenage cérébral.* Celui-ci est déterminé dès que la
sensibilité (émotivité, affectivité) et la *motilité* (intellectualité, volonté) ont été suractivées. « Dans le premier cas, dit le Dr Blocq,
toutes les passions ou même les sentiments excessifs, sont susceptibles d'entraîner la neurasthénie; que ce soit l'amour ou l'ambition ou l'affection filiale, ou encore la cupidité qui entrent en
jeu, il va suffire que leur développement soit entravé pour que se
déclare un état neurasthénique consécutif. Dans la sphère intellectuelle, tous les excès de travail pourront être incriminés, et
s'il s'y joint, ce qui n'est pas rare, des préoccupations morales,
la combinaison des deux ordres de causes entraînera la neurasthénie plus facilement encore. » Sont encore susceptibles de la
déterminer l'abus des plaisirs, la mondanité excessive de la vie
des grandes villes, certaines intoxications (morphine, cocaïne,
éther). Il en est de même de la plupart des maladies infectieuses
comme la grippe, la fièvre typhoïde, les désordres qui se produisent dans les systèmes digestif, génito-urinaire, nerveux.

Symptomes. — Ils sont très nombreux. « La neurasthénie, dit
M. Huchard, est remarquable par le grand nombre de ses manifestations (*non morbus sed morborum cohors*), par la multiplicité
des souffrances, des spasmes, des douleurs viscérales et des malaises sans nom qui finissent par constituer ce qu'un médecin,
bien connu par son état névropathique, appelait le *supplice des
nerfs.* Chez ces malades, l'état de souffrance est général: tous
leurs organes peuvent être atteints tour à tour et cependant aucun
d'eux ne subit une altération matérielle; il en résulte qu'il n'y a
souvent pas de localisation possible, ni pour le patient, ni pour
le médecin, et qu'on peut dire de la neurasthénie ce que Mead
disait de l'hypocondrie : *Non unam sedem habet, sed morbus
totius corporis est.*

On admet cependant des symptômes constants, ce sont les
stigmates neurasthéniques, et des symptômes variables.

1° *Stigmates neurasthéniques.* — On en compte cinq : la *céphalée,* la *rachialgie,* la *dépression intellectuelle,* l'*affaissement des
forces* et les *troubles gastriques.*

La *céphalée* consiste en une sensation de pesanteur et de constriction occupant le front, l'occiput et les tempes, c'est le *casque neurasthénique* de Charcot; mais quelquefois elle n'occupe que la nuque (*plaque occipitale*), ou, au contraire, la partie du front située entre les sourcils. Elle paraît le jour et se dissipe la nuit. Le bruit, les odeurs fortes, les émotions, le travail intellectuel l'augmentent.

La *rachialgie,* moins fréquente, occupe surtout le sacrum, c'est la *plaque sacrée* correspondant à la plaque occipitale; mais on peut la rencontrer encore aux régions lombaire et centrale. Elle consiste ordinairement en une sensation de chaleur ou de pression, et quelquefois de douleur vive.

La *dépression intellectuelle* est caractérisée par la diminution de la mémoire, des noms propres surtout, de la faculté d'attention et de l'affaiblissement de la volonté. Le malade lit avec difficulté; il est incapable de travailler intellectuellement ou matériellement; il devient triste, découragé; il s'émotionne et s'affecte pour un rien, aussi fuit-il la société.

L'*affaiblissement des forces* est si prononcé qu'on le constate au dynamomètre. La sensation de fatigue et d'anéantissement se montre surtout le *matin au réveil,* ou à la suite d'une émotion vive, ou encore d'une fatigue physique modérée.

Les *troubles gastriques* manquent rarement dans la neurasthénie. On constate surtout la *dyspepsie flatulente.* L'estomac gonfle aussitôt après que le malade a mangé; le ballonnement s'étend à l'abdomen, procure un grand malaise; des éructations gazeuses se produisent et des bouffées de chaleur montent à son visage.

2° *Symptômes variables.* — Les principaux consistent en vertiges, en inquiétudes. Le malade se préoccupe de tout ce qu'il éprouve; il se tâte le pouls, s'examine, s'étudie; il se plaint de craquements douloureux dans la colonne vertébrale, de douleurs névralgiques, d'une sensibilité exagérée de la peau, de bourdonnements, de sifflements dans les oreilles, d'une susceptibilité extrême du goût et de l'odorat, d'accès de palpitations, de dyspnée, de faiblesse des organes génitaux, de larmoiement, de salivation, de sueurs profuses, ou, au contraire, de sécheresse des muqueuses et de la peau.

Comme tous ces symptômes ne se rencontrent pas évidemment chez tous les neurasthéniques, on a admis diverses formes de cette maladie, suivant la prépondérance que peuvent acquérir certains d'entre eux. Ainsi on admet une *neurasthénie cérébrale*, une *spinale* ou *rachialgique*, une *névralgique*, une *cardialgique*, une *gastro-intestinale*, une *génitale*, etc. Enfin nous devons faire remarquer que cette névrose s'associe souvent avec l'*hystérie*, l'*ataxie locomotrice*, la *paralysie générale*. Elle dure des mois et des années. Elle peut être améliorée, guérie assez souvent, presque toujours même quand elle est primitive; mais il est des neurasthénies héréditaires très tenaces qui se terminent par un état hypocondriaque irrémédiable.

TRAITEMENT. — Il faut d'abord s'adresser au moral du malade, lui ordonner une vie calme, au grand air, lui faire faire un exercice modéré, l'empêcher de travailler intellectuellement, le distraire sans cesse, afin qu'il ne tombe pas dans la mélancolie, et ne pas l'entretenir de son affection.

On ne doit pas compter sur la *suggestion,* parce qu'elle ne réussit presque jamais. Les formes légères seront combattues par l'hydrothérapie; dans certains cas on pourra commencer par des douches à 35° d'une minute, en jet brisé et non en pluie; par des bains sulfureux. Contre les formes graves, on emploiera la méthode Weis-Mitchell. Elle consiste à soustraire le malade à son milieu habituel et à le placer dans un établissement spécial (hydrothérapique), où il est sous la direction continuelle et absolue d'un médecin résidant. Il se repose complètement, passe son temps sur une chaise longue ou même au lit, et se nourrit aussi abondamment que possible. Enfin on le masse et on l'électrise. Le Dr R. Vigouroux emploie avec succès la franklinisation ou l'électrisation statique.

Ataxie locomotrice progressive. — L'ataxie locomotrice (de α, sans, τάξις, ordre) est caractérisée par un défaut dans la coordination des mouvements volontaires, et donnant naissance à une paralysie apparente contrastant avec l'intégrité de la force musculaire.

Elle se montre souvent sans cause connue. On l'observe plutôt chez l'homme, de 20 à 40 ans, que chez la femme. Elle peut être consécutive à de grandes fatigues, à des excès alcooliques ou génésiques. Enfin elle paraît dans la syphilis, la tuberculose, le rhumatisme, la goutte.

Cette maladie est la conséquence d'une sclérose (σκλγρός, dur) des cordons postérieurs de la moelle (V. *Anatomie*).

SYMPTOMES. — L'ataxie débute par la paralysie des muscles de l'œil; il se produit du strabisme, de la diplopie, et même de la cécité lorsque le nerf optique est lésé. On constate en même temps un affaiblissement de l'ouïe, des bourdonnements d'oreilles, des vertiges. Au bout d'un certain temps surviennent des *douleurs fulgurantes*, térébrantes, lancinantes, parcourant les membres inférieurs; des douleurs en ceinture occupant le tronc; des névralgies faciales sur le trajet du trijumeau (V. 1er Vol.); des douleurs vésicales, rectales; des crises gastriques. Le *réflexe rotulien est aboli*[1]. Les fonctions génitales, qui sont souvent excitées au début, perdent à la fin toute leur énergie. C'est à ce moment qu'apparaît le symptôme qui frappe le plus l'esprit et qui fait reconnaître la maladie d'une manière certaine, l'*incoordination des mouvements des jambes*. La marche devient désordonnée. Le malade s'avance à pas pressés, lance ses jambes en avant et en dehors, le talon frappant le sol, mais il est incapable de poser le pied là où il veut. Les yeux fermés, ou dans l'obscurité, il est dans l'impossibilité absolue de faire un pas, l'incoordination arrivant alors à son plus haut degré. Au lit, il remue très bien ses jambes; mais il les jette brusquement à droite, à gauche, sans mesure. La force musculaire existe, elle est seulement mal dirigée. Les bras ne sont atteints que plus tard. Au fur et à mesure que la maladie fait des progrès, il survient de l'anesthésie plantaire qui s'étend aux muscles des jambes, ce qui fait que l'ataxique ne sent plus sur quoi il marche, qu'il ne sait pas dans quelle position se trouvent ses membres inférieurs. Il arrive alors à la dernière période de la maladie, pendant laquelle la paralysie se déclare, amenant l'incontinence d'urine et celle des matières fécales. Il tombe dans la cachexie et meurt par dépérissement ou par complication d'une maladie intercurrente.

La marche est progressivement envahissante, et il est très rare que l'ataxie guérisse; elle dure de 2 à 20 ans.

Il ne faut pas la confondre avec la paralysie générale, la maladie de Friedreich (voir la maladie suivante), les névralgies, la sclérose en plaques, dans laquelle on constate des troubles de la

---

1. Le réflexe rotulien consiste dans les oscillations qu'on imprime à une jambe croisée sur l'autre, quand on frappe le tendon rotulien avec le rebord cubital de la main (rebord du côté du petit doigt).

parole, la chorée et la paralysie générale, dans lesquelles les mouvements involontaires persistent pendant le repos.

Traitement. — Le *traitement externe* comprend d'abord les révulsifs : vésicatoires, cautérisation ponctuée, avec le thermocautère, le long des gouttières vertébrales ; pulvérisations de chlorure de méthyle pour calmer les douleurs. Dans les formes torpides, et au début, le malade se trouvera bien de faire deux saisons à Lamalou, de 25 jours chacune, en mai et en septembre. Les eaux de Néris, de Bourbon-l'Archambault, de Barèges sont bonnes aussi. La *suspension* a eu beaucoup de vogue, il y a quelques années ; elle exerce une action favorable sur l'incoordination, la douleur, l'impuissance, mais elle n'amène pas la guérison. On peut essayer aussi le traitement Séquardien : on injecte quotidiennement, en prenant toutes les précautions antiseptiques voulues, un mélange à parties égales de liquide orchitique et d'eau distillée. On augmente tous les jours d'un centimètre cube, jusqu'à ce qu'on soit arrivé à 6. Après avoir continué 20 jours, on suspend pendant 10 et on recommence. S'il n'est pas possible de faire des injections sous-cutanées, il faut prendre, suivant Grasset, des lavements avec 1 ou 2 centimètres cubes de liquide orchitique, pour 3 ou 4 centimètres cubes d'eau stérilisée. On combat les crises aiguës de l'estomac, de la vessie, du rectum, par l'application de glace sur les points douloureux. L'*élongation* des nerfs est une pratique dangereuse.

Traitement interne. — On donne progressivement de 2 à 15 centigrammes de nitrate d'argent en pilules, du phosphore, une à 4 cuillerées à café par jour de la préparation suivante :

        Huile phosphorée . . . .   4 gr.
        Eau de menthe . . . .   60 gr.
        Sirop simple. . . . .   30 gr.

Aux syphilitiques, on fait prendre de l'iodure de potassium. On calme les douleurs fulgurantes, l'insomnie, l'éréthisme nerveux, au moyen de bains tièdes prolongés, de 4 à 6 grammes de bromure de potassium, de 2 à 4 grammes d'antipyrine, d'injections de morphine. Enfin on soutient les forces au moyen d'un régime tonique et reconstituant.

Maladie de Friedreich. Ataxie héréditaire. — Cette maladie diffère de la précédente en ce qu'elle est héréditaire, et frappe l'enfance et la puberté. Au point de vue anatomique, les cordons postérieurs de la moelle sont atteints, mais la substance grise l'est rarement. En outre les douleurs fulgurantes, les viscéralgies, l'anesthésie manquent, ou bien sont peu marquées; l'ataxie gagne vite les bras, la langue, l'œil. Le réflexe rotulien est aboli, comme dans l'ataxie locomotrice, mais il n'y a ni incontinence, ni atrophie musculaire. Enfin la maladie dure de 25 à 30 ans. — Même traitement.

Atrophie musculaire progressive. — L'atrophie musculaire progressive est une maladie chronique dont le symptôme le plus frappant est une destruction graduelle des muscles. Elle est la conséquence de l'inflammation des racines antérieures de la moelle et de l'atrophie des cellules motrices.

On l'observe surtout chez l'homme, à l'âge adulte. Elle est héréditaire et elle se produit principalement à la suite de grandes fatigues musculaires. Le froid humide y prédispose.

Symptomes. — Cette affection débute par de la faiblesse musculaire, des crampes, des contractions fibrillaires et des

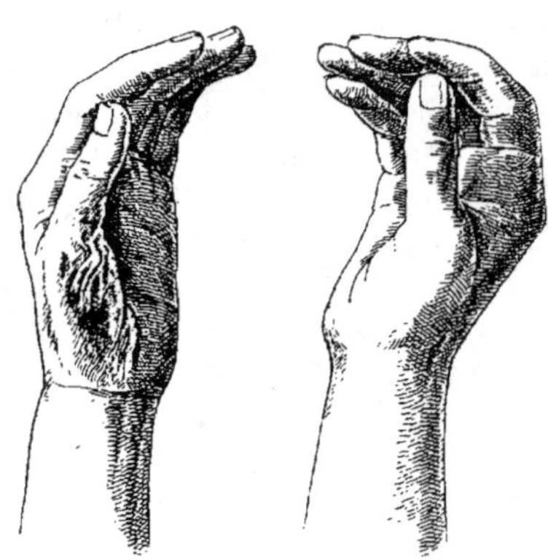

Fig. 3 et 4. — Atrophie musculaire. — Les muscles court abducteur et opposant du pouce gauche (fig. 3) ne donnent pas signe d'existence à l'exploration électrique ni physiologiquement. En comparant cette main gauche avec la main droite de la même personne, main peu atteinte (fig. 4), on se rend compte de la déformation possible, puisque la maladie est à sa première période.

soubresauts, surtout dans les muscles des membres supérieurs, qui ne tardent pas à s'atrophier non en bloc, mais un à un, irrégulièrement. L'atrophie commence généralement par les muscles de l'*éminence thénar* (V. *Anatomie*, p. 96), puis elle gagne l'*éminence hypothénar*, les muscles interosseux, les lombricaux, le court abducteur, etc. Tous ces muscles ne pouvant plus dès lors exercer leur action, ne luttent pas contre leurs antagonistes restés intacts, et il en résulte des déformations caractéristiques. Si l'atrophie frappe les extenseurs, la main est fléchie en forme de *griffe* (fig. 3 et 4); si elle ne frappe que les interosseux, les deux dernières

phalanges sont fléchies. Presque toujours c'est la main droite qui
est prise tout d'abord ; mais la main gauche ne tarde pas à être
atteinte à son tour, puis les muscles de l'avant-bras, du bras, le
biceps, le brachial antérieur, le deltoïde et plus tard le triceps brachial (V. *Anatomie*, p. 89 et 90). Elle s'étend après aux muscles du
tronc, du cou. Le bord spinal de l'omoplate, se détachant du thorax, fait une forte saillie ; la poitrine est décharnée, la tête s'incline, la colonne vertébrale s'incurve, rejetant la poitrine en avant.
Les membres inférieurs sont atteints tardivement. Lorsque les
muscles sous-hyoïdiens s'atrophient, ainsi que les intercostaux,
il en résulte une gêne de la mastication et des troubles respiratoires qui rendent mortelle la bronchite la plus légère.

On ne constate aucun trouble de l'intelligence ni de la sensibilité. La marche est très lente. La mort survient après plusieurs
années par asphyxie, par pénétration d'aliments dans les voies
respiratoires, par la paralysie des muscles de la déglutition. Le
pronostic est donc très grave. Il survient cependant quelquefois
des temps d'arrêt assez prolongés.

TRAITEMENT. — Il est souvent impuissant. On a cependant obtenu de bons résultats avec les courants continus, le long de la
colonne vertébrale et sur les muscles atteints : 10 milliampères ;
séance de 20 minutes, avec 5 minutes de repos au milieu (Grasset).
On peut encore pratiquer le massage des muscles atrophiés,
faire des pointes de feu sur le rachis. On a donné à l'intérieur de
l'arsenic, de la strychnine, du fer, et chez les syphilitiques de
l'iodure de potassium.

Sclérodermie. — C'est une maladie dont la nature est encore inconnue, paraissant avoir une origine nerveuse et caractérisée par une induration et un épaississement de la peau (σκληρός,
dur, et δέρμα, peau).

Elle commence par des fourmillements et des douleurs dans
les membres. Puis apparaissent des éruptions cutanées, des plaques indurées, foncées ou décolorées, sur une étendue plus ou
moins grande de la peau. Ces plaques rendent les mouvements
des membres difficiles : au cou, elles gênent les mouvements de
la tête ; aux lèvres et à la langue, elles troublent la mastication et
la déglutition.

Quelquefois la maladie ne siège qu'aux extrémités, on l'appelle alors la *sclérodactylie;* et elle imprime aux doigts une attitude spéciale.

La sclérodermie peut guérir ou rester longtemps stationnaire. La mort survient presque toujours à la suite d'une maladie intercurrente.

TRAITEMENT. — Afin d'activer les fonctions de la peau, on donne des injections sous-cutanées de pilocarpine. On fait prendre des bains sulfureux, des bains de vapeur. Le massage, l'hydrothérapie rendent beaucoup de services; il en est de même de l'électricité, de l'électrolyse (introduire l'aiguille sous la plaque, parallèlement à la surface de la peau). On peut appliquer aussi des emplâtres résolutifs. Enfin il est nécessaire de tonifier le malade et de lui faire prendre de l'huile de foie de morue, du fer, du quinquina, de l'arsenic.

Cachexie pachydermique ou **myxœdème.** — La première description de cette maladie est due à Gull en 1874. Cette affection est caractérisée par un œdème dur, ne gardant pas l'empreinte du doigt, prédominant à la face, aux mains, aux extrémités inférieures qu'il tuméfie et déforme. Les mains prennent l'aspect d'une bêche, et les pieds ressemblent à ceux d'un pachyderme. Le tronc et les membres peuvent être atteints. La peau est jaune, sèche, rugueuse, épaisse ($\pi\alpha\chi\grave{\upsilon}\varsigma$, épais, $\delta\acute{\epsilon}\rho\mu\alpha$, peau). Les ongles s'atrophient, les dents et les cheveux tombent, l'intelligence baisse et la mort finit par arriver dans le marasme.

Le myxœdème est plus commun chez la femme que chez l'homme. On l'observe après l'action du froid humide, à la suite de la lactation, de l'atrophie ou de l'extirpation du corps thyroïde. C'est ce qui a fait rapprocher cette maladie du crétinisme.

TRAITEMENT. — La diète lactée, les bains sulfureux et le séjour dans une atmosphère sèche, tempérée, amènent quelquefois une certaine amélioration. Mais il y a souvent des rechutes. Aujourd'hui on emploie la médication thyroïdienne. On donne pendant 5 jours un lobe de corps thyroïde de mouton, puis un lobe tous les 2 jours pendant 2 ou 3 semaines. On peut faire prendre aussi une ou deux tablettes de poudre desséchée ou thyroïdine. Cette médication peut provoquer des accidents; il faut donc être prudent.

Hypocondrie. — L'hypocondrie (de ὑπό, sous, χόνδρος, cartilage) n'est pas, comme son nom peut le faire croire, une maladie des organes contenus dans l'abdomen. C'est un état habituel d'anxiété morale insuffisamment motivée ou pas du tout, relative à la santé physique de celui qui en est atteint. Cet état d'anxiété existe, tantôt chez des individus qui ont réellement une maladie, mais dont ils s'exagèrent la gravité, et qui attachent une importance excessive à tout ce qu'ils éprouvent, tantôt chez des individus qui n'ont absolument rien, et qui sont, par conséquent, de véritables malades imaginaires.

L'hypocondrie peut revêtir une forme très grave et constituer une véritable folie. Mais, le plus souvent, l'hypocondriaque est un homme sain en apparence, un simple névropathe qui exagère les symptômes qu'il éprouve. Au lieu d'être étranger à ce qui l'entoure, il est, au contraire, tout à ses affaires, à ses relations de famille, de société, d'intérêt ; mais il s'inquiète perpétuellement de sa santé, s'exagère ses souffrances réelles ou s'en crée de complètement imaginaires, analyse, avec une anxiété méticuleuse, les moindres symptômes qu'il éprouve, et se fatigue l'esprit à chercher des interprétations extraordinaires pour les sensations les plus simples et les plus naturelles ; enfin, il est d'une crédulité excessive sur l'action des médicaments, cherche partout et sans cesse de nouvelles drogues, change à tout instant de médecin, et les fatigue par ses exigences, sa mobilité, la longueur et la futilité de ses explications.

Quand, au contraire, l'hypocondrie est très grave, le malade est un véritable aliéné, dont la folie est caractérisée par un ensemble de symptômes, parmi lesquels prédominent les conceptions délirantes, relatives à son individualité physique, à ses organes. Il affirme chaque jour que ses membres sont brisés, ses os fracturés, ses viscères déchirés ; il croit avoir dans le corps des animaux étranges, ou bien encore il prétend n'avoir plus d'estomac ni d'intestins, refuse de manger parce que les aliments tombent dans le vide, fait tous ses efforts pour retenir ses urines et ses matières fécales, etc. (A. Foville).

Les causes qui y prédisposent sont susceptibles de produire l'excès de sensibilité, l'irritabilité nerveuse, mais surtout l'exagération de l'instinct de la conservation et de la crainte de mourir. Les hommes sont beaucoup plus souvent atteints que les femmes, et de trente à quarante ans, probablement parce que cette période de la vie est celle des grandes épreuves, d'un travail opiniâtre, des efforts intellectuels les plus soutenus, des grandes ambitions, et aussi des déceptions les plus amères. Elle frappe fréquemment les riches qui mènent une vie facile et oisive. Les grands chagrins, les passions violentes malheureuses, les ambitions déçues, exercent une très grande influence sur son développement, surtout lorsque l'individu n'a pas la force de réagir. La profession maritime, l'expatriation la produisent assez facilement, ainsi que toutes les affections intéressant les viscères qui dépendent du grand sympathique, les affections de l'estomac, du foie, de la rate, des intestins, de l'appareil génito-urinaire.

L'hypocondrie simple ne compromet que très rarement la vie, mais elle constitue une maladie toujours assez grave, puisqu'elle rend très malheureux celui qui en est atteint.

Traitement. — Il doit être surtout moral. Le médecin devra inspirer à l'hypocondriaque une confiance illimitée et il lui imposera un régime de conduite sévère. Il cherchera autant que possible à le distraire et, pour cela, il lui recommandera l'exercice, l'équitation, la vélocipédie, les voyages, l'hydrothérapie, un travail assidu. Jamais il ne le tournera en dérision et ne se moquera de lui, mais il cherchera à le convaincre qu'il n'est pas aussi malade qu'il se le figure. Le traitement pharmaceutique n'est guère utile ; il est bon, cependant, dans certains cas, de donner les médicaments capables d'atténuer la douleur qu'il peut éprouver.

§ 7. — Maladies mentales.

Aliénation mentale. — Idiotie. Imbécillité. — Crétinisme et crétins. — Folie. — Paralysie générale. — Folies congestives. — Vésanies. — Folie circulaire, à double forme ou intermittente. — Folie du doute — Agoraphobie ou peur des espaces. — Monomanie religieuse. — Monomanie érotique. — Mégalomanie. — Monomanies hallucinatoires. Hallucinations. — Monomanies impulsives. — Alcoolisme ; delirium tremens. — Démence.

Aliénation mentale. — C'est là un terme générique embrassant tous les états dans lesquels la raison est perdue, états produits par les diverses formes et les degrés de l'*imbécillité*, de l'*idiotie*, du *crétinisme* et de la *folie*.

Idiotie. — **Imbécillité.** — L'idiotie est un état dans lequel les facultés intellectuelles ne se sont pas du tout développées ou ont été arrêtées dès le début même de leur développement, peu après la naissance. Dans l'imbécillité, les facultés intellectuelles se sont manifestées, mais incomplètement. L'imbécile est borné. Il y en a cependant qui ont une faculté ayant pris un développement anormal. Certains sont rusés, querelleurs, irascibles, menteurs; d'autres ont beaucoup de mémoire; d'autres enfin vivent comme des sauvages, dans les bois.

Chez l'idiot, tous les organes, ou à peu près, sont altérés profondément. Le crâne est mal conformé ou déformé. Plusieurs sens semblent lui faire défaut; il se mutile et paraît ne rien sentir. Il pousse des sons mal articulés qu'on ne peut guère comprendre, et, tout ce qu'il saisit, il le laisse tomber de ses mains.

Les causes de l'idiotie et de l'imbécillité sont nombreuses. L'état cérébral du père et de la mère au moment de la conception exercent la plus grande influence. Il en est de même s'ils sont épileptiques, alcooliques, fous, hystériques. L'usage de pétrir la tête des nouveau-nés produit souvent l'idiotie. Après plusieurs générations d'hommes ayant eu une intelligence supérieure, il arrive parfois qu'un enfant est idiot ou imbécile. Enfin les convulsions, l'épilepsie, les chutes sur la tête sont souvent les causes d'une idiotie accidentelle.

On doit toujours surveiller les idiots, parce qu'ils peuvent avoir des impulsions dangereuses; ainsi ils aiment bien allumer des incendies.

Il est possible de donner une certaine éducation à ces malheureux. Par la gymnastique, on fortifie le système musculaire; par une excitation mécanique, on exerce les muscles volontaires des membres, de la poitrine, de la face. On les prédispose à la vie intellectuelle par la parole, la lecture, l'écriture. Il faut toujours bien surveiller la dentition et entretenir la bouche dans le plus grand état de propreté.

Crétinisme et crétins. — Le crétinisme est une maladie chronique, essentiellement endémique et donnant à la personne qui en est atteinte des caractères tout particuliers.

En effet, un crétin est un être difforme tant au physique qu'au moral. Son corps est trapu et presque toujours contrefait. Ses membres grêles sont fortement gonflés aux jointures, et les pieds comme les mains sont courts et épais. Sa tête est d'une grosseur souvent énorme. Sa face est large; son nez épaté laisse voir deux narines grandement ouvertes. Ses lèvres sont grosses et sa langue sort presque toujours de sa bouche largement fendue. Ses yeux sont petits, écartés et les paupières chassieuses s'ouvrent à peine. Ses oreilles se détachent de la tête et lui donnent encore un cachet de stupidité plus grande. Sa peau est flasque, ridée, d'un jaune terreux. Son cou est court et souvent il est affligé d'un goitre. Enfin, son intelligence est tout à fait obtuse.

Le crétinisme endémique a été observé sur presque tous les points du globe, mais on le trouve surtout dans certaines vallées des Alpes, dans les Pyrénées, les Cévennes, les Vosges, les Ardennes, dans le duché de Bade, la Bavière, l'Ecosse, le Piémont, la Suisse, etc. On le trouve encore en Sibérie, en Chine et dans l'Hindoustan.

Le crétinisme pouvant être plus ou moins complet, on a admis trois divisions : les *crétineux*, les *semi-crétins* et les *crétins*. Ce sont trois échelons placés au-dessous de l'échelle intellectuelle et physique et dont le dernier, celui des crétins, arrive si bas que les individus qu'il soutient ressemblent plutôt à de simples machines qu'à des êtres humains.

La taille de tous ces malades varie beaucoup : celle des crétineux est presque toujours égale à celle des hommes ordinaires; celle des semi-crétins atteint rarement 1^{m}50, et celle des crétins ne dépasse pas un mètre.

Les symptômes du crétinisme ne deviennent apparents que vers le sixième mois après la naissance; pas plus tôt, pas plus tard. Tous ceux qui, d'après certains auteurs, seraient devenus des crétins à cinq, dix et vingt ans, n'étaient autre chose que des déments ou des idiots. C'est donc au sixième mois que se développent tous les symptômes dont nous avons parlé et leur marche est progressive jusqu'à l'âge de sept ou huit ans. A cette époque de la vie, la maladie reste stationnaire jusqu'au moment de la puberté, qui arrive — pas toujours, — après la vingtième année. Il peut survenir alors des modifications favorables chez les crétineux et les semi-crétins, mais les vrais crétins passent de l'enfance dans la vieillesse; ils sont à vingt ans des vieillards décrépits.

Si le corps des crétins est difforme, leur intelligence ne l'est pas moins. Ils ont, en effet, des sens tellement obtus et émoussés qu'ils sont à peine sensibles à la douleur. Ils restent étrangers à tout ce qui se passe autour d'eux; rien ne les impressionne. Ils n'ont même pas le sens de la conservation et on doit les nourrir comme des enfants. Ils ne poussent que des cris rauques, inarticulés et l'on peut à peine les effrayer par des menaces. Ils ont enfin une vie simplement automatique et végétative.

Les semi-crétins peuvent apprendre à lire, mais ils comprennent rarement ce qu'ils lisent. Quelques-uns mangent seuls, gloutonnement; ils ne s'arrêtent pas quand ils en ont assez, mais lorsqu'il ne reste plus rien. On peut leur faire peur et ils sont enclins à la colère. Les crétineux se rapprochent davantage de l'état normal. On remarque chez eux de l'apathie, de la paresse intellectuelle, mais on peut leur apprendre des professions manuelles et quelques-uns même ont une intelligence assez développée.

Presque tous les crétins meurent dans la première enfance. S'ils survivent, ils ne dépassent guère trente ans. Les semi-crétins et les crétineux peuvent vivre plus longtemps, quelques-uns même ont atteint la soixante-cinquième année.

Les causes du crétinisme sont très nombreuses. Citons la misère, l'insuffisance de l'alimentation, l'insalubrité des habitations, l'éloignement de la mer, la configuration du sol (vallées profondes, étroites, tortueuses et humides), la direction des vallées, l'aération, la lumière, l'humidité et l'insalubrité de l'air, les miasmes, les brouillards, enfin la constitution géologique du sol et, comme conséquence, les *eaux potables*.

L'eau potable a été surtout incriminée comme cause de la production du goitre endémique qui accompagne presque toujours le crétinisme. « On a successivement accusé, dit L. Lunier, la froideur de l'eau, sa désaération ou sa désoxygénation (Boussingault), l'absence de phosphates (Ackermann), d'iode et de brome (Prévost, Chatin); ou bien, au contraire, la prédominance des carbonates et des sulfates de chaux et de magnésie (Grange), des matières terreuses ou minérales; mais on rencontre des eaux potables offrant absolument les mêmes caractères que celles supposées goitrigènes dans des pays où le goitre et le crétinisme sont inconnus, et aucune des substances incriminées jusqu'ici n'a été trouvée dans les eaux de toutes les localités infectées. Quelques auteurs (Bouchardat, Moretin, Kœberlé, etc.) ont également accusé les matières organiques contenues dans les eaux. Personne encore n'a pu les isoler ni, à plus forte raison, en déterminer la nature; mais leur existence dans les eaux potables des pays infectés paraît constante et elles jouent très probablement un rôle important dans la genèse du crétinisme. » — Pour le traitement, voir plus loin le *goitre*.

Folie. — La folie consiste dans des troubles psychiques survenant chez des personnes qui avaient auparavant l'intelligence relativement saine.

Les causes sont très nombreuses. Les femmes n'y sont pas plus sujettes que les hommes. Chez les premières, elle se déclare surtout de 25 à 30 ans ; chez les seconds, de 40 à 45. Elle frappe plus souvent les célibataires des deux sexes que les veufs, les veuves et surtout les gens mariés. Les militaires, les marins, ceux qui exercent une profession libérale y sont aussi très exposés. Les causes morales sont : les colères violentes, l'ambition démesurée, les dissensions intestines, les pertes d'argent, un travail intellectuel excessif et mal dirigé, les abus de l'alcool, du tabac, les excès vénériens, les chutes sur la tête, l'insolation, le rhumatisme articulaire aigu, la fièvre typhoïde, l'état puerpéral, l'érysipèle, les névralgies violentes, les pertes excessives de sang, la suppression subite de la menstruation, enfin les empoisonnements lents par le plomb, le mercure, l'opium, la benzine, l'éther et le sulfure de carbone.

Il y a un très grand nombre d'espèces de folies. Voici la classification qui nous paraît la plus complète et la plus rationnelle.

1° Folies inflammatoires et congestives.
- F. paralytique ou paralysie générale.
- F. congestive de M. Baillarger.
- F. consécutive à
  - tumeurs cérébrales.
  - foyers
    - hémorragiques.
    - emboliques.
- F. due à l'athérome artériel et démence sénile.
- F. des nouvelles accouchées.
- F. survenant dans le cours du rhumatisme aigu et des fièvres graves.
- F. épileptique.

2° Vésanies ou folies par anémie cérébrale et spasme des vaisseaux cérébraux.
- F. à la suite
  - d'hémorragies abondantes.
  - de misère physiologique.
  - de maladies aiguës prolongées.
  - d'allaitement prolongé (F. des nourrices).
- F. hystérique.
- F. symptomatiques
  - F. des femmes enceintes.
  - F. consécutive à des lésions utérines.
  - F. consécutive à la névralgie générale.
- F. intermittentes, circulaire, à double forme.
- F. raisonnante.
- F. avec conscience
  - Hypocondrie morale.
  - Folie du doute.
  - Agoraphobie.

3° Folies par intoxication.

- Plomb, mercure, benzine, sulfure de carbone, oxyde de carbone (F. des cuisiniers), alcool, éther.
- États diathésiques
  - Syphilis.
  - Arthrites.
  - Tuberculose.
  - Diathèse herpétique.

4° Démence, terme ultime de toutes les variétés de folies.

Nous allons dire un mot des principales.

Paralysie générale. — La paralysie générale est une inflammation de l'appareil cérébro-spinal, caractérisée par des troubles des facultés intellectuelles, de la parole et des mouvements, à marche presque toujours progressive et à évolution rapide. On l'appelle encore *méningo-périencéphalite diffuse, arachnitis chronique, démence paralytique.*

Elle se déclare surtout vers l'âge moyen de la vie, et on la rencontre plus fréquemment chez l'homme que chez la femme. Les causes principales sont l'alcoolisme, l'abus des travaux intellectuels, les chagrins violents et surtout les excès vénériens.

SYMPTÔMES. — La maladie débute souvent d'une manière insidieuse. Le caractère du malade se modifie ainsi que ses habitudes; son intelligence s'affaiblit, et, au bout d'un certain temps, la paralysie générale se confirme complètement par l'apparition des signes suivants qui la distinguent de la folie simple : 1° perte ou diminution de l'odorat d'un ou des deux côtés; 2° tremblement fibrillaire des muscles du visage, des lèvres, de la langue; 3° tremblement, hésitation de la parole; 4° irrégularité des pupilles qui se contractent difficilement; 5° existence d'un état fébrile à intermittences régulières, ou d'hyperthermie continuelle, localisée à tout l'encéphale. Les troubles paralytiques n'arrivent souvent qu'à la dernière période de la maladie.

On constate donc d'abord de l'*embarras de la parole*, embarras qui va s'accentuant au fur et à mesure que la maladie fait des progrès. Puis la mémoire faiblit. Le malade oublie des lettres, des mots; son esprit devient lent, paresseux. Et cependant il a des idées de grandeur, de richesse, ce qui constitue chez lui le *délire ambitieux*, qui persiste jusqu'au moment où il tombe dans la *démence*. Mais auparavant, de temps en temps, il est frappé d'attaques de *délire furieux*, qui nécessitent sa séquestration et même l'emploi de la camisole de force. Et ce n'est que vers la fin, comme nous l'avons dit, que la paralysie paraît, commençant par un engourdissement passager des mains et des pieds. Mais le mal progresse et la paralysie atteint les sphincters, ce qui donne lieu à l'incontinence d'urine et des matières ; elle gagne ensuite les muscles de la déglutition, et l'on doit nourrir le malade au moyen d'une sonde.

La paralysie générale se termine presque toujours par la mort. Le malheureux atteint de cette triste affection, réduit à la démence, tantôt furieux, tantôt affaissé, ne pouvant prendre aucune nourriture, étant dans l'impossibilité de retenir ses matières, s'éteint petit à petit, ou bien il est emporté par une pneumonie, par la diarrhée, par un érysipèle qui se développe autour des eschares qui se forment au sacrum, ou encore par des convulsions épileptiques.

TRAITEMENT. — Il faut, dès le début, éviter toutes les causes d'excitation, le travail intellectuel, l'alcool. Quand la séquestration est nécessaire, on ne doit pas permettre aux parents de visiter le malade pendant les premiers temps de l'internement. — Comme *traitement externe*, nous recommandons les pointes de feu sur la nuque, elles donnent souvent de bons résultats dès le début. Il faut éviter les saignées, l'hydrothérapie. L'électricité est rarement utile. Lorsque le malade est trop excité, on lui fait prendre des bains chauds de deux heures, à 27 ou 28°, en ayant soin d'entretenir sur la tête un léger filet d'eau froide. — Le *traitement pharmaceutique* n'a pas une grande influence. Cependant, dans la forme congestive, on fera bien de recourir aux dérivatifs intestinaux, comme l'aloès, la scammonée, le jalap. Dans la forme dépressive, on donnera les amers, le quinquina, les bains sulfureux, dix à vingt gouttes de la liqueur de Pearson dans un peu d'eau, pendant deux ou trois mois.

Folies congestives. — Les autres espèces de folies, appartenant, comme la paralysie générale, au groupe des folies inflammatoires et congestives, se reconnaissent surtout par des troubles somatiques, c'est-à-dire les signes fournis par l'état des membres, du tronc et de l'appareil locomoteur en général, par opposition à ceux qui sont fournis par l'appareil cérébral et l'appareil sensorial. Il n'est pas nécessaire de nous y étendre. Disons seulement que le pronostic est très grave, que la démence arrive vite et que la mort ne tarde pas. Le traitement est celui que nous avons indiqué pour la paralysie générale.

Vésanies ou folies par anémie cérébrale et par spasme des vaisseaux cérébraux. — Ce groupe se distingue du précédent par l'absence des troubles somatiques. Toutes les diverses folies qu'il renferme sont d'un pronostic relativement bénin, puisqu'elles n'entraînent la démence que très tard, même si on ne les soigne pas. Elles sont, à l'inverse de celles du premier groupe, plus fréquentes chez les femmes que chez les hommes, et on peut les guérir presque toutes par la morphine, à condition que le traitement soit bien institué et surveillé par le médecin. Nous allons dire quelques mots de la *folie circulaire*, de la *folie du doute*, de l'*agoraphobie* ou *peur des espaces*, et de quelques autres *monomanies*.

Folie circulaire ou à double forme ou intermittente. — Cette folie est caractérisée par une période d'excitation et une période de dépression. Dans la première *(forme maniaque, manie)* l'intelligence bouillonne, pour ainsi dire; toutes les facultés sont exaltées. Le malade devient prodigue, méchant, excentrique ; il fait des opérations hasardées, s'habille d'une manière ridicule, ne peut rester une minute en place. Quelquefois il est porté à boire des liqueurs fortes, il se trouve ainsi atteint de *dipsomanie*, c'est-à-dire qu'il ne peut s'empêcher de boire lorsque les accès le prennent. Souvent encore il présente une coquetterie excessive, il perd toute pudeur. Il ne dort pas, mais il mange bien et prend de l'embonpoint. Son intelligence ne semble pas assez troublée pour qu'on l'enferme, et généralement son langage n'est pas incohérent. — Dans la période de dépression *(forme mélancolique, lypémanie)*, il ne se remue plus. Complètement déprimé, il devient humble, avare ; il fuit la société et reste plongé dans la stupeur.

Dès qu'un accès de folie à double forme s'est produit, tous les autres accès qui surviennent dans la suite sont absolument semblables. Chaque période peut ne durer qu'un jour, généralement elle persiste pendant une semaine, un mois, une saison, un an. Quelquefois la transition d'une forme à l'autre est brusque; le malade s'endort maniaque et se réveille mélancolique; quelquefois aussi elle est lente, le malade ne semble plus alors être fou, mais lucide. Enfin les accès peuvent se produire périodiquement. Cette forme de folie ne guérit que rarement d'elle-même, seulement elle n'empêche pas de vivre longtemps. Elle se termine par la manie ou la mélancolie simple ; par la démence ou, plus rarement, par la folie paralytique.

TRAITEMENT. — Quand les accès sont très courts, il faut recourir à la quinine (2 grammes par jour). Lorsqu'il y a congestion de l'encéphale, on suit le traitement de la paralysie générale.

Folie du doute. — Celui qui est atteint de cette espèce de folie veut résoudre les problèmes les plus insolubles ; il se demande continuellement le comment et le pourquoi de tout ; il hésite constamment, ne sachant jamais ce qu'il doit faire, même quand il s'agit de la chose la plus simple du monde. Et il peut vivre ainsi jusqu'à la fin de ses jours. Mais le plus souvent son intelligence se trouble tout à fait, et il perd alors conscience de son état maladif.

Agoraphobie ou peur des espaces. — Cette maladie consiste dans un état névropathique particulier, caractérisé par une angoisse, une impression anxieuse vive, ou même une véritable terreur, se produisant subitement en présence d'un espace donné.

L'expression d'*agoraphobie*, qui veut dire : peur des places publiques, n'est pas tout à fait juste, puisque le malade n'a pas seulement peur de ces places, mais bien plutôt d'un espace vide. La seconde dénomination est donc préférable.

La peur des espaces, lorsqu'elle est *primitive*, c'est-à-dire lorsqu'elle existe par elle-même, se rencontre ordinairement chez des individus ayant toutes les apparences de la santé ; mais le début est brusque, tandis qu'il est lent lorsque la maladie est *secondaire*, c'est-à-dire lorsqu'elle dépend d'une autre affection. Elle est alors reliée à tout un groupe de manifestations diverses, mais significatives. Le malade se plaint de migraines répétées, d'éblouissements, de vertiges, de névralgies se renouvelant périodiquement, de palpitations, d'insomnies, de tremblements nerveux passagers, de suffocations, de bourdonnements d'oreille ; enfin, il s'émotionne facilement, il a des scrupules, des craintes chimériques. Au bout d'un temps plus ou moins long, suivant les individus, la peur des espaces se déclare et elle présente alors les mêmes symptômes que lorsque la maladie est primitive.

La peur se produit généralement quand le malade arrive à une place. Celui-ci se trouve instantanément dans une angoisse

extrême; il sent son cœur se serrer. « En proie, dit M. Legrand
du Saulle, à une indéfinissable émotion, il se trouve isolé du
monde entier à l'aspect du vide qui s'offre à lui et il s'épouvante
sans mesure, malgré le peu de fondement de sa frayeur et
malgré les plus sages et les plus tranquillisantes exhortations
qu'il s'adresse spontanément à lui-même; il se sent comme
anéanti, n'ose pas descendre du trottoir sur la chaussée, ne fait
un pas ni en avant ni en arrière, n'avance ni ne recule, tremble
de tous ses membres, pâlit, frissonne, rougit, se couvre de
sueur, s'alarme de plus en plus, se soutient à peine sur ses
jambes chancelantes et reste douloureusement convaincu qu'il
ne pourra jamais affronter ce vide, ce lieu désert, et traverser
l'espace qui se présente. Que l'on vienne tout à coup à plonger
son regard dans un gouffre profond, que l'on s'imagine être sus-
pendu au-dessus d'un cratère brûlant, que l'on croie traverser le
Niagara sur une corde rigide, ou que l'on se sente rouler dans
un précipice, et l'impression perçue ne pourra pas être plus pénible, plus terrifiante que celle qui est provoquée par la peur des
espaces. »

Cependant le malade peut marcher; ce qui le prouve, c'est que
pour faire disparaître tout son effroi, pour lui rendre tout son
courage, il suffit de la présence d'une personne, même la plupart du temps inconnue, du bras d'un ami, de la main d'un enfant, de la rencontre d'une voiture, de la lueur d'une lanterne, de
l'appui d'une canne, d'un secours possible. Ainsi donc, ce n'est
que la pensée seule de se trouver abandonné dans le vide qui
glace d'effroi le malade, qui lui enlève toutes ses forces, puisqu'un rien, un aide, ou même un semblant d'aide suffisent pour
lui rendre instantanément tout son courage et le remettre dans
son état normal.

Mais la peur des espaces se produit encore dans des rues sans
boutiques, ou lorsque les boutiques sont fermées, à l'église, au
concert, au théâtre, en présence d'une longue muraille, d'un pont
aux arcades nombreuses, etc. L'intelligence reste toujours saine
et la liberté morale persiste entière. On ne rencontre jamais de
nausées, de vomissements, de syncopes complètes, de sentiment
de strangulation. Le malade se rend parfaitement un compte exact
de l'émotion qu'il éprouve, il fait tout ce qu'il peut pour se raison-
ner, se donner du courage, mais il a beau faire, il continue à avoir
peur. C'est pourquoi il sort peu. Règle générale, il n'est bien que

chez lui, dans de petites pièces garnies et meublées autant que possible. « Toutes les pièces de Mme B..., dit Legrand du Saulle, sont littéralement surchargées de meubles, de tableaux, de statuettes et de vieilles tapisseries. Elle vit dans un véritable bazar, ne se trouve point ainsi isolée et supporte très bien à l'occasion l'absence des siens. »

Presque tous les malades atteints de la peur des espaces appartiennent aux professions libérales, aux classes intelligentes et élevées de la société. Cette maladie frappe surtout les hommes (4 fois sur 5) à l'âge de 25 à 45 ans. Sur vingt-neuf cas observés par Cordes, il y avait vingt-huit hommes et une seule femme. Mais ces proportions sont renversées quand il s'agit de la peur des espaces secondaire, et l'on peut établir en principe que l'homme a généralement la peur des espaces primitive et la femme la peur des espaces secondaire, celle-ci se trouve alors confondue au milieu d'une foule de manifestations névropathiques.

Cette névrose, qu'on peut appeler une sorte de *délire émotif*, a existé de tout temps, mais elle était fort peu connue. Pascal en était atteint. D'après M. Gélineau elle est due à un relâchement du nerf de l'espace, formé par la seconde portion du nerf auditif. Ce nerf qu'on retrouve dans les canaux semi-circulaires préside à l'appréciation des trois dimensions de l'étendue : largeur, hauteur et profondeur, si l'on en croit les expériences de MM. Flourens et Cyon. Cette opinion sera-t-elle adoptée ?

Traitement. — Quand la peur des espaces est secondaire, il est évident qu'il faut avant tout soigner la maladie principale, puisqu'en attaquant la cause première on détruit son effet.

Quand elle est primitive, la guérison est fort difficile à obtenir. Un traitement hydrothérapique et une médication fortement bromurée donnent cependant d'excellents résultats ; mais il est nécessaire que le malade suive rigoureusement les prescriptions du médecin, prescriptions variant suivant l'individu.

Monomanies religieuses. — Les monomanies religieuses sont caractérisées par une exaltation maladive, une perversion du sentiment religieux. Le malade a des contemplations mystiques : il ne parle que de foi absolue en des êtres tout puissants ; il croit pouvoir disposer de punitions et de récompenses éternelles ; il s'astreint à des jeûnes austères, à des privations dangereuses pour sa santé, etc. Quelquefois il se croit prophète, il pense être le Messie, Dieu même; c'est alors la *théomanie*. D'autres fois il est convaincu qu'il est possédé du démon, qu'il a des rapports avec lui, il est alors *succube* ou *incube* suivant le rôle qu'il remplit; c'est la *démonomanie*. Dans la *démonolatrie* le malade croit qu'il est voué au culte des esprits infernaux, il lui semble qu'il est transporté dans des pays inconnus où dansent des sorciers qui se livrent aux orgies les plus affreuses. Cette espèce de folie se rapproche beaucoup de la folie hystérique.

Monomanie érotique. — Elle consiste dans un amour purement sentimental, soit pour une personne connue, soit pour un être imaginaire. Elle se distingue donc de la *nymphomanie* et du *satyriasis* (V. tome IV).

Mégalomanie. — Cette folie, qu'il ne faut pas confondre avec le délire ambitieux de la paralysie générale, est caractérisée par le désir exagéré de la puissance et de la domination. Le mégalomaniaque a le regard hautain, méprisant, de la dignité dans les gestes et dans le maintien. Sa parole est brève, saccadée: sa mémoire, conservée. Il se croit doué de tous les avantages, de tous les talents. Il se prétend issu de race illustre, royale même. C'est pourquoi il se considère comme victime d'intrigues et de machinations odieuses. La maison de santé où on le soigne est à ses yeux une prison où des compétiteurs jaloux le tiennent enfermé. Des adversaires le menacent, le tourmentent par la physique, l'électricité, le magnétisme, par des gaz délétères. En d'autres termes, le *délire de la persécution* complique souvent la mégalomanie.

Monomanies hallucinatoires. — **Hallucinations.** — L'hallucination est un état morbide dans lequel on perçoit clairement une sensation sans la présence d'un objet apte à la provoquer.

Autrement dit, l'hallucination est la *perception réelle d'objets imaginaires*, c'est-à-dire qu'on voit, qu'on entend réellement ce qui n'existe pas, en réalité.

Cette définition la distingue de l'*illusion* qui est la perception *fausse* d'un objet réel; c'est-à-dire qu'on ne voit pas l'objet tel qu'il est.

« L'illusion est à l'hallucination, dit avec raison M. Lasègue, ce que la médisance est à la calomnie. L'illusion s'appuie sur la réalité, mais elle la brode; l'hallucination invente de toutes pièces, elle ne dit pas un mot de vrai. »

L'hallucination peut se produire chez un individu sans que celui-ci ait du délire; une simple *exaltation cérébrale* suffit. Elle peut avoir lieu dans la période qui forme l'état intermédiaire entre la veille et le sommeil; on l'appelle alors hallucination *hypnagogique,* c'est-à-dire qui amène le sommeil. Elle peut se produire encore dans le rêve, témoin la sonate du *Diable* de Tartini. Ce compositeur, qui pendant la veille avait en vain cherché l'inspiration, s'endort fatigué, la préoccupation persiste pendant le sommeil : il rêve à sa composition, et le diable lui apparaît; il lui propose d'achever sa sonate, s'il veut lui livrer son âme. Tartini accepte le marché, et alors il entend le diable exécuter sur le violon les mélodies qu'il n'avait pu trouver. Il se réveille, court à sa table, et de mémoire il note immédiatement les airs qu'il avait entendus (Moreau, de la Sarthe).

Enfin l'hallucination peut se rencontrer dans les formes chroniques de l'aliénation mentale. « On se ferait une bien fausse idée de l'hallucination, dit M. Aug. Motet, si, en dehors de la période intermédiaire à la veille et au sommeil, qui ne suppose pas le délire, mais une détente dans l'activité normale de l'intelligence, on pensait qu'elle ne se peut produire sans délire. Nous croyons, pour notre part, qu'une tension prolongée de l'esprit peut amener un état de fatigue cérébrale, d'ébranlement assez marqué pour que les visions fantastiques se produisent. Avec Falret père, nous ne serons que juste en appréciant comme ils le méritent, les personnages historiques qui ont présenté le phénomène de l'hallucination, ou une idée fixe qui peut bien avoir aujourd'hui les apparences du délire, mais qui, étudiée dans les conditions de milieu, de croyances générales, de superstition même, n'était que le produit d'une imagination vivement frappée, mais encore maîtresse d'elle-même. Si l'exaltation du sentiment du merveilleux a souvent été poussée jusqu'à la folie, il n'est pas permis, il nous semble, de considérer comme des fous tous ceux qui trouvent, soit grâce à cette exaltation, soit par le fait de la vivacité de leurs impressions et de leurs souvenirs, les éléments d'œuvres littéraires ou artistiques brillantes, et s'élevant au-dessus des conceptions ordinaires. »

Socrate n'était évidemment pas aliéné, quoiqu'il entendît son *démon;* il en était de même de Luther qui avait des colloques des luttes avec *Satan* ; du Tasse qui s'entretenait familièrement avec son *génie*. Dans tous ces cas, l'intelligence n'a rien perdu de sa puissance, au contraire ; et la raison est aussi nette, en dehors des visions, que si celles-ci n'existaient pas. On ne peut donc pas dire qu'il y a folie ; mais il y a sûrement un état pathologique qui pourrait s'aggraver, et qui ferait alors rentrer ces hallucinés dans le cadre des hallucinés déments.

Étiologie. — Les hallucinations, qui peuvent porter sur tous les sens, isolément ou simultanément, sont dues à plusieurs causes. Elles peuvent être provoquées par l'ingestion de certaines *substances toxiques*, comme l'alcool et les différentes liqueurs alcooliques, le haschisch, la belladone, le datura stramonium, le chloral, l'opium, etc. Chez l'alcoolisé, les hallucinations portent surtout sur la vue et deviennent plus nombreuses pendant la nuit pour disparaître à peu près pendant le jour. Les objets qui sont vus par l'alcoolisé, dit M. Aug. Motet, sont tantôt des figures grimaçantes, des têtes d'hommes ou d'animaux qui se détachent des parois de la chambre et s'avancent, en augmentant de volume, jusque sur le lit du malade ; tantôt une foule d'individus qui courent les uns après les autres, semblent descendre d'un trou du plafond, et envahissent toute la pièce. Dans certains cas, ces individus sont armés et menaçants, et alors le malade se met en garde contre eux, se tapit dans un coin, la figure altérée, le corps baigné de sueurs ; souvent une lutte entre lui et son agresseur s'engage, dans laquelle l'alcoolisé fait les plus violents efforts. Nous avons vu un boulanger, cramponné à son lit, retenant de toutes ses forces un sac de farine imaginaire qu'il croyait voir glisser lentement entre ses mains. D'autres fois les alcoolisés sont enveloppés de flammes ; ils cherchent à fuir, et rien n'égale leurs angoisses.

Dans l'alcoolisme subaigu, l'hallucination visuelle est moins intense, les formes fantastiques sont moins multipliées ; ce sont alors des rats, des souris, des chats, qui courent sur le parquet ; des animaux plus petits encore, des mouches, des petites bêtes, comme ils les appellent, qui couvrent les mains, la figure, les vêtements ou le lit des malades. Les hallucinations de l'ouïe sont très rares chez l'alcoolisé. Celles produites par l'ingestion de la belladone, du datura stramonium, sont terrifiantes aussi ; mais elles diffèrent, en ce sens, qu'elles revêtent des formes plus indécises. Elles sont très fugaces, comme celles, du reste, occasionnées par le haschisch et l'opium. Ce dernier procure généralement des visions agréables, se rapprochant du rêve, et les Persans leur donnent le nom d'extase.

Il faut cependant une certaine habitude pour éprouver ces jouissances ; ici encore il n'y a guère que des hallucinations de la vue.

Le haschisch, au contraire, peut agir sur divers sens. « Au fur et à mesure, dit Moreau (de Tours), que l'action du haschisch se fait plus vivement sentir, on passe insensiblement du monde réel dans le monde fictif, imaginaire, sans perdre toutefois la conscience de soi-même ; en sorte qu'on peut dire qu'il s'opère une sorte de fusion entre l'état de rêve et l'état de veille ; on rêve tout éveillé. Nous prenons ces mots dans leur acception la plus rigoureuse, car ils sont calqués, pour ainsi dire, sur le fait même qu'ils expriment. »

Les hallucinations apparaissent encore dans *certains états fébriles,* dans les *maladies chroniques* et dans les *névroses complexes.* Dans un grand nombre de maladies aiguës très graves, les malades sont presque toujours atteints du *délire,* et ce délire a les hallucinations pour phénomène prédominant. On observe encore celles-ci dans l'anémie, dans le cours des convalescences longues et difficiles, dans les cachexies dues à des maladies organiques, dans le délire famélique, l'inanition. Mais c'est dans l'*hystérie* où elles deviennent très importantes, surtout lorsqu'il survient de véritables accès d'extase, de catalepsie ou de somnambulisme hystérique. Elles paraissent souvent aussi comme symptômes précurseurs ou consécutifs de l'*épilepsie.* Quand les symptômes sont précurseurs, le malade croit voir des flammes, des globes de feu lui passant devant les yeux ; d'autres fois il croit entendre de fortes détonations, des coups de tonnerre. Ces hallucinations sont d'autant moins fortes que l'attaque convulsive est plus complète. Enfin, les hallucinations apparaissent dans les formes diverses de l'aliénation mentale.

En somme, trois catégories d'individus peuvent avoir des hallucinations. Ceux qui forment la première sont absolument sains d'esprit ; ils n'ont aucun degré de folie, mais ils se trouvent sous l'influence d'une maladie grave, ou bien ils ont pris certains médicaments qui font naître chez eux un délire passager et des hallucinations.

Ceux qui forment la seconde sont aussi sains d'esprit, et ils jouissent en apparence d'une bonne santé ; mais leur cerveau est fortement surexcité, et toutes les fois qu'ils pensent au but poursuivi, les hallucinations apparaissent. C'est dans cette catégorie qu'il faut placer tous les prophètes qui prétendent avoir vu Dieu, les sibylles, les thaumaturges, etc., etc. Si parmi eux il a pu se trouver quelques mystificateurs, le plus grand nombre a été de bonne foi ; il n'a pas menti au monde, il a seulement pris pour des réalités ce qui n'était que des hallùcinations.

Ceux qui se trouvent dans la dernière sont réellement fous.

Baillarger propose de diviser les hallucinations en **hallucinations psycho-sensorielles**, ou simplement *hallucinations sensorielles*, et en **hallucinations psychiques** ou *encéphaliques*. Dans ces dernières, les sujets ne se rapportent pas à un objet extérieur ; une voix parle, elle est intérieure, non articulée, non sonore. Dans les premières, il y a intervention des sens, la voix vibre, a un timbre, l'objet présente une forme déterminée.

I. **Hallucinations psycho-sensorielles.** —Ces hallucinations, qui sont complètes, résultent donc, d'après ce que nous venons de dire, de la double action de l'imagination et des organes des sens. Tous ces organes peuvent être atteints.

Hallucinations de l'ouïe. — Ce sont les plus fréquentes et les plus tenaces, elles existent souvent seules. Dès le début elles viennent à la suite de bruits véritablement perçus, mais détournés de leur signification, comme bruits de pas, de voix, souffle du vent, grincement des portes, des serrures, etc. Ces bruits terrifient l'halluciné qui, dans ce cas, est presque toujours aliéné.

Plus tard les hallucinations se produisent dans la solitude comme dans des réunions très animées : le malade entend des voix prononcer un seul mot, ou bien ses propres pensées. Ces voix lui donnent des ordres, et il obéit, quoiqu'il fasse tous ses efforts pour résister, quoiqu'il regrette les actes accomplis. Dans certains cas ces ordres peuvent être, en effet, suicide ou meurtre, témoin certains régicides.

C'est surtout dans le délire des persécutions que les hallucinations de l'ouïe ont lieu. Tout d'abord, c'est un être imaginaire qui parle, qui ordonne : « *On* m'injurie, *on* vient faire exprès du bruit à ma porte ; *on* me fait parler. » Puis, le persécuteur prend un nom. Quand il y en a plusieurs, l'un dit du mal, l'autre dit du bien. Morel rapporte le cas curieux d'une vieille demoiselle, d'un caractère habituellement doux et calme, d'une excessive prévenance pour tout le monde, qui tout à coup se livrait à de violentes exacerbations ; alors on la voyait se boucher l'oreille gauche et se frapper de ce côté. D'autres fois elle riait aux éclats ; puis, se levant, elle sortait dans les cours, parlait et gesticulait en proie à une vive excitation. Ces actes, incompréhensibles pour quiconque n'aurait pas étudié la nature intime du phénomène, s'expliquaient par l'hallucination à double voix. A gauche, existait un démon mauvais, espiègle, qui tantôt faisait à cette malade des propositions déshonnêtes, et tantôt se livrait aux excentricités de son humeur joviale, en lui racontant des choses plaisantes qui provoquaient chez elle une grande hilarité. Le plus ordinairement elle restait neutre, son bon ange du côté droit se chargeait de répondre, de telle sorte qu'elle n'avait qu'à se tenir tranquille.

Les hallucinations de l'ouïe peuvent se produire même chez les sourds. Un ecclésiastique, privé de l'ouïe, composait des poésies latines et françaises, des discours, des lettres, des sermons en plusieurs langues ; il se figurait écrire sous la dictée de l'archange Saint-Michel, affirmant qu'il était incapable de produire lui-même autant et d'aussi belles choses (Calmeil, 1836).

Dans ces hallucinations, toujours, les voix appellent, ou injurient, ou commandent.

Hallucinations de la vue. — Ce sont les plus fréquentes après les hallucinations de l'ouïe. Elles sont diverses. Dans les aliénations mentales chroniques ou progressives, elles reflètent les pensées habituelles. Les plus intéressantes sont celles qui se produisent exclusivement à l'état de veille. Les *visionnaires* ont existé de tout temps. Les apparitions les plus communes sont des globes de feu, des anges, des démons, etc. Tout le monde connaît ce qui se passa au temps des religieuses de Loudun, des convulsionnaires de Saint-Médard.

Dans la démonomanie, les hallucinations visuelles sont très fréquentes. Macario cite l'exemple suivant : Une femme, traitée à l'asile de Maréville, s'était imaginé que ses parents voulaient la faire périr par le poison ; heureusement, pour déjouer leur coupable projet, trois curés, aussi purs que le soleil, avaient établi leur demeure au-dessous d'elle pour veiller à sa sûreté.

Lorsque la nourriture qu'on lui présentait était empoisonnée, ils l'avertissaient de n'en pas manger ; ces trois curés la veillaient de leur personne à tour de rôle. Les parents, voyant que le poison ne leur réussissait pas, à cause de la vigilance des curés, s'adressèrent à l'enfer, et suscitèrent contre elle des démons qui, depuis lors, ne cessent de la poursuivre et de la tourmenter nuit et jour.

De même que les sourds ont des hallucinations de l'ouïe, les aveugles peuvent avoir des hallucinations de la vue. Toutes sont aussi variées, aussi précises chez les individus sains d'esprit que chez les aliénés.

Hallucinations de l'odorat et du goût. — Elles sont plus simples et moins fréquentes ; elles ne s'observent que dans les cas aigus de folie ; elles manquent dans les cas intellectuels. Tantôt les malades ont la sensation d'une odeur suave ou d'une saveur agréable ; tantôt l'odeur est fétide ou la saveur est métallique et si désagréable que l'aliéné bouche son nez ou refuse de manger. Ravaillac, détenu dans la prison d'Angoulême, sentait l'odeur du soufre et celle de l'encens.

Hallucinations du tact. — Berbignier les a présentées de la manière la plus évidente. Il sentait courir sur son visage, sur ses mains, sur tout son corps des farfadets qu'il saisissait et qu'il fixait sur son lit avec des épingles. Chez lui, l'hallucination du tact était associée à l'hallucination de la vue. Certains malades sont persuadés qu'un animal s'est logé dans leur estomac, dans l'intestin.

Aux hallucinations de la sensibilité générale, dit M. A. Motet, doivent se rattacher les sensations spontanées que les aliénés rapportent à la tête, à la poitrine. Les malades se croient métamorphosés ; leur tête est de verre, ou de métal, ou de cire. Les transformations les plus communes, autrefois du moins, étaient celles des lycanthropes (hommes se croyant transformés en loups). La plus ancienne et la plus connue est celle de Nabuchodonosor, qui se crut changé en bœuf, et qui, fuyant son palais, se mêla aux animaux, marchant sur les mains et les pieds, broutant l'herbe des prairies.

Enfin, les démons incubes et succubes du moyen âge n'étaient pas autre chose que la personnification des hallucinations dues à l'excitation des parties du corps suffisamment indiquées par les dénominations précédentes.

II. Hallucinations psychiques ou **encéphaliques.** — Ces hallucinations diffèrent des précédentes ; elles n'ont rien, en effet, de *sensoriel ;* les malades entendent des voix, mais ces voix ne viennent pas de l'extérieur : elles partent de l'*intérieur du corps,* tantôt de l'épigastre, tantôt de la poitrine, et elles n'ont pas comme les voix humaines un timbre particulier. Ce sont, disent les aliénés qui éprouvent ces sensations, « les voix intérieures, le langage d'âme à âme, à la muette, le langage de la pensée. »

Les deux ordres d'hallucinations peuvent exister chez le même individu, mais ces dernières sont plus rares que les sensorielles, et elles apparaissent presque toujours après celles-ci ; elles constituent donc une période plus avancée du délire.

En tout cas les malades sont tellement convaincus, que si on cherche à leur persuader qu'ils sont dans l'erreur, ils répondent souvent : « Vous voulez que je doute de ce que j'ai entendu ? Je dois donc douter de ce que vous me dites, puisque j'entends aussi distinctement, aussi nettement les voix que vous appelez imaginaires, que la vôtre, quand vous vous adressez à moi. »

Les hallucinations finissent souvent par donner le *délire de la persécution,* délire qui se trouve, du reste, lié à presque toutes les formes de la folie.

Traitement. — Le traitement est d'abord *physique.* Dans les états congestifs, les saignées ont une utilité réelle ; cependant il faut recourir à une médication tonique et reconstituante, lorsque l'état nerveux domine. Les bains prolongés et les dérivatifs sur le tube digestif sont encore utiles. Mais c'est surtout aux narcotiques, préconisés par Moreau (de Tours), qu'on a dû la guérison de bon nombre d'hallucinés. Il s'était aussi servi du haschisch, pensant qu'il modifierait le délire de l'aliéné, en provoquant un délire toxique, et il avait obtenu des succès. Aujourd'hui, on donne la préférence au *datura stramonium,* et on fait prendre au malade de 15 à 50 centigrammes d'extrait par jour. Ce médicament réussit surtout dans les cas aigus d'hallucination. La médication arsénicale est utile dans les états congestifs du cerveau.

Le *traitement moral* consiste à changer les conditions d'existence de l'aliéné, à le séparer de sa famille, à rompre toutes ses habitudes et à lui en imposer de nouvelles. Il faut surtout l'isoler afin que ses conceptions délirantes trouvent moins d'occasions de se produire.

Monomanies impulsives ou instinctives. — Ces monomanies sont caractérisées par une idée fixe, opiniâtre, *invariable,* qui obsède le malade et le fait agir contre sa volonté. Les uns déchirent leurs vêtements, les autres profèrent les paroles les plus grossières. Mais le plus souvent les impulsions sont dangereuses. Elles poussent au meurtre *(monomanie homicide),* au suicide *(monomanie suicide),* à l'incendie *(pyromanie),* au vol *(kleptomanie, vol aux étalages),* aux excès alcooliques *(dypsomanie).*

Monomanie hypocondriaque. — Nous en avons parlé plus haut (p. 133).

Les **Folies par intoxication** sont reconnues par la connaissance des causes qui les ont précédées et par les troubles somatiques qui suivent avec chaque poison. Nous allons dire un mot seulement de l'intoxication par l'alcool.

Lypémanie alcoolique.— L'empoisonnement alcoolique finit par produire la folie chez ceux qui s'adonnent à la passion honteuse de boire avec excès des boissons spiritueuses. Cette folie revêt deux formes bien distinctes : la *lypémanie alcoolique* et le *delirium tremens.*

La première forme se produit chez l'alcoolisé quelquefois sans cause appréciable, mais le plus souvent à la suite d'excès plus ou moins nombreux. Elle est caractérisée par les *hallucinations.* Celles-ci dominent, en effet, la scène et portent sur l'ouïe et la vue. Mais ce qu'il y a de particulier, c'est qu'aucune n'est de nature gaie ; elles sont toujours profondément tristes et déterminent chez le malade des impressions morales pénibles, désespérantes, terribles. Très souvent il voit des ennemis qui l'environnent, des voix qui l'accusent de crimes, des gendarmes qui viennent le saisir. Il croit que des animaux effrayants, immondes sortent de la muraille pour venir s'attacher à lui, et il sent leur contact affreux. La conséquence de ces hallucinations est la tendance au suicide, tendance à laquelle l'alcoolique se trouve naturellement porté puisqu'il espère ainsi éviter toutes ces horreurs, et il y est d'autant mieux porté que, malgré sa folie, il raisonne très bien sur ses conceptions délirantes et qu'il est toujours conséquent sur ses errements intellectuels.

Tous ces troubles s'épuisent généralement au bout d'une ou trois semaines. Cependant la guérison est rarement complète, car il est fort rare que l'ivrogne renonce à sa dégradante passion. Quand ils se prolongent, le malade est définitivement voué à la paralysie générale ou à l'abrutissement.

TRAITEMENT. — Il est simple. Il faut isoler le malade, lui donner surtout des soins hygiéniques et le distraire autant que possible, afin de détourner son esprit des terribles hallucinations qui l'assiègent. S'il survient des complications, si le délire est trop intense, on administre de l'opium et on fait prendre au malade de grands bains tièdes prolongés. Lorsque la constipation est trop forte, on donne quelques purgatifs. Les préparations d'aloès sont très utiles quand l'affection résiste. Le traitement moral a naturellement une grande importance.

Delirium tremens. — Cette seconde forme de folie est encore appelée *œnomanie*, *délire des ivrognes*, *folie ébrieuse*, *mania putatorum*, etc. La crise peut se produire sans aucune provocation ; dans ce cas, comme le dit très bien Fournier, le trop plein déborde naturellement, spontanément. D'autres fois, une cause occasionnelle, comme une orgie, une commotion morale violente, décide l'explosion et joue le rôle de la goutte qui fait déborder le vase. Elle vient compliquer enfin très souvent les maladies aiguës.

Le delirium tremens ressemble beaucoup à la lypémanie alcoolique, c'est presque la même forme de folie, mais à un degré plus avancé. Le malade a aussi des hallucinations nombreuses, variées, mobiles, et il fait *tout pour s'échapper*, voulant éviter à tout prix les horreurs qui l'assiègent sans cesse. Mais il a très rarement l'idée de se *suicider*. S'il se tue, c'est presque toujours à la suite d'un accident ou d'une aberration de ses sens, de la vue surtout : ainsi il se jettera par la fenêtre, croyant sortir tout naturellement par la porte.

En somme, l'accès de *delirium tremens* est constitué par des symptômes à caractère désordonné. La face du malade s'injecte ; son œil est brillant, hagard et sa physionomie toute bouleversée exprime l'inquiétude, la terreur. Tout son corps tremble. Il parle sans cesse ; il s'agite, se démène ; il montre enfin une activité surprenante, à laquelle on n'est pas habitué. Sa soif est vive, inextinguible, et sa respiration est plus ou moins gênée. L'incohérence est complète et tour à tour se peignent à son esprit les scènes les plus désordonnées ; en sorte que tantôt il se croit au milieu des siens, il interroge celui-ci, répond à celui-là, et tantôt il aperçoit des fantômes, des abîmes, des animaux ; alors son agitation est si grande que plusieurs personnes vigoureuses le contiennent avec peine sur son fauteuil ou dans son lit. Des attaques épileptiformes compliquent fréquemment cet accès d'œnomanie aiguë, qui dure ordinairement de 60 à 72 heures ; mais qui peut persister 5 à 6 jours. Quand tout est fini, il se rappelle confusément tout ce qui s'est passé, et il reste pendant quelques jours dans un malaise assez prononcé.

La guérison complète n'arrive pas toujours. Assez souvent les hallucinations persistent, et, la raison sombrant tout à fait au milieu de ces aberrations intellectuelles, le malade devient complètement fou. Enfin l'accès peut se terminer par la mort. On a donné le chiffre de 85 sur 447.

TRAITEMENT. — Il n'est pas nécessaire de faire prendre beaucoup de médicaments pour lutter contre un accès de delirium tremens. Ce qui est le plus important, c'est de séquestrer le malade, de le nourrir aussi légèrement que possible et de lui faire absorber des boissons acidulées. S'il est constipé, on le purge ; si sa langue est trop chargée, s'il a quelques nausées, on lui donne un vomitif. On n'administre l'opium que dans les cas suraigus, lorsque le délire est trop violent. Enfin on le plonge dans des bains tièdes et on l'y laisse aussi longtemps que possible.

Les **Folies diathésiques** sont assez rares ; à part la syphilis cérébrale qui réclame un traitement spécial.

Démence. — La démence est caractérisée par la perte totale ou particlle des facultés intellectuelles, morales et affectives.

La personne atteinte de cette forme de l'aliénation mentale n'a que des idées incohérentes, parce que ses sensations sont devenues faibles, obscures, parce que son attention est débile et sa mémoire absente. Elle n'a plus aucun désir, aucune haine ; elle est complètement indifférente. Si elle se met en colère, ce qui lui arrive fréquemment, elle ne tarde pas à se calmer. Presque toujours elle a un *tic* ou une *manie* ; ainsi elle marmotte des paroles inintelligibles, ou bien elle ramasse et conserve, comme des objets précieux, un chiffon, un morceau de papier, etc. Mais son sommeil est bon, l'appétit se maintient parce que les fonctions de la vie organique sont absolument intactes.

Enfin nous savons que la démence est très souvent la période ultime d'une autre folie.

TRAITEMENT. — Il est impossible de guérir le dément, seulement on peut combattre le développement de la maladie et en atténuer les inconvénients. La première chose à faire est de placer le malade dans un asile d'aliénés. Puis on a recours aux douches, aux vésicatoires, et surtout aux sétons appliqués derrière la nuque. On le soumet ensuite à l'hygiène morale et physique dont les mesures sont calculées avec sagesse et appliquées avec persévérance : séjour agréable et sain à côté d'un jardin spacieux, alimentation tonique et réparatrice, propreté excessive du corps, etc., etc.

CHAPITRE II

MALADIES DE LA PEAU

Les maladies de la peau ne se prêtent pas à une classification bien régulière. Quoi qu'il en soit, nous les diviserons en sept classes bien distinctes, et, dans une huitième, nous parlerons des maladies parasitaires.

PREMIÈRE CLASSE. — **Exanthèmes.**

Erysipèle. — Erythème simple. — Erythème vésico-pustuleux. — Erythème intertrigo. — Erythème lisse. — Erythème paratrime. — Erythème pernion ou Engelures. — Erythème papuleux. — Erythème noueux. — Erythème scarlatiniforme.

Les exanthèmes (de ἐξανθεῖν, fleurir) sont des rougeurs cutanées passagères, diminuant par la pression et dont le point de départ est un état général de l'organisme plutôt qu'une lésion de la peau. Toutes les fièvres éruptives dont nous avons parlé : rougeole, roséole, scarlatine, urticaire, variole, sont des exanthèmes. Il ne nous reste plus qu'à dire quelques mots de l'érysipèle et de l'érythème.

L'érysipèle (de ἐρύειν, attirer, et πελας, proche, parce qu'il s'étend presque toujours de proche en proche sur les parties voisines) est caractérisé par une rougeur de la peau dans une certaine étendue et par une fièvre générale. La partie atteinte est tuméfiée, très douloureuse à la pression, et rouge jaunâtre.

Il survient quelquefois à la suite d'une opération ou autour d'une plaie, dans ce cas, il peut apparaître sur toutes les parties du corps ; c'est l'*érysipèle chirurgical.*

Mais le plus souvent il naît ou semble naître spontanément, sans aucune raison ; c'est l'*érysipèle médical.* Son lieu de prédilection est la face.

ÉTIOLOGIE. — Un grand nombre de causes prédisposent à l'érysipèle : la misère, les privations, les chagrins, l'encombrement, la malpropreté ; les saisons chaudes et humides ; le printemps et l'automne ; les émotions morales vives ; le sexe : les femmes sont plus souvent atteintes, dans le rapport, d'après Franck, de 4 à 1. Enfin certaines substances alimentaires exerceraient une action spéciale suivant les individus : « Il y avait à Paris, dit Alibert, un fameux gourmand qui expiait toujours par un érysipèle le plaisir qu'il trouvait à se rassasier de truffes du Périgord. » D'après M. Maurice Raynaud, l'érysipèle est essentiellement *épidémique* et *contagieux,* et il naîtrait par suite d'un agent extérieur qui prendrait possession de l'individu. Mais quel est cet agent : « Est-ce un miasme plus ou moins volatil? Y a-t-il là, selon les vues de Hallier, un infusoire d'une nature particulière transporté par l'air? S'agit-il d'une altération du pus à la surface des plaies et en quoi consiste cette altération? Est-ce une modification de quelque autre humeur, de la lymphe, par exemple? Ces hypothèses et vingt autres semblables ont été maintes fois agitées sans qu'on possède un commencement de solution. »

Aujourd'hui on admet que l'érysipèle est une maladie infectieuse due au microbe connu sous le nom de streptocoque.

Presque toujours, pour ne pas dire toujours avec un grand nombre d'auteurs, le point de départ de l'affection est dû à une solution de continuité de la peau, quelque petite et superficielle qu'elle soit. En examinant bien, on trouve une dénudation du derme comme un bouton d'herpès, quelque vésicule d'eczéma, un bouton d'acné excorié par l'ongle ou une écorchure du nez, des lèvres, des paupières. Et si à l'extérieur on ne voit rien, l'excoriation peut parfaitement se trouver dans les fosses nasales ou dans l'angle de l'œil. Elle peut aussi se rencontrer dans la gorge. Nous avons constaté plusieurs fois au fond du pharynx une rougeur érysipélateuse simulant une angine, et cette rougeur gagnait de proche en proche la muqueuse nasale, envahissait la figure et constituait un érysipèle plus ou moins grave, suivant les sujets.

Mais est-il contagieux? Certains auteurs pensent que non et affirment qu'il n'est point susceptible de se transmettre par voie de contact. Si le fait, disent-ils, paraît être arrivé, c'est parce que les individus atteints étaient dans des conditions semblables. Les faits de contagion sont cependant fort nombreux. Il est, par conséquent, utile de prendre certaines précautions hygiéniques quand on soigne des malades atteints de cette affection.

SYMPTÔMES. — Généralement l'érysipèle est précédé de malaise, de mal de tête, de brisement des membres, de manque d'appétit et quelquefois de vomissements. Ces phénomènes précurseurs sont d'autant plus prononcés que la maladie doit être plus grave; ils sont accompagnés de frissons et d'un engorgement douloureux des ganglions sous-maxillaires. Le frisson peut être même si violent que le malade ne peut s'empêcher de faire claquer ses dents parce qu'il éprouve une vive sensation de froid. A ce moment, l'érysipèle commence à paraître, le plus souvent à la racine du nez, plus rarement au bout, au front ou sur la joue. Il présente les quatre phénomènes qui caractérisent l'inflammation : la rougeur, la tuméfaction, la douleur et la chaleur.

La *rougeur* n'est pas très marquée; elle occupe un tout petit point. Mais ce petit point envahit bien vite les parties voisines et la rougeur présente alors les caractères suivants : elle varie du rose au rouge foncé et au rouge jaunâtre, elle disparaît ordinairement sous la pression du doigt pour reparaître dès que celui-ci est enlevé.

La *tuméfaction* est très prononcée. Elle s'étend de proche en proche et envahit toute la face. La personne malade présente alors un aspect qui la rend méconnaissable ; elle ressemble, en effet, assez parfaitement à ces magots chinois ou japonais, aux joues démesurément bouffies que l'on voit chez certains marchands. La peau tuméfiée est quelquefois lisse, luisante, et quelquefois chagrinée ; souvent aussi, elle présente des vésicules miliaires ou de petites ampoules renfermant un peu de sérosité. Les paupières sont tellement tuméfiées qu'elles ne permettent pas au malade d'ouvrir les yeux. Une chose à remarquer, la tuméfaction n'envahit presque jamais le *menton*, et c'est ce qui contribuc le plus à donner au malade l'aspect grotesque dont nous avons parlé. Il faut noter que la tuméfaction cesse brusquement, produisant un véritable bourrelet qui tranche nettement avec la peau saine. Par le toucher, on se rend parfaitement compte de ce liséré saillant.

La *douleur* est très variable. Elle peut être aiguë, vive ou bien sourde. En tout cas, le malade a toujours un sentiment de tension très incommode. Cette tension est tantôt continue, tantôt interrompue par des intervalles de rémission pendant lesquels le malade souffre peu ou même pas du tout.

La *chaleur* est sensible au toucher, mais elle est plus sensible pour le malade lui-même, qui accuse une sensation de chaleur âcre et mordicante.

Après la face, l'érysipèle envahit souvent le cuir chevelu.

Pendant l'éruption, la fièvre est très intense, et tant que la fièvre dure, c'est-à-dire jusqu'à la résolution, le malade est dans l'accablement : il ne dort pas, il est agité pendant la nuit, il rêve, et très souvent il a du délire. Quand ce dernier n'existe pas, il est dans la somnolence. La bouche est amère et la langue fortement chargée.

Marche et durée. — L'érysipèle, étant une affection essentiellement aiguë, suit une marche pour ainsi dire réglée d'avance et dure de huit à neuf jours. Au point de vue de la marche, cependant, on peut considérer trois variétés principales :

L'*érysipèle fixe*, c'est-à-dire celui qui ne s'étend pas au delà du point primitivement occupé ; il est très rare.

L'*érysipèle serpigineux*, c'est-à-dire celui qui gagne de proche en proche, envahissant successivement les parties voisines. Alors, souvent les points primitivement envahis sont en voie de guérison lorsque les autres points sont atteints. Mais, en se propageant, la maladie semble s'épuiser, le bourrelet est moins saillant et la surface malade se recouvre d'une desquamation légère qui annonce la guérison. C'est l'érysipèle commun.

L'*érysipèle ambulant* ou *erratique*, c'est-à-dire celui qui envahit successivement une très grande partie du corps. A mesure qu'un point guérit, un autre est atteint, et ainsi de suite de proche en proche .

L'érysipèle est une des maladies les plus sujettes aux récidives, c'est ce qui le distingue des fièvres éruptives proprement dites qui ne se présentent d'habitude qu'une seule fois chez le même individu. Certaines personnes ont des érysipèles à des époques fixes, séparés par des intervalles de santé parfaite. Dans ce cas ils sont presque toujours le symptôme secondaire d'une autre affection ; ce qui le prouve c'est qu'ils disparaissent avec elle. Piorry cite le cas d'un jeune homme qui avait tous les quinze jours un érysipèle et qui guérissait après avoir fait arracher des dents cariées et après avoir pris un peu de sulfate de quinine. Il est aussi souvent lié à la menstruation. Quelquefois il apparaît plus fréquemment, tous les trois ou quatre jours. L'érysipèle n'est pas grave par lui-même; mais il l'est par ses complications. Ordinairement, il disparaît lentement; la peau pâlit, se recouvre de furfures épidermiques, et bientôt on ne voit plus rien. Si la disparition est subite, spontanée, il y a beaucoup à craindre, car c'est toujours un accident du plus fâcheux caractère. La complication la plus fréquente est la *suppuration*. Nous l'avons constatée plusieurs fois à la paupière supérieure. Dans ce cas la paupière se distend d'une manière effrayante, puisqu'elle peut descendre jusqu'au milieu de la joue, et la suppuration est très abondante. La *gangrène* peut apparaître quelquefois aussi. Elle se reconnaît par la coloration noire de la partie qui va se gangréner et l'insensibilité de cette même partie. Dans la grande majorité des cas elle n'a pas de gravité. Le *délire* existe presque toujours. Il peut se traduire par une simple agitation avec rêvasseries ou bien par des accès de fureur surtout lorsque l'érysipèle atteint le cuir chevelu. L'*albuminurie* se rencontre quelquefois, mais elle est très rare.

Le *pronostic* n'est pas grave, car il est peu fréquent que la maladie se termine par la mort, surtout lorsqu'elle frappe des individus bien portants. D'après M. Maurice Raynaud, il y aurait 14 décès pour 100 malades. Nous pensons que ce chiffre est exagéré.

Traitement. — La liste des remèdes employés contre l'érysipèle serait bien longue, si nous voulions énumérer simplement les méthodes qui ont été employées.

En présence d'une maladie qui, semblable à une tache d'huile, s'étend rapidement autour d'elle dans toutes les directions, en vahissant tout de proche en proche, les praticiens se sont naturellement efforcés d'arrêter cette marche progressive. Les uns ne voyant que l'inflammation de la peau se sont contentés de faire appliquer des émollients, comme des cataplasmes, des compresses imbibées d'eau de racine de guimauve, de pavot, de laitue ; ou bien ils ont ordonné des frictions avec des pommades adoucissantes, comme celles de concombre, de belladone ; ou encore avec des pommades résolutives, comme l'onguent mercuriel, la pommade à l'iodure de plomb, ou des solutions astringentes au sulfate de fer, à l'acétate de plomb. Les autres ont eu recours aux émissions sanguines : sangsues, ventouses scarifiées, etc. Certains médecins sont allés jusqu'à appliquer un vésicatoire sur l'érysipèle lui-même. Ce moyen, qui remonte à Alexandre de Tralles, a été vulgarisé par Dupuytren. Mais il est mauvais et on doit le laisser de côté. Pour nous, le vésicatoire n'est bon que dans l'érysipèle ambulant. Alors on l'applique, non pas sur l'érysipèle lui-même, mais un peu au-dessous. On ne réussit pas toujours à arrêter la marche de la maladie, mais on y réussit assez souvent.

Trousseau restait à peu près inactif en présence de l'érysipèle : « Quant à moi, dit-il dans sa *Clinique,* lorsqu'un malade affecté d'érysipèle tombe entre mes mains, je m'abstiens de toute espèce de traitement ; je prescrirai un lavement à celui qui ne va pas à la garde-robe ; je donnerai 10 à 15 grammes d'huile de ricin si la constipation ne cède pas ; mais, en vérité, ce n'est pas là une médication bien énergique, c'est, si vous le voulez, de l'homéopathie, rien de plus. Telle est cependant ma manière d'agir depuis vingt-huit ans, et, grâce à elle, je n'ai pas souvenance d'avoir perdu plus de trois érysipélateux. L'expectation, voilà donc ma médecine dans l'érysipèle de la face. Je tiens mon malade au lit ; car avant toute chose il faut éviter qu'il prenne froid, et cela, non seulement pendant la période aiguë des accidents, mais encore dans la convalescence, le froid amenant des rechutes. Je donne des tisanes légèrement acidulées ; si le ventre n'est pas libre, j'aide les évacuations au moyen de laxatifs ; si les vomissements sont violents, je les combats par des purgatifs ; mais j'alimente, alors même qu'il y a de la fièvre, alors même qu'il y a du délire. Ainsi, loin d'abattre mes malades par des pertes de sang : saignée du bras, application de sangsues derrière les oreilles ; au lieu de me faire une loi de leur administrer des émétiques, des purgatifs répétés ; au lieu de les tenir à une diète rigoureuse, je reste spectateur de la lutte de laquelle, je le sais, la nature sortira victorieuse si je ne la trouble pas dans ses opérations. »

Tout cela va à merveille quand l'érysipèle est très bénin ; mais il n'en est pas toujours ainsi et dans certains cas il faut évidemment agir. Nous croyons, du reste, qu'il est toujours possible de faire quelque chose pour entraver, sinon arrêter complètement la marche de cette maladie si insidieuse. C'est pourquoi nous agissons toujours, plus ou moins, suivant les cas, mais nous agissons, et jusqu'ici nous n'avons perdu qu'un seul de nos malades.

Si la personne atteinte d'érysipèle a des envies de vomir, nous donnons, dès le début, un vomitif. Si elle n'a qu'un léger embarras gastrique, nous nous contentons d'un purgatif ; puis nous faisons badigeonner toutes les parties atteintes, en les dépassant d'un doigt au moins, avec un mélange par parties égales de collodion élastique et d'éther. Celui-ci se dessèche rapidement, met à l'abri de l'air la partie tuméfiée, la comprime légèrement, et ainsi, règle générale, l'érysipèle ne s'étend pas beaucoup ; très souvent même il ne gagne pas le cuir chevelu. Sur les paupières nous faisons appliquer des compresses imbibées d'eau tiède de fleurs de sureau ; nous en faisons appliquer aussi sur les phlyctènes ; mais, généralement, celles-ci n'apparaissent pas si l'on passe, dès le début, une couche de collodion élastique.

Comme Trousseau, nous soutenons toujours le malade et quand le délire est trop fort, nous faisons prendre une potion avec un peu de musc. Si l'érysipèle gagne le cuir chevelu, nous recommandons qu'on saupoudre avec une grande quantité de poudre d'amidon. Enfin nous ordonnons qu'on veille bien à ce que le malade ne fasse pas d'imprudence, car le froid le plus léger pourrait amener des complications très graves.

La nature infectieuse de l'érysipèle étant établie aujourd'hui, on recommande les injections de sérum antistreptococcique de Marmorek. Ces injections, d'après Dieulafoy, réussissent d'autant mieux qu'elles sont faites à une période plus rapprochée du début de la maladie. On donne 2 ou 3 injections de 10 cent. cubes chaque fois. Avec la sérumthérapie la mortalité n'est plus que de 1 à 2 p. 100.

Erythème. — L'érythème (de ἐρυθήμα, rougeur à la peau) est caractérisé par des taches rouges ou rosées, disséminées sur une ou plusieurs parties du corps, s'effaçant sous la pression du doigt, et se terminant en quelques jours par l'effacement de la rougeur ou par une légère desquamation épidermique.

Les variétés en sont très nombreuses ; nous allons dire un mot des principales.

Erythème simple. — Cet érythème se présente sous la forme d'une tache rouge plus ou moins étendue, sans saillie bien marquée, disparaissant sous la pression, mais reparaissant dès que celle-ci n'existe plus. L'endroit malade est généralement le siège d'un peu de chaleur, de cuisson ou de démangeaison. Très rarement il y a de la fièvre et de l'anorexie. Au bout de quelques jours la rougeur disparaît et la guérison arrive. Cependant l'éruption peut persister plus longtemps lorsque la cause qui la produit continue à exercer son influence.

Les causes principales sont : les frictions irritantes, le contact des substances âcres, l'action du calorique, du soleil (*coup de soleil*). Il paraît souvent aussi sans cause appréciable, ou bien à la suite d'un trouble de l'estomac.

Traitement. — Il suffit de faire des lotions émollientes avec de l'eau tiède de fleurs de mauve, de son, de guimauve ; d'appliquer des cataplasmes de fécule ; de saupoudrer les parties malades avec de la poudre d'amidon, de fécule, de lycopode ; enfin de prendre des bains locaux ou généraux.

Érythème vésico-pustuleux. — Quelquefois, sous l'influence d'une cause irritante, des vésicules ou des papules se montrent sur la tache rouge ; ces vésicules ou papules se rompent après quelques jours et forment une petite ulcération qui se couvre d'une croûte légère se détachant bientôt. Cet érythème ressemble beaucoup à l'eczéma ou à l'impétigo, mais il s'en distingue en ce qu'il ne se généralise pas. — Le traitement est le même que celui de l'érythème simple.

Érythème intertrigo. — On le rencontre dans toutes les parties où la peau est appliquée contre la peau et où il existe des frottements, comme aux aisselles, aux aines, aux régions anale et périnéale , à la partie inférieure des seins. Les personnes grasses y sont plus sujettes, ainsi que les enfants très gros. Chez ces derniers, le contact de l'urine le fait paraître aux fesses, entre les jambes et sur le bas-ventre. La rougeur s'accompagne de cuissons, de démangeaisons assez vives, et quelquefois il survient de légères ulcérations qui donnent lieu à un suintement séro-purulent.

L'intertrigo (de *inter*, entre, et *terere*, frotter) peut ne durer que quelques jours, mais il se prolonge naturellement plus longtemps lorsqu'il est entretenu par des causes persistantes. On le rencontre fréquemment chez la femme diabétique à la partie supérieure et interne des cuisses.

TRAITEMENT. — Lotions aqueuses fréquentes, bains répétés. Puis lotions astringentes avec des solutions d'alun, de tannin, avec de l'eau blanche. Enfin, application matin et soir du mélange suivant :

Carbonate de magnésie	5 gr.
Talc pulvérisé	20 gr.
Acide salicylique	0 gr. 20
Essence de bergamote	quelques gouttes.

Érythème lisse. — Cette variété est toujours consécutive à un œdème, surtout à celui des membres inférieurs. Elle est caractérisée par une rougeur assez étendue, luisante, sur laquelle se forment souvent des vésico-pustules qui se rompent et permettent au liquide hydropique de s'écouler. La gangrène finit presque toujours par s'y mettre. Le pronostic est donc grave puisqu'on ne la rencontre que chez des gens épuisés. — Même traitement que pour l'érythème simple.

Érythème paratrime ou mieux **par pression.** — Cet érythème ne survient que dans les maladies graves et sur les parties exposées à une pression prolongée. C'est souvent le point de départ des eschares. — *Traitement.* — Lotions stimulantes avec du vin, de l'alcool camphré. Éviter la cause de la maladie en protégeant les parties soumises à la pression au moyen d'un matelas de crin ou d'un coussin rond.

Érythème pernion ou **engelures.** — Tout le monde sait ce qu'on entend par *engelure.* Tout le monde sait aussi que le froid en est la cause essentielle. Mais celui-ci ne suffit pas toujours ; il faut, en outre, une certaine prédisposition individuelle. Les personnes faibles, délicates, ou atteintes de scrofules, y sont particulièrement sujettes, il en est de même des enfants et des femmes.

Dès qu'une engelure paraît, la partie malade se gonfle, devient rouge, puis bleu violet. A ce moment elle est le siège d'une tension légère, non douloureuse ; mais lorsqu'elle est échauffée par la chaleur du lit, ou le feu, il se produit des démangeaisons si violentes qu'il n'est pas rare que la personne malade ait son sommeil troublé. Assez souvent l'engelure ne s'arrête pas là. L'épiderme se soulève et il se forme des crevasses ou bien des phlyctènes contenant une sérosité jaunâtre ou sanguinolente et la peau qui les entoure est livide ou rouge-bleuâtre. Si le mal poursuit encore ses progrès, on voit apparaître des ulcérations à fond grisâtre, douloureuses, sécrétant une sérosité puriforme ou sanguinolente. La guérison est lente, fort difficile, et la cicatrice qui se forme est indélébile.

TRAITEMENT PRÉVENTIF. — Le traitement préventif est de la plus haute importance, car avec certaines précautions et quelques préparations médicinales on peut arriver rapidement à se débarrasser des engelures.

Que les personnes qui y sont prédisposées prennent des amers, des ferrugineux si elles sont faibles; de l'huile de foie de morue et de l'iodure de potassium si elles sont disposées à la scrofule. Qu'elles fassent de l'exercice et qu'elles mettent des vêtements chauds. Si elles ont des engelures aux pieds, qu'elles portent des bas de laine, ou des bas de soie, si elles trouvent la laine trop rude, et qu'elles mettent des chaussures fourrées afin de pouvoir se passer de la chaufferette qui est un mauvais moyen de chauffage. Si elles sont disposées à avoir les engelures aux mains, qu'elles fassent des frictions stimulantes et astringentes afin de fortifier les parties faibles. Les meilleurs liquides à employer sont : l'eau-de-vie simple, l'alcool camphré, la décoction de tan, une solution de 40 grammes d'alun dans un litre d'eau. Qu'elles ne se lavent jamais avec de l'eau tiède, mais bien avec de l'eau froide. Qu'elles évitent enfin le passage brusque du froid au chaud.

TRAITEMENT CURATIF. — Quand l'engelure existe et qu'elle n'est qu'à son premier degré, il faut continuer les frictions avec les liquides que nous avons déjà nommés, et on ajoute les frictions avec le baume de Fioravanti, le vin aromatique, la teinture de benjoin, le baume du Pérou, etc. On fait des onctions plusieurs fois le jour avec le liniment suivant :

<pre>
Camphre . . . .   5 gr.
Alcool rectifié . . . . 12 gr.
Glycérine . . . . 20 gr.
</pre>

Ou bien on emploie la pommade suivante :

Précipité blanc . . . . 0 gr. 60
Chloroforme . . . . U gr. 30
Cold-cream . . . . 30 gr.

Si l'engelure est arrivée à son second degré, c'est-à-dire si elle est ulcérée, nous conseillons de bien laver l'ulcération grisâtre avec une forte décoction de feuilles de noyer, avec la liqueur de van Swieten, la liqueur de Labarraque, la teinture de myrrhe, nous faisons ensuite faire le pansement avec la pommade suivante :

Chlorure de chaux. . . . . 2 gr.
Borate de soude . . . . 3 gr.
Vaseline. . . . . 30 gr.

Ordinairement la cicatrisation s'effectue alors assez vite. Si l'ulcération a besoin d'être stimulée, on fait de temps en temps une cautérisation avec le crayon ou avec une solution légère de nitrate d'argent, puis on applique la pommade précédente. Bien entendu il faut instituer aussi une médication interne tonique et antiscrofuleuse que l'on continue pendant tout l'hiver.

Érythème papuleux. — Cet érythème paraît simultanément en plusieurs endroits du corps, particulièrement au dos de la main, aux poignets, aux cous-de-pied, et aux parties latérales du cou, sous forme de plaques saillantes, peu étendues, rouges, violacées. Pendant que l'éruption se produit, le malade souffre de courbature, de céphalalgie, de soif, d'inappétence. Cette affection ne dure guère plus de huit jours, mais elle peut persister plus longtemps si des complications rhumatismales surviennent, car elle a beaucoup de rapport avec le rhumatisme.

L'érythème papuleux atteint généralement les jeunes sujets, on ne l'observe plus après 50 ans ; on le rencontre surtout au printemps et à l'automne. Il se déclare souvent sans cause connue.

TRAITEMENT. — Il guérit de lui-même. Il suffit de garder le repos à la chambre ; de prendre des boissons acidulées : limonade, orangeade, etc.; d'éviter le froid, la fatigue. S'il y a de l'embarras gastrique, on prend un vomitif ou un purgatif.

Érythème noueux. — L'érythème noueux est caractérisé par l'existence de saillies dures et rouges, se manifestant surtout aux jambes et quelquefois aux bras. Ces plaques, douloureuses à la pression, sont assez larges, oblongues dans le sens de la longueur des membres. D'abord rouges, elles deviennent violettes, puis elles prennent une couleur brun foncé. L'éruption dure de 2 à 3 semaines. Chez les scrofuleux, les saillies peuvent persister plusieurs années et même s'ulcérer (V. fig. 5, p. 168).

On rencontre cet érythème surtout chez les enfants, les filles de préférence. Il est assez commun chez les individus lymphatiques et scrofuleux. — Le traitement est le même que celui des précédents érythèmes.

Érythème scarlatiniforme. — Dans cette espèce, les plaques, d'un rouge vif, simulent la scarlatine. Mais la fièvre est peu prononcée, quelquefois même elle n'existe pas. De plus, la langue n'est presque pas chargée, et on ne constate pas de plaques d'éruptions miliaires comme dans la scarlatine.

TRAITEMENT. — Boissons acidulées; repos à la chambre; application de poudres inertes pour combattre les démangeaisons.

IIᵉ CLASSE. — **Vésicules.**

Eczéma. — Herpès. — Herpès zoster ou zona.

On donne le nom de vésicules à de petites saillies formées par l'épiderme qu'une goutte d'un liquide transparent ou laiteux soulève. Elles sont presque toujours hémisphériques.

Les principales maladies vésiculeuses sont l'eczéma, l'herpès et l'herpès zoster ou zona.

Eczéma. — L'eczéma est la plus commune de toutes les maladies de la peau. Hardy la définit de la manière suivante : une maladie superficielle de la peau ou des membranes muqueuses, pouvant débuter par des lésions élémentaires diverses, mais présentant, comme caractères principaux, soit simultanément, soit successivement, de la rougeur, une sécrétion séreuse ou séro-purulente, susceptible de se concréter pour former des croûtes, et une exfoliation épidermique constituée par des squames minces, foliacées ou furfuracées, peu adhérentes et se renouvelant à plusieurs reprises.

On peut le reconnaître aux quatre caractères principaux suivants : 1° *Rougeur de la surface malade.* Cette rougeur est

caractérisée par la formation de petites vésicules ou de papules
agglomérées, ou bien de plaques rouges recouvertes ou non d'é-
cailles blanchâtres ou de croûtes. 2° *Démangeaison permanente
plus ou moins intense* de la partie ma-
lade. Cette démangeaison s'accompagne de chaleur, d'où le nom d'eczéma (de ἐκζεῖν, bouillonner, brûler).
3° *Sécrétion de sérosité citrine ou
d'un liquide séro-purulent*, pouvant,
si l'éruption est très forte, empeser le
linge à la façon de l'empois. 4° *État
ponctué et rouge de la peau.*

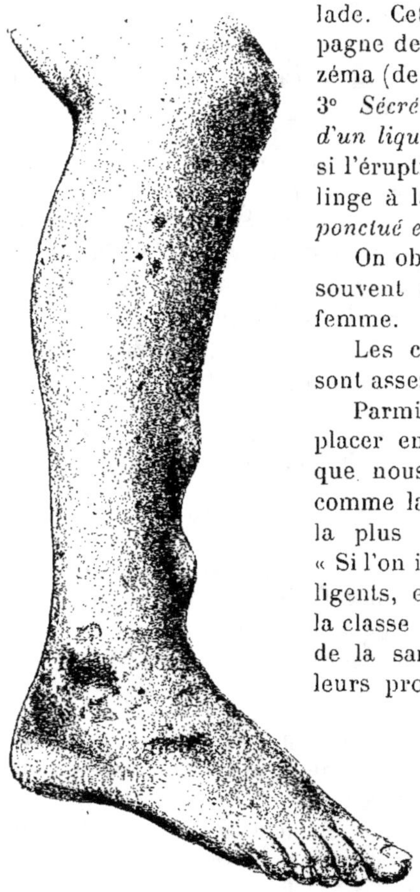

On observe l'eczéma un peu plus
souvent chez l'homme que chez la
femme.

Les causes pouvant le produire
sont assez nombreuses.

Parmi les *prédisposantes*, on doit
placer en première ligne l'hérédité
que nous regardons, avec Hardy,
comme la cause la plus commune et
la plus incontestable de l'eczéma.
« Si l'on interroge des malades intel-
ligents, et surtout des personnes de
la classe aisée, qui sont au courant
de la santé de leurs parents et de
leurs proches, on rencontre le plus
souvent cette influence dans
la ligne directe ou dans la
ligne collatérale rappro-
chée. Il ne faut pas croire,
pour cela, que les enfants
de parents eczémateux
soient voués fatalement à
l'invasion de la maladie
qui nous occupe ; il existe

Fig. 5. — ÉRYTHÈME NOUEUX.

sur ce point de nombreuses exceptions, et, sur une famille de
trois ou quatre enfants, un ou deux seulement peuvent être
atteints ; il en est ainsi de toutes les maladies héréditaires, des
tubercules, des cancers, de la scrofule. La transmission d'une

disposition morbide d'un parent peut être atténuée par l'absence de cette même disposition chez le conjoint, et, de même que tel enfant ressemble par le visage ou par le caractère à son père et tel autre à sa mère, on voit l'hérédité morbide provenant d'un des auteurs se manifester sur un enfant et non pas sur l'autre, sans qu'on puisse expliquer convenablement ces différences. » (Hardy.)

Aucun tempérament ne met à l'abri de l'eczéma, mais les individus lymphatiques, scrofuleux, y paraissent plus prédisposés, ainsi que ceux qui sont atteints d'une débilité provenant d'un mauvais état général de l'organisme. L'enfant y est très sujet dans les premières années. La grossesse et la lactation sont aussi des causes prédisposantes très réelles. Quand il survient pendant la lactation, on le désigne souvent sous le nom de *lait répandu*. Les grands froids et les grandes chaleurs paraissent aussi favoriser son éruption.

Parmi les causes *occasionnelles* pouvant déterminer sa manifestation chez des personnes prédisposées, on doit citer l'influence des professions qui obligent au contact réitéré de substances irritantes, de celles qui nécessitent des veilles répétées et qui exposent à une chaleur artificielle assez intense. Ainsi, sont très prédisposés à avoir de l'eczéma les ouvriers employés à la fabrication ou à la vente des produits chimiques, les teinturiers, les confiseurs, les épiciers, les garçons de café, les employés des chemins de fer, les agents de police et tous les ouvriers qui travaillent la nuit, les boulangers, les fondeurs et surtout les cuisiniers et les cuisinières. Certains aliments peuvent encore le produire ou l'entretenir. Nous citerons la viande de porc et toutes les viandes de charcuterie, le gibier, les poissons, ceux de mer surtout, les crustacés, les coquillages, les mets épicés, les choux, les sucreries prises en excès, les fraises, le café, le vin pur et les boissons alcooliques.

Assez souvent une vive inquiétude, une espérance déçue, la perte d'une personne aimée, suffisent pour le faire paraître. Mais il faut remarquer que toutes ces causes ne produisent l'eczéma que chez les personnes qui y sont prédisposées héréditairement.

Symptômes. — Cette maladie se manifeste sous de nombreuses formes. La manifestation-type peut avoir trois périodes distinctes, périodes qui peuvent se mélanger, ou même se présenter isolément.

Dans la première on voit se développer sur la peau de petites vésicules, souvent peu apparentes. Le liquide qu'elles contiennent est clair, blanchâtre, un peu louche ou même purulent. Les plaques vésiculeuses reposent ordinairement sur une surface colorée en rouge plus ou moins vif. La maladie peut ne pas aller plus loin, et la guérison arriver vite. Le liquide se résorbe, la vésicule s'affaisse, l'épiderme s'exfolie, et on voit au-dessous un épiderme nouveau.

La deuxième période est caractérisée par des excoriations consécutives à la rupture des vésicules ou pustules, et par la sécrétion d'un liquide séro-purulent empesant le linge comme de l'empois, et se concrétant s'il n'est pas enlevé continuellement par des lotions ou des applications humides. Les croûtes ainsi formées peuvent n'être que des lamelles minces d'un jaune clair, peu adhérentes, ou bien de véritables croûtes adhérentes et ayant une couleur grise, jaune ou noire. Quand elles tombent, on voit au-dessous la surface cutanée très rouge et présentant de petits points arrondis d'où s'échappent de petites gouttelettes de sérosité qui forment bientôt de nouvelles croûtes.

La troisième période arrive lorsque, ces dernières ne se reformant plus, la partie rouge devient le siège d'une desquamation épidermique incessante. Les écailles sont d'abord larges, épaisses et adhérentes, mais peu à peu elles s'amincissent et se transforment en une poussière farineuse qui diminue graduellement d'épaisseur et d'abondance. En même temps la rougeur s'efface et la peau reprend sa coloration normale.

Pendant que tous les phénomènes précédents s'accomplissent, le malade se plaint d'une vive chaleur dans les parties atteintes et d'une démangeaison variable dans son intensité, mais toujours insupportable, surtout lorsqu'il a chaud, lorsqu'il a mangé des mets trop épicés ou bu de l'alcool. Les fonctions digestives restent ordinairement intactes ; presque toujours les malades conservent leur embonpoint et toute l'apparence d'une bonne santé.

L'eczéma est sûrement l'affection qui se présente sous les formes les plus diverses, soit par l'aspect de la maladie elle-même, soit par le siège qu'elle occupe. On a donc dû admettre 8 variétés.

1° L'*Eczéma rouge* se caractérise par l'acuité et la généralisation de l'éruption qui présente une rougeur insolite disposée en larges taches disséminées sur une ou plusieurs parties du corps.

2° L'*Eczéma simple ou vésiculeux* est, comme son nom l'indique, caractérisé par la formation de petites vésicules pouvant se développer sur des taches rouges ou sur la peau ayant sa couleur normale. Ces vésicules se rompent au bout de quelques heures ou après un ou deux jours ; s'il se produit une sécrétion séreuse,

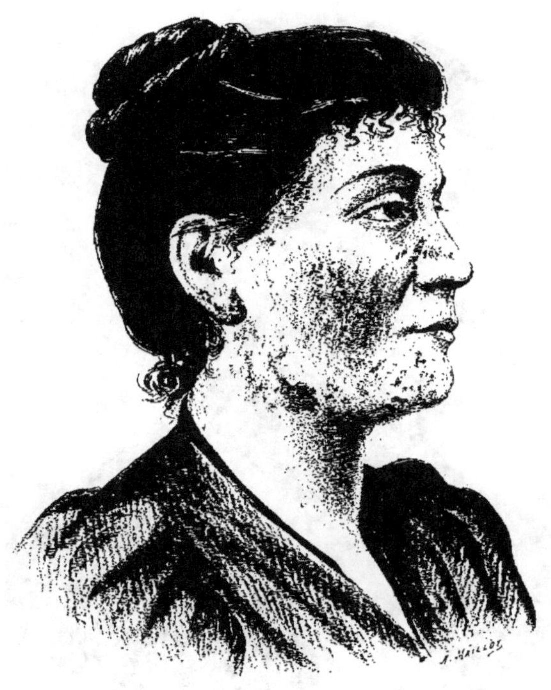

Fig. 6. — ECZÉMA DE LA FACE.

celle-ci se concrète en croûtes minces et jaunâtres, lesquelles, en se détachant, laissent voir une surface rouge et ponctuée.

3° L'*Eczéma fendillé* présente des fissures épidermiques, figurées par des lignes parallèles et perpendiculaires se croisant et se joignant. Quand elles sont profondes, la douleur est assez intense, surtout lorsque tombent les croûtes formées à la suite de la sécrétion séreuse qui s'établit. Cette variété d'eczéma se rencontre principalement dans tous les endroits où la peau est tiraillée par suite des mouvements du corps.

4° L'*Eczéma sec* se reconnaît aux taches rouges limitées qui ont la forme de cercles réguliers ou irréguliers, de losanges ou de carrés. Ces taches sont peu étendues, mais on en trouve souvent

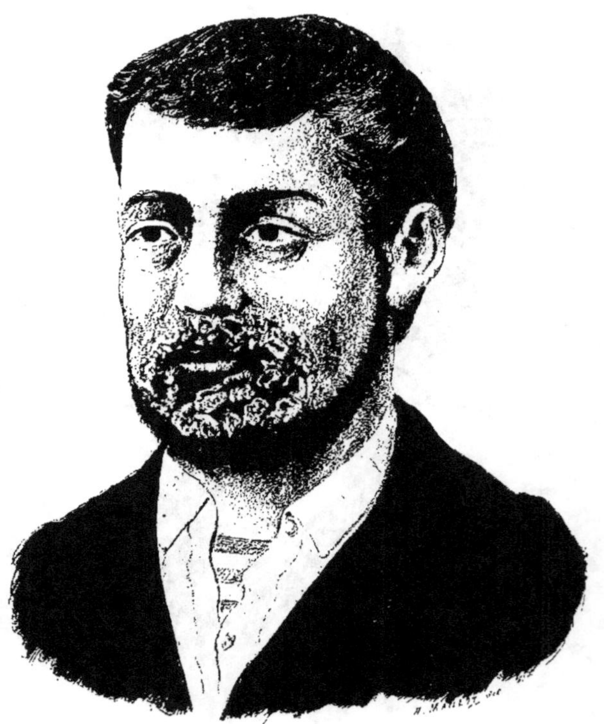

Fig. 7. — ECZÉMA IMPÉTIGINEUX.

plusieurs dans la même région. Ordinairement, elles sont sèches ; il ne survient des excoriations superficielles que lorsqu'on s'est gratté trop fort. On le rencontre surtout sur la poitrine, ou dans le dos. Il est très rare à la face et aux membres.

5° L'*Eczéma pustuleux ou impétigineux* est caractérisé par la formation de pustules qui, en se rompant, donnent lieu à des ulcérations desquelles s'écoule un liquide formant des croûtes

jaunes, brunes ou grises, épaisses et molles, semblables à celles
de l'impétigo.

6° L'*Eczéma squameux* ou *pityriasis* est constitué par des
squames grises ou blanches, peu adhérentes et tombant sous
forme de poussière, soit spontanément, soit par le grattage. La
coloration de la peau est normale, et la démangeaison peu vive.
On le rencontre assez souvent à la figure, aux oreilles. Cette variété, ressemblant beaucoup au pityriasis du cuir chevelu, est l'expression la plus affaiblie de la maladie cutanée dont nous parlons.

7° L'*Eczéma lichénoïde* est caractérisé par la rudesse de la
peau, l'augmentation de son épaisseur et l'exagération de ses rides.
On remarque, en outre, de la rougeur, des démangeaisons, etc.

8° L'*Eczéma hypertrophique* est la forme la plus grave ; il
produit des végétations fongueuses ulcérées, ou des tubercules
noirs et arrondis.

L'eczéma peut occuper toutes les régions du corps, mais on le
rencontre principalement sur les parties suivantes ; il prend alors
le nom des parties qu'il occupe :

1° *Eczéma de la face.* — Chez les enfants, il revêt surtout la
forme impétigineuse. Chez les adultes, il peut les présenter
toutes. Aux lèvres, il prend surtout la forme squameuse ou
fendillée, et les fissures y sont souvent très douloureuses. Dans
l'eczéma rouge aigu, la face est presque toujours atteinte.

2° *Eczéma des oreilles.* — Les oreilles sont très souvent prises,
et, à la seconde période, il se produit une abondante sécrétion de
sérosité.

3° *Eczéma des seins.* — Cet eczéma n'atteint guère que les
femmes enceintes ou nourrices ; il est de longue durée, surtout
lorsque la malade a un tempérament lymphatique.

4° *Eczéma des mains et des pieds.* — Les mains et les pieds
sont très souvent le siège de l'eczéma (V. fig. 8). Celui-ci peut se
présenter sous toutes ses formes, mais il revêt principalement le
caractère vésiculeux et le caractère papuleux. La forme lichénoïde
se rencontre le plus habituellement aux mains, chez les gens exposés par leur profession à manier des substances irritantes, et en
tête les épiciers, d'où *gale des épiciers*.

5° *Eczéma des jambes.* — Il coïncide souvent avec les varices,
et donne presque toujours lieu au développement d'ulcères variqueux difficiles à guérir.

6° *Eczéma des parties génitales*. — Cet eczéma se présente indifféremment chez l'homme et chez la femme ; mais dans les deux cas il est très tenace et fort désagréable, à cause des démangeaisons violentes qu'il procure.

On distingue encore l'*eczéma de l'ombilic* et celui des *parties pileuses*. Ce dernier s'observe surtout au cuir chevelu. Il peut présenter la forme impétigineuse ; mais assez souvent il prend la forme sèche, et on ne constate qu'une desquamation formant une poussière blanche qui se détache en plus ou moins grande quantité.

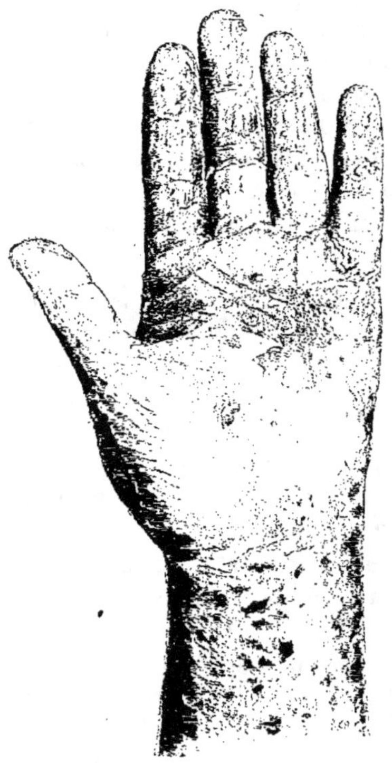

Fig. 8. — ECZÉMA DE LA MAIN.

La durée de l'eczéma est très variable. Avec la forme aiguë, l'éruption peut disparaître au bout de quelques semaines. Mais, le plus ordinairement, elle persiste pendant plusieurs mois soit dans la même région, soit dans différentes parties où elle se développe successivement. Généralement, après un temps très variable, les phénomènes locaux s'affaiblissent, et lorsque la guérison est complète, la peau ne conserve aucune trace de l'éruption.

Malheureusement les récidives sont très fréquentes.

Quelquefois la maladie revient chez certaines personnes à des époques fixes de l'année, mais la plupart du temps il n'y a rien de régulier dans ses apparitions et les rechutes peuvent se produire au bout de quelques mois, comme après plusieurs années, dix, douze, quinze ans même. Il n'est pas grave et ne menace nullement l'existence. La forme aiguë est la plus favorable à un prompt rétablissement, surtout si la maladie n'est pas aggravée par un traitement intempestif.

Traitement. — L'eczéma étant une inflammation locale de la peau provenant d'une disposition morbide générale, et cette inflammation présentant plusieurs périodes, le traitement doit être dirigé contre l'éruption dans ses périodes et contre la disposition morbide générale. D'où un traitement local et un traitement général constitutionnel.

Première période. — Quand il existe de la rougeur, de la chaleur, du gonflement de la peau dans les parties atteintes, il faut recourir aux émollients : bains locaux de son, d'amidon, lotions avec une décoction de racine de guimauve. Après les bains ou les lotions, on saupoudre les parties malades avec les poudres de lycopode, de bismuth, d'amidon, etc. Ordinairement, il ne faut pas employer de cataplasmes, car ceux-ci peuvent favoriser la rupture de l'épiderme et aggraver la maladie. Cependant, si la rougeur est trop vive et la douleur trop intense, on peut appliquer quelques cataplasmes de fécule de pommes de terre presque froids ; mais il ne faut jamais se servir de farine de graine de lin, parce qu'elle irrite la peau par suite de la fermentation qui, presque toujours, se produit assez rapidement. A ces moyens locaux, on peut adjoindre des tisanes rafraîchissantes, amères et acidulées : eau d'orge, de chiendent, infusion de chicorée sauvage, de pensées sauvages, de saponaire, de houblon, limonade, orangeade, etc. Le malade évitera le frottement des parties atteintes, le froid extérieur pendant la mauvaise saison, et prendra une nourriture aussi peu excitante que possible.

Deuxième période. — Lorsqu'il se produit une sécrétion par suite de la rupture des vésicules, des pustules, ou de l'excoriation des papules, on continue les lotions émollientes avec l'eau de guimauve, de son ou d'amidon. Si la rougeur et la chaleur de la peau sont peu prononcées, on peut se servir d'une solution faible de borate de soude. Le glycérolé d'amidon est très utile dans certains cas. Quand les croûtes sont bien formées, il est quelquefois nécessaire, pour favoriser l'action des lotions, d'appliquer préalablement des cataplasmes de fécule de pommes de terre ; mais il faut encore ici être très prudent, car certaines croûtes doivent être respectées.

A cette période on retire de très grands avantages de l'application d'une bande de caoutchouc vulcanisé sur toutes les surfaces sécrétantes, de manière à les soustraire complètement à l'air. Celles-ci ne tardent pas à se sécher, et les gerçures, même profondes, se cicatrisent assez rapidement. Pour l'eczéma des mains, on emploie des gants en caoutchouc faits spécialement pour cet usage.

Hébra vante beaucoup contre les eczémas rebelles et chroniques la *médication substitutive* suivante : il se sert d'une solution de potasse mêlée avec de l'eau : parties égales d'eau et de potasse caustique pour les eczémas rebelles et étendus ; un quart, un dixième de potasse pour les eczémas moins graves. Il fait frotter fortement les parties malades avec de la flanelle imbibée, matin et soir, et pendant deux, trois, quatre jours ; puis il fait étendre sur le même endroit de la pommade à l'huile de cade ou au goudron : trois à dix grammes pour trente grammes de vaseline. Il se produit une augmentation de la sécrétion cutanée ; l'eczéma passe à l'état aigu, puis il s'améliore et ne tarde pas à disparaître. N'employez cette méthode qu'à bon escient, car si elle est très utile dans certains cas, elle peut être nuisible dans beaucoup d'autres. Il est très rare, en effet, qu'on puisse sans inconvénients recourir à des pommades irritantes à cette période.

Arrivée à ce degré, la maladie occasionne presque toujours des démangeaisons qui peuvent être assez intenses pour empêcher le sommeil et qui sont très difficiles à faire disparaître. On essaiera des lotions avec de l'eau de pavot, ou des onctions avec du cérat contenant de l'opium ou du camphre. Si on n'obtient pas de résultat, on recourra aux lotions de sublimé : Eau distillée, 300 grammes ; sublimé, 10 à 25 centigrammes. Dans quelques cas, les compresses imbibées d'eau froide réussissent ; dans d'autres, ce sont des compresses chaudes.

Mais tous ces moyens locaux ne suffisent pas ; il faut, de plus, recourir aux purgatifs répétés. Les purgatifs doux sont préférables. On prendra donc de la manne, de l'huile de ricin, du séné, de la rhubarbe, 10, 15, 20 grammes de sulfate de soude, ou de magnésie, dissous dans près d'un verre d'eau. Les eaux minérales purgatives naturelles : *eau de Janos, eau de Montmirail, eau Royale Hongroise, eau de Birmenstorf*, etc., seront aussi très utiles à la dose d'un verre par jour, ou tous les deux jours, ou deux fois par semaine suivant l'abondance de la sécrétion.

Comme tisane, on peut prendre de la tisane de chiendent, de queues de cerises, de pariétaire, de saponaire, de fumeterre, de bardane, de patience, de douce amère, de salsepareille, etc.

Troisième période. — Quand la maladie décroît rapidement, il faut cesser les émollients et les purgatifs, et commencer le traitement général proprement dit ou constitutionnel, en même temps qu'on change la médication locale.

On prend de l'huile de foie de morue, du vin iodo-tannique phosphaté Girard, des préparations de raifort, du quinquina ; du sirop et des pilules d'iodure de fer. Mais le roi des médicaments est l'*arsenic*. Celui-ci, à la troisième période, quand il n'existe plus d'inflammation locale, est indiqué dans toutes les formes de l'eczéma et chez tous les malades, quelque tempérament qu'ils aient. La meilleure préparation est la solution d'arséniate de soude :

<pre>
Arséniate de soude. . . . .   0 gr. 10
Eau distillée. . . . . 250 gr.
</pre>

Boire une ou deux cuillerées à bouche tous les jours.

Mais on peut faire prendre aussi de 4 à 20 gouttes de la liqueur de Fowler ; de 10 à 30 gouttes de la liqueur de Pearson, ou bien des pilules d'acide arsénieux, ou d'arséniate de fer. On doit continuer longtemps ces préparations ; seulement, il faut en interrompre l'usage tous les mois pendant une huitaine de jours.

Le soufre est indiqué dans la forme pityriasique. On peut le prendre en poudre, de 50 centigrammes à 2 grammes ; en pastilles, de 6 à 8 ; en sirop sulfureux, une ou deux cuillerées à bouche ; en eaux minérales, eau de Gazost, Eaux-Bonnes, etc.

Le traitement par les eaux minérales est très utile, surtout pour prévenir le retour de la maladie ; ainsi les malades feront bien, lorsque l'eczéma a perdu toute son acuité, d'aller à Bagnères-de-Luchon, à Argelès-Gazost, à Uriage, à Saint-Gervais, à Salies-de-Béarn, à Bourbonne, etc. Les eaux arsénicales de la Bourboule sont indiquées aussi. Pour le choix il est très important de consulter son médecin.

Outre le traitement interne, il y a encore un traitement local dans cette dernière période. Les bains alcalins avec 100 à 200 grammes de carbonate de soude ; les bains sulfureux avec 100 à 200 grammes de sulfure de soufre sont très utiles ; ces derniers font surtout le plus grand bien aux lymphatiques et aux scrofuleux. Les bains de mer, l'air même aggravent l'eczéma.

Les pommades peuvent aussi être employées à ce moment ; mais il faut savoir que certaines personnes ne peuvent supporter le contact d'un corps gras sans que la peau s'enflamme. L'axonge pouvant rancir très vite, il est préférable de se servir de cérat frais, de cold-cream, de vaseline. On peut incorporer dans ces substances soit de l'oxyde rouge, 5 à 10 centigrammes pour 30 ; du calomel, 25 centigrammes ; du sublimé, 5 à 10 centigrammes ; du goudron, 1 à 4 grammes ; de l'huile de cade, même dose ; du soufre, même dose ; de l'oxyde de zinc, 50 centigrammes à 1 gramme.

Il existe une habitude qui fait mettre un vésicatoire ou un cautère au bras dans l'espoir de retirer ainsi tout ce qu'il y a de mauvais dans le corps. Ce ne peut être utile que chez les individus scrofuleux ; mais généralement, le vésicatoire ne fait aucun bien, il crée tout simplement une plaie de plus.

Enfin, pour terminer, nous dirons avec M. Hardy : Quels que soient les moyens qu'on emploie pour favoriser la guérison de l'eczéma, on doit se rappeler que les précautions hygiéniques tiennent une place importante dans le traitement de cette affection. Les malades doivent éviter toute fatigue, toute excitation générale. Les exercices violents du corps, tels que ceux que procurent la gymnastique, les armes, la chasse, des courses rapides et prolongées, et qui déterminent une sueur abondante, sont souvent suivis d'exaspération dans l'état des éruptions eczémateuses. Les personnes en puissance d'eczéma devront donc faire attention de ne pas se fatiguer assez pour qu'il se produise chez eux une transpiration. D'un autre côté, on devra se rappeler que l'eczéma a souvent pour point de départ un travail intellectuel opiniâtre, ou des veilles trop prolongées, ou des émotions morales tristes ; que certaines professions produisent, par des contacts irritants, un eczéma qui récidive constamment par l'action répétée de la cause ; lorsque cela sera possible, il faudra donc changer de profession, ou, du moins, éviter autant que possible le contact direct des substances irritantes. Enfin, les eczémateux devront se soumettre à un régime alimentaire tout particulier, duquel on bannira complètement le porc et ses diverses préparations, les poissons, les coquillages, le gibier, et particulièrement le gibier noir ou faisandé, les mets épicés, les sucreries, les diverses espèces de choux, les fraises, les noix, le vin pur, le café et les liqueurs alcooliques. Ces diverses précautions hygiéniques sont nécessaires, non seulement pendant la maladie, pour aider l'action des autres moyens thérapeutiques dans le but d'amener la guérison, mais elles doivent être observées habituellement par les personnes disposées à l'eczéma et qui en ont été déjà atteintes.

Cette hygiène spéciale est le moyen par excellence pour prévenir autant que possible les récidives.

Herpès. — Le mot herpès (de ἕρπειν, ramper) a toujours été à peu près synonyme de dartre et on l'emploie encore aujourd'hui quand on veut parler d'une prédisposition aux maladies de la peau, puisqu'on dit un *tempérament herpétique*. Mais on doit lui donner une acception beaucoup plus restreinte et n'appeler herpès qu'une éruption aiguë de vésicules groupées, à base enflammée, vésicules se desséchant et se transformant en croûtes. On distingue plusieurs variétés d'herpès ; ainsi on a l'*herpès labial* lorsque l'éruption siège aux lèvres, à la suite de symptômes fébriles, et amène les *boutons de fièvre* connus de tout le monde ; — l'*herpès præputialis* et *pudendi* ; — l'*herpès circinatus* ou *circiné*, lorsque l'éruption est sous forme de taches circulaires

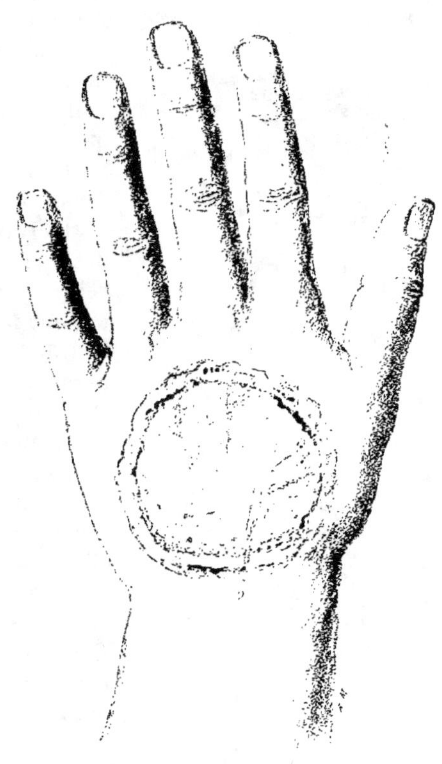

Fig. 9. — HERPÈS CIRCINÉ.

avec les vésicules à la périphérie ; — l'*herpès phlycténoïde* lorsque les vésicules sont volumineuses ; — l'*herpès iris* quand l'éruption est disposée en anneaux concentrés à teinte rouge décroissante du centre à la circonférence ; — l'*herpès tonsurant* (V. *Teigne*).

TRAITEMENT. — L'herpès des lèvres guérit seul. Laver simplement avec de l'eau fraîche additionnée de sous-acétate de plomb. On agit de même pour l'herpès phlycténoïde. Contre l'herpès præputialis, grands soins de propreté. Contre l'herpès circiné et l'herpès iris, pommade au turbith minéral (1 à 2 grammes pour 30 de vaseline), pommade soufrée, badigeonnages à la teinture d'iode.

Zona. — Cette maladie, connue aussi sous les noms de *feu sacré, feu de saint Antoine,* est caractérisée par une éruption de vésicules d'herpès disposées en demi-ceinture, et par une névralgie violente limitée à la partie enflammée.

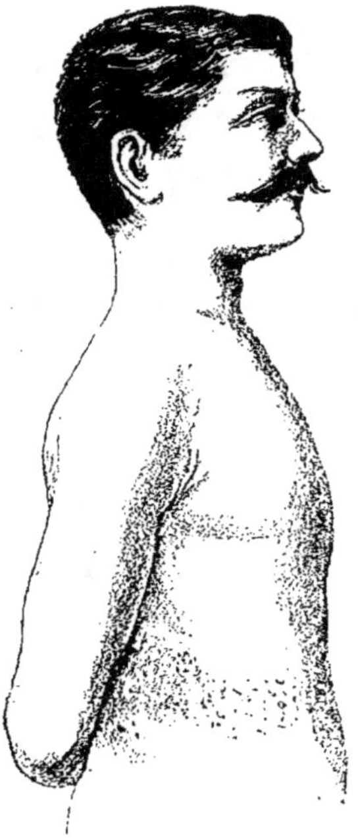

Le zona n'est pas rare, mais ses causes sont peu connues.

L'éruption siège surtout à la base de la poitrine, sur les côtés du ventre, les cuisses, le cou, plus rarement à la face. Elle suit toujours le trajet d'un nerf, et n'occupe généralement qu'une moitié du corps. On voit apparaître des plaques rouges séparées par de petits espaces de peau saine. Ces plaques se recouvrent de vésicules opalines, ressemblant à des perles ; peu à peu, elles se flétrissent et, vers le cinquième jour, elles se dessèchent et forment de légères croûtes jaunâtres. Comme elles ne paraissent pas en même temps, le zona peut durer deux ou trois semaines. Pendant que l'éruption se produit, le malade éprouve un sentiment de brûlure,

Fig. 10. — ZONA

se transformant bientôt en une douleur, souvent très violente, qui peut persister pendant toute la maladie et même après, surtout chez les vieillards. Quelquefois l'éruption suit la branche ophtalmique de Willis et donne lieu au *zona ophtalmique.*

TRAITEMENT INTERNE. — On combat la fièvre par le sulfate de quinine, 50 centigrammes à 1 gramme et plus, si c'est nécessaire ; l'embarras gastrique, par les purgatifs, les vomitifs ; la douleur, avec l'antipyrine, la phénédine, l'exalgine, l'aconitine, les opiacés, et le chloral quand il y a insomnie. Si les douleurs persistent après la disparition de l'éruption, on donne l'arséniate de soude.

TRAITEMENT LOCAL. — Dès le début, on peut chercher à faire avorter le zona en recouvrant les vésicules avec une couche de collodion iodoformé, 25 grammes pour 2 grammes d'iodoforme. Nous remplaçons souvent celui-ci par l'éther (collodion élastique 15 grammes, éther 15 grammes). Nous recourons à ce moyen toutes les fois que les vésicules ne sont pas trop grosses, et il nous réussit toujours. Le malade se trouve soulagé presque instanément. On a conseillé l'application d'un vésicatoire sur le point d'émergence du nerf atteint. Plus tard, on fait des applications de poudres inertes, comme l'amidon, le talc, l'oxyde de zinc que l'on mélange avec de l'acide borique, de l'acide salicylique ou du salicylate de bismuth. On met par-dessus une couche de coton hydrophile afin de protéger l'éruption contre le frottement. Il faut éviter les pansements humides, comme les cataplasmes. S'il se forme des ulcérations, on panse avec le liniment oléo-calcaire boriqué ou phéniqué ou cocaïné ; puis, lorsque l'inflammation a disparu, on applique un emplâtre adhésif boriqué. Si la douleur persiste après la disparition des vésicules, il est utile de faire quelques pointes de feu au niveau de la racine du nerf, ou bien on emploie les courants continus faibles. Quand le zona est ophtalmique, il faut percer les vésicules et faire des pansements antiseptiques renouvelés souvent. Mais comme l'œil est alors en danger, il est nécessaire de s'adresser sans retard à un médecin oculiste.

IIIe CLASSE. — **Bulles.**

Pemphigus. — Rupia.

Les bulles ne sont autre chose que des vésicules plus grosses. Elles ont généralement la grosseur d'un pois et contiennent un liquide séreux ou séro-purulent épanché au-dessous de l'épiderme. Les maladies bulleuses sont : le *pemphigus* et le *rupia*.

Pemphigus ou pompholix. — Le pemphigus (de πέμφιξ, bulle), ou pompholix (de πομφός, vésicule), est une maladie caractérisée par l'éruption de plusieurs bulles qui se rompent facilement, répandent le liquide qu'elles renferment, formant ainsi des ulcérations et des croûtes qui laissent, lorsqu'elles se sont détachées, des taches persistant plus ou moins longtemps.

On distingue le *pemphigus vulgaire* et le *pemphigus foliacé*.

Dans le premier, on voit des bulles disséminées irrégulièrement sur le corps, ou offrant une disposition particulière, d'où pemphigus disséminé, circiné, confluent, serpigineux. Les bulles se produisent par poussées successives, se transforment en pustules et en croûtes violacées ou brunâtres. La maladie dure de deux à six mois. Elle récidive fréquemment, mais il est rare qu'elle devienne grave.

Le *pemphigus foliacé* est nommé ainsi parce que l'épiderme au lieu de se reproduire après la chute des croûtes, se soulève sous forme de lamelles successives. Des ulcérations finissent même quelquefois par se produire et il s'ensuit un suintement semblable à celui de l'eczéma. Ce pemphigus a une marche progressive. S'il s'étend à tout le corps, il devient très grave. Le pronostic est donc sérieux.

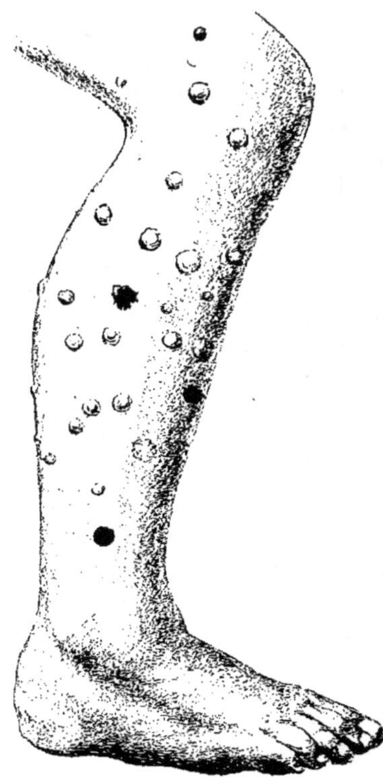

Fig. 11. — Pemphigus.

Il existe encore ce qu'on appelle le *pemphigus aigu des nouveau-nés*, maladie épidémique et contagieuse, caractérisée par le développement rapide de bulles plus ou moins nombreuses, entourées ou non de rougeurs érythémateuses, et pouvant occuper tous les points du tégument cutané, sauf la paume des mains et la plante des pieds. Cette maladie qui évolue par poussées successives est généralement bénigne (E. Besnier).

Traitement. — Comme traitement local, pas de cataplasmes ; s'il y a des érosions, liniment oléo-calcaire boriqué, salolé, iodo-

formé ou thymolé à 1 gr. 50 pour 100, vin aromatique, vaseline
salolée, 3 grammes de salol pour 30, ou bien application de
poudre de talc, d'oxyde de zinc, de sous-nitrate de bismuth,
avec 1 gramme pour 20 d'acide salicylique, d'acide borique pur.

Traitement interne. — On combat le pemphigus vulgaire simplement par le repos et une nourriture rafraîchissante ; le pemphigus foliacé, par le régime lacté, le fer, le quinquina, l'arséniate de soude, les amers ; le pemphigus des nouveau-nés, par
une bonne nourriture ou un bon allaitement et les pansements
antiseptiques que nous venons d'énumérer.

Rupia. — Le rupia (de ῥύπος, ordure) est une maladie bullo-
pustuleuse se convertissant rapidement en une croûte épaisse,
rugueuse, brunâtre, verdâtre ou noirâtre, laissant à sa chute la
peau plus ou moins ulcérée dans une largeur d'environ une pièce
de 1 franc. Lorsque la croûte s'élève par le centre au-dessus du
niveau, en même temps que les zones successives de la périphérie
s'accumulent, elle prend tout à fait l'aspect d'une écaille d'huître.

On distingue le rupia du pemphigus en ce que les croûtes
sont plus épaisses et les ulcérations plus profondes. Il ne faut
pas non plus le confondre avec l'ecthyma, avec lequel il a tellement de ressemblance qu'aujourd'hui beaucoup d'auteurs n'en
font qu'une seule maladie.

Traitement. — Voir *Ecthyma*.

IVᵉ Classe. — **Pustules.**

Acné. — Acné rosacée ou couperose. — Acné simple, ponctuée, sébacée. —
Acné molluscoïde. — Ecthyma. — Impétigo.

Les pustules sont de petits abcès circonscrits formés par un
épanchement de pus au-dessous de l'épiderme. C'est le pus qui
les distingue des bulles et des vésicules, puisque celles-ci ne
contiennent d'abord que de la sérosité. En se concrétant, le liquide purulent ne tarde pas à former des croûtes qui tombent et
laissent très souvent des cicatrices indélébiles.

Les principales maladies pustuleuses sont : l'acné, l'ecthyma,
l'impétigo, la variole et la vaccine. Nous avons déjà parlé des deux
dernières.

Acné. — L'acné (de ἀκμή, éminence) est constituée par l'éruption de papules pointues suppurant lentement, dues à l'inflammation des glandes sébacées et se développant surtout à la face, sur les épaules, le cou et autour de la taille.

On en distingue trois variétés : l'*acné rosacée* ou *couperose,* l'*acné simple* et l'*acné molluscoïde.*

Acné rosacée ou couperose. — La *couperose,* mot formé par corruption de l'expression métaphorique *goutte rose,* appelée encore *acné rosacée,* est une inflammation chronique et non contagieuse des glandes de la peau, caractérisée par des pustules peu étendues, séparées, environnées d'une aréole rosée, à base plus ou moins dure, ayant ordinairement leur siège sur le nez, les joues et le front.

La maladie offre des caractères divers et plus ou moins prononcés, suivant qu'elle est plus ou moins ancienne. Elle débute généralement par une rougeur — *taches rosées ou rouges* — occupant d'abord une place limitée, soit le nez, les joues, le front et le menton, puis gagnant peu à peu les parties voisines. Le front et le menton sont plus rarement atteints, du moins dès le début, car tout le visage peut être pris ainsi que les oreilles. Au commencement de la maladie, les plaques rouges ne se montrent que par moments. C'est plutôt le soir que le matin, pendant et après le repas, surtout lorsque le malade se trouve dans un endroit assez chaud. Plus tard, les taches rouges deviennent permanentes, et en même temps qu'elles augmentent en étendue, elles prennent une couleur plus foncée, couleur lie de vin. Elles sont luisantes, quelquefois un peu gonflées. A ce moment, le malade peut éprouver une sensation de chaleur un peu incommode, surtout si le sang se porte beaucoup trop à la tête.

A un degré plus avancé, les petites veines apparentes forment des dilatations variqueuses pouvant atteindre le volume d'une plume de corbeau. Ces arborisations vasculaires se voient surtout aux joues et près des ailes du nez. Enfin, à un dernier degré, il peut se former des végétations arrondies, saillantes, rouges, violacées, siégeant surtout à la surface du nez, qui prend un volume considérable et un aspect caractéristique. Le malade est alors réellement hideux, repoussant, avec sa figure violacée, rugueuse, et son appendice nasal, qui ressemble à un tubercule quelconque, une pomme de terre, par exemple, plutôt qu'à un nez.

La couperose existe quelquefois seule, surtout dès le début. Mais assez souvent, il se produit de petites granulations sèches qui infiltrent le derme et qu'on sent mieux qu'on ne les voit. Enfin se montrent quelques pustules d'acné simple ou indurée.

Le bourgeonnement du nez ne s'observe que chez les hommes; jamais chez les femmes, quoique ces dernières soient plus sujettes que les premiers à la couperose. C'est chez elles surtout que la maladie se borne longtemps à des congestions de la face, leur donnant ainsi une figure enluminée, surtout sous l'influence d'une digestion laborieuse, d'une atmosphère un peu trop chaude, d'une émotion plus ou moins vive.

Les *causes* de cette maladie sont prédisposantes et accidentelles.

Nous avons déjà dit que les femmes y étaient plus prédisposées que les hommes. L'âge influe beaucoup, puisque la couperose ne survient pas avant la puberté; elle ne paraît même très souvent que de trente à quarante ans. Elle est plus commune chez les personnes sanguines et nerveuses. Les pays froids et humides y prédisposent aussi; elle est, en effet, très fréquente en Angleterre et en Russie. On la rencontre chez les arthritiques, les scrofuleux. Enfin elle est héréditaire.

Parmi les principales causes accidentelles, nous devons citer les excès de table ; l'abus des boissons alcooliques; tout travail assidu avec la tête inclinée en avant, comme dans les travaux de cabinet ou d'aiguille ; le froid aux pieds; la constipation habituelle; l'abus du traitement hydrothérapique; la vie au grand air. Il faut bien savoir, que si les excès de table peuvent produire la couperose, celle-ci peut être absolument indépendante de l'alcoolisme.

Cette maladie n'a aucune gravité. Malheureusement, à cause de l'aspect plus ou moins repoussant qu'elle donne à la figure, elle inquiète et désole tous ceux qui en sont atteints, les femmes surtout; aussi le chagrin, chez la plupart de ces dernières, est tellement intense, qu'il a pu quelquefois développer l'hypocondrie et la lypémanie.

Trois affections, dit le professeur Fournier, ont avec la couperose une ressemblance superficielle : l'acné, le lupus et certaines syphilides de la face. Pour la distinguer des syphilides, on remarquera que les localisations de la couperose sont toujours symétriques, ce qui n'arrive pas à celles de la syphilis, qui, par exemple, frapperont une aile du nez en laissant l'autre intacte. Les éruptions de la syphilis sont beaucoup plus saillantes, plus volumineuses et ne tardent pas à faire place à des ulcérations, ce qui n'est pas le cas de la couperose. On ne la confondra pas avec l'acné, en se rappelant qu'il y a dans la couperose une hypérémie et des arborisations vasculaires qu'on ne trouve pas dans l'acné; de plus, la couperose est localisée à la face, au lieu que l'acné frappe en même temps la poitrine, les épaules et surtout le dos. Pour le lupus, voir plus loin (page 202).

TRAITEMENT. — Au premier rang doivent être placés les moyens locaux. On peut faire matin et soir des lotions d'eau chaude, rapidement pendant une minute. Ces lotions amènent d'abord une rougeur plus grande, mais celle-ci ne tarde pas à s'effacer par suite de la réaction. On peut ajouter à l'eau pure quelques gouttes de teinture de benjoin, de l'eau de Cologne ou une légère dose de solution de sublimé (pour un verre d'eau chaude, une cuillerée à café d'une solution de 1 gramme de sublimé dans 150 grammes d'eau). Assez souvent ces lotions, prescrites dès le début, peuvent arrêter la maladie.

Mais lorsque celle-ci est ancienne, il est nécessaire d'ajouter des onctions avec des pommades mercurielles. Une des meilleures est la suivante :

Onguent rosat . . . . 15 gr.
Protoiodure de mercure. . . . . . . 0 gr. 10 à 15

On peut encore augmenter la dose du protoiodure jusqu'à un trentième ou même un vingtième, mais il est indispensable de continuer les applications pendant plusieurs mois, en les éloignant vers la fin avant de les cesser tout à fait. Cette pommade donne tout d'abord lieu à une rougeur assez vive; mais, au bout d'un certain temps, la peau pâlit et la couperose peut disparaître. Dans les cas rebelles et anciens, on se trouve bien des douches d'eaux sulfureuses dirigées sur les parties malades.

M. Fournier préconise les onctions avec le glycérolé à l'oxyde de zinc au sixième; des lotions avec le mélange suivant, qu'on laisse sur la peau sans l'éponger :

Fleur de soufre . . . . 15 gr.
Alcool camphré. . . . . 60 gr.
Eau. . . . . 250 gr.

Mais au traitement local, on doit ajouter le traitement hygiénique et pour cela donner de légers laxatifs; prendre des bains
émollients, alcalins et sulfureux ; se priver de toutes boissons
alcooliques ; ne pas se livrer à un travail trop prolongé ; éviter
le froid aux pieds, et, chez les femmes, veiller au bon fonctionnement de l'indisposition mensuelle. Tous ces moyens sont d'excellents adjuvants qu'il faut bien se garder de négliger.

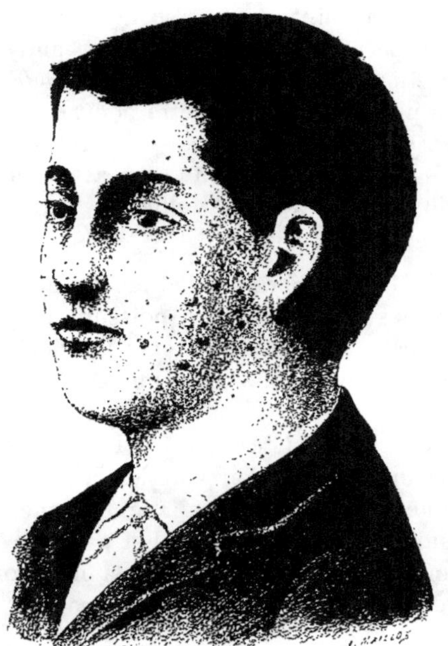

Fig. 12. — ACNÉ SIMPLE OU VULGAIRE.

**Acné simple ou inflammatoire. Acné ponctuée. Acné
sébacée.** — L'acné simple se manifeste surtout à l'époque de la
puberté, de 16 à 20 ans, et plus fréquemment chez les garçons
que chez les jeunes filles. Un tempérament lymphatique, une
peau huileuse ou épaisse y prédisposent. Elle se manifeste par
une série de boutons disséminés en plus ou moins grand nombre
sur la figure, la poitrine et le dos. Ces boutons deviennent purulents en quelques heures, le pus s'échappe et ils disparaissent

sans laisser de trace, si l'éruption ne se renouvelle pas trop souvent.

Quand ce sont les *glandes sébacées* qui sont enflammées, au lieu des follicules, comme dans l'acné simple, on a l'*acné punctata* ou *ponctuée,* qui peut exister en même temps que la précédente. Cette acné est la conséquence de l'accumulation de la matière sébacée dans les glandes de ce nom, et on la reconnaît par un *point noir* très visible, surtout aux ailes du nez. En pressant de chaque côté de ce point, on fait sortir cette matière, qui se présente sous l'aspect d'un ver, et qui n'est autre chose que le produit des sécrétions d'un insecte appelé *Demodex,* se trouvant vers la partie la plus profonde. Chaque point constitue un *comédon.* L'*acné sébacée* se caractérise par la sécrétion d'une matière qui se durcit sur la peau et lui donne un aspect sale, crasseux. Elle est due à l'hypersécrétion des follicules, qui sont très développés.

TRAITEMENT. — Il faut surveiller l'alimentation, éviter la charcuterie, les salaisons, les épices, les poissons de mer, les fruits acides, le thé, le café, l'alcool; maintenir la liberté du ventre en prenant très souvent, le matin à jeun, un verre à bordeaux d'une eau purgative.

Le traitement local consistera à laver avec du savon naphtolé et à lotionner ensuite, après avoir vidé les boutons, avec de l'eau chaude additionnée par moitié d'eau de Cologne, ou bien avec une lotion de sublimé (commencer par 1 gramme pour 1 000 et arriver à 1 gramme pour 250). Pendant la nuit, on appliquera soit l'emplâtre de Vigo, soit la pommade suivante :

> Soufre précipité . . . . 3 gr.
> Axonge benzoïnée . . . . 30 gr.

Pendant la journée on peut saupoudrer avec :

> Acide borique pulvérisé . . . . 5 gr.
> Oxyde de zinc . . . . 10 gr.
> Poudre d'amidon et de riz . . . . 15 gr.

Dans les cas tenaces, Unna préconise les frictions avec une solution d'ichthyol.

> Ichthyol. . . . . 5 à 50 gr.
> Alcool à 90° . . . . 50 gr.
> Éther . . . . 50 gr.

Quand l'irritation de la peau se produit, on suspend momentanément le traitement. On peut enfin pratiquer des douches locales sulfureuses et faire une saison à Luchon, Cauterets, Challes ou Saint-Honoré-les-Bains.

On emploie le même traitement contre l'acné ponctuée, après

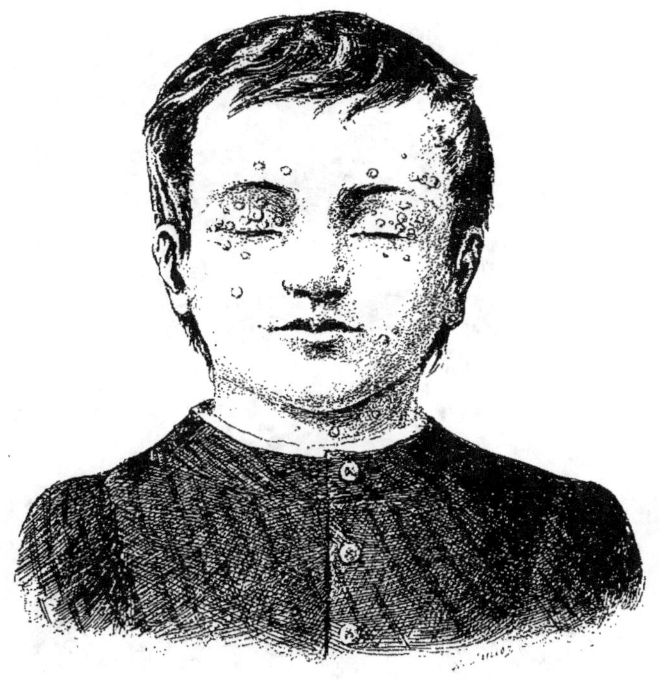

Fig. 13. — ACNÈ MOLLUSCOÏDE.

qu'on a eu soin d'évacuer le comédon. Les lotions avec la solution suivante donnent de bons résultats :

Borax	10 gr.
Bicarbonate de soude	10 gr.
Éther sulfurique	20 gr.
Eau de roses	300 gr.

Acné molluscoïde. — Cette acné est caractérisée par de petites tumeurs arrondies, du volume d'un grain de millet ou d'un pois, présentant un orifice plus ou moins largement ouvert,

d'où peuvent sortir des filaments vermiculaires, soit spontanément, soit par la pression. Ces tumeurs, qui sont dues à l'accumulation de la matière sébacée dans les follicules, siègent surtout au visage et au cou. Quelquefois l'orifice s'ombilique et la
petite tumeur prend l'aspect d'une pustule de variole, d'où *acné
varioliforme*.

On rencontre principalement l'acné molluscoïde chez les in-

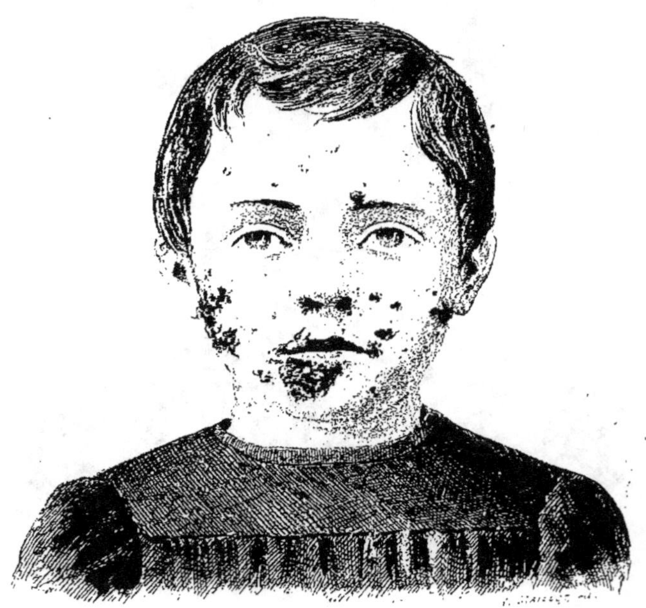

Fig. 14. — IMPÉTIGO.

dividus scrofuleux et chez les enfants. Alors, très souvent les
tumeurs suppurent et laissent des cicatrices profondes, indélébiles. Certains auteurs la croient contagieuse.

Le *traitement* consiste à inciser la tumeur et à la cicatriser à
l'aide de solutions irritantes. On ajoute une alimentation tonique
et des bains salés.

Impétigo. — L'impétigo (de *impetus*, impétuosité, parce qu'il se développe rapidement) est une maladie cutanée caractérisée par l'éruption de petites pustules agglomérées qui se rompent vite et se dessèchent en formant des *croûtes jaunes, épaisses, suintantes,* entourées d'une aréole érythémateuse assez étendue.

Cette affection est très commune. On l'observe chez les individus lymphatiques ou scrofuleux souvent à la suite d'un excès de table ou de boisson, et, chez les jeunes enfants, au moment de la dentition. Ceux-ci peuvent alors avoir la figure complètement recouverte d'un masque jaune, formé de croûtes rugueuses, séparées par des gerçures plus ou moins profondes, d'où suinte un liquide visqueux qui ne tarde pas à se concréter et forme de nouvelles croûtes qui s'étendent souvent au cuir chevelu. C'est ce qu'on appelle la *gourme* ou *croûtes de lait.*

On a distingué plusieurs variétés d'impétigo; il suffira de les nommer : *impétigo figuré,* qui ressemble beaucoup à l'eczéma, d'où aussi *eczéma impétigineux, impétigo disséminé, érysipélateux, scabieux, rongeant, granulé,* etc,

TRAITEMENT. — Dès le début, il faut faire tomber les croûtes au moyen de cataplasmes de fécule de pommes de terre, ou de lotions d'eau de racine de guimauve boriquée, ou de compresses imbibées de cette eau et recouvertes de taffetas gommé ; ces applications calment beaucoup les démangeaisons qui sont souvent assez fortes. Après la chute des croûtes, on passe une couche de glycérolé d'amidon boriqué (3 grammes d'acide borique pour 30 de glycérolé), de vaseline salolée (même dose), de pommade au calomel, de poudre d'aristol. A la fin de la maladie on a recours à la pommade au bismuth, ou à l'oxyde de zinc. Le traitement interne est très important, on fera prendre de l'huile de foie de morue; du sirop d'iodure de fer, une cuillerée à bouche tous les matins; du sirop de raifort iodé, une cuillerée à bouche matin et soir, et, dans les formes chroniques, les eaux sulfureuses.

Ecthyma. — L'ecthyma (de ἐκθύειν, faire irruption), consiste en larges pustules, apparaissant d'abord sous forme de taches rouges, circonscrites, se transformant rapidement en vésicules, vésico-pustules et pustules arrondies, régulières, entourées d'une aréole rouge, inflammatoire. Quand, vers le 5e jour, la pustule est arrivée à son complet développement, elle s'ouvre, le pus se répand au dehors sous forme d'une croûte noire, épaisse, qui, lorsqu'elle s'enlève, laisse une surface ulcérée, douloureuse au contact de l'air. Quand elle tombe d'elle-même, du 12ᵉ au 15ᵉ jour, la guérison est obtenue, et alors on ne voit qu'une tache violacée qui pâlit peu à peu et disparaît.

L'ecthyma se développe partout, mais très rarement à la face. Il dure souvent plusieurs mois, parce que de nouvelles pustules surgissent. — Ses causes sont : l'application de pommades ou d'emplâtres irritants, la gale, la syphilis. On observe surtout l'ecthyma syphilitique chez les enfants en bas-âge, et il apparaît sur les fesses, les jambes, la paume des mains.

TRAITEMENT. — On doit d'abord faire tomber les croûtes (V. *Impétigo*). Après leur chute on pratique des lotions au sublimé (1 pour 1 000), à l'alcool salolé (1 pour 100) ; on saupoudre avec de l'iodoforme, du salol, de l'aristol, de l'iodol ; ou bien on recouvre la partie malade au moyen de bandelettes imbriquées d'em-

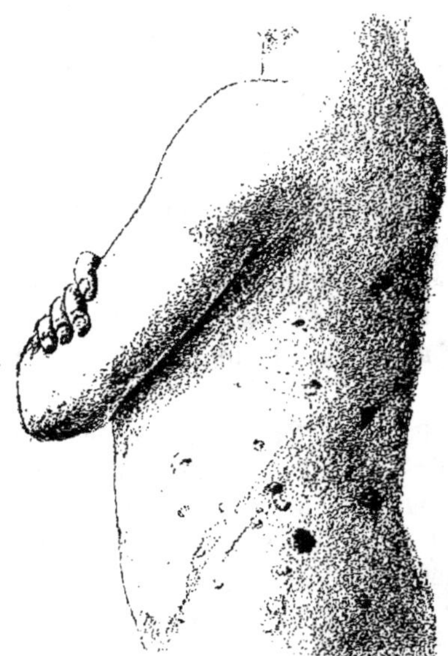

Fig. 15. — ECTHYMA.

plâtres rouge, de Vigo, de calomel, d'ichthyol. Le traitement général comprend les toniques : fer, quinquina, vins généreux. On traite la syphilis, s'il y a lieu, ou la gale.

Vᵉ CLASSE. — **Papules.**

Prurigo. — Lichen.

Les papules sont de petites élevures cutanées, sèches, dont la grosseur varie de celle d'une lentille à celle d'un grain de millet, et qui ne renferment dans leur intérieur aucun liquide. Leur couleur est généralement rougeâtre, mais parfois livide et même noire. Cette classe comprend le prurigo et le lichen.

Prurigo. — Le prurigo, nommé ainsi parce que le symptôme essentiel est le *prurit*, est une maladie caractérisée par de petites papules donnant naissance à une vive démangeaison et s'observant surtout sur les membres dans le sens de l'extension, à la partie externe et dans le dos. Le prurit est tellement insupportable, surtout dans le lit, qu'on voit des malades sa gratter au point de s'arracher la peau. Il frappe surtout les vieillards et la femme à l'âge critique.

On a donné le nom de **prurigo** formicant, *ferox,* à la forme grave, et celui de prurigo *mitis* à la forme bénigne qui se rencontre plus spécialement chez les enfants et les jeunes gens.

Le prurigo s'observe dans beaucoup de maladies. Il est quelquefois dû à la présence à la surface de la peau d'un parasite, comme les poux, ou à la pénétration dans la peau d'une substance irritante, comme la bile dans la jaunisse. On le rencontre encore chez les femmes enceintes, mal réglées, chez les albuminuriques, les diabétiques, etc.

Traitement. — Le prurigo des jeunes gens cède avec assez de facilité, il suffit de quelques bains simples ou alcalins. Chez les vieillards, on emploie les bains sulfureux tous les deux jours. *Contre le prurit* on fait des lotions au sublimé à la dose de 1 à 2 grammes pour 1 000 ; on prend des bains avec le même médicament, 10 à 20 grammes ; si des accidents mercuriels surviennent on fait des frictions avec le glycérolé tartrique, 1 gramme pour 20. Il faut traiter naturellement, s'il y a lieu, le diabète, l'albuminurie, le nervosisme, etc.

Lichen. — Le lichen est une inflammation cutanée caractérisée par une éruption de papules rouges ou de la couleur de la peau, souvent disposées en groupes, mais quelquefois éparses ; ces papules sont le siège d'un prurit très intense, et se terminent par une desquamation furfuracée.

Le nom de lichen a été donné par les anciens à cette maladie parce qu'elle a pour caractère principal de rendre la peau sèche et rugueuse de manière à la faire ressembler au lichen que l'on voit sur l'écorce de certains arbres.

On a décrit le lichen diffus, le lichen circonscrit, le lichen perpendiculaire ou en ruban, le lichen pilaris quand il occupe une région garnie de poils, le lichen ferox lorsqu'il détermine une démangeaison intolérable.

Traitement. — Fournier recommande l'arsenic à l'intérieur et à dose progressive. Le traitement local est peu efficace; on fait prendre des bains amidonnés; sur les plaques tenaces, on applique l'emplâtre de Vigo, puis on frictionne avec les pommades

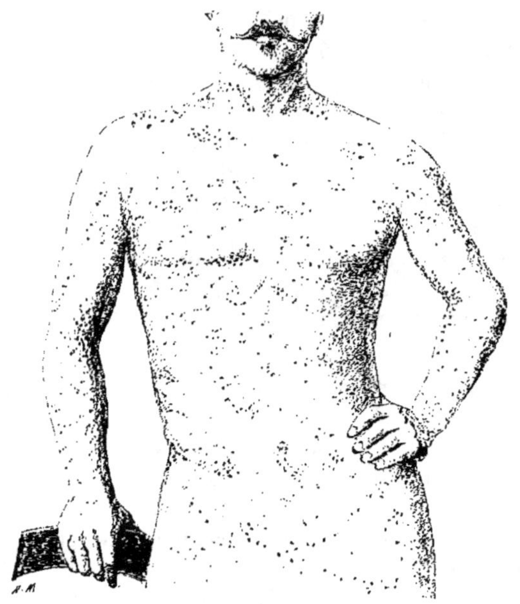

Fig. 16. — Lichen.

au calomel, 3 pour 30, ou à l'acide salicylique, 1 pour 30. On combat le prurit avec les moyens indiqués au prurigo.

VIe Classe. — Squames.

Pityriasis. — Ichthyose. — Psoriasis. — Lèpre.

Les squames (de *squama*, écaille) sont caractérisées par une sécrétion exagérée de l'épiderme qui se produit en trop grande abondance et se détache sous forme de poussière blanche ou en plaques ressemblant aux écailles des poissons. Les maladies squameuses sont le pityriasis, l'ichthyose, le psoriasis et la lèpre.

Pityriasis. — Le pityriasis (de πίτυρον, son) est une maladie
très commune. On l'a nommée ainsi à cause des pellicules blanches
qui se détachent presque continuellement et en très grande abondance des parties malades.

Il peut se développer sur tout le corps, et on a le pityriasis
rubra, versicolor ou *nigra,* suivant les couleurs qu'il revêt. Mais
le plus commun est le
pityriasis *alba* ou blanc
qui se montre sur le
cuir chevelu, dans les
sourcils, le menton et
la barbe. Quand il est
à la face, il constitue
ce qu'on appelle com-
munément les *dartres
farineuses*. On ressent
d'abord une légère dé-
mangeaison, mais bien-
tôt les squames blan-
ches se forment, se dé-
tachent d'elles-mêmes
ou par le plus léger
frottement et se repro-
duisent avec une rapi-
dité très grande.

Les causes de cette
affection sont diffici-
lement appréciables.

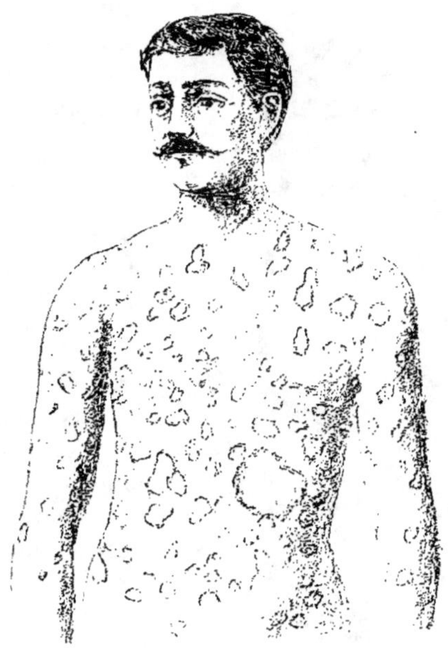

Fig. 17. — PITYRIASIS.

Elles paraissent le plus souvent tenir à une disposition particulière
de l'individu. Un régime échauffant, les frottements, les insola-
tions peuvent la produire. Il en est de même des émotions morales ; d'une propreté *excessive* qui finit par irriter le cuir chevelu.
Le pityriasis qui se montre dans les sourcils a les mêmes causes ;
celui de la barbe est produit et entretenu par le feu du rasoir. Il
suffit, en effet, de laisser croître la barbe, ou de la couper avec des
ciseaux pour se débarrasser de ce dernier.

On observe cette maladie à tout âge, même chez les nouveau-
nés. Elle est toutefois plus fréquente chez l'adulte, et un peu plus
chez la femme que chez l'homme.

Si elle est très désagréable, elle n'est nullement dangereuse, car elle ne détermine jamais d'accidents généraux. Comme elle n'attaque ni le cheveu ni le bulbe, elle n'entraîne pas par elle-même la chute des cheveux ; elle peut cependant y contribuer. Ceux-ci poussent, en effet, grêles et faibles, parce qu'ils se trouvent à leur sortie entourés d'un tissu enflammé et enfermés dans un étui squameux. Ils sont secs et cassants par suite de la diminution de la sécrétion folliculeuse et ils peuvent facilement être entraînés par le peigne, qui en arrache d'autant plus qu'on prend de plus grands soins de propreté.

Le pityriasis peut s'effacer en quelques jours, mais le plus souvent il passe à l'état chronique ; il devient alors une affection très rebelle. Chez certaines personnes il paraît à chaque printemps et ne disparaît que pendant l'hiver.

TRAITEMENT. — On fera d'abord des lotions émollientes, puis des lotions huileuses afin de combattre la sécheresse de la peau, et enfin des lotions savonneuses ou alcalines pour bien nettoyer la surface cutanée et en modifier la sécrétion. Comme pommades on emploiera celle à l'oxyde de zinc, 2 grammes pour 30 de vaseline, au goudron, à l'huile de cade, à l'acide salicylique, 1 gramme pour 40. Si elles ne réussissent pas, on fera des frictions avec la pommade à la résorcine, 1 gramme pour 30 : au turbith minéral, 50 centigrammes pour 30 grammes, au calomel ; même dose. On prendra des bains sulfureux, s'il y a lymphatisme ; des bains alcalins, s'il y a de la goutte. A l'intérieur, l'arsenic est très utile.

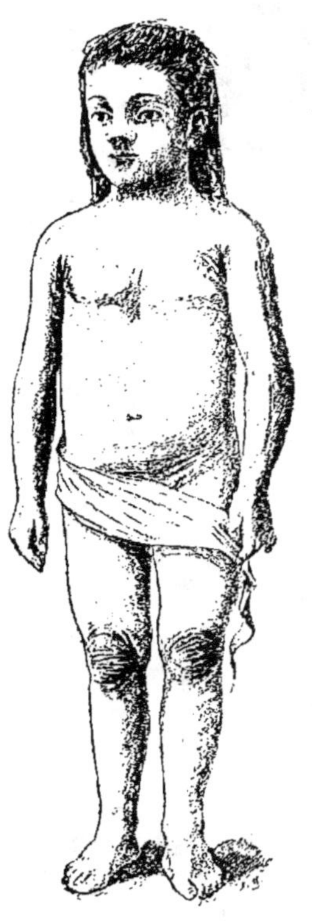

Fig. 18. — ICHTHYOSE.

Ichthyose. — L'ichthyose (de ἰχθύς, poisson) est une maladie cutanée dans laquelle la peau, rugueuse et sèche, est couverte de lames squameuses, cornées, s'imbriquant souvent les unes sur les autres comme les écailles d'un poisson.

L'ichthyose simple atteint les membres du côté de l'extension et laisse intacts les plis du bras, les aisselles, les aines, les creux du jarret. La peau est simplement recouverte de petites saillies d'un rouge pâle lui donnant l'aspect de la chair de poule. Mais le plus souvent ce sont de véritables squames adhérentes à leur centre, soulevées à leur bord et occupant non seulement les membres, mais encore le dos, l'abdomen.

Cette maladie paraît due à un trouble dans la nutrition de la peau. Elle est congénitale et héréditaire.

Traitement. — Il est fort peu efficace. On obtient cependant une amélioration en faisant des frictions avec du savon mou de potasse, avec de l'huile de foie de morue, en faisant prendre des bains émollients, des bains de vapeur, et en donnant à l'intérieur des préparations arsénicales.

Psoriasis. — Le psoriasis (de ψώρα, gale) est caractérisé par des squames blanches, sèches, brillantes, et par une rougeur de la peau se trouvant au-dessous de ces squames.

Cette maladie, une des plus fréquentes après l'eczéma, ne détermine pas de démangeaisons. Elle est souvent héréditaire ; alors, son apparition peut avoir lieu dès l'âge de 12 ans. Dans les autres cas elle ne se manifeste qu'après 25 ans. Elle atteint souvent des sujets paraissant jouir d'une excellente santé. Elle n'est ni grave, ni douloureuse, mais incommode.

Le psoriasis se montre de préférence aux genoux, aux coudes, aux membres dans le sens de l'extension, au cuir chevelu, au sacrum. Il est très rare qu'il atteigne les pieds et les mains.

Lorsque les plaques sont limitées on dit que le psoriasis est *ponctué ;* il est en *gouttes* lorsque les plaques sont un peu plus étendues ; *figuré,* lorsqu'elles sont irrégulières ; *annulaire,* quand elles sont sous forme d'un anneau.

Traitement. — Le *traitement externe* est très important. On fait d'abord tomber les squames au moyen de bains émollients, de compresses de tarlatane imbibées d'eau de son boriquée et recouvertes d'une toile imperméable ; avec du savon noir, la pierre ponce. Après on frictionne avec l'*huile de cade,* d'abord mitigée, dans la proportion de 5 à 50 d'huile pour 100 de glycérolé

d'amidon, puis pure ; avec la pommade à l'*acide pyrogallique* à la
dose de 3 à 10 grammes pour 100 ; à l'*acide chrysophanique* (même
dose). Cet acide, qui est le meilleur antipsoriasique, a l'inconvénient d'irriter les yeux, de tacher le linge et de colorer la peau saine en violet ; les ongles, les poils et les cheveux en jaune brun. Il ne faut donc pas s'en servir à la face et sur le cuir chevelu. Il faut même employer les deux pommades avec prudence car elles peuvent déterminer une irritation très grande et même des accidents toxiques. — On se sert encore des pommades au naphtol, 3 pour 30 ; aux précipités blanc, rouge, jaune ; à l'ichthyol, etc.

Traitement interne. — On a donné l'iodure de potassium à haute dose, 3 à 12 grammes par jour, à condition que l'estomac le supporte bien. La médication arsénicale est très utile aussi : liqueur de Fowler, six à douze gouttes, progressivement ; liqueur de Pearson, douze à vingt-quatre ; granules de dioscoride, deux à six.

Lèpre. — La lèpre (de λεπρὸς, écailleux) est une affection constitutionnelle, à marche chronique, déterminant sur la peau et les muqueuses des plaques d'anesthésie,

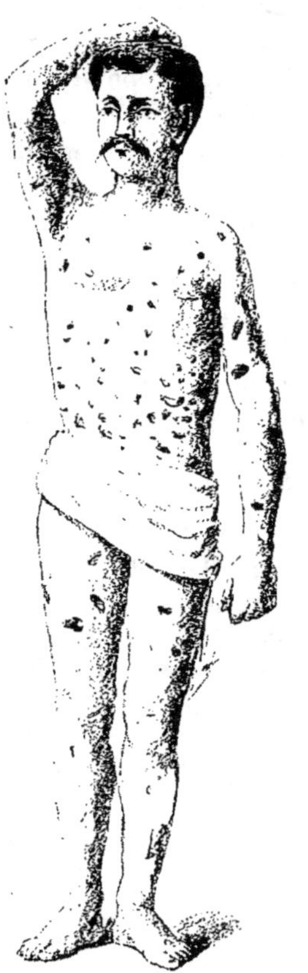

Fig. 19. — PSORIASIS.

des taches jaunes, rouges, brunâtres, ou des infiltrations tuberculeuses aboutissant à la desquamation ou à l'ulcération, des lésions nerveuses, des lésions viscérales multiples, enfin une cachexie qui cause très souvent la mort.

On distingue la *lèpre turberculeuse*, la *lèpre tachetée* ou *maculeuse*, et la *lèpre anesthésique*.

Dans la *lèpre tuberculeuse* il se forme des taches arrondies ou irrégulières, d'abord rouges puis pâles, enfin brunes ou couleur sépia. La peau est lisse, luisante, douloureuse à la pression, parfois épaisse. Les taches existent sur le tronc, les membres, les mains, la plante des pieds, le visage. Peu à peu se développent des nodosités de la grosseur d'un grain de plomb, d'un pois, d'une fève ; ces nodosités, planes ou hémisphériques, luisantes,

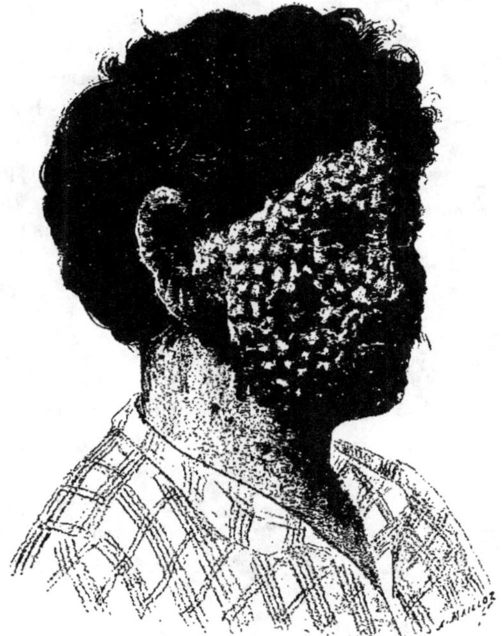

Fig. 20. — LÈPRE TUBERCULEUSE.

résistantes ou molles, sont recouvertes d'un épiderme brillant et forment des plaques irrégulières, bossuées.

A la face, ces tubercules lépreux recouvrent les yeux, le nez, les joues, et rappellent assez bien les papules de l'acné ou le lupus ; au tronc et aux extrémités, ils ressemblent aux tubercules de la syphilis et du lupus. Leur évolution est assez lente. Ils peuvent disparaître ou bien donner naissance à des ulcères superficiels, indolents, se reproduisant fréquemment, et sécrétant une matière mal liée. Ces ulcères provoquent parfois des lymphangites, des érysipèles ou même des lésions plus graves (suppuration des articulations et élimination de parties osseuses, d'où le nom de *lèpre mutilante*). A ces symptômes s'ajoutent l'anesthésie des régions atteintes, de la fièvre, des symptômes cérébraux, de la diarrhée, des inflammations locales auxquelles le malade peut succomber, ou bien un état cachectique lent et progressif.

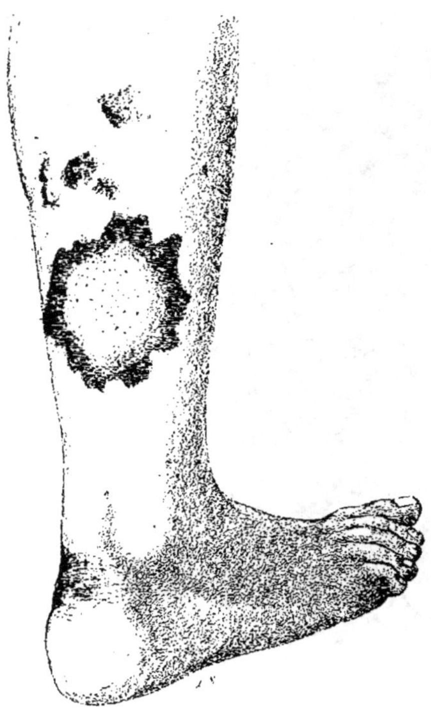

Fig. 21. — LÈPRE MACULEUSE.

La *lèpre maculeuse* ne présente que des taches rouges, brunes, luisantes, plus ou moins pigmentées, parfois tachetées, quelquefois blanches, lardacées à leur centre et rouges à leur périphérie.

La *lèpre anesthésique* se caractérise par la prédominance des plaques d'anesthésie cutanée avec ou sans taches ou tubercules, c'est-à-dire compliquant ou non la lèpre tuberculeuse ou la lèpre maculeuse. Ces plaques d'anesthésie sont irrégulièrement disposées ; elles disparaissent à certains endroits pour reparaître dans d'autres, .et, lorsqu'elles existent pendant un certain temps à la même place, la peau qu'elles recouvrent devient ridée, pigmentée.

En même temps se manifestent en diverses régions, surtout aux membres, des douleurs vives, parfois des contractions. Les malades ne peuvent plus ni rester assis ni se tenir debout. Ils ne peuvent ni manger ni saisir un objet. Leur apparence est celle d'un vieillard arrivé au dernier degré de la décrépitude. Il existe des déformations et des difformités multiples de la face et des membres, des gangrènes sèches ou humides, des paralysies dans la sphère des nerfs moteurs et sensitifs, un ralentissement du pouls, une dépression considérable des fonctions intellectuelles. La mort survient dans le marasme.

A tous ces symptômes, il faut ajouter la *décoloration des cheveux et des poils*. La décoloration absolue a lieu généralement à une période assez avancée, quand tout le système cutané a subi une modification sensible.

Il est admis que la lèpre est une maladie de misère ; que la mauvaise nourriture : caviar rouge putréfié, mauvaise huile, poisson salé, viande de porc, abus des spiritueux, etc., que les privations, la saleté surtout, sont les causes productrices de cette horrible maladie.

La *marche* de cette affection est presque toujours chronique ; on a admis quatre périodes : la période d'invasion, celle du développement des tubercules, la période d'ulcération et enfin la période cachectique.

La *durée* varie entre neuf et dix-huit ans. Brassac cite des exemples de lèpre ayant duré vingt et trente ans. Du reste, une bonne hygiène et les soins peuvent prolonger beaucoup la vie.

La *guérison* peut se produire, mais généralement la mort est la terminaison ordinaire. Elle résulte des progrès continuels de la maladie, et de l'envahissement successif de tous les organes internes.

Le *traitement* est prophylactique, palliatif et curatif.

On s'est toujours préoccupé de la prophylaxie de la lèpre ; Moïse, Arétée, etc., ont écrit dans ce but. Le traitement palliatif s'adresse à tel ou tel symptôme, et ne peut modifier la maladie dans son essence. Tous les remèdes externes sont des palliatifs. Dans le traitement curatif on voit survenir toute une longue série de médicaments internes, et tous les essais plus ou moins raisonnables, hasardeux qui ont été tentés.

Voici, résumés, les points principaux du traitement de la lèpre :

Soins de propreté très grands. Bains simples ou aromatisés aussi souvent que possible. Lavage des plaies avec de l'eau phéniquée ou une solution de sublimé. A l'intérieur, préparations de quinquina, de gentiane, d'iodure de fer, d'arséniate de fer, d'huile de chaulmoogra (contre-indiquée si les reins sont malades) ; commencer par dix gouttes et arriver progressivement à vingt, trente et cent gouttes en 2 ou 3 fois dans les 24 heures. Les eaux sulfureuses naturelles en boissons et en bains.

Alimentation modérée. Pas de viande de porc, pas de poissons de mer, pas de salaisons. Eviter les graisses et l'alcool.

M. Yersin a appliqué la sérothérapie ; après avoir immunisé des animaux avec des toxines du bacille de la lèpre, il a inoculé le sérum de ces animaux et il a obtenu 75 0/0 de guérisons.

VIIe CLASSE. — Tubercules.

Lupus. — Éléphantiasis.

Les tubercules de la peau sont des tumeurs toutes petites, dures, circonscrites, à marche très lente et ayant beaucoup de tendance à s'ulcérer. Les tubercules se montrent comme lésion spéciale et symptomatique dans des maladies constitutionnelles, la scrofule, et dans certaines diathèses. Le lupus et l'éléphantiasis rentrent dans cette classe.

Lupus. — Le lupus ou *dartre rongeante* est une maladie caractérisée par de petites nodosités ou tubercules d'un rouge plus ou moins foncé, isolés ou réunis, et tendant à ronger les parties malades. Le nom de lupus lui vient de ce qu'on a comparé le visage de la personne qui en est atteinte à celui d'un loup. L'aspect est, en effet, réellement hideux.

C'est heureusement une affection assez rare, frappant de préférence les enfants et les jeunes gens, les sujets lymphatiques et scrofuleux. Elle se développe surtout sur le nez qu'elle déforme et ronge souvent la face, les joues et les lèvres. Les excroissances végétantes s'ulcèrent peu à peu, et il se forme des croûtes qui, en tombant, laissent voir que le tissu sous-jacent a été détruit plus ou moins.

On distingue le *lupus plan* et le *lupus élevé*. Le premier se présente sous la forme de petits disques érythémato-tuberculeux ; il est bénin. Le second est caractérisé par des saillies, des plaques rugueuses, irrégulières.

L'évolution des tubercules étant plus ou moins rapide, on a admis de nombreuses variétés : *lupus exfoliant, psoriasiforme, ulcéreux superficiel, ulcéreux profond-térébrant, perforant, phagédénique.*

TRAITEMENT INTERNE. — Il consiste à faire prendre des toniques et des reconstituants : huile de foie de morue, quinquina, préparations arsénicales, phosphates, chlorure de sodium, sirop d'io-

dure de fer, sirop iodo-tannique. En outre, hydrothérapie, exercice, vie au grand air.

TRAITEMENT LOCAL. — Le point essentiel est de détruire les tubercules en produisant des cicatrices aussi peu visibles que possible. On cautérisait autrefois avec la pâte arsénicale ou avec
la poudre de Dupuytren. On a surtout recours aujourd'hui aux

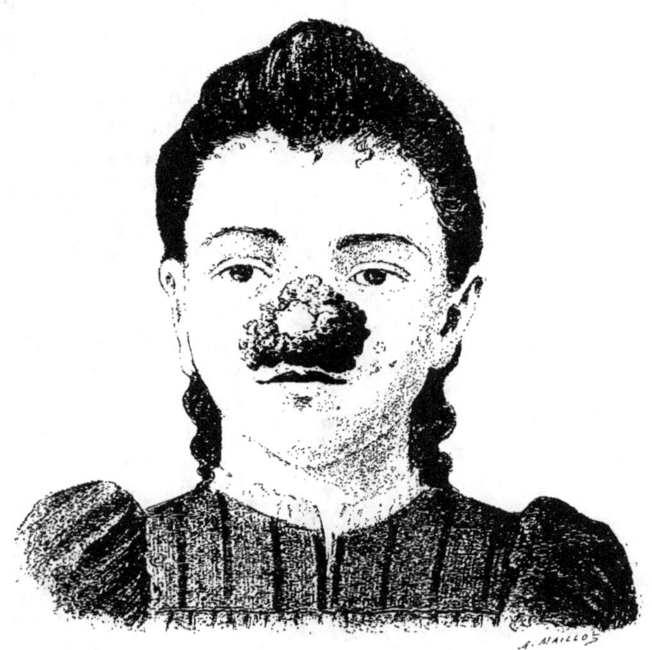

Fig. 22. — LUPUS VULGAIRE.

scarifications linéaires et à la cautérisation ignée. Nous préférons
cette dernière méthode, qui n'est pas sanglante comme celle des
scarifications. On fait tous les huit jours, avec le thermo-cautère
ou le galvano-cautère, un nombre suffisant de pointes de feu en
se servant d'une pointe fine portée au rouge sombre seulement,
afin d'éviter les hémorragies.

Éléphantiasis. — Sous ce nom, on désignait autrefois deux
maladies différentes, l'*éléphantiasis des Grecs,* qui n'est qu'une

variété de la lèpre, et l'*éléphantiasis des Arabes*, dont nous devons seulement nous occuper ici. Ce mot vient d'ἐλέφας, éléphant, parce que les pieds des malades ressemblent à ceux d'un éléphant. Quelques auteurs ont proposé le nom de *pachydermie* (de παχύς, épais, et δέρμα, peau).

L'éléphantiasis est très commun en Arabie, et on le rencontre assez fréquemment en Europe. Il est consécutif à l'eczéma, aux ulcères des jambes, et, en général, à toutes les inflammations qui tendent à se reproduire. Il se déclare souvent aussi parce qu'on ne prend pas les précautions hygiéniques et les soins nécessaires pour éviter les irritations du tissu cellulaire des jambes. Son siège de prédilection est, en effet, les membres inférieurs et quelquefois les parties génitales.

Dès le début, on voit se produire, par poussées successives, irrégulières, de la rougeur, un peu de lymphangite, une tension douloureuse de la peau avec gonflement, et une augmentation croissante de volume de toutes les parties molles. Quand la maladie est complètement déclarée, la jambe est deux fois, trois fois plus grosse qu'à son état habituel, et le pied gonflé, élargi, recouvert de masses épidermiques, remplies ou non de végétations, d'excoriations ou d'ulcérations, ressemble tout à fait à celui d'un éléphant. Les parties atteintes deviennent impotentes à cause de leur volume exagéré. Le scrotum peut descendre jusqu'au genou.

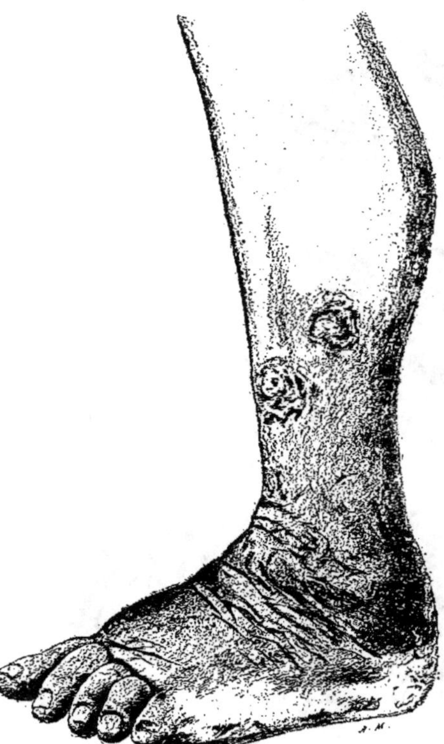

Fig. 23. — ÉLÉPHANTIASIS.

Les poussées seules sont douloureuses, la maladie ne l'est pas. Abandonnée à elle-même, elle est presque toujours mortelle.

TRAITEMENT. — Quand une poussée se déclare, on combat l'inflammation et l'œdème du membre en élevant celui-ci et en l'appuyant sur des coussins ; le malade étant ainsi dans le repos le plus complet, on applique des cataplasmes de fécule et de guimauve. On fait prendre, en outre, de la quinine et quelques purgatifs. Lorsque la maladie est bien déclarée, on traite d'abord les ulcérations, si elles existent, puis on essaie la compression méthodique, c'est-à-dire que l'on comprime fortement et graduellement le membre, bien enveloppé avec une feuille d'ouate, au moyen d'une bande en caoutchouc. Si on arrive ainsi à enrayer la maladie, l'usage d'un bas élastique devient nécessaire. Mais on n'obtient pas toujours un bon résultat ; on essaie alors les scarifications multiples, les courants continus combinés avec les courants induits. Malheureusement, il ne faut pas trop compter sur ces moyens, et l'amputation est trop souvent inévitable, quoiqu'elle soit fréquemment suivie de mort.

VIIIᵉ CLASSE. — **Maladies parasitaires.**

Teigne faveuse. — Herpès tonsurant. — Pelade ou porrigo decalvans. —
Mentagre ou sycosis. — Gale. — Poux.

Teigne faveuse. — Elle frappe surtout les enfants mal soignés, malpropres, faibles, lymphatiques. Extrêmement contagieuse, elle peut, d'après Lallier, être limitée ou s'étendre à toute la surface de la tête. Dans cette maladie les cheveux deviennent ternes, comme poudrés ; ils sont plus clairsemés. Elle est constituée par de petites croûtes d'un jaune clair, en godet, à bords relevés, qui peuvent se réunir et s'étendre sur toute la tête ; il n'y a pas de suintement ; leur surface est sèche, comme poussiéreuse ; on dirait une éclaboussure de plâtre ; il y a des démangeaisons ; la tête exhale une odeur toute particulière, que l'on a comparée à celle de la souris. Si l'on fait tomber les croûtes avec un peu d'huile ou un cataplasme, on trouve en dessous la peau rouge, luisante et dépourvue de cheveux. Si la maladie a duré longtemps, ceux-ci ne repoussent plus et la tête présente des surfaces chauves pour toujours.

La teigne faveuse est produite par un champignon, ou, mieux, par plusieurs parasites végétaux qui attaquent les cheveux et se logent dans l'excavation d'où naît celui-ci. En passant de la tête

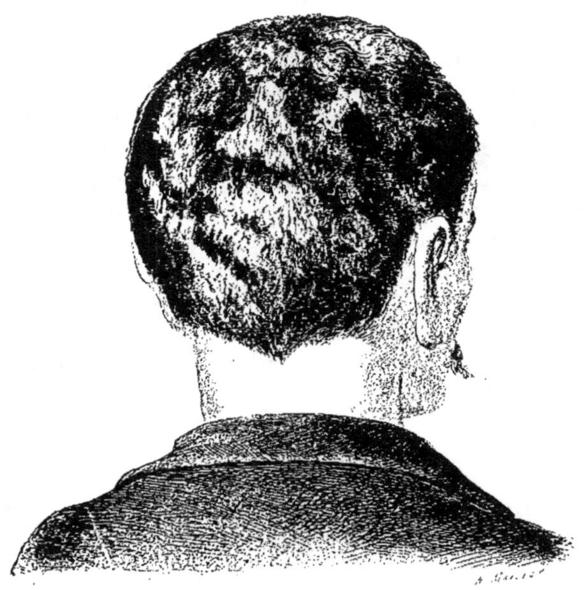

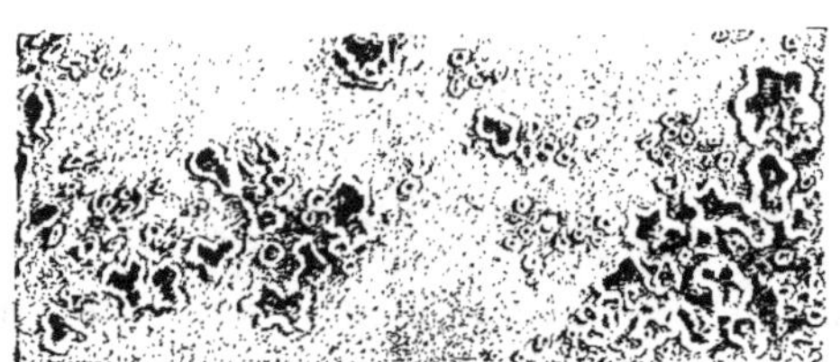

Fig. 24. — FAVUS DE LA TÊTE ET DU CORPS.

de l'individu malade sur celle d'un individu sain, ils déterminent l'apparition de la maladie.

TRAITEMENT. — Il faut d'abord couper les cheveux tout ras ; puis, pendant la nuit, dans le but de faire tomber les croûtes, on applique une calotte de caoutchouc, ou bien des cataplasmes de fécule boriqués, recouverts de taffetas gommé. Quand le résultat est obtenu, on lave avec de l'eau chaude et du savon noir, on épile la partie malade et on fait des applications de sublimé à 1 ou 2 grammes pour 1 000, de sulfure de calcium de 3 à 5 pour 30 ; on frictionne avec la pommade soufrée, 2 pour 30 ; la pommade au turbith, 1 pour 30. On emploie encore l'emplâtre de Vigo, l'emplâtre rouge de Vidal, les emplâtres au calomel, à l'ichthyol, à l'acide chrysophanique ; ces derniers emplâtres peuvent être remplacés par des pommades au calomel, à l'ichthyol, à l'acide chrysophanique. Lorsque les godets reparaissent, on recommence l'épilation, et on continue le traitement un mois après la guérison.

Teigne tonsurante, herpès tonsurant. — Cette teigne est encore plus contagieuse que la précédente, et elle est due à la présence d'un champignon parasitaire, le *trychophyton tonsurans*. Comme son nom l'indique, elle est caractérisée par des plaques, rondes comme une tonsure de prêtre, et siégeant généralement sur la tête ; elles sont isolées ou réunies par groupes. Leur surface est grisâtre, sèche, recouverte de pellicules. Les cheveux sont coupés ras, ce qui fait que la plaque n'est pas glabre, comme dans la teigne suivante. La grandeur des plaques varie entre celle d'une pièce de cinquante centimes et celle d'une pièce de deux francs et plus.

La maladie, qui procure des démangeaisons, se développe lentement et peut gagner la peau dans le voisinage de la tête, le cou, le front, la figure. Elle se présente alors sous l'aspect de plaques rosées farineuses. Les personnes qui soignent des enfants malades gagnent souvent cette teigne aux bras et aux mains, où elle forme des plaques d'*herpès circiné*.

Cette affection est longue, difficile à guérir ; elle peut durer des années. Mais elle guérit presque toujours sans laisser de traces, car les cheveux repoussent aussi vigoureux qu'auparavant.

TRAITEMENT. — On combat la teigne qui se développe sur les parties glabres en appliquant simplement le soir une couche de teinture d'iode qu'on enlève le lendemain matin avec une solution d'iodure de potassium. La teigne tonsurante proprement dite, c'est-à-dire celle qui siège sur le cuir chevelu, réclame un traitement plus compliqué. Il faut d'abord isoler le malade, maintenir sa tête couverte d'un bonnet imperméable, éviter la communauté des coiffures et des objets de toilette. Ensuite, après avoir coupé les cheveux tout ras, on nettoie les plaques avec de l'eau savonneuse et on badigeonne avec de la teinture d'iode. Plus tard, on fait des épilations partielles, successives et renouvelées jusqu'à ce que les cheveux repoussent d'une manière normale. L'épilation enlève une partie du champignon et permet à l'agent parasiticide de pénétrer jusqu'au trichophyton, dans le

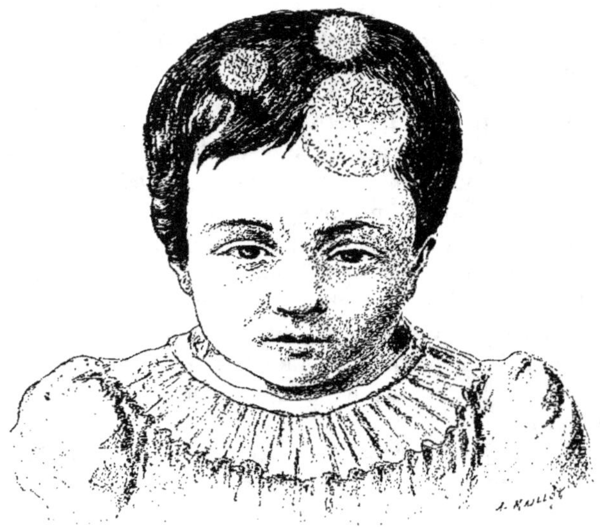

Fig. 25. — TEIGNE TONSURANTE.

bulbe. Après chaque épilation, on fait des lotions au sublimé ou des applications de pommade au turbith, 1 gramme pour 30.

TRAITEMENT DE BESNIER. — Couper les cheveux ras ; lavages quotidiens avec des savons au goudron, à l'acide salicylique, au soufre, ou avec la solution suivante : alcool à 90°, 100 grammes ; acide borique, 1 gramme ; chloroforme, 5 grammes. Raclage. Lotions avec : liqueur de van Swieten, 100 grammes ; acide acétique cristallisant, 1 gramme. Recouvrir les plaques trichophytiques avec du taffetas de Vigo acétique (onguent de Vigo, 100 grammes ; acide acétique, 1 gramme).

Quinquaud a préconisé le traitement suivant : 1° Savonnage de la tête et lavages avec une solution de sublimé au millième ; 2° Raclage des plaques avec la curette, pour enlever les squames et les cheveux malades. Pour atténuer la douleur du grattage, on peut le faire précéder d'un stypage au chlorure de méthyle; 3° Lotions avec : biiodure de mercure, 15 à 20 centigr.; bichlorure, 1 gr.; alcool à 90°, 40 gr.; eau distillée, 250 gr.; 4° Application d'une rondelle d'emplâtre composé de : biiodure de mercure, 20 centigr.; bichlorure, 1 gr.; emplâtre simple, 250 gr. Tous les deux jours, on enlève la rondelle d'emplâtre, et on recommence les savonnages et les frictions. De temps en temps, on renouvelle les raclages. Si la guérison tarde, on a recours à l'épilation et à la pommade suivante : acides salicylique, borique, chrysophanique, de chaque, 2 gr., vaseline, 100 grammes.

Hallopeau emploie des frictions avec une solution composée d'alcool, d'essence de térébenthine, d'ammoniaque, et les fait suivre d'onctions avec la vaseline iodée. Les cheveux sont coupés toutes les semaines. Bonnet de caoutchouc en permanence.

Pelade ou **Porrigo decalvans.** — La pelade, dit Lailler, es caractérisée par des places arrondies sans croûtes ni écailles, où les cheveux, maigres, ternes, tombent avec la racine à la moindre traction et laissent une surface nette. La peau où les cheveux sont tombés est habituellement lisse et brillante ; on l'a comparée à la surface de l'ivoire ; on dirait que la place atteinte a été pelée, d'où le nom de pelade. Il n'y a souvent que deux ou trois plaques, qui peuvent s'étendre, et, en se réunissant, dénuder de larges surfaces. Cette maladie est moins longue que la précédente, mais elle a peut-être des conséquences plus sérieuses :

1° Elle peut se reproduire au bout d'une ou plusieurs années de guérison ; 2° il n'est pas rare qu'elle laisse des traces indélébiles de son passage, et que, sur une ou plusieurs places, les cheveux ne reparaissent plus, tandis que dans la teigne tonsurante ils repoussent toujours.

TRAITEMENT. — *Prophylaxie* : Il faut exclure des écoles les tout jeunes enfants malades, et isoler ceux qui sont plus âgés; leur faire conserver continuellement une coiffure exclusive, ou bien maintenir sur les plaques du collodion riciné, de la traumaticine ou un emplâtre recouvert de cheveux, comme on en prépare maintenant. On désinfecte régulièrement tous les objets de toilette, et on lave avec le plus grand soin le cuir chevelu.

Le traitement proprement dit consiste à maintenir les cheveux courts autour des plaques, à raser même tout le cuir chevelu si celles-ci sont nombreuses ; — à épiler tous les huit ou dix jours le tour des plaques ; — à laver deux fois par semaine avec un savon phéniqué ou au goudron ; — à faire des lotions au

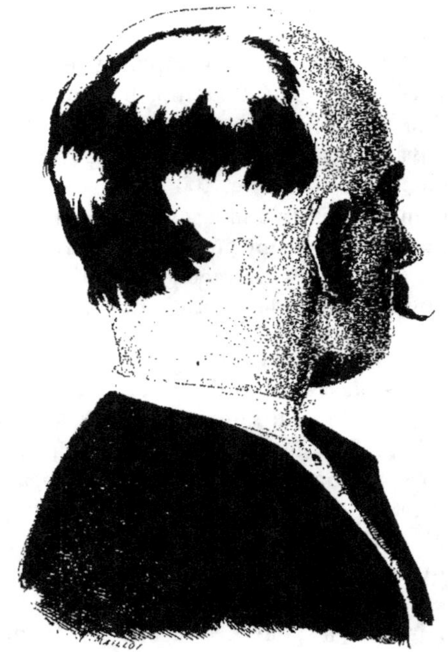

Fig. 26. — PELADE.

sublimé, 1 gramme pour 350, suivies d'une friction à la pommade au turbith, 1 pour 20, ou à l'acide salicylique, 1 pour 40. A cette médication parasitaire, on substituera de temps en temps la médication excitante, et on fera des applications de teinture d'iode, de teinture de cantharides, pure ou étendue. Lallier conseille la formule suivante : alcool à 90°, 100 grammes ; essence de bergamote, 15 grammes ; essence de Wentergreen, 5 grammes ; ammoniaque, 5 grammes.

Quand le malade est lymphatique, scrofuleux, anémique, on

donne une médication générale interne appropriée. Dans les cas rebelles, on l'envoie à Luchon, à Aix, à Salins ou à Uriage.

Mentagre ou Sycosis. — La mentagre, nommée ainsi parce que son siège de prédilection est le menton (de *mentum,* menton, et ἄγρα, capture), ou sycosis (de σῦκον, figue, parce que les boutons ont l'apparence de figues), est une affection de la peau caractérisée par une éruption de tubercules enflammés, charnus, d'un rouge sombre, développés sur la partie barbue du visage ou sur le cuir chevelu, groupés et souvent confondus, susceptibles de fournir une suppuration sanieuse (Bateman).

On admet un sycosis parasitaire et un sycosis simplement inflammatoire. Le premier est dû au *trichophyton tonsurans* (V. *teigne tonsurante*). La maladie débute par de petites taches rouges, arrondies ; puis les poils de la barbe s'altèrent, deviennent ternes, secs, cassants ; la peau qui les entoure est rouge, squameuse : des pustules se forment, de véritables tubercules rouges, arrondis se développent ; les pustules se rompent ; les tubercules s'altèrent, suppurent, et il en résulte une sécrétion séro-purulente, agglutinant les poils et recouvrant la face de croûtes brunes ; celles-ci finissent par se détacher et laissent voir des ulcérations fongueuses qui donnent à la figure du malade un aspect repoussant (fig. 27). C'est surtout la barbe qui est atteinte de cette façon, mais la maladie peut occuper les sourcils, le cuir chevelu, les aisselles, la nuque, la poitrine, etc.

Les parties atteintes sont le siège de chaleur, de cuisson et de démangeaisons ; la douleur est rarement vive. La durée de l'affection est longue ; elle dépend beaucoup du traitement.

Le *sycosis simple* ou *inflammatoire* est le résultat de l'inflammation des follicules pileux, sans produits parasitaires. Il peut atteindre toutes les parties du corps recouvertes de poils, mais il siège presque exclusivement au visage, à la barbe, au menton, à la lèvre supérieure. Ici les pustules sont toujours traversées par un poil. Ce sycosis est souvent le résultat d'une irritation locale par un rasoir, un mauvais savon, une pommade rance, le tabac à priser ; mais très souvent aussi, il est la conséquence d'une prédisposition constitutionnelle.

TRAITEMENT DU SYCOSIS PARASITAIRE. — Couper les poils ras avec les ciseaux, à la période érythémateuse, et faire des badigeonnages à la teinture d'iode. Plus tard, pulvérisations boriquées, pommade au calomel, 2 pour 40. Quand l'inflammation a disparu : épilation ; applications parasiticides : teinture d'iode, pommade au turbith, 1 pour 20, au calomel, à la résorcine, aux acides pyrogallique et salicylique ; emplâtre à l'acide chrysophanique, 1 pour 30.

TRAITEMENT DE LA MENTAGRE OU SYCOSIS NON PARASITAIRE. — Il

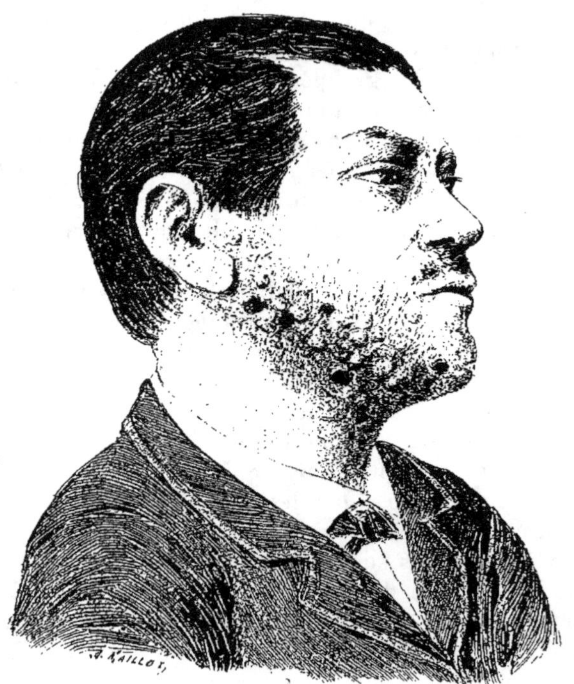

Fig. 27. — Sycosis.

faut d'abord combattre la scrofule, l'arthritisme ; puis couper les poils et épiler. Après, on calme l'inflammation au moyen de pulvérisations à l'eau boriquée, et on frictionne avec la pommade au calomel, au turbith, au précipité jaune 2 à 5 pour 100, à l'ichthyol, à la chrysarobine.

Gale. — La gale est une maladie contagieuse caractérisée par de petites vésicules transparentes procurant des démangeaisons très vives, et par un sillon sous-épidermique qui vient y aboutir.

Elle est due à la présence d'un parasite animal, l'*acare de la gale* (V. fig. 53, 2ᵉ Volume).

Son siège de prédilection est entre les doigts et aux plis des articulations ; on l'observe aussi sur les fesses. La contagion s'opère par le contact immédiat ou par le contact des objets contaminés. Lorsque la maladie débute, le galeux éprouve d'abord une démangeaison qui le gêne, puis il voit entre les doigts ou au milieu du poignet de petites vésicules pâles ou rosées, à chacune desquelles aboutit un petit sillon creusé par l'acarus au-dessous de l'épiderme. La démangeaison s'exaspère par la chaleur, le mouvement. La gale peut durer des années sans altérer la santé ; heureusement on peut la guérir en quelques heures.

TRAITEMENT. — Si l'inflammation est trop vive, on commence par faire prendre un ou deux bains émollients, puis on a recours au *traitement dit de Saint-Louis* ou de *la frotte* et indiqué par Hardy : Friction générale assez rude avec le savon noir ou le savon de toilette, surtout

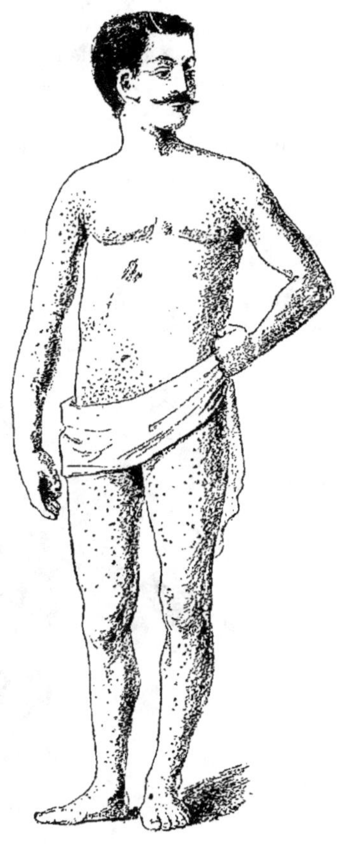

Fig. 28. — GALE.

au niveau des lieux d'élection de la gale, pendant vingt minutes, une heure même ; puis, bain chaud d'une demi-heure, pendant lequel on continue les frictions. A la sortie du bain, friction avec une pommade sulfuro-alcaline qu'on laissera en place pendant deux heures au moins :

Axonge. . . . . 300 gr.
Soufre. . . . . 50 gr.
Sous-carbonate de potasse. . . . . 25 gr.

Enfin, lavage de tout le corps à l'eau tiède.

Voici un remède dit aristocratique :

Baume du Pérou.	30 gr.
Acide benzoïque.	1 gr. 50
Huile de clous de girofle.	4 gouttes.
Alcool.	8 gr.
Cérat simple.	210 gr.

Tous les vêtements et le linge du malade sont naturellement

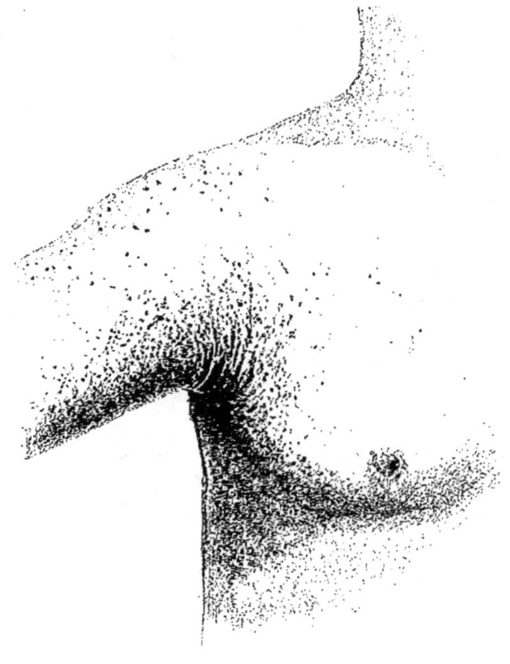

Fig. 29. — GALE

désinfectés par le passage à l'étuve, ou, en l'absence de celle-ci, par des vapeurs sulfureuses.

Poux. — Trois espèces de poux peuvent vivre sur le corps de l'homme : le pou de la tête, le pou du corps et le pou du pubis.

On les rencontre surtout chez les enfants malpropres ou atteints d'une maladie du cuir chevelu, chez les convalescents, chez les individus affaiblis, cachectiques. Ils ne se dévelop-

pent jamais spontanément ; il faut qu'un germe, qu'une lente ait
été déposée à la surface du corps.

Ces parasites doivent toujours être détruits. Pour cela, on
commence par donner tous les soins de propreté nécessaires ;
puis, pour les poux de la tête, on coupe les cheveux et on passe
une couche de pommade mercurielle ou onguent gris, ou bien on
fait une lotion au sublimé et on saupoudre ensuite avec de la

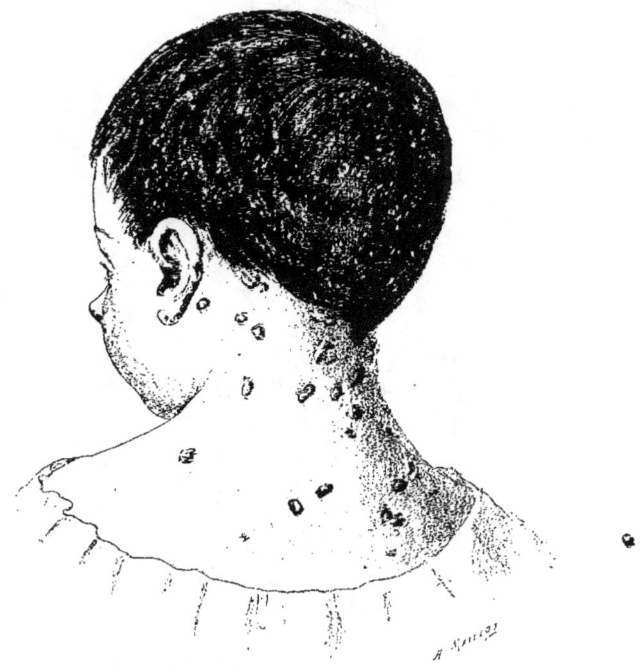

Fig. 30. — IMPETIGO GRANULÉ
occasionné par la présence des poux de tête et dû au grattage.

staphisaigre. Il est utile d'enlever après la pommade et la poudre
au moyen d'une lotion alcaline. Les poux du pubis sont détruits
de la même façon : il en est de même de ceux du corps, mais
pour ces derniers, on emploie, en outre, les bains sulfureux.

Vitiligo. — Le vitiligo (nommé ainsi parce qu'il donne l'aspect d'un corps recouvert de feuilles de vigne, v. la fig. 31) est
une maladie cutanée spéciale, une dystrophie pigmentée, caractérisée par l'apparition de taches blanches, par conséquent dé-

pourvues de pigment, de dimensions variables, entourées d'une zone plus pigmentée qu'à l'état normal.

Le vitiligo peut envahir tout le corps sans déterminer aucun trouble. Les taches grandissent peu à peu pendant des années entières, puis elles peuvent disparaître pour revenir encore.

Cette maladie ne constitue qu'une simple difformité. Elle est

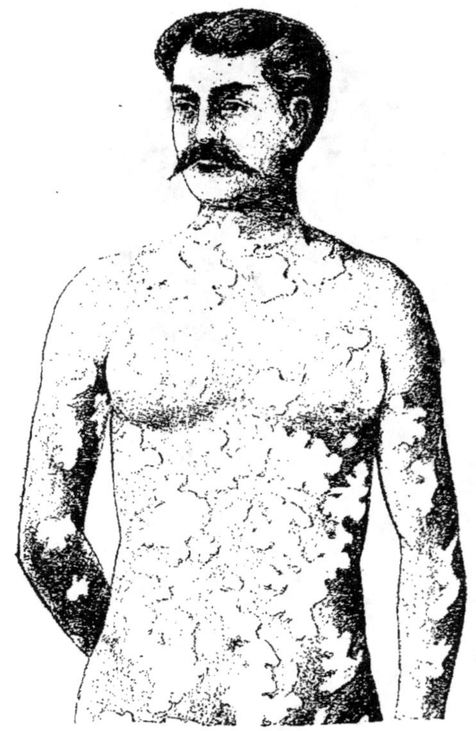

Fig. 31. — VITILIGO.

très difficile à guérir. On peut essayer des frictions fréquentes avec la pommade suivante :

Teinture d'iode. . . . .   4 gr.
Onguent mercuriel double. . . . .   10 gr.

Les courants continus, longtemps prolongés, donnent quelquefois de bons résultats.

CHAPITRE III

EMPOISONNEMENTS. — ASPHYXIE

PREMIÈRE SECTION

EMPOISONNEMENTS

Empoisonnements en général. — Traitement général. — Classification des poisons. — Poisons irritants et corrosifs. — Poisons hyposthénisants. — Poisons stupéfiants. — Poisons narcotiques. — Poisons névrosthéniques.

Assez souvent, volontairement ou non, criminellement ou par imprudence, il arrive qu'on a pris un poison plus ou moins violent. Que faire dans ce cas? La réponse ne peut être que complexe, puisqu'il faut naturellement agir d'une manière différente, suivant le poison qui a été pris. Voyons donc d'abord les symptômes généraux que présentent les personnes empoisonnées; nous examinerons ensuite ce qu'il faut faire pour combattre chaque poison en particulier.

Symptômes généraux de l'empoisonnement. — L'empoisonnement, malgré les caractères divers qu'il prend suivant chaque espèce de poison, présente des symptômes généraux qu'il est utile de connaître. Généralement, le premier qui se produit est un trouble plus ou moins prononcé des fonctions digestives. Le malade a des envies de vomir, des vomissements et des coliques. Puis surviennent rapidement des troubles nerveux graves, ainsi que des troubles de la circulation et de la respiration.

La marche est différente suivant que l'empoisonnement est suraigu, subaigu ou lent. Dans le premier cas, les symptômes sont d'une violence extrême, et ils se produisent presque immédiatement après l'ingestion du poison, qui peut tuer en quelques heures, en quelques minutes même. Dans le second cas, le début est moins rapide et les symptômes sont moins violents, soit que la dose du poison ait été moins forte, soit que celui-ci soit moins toxique. Le troisième cas ne se rencontre guère que dans les empoisonnements professionnels.

TRAITEMENT GÉNÉRAL. — Quand une personne bien portante est prise subitement d'envies de vomir ou de vomissements et de coliques, après avoir mangé ou bu, on doit soupçonner un empoisonnement et agir sans retard. La première précaution à prendre est de faire vomir. Pour cela on administre 5 centigrammes d'émétique dans un demi-verre d'eau tiède. On renouvelle cette dose dix minutes après, si c'est nécessaire, et on fait boire une très grande quantité d'eau un peu chaude. Si les vomissements n'étaient pas assez rapides, il faudrait les exciter en chatouillant la luette avec les barbes d'une plume. Aussitôt après l'administration du vomitif, on fait prendre un grand lavement avec une poignée de sel gris, et on en donne un second si l'effet produit par le premier n'est pas suffisant.

Dix minutes après le vomitif, ordonner le contrepoison approprié à la nature du poison ingéré. Si celui-ci n'est pas connu, on peut toujours administrer, d'une manière générale, de la magnésie calcinée que l'on délaye dans de l'eau ou du lait, ou bien de l'eau albumineuse en grande quantité. On prépare celle-ci en battant de trois à six blancs d'œufs dans un litre d'eau ; on sucre à volonté et on aromatise avec de l'eau de fleurs d'oranger.

Classification des poisons. — Vu l'état actuel de la science, il est fort difficile de donner une classification exacte et rigoureuse des poisons. Nous suivrons cependant celle qui est la plus généralement admise, celle de M. Tardieu.

Ce savant professeur rapporte les poisons à cinq groupes : 1° les poisons irritants et corrosifs, à la suite desquels il range les drastiques ; 2° les hyposthénisants ; 3° les stupéfiants ; 4° les narcotiques ; 5° les névrosthéniques.

« L'empoisonnement par les *poisons irritants et corrosifs*, dit M. Tardieu, a pour caractère essentiel une action locale irritante, qui peut aller jusqu'à l'inflammation la plus violente, la corrosion et la désorganisation des tissus atteints par la substance vénéneuse ingérée, dont les effets sont presque exclusivement bornés à la lésion des organes digestifs.

« L'empoisonnement par les *poisons hyposthénisants* a pour caractères essentiels, non pas l'irritation locale produite par le poison, bien qu'elle soit réelle, mais les accidents généraux résultants de l'absorption ; ils sont tout à fait disproportionnés avec les effets locaux qui manquent d'ailleurs très souvent, et complètement opposés à l'irritation et à l'inflammation ; ils consistent, en effet, en une dépression rapide et profonde des forces vitales et sont liés à une altération souvent manifeste du sang.

« L'empoisonnement par les *poisons stupéfiants*, dont la plupart étaient compris sous la dénomination impropre de narcotico-âcres, bien que ne produisant ni narcotisme, ni âcreté, a pour caractère essentiel une action directe, spéciale, sur le système nerveux, action dépressive qui répond à ce qu'on nomme en séméiotique la stupeur, accompagnée parfois d'une irritation locale toutefois peu intense .

« L'empoisonnement par les *narcotiques* est caractérisé par l'action toute spéciale et distincte que l'on ne peut définir que par son nom même, le narcotisme.

« Enfin, l'empoisonnement par les *poisons névrosthéniques* a pour caractère essentiel une excitation violente des centres nerveux, dont l'intensité peut aller jusqu'à produire instantanément la mort. »

Iʳᵉ Classe. — Poisons irritants et corrosifs.

Acide sulfurique. — Acide azotique. — Acide chlorhydrique. — Acide acétique concentré. — Acide oxalique. — Acides fluorhydrique et iodhydrique. — Acide tartrique. — Acide phénique. — Alcalis. — Potasse. — Soude. — Chaux. — Ammoniaque liquide. — Carbonate et chlorhydrate d'ammoniaque. — Irritants drastiques. — Huile de croton. — Vératrine. — Coloquinte. — Gomme-gutte. — Colchique. — Corps irritants mécaniques. — Verre. — Épingles. — Aiguilles.

Symptômes. — Une personne qui a pris un poison irritant éprouve *immédiatement* une saveur vive, brûlante et un sentiment d'ardeur se propageant de la bouche à l'arrière-gorge, à l'œsophage et à l'estomac. En même temps, une douleur atroce se fait sentir au creux de l'estomac, puis dans le ventre. Une soif inextinguible survient, s'accompagnant de constriction de la gorge et de suffocation. Les déjections sont sanguinolentes ; une sueur froide couvre tout le corps de l'intoxiqué, et lorsque la mort approche, il tombe soit dans l'anéantissement, soit dans des convulsions générales.

Les symptômes sont cependant différents, suivant que le poison est un acide *très* ou *peu concentré*. Dans le premier cas, la saveur est brûlante, corrosive ; les lèvres, la langue, la muqueuse buccale présentent, comme traces de brûlures, des plaques brunâtres. Tout le tube digestif est le siège de douleurs excessivement violentes ; et si la dose n'a pas été suffisante pour amener immédiatement la perforation de l'estomac, il se produit des vomissements opiniâtres caractéristiques : *les matières vomies bouillonnent sur le carreau ou par leur contact avec une substance calcaire.* Le malade est emporté très rapidement. Dans le second cas, les symptômes sont moins intenses, mais ils sont néanmoins très graves et fort douloureux. Ils persistent pendant très long-temps, et si le malade parvient à être sauvé, ce n'est guère que momentanément car, le plus souvent, il meurt tôt ou tard d'une gastro-entérite.

Si au lieu d'être un acide, le poison est un *alcali*, le malade — tout en présentant les mêmes symptômes — vomit des matières *qui ne bouillonnent pas sur le carreau, seulement elles sont souvent susceptibles de faire effervescence avec les acides et de verdir le sirop de violette.*

Les poisons qui constituent cette première classe sont soit des acides, soit des alcalis, soit des sels dans lesquels un acide ou un alcali énergique domine, pouvant se combiner avec les tissus vivants avec lesquels il va être en contact.

1° Acides.

Acide sulfurique ou **vitriol**. — Cet acide est un poison qui détermine au plus haut degré les symptômes et les lésions qui caractérisent les poisons irritants.

Les gencives brûlées se gonflent, la langue est raccornie et noircie sur la face dorsale, tandis que les bords et la partie inférieure sont couverts de plaques de gangrène, au-dessous desquelles se produisent des petites hémorragies. La luette se dépouille, se rétracte et souvent se soude avec un des piliers du voile du palais. La brûlure de l'œsophage amène un rétrécissement qui est une des suites les plus graves de l'ingestion de cet acide et de tous les poisons corrosifs en général, si le malade est assez heureux de revenir à la vie.

Traitement. — Faites vomir, s'il en est temps, ce qui est rare. Donnez de la magnésie calcinée hydratée dans beaucoup d'eau, 20 à 50 grammes dans un litre d'eau ; de l'eau albumineuse ; du lait, après la magnésie ; faites prendre du bicarbonate de soude, 20 grammes pour un litre d'eau ; enfin, si on n'a rien de tout cela, de l'eau de savon : 15 grammes de savon pour deux litres d'eau tiède. Plus tard, boissons émollientes, bains, cataplasmes. Évitez l'eau de chaux.

Acide azotique ou **eau-forte.** — Le caractère essentiel de l'empoisonnement par cet acide est la coloration jaune noirâtre des matières vomies. En outre, les lèvres sont *jaunâtres,* ainsi que les dents. Toutes les taches jaunes deviennent rouges au contact du bicarbonate de potasse.

TRAITEMENT. — Le même que pour l'acide sulfurique.

Acide chlorhydrique. — L'empoisonnement produit par cet acide, vulgairement appelé *esprit de sel,* présente ceci de particulier que, s'il a été pris à une assez forte dose, des vapeurs blanches épaisses et fumantes s'exhalent de la bouche et des narines au contact de l'ammoniaque. Les vomissements ont la couleur du café. L'intérieur de la bouche et des lèvres est *rouge.*

Même traitement que pour les acides qui précèdent.

Acide acétique concentré ou **vinaigre radical.** — Dans cet empoisonnement les lèvres sont brunâtres et sèches ; la langue, ratatinée, est brune noirâtre, et ses papilles sont très prononcées.

Même traitement.

Acide oxalique. — Ce poison est très énergique. Administré par mégarde au lieu de sulfate de magnésie, il a causé, à la dose de 20 à 30 grammes, la mort en moins d'une heure. Les vomissements sont sanguinolents si la solution est concentrée, et la mort arrive précédée d'un profond abattement. Si la solution est très étendue, un froid intense se répand par tout le corps ; les ongles et les doigts deviennent livides et la mort arrive non moins rapidement que dans le premier cas, précédée de fourmillements dans les membres et de violents accès de tétanos.

TRAITEMENT. — Toujours le même : administrer du carbonate de chaux, de la magnésie, et donner en même temps des boissons stimulantes.

Acides fluorhydrique et **iodhydrique.** — Les empoisonnements par ces acides sont très rares. L'acide fluorhydrique (gazeux ou liquide) répand d'épaisses fumées délétères. Une seule goutte tombant sur la peau fait naître une pustule enflammée. Il corrode le verre. L'acide iodhydrique est moins irritant. La bouche, l'œsophage et l'estomac sont fortement corrodés.

Même traitement que pour les acides précédents.

Acide tartrique. — On observe dans l'empoisonnement par cet acide les symptômes d'une gastrite aiguë, avec ses vomissements, etc. La muqueuse buccale est blanche.

Même traitement que pour l'acide azotique.

Acide phénique. — Cet acide, appelé aussi *phénol,* est susceptible de produire sur les organes des effets analogues à ceux des poisons corrosifs. Il blanchit l'épiderme, désorganise le derme et le sphacèle plus ou moins profondément. On ne possède pas d'observation de brûlures étendues du pharynx et de l'œsophage.

2° Alcalis et sels alcalins.

L'action des substances alcalines sur le pharynx, l'œsophage et l'estomac, au point de vue des brûlures, des rétrécissements, etc., est à peu près la même que celle des acides. La douleur est atroce; l'anxiété extrême; la saveur âcre, urineuse. On observe des nausées, des vomissements, des tremblements convulsifs et un refroidissement général.

La matière vomie ne bouillonne pas sur le carreau ou au contact d'une matière calcaire, comme dans le cas d'empoisonnement par les acides; *elle est savonneuse, grasse au toucher, alcaline, et verdit le sirop de violette.*

Potasse. — Une jeune blanchisseuse, disent Briand et Chaudé, avale environ une cuillerée de potasse d'Amérique tombée en déliquium : aussitôt sensation de brûlure et constriction qui se propage de la bouche jusqu'à l'estomac; nausées et vomissements avec douleurs atroces, sensibilité excessive de la région épigastrique, sueurs froides, tremblements et mouvements convulsifs des membres, hoquets continuels, syncopes, expuitions de lambeaux d'épiderme de la langue et de la muqueuse buccale ; coliques violentes, déjections mêlées de sang et de lambeaux membraneux noirâtres. Les symptômes cèdent à une médication convenable, mais la malade succombe bientôt dans un état de marasme complet. Souvent la mort a lieu immédiatement; on trouve alors un ramollissement considérable des tissus, et les tuniques de l'estomac sont perforées.

L'eau de javelle est du *chlorite de potasse.* Elle ne devient mortelle qu'à très forte dose. Une jeune fille, ayant bu un verre d'eau de javelle, éprouva une rigidité générale, des vomissements abondants d'une matière qui contenait une grande quantité de flocons d'albumine coagulée, et tous les symptômes d'une inflammation gastro-intestinale ; mais l'empoisonnement n'eut pas de résultat funeste (Devergie).

L'*eau seconde*, employée par les peintres, est une solution de potasse. Empoisonnements rares.

TRAITEMENT. — Eau albumineuse, limonade au citron, vinaigre de 3 à 5 cuillerées à bouche pour un litre d'eau. Donner ensuite des boissons émollientes, beaucoup d'eau tiède et une potion huileuse : 30 grammes d'huile d'amandes douces pour 120 grammes de potion huileuse.

Soude. — La soude détermine les mêmes symptômes et les mêmes lésions que la potasse. Il en est de même de *l'hypochlorite de soude* ou liqueur de Labarraque.

Le traitement est naturellement le même.

Chaux. — La chaux a une action irritante peu intense ; mais le *caustique de Vienne,* qui est composé de sept parties de chaux et de cinq de potasse pure, constitue un poison très violent.

Même traitement que pour la potasse.

Ammoniaque liquide ou **alcali volatil.**— L'empoisonnement par l'ammoniaque occasionne de la suffocation, de l'angoisse, un sentiment d'ardeur brûlante à la gorge, des douleurs atroces dans l'estomac, une toux convulsive, une soif ardente accompagnée d'une grande difficulté d'avaler, des vomissements glaireux striés de sang. La face est pâle ; les yeux injectés, hagards. La voix est éteinte ; le pouls lent, irrégulier. Les selles sont ordinairement liquides, sanguinolentes. Enfin l'intoxiqué répand l'*odeur caractéristique* de l'ammoniaque.

TRAITEMENT. — Essayer de faire vomir en titillant la luette. Faire boire beaucoup d'eau, de lait. Le reste comme pour la potasse.

L'*eau sédative,* dans la composition de laquelle l'ammoniaque entre dans une assez grande quantité, peut être assez souvent employée dans les empoisonnements.

Le *carbonate d'ammoniaque* a la même action que l'ammoniaque, mais moins intense. C'est ce sel, aromatisé avec quelques gouttes d'essence de bergamote, de lavande ou de rose, que l'on fait respirer dans les cas de syncope, attaque d'hystérie, etc.

Le *chlorhydrate d'ammoniaque* (sel ammoniac) est encore moins intense que le carbonate. Les cas d'empoisonnements par ce sel sont très rares.

3° Irritants drastiques.

Ce groupe comprend tous les agents thérapeutiques appartenant au règne végétal et produisant de violents effets purgatifs. Les principaux sont l'huile de croton tiglium, l'ellébore et son alcaloïde la vératrine, la gomme-gutte, la coloquinte, l'épurge, l'euphorbe, le colchique, la bryone, la rue, la sabine, etc.

Les empoisonnements par les drastiques sont dus à une dose trop élevée, soit qu'on les ait pris dans un but thérapeutique, soit criminellement dans l'espoir de provoquer un avortement.

Ils procurent à l'intérieur des douleurs brûlantes, des nausées, des vomissements abondants, bilieux, des selles copieuses, cholériformes, sanguinolentes. Tous ces symptômes sont suivis de refroidissement général, de prostration, de convulsions, et la mort peut arriver entre vingt-quatre et quarante-huit heures.

Huile de croton tiglium. — Il suffit de 4 centigrammes de semences de croton pour empoisonner. L'huile est encore plus énergique. Un élève interne de la Pitié, qui en avait pris deux gouttes, eut une diarrhée qui dura plusieurs mois.

Traitement. — Il faut faire vomir, mais sans émétique ; se contenter de titiller la luette avec les barbes d'une plume et donner. beaucoup d'eau de blancs d'œufs tiède. Faire prendre des boissons mucilagineuses en très grande quantité, du lait. S'il y a du délire, administrer un lavement avec 20 gouttes de laudanum. S'il y a de la prostration, la combattre avec des boissons aromatiques chaudes additionnées de teinture de cannelle. Injections d'éther.

Vératrine. — C'est le principe actif de l'ellébore. Elle détermine la paralysie de la motilité, un abaissement de la température et le ralentissement du cœur, par suite de la paralysie du muscle cardiaque et des muscles dilatateurs de la poitrine.

Traitement. — Le même que celui de l'huile de croton. Boissons adoucissantes. Provoquer la diurèse. Antidotes : tannin (2 à 5 grammes). Iodure de potassium ioduré.

Coloquinte. — Douée d'une grande amertune, elle irrite profondément l'estomac et les intestins.

Cet empoisonnement est rare. Même traitement que pour l'huile de croton tiglium.

Gomme-Gutte. — **Épurge**. — Ne sont plus employées qu'en médecine vétérinaire. Agissent comme les agents précédents.

Colchique d'automne. — On retire du colchique la *colchicine*. Ce principe empoisonne à très faible dose.

Après les vomitifs, les purgatifs, administrer des boissons diurétiques alcoolisées.

Nous devons citer encore, à la suite de ces poisons drastiques, la *gratiole* ou *herbe aux pauvres hommes*, parce que dans certains pays les indigents s'en servent pour se purger ; — la *bryone* dont la racine ressemble au navet ordinaire ; — le *garou* employé pour faire suppurer les vésicatoires ; la *rue*, la *sabine*, les *anémones*, la *staphisaigre*, ou herbe aux poux ; — l'*if*, etc., etc.

4° Corps irritants mécaniques.

Verre. — Le verre pilé n'a aucune propriété vénéneuse ; il n'a qu'une action mécanique. Réduit en poudre fine, il peut être avalé sans aucun danger ; mais en poudre grossière, il est susceptible d'occasionner des accidents plus ou moins graves.

Traitement. — Donner de l'eau amidonnée ou de la bouillie de fécule en abondance. Faire vomir ensuite avec cinq à dix centigrammes d'émétique. Plus tard, émollients et lait.

Épingles, aiguilles. — Les épingles ou aiguilles, introduites dans l'estomac, peuvent produire des accidents graves, mais très souvent elles cheminent avec les substances alimentaires et sortent avec les déjections alvines après avoir procuré simplement quelques douleurs aiguës et passagères. Quelquefois les aiguilles avalées depuis longtemps viennent poindre sous la peau dans des régions plus ou moins éloignées et sortent sans jamais produire d'accident. On cite des cas où plusieurs centaines d'aiguilles ont été éliminées de cette manière sans amener la mort.

Même traitement que pour le verre.

2ᵉ Classe. — Poisons hyposthénisants.

Arsenic : orpiment; vert de Scheele; vert anglais; vert de Schweinfurt. — Phosphore. — Cuivre. — Mercure; sublimé; calomel; précipité rouge; cinabre ou vermillon; cyanure de mercure. — Antimoine. — Azotate de potasse ou sel de nitre. — Sel d'oseille. — Sulfate de potasse. — Sulfure de potassium. — Baryte. — Digitale.

Ces poisons amènent une dépression rapide et profonde des forces vitales, d'où le mot : hyposthénisant, du grec : ὑπό et σθένος, dépression des forces.

Arsenic. — L'arsenic du commerce (acide arsénieux, oxyde blanc d'arsenic) est un poison très violent que, malheureusement, on peut se procurer avec une facilité trop grande. Les symptômes que présente la personne empoisonnée sont différents, ou mieux plus ou moins intenses, suivant la dose.

1° *Forme suraiguë* : Chaleur âcre à la gorge, non brûlante; nausées et vomissements; soif inextinguible; douleur au creux de l'estomac; altération des traits; mal de tête; syncopes; refroidissement; petitesse du pouls; selles séreuses, abondantes et involontaires; crampes; cyanose.

2° *Forme subaiguë* : Vomissements abondants et répétés, cessant après un ou deux jours; amélioration apparente; soif ardente; refroidissement; petitesse et irrégularité du pouls; oppression, difficulté de respirer; suppression des urines; persistance de la constriction à la gorge; insomnie; agitation alternant avec des défaillances; visage cyanosé; éruptions ou taches arsénicales sur la peau.

3° *Forme lente* : Constriction à la gorge; vomissements, nausées; douleurs, vertiges, lassitude; saignement de nez; taches arsénicales ou pétéchiales; amaigrissement; douleurs articulaires; quelquefois paralysie de la moitié inférieure du corps.

Les *sulfures d'arsenic natif* sont peu vénéneux; mais le sulfure jaune artificiel *(orpiment)* est un violent poison.

Le *cobalt* (poudre aux mouches, mort aux mouches) est de l'arsenic métallique impur. Presque tous les papiers, dits *papiers tue-mouches*, doivent leurs propriétés à l'arsenic. Comme il en faut très peu pour tuer une mouche, il n'y a pas à redouter un empoisonnement parce que quelques-uns de ces petits animaux seront tombés dans les mets.

Les diverses *pâtes arsénicales* du frère Côme, de Rousselot, de Dubois, de Dupuytren, peuvent aussi occasionner des accidents.

Le *vert de Scheele*, ou *arsénite de cuivre*, le *vert anglais*, employés pour la fabrication des fleurs et des feuilles artificielles, des papiers et des étoffes de fantaisie, déterminent chez les ouvriers qui les préparent des symptômes divers. Des bonbons, des pâtisseries, des jouets, etc., colorés avec le *vert de Schweinfurt*, ont produit aussi des accidents.

Les empoisonnements par l'arsénite de potasse (liqueur de Fowler) et l'arsénite de soude (liqueur de Pearson) sont accidentels.

TRAITEMENT. — Faire vomir tout d'abord, donner ensuite l'antidote : *hydrate de peroxyde de fer en gelée*. Pour en gorger le malade 1 ou 2 kilogrammes suffisent à peine ; il en faut quelquefois 3 et 4. L'effet de l'hydrate de fer comme contrepoison est d'autant plus sûr qu'il est plus récemment préparé.

Si l'on n'en a pas facilement, on peut administrer du *safran de Mars apéritif*, ou encore la magnésie décarbonatée que l'on donne à haute dose dans du lait ou de l'eau. Quand on suppose que le poison est suffisamment neutralisé : purgatifs, puis médication tonique, stimulante, infusions chaudes, aromatiques.

Phosphore. — Les signes de l'empoisonnement par le phosphore sont les suivants : aussitôt après l'ingestion du poison, éructation à odeur particulière ; quelques heures après, douleur à la gorge, gonflement de la langue et chaleur au creux de l'estomac ; malaise, agitation ; vomissements de matières lumineuses dans l'obscurité (ce même phénomène est produit aussi par l'haleine, l'urine, la sueur même) ; pouls lent, petit ; jaunisse du troisième au quatrième jour ; insomnie ; ténesme vésical et rétention d'urine, selles souvent involontaires ; quelquefois phénomènes hémorragiques. *Odeur caractéristique.*

Les *pâtes phosphorées*, dont on fait fréquemment usage pour détruire certains animaux nuisibles, peuvent être la cause d'empoisonnements, si les volailles ou autres animaux domestiques qui servent à l'alimentation en ont mangé.

TRAITEMENT. — Faire vomir avec 10 à 16 centigrammes d'émétique ou avec 10 à 20 centigrammes de sulfate de cuivre, qui produit en même temps du phosphure de cuivre. Pas de contrepoison connu. Donner en grande quantité de la magnésie calcinée, délayée dans de l'eau portée à l'ébullition, afin de la priver d'air. On peut faire prendre aussi de l'eau albumineuse, puis du lait, des boissons émollientes, toujours préparées avec de l'eau bouillante ; donner enfin des capsules d'*essence de térébenthine* ou bien une potion avec ce dernier médicament :

Potion gommeuse	100 gr.
Gomme adragante	0 gr. 25
Essence de térébenthine	4 gr.
Sirop de fleurs d'oranger.	20 gr.

à prendre en 4 fois en une heure ; agiter chaque fois. Eviter l'huile.

Cuivre. — Les empoisonnements sont dus aux oxydes et aux sels de cuivre. Le sulfate (vitriol bleu, couperose bleue) est plus actif que l'acétate (cristaux de Vénus, verdet cristallisé, vert de Montpellier), et ce dernier l'est plus que le verdet gris ou vert de gris artificiel (vert de gris de commerce), qu'il ne faut pas confondre avec l'oxyde carbonaté qui se forme, grâce à l'humidité, sur les ustensiles de cuivre mal étamés, oxyde qu'on nomme aussi vert de gris.

Les symptômes de l'empoisonnement sont : saveur désagréable, cuivreuse ; vomissements de matières verdâtres ; coliques violentes ; déjections fréquentes ayant la couleur des poireaux ; pouls petit et précipité ; altération des traits ; anxiété précordiale ; difficulté de la respiration ; anurie.

Traitement. — Le meilleur contrepoison est le *fer réduit par l'hydrogène*. On doit en administrer autant que le malade a ingéré de poison. Si on a de l'hydrate de persulfure de fer, on peut le prescrire aussi dans 100 grammes de sirop de sucre. Si l'un ou l'autre de ces deux médicaments manquent, faire prendre de l'eau albumineuse ; l'albumine forme des composés insolubles avec les sels de cuivre.

Mercure. — Ce n'est guère qu'avec les sels de ce métal liquide que les empoisonnements ont lieu ; malheureusement ceux-ci sont très fréquents, puisque après l'arsenic, le phosphore et le cuivre, c'est le mercure qui en fournit le plus grand nombre.

Deutochlorure de mercure (sublimé corrosif). — Le sublimé est un poison très redoutable. Les symptômes qui surviennent quand on le prend pour se soigner, mais à une dose un peu forte, ou bien lorsqu'on en continue longtemps l'usage, sont les suivants : dyspepsie ; coliques, diarrhée ; vomissements ; sécrétion salivaire abondante ; salive à saveur cuivreuse ; gencives gonflées et d'un rose pâle, excepté vers le collet des dents, où elles sont d'un rouge vif ; haleine fétide ; dents noires, vacillantes ; enfin le malade maigrit et tombe dans un état de cachexie profonde. Tel est l'empoisonnement lent.

Mais l'empoisonnement peut être encore *suraigu* et *aigu*.

L'empoisonnement suraigu est caractérisé par une saveur métallique insupportable ; la tuméfaction de la bouche ; la sensation de brûlure de la gorge, accompagnée de douleurs atroces ; des nausées, des vomissements ; des selles alvines bilieuses, quelquefois sanguinolentes. La face, d'abord rouge, devient pâle, décolorée ; le pouls est petit, faible ; la respiration lente, anxieuse ; l'haleine est d'une fétidité repoussante et la salivation excessive. Les syncopes surviennent, le corps se refroidit, et la mort arrive après vingt-quatre à trente-six heures d'horribles souffrances.

Dans l'empoisonnement aigu les symptômes sont les mêmes, mais moins violents. La terminaison peut être heureuse lorsque les secours médicaux sont intervenus assez à temps.

Toutes les préparations mercurielles produisent, à l'intensité près, les mêmes effets généraux que le sublimé. Les symptômes sont aussi les mêmes, soit que le poison ait été ingéré dans l'estomac, soit qu'il ait été appliqué à la surface de la peau, soit qu'on l'ait introduit dans le tissu cellulaire. Il faut remarquer cependant que, dans ces deux derniers cas, il se produit tout d'abord des effets locaux consistant en enflure, douleur, tension et rougeur de la partie mise en contact avec le poison.

Protochlorure de mercure (calomel, mercure doux). — Le calomel est un excellent purgatif et vermifuge, tous les jours employé en médecine. On peut donc le donner avec avantage, pourvu qu'on en fasse un usage rationnel. Mais dès qu'on dépasse la dose voulue, les symptômes de l'empoisonnement se produisent. Un malade à qui l'on avait administré par méprise 16 grammes de calomel, éprouva un sentiment de chaleur brûlante et de violentes douleurs abdominales, bientôt suivies de prostration et de mort.

Bioxyde de mercure (précipité rouge), sulfure de mercure (cinabre ou vermillon). — Ces deux produits, le dernier surtout qui fait partie de certains cosmétiques, peuvent produire des accidents graves.

Cyanure de mercure. — Ce poison, excessivement violent, produit à peu près les mêmes symptômes que le sublimé.

Traitement. — Dès que l'on constate un empoisonnement par le mercure ou ses sels, il faut faire vomir, et donner aussitôt après quelques verres de blancs et de jaunes d'œufs délayés dans de l'eau. Il faut aussi faire prendre 10 grammes de *fer réduit par l'hydrogène,* ou bien administrer de la limaille de fer, d'or ou d'argent. La magnésie calcinée donne aussi d'excellents résultats. Faire absorber encore d'abondantes boissons aqueuses, ou du lait, ou une décoction de graines de lin. Contre l'empoisonnement par l'oxyde rouge, Bouchardat préconise le sulfure de fer hydraté de 5 à 10 grammes en gelée. Éviter les boissons salées.

Antimoine. — Toutes les préparations d'antimoine provoquent des vomissements et de la diarrhée ; mais le *tartre stibié (émétique)* produit ces deux effets avec la plus grande énergie, à cause de son excessive solubilité. L'empoisonnement a donc lieu surtout par l'émétique, et aussi par le kermès, les sulfures et le beurre d'antimoine. Ces produits n'agissent comme poison qu'à une assez haute dose. Mais le vin, les fruits acides, comme les oranges, les groseilles, les cerises, certaines confitures, les boissons faites avec des fruits acidulés facilitent l'intoxication en donnant naissance à des sels d'antimoine solubles.

L'empoisonnement par les composés antimoniaux, outre les vomissements abondants répétés, les selles diarrhéiques, sanguinolentes, les douleurs au creux de l'estomac, etc., qu'il occasionne, se caractérise par une grande dépression des forces nerveuses et musculaires. Les symptômes ressemblent beaucoup à ceux du choléra. Des *pustules stibiées* se forment sur les lèvres, dans la gorge, l'œsophage et même l'intestin.

Traitement. — Les antidotes sont le tannin, les décoctions de quinquina ou d'écorce de chêne, l'albumine, enfin les astringents. Donner 1 gramme de tannin ou 1 gramme de noix de galle en décoction dans un verre. Si l'on n'a pas ces deux médicaments, l'écorce de chêne les remplacera. Calmer ensuite les douleurs d'estomac avec quelques cuillerées de sirop diacode.

Azotate de potasse *(nitrate de potasse, sel de nitre, salpêtre).* — Ce sel est souvent employé comme diurétique. Il en faut une très forte dose pour produire l'empoisonnement. Les symptômes sont alors : sentiment pénible d'angoisse, frissons, affaiblissement général ; nausées, quelquefois vomissements de matières sanguinolentes ; extrémités froides ; urines supprimées ; mouvements des membres paresseux d'abord, puis abolis, contraction du cœur très faible, voix éteinte, face grippée.

Sel d'oseille *(bioxalate de potasse)*. — Ce sel agit comme le précédent, mais plus rapidement parce qu'il est plus toxique.

Traitement. — Les moyens les plus utiles pour combattre les accidents provoqués par ces deux sels sont, dès les premiers moments, du jus d'orange, de citron, 100 grammes de magnésie délayée dans un litre d'eau, de l'eau albumineuse, du lait. Ensuite on lutte contre les symptômes de dépression en faisant prendre des potions toniques, des décoctions de quinquina, et en recommandant des frictions excitantes sur la peau.

Sulfate de potasse. — C'est un purgatif excellent qui n'a occasionné que des accidents fort rares.

Il en est de même du *bitartrate de potasse* ou *crème de tartre* qui, même à très haute dose, empoisonne fort peu. Il ne cause guère que des superpurgations ordinairement peu dangereuses.

Sulfure de potassium *(foie de soufre)*. — C'est un poison énergique, même à faible dose. Mais, à cause de son odeur repoussante, on ne constate guère que des empoisonnements accidentels. Une odeur d'œufs pourris se dégage de la bouche et des narines de l'intoxiqué ; il éprouve un sentiment de brûlure à la gorge, dans l'estomac, et il a des vomissements de matières jaunes, verdâtres et blanchâtres, contenant de petits grains de couleur jaune citron ; les déjections sont semblables.

Traitement. — L'antidote de l'empoisonnement par le foie de soufre est le sesquioxyde de fer. Employer en outre les moyens indiqués précédemment.

Baryte. — Les sels de baryte seraient des poisons violents, s'ils n'étaient pas insolubles pour la plupart. Les sucs digestifs peuvent cependant les dissoudre, et alors il se produit des phénomènes d'irritation locale intense et des phénomènes hyposthénisants consécutifs à la localisation du poison dans les tissus musculaires et dans le cœur. On a un exemple d'empoisonnement par le chlorure de baryum pris à la dose de 30 grammes, au lieu de sulfate de soude. Les symptômes furent : sentiment de brûlure, vomissements, convulsions, céphalalgie, surdité et mort au bout d'une heure.

Il suffit de 80 centigrammes de baryte appliqués sur une plaie pour déterminer la mort d'un animal de taille moyenne.

TRAITEMENT. — Les secours à donner dans les cas d'empoisonnement par la baryte ou l'un de ses sels sont simplement chimiques. Il suffit de faire prendre un sulfate soluble, de soude ou de magnésie, de manière à précipiter toute la baryte à l'état de sulfate et à détruire ainsi les conditions essentielles de son absorption. Seulement, pour réussir, il faut agir rapidement et ne pas attendre que le composé barytique ait été suffisamment absorbé par l'organisme pour produire ses funestes effets.

Digitale. — La digitale et ses préparations, à trop forte dose, agissent comme émétiques. L'empoisonnement est caractérisé par des malaises, des vomissements répétés, liquides, glaireux, verdâtres ; des vertiges ; des troubles de la vue ; la dilatation de la pupille ; une prostration complète ; pouls précipité d'abord, mais ensuite très lent ; une diarrhée cholériforme ; la suppression des urines et l'algidité de la peau.

La digitaline produit les mêmes accidents, mais plus rapides ; la prostration est plus complète et la mort plus probable. M. Blachez a fait une étude complète et exacte des symptômes de l'empoisonnement par cet alcaloïde sur Mme de Pauw, une des victimes de l'homéopathe Lapommerais.

TRAITEMENT. — Faire vomir au moyen de l'émétique ou de l'ipéca ou en titillant la luette. Administrer de l'eau tiède chargée de tannin ; plus tard, boissons aromatiques chaudes ; quelques gouttes d'ammoniaque dans la tisane, diurétiques, vin blanc, alcool.

IIIe CLASSE. — **Poisons stupéfiants.**

Plomb ; blanc de céruse ; litharge ; massicot ; minium. — Belladone. — Jusquiame. — Stramoine. — Morelle. — Tabac. — Ciguë. — Aconit napel. — Champignons. — Chloroforme. — Éther. — Alcool et liqueurs alcooliques.

Plomb et préparations saturnines. — Le plomb à l'état métallique et solide n'exerce aucune influence sur l'économie. Malheureusement il s'altère très facilement au contact de l'air, de l'eau, et, à plus forte raison, des substances contenant un acide libre.

Il faut donc le rejeter de tous les usages domestiques.

Les sels de plomb solubles sont plus dangereux que les sels insolubles. Mais ceux-ci sont loin d'être sans danger. Ainsi l'iodure, le chromate, le carbonate (connus dans le commerce sous les noms de *blanc de céruse* ou *blanc de plomb*, de *krems*, de *blanc d'argent*) et les oxydes (*litharge, massicot, minium*) agissent presque aussi énergiquement que les sels solubles, par la raison bien simple qu'ils sont facilement rendus solubles par leur mélange avec les substances qui les introduisent dans l'organisme, ou avec celles qui sont contenues dans l'estomac. Les poteries au vernis plombifère, le vin qui a séjourné longtemps dans une bouteille contenant des grains de plomb, les vins ou cidres qu'on a voulu désacidifier en y ajoutant de la litharge, peuvent donc produire des effets très pernicieux sur l'organisme.

L'*empoisonnement aigu* provoque les symptômes suivants : douleurs violentes dans les intestins, rémittentes d'abord, puis continues, diminuant par la pression ; nausées, vomissements ; presque toujours constipation opiniâtre ; abattement, pâleur ; voix altérée, éteinte ; hoquets, syncopes, convulsions, paralysie des membres inférieurs.

L'*empoisonnement lent* se rencontre chez les individus qui fabriquent ou emploient le plomb. L'intoxication se reconnaît par un liséré ardoisé des gencives, la saveur sucrée de la salive, la pâleur, l'amaigrissement, la fétidité de l'haleine, les coliques, la constipation opiniâtre, la teinte jaune terreuse de la peau, la perte des forces, la paralysie saturnine et les tremblements.

Traitement. — Il faut faire vomir, avec de l'ipéca de préférence ; donner des lavements purgatifs et faire prendre du sulfate de magnésie dissous dans de l'eau, afin qu'il se forme un sulfate plombique insoluble. L'*électuaire de soufre* suivant :

> Soufre sublimé et lavé. . . . . 30 gr.
> Miel blanc. . . . . 30 gr.

que l'on donne dans la journée, en trois ou quatre fois, produit de bons résultats. L'eau albumineuse, le lait sont aussi recommandés.

Belladone. — Les feuilles, les racines, les baies, le suc et l'extrait de belladone doivent leurs propriétés nuisibles à un principe actif : l'*atropine*. Gaultier de Claubry rapporte un exemple d'empoisonnement par les baies : 150 soldats s'empoisonnèrent en mangeant de ces fruits, dont la couleur est noire, le goût douceâtre, et dont la forme globuleuse rappelle celle de petites cerises. C'est cette ressemblance qui fait que les empoisonnements par ces baies sont fréquents chez les enfants de la campagne.

Que l'intoxication ait lieu par une des parties de la plante ou par son alcaloïde : l'atropine, les symptômes sont toujours les mêmes. Immédiatement après l'absorption du poison, soit par la voie intestinale, soit par la voie hypodermique, le malade est pris de vertiges et de nausées ; il est surexcité ; sa face est rouge, son œil étincelant ; ses pupilles se dilatent beaucoup ; il voit double, il gesticule, il délire et il est pris d'hallucinations et de vomissements. Ordinairement, le délire est gai, turbulent, érotique. Mais bientôt surviennent la paralysie et le coma.

Jusquiame. — Les empoisonnements par cette plante proviennent de ce que ses racines peuvent être prises pour de petits panais ou des racines de chicorée, et que ses feuilles sont souvent confondues avec celles du pissenlit. Les symptômes de l'empoisonnement sont à peu près les mêmes que ceux de la belladone : vertiges, dilatation de la pupille, hallucinations, aphonie, somnolence ou délire alternant fréquemment.

Stramoine. — D'après Trousseau, on ne peut saisir aucune différence essentielle entre les effets de la stramoine et ceux de la belladone ; mais la stramoine est beaucoup plus active et plus dangereuse. Cette plante est connue également sous les noms de : *Herbe aux magiciens, Endormie, Herbe du diable,* parce que des malfaiteurs s'en servent pour priver leurs victimes de l'usage de leurs sens. Les autres symptômes de l'intoxication sont les mêmes que les précédents.

Comme traitement, exciter les vomissements et administrer du vinaigre.

Morelle. — Les enfants s'empoisonnent assez facilement avec les baies de la morelle. Elles sont heureusement beaucoup moins énergiques que celles de la belladone, et les vomissements, qui ne tardent pas à paraître, débarrassent assez vite l'estomac.

Tabac. — Le tabac doit son action toxique à la nicotine. Que l'empoisonnement ait lieu par celle-ci, pure, ou par du tabac qu'on a avalé, — ce qui peut arriver chez ceux qui ont la déplorable et dégoûtante habitude de chiquer, — les symptômes de l'empoisonnement sont semblables à ceux produits par la belladone : vomissements, phénomènes convulsifs et tétaniques, délire, puis refroidissement du corps, coma et mort si la dose prise a été trop forte.

Ciguë. — Trois plantes ombellifères peuvent produire les effets des poisons stupéfiants, ce sont : la *ciguë* proprement dite, ou ciguë des anciens, la *petite ciguë,* ou faux persil des jardins, et la *ciguë véreuse,* dont la racine a été prise quelquefois pour celle du panais, malgré son suc jaune et âcre. Les principaux symptômes, se rapprochant toujours des précédents, sont : vertiges, éblouissements, mal de tête intense, anxiété précordiale, vomiturations, pupilles dilatées, vue trouble, intelligence nette, gonflement de la tête et des membres, convulsions, syncope et mort. — Les propriétés toxiques des ciguës sont dues à la *conicine.*

Aconit napel. — La racine de cette plante ressemble à un petit navet, et ses jeunes pousses ont été prises assez souvent pour du céleri. C'est surtout dans la racine que réside le principe toxique. Celui-ci détermine des nausées, de l'ardeur à la gorge et au creux de l'estomac, des syncopes, de la somnolence ; la pupille est dilatée, le ventre ballonné et la face tuméfiée. Le corps est couvert d'une sueur froide, et le délire peut être si fort qu'il ressemble à la folie.

Traitement. — L'empoisonnement produit par une des plantes précédentes sera combattu d'une manière générale par les moyens suivants : on provoquera les vomissements au moyen de l'émétique ou de l'ipéca. On purgera ensuite avec du sulfate de magnésie ou du sulfate de soude. Si on n'en a pas, on donnera une poignée de sel marin dissous dans l'eau. Tous ces poisons étant stupéfiants, on combattra le narcotisme en donnant des infusions chaudes aromatiques, du café noir, des alcooliques, de l'acétate d'ammoniaque.

Champignons. — Les anciens faisaient le plus grand cas des champignons ; la vraie oronge et la truffe étaient destinées seulement aux empereurs, d'où le nom de *mets des dieux (cibus deorum).* Généralement les champignons forment un aliment lourd, indigeste ; mais ils sont si bons, quand ils ont été bien préparés, que l'on comprend fort bien que les gourmets les tiennent en grande estime. Malheureusement, ces cryptogames n'ont pas le seul défaut d'être indigestes : ils peuvent encore empoisonner si l'on n'a pas eu soin de les bien choisir, ce qui est fort difficile. Aussi constate-t-on toutes les années un très grand nombre d'empoisonnements par les champignons.

Les caractères empiriques que l'on donne à chaque instant : cuillère d'étain, pièces d'argent, blancs d'œufs, petits oignons, ne valent guère plus que ceux des anciens, qui pensaient qu'était nuisible tout champignon rencontré près du trou d'un serpent, d'un drap moisi, d'un arbre vénéneux ou d'un clou rouillé. Tous les jours on voit les champignons les plus vénéneux ne pas noircir les cuillères d'argent. Il ne faut pas non plus se fier à la couleur et croire que les champignons blancs sont seuls de bonne qualité, et que ceux qui ont une couleur verte, noire, rouge ou violacée sont toxiques. Le changement de couleur, quand on les brise, ne donne pas non plus une certitude plus grande. Enfin, les limaces peuvent s'attaquer aux champignons les plus vénéneux.

Les champignons comestibles les plus usités sont l'*agaric comestible* et l'*oronge vraie*. Nous allons donner les caractères principaux qui permettent non seulement de les reconnaître, mais encore de ne pas les confondre avec d'autres champignons ayant avec eux beaucoup de ressemblance et étant vénéneux.

L'*agaric comestible* (fig. 32) ou champignon ordinaire se reconnaît aux caractères suivants : Pas de volva (sorte de bourse complète ou incomplète, recouvrant quelquefois les champignons).— Pas de renflement à la base du pédicule, ou queue des champignons. — Chapeau (la partie convexe) : rares débris de la volva, toujours lisse, sec, se pelant avec facilité. — Lames : blanches d'abord, mais virant rapidement au rose, puis au rouge et au brun. — Anneau : assez serré, épais. — Saveur : fade. Odeur : douce et un peu aromatique.

L'*oronge ciguë (vénéneuse)*, que l'on peut confondre avec le champignon ordinaire, présente les caractères suivants : Volva : qui entoure la base du pédicule, laissant une bordure autour du bulbe. — Pédicule : bulbeux à sa base. — Chapeau : portant des fragments de la volva en verrues larges, molles, plates et fugaces ; sec et ne se pelant pas. — Lames : toujours blanches. — Anneau : lâche, mou et assez mince. — Odeur et saveur : véreuses, désagréables.

Il nous semble que tous ces caractères, mis en regard des précédents, ne permettent pas de se tromper.

L'*oronge vraie* (fig. 37), si bonne à manger, se reconnaît facilement aux caractères ci-après : La volva se déchirant au sommet du chapeau le laisse à nu et se trouve tout entière autour du pédicule. — Chapeau : nu ou portant de larges lambeaux qui ne persistent pas ; surface sèche et striée. — Lames : jaune jonquille. — Odeur : douce. — Saveur : agréable.

Les caractères de la *fausse oronge (vénéneuse)* (fig. 47) sont, au contraire, les suivants : La volva se déchire en deux parties le long du bord du chapeau : l'un le coiffe ; l'autre entoure la base du pédicule, sous forme de bordure. — Chapeau : muni de la coiffe d'abord, puis couvert de ses débris, qui s'écartent les uns des autres par suite du développement et simulent des verrues. — Surface du chapeau visqueuse, non striée. — Lames : blanches. — Odeur : nulle. — Saveur : salée.

Il paraît qu'on peut rendre cette fausse oronge comestible, ainsi que l'oronge ciguë, en leur faisant subir la préparation suivante : couper chacun d'eux en petits morceaux et les mettre macérer dans de l'eau salée ou acidulée (3 cuillerées de vinaigre ou 2 cuillerées de sel de cuisine dans un litre d'eau suffisent pour annihiler le principe toxique de 500 grammes de champignons vénéneux). Mais par cette opération, si on enlève le principe toxique, on enlève aussi toutes les vertus nutritives et tout le parfum. Dans ces conditions, il est fort inutile de prendre tant de peine pour manger un plat qui n'aura aucune valeur nutritive et aucun goût.

En somme, il est prudent de ne jamais manger un seul champignon sans l'avoir fait vérifier par une personne exercée.

Les champignons dangereux, ceux qui occasionnent le plus d'empoisonnements, sont le bolet pernicieux (fig. 39), l'amanite petite coiffe (fig. 45) et l'amanite pomme de pin (fig. 46), la fausse oronge (fig. 47), l'agaric rouge brique (fig. 44), l'agaric de Candolle (fig. 43), l'agaric caustique (fig. 42), l'agaric ferme (fig. 41) et l'agaric brûlant (fig. 40).

Les symptômes de l'empoisonnement sont très variables, suivant les champignons et suivant l'individu lui-même. Ce n'est guère que sept ou huit heures après l'ingestion du poison qu'il survient du malaise, une soif vive, de la constriction à la gorge, une douleur à l'estomac, des nausées, des vomissements, des coliques violentes et des selles abondantes, fétides et quelquefois sanguinolentes. La respiration est gênée, haletante ; la face altérée ; des sueurs froides couvrent l'intoxiqué qui a, en

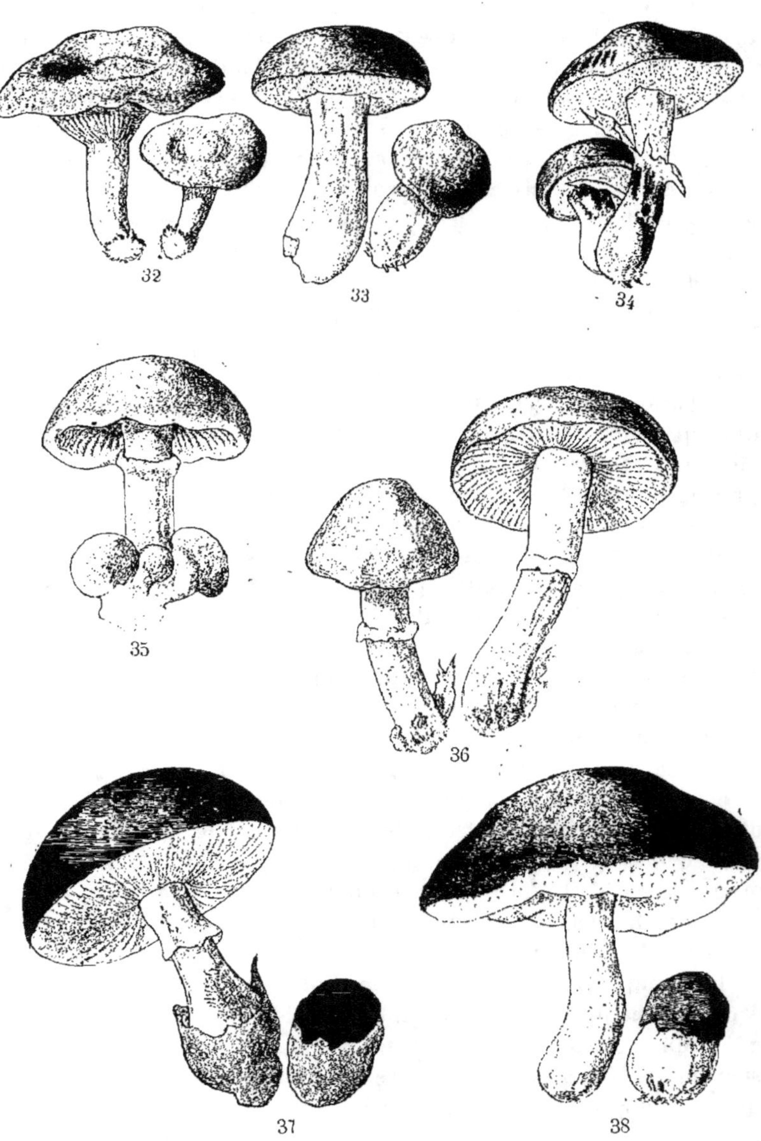

CHAMPIGNONS COMESTIBLES. — Fig. 32 Agaric comestible. — Fig. 33. Bolet comestible. — Fig. 34. Bolet jaune. — Fig. 35 Agaric champêtre. — Fig. 36. Agaric bracelet. — Fig. 37. Oronge. — Fig. 38. Cèpe.

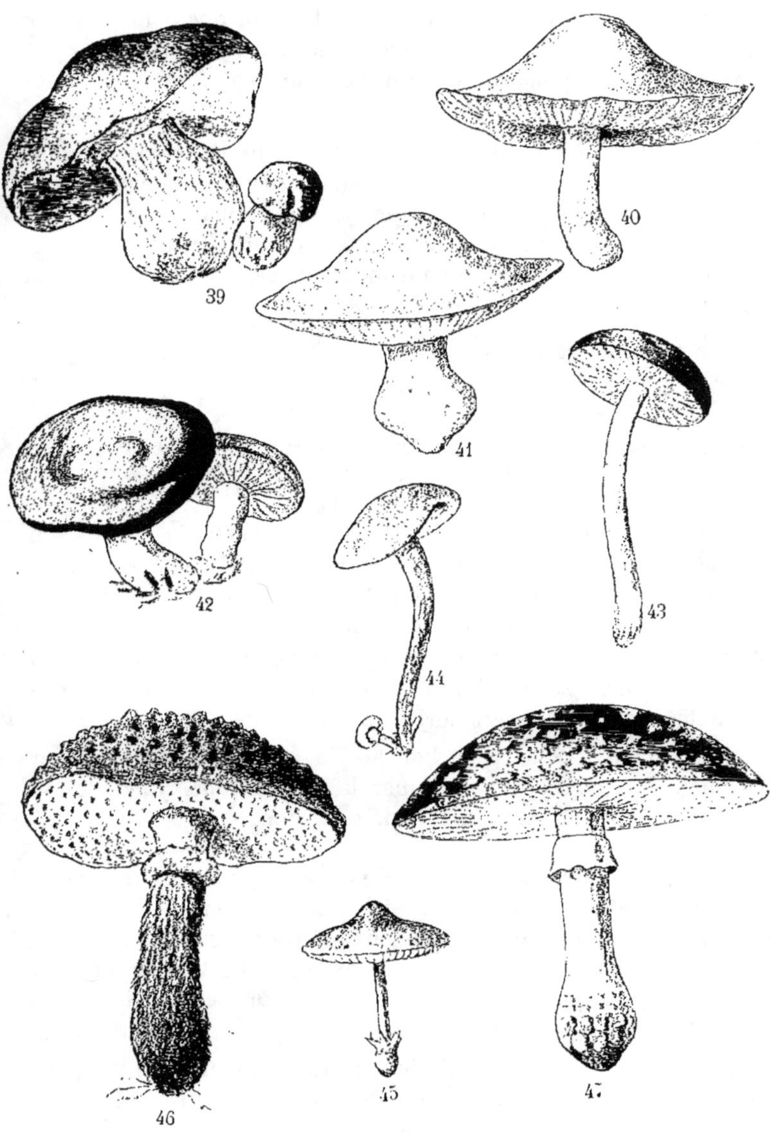

Champignons vénéneux. — Fig. 39. Bolet livide pernicieux. — Fig. 40. Agaric brûlant. — Fig. 41. Agaric ferme. — Fig. 42. Agaric caustique. — Fig. 43. Agaric de Candolle. — Fig. 41. Agaric rouge brique. — Fig. 45. Amanite petite coiffe. — Fig. 46. Amanite pomme de pin. — Fig. 47. Fausse oronge.

outre, des crampes violentes, des vertiges, du délire. Le cœur bat irrégulièrement. Bientôt surviennent des syncopes, un profond assoupissement, et la mort arrive au milieu d'angoisses inexprimables et d'un coma profond si des secours n'ont pas été donnés promptement.

TRAITEMENT. — Rapide et puissant vomitif, 10 centigrammes d'émétique avec 1 gramme de poudre d'ipéca, et beaucoup d'eau tiède ; puis 40 grammes d'huile de ricin pour chasser tout ce qui peut rester de poison ; donner ensuite une forte infusion de café, quelques gouttes d'éther sur un morceau de sucre, ou mieux la potion suivante, une cuillerée tous les quarts d'heure :

```
Potion gommeuse. . . . . . . . . . . . . .   130 gr.
Huile d'amandes . . . . . . . . . . . . .     10 gr.
Éther sulfurique . . . . . . . . . . . . .    10 gr.
```

Il faut avoir soin d'éviter l'eau vinaigrée. Le vin chaud et les alcooliques sont aussi très utiles.

Anesthésiques (*Chloroforme, éther, amylène*). — Ces gaz amènent d'abord une excitation générale, puis surviennent le calme, l'abolition de la sensibilité, la résolution complète de l'action musculaire, les muscles respirateurs exceptés. Mais bientôt ceux-ci sont à leur tour frappés d'immobilité, la respiration s'arrête, le corps se refroidit et le cœur cesse de battre. L'intoxiqué exhale une odeur caractéristique.

TRAITEMENT. — Ouvrir la bouche du malade et faire rentrer l'air dans les poumons ; pratiquer la respiration artificielle (V. page 252) ; galvanisme, inhalations d'oxygène.

Alcool et liqueurs alcooliques. — L'ivresse est une véritable intoxication qui peut très bien amener la mort. Il y a d'abord absence complète de raison, puis délire furieux ou sommeil. La face est colorée ou d'une pâleur extrême. La température du corps baisse beaucoup ; enfin il se produit une congestion cérébrale et un assoupissement comateux.

TRAITEMENT. — Faire vomir le plus rapidement possible, puis donner une tasse de thé et, quelques minutes après, un verre d'eau contenant dix gouttes d'ammoniaque liquide.

IVᶜ Classe. — **Poisons narcotiques.**

Opium. — Laudanum.

On emploie très souvent les *narcotiques* dans un but thérapeutique, et les malades s'en trouvent très bien. Mais lorsque la dose est trop élevée, ces mêmes agents deviennent de violents poisons. Les narcotiques n'ont pas la saveur acide, amère ou caustique. Ils portent, sans que rien ne trahisse leur présence, leur action sur le système nerveux, produisent un état d'engourdissement, d'insensibilité, d'anéantissement, et n'amènent ni douleurs vives, ni vomissements opiniâtres. Il survient ensuite une sorte d'ivresse, du délire gai ou furieux ; la voix s'éteint, les sens perdent leur action, et les extrémités inférieures semblent paralysées.

Opium. — Rien de plus variable, disent Briant et Chaudé, que les phénomènes déterminés par l'opium, suivant l'idiosyncrasie des individus et diverses autres causes qui n'ont jamais été bien appréciées. La dose d'opium la plus faible suffit pour produire chez certaines personnes un sentiment de défaillance avec ralentissement du pouls, pâleur de la face, dilatation des pupilles, démangeaison à la peau, refroidissement des extrémités. Chez d'autres, au contraire, il y a un état continu de céphalalgie, d'agitation, d'insomnie, et quelquefois même des mouvements convulsifs, des nausées, des vomissements, de la difficulté d'uriner avec de fréquents besoins de le faire. Lorsque la dose est toxique, à ces phénomènes, se joignent les suivants : regard fixe et hébété, pupilles peu sensibles à la lumière, quelquefois dans l'état naturel ou dilatées, mais plus souvent contractées ; tantôt délire porté jusqu'à la fureur, suivi d'un assoupissement profond ; tantôt point de délire, immobilité et insensibilité complètes ; le malade ne répond aux questions qu'on lui adresse qu'après avoir été fortement excité ; ou bien le coma est si profond qu'on chercherait en vain à l'en tirer. Le plus souvent la peau est pâle et d'un blanc mat, les battements du cœur sont faibles et presque insensibles, ainsi que les mouvements respiratoires ; ou bien, au contraire, la face est colorée et comme tuméfiée, les battements du cœur sont fréquents, forts et réguliers, la respiration est stertoreuse et précipitée, il y a des tremblements des membres ou des.

convulsions générales intermittentes, revenant à des intervalles de plus en plus rapprochés ; on observe quelquefois un état d'orgasme des organes génitaux. Si le malade succombe, la mort arrive ordinairement dix à douze heures après l'ingestion du poison.

Les effets de l'opium étant si peu constants, il serait difficile de dire quelle dose est nécessaire pour causer la mort : on peut la fixer approximativement à 1 gramme ; mais il a suffi quelquefois d'une dose moitié moindre.

Laudanum. — C'est la préparation la plus employée comme moyen de suicide, parce que c'est celle qu'on se procure avec la plus grande facilité. Introduit dans le rectum, en lavement, le laudanum agit aussi énergiquement que lorsqu'il est absorbé par l'estomac. Appliqué sur la peau saine, il n'a pour ainsi dire aucune action ; mais si la peau est dépouillée de son épiderme, il est immédiatement absorbé et produit ses effets. Il n'est même pas nécessaire que la peau soit complètement dénudée, il suffit qu'elle ne soit plus saine. Dans ce cas, on peut avoir des accidents si on en abuse : témoin ce soldat affecté d'érysipèle à la jambe, qui succomba dans un état de narcotisme, par suite de l'application d'un cataplasme que l'on avait arrosé trop fortement de laudanum.

Les symptômes de l'empoisonnement sont les mêmes que ceux produits par l'opium. Il faut noter que le laudanum colore les lèvres, et quelquefois les doigts, en jaune, couleur s'effaçant par un simple lavage à l'eau. C'est le *laudanum de Sydenham* qui est le plus employé. Le *laudanum de Rousseau* est plus dangereux parce qu'il contient une plus forte dose d'opium.

L'opium et le laudanum doivent leurs propriétés à un grand nombre d'alcaloïdes, que l'on a pu isoler et étudier parfaitement.

De neuf qu'ils étaient, il y a quelques années, ils sont aujourd'hui au nombre de vingt. Voici les principaux : la *morphine,* la *codéine,* la *narcéine,* la *narcotine,* la *thébaïne* et la *papavérine.*

Les symptômes dus à l'empoisonnement par ces alcaloïdes sont assez divers, mais ils se rattachent tous aux symptômes généraux que nous avons donnés en commençant.

Dans l'ordre d'activité soporifique, en commençant par le plus puissant, nous devons mentionner : 1° la narcéine, 2° la morphine, 3° la codéine. Dans l'ordre d'activité convulsivante : 1° la thébaïne, 2° la papavérine, 3° la narcotine, 4° la codéine, 5° la morphine; 6° la narcéine. Dans l'ordre de puissance toxique : 1° la thébaïne, 2° la codéine, 3° la papavérine, 4° la narcéine, 5° la morphine, 6° la narcotine.

Traitement. — La première chose à faire en présence d'une personne intoxiquée, — et on reconnaît ordinairement très vite l'empoisonnement-suicide par un flacon de laudanum placé non loin du malade, — c'est de donner un vomitif (ipéca ou émétique), et de chatouiller le fond de la gorge afin de faciliter les vomissements. Ceux-ci, par suite de l'insensibilité du sujet, peuvent être très difficiles à obtenir ; c'est pourquoi il est bon, dans ce cas, de se servir de la pompe stomacale et de débarrasser ainsi rapidement l'estomac de tout ce qui peut rester de la substance toxique.

Dès que le malade a vomi, il s'agit de combattre le poison qui est resté. Il n'y a pas de véritable antidote de l'opium ou de ses alcaloïdes. Cependant, en administrant du tannin, on peut obtenir la formation de tannates qui, s'ils ne sont ni insolubles ni inoffensifs, sont toutefois absorbés avec beaucoup plus de difficulté. Il faut donc recourir à l'emploi du tannin en nature, à la décoction de noix de galle (1 gramme pour un verre), ou, mieux, du café, et du café très fort. L'action tonique et vaso-motrice de ce dernier contrarie, en effet, beaucoup les effets de l'opium.

Quand le coma existe, quand la circulation et la respiration se ralentissent, il faut employer tous les moyens capables de réveiller le système nerveux, comme les révulsifs cutanés énergiques, les douches, les affusions froides, l'urtication. Enfin, on fera tout ce qui sera possible pour empêcher le malade de dormir. Lorsqu'on supposera que tout le poison a été rendu, on fera boire de l'eau acidulée avec du jus de citron ou du vinaigre.

Ve Classe. — Poisons névrosthéniques.

Strychnine. — Brucine. — Acide cyanhydrique ou prussique. — Nitrobenzine. — Cantharide. — Iode. — Brome. — Alun. — Nitrate d'argent. — Étain. — Zinc. — Camphre. — Moules.

Il n'est pas de poisons plus redoutables que ceux qui entrent dans cette classe. On les appelle *névrosthéniques,* parce qu'ils donnent aux centres nerveux une excitation si violente et si rapide que la mort peut arriver sur-le-champ. Nous allons énumérer les principaux.

Noix vomique et **fève de Saint-Ignace.** — La noix vomique et la fève de Saint-Ignace doivent leurs propriétés éminemment toxiques à deux principes immédiats : la *strychnine* et la *brucine*.

Strychnine. — En poudre blanche, elle est d'une amertume insupportable. On l'emploie en médecine pour combattre certaines paralysies. Il suffit d'une très faible dose de strychnine, de sulfate ou de chlorydrate, pour amener de très graves accidents. Trois pilules contenant chacune 12 milligrammes de strychnine, prises par erreur par une jeune fille, ont produit un empoisonnement mortel.

Les symptômes de l'intoxication sont les suivants, d'après Tardieu : « Dix à vingt minutes (rarement plus tard) après l'ingestion du poison, surviennent brusquement un malaise indéfinissable dans la tête, une angoisse qui va en croissant, des spasmes, des contractions toniques, une rigidité musculaire plutôt générale que locale ; la tête se renverse en arrière, le corps entier est pris d'agitation ; la figure est pâle, la parole entrecoupée, mais l'intelligence est nette ; trismus (contracture des mâchoires), secousses convulsives des membres, qui se contractent comme le reste du corps ; vains efforts pour changer de position ; le malade reste cloué sur le dos, la respiration devient courte, brève, convulsive ; la face se gonfle et se colore ; au moment où la mort semble imminente, les muscles se détendent, le calme succède à la rigidité spasmodique, puis nouvel accès plus violent encore : le corps est secoué tout d'une pièce par les secousses convulsives ; l'opisthotonos (renversement du corps en arrière), le trismus, sont au plus haut degré ; les membres roidis se convulsent, la pointe des pieds est tournée en dedans ; la respiration semble suspendue, la peau devient bleuâtre et violacée, les yeux sont saillants et fixes, les pupilles dilatées ; intelligence ordinairement nulle ; immobilité et insensibilité de la mort. Cependant ce second accès n'est pas ordinairement le dernier ; il s'apaise, le malade respire, le sang circule, les mouvements recouvrent en partie leur liberté. Mais un troisième ou un quatrième accès éclate ; le moindre bruit, le moindre contact, provoquent de nouvelles convulsions et souvent un dernier accès plus court, mais plus affreux encore, se termine brusquement par la mort. »

La durée de chaque accès est de trois ou quatre minutes ; l'intervalle du repos n'est que de quelques instants et la mort survient une ou deux heures après l'ingestion du poison.

Traitement. — On s'empressera de donner un vomitif énergique ; on fera boire ensuite de l'eau iodurée ; puis du tannin,
vingt ou vingt-cinq fois la quantité de strychnine absorbée. Si on
n'a pas de tannin, on pourra faire prendre les substances qui en
renferment, comme la noix de galle, le thé vert, le café, que l'on
donnera en infusion.

La *brucine* est aussi un violent poison, procurant les mêmes
symptômes que la strychnine ; néanmoins, elle agit d'une manière
moins intense et moins étendue.

La *fausse angusture* doit ses propriétés toxiques à la brucine.
Naturellement, elle produit les mêmes effets que nous venons
d'indiquer et le traitement est le même.

Acide cyanhydrique ou **prussique**. — C'est le plus énergique
des poisons que l'on connaisse. Une goutte placée sur la langue
d'un chien vigoureux le foudroie.

Pur, il tue trop promptement pour laisser des traces. Il ne détermine, en effet, ni symptômes, ni lésions : il terrasse instantanément. Le 6 septembre 1843, lisons-nous dans Briand et Chaudé,
au moment où un commissaire de police se présentait pour faire
une perquisition à son domicile, le sieur X... porta vivement à
ses lèvres une petite fiole qu'il tenait cachée dans sa main. Le
commissaire lui ayant aussitôt saisi le bras : « *C'est inutile,* dit
tranquillement X.... *je suis mort!* » Moins d'une minute après, il
s'affaissa sur lui-même et cessa de vivre : il avait avalé quelques
gouttes d'acide cyanhydrique.

Mais comme on se procure très difficilement de l'acide cyanhydrique pur, les empoisonnements par ce dernier sont assez
rares. Ceux que l'on constate ont lieu surtout au moyen de l'acide
prussique médicinal, de l'huile volatile d'amandes amères, de
l'eau de laurier-cerise, des cyanures alcalins et surtout du cyanure de potassium que l'industrie prépare en si grande quantité
pour la dorure et la photographie.

Dans ce cas, l'intoxiqué présente les symptômes qui suivent :
il chancelle et s'affaisse ; ses pupilles sont ordinairement fixes et
dilatées ; sa respiration est gênée, bruyante ; le cœur bat avec
force et la *bouche exhale une odeur d'amandes amères.* Si la dose
du poison a été très faible, les accidents diminuent rapidement,
et la guérison survient, laissant, toutefois, une anxiété précordiale qui persiste assez longtemps. Si, au contraire, la dose a été

forte, les inspirations deviennent plus rares, convulsives ; le malade perd toute sa connaissance, sa sensibilité ; ses muscles présentent une raideur générale alternant plusieurs fois avec un relâchement complet ; le pouls est petit, les extrémités froides, et le corps est couvert de sueur.

Les *amandes amères* contiennent deux produits : l'*émulsine* et l'*amygdaline,* qui, inoffensifs séparément, deviennent redoutables en agissant l'un sur l'autre, puisqu'ils donnent naissance à de l'acide prussique.

Les feuilles du *laurier-cerise* et le noyau de ses fruits doivent à l'acide cyanhydrique leurs propriétés vénéneuses. Il faut donc employer ces feuilles avec beaucoup de prudence quand on veut donner un goût d'amande au lait, aux crèmes, etc., ou le noyau quand on désire donner la même saveur au thé, au chocolat et à certaines liqueurs alcooliques.

Traitement. — L'acide cyanhydrique n'a pas d'antidote, quoiqu'on ait indiqué l'éther. Faire de larges affusions d'eau froide sur la tête et la colonne vertébrale ; en même temps, inhalations d'ammoniaque.

Dans les empoisonnements par le *cyanure de potassium,* l'*huile d'amandes amères,* l'*eau de laurier-cerise,* il faut s'empresser de faire vomir, ou bien vider l'estomac avec la pompe stomacale, qui se compose d'une sonde œsophagienne montée sur une pompe. Quand les matières vomies ou retirées n'ont plus l'odeur d'amandes amères, faire prendre par demi-verres la solution suivante :

Persulfate de fer.	10 gr.
Eau.	1 000 gr.
Sucre.	200 gr.

Les affusions d'eau froide le long de la colonne vertébrale sont de la plus grande utilité. Il en est de même des révulsifs intestinaux. Enfin on obtient encore de bons résultats en employant les alcooliques, l'opium, les inhalations d'oxygène.

Nitrobenzine. — La *nitrobenzine* ou *essence de mirbane* est une matière huileuse provenant de la dissolution de la benzine, ajoutée graduellement à 4 ou 5 parties d'acide nitrique. C'est un liquide jaunâtre, doué d'une odeur agréable d'amandes amères. Cette odeur fait que les parfumeurs et les confiseurs emploient ce produit de préférence à l'essence d'amandes amères dont le prix est beaucoup plus élevé. Malheureusement la nitrobenzine est toxique. Les symptômes sont : vertiges, anxiété, nausées, vomissements abondants et répétés, mouvements spasmodiques, peau livide, traits relâchés, pupilles très dilatées, 120 pulsations, respiration très difficile, intelligence obtuse.

Traitement. — Il faut faire vomir le plus rapidement possible; puis donner à respirer les vapeurs s'élevant d'une pleine assiette d'eau contenant un peu d'ammoniaque. Enfin, lorsque le malade n'exhale plus l'odeur d'amandes amères, on lui fait prendre du café fort édulcoré avec du sirop de vinaigre.

Cantharides. — C'est le seul poison énergique du règne animal. La poudre de cantharides détermine une sensation de brûlure dans la bouche et l'œsophage. La langue est rouge, sèche; la gorge serrée. La soif est vive et la déglutition difficile. Les vomissements renferment souvent des points brillants, d'un vert bronzé; ce sont des parcelles du poison. Les coliques sont violentes, les douleurs atroces dans les reins, la vessie. Il y a de la rétention d'urine, du priapisme. Enfin, la mort survient au milieu du délire et des convulsions. Un gramme de poudre peut occasionner des accidents mortels; d'autres fois des doses plus fortes n'ont rien produit. Cela provient de ce que, dans ce dernier cas, la poudre était loin d'être récente et avait été mal conservée.

Traitement. — On expulsera les cantharides en provoquant les vomissements par le chatouillement de la luette, par l'ingestion d'eau tiède. On peut donner 10 centigrammes d'émétique pour un demi-litre d'eau tiède. Quand le vomissement a eu lieu, on fait prendre un ou deux grammes de camphre ou quelques gouttes d'éther sur un morceau de sucre. Enfin, bains tièdes, sangsues aux reins, au bas-ventre, et boissons mucilagineuses.

Outre ces substances toxiques, rentrant dans la cinquième classe de Tardieu, il en est encore d'autres qui peuvent déterminer l'empoisonnement et que nous devons mentionner,

Iode. — Un ou deux grammes suffisent pour donner la mort. Le malade a de l'ardeur à la gorge, de l'inappétence, une douleur à l'estomac, et il exhale une odeur caractéristique. Les matières vomies ou les selles sont tachées de jaune. L'empoisonnement a lieu presque toujours avec de la teinture d'iode.

TRAITEMENT. — Gorger le malade d'eau amidonnée (une cuillerée à bouche d'amidon que l'on fait bouillir dans un litre d'eau). Eau de blancs d'œufs en abondance. Lavements d'amidon. Boissons émollientes.

Brome. — Le brome agit comme l'iode et procure les mêmes symptômes, mais les matières ne sont pas tachées de jaune.

TRAITEMENT. — Le même que pour l'iode.

Alun. — Une forte dose est nécessaire pour produire l'empoisonnement. 40 grammes dissous dans de l'eau ne déterminent que des vomissements et des selles.

TRAITEMENT. — Administrer comme contrepoison du bicarbonate de soude dissous dans de l'eau. Faire vomir auparavant.

Nitrate d'argent. — Le *nitrate* ou *azotate d'argent* ou *pierre infernale,* est un poison corrosif très actif. Il n'agit pas toujours, cependant, d'une manière analogue ; tantôt, en effet, il agit fortement, et tantôt pas. Dans ce dernier cas, le nitrate d'argent a subi une décomposition, et il s'est transformé en chlorure d'argent insoluble.

TRAITEMENT. — Le contrepoison est l'eau salée, que l'on donnera jusqu'à ce que le malade se sente mieux.

Étain. — L'étain jouit d'une innocuité assez démontrée. Cependant certains faits prouvent que des boissons acides, des aliments gras et salés, ayant séjourné longtemps dans un plat d'étain, peuvent produire des vomissements et des coliques. Il faut toujours une dose très forte pour donner lieu à des accidents funestes. Une cuisinière ayant par mégarde salé avec du protochlorure d'étain (au lieu de sel commun) les aliments destinés aux repas de ses maîtres, ceux-ci furent pris, quelques heures après, de fortes douleurs épigastriques, de violentes coliques et d'évacuations alvines abondantes ; mais ils furent complètement rétablis au bout de deux jours.

TRAITEMENT. — Provoquer les vomissements ; faire boire du lait coupé d'eau par moitié en abondance, et des tisanes émollientes.

Zinc. — Quand le zinc est exposé à l'influence de l'eau et d'un acide, d'un alcali ou d'un sel, il se forme un sel pouvant agir comme poison irritant. Il est à remarquer cependant que des aliments préparés dans des vases de zinc n'ont donné lieu à aucun accident, quoique ces aliments y eussent contracté une saveur désagréable.

Traitement. — Si des accidents dus à une ingestion de sels de zinc se produisent, donner rapidement un vomitif, et comme contrepoison du bicarbonate de soude.

Camphre. — Les doses de camphre nécessaires pour produire des effets toxiques sont très variables. Il a suffi; quelquefois de 3 gr., et d'autres fois 16 ont été nécessaires. Le malade perçoit dans la gorge une sensation analogue à celle de la menthe poivrée, et un sentiment d'ardeur dans la gorge et dans l'estomac. Un quart d'heure après surviennent un grand malaise, du mal de tête, des vertiges, du tintement d'oreilles et des hallucinations ; la face est pâle, altérée, ou, au contraire, rouge, bouffie ; la respiration est pénible, une odeur camphrée s'exhale de la bouche qui est pleine de salive ; les urines ont la même odeur. Enfin, syncope, sueurs froides, abolition des sens et mort. Si le malade revient à lui, il ne se souvient de rien.

Traitement. — Vomitif et lavements purgatifs, si le camphre a été pris depuis peu. Ensuite, café noir en boisson et en lavements ; potion vineuse avec addition de cannelle ; tisanes aromatiques ; irrigations froides sur la tête. Pas de boissons émollientes, pas de potions huileuses, pas de bains tièdes.

Moules. — Quelques mollusques, et principalement les *moules*, produisent, dans certaines circonstances, des accidents plus ou moins graves : douleur violente au creux de l'estomac, vomissements, difficulté de respirer, petitesse du pouls, gonflement de la face, prurit insupportable sur diverses parties du corps suivi d'urticaire. Les crevettes, les huîtres, les œufs du barbeau, du brochet, etc., peuvent, dans certains cas, produire les mêmes effets.

Traitement. — Faire vomir en titillant la luette ; donner un vomitif, un purgatif, ou les deux à la fois, suivant le temps qui s'est écoulé depuis l'ingestion de la substance délétère. Ensuite, infusions chaudes aromatiques, eau vinaigrée ; potion avec trente gouttes d'éther, ou éther sur du sucre. Cataplasmes émollients sur le ventre.

Ergotisme. — Pellagre. — Lathyrisme. — Témulentisme.
— Lorsque les farines qui servent à l'alimentation sont attaquées
par des parasites animaux, elles donnent lieu à des accidents plus
ou moins graves. L'ergot de seigle produit l'*ergotisme ;* la farine
de maïs, la *pellagre ;* la farine des gesces, le *lathyrisme ;* la graine
d'ivraie, le *témulentisme.* Nous en avons parlé suffisamment,
p. 177, tome II, *Hygiène.*

DEUXIÈME SECTION

ASPHYXIES

Asphyxie en général. — Pendaison ou étranglement. — Asphyxie des noyés. —
Asphyxie par les gaz méphitiques, gaz de l'éclairage, vapeurs de charbon,
air vicié, fermentation alcoolique. — Asphyxie par la chaleur. — Asphyxie
par le froid.

Asphyxie en général. — L'asphyxie se produit soit parce
qu'il *n'entre plus d'air* dans les poumons, comme cela arrive chez
les personnes qu'on étrangle, qui se pendent ou se noient ; soit
parce que *l'air est devenu impropre* à la respiration, comme cela a
lieu quand il est vicié par les vapeurs de charbon, les émanations
des cuves qui fermentent, des égouts, des fosses d'aisance.

TRAITEMENT. — Il faut tout d'abord éloigner ou faire disparaître la cause. Puis, afin de ramener la respiration et la circulation, on fait des frictions sèches ou des frictions avec de l'eau
sédative, du vinaigre, de l'alcool, sur la poitrine, la colonne vertébrale ; on exerce sur les deux côtés de la poitrine des mouvements alternatifs de compression, et on essaie d'insuffler de l'air
dans les poumons au moyen d'un soufflet.

Pendaison ou étranglement. — On coupe immédiatement la
corde ou le lien constricteur, et, après avoir débarrassé l'individu de tout ce qui peut gêner la circulation et la respiration, on
tient sa tête et sa poitrine relevées ; on frictionne énergiquement
les membres et la colonne vertébrale avec de l'eau-de-vie, du
vinaigre, etc.; on pratique la respiration artificielle (v. p. 252) et
on fait inhaler de l'oxygène. Une saignée est utile lorsqu'il y a de
la congestion cérébrale ; les sangsues peuvent la remplacer.

Asphyxie des noyés. — Après avoir enlevé rapidement tous
les vêtements et essuyé le noyé avec un linge sec et chaud, on

place le corps sur le dos, suivant le *procédé de Sylvester* (fig. 48
et 49), et avec un vêtement replié on soutient les épaules un peu
soulevées. Aussitôt après, on nettoie la bouche et les narines ; on

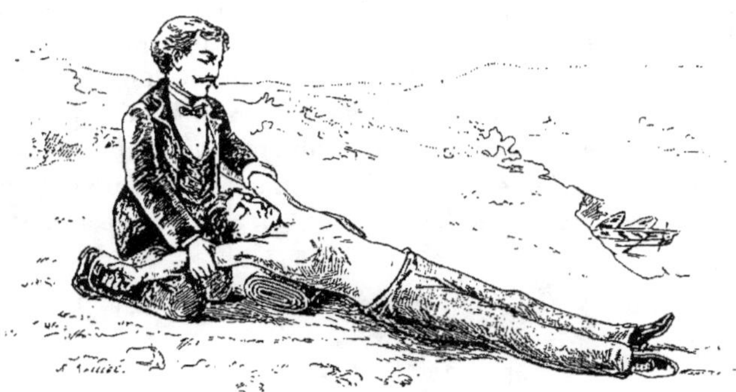

Fig. 48. — PROCÉDÉ SYLVESTER, Mouvement d'inspiration.

tire la langue et on la maintient au dehors des lèvres avec une
serviette, ou, mieux, avec les mâchoires, que l'on tient serrées en
passant un mouchoir sous le menton et en l'attachant sur le som-

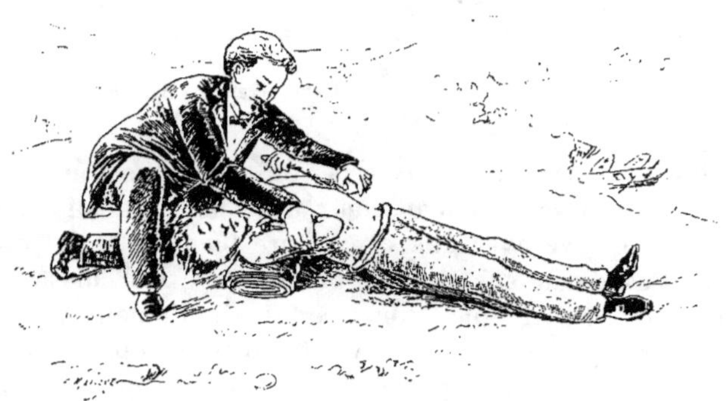

Fig. 49. — PROCÉDÉ SYLVESTER, Mouvement d'expiration.

met de la tête. Puis, pendant quelques secondes, on le penche
légèrement sur le côté droit pour faire écouler les mucosités qui
n'ont pu être atteintes avec les doigts, et on le remet sur le dos.

Ces soins préliminaires terminés, on cherche à rappeler le noyé à la vie en provoquant la *respiration artificielle*.

Pour cela, on élève les bras des deux côtés de la tête, et on les laisse dans cette position pendant deux secondes, on les abaisse ensuite pour les presser fortement contre les côtés de la poitrine. En continuant alternativement et sans relâche ces deux mouvements, pendant un temps plus ou moins long, on produit artificiellement les deux actes de la respiration : l'*inspiration* et l'*expiration*. Il faut souvent, pour obtenir un bon résultat, le répéter sans repos, de quinze à seize fois par minute et pendant *plusieurs heures*. En même temps, il est nécessaire de ramener la

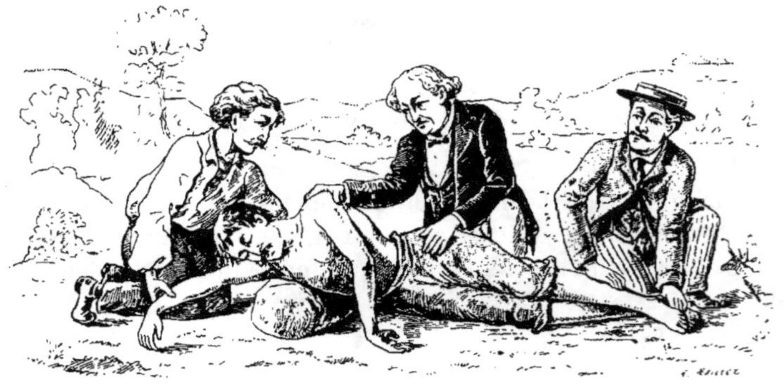

Fig. 50. — Procédé Marshall-Hall, Première position.

circulation et la chaleur. Pour cela, on frictionne tout le corps depuis les extrémités jusqu'au cœur avec de la flanelle chaude, on recouvre le noyé avec une couverture bien sèche, et on met des bouteilles d'eau chaude aux pieds, entre les cuisses. Tout cela, mouvements, frictions, doit être fait simultanément.

Lorsqu'on a pu ramener à la vie le noyé, on lui donne quelques cuillerées à thé d'eau chaude, et, dès qu'il peut bien avaler, une petite quantité de vin chaud ou de café.

On peut employer aussi le *procédé de Marshall-Hall*. On place le malade à plat ventre, après avoir mis sous la poitrine, pour le soulever et le supporter, une couverture roulée ou tout autre vêtement, puis on tourne le corps doucement sur le côté (fig. 50) et on le replace brusquement la face vers la terre. Ces manœu-

vres sont répétées avec énergie et persévérance, environ quinze
fois par minute, et on change de temps en temps de côté. Quand
le noyé est à plat ventre (fig. 51), on exerce une pression vive
entre les omoplates.

Le procédé de Laborde « tractions rythmées de la langue »,
donne aussi de très bons résultats.

Asphyxie par les gaz méphitiques (*gaz de l'éclairage, vapeurs
de charbon, air vicié, fermentation alcoolique*). — Il faut exposer
immédiatement le malade au grand air, la tête élevée ; le débarrasser de ses vêtements ; lui jeter des potées d'eau froide sur le
visage et sur le corps, que l'on frictionne avec une brosse. En

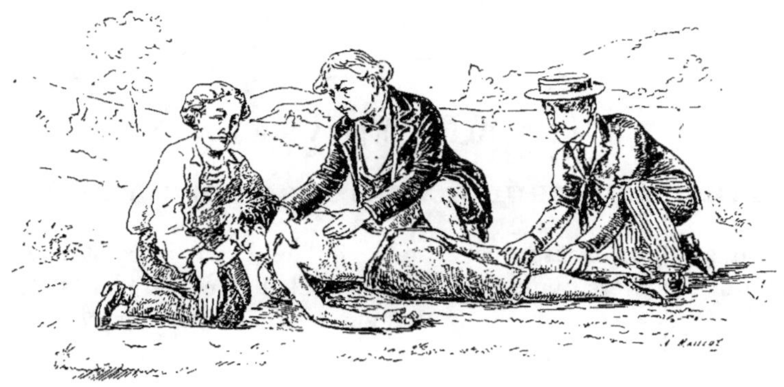

Fig. 51. — Procédé Marshall-Hall, Deuxième position.

même temps, on lui chatouille le fond de la gorge s'il a des envies de vomir, on pratique la respiration artificielle, et on fait des
inhalations d'oxygène, si c'est possible. On donne après un lavement vinaigré, et on lui fait boire de cette même eau dès qu'il
peut avaler. On a préconisé contre la stase sanguine de l'empoisonnement par l'oxyde de carbone, des injections sous-cutanées
d'ergotine. On a recommandé aussi les inhalations de chlore contre
l'asphyxie par l'acide sulfureux (fosses d'aisance, égouts, puits).
Pour les pratiquer, il suffit, tout en faisant la respiration artificielle, de tenir à quelque distance de la bouche de l'hypochlorite
de chaux dans un mouchoir imbibé de vinaigre.

Asphyxie par la chaleur. — On place l'asphyxié dans un
endroit frais, exposé au grand air ; on le déshabille ; on lui met

des compresses froides sur la tête, tandis qu'on frictionne fortement les jambes et les mollets, afin d'y rappeler le sang. Le reste du traitement comme dans l'asphyxie précédente.

Asphyxie par le froid. — Il faut ramener lentement la chaleur et, par conséquent, ne pas placer de suite le malade dans un lieu chaud. La pièce ne doit être chauffée que lorsque la chaleur du corps est revenue. On obtiendra ce résultat en faisant des frictions avec de la neige ou avec des linges trempés dans l'eau froide. Dès que la respiration revient, on augmente toutes les dix minutes, de trois degrés, la température de l'eau qui imbibe les linges. Lorsque la déglutition est possible, infusion théiforme alcoolisée tiède, ou eau vineuse chaude, ou café.

CHAPITRE IV

MALADIES CHIRURGICALES DES DIVERS TISSUS

Nous allons diviser ce chapitre en deux parties distinctes. Dans la première, nous verrons les maladies chirurgicales des tissus en général, et, dans la seconde, les maladies chirurgicales des tissus et des systèmes en particulier.

A. — Maladies chirurgicales des tissus en général.

§ 1. — Inflammation et abcès.

Inflammation. — Abcès chauds. — Abcès froids.

Inflammation. — L'inflammation, d'après Cornil et Ranvier, est la série des phénomènes observés dans les tissus ou dans les organes, analogues à ceux produits artificiellement sur les mêmes parties par l'action d'un agent irritant physique ou chimique. Mais, au point de vue chirurgical, il vaut mieux dire, avec Reclus, qu'elle est l'ensemble des phénomènes provoqués dans nos milieux organiques par la pénétration de certains germes pathogènes, et que caractérisent, du moins dans les tissus vasculaires, la chaleur, la douleur, la rougeur et la tuméfaction.

Les *causes externes* de l'inflammation sont : les traumatismes de toutes sortes, comme les plaies, les contusions, les fractures, etc.; la présence d'un corps étranger ; l'action de la chaleur et du froid ; les agents vénéneux, toxiques ou caustiques. Les *causes internes* sont les calculs et les concrétions des canaux excréteurs des glandes. Mais toutes ces causes ne sont plus considérées aujourd'hui que comme prédisposant l'économie à subir l'action pathogène de nombreuses bactéries, « soit en ouvrant aux microorganismes la porte de nos milieux intérieurs, soit en y créant des espaces favorables au foisonnement des germes, soit enfin en affaiblissant les éléments musculeux contre les parasites envahisseurs » (Reclus). Les plus fréquents sont le *staphylococcus aureus*, l'*albus*, le *citreus* et le *streptococcus pyogenes*.

SYMPTÔMES. — Quand l'abcès se trouve dans les parties superficielles, on constate de la *rougeur*, de la *tuméfaction*, de la *douleur* et de la *chaleur*. Lorsqu'il est situé profondément, le malade a une fièvre plus ou moins vive, et il se plaint surtout de la douleur, d'une gêne dans les mouvements.

L'inflammation, qui est presque toujours aiguë, quelquefois subaiguë ou chronique, peut se terminer par *délitescence*, c'est-à-dire qu'elle disparaît subitement, avant d'avoir parcouru ses périodes ; — par *résolution*, lorsque la partie enflammée retourne à son état normal ; — par *suppuration* (V. abcès chauds) ; — par *ulcération* (V. ulcères) ; — par *induration* et *sclérose*, lorsque l'exsudat s'organise en un tissu connectif fibreux ; — par formation de *bourgeons charnus* et d'un *tissu de cicatrice*, terminaison des lésions traumatiques (V. plaies).

TRAITEMENT. — Afin de diminuer la stase sanguine, on élève la partie enflammée, ou on la comprime légèrement et régulièrement. Mais le plus important est de la placer dans une solution chaude d'eau phéniquée, d'acide borique, de sublimé à 0,50 pour 1 000. Lorsque les bains ne sont pas applicables, comme à la tête, au cou, on fait des pulvérisations avec les mêmes liquides, trois fois par jour et pendant une demi-heure chaque fois. Dans l'intervalle des bains ou des pulvérisations, on applique localement des compresses de tarlatane imbibée d'une des solutions indiquées et recouverte d'une toile imperméable.

Abcès chauds. — Ce sont des collections purulentes qui se forment dans une cavité de nouvelle formation à la suite d'une inflammation aiguë, franche. Le pus est généralement épais, crémeux, jaunâtre, alcalin, d'odeur nauséeuse, riche en éléments cellulaires. Il peut être brunâtre si les globules rouges sont sortis des vaisseaux en même temps que les blancs ; bleu, lorsqu'il renferme le *bacillus pyocyaneus* ; fétide, quand il est putréfié sous l'influence de bactéries saprogènes.

Ces abcès sont provoqués par une inflammation locale du tissu cellulaire due à une plaie, à un corps étranger, ou survenue à la suite du passage dans les tissus d'un liquide irritant, comme cela a lieu pour les abcès urineux, biliaires, laiteux. On les observe encore à la suite de certaines maladies générales graves, comme la variole, la scarlatine, la fièvre typhoïde, la fièvre puerpérale, le diabète, l'albuminurie. Enfin, la cause principale de la production du pus réside dans la présence de bactéries dans l'organisme, surtout dans la suppuration chirurgicale.

SYMPTÔMES. — Les abcès chauds présentent toujours de la *rougeur*, de la *tuméfaction*, de la *chaleur* et de la *douleur*, surtout lorsqu'ils sont superficiels. La suppuration s'annonce par un changement de coloration de la peau, qui pâlit ou devient violette, par des douleurs sourdes, gravatives, et enfin par la *sensation de fluctuation* que l'on perçoit très bien quand on exerce une pression avec les doigts.

Ce n'est que très rarement que les abcès tout petits disparaissent sans s'ouvrir à l'extérieur. Presque toujours, et toujours même, quand ils sont volumineux, le pus se porte vers la peau, qu'il ulcère petit à petit afin de se livrer un passage. Exceptionnellement, il se porte vers les muqueuses.

On distingue plusieurs variétés d'abcès chauds : les *abcès métastatiques*, qui appartiennent à l'infection purulente ; — les *abcès urineux, stertoreux, bilieux*, consécutifs à l'issue de l'urine, des matières fécales, de la bile, hors de leurs réservoirs habituels ; — les *abcès soudains*, qui apparaissent brusquement, — les *abcès en bouton de chemise* fréquents à la plante des pieds et à la paume de la main.

Ils se terminent par la cicatrisation ; mais lorsqu'ils sont profonds, celle-ci est lente à venir, et souvent une fistule se forme.

Il ne faut pas les confondre avec les *kystes*, les *lipomes*, les *sarcomes*, les *anévrysmes*, les *abcès froids* (V. ces mots).

TRAITEMENT. — Pendant la première période, on suit le traitement indiqué ci-dessus. Dès que la fluctuation apparaît, on doit ouvrir, surtout si l'abcès siège sur des parties découvertes ; on évite ainsi une cicatrice fort disgracieuse. L'incision est faite généralement avec le bistouri. On ne se sert du thermo-cautère ou des caustiques chimiques que lorsqu'on redoute une hémorragie. Après l'ouverture, on fait un lavage avec un liquide antiseptique (acide phénique à 1 pour 20, sublimé à 2 pour 1000); on introduit un drain si c'est nécessaire, et on applique un pansement antiseptique.

Abcès froids. — Ces abcès se développent lentement et sans douleur, ce qui les distingue des précédents. Ils sont très souvent liés à la tuberculose ou à une altération des os.

Le pus est fluide, séreux, grisâtre, quelquefois foncé s'il renferme des globules rouges. Les parois de la cavité sont inégales, piquetées de taches ardoisées. La cicatrisation ne se produit qu'avec la plus grande difficulté. Certains abcès, cependant, se terminent par *résolution*, par suite de la résorption du liquide et de l'accolement des parois de la cavité ; — par *enkystement* du liquide, une partie de celui-ci se résorbant et l'autre partie subissant la transformation caséeuse ; — par *infiltration calcaire* survenant après que le liquide a été résorbé.

Ils se produisent quelquefois à la suite de frottements, de pressions répétées, ou lorsque l'organisme se trouve débilité par le surmenage, la misère. Mais le plus souvent ils sont sous la dépendance d'une tuberculose généralisée, et alors, ils se localisent aux os, *abcès ossifluents ;* aux jointures, *abcès arthrifluents ;* aux ganglions lymphatiques, *adénites tuberculeuses.* Dans ces cas, les causes qui leur donnent naissance sont les mêmes que celles de la tuberculose.

La tumeur est plus ou moins volumineuse, bien limitée, élastique, fluctuante. La peau n'est altérée ni dans sa couleur, ni dans sa température. Ce n'est qu'à la fin, lorsqu'elle s'ouvre en plusieurs points pour livrer passage au pus, qu'elle peut s'enflammer et devenir violacée. La douleur est légère et souvent nulle.

Le pronostic est très grave, en raison de la maladie constitutionnelle qu'elle indique et des complications qui peuvent survenir.

TRAITEMENT. — Le traitement général est le même que celui de la tuberculose. Le traitement local comporte deux méthodes. Dans la première, on vide la poche au moyen de l'aspirateur Potain ou Dieulafoy, et on injecte quelques grammes d'une solution d'éther iodoformé à 10 0/0, si la cavité est petite ; 40 à 100 grammes d'une solution à 5 0/0, si elle est volumineuse. Deux à quatre injections faites à trois semaines d'intervalle suffisent pour amener souvent une guérison définitive, et toujours une amélioration sensible. La seconde méthode consiste à détruire directement la poche, et, pour cela, on incise largement, on gratte avec une curette et on désinfecte le foyer au moyen d'une solution de chlorure de zinc à 5 0/0.

§ 2. — Lésions traumatiques.

Lésions traumatiques en général. — Plaies par instruments tranchants, coupures. — Plaies par instruments piquants, piqûres. — Contusions. — Plaies contuses. — Plaies par morsure. — Plaies par armes à feu. — Plaies par arrachement. — Plaies empoisonnées.

Lésions traumatiques en général. — Les lésions traumatiques (de τραῦμα, blessure) sont des affections circonscrites, caractérisées par la production immédiate d'une solution de continuité dans les tissus, la séparation violente ou la destruction des éléments anatomiques et présentant une tendance à guérir spontanément.

Les *agents physico-chimiques,* comme la chaleur, le froid, l'électricité, les caustiques produisent les *brûlures,* les *froidures,* les *accidents de fulguration.* — Les *agents mécaniques* déterminent des *contusions* et des *plaies.* Celles-ci sont *simples* lorsqu'elles sont superficielles et que leurs bords ont assez de netteté pour pouvoir se réunir d'emblée ; *composées* lorsque la réunion immédiate ne peut se produire facilement, pour une raison ou pour une autre ; *compliquées* lorsqu'il survient des accidents locaux et généraux, par suite, par exemple, de la présence d'un corps étranger, de l'inoculation d'un virus ou d'un venin.

Les plaies contuses présentent trois zones concentriques autour du foyer traumatique : une *zone mortifiée* ou *gangrenée,* produite par l'agent vulnérant et ne pouvant guérir spontanément ; une *zone stupéfiée,* qui peut se mortifier dans la suite, et une *zone irritée,* qui présente les symptômes d'une inflammation simple.

Les lésions traumatiques donnent lieu à des *phénomènes locaux primitifs ;* à des *phénomènes locaux consécutifs,* aboutissant à la cicatrisation ; à des *phénomènes généraux,* consistant en une fièvre plus ou moins intense, suivant la lésion (c'est la *fièvre trauma-*

tique, qui n'existe pas toujours) et à des *phénomènes à distance,* comme les embolies, les lymphangites, les adénites. Une lésion portant sur un tissu sain, chez un sujet sain, placé dans un milieu sain, a une tendance naturelle à la guérison spontanée.

Le traitement varie naturellement suivant la nature et la gravité de la lésion.

Plaies par instruments tranchants. Coupures. — Ces plaies sont produites par les couteaux, les scalpels, es rasoirs, les faux, les haches, etc. Elles peuvent être *étendues* en surface, *superficielles* ou *profondes, longitudinales, transversales* ou *obliques.*

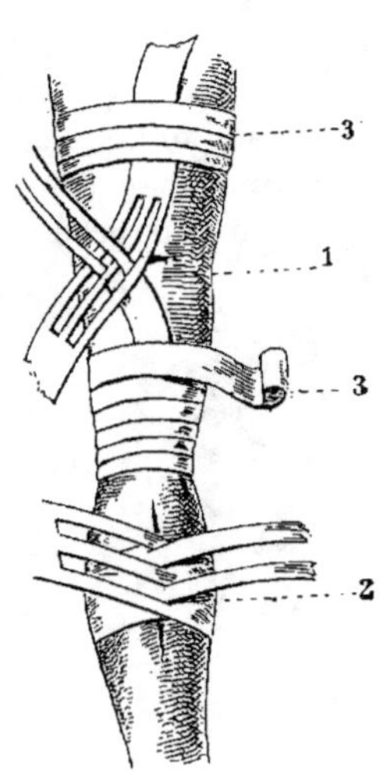

Les *phénomènes locaux primitifs* sont : la *douleur,* qui est constante, mais varie beaucoup suivant la coupure, le tissu et l'individu ; — *l'écoulement sanguin,* qui est très variable aussi ; — *l'écartement des bords de la plaie,* par suite, soit de la pénétration du corps vulnérant, soit de l'extension, soit de la contraction musculaire, soit de l'élasticité.

Pour les phénomènes généraux, v. *fièvre traumatique* (p. 269).

Une coupure guérit par *réunion immédiate, primitive,* par *première intention,* lorsque les bords de la plaie sont nets, réguliers, et qu'ils possèdent une certaine vitalité. Dans ce cas, la plaie ne suppure pas. Cependant la réunion immédiate peut échouer, ou bien on n'a pu la tenter ; alors, on n'obtient que la *réunion médiate, secondaire,* par *seconde intention,* par *suppuration.* Un tissu embryonnaire se forme au bout de quelques jours, des bourgeons

Fig. 52. — Bandages unissant les plaies. — 1. Bandage unissant des plaies en travers. — 2. Bandages unissant des plaies longitudinales. — 3-3. Bandes circulaires fixant les extrémités des autres bandes.

charnus se développent, se joignent entre eux, et le tissu embryonnaire devient un tissu conjonctif, tissu cicatriciel très rétractile.

Traitement. — Toutes les fois qu'on peut obtenir la réunion immédiate, il faut la tenter, et, pour cela, accoler les bords de la plaie. Si celle-ci est peu étendue, il suffit de mettre un *bandage unissant* (fig. 52) ou des *agglutinatifs,* comme des bandelettes de diachylon, du taffetas gommé, du collodion élastique. Si la plaie est trop grande, on a recours à la *suture* avec des fils d'argent ou de soie, le catgut, le crin de Florence. Après avoir nettoyé la plaie, on place les points de suture à intervalles égaux (fig. 53, 54, 55, 56 et 57). Lorsque la réunion immédiate n'a pu être tentée, ou bien lorsqu'elle a échoué, on enlève les points de suture et on recourt aux pansements antiseptiques : lavages avec des solutions d'acide phénique, de sublimé ; application de gazes iodoformées, salolées, de pommades boriquées, salicylées, etc., ouate hydrophile boriquée par dessus et bandes. Enfin, le blessé doit être tenu dans le plus grand

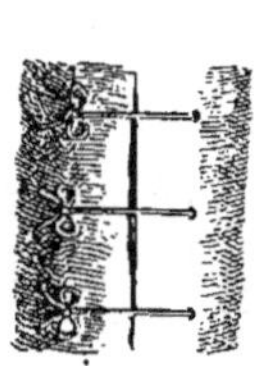

Fig. 53.
SUTURE A POINTS
SÉPARÉS.

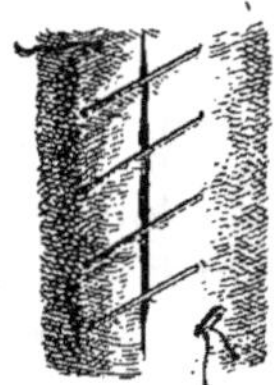

Fig. 54.
SUTURE EN
SURJET.

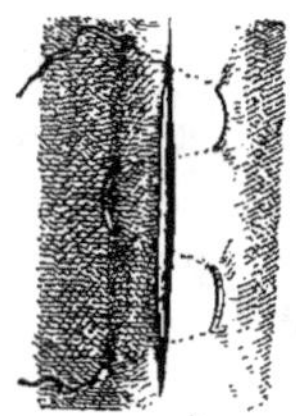

Fig. 55.
SUTURE EN ZIGZAG OU
EN FAUFIL.

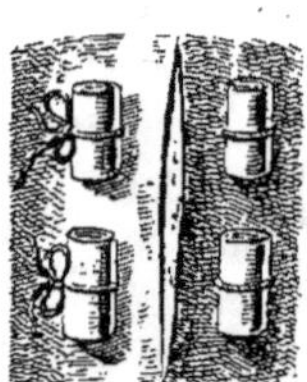

Fig. 56.
SUTURE ENCHE-
VILLÉE.

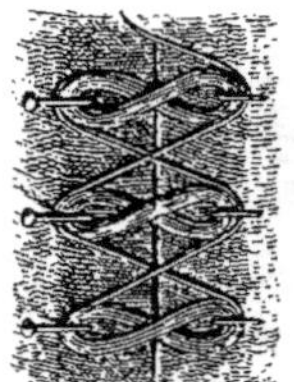

Fig. 57.
SUTURE ENTOR-
TILLÉE.

repos, à l'air frais, et il faut lui donner une alimentation appropriée ; la diète est nécessaire quand la fièvre traumatique existe.

Plaies par instruments piquants. Piqûres. — Les instruments qui les produisent sont pointus à leur extrémité, comme les épées, les baïonnettes, les aiguilles, les clous, les éclats de verre ou de bois, les hameçons, etc. La *douleur* n'est vive qu'aux doigts ; ailleurs, elle est à peu près nulle. L'*écoulement sanguin* n'existe presque pas non plus ; il en est de même de l'*écartement des bords de la plaie*. La cicatrisation se fait généralement très vite.

Les phénomènes généraux sont nuls, à moins que des accidents inflammatoires ou septiques ne surviennent par suite de la présence d'un corps étranger, ou de la pénétration de la piqûre dans une séreuse. Dans ces derniers cas, le pronostic est assez sérieux.

TRAITEMENT. — Quand la piqûre est simple, on pratique l'occlusion immédiate au moyen d'agglutinatifs, collodion élastique, diachylon, etc. Quand le corps étranger est resté, on l'enlève, s'il est superficiel; dans le cas contraire, on le laisse et on traite la plaie par les bains, les pansements antiseptiques. Le corps étranger finit par s'enkyster ou bien il est éliminé par la suppuration qui se produit.

Contusions. — La contusion est une lésion produite par le choc d'un corps à surface mousse, ne déterminant aucune solution de continuité de la peau, mais seulement une attrition des tissus au point lésé.

Les symptômes sont variables suivant le degré de la contusion. En effet, celle-ci peut déterminer la rupture des vaisseaux capillaires, et quelquefois celle des artères et des veines; elle peut produire encore la rupture de muscles, de tendons, de nerfs, et même provoquer la destruction complète, par gangrène, des parties contuses. On distingue généralement 4 degrés.

Dans le *premier*, le mal est circonscrit, les tissus sont peu altérés, et il n'existe qu'une petite *ecchymose* (de ἐκ, hors, et χυμός, suc), plus ou moins étendue, rouge foncé, violacée ou noirâtre, passant du brun au vert puis au jaune, ou s'étendant et disparaissant peu à peu. La douleur est quelquefois assez vive, cela dépend du point contusionné.

Le *second degré* est caractérisé par un *épanchement de sang*, résultant de la rupture de vaisseaux plus volumineux que dans le premier degré, épanchement donnant naissance à une *bosse sanguine*, visible surtout lorsque le foyer repose sur un plan osseux. Ces bosses suppurent quelquefois, mais le plus souvent elles se résorbent et on ne voit plus que les caractères de l'ecchymose. On peut constater encore un *épanchement de sérosité*, lorsque la contusion a frappé la peau dans un endroit où elle a pu glisser sur une aponévrose. La douleur est plus vive.

Dans le *troisième degré* les tissus sont tellement altérés que leur mortification devient imminente. Ils sont violacés, marbrés, engourdis, stupéfiés, parce que leur vitalité est suspendue; une eschare se forme et la gangrène apparaît.

Au *quatrième degré* les désordres sont très profonds, il y a écrasement, mortification et gangrène très rapide. La peau est marbrée, livide, froide, et l'on voit au-dessous les tissus comme réduits en bouillie. A ce degré, le blessé peut se trouver dans l'état de *choc traumatique* (V. p. 265).

Les phénomènes généraux varient naturellement suivant le degré de la contusion. Dans le dernier, ils sont si graves qu'ils entraînent la mort assez rapidement.

TRAITEMENT. — Lorsque la contusion est légère, comme dans les deux premiers degrés, il suffit d'appliquer des compresses trempées dans de l'eau blanche, de l'eau salée, de l'eau-de-vie camphrée, de la teinture d'arnica. Quand la bosse sanguine existe, il y a lieu d'appliquer la compression méthodique. L'application de sangsues est nuisible, parce qu'il faut éviter d'irriter les tissus. Quand la résorption du liquide ne peut être obtenue, on fait une ponction aspiratrice, et, s'il y a suppuration, on ouvre largement afin de pouvoir faire dans le foyer des injections antiseptiques. Dans le quatrième degré, l'amputation est souvent indispensable.

Plaies contuses. — Les plaies contuses ne diffèrent des contusions que parce qu'elles présentent en plus une solution de continuité des téguments.

On en distingue un grand nombre de variétés, depuis la simple *écorchure*, l'*excoriation*, jusqu'à l'écrasement complet des téguments et des parties sous-jacentes. La douleur varie beaucoup. L'écoulement sanguin est nul ou peu considérable. L'écartement des bords de la plaie est peu prononcé, mais ces bords sont frangés, déchiquetés et souvent décollés. C'est ce qui fait que ces plaies ne se réunissent presque jamais par première intention. Quelquefois même, dans les cas graves, apparaissent des inflammations diffuses, un érysipèle, de la septicémie, de la pyoémie, des hémorragies secondaires, et toutes ces complications rendent le pronostic très sérieux.

TRAITEMENT. — Il faut d'abord bien laver la plaie avec de l'eau boriquée, puis tenter la réunion par première intention, si l'état des parties le permet. Lorsque la plaie est trop profonde, anfractueuse, il est préférable de recourir à l'irrigation continue d'eau fraîche ou tiède, suivant la susceptibilité du malade; on peut encore employer les pulvérisations phéniquées, les pansements antiseptiques ouatés.

Plaies par morsure. — Ce sont avant tout des plaies contuses, mais elles ont aussi beaucoup de rapport avec la contusion, les coupures et les piqûres, suivant les dents de l'animal qui les produit. Les *chiens* et les *chats* causent des piqûres et des coupures. Le *cheval* produit un broiement plus ou moins profond. L'*homme* peut piquer, couper et broyer. Les petits oiseaux pincent les tissus, les gros les déchirent.

Les morsures sont généralement très douloureuses, et les complications, comme les phlegmons diffus, une lymphangite, un érysipèle, la gangrène, la pyoémie, la septicémie, sont loin d'être rares. La rage peut être communiquée par la morsure du chien, du chat, du loup ; la syphilis par la morsure de l'homme.

Le traitement est le même que celui des plaies contuses. Traiter en outre, s'il y a lieu, la rage ou la syphilis.

Plaies par armes à feu. — Les symptômes varient suivant qu'elles sont faites par une balle, un boulet, un obus ou du plomb de chasse.

Les *plaies par balle* sont en *cul-de-sac*, en *gouttière* ou en *séton*. L'ouverture d'entrée présente des bords arrondis, réguliers, taillés à l'emporte-pièce, enfoncés du côté de la plaie. L'ouverture de sortie est plus grande, irrégulière, et les bords sont renversés en dehors. La douleur est très variable ; l'écoulement de sang peu abondant. Les *plaies par boulet, obus*, sont beaucoup plus considérables. Elles mutilent les membres, brisent les tissus et occasionnent la mort immédiate quand le crâne, le thorax ou l'abdomen sont atteints. Les *plaies par le plomb de chasse* ressemblent à celles d'une balle lorsque le coup a été tiré à bout portant. Dans le cas contraire, les plombs se disséminent et produisent des plaies plus ou moins nombreuses, profondes et larges.

Dans tous les cas de blessure par armes à feu, la plaie est noirâtre, livide. Des os peuvent être fracturés.

Les phénomènes généraux sont variables suivant le siège de la blessure ; ils sont nuls ou très graves. On constate souvent de la stupeur, de l'insensibilité, des syncopes, des vomissements.

TRAITEMENT. — On fait sur la plaie des applications antiseptiques, des pulvérisations phéniquées. S'il y a hémorragie considérable, on pratique la ligature de l'artère ; en attendant, on comprime fortement au-dessus de la plaie, entre celle-ci et le cœur (V. fig. p. 266).

Si une inflammation se développe, cataplasmes froids. Si les os sont trop broyés, amputation. On ne doit enlever le corps étranger que lorsqu'il est superficiel. Il faut enfin combattre la stupeur et les accidents nerveux au moyen d'une infusion de menthe, de mélisse, de thé, d'eau vineuse, de potions toniques, éthérées.

Plaies par arrachement. — On rencontre surtout ces plaies aux doigts, aux mains et aux pieds. Elles sont faites principalement par les courroies, les engrenages des machines; quelquefois par une roue de voiture quand la jambe s'est prise dans ses rayons; par des tractions trop violentes, quand il s'agit, par exemple, de réduire une luxation ancienne.

Les plaies par arrachement sont irrégulières. Les bouts tendineux sont allongés ; il en est de même des nerfs et des artères. La tunique externe de ces dernières est étirée comme un tube de verre à la lampe, tandis que les tuniques interne et moyenne sont rétractées. C'est ce qui explique pourquoi il n'y a pour ainsi dire pas d'hémorragie. La douleur n'est pas bien forte.

Le pronostic est d'ordinaire favorable ; la guérison arrive toujours. Cependant un phlegmon ou la gangrène peuvent survenir comme complications.

TRAITEMENT. — Il faut appliquer dès le début des pansements antiseptiques. Un peu plus tard on régularise les lambeaux et on continue les mêmes pansements.

Plaies empoisonnées. — Ces plaies sont surtout graves à cause des accidents d'intoxication qui se produisent. On distingue les *plaies empoisonnées proprement dites,* les *plaies venimeuses* et les *plaies virulentes.*

Les premières sont celles qui, à la suite de l'introduction dans l'organisme par une plaie d'un poison, comme le sublimé, l'arsenic, l'acide chromique, le curare, etc., déterminent, en plus des phénomènes d'intoxication, une cautérisation suivie d'une inflammation éliminatrice.

Les *plaies venimeuses* sont produites par des insectes, des arachnides et des reptiles. Les insectes sont généralement des abeilles, des frelons, des guêpes. Leur piqûre est très douloureuse ; elle s'accompagne de rougeur, de tuméfaction et d'inflammation. Il faut s'empresser d'enlever l'aiguillon, sans trop comprimer; on fait après une lotion avec de l'ammoniaque ou du vinaigre. Les araignées et les scorpions ne font que des piqûres bénignes. Quant aux reptiles, il n'y a que les vipères qui causent des accidents graves chez nous. Nous en avons parlé, p. 56.

Les *plaies virulentes* sont celles qui font pénétrer un virus dans l'organisme et qui rendent celui-ci virulent à son tour pendant un certain temps. Le virus doit son action aux microorganismes qu'il renferme, et ce sont ces derniers qui développent la syphilis, le charbon, la morve, la rage, la tuberculose, le tétanos (V. ces mots).

§ 3. — Complications des lésions traumatiques.

Syncope traumatique. — Choc traumatique. — Hémorragie traumatique. — Thromboses et embolies traumatiques. — Névralgies traumatiques. — Délire nerveux traumatique. — Fièvre traumatique. — Septicémie. — Infection purulente ou pyoémie. — Érysipèle traumatique. — Tétanos. — Pourriture d'hôpital.

Syncope traumatique. — Cette syncope s'observe à la suite d'un traumatisme. Le cœur cesse de battre, la respiration s'interrompt et les fonctions cérébrales sont abolies. Le visage est d'une pâleur extrême; les yeux sont creux et fixes, les pupilles dilatées, les pieds et les mains froids. Cet état peut persister jusqu'à la mort, qui ne tarde pas à arriver, ou bien cesser au bout de quelques minutes. La syncope se produit à la suite d'une hémorragie trop forte, d'une action réflexe (une irritation se transmettant au bulbe et aux pneumogastriques) ou de l'émotion. Le pronostic est généralement grave.

TRAITEMENT. — Il faut tenir le malade couché, la tête plus basse que le tronc; exciter les téguments en les flagellant avec un linge mouillé; faire des injections sous-cutanées d'éther, et employer la respiration artificielle prolongée (V. p. 252).

Choc traumatique. — Cet état est caractérisé par l'affaiblissement des pulsations du cœur, l'abaissement de la transpiration, la pâleur des tissus, un certain degré d'anesthésie joint à la faiblesse musculaire, avec conservation, mais engourdissement de l'intelligence (Piéchaud).

Il peut se produire après les grandes contusions, les grands écrasements, les plaies par armes à feu, par arrachement, les brûlures, les froidures, les accidents de fulguration et de chemin de fer. La mort survient quelquefois rapidement, ou en une, deux heures; mais la guérison peut se produire si la chaleur, la respiration et la circulation ne tardent pas trop à se rétablir. Le pronostic est toujours grave.

TRAITEMENT. — On agit comme dans la syncope ; on fait prendre en plus des boissons stimulantes, des bains chauds, et on frictionne énergiquement.

Hémorragies traumatiques. — L'hémorragie est *primitive*, quand elle se produit aussitôt après la blessure ; *secondaire*, lorsque le sang reparaît un certain temps après, alors qu'il avait cessé de couler.

La perte de sang est due à l'ouverture d'une veine ou d'une

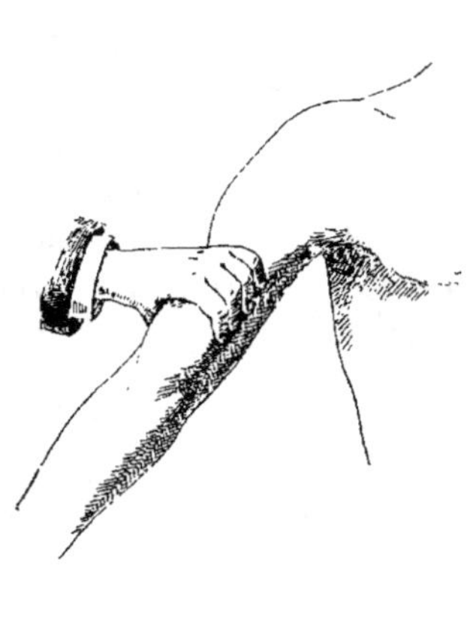

Fig. 58.

COMPRESSION DE L'ARTÈRE
HUMÉRALE AVEC LES DOIGTS.

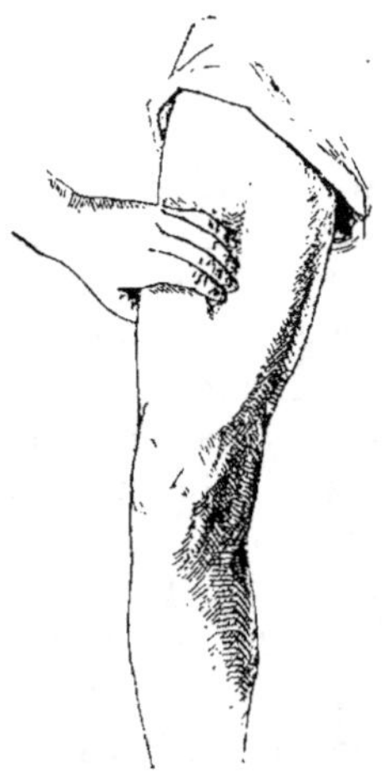

Fig. 59.

COMPRESSION DE L'ARTÈRE
FÉMORALE AVEC LES DOIGTS.

artère. L'hémorragie veineuse fournit un sang noir ; il sort sous forme de jet continu, sans saccades, ou bien sous forme de nappe. Presque toujours elle s'arrête rapidement à la suite d'une légère compression. L'hémorragie artérielle est grave. Le sang, de couleur rutilante, s'écoule par jets saccadés, correspondant aux contractions du cœur. Si l'artère est volumineuse, il suffit de quelques instants pour que la mort survienne. Si elle est petite ; l'écoulement sanguin peut diminuer d'intensité jusqu'à ce que la syncope arrive et arrête l'hémorragie pour quelques instants seulement.

TRAITEMENT. — L'hémorragie des artères capillaires peut être

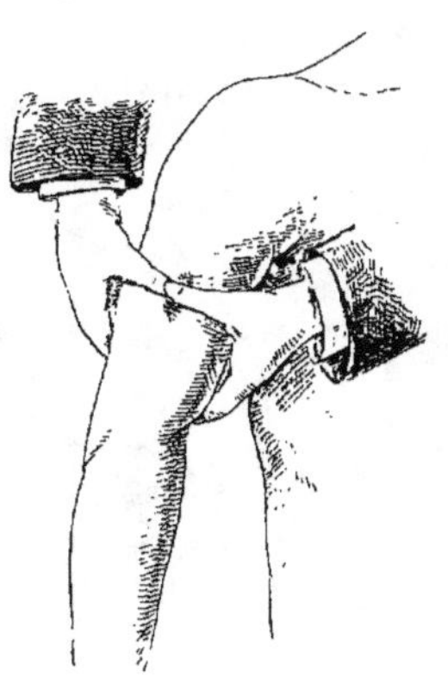

Fig. 60.

COMPRESSION DE L'ARTÈRE HUMÉRALE
A L'AIDE DES POUCES.

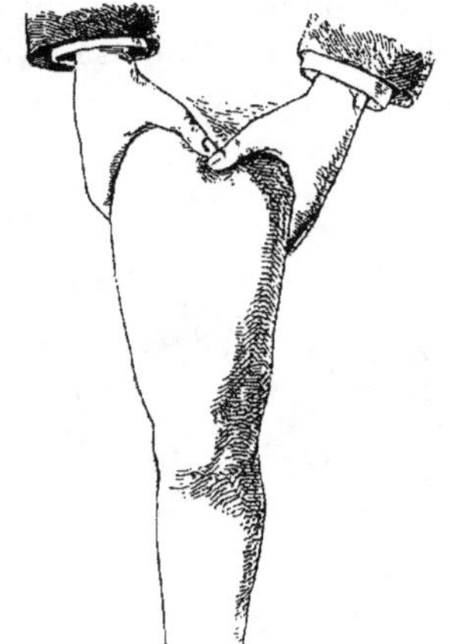

Fig. 61.

COMPRESSION DE L'ARTÈRE FÉMORALE
AU PLI DE L'AINE.

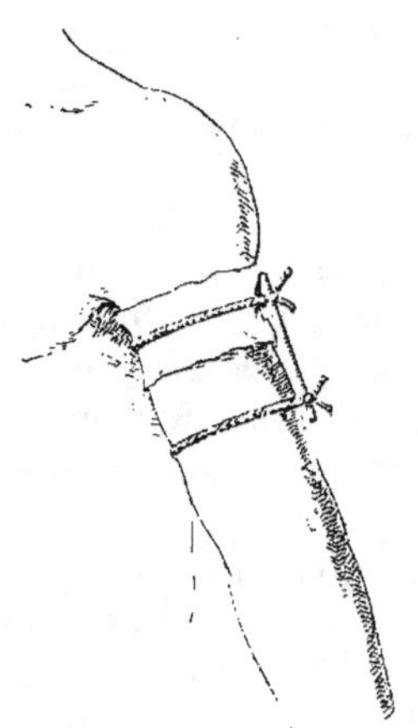

Fig. 62.

COMPRESSION SUR LE BRAS.

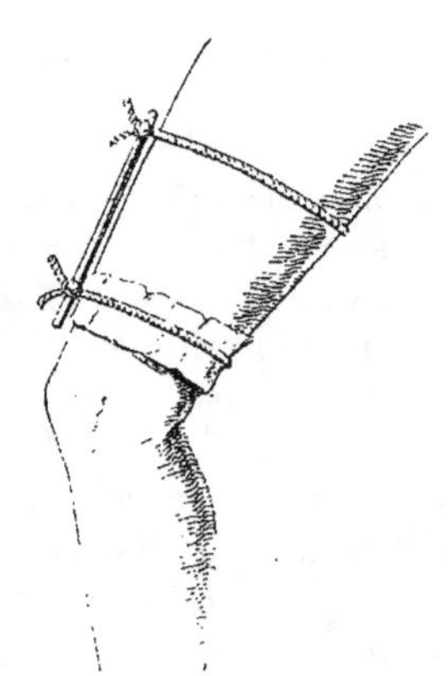

Fig. 63.

COMPRESSION AU-DESSUS DU GENOU.

arrêtée par des applications d'eau froide, ou, au contraire, très chaude, d'alcool, d'eau de Pagliari, de perchlorure de fer étendu d'eau. Mais si l'artère est volumineuse, il faut s'empresser d'exercer une forte compression en appliquant le doigt sur le bout de l'artère blessée, ou bien entre la blessure et le cœur. Voici quelques figures qui indiquent comment on doit faire la compression pour

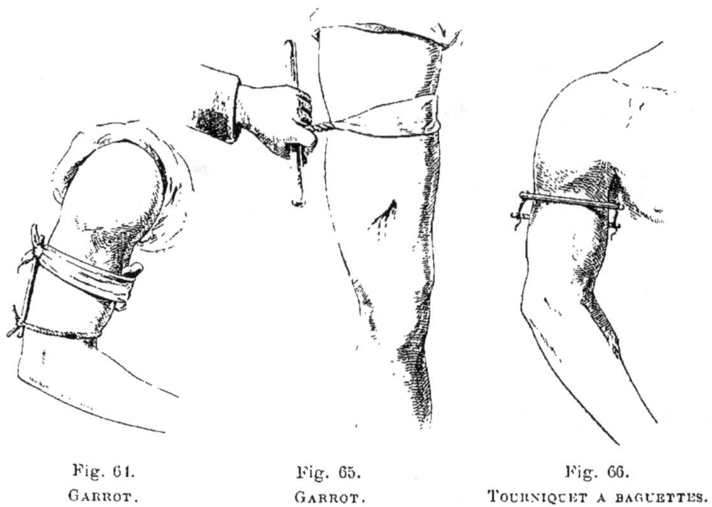

<table>
<tr><td>Fig. 64.
GARROT.</td><td>Fig. 65.
GARROT.</td><td>Fig. 66.
TOURNIQUET A BAGUETTES.</td></tr>
</table>

les grandes artères en attendant l'arrivée du médecin (V. p. 266 et 267).

Thromboses et embolies traumatiques. — Les coagulations de sang qui se produisent dans un vaisseau, à la suite d'un traumatisme, constituent des *thromboses* (de θρόμβος, grumeau) qui deviennent des *embolies* (de ἐμβάλλειν, pousser) lorsqu'elle se détachent en tout ou partie, et sont entraînées, *poussées* dans la circulation.

La thrombose est le résultat du ralentissement du cours du sang, de l'état morbide des parois des vaisseaux et des modifications dans la constitution du sang. Mais il y a encore d'autres causes, comme la périphlébite et l'endophlébite. Lorsque l'embolie se détache, elle va ordinairement s'arrêter dans l'artère pulmonaire. La thrombose produit une lourdeur tout autour du foyer traumatique, de l'œdème survient, et on éprouve la sensation d'un cordon dur lorsque la veine est superficielle. Les signes de l'embolie apparaissent subitement. Le malade étouffe, pousse un cri, devient blême et meurt au bout de quelques minutes. Cependant l'asphyxie peut être plus lente et la mort n'arriver que progressivement. La guérison est assez rare. Le pronostic est donc toujours très grave.

TRAITEMENT. — On doit chercher à éviter tout mouvement capable de déplacer le caillot, et explorer un membre avec beaucoup de précaution, surtout lorsqu'il s'agit de réduire une fracture. Le membre, bras ou jambe, doit être complètement immobilisé et enveloppé d'une forte couche d'ouate hydrophile.

Névralgies traumatiques. — Ce sont des douleurs qui se distinguent de celles occasionnées par les lésions traumatiques, par leur intensité, leur persistance ou leur réapparition après un intervalle pendant lequel elles ont cessé.

Elles sont *primitives,* quand elles apparaissent au moment du traumatisme, et durent plus longtemps qu'elles le devraient; *secondaires,* quand elles se déclarent quelque temps après la lésion.

On les observe surtout chez les névropathes, les paludiques, les rhumatisants, les syphilitiques, les herpétiques, et dans les régions sujettes aux névralgies ordinaires, comme la face, le cou, la poitrine. Les douleurs, localisées à la blessure et tout autour d'elle, sont caractérisées par de la cuisson, des élancements, avec des exacerbations quelquefois franchement intermittentes. Dans les névralgies secondaires, la douleur peut être localisée au foyer traumatique, qui est le siège d'élancements ou d'une sensation de brûlure, quoiqu'il ne soit pas enflammé, ou bien elle se produit à distance.

TRAITEMENT. — Lorsqu'il y a intermittence, le sulfate de quinine réussit; le salicylate de soude convient aux rhumatisants; les iodures aux syphilitiques. On donne en même temps des opiacés et on fait quelques pointes de feu.

Délire nerveux traumatique. — Cette complication, caractérisée par une agitation violente, incessante, avec loquacité, parole brève, saccadée, idées fixes, etc., survient quelquefois après des fractures graves, des plaies par armes à feu. On la combat avec le chloral, les bromures.

Fièvre traumatique. — Au point de vue des symptômes, la fièvre traumatique consiste en un mouvement fébrile apparaissant entre le 3ᵉ et le 4ᵉ jour après le traumatisme et coïncidant avec le début des phénomènes de réparation de la plaie. Au point de vue pathogénique, c'est une fièvre provoquée par l'absorption d'une substance septique par le foyer de la blessure.

« Les fièvres chirurgicales, dit Reclus, ont toutes une commune origine : l'introduction par la plaie, dans le sang, de germes ou d'une substance septique, d'une leucomaïne élaborée par des microbes, dont l'abondance ou l'activité plus ou moins grande se traduit par une fièvre plus ou moins intense. Lorsque l'élévation de température n'est pas considérable, lorsque la courbe est brève, on a une fièvre traumatique *légère;* elle est *forte*, lorsque l'hyperthermie est plus durable ; si la température se maintient plusieurs jours autour de 40 degrés, on prononce le nom de *septicémie*, et celui de *pyoémie* quand le tracé indique de grandes oscillations et se compose de brisures irrégulières. »

La fièvre traumatique étant donc causée par la présence dans l'organisme d'un très grand nombre de bactéries, on comprend facilement pourquoi elle est devenue très rare depuis qu'on a recours aux méthodes antiseptiques.

Cette fièvre débute presque toujours le 2ᵉ ou le 3ᵉ jour après le traumatisme par un léger malaise, de la courbature, de la céphalalgie. La température atteint son maximum 40° dès le 3ᵉ jour, puis elle s'abaisse. La peau est sèche, la langue saburrale, la soif vive. Pendant que dure la fièvre, la plaie est rouge et légèrement tuméfiée. Le pronostic est variable ; il devient sérieux si l'intensité de la fièvre la rapproche de la septicémie.

Traitement. — On doit chercher surtout à éviter cette maladie et on atteint ce résultat en appliquant rigoureusement l'asepsie et l'antisepsie à toutes les plaies accidentelles ou non. Quand elle est déclarée, on purge, on fait vomir et on donne des boissons rafraîchissantes.

Septicémie. — La septicémie (de σηπτικός, qui corrompt, et αἷμα, sang) est divisée, selon son intensité ou sa rapidité d'évolution, en *septicémie aiguë simple, septicémie suraiguë* ou *foudroyante*, et *septicémie chronique* ou *infection putride*.

La septicémie aiguë paraît être une fièvre traumatique prolongée et exagérée, engendrée par les mêmes bactéries, mais beaucoup plus grave. La septicémie suraiguë est produite par le *vibrion septique* qui, inoculé aux animaux, occasionne les mêmes accidents que chez l'homme. La septicémie chronique est due à la présence de ptomaïnes et de leucomaïnes qui ne jouent qu'un rôle secondaire dans la septicémie suraiguë.

SYMPTÔMES. — 1° *Septicémie aiguë*. Deux ou trois jours après un traumatisme apparaissent des frissonnements; la température monte à 40 et même à 41°, avec de fortes dépressions le matin. Le mal de tête est violent, l'oppression constante, la peau sèche, terreuse. Le malade est dans la somnolence, la torpeur; il a du délire et sa langue est fuligineuse. On constate enfin à peu près tous les symptômes de la fièvre typhoïde. La plaie ne guérit pas.

2° *Septicémie suraiguë* ou *foudroyante*. Nommée encore *septicémie gangréneuse, emphysème gangréneux*, elle produit les mêmes phénomènes généraux que la précédente. En outre, la blessure, très douloureuse, répand une odeur fétide. Les parties qui l'entourent s'œdématient et se recouvrent de phlyctènes d'où s'écoule une sérosité infecte. Ces phlyctènes gagnent bientôt tout le membre, la gangrène apparaît et la mort peut survenir en vingt-quatre heures. Il est rare que la maladie dure 15 jours, et plus rare encore qu'elle guérisse.

3° *Septicémie chronique* ou *infection putride*. Elle se caractérise par une fièvre lente, à exacerbations vespérales. Elle peut succéder aux deux variétés précédentes. Le pouls est faible, la peau sèche, la langue blanche, la diarrhée fétide. Le malade s'affaiblit peu à peu et meurt dans le marasme. La suppuration de la plaie s'arrête.

TRAITEMENT. — On prévient la septicémie en désinfectant les plaies avec le plus grand soin au moyen des antiseptiques liquides et pulvérulents (V. *Memento thérapeutique*). On combat la septicémie aiguë avec le sulfate de quinine, le lait, les laxatifs; la septicémie suraiguë en pratiquant l'amputation ou bien en débridant largement avec le thermo-cautère; la septicémie chronique en faisant des injections de sublimé dans le clapier, et en donnant à l'intérieur du sulfate de quinine, du lait, de l'alcool.

Infection purulente. Pyoémie. — L'infection purulente est caractérisée par la présence dans le sang de pus (*pyoémie*) contenant des germes infectieux, par la formation d'abcès multiples dans les viscères (*abcès métastatiques*, de μεθίστανσι, changer de place), et par la suppuration fréquente des cavités séreuses.

Les abcès se rencontrent surtout dans les poumons et le foie, rarement dans la rate, et plus rarement encore dans les reins et le cerveau. Les collections purulentes occupent de préférence la plèvre, les articulations du genou, du poignet, du coude, de l'épaule, mais aussi le péritoine, le péricarde.

La pyoémie est le résultat de l'encombrement des blessés ou des opérés dans un espace trop restreint. Elle est provoquée par les plaies contuses, par les armes à feu, par les machines, surtout chez les sujets affaiblis, surmenés, diabétiques, alcooliques. Elle peut même se déclarer sans qu'il y ait une plaie, il suffit d'une otite suppurée, d'une phlébite.

On ne connaît pas encore exactement la bactérie qui l'engendre; il est probable qu'elle est due à l'action de plusieurs se rapportant aux microcoques, aux staphylocoques et aux streptocoques.

Elle débute par un grand frisson, des claquements de dents et un tremblement général, vers le 15ᵉ jour, quelquefois même au moment de la cautérisation de la plaie. La température monte à 40 et 41°, peu après des sueurs profuses surviennent. La plaie, si elle n'était pas cicatrisée, prend un mauvais aspect et répand une odeur insupportable. L'accès passé, la *fièvre tombe;* le malade courbaturé présente une altération profonde des traits. Mais quelques heures après, un nouvel accès peut se reproduire, et ainsi de suite, de telle sorte que l'état général du malade s'aggrave de plus en plus. La peau prend une teinte plombée, l'haleine une odeur fade; la diarrhée remplace la constipation; le délire paraît; la toux, l'expectoration sanguinolente indiquent la formation des abcès dans les poumons. Le foie, la rate, les reins sont souvent augmentés de volume. Enfin la mort survient dans le coma.

Ce qui permet bien de reconnaître cette infection, c'est l'intensité et la répétition régulière des frissons à chaque accès, avec absence complète de fièvre dans l'intervalle. La guérison est plus que rare.

Traitement. — Comme pour les affections précédentes, il faut chercher à la prévenir au moyen des pansements antiseptiques et par une alimentation et une hygiène convenables. La maladie déclarée, on administre le sulfate de quinine, l'iodoforme, trois à cinq cachets de 10 centigrammes chacun dans les 24 heures, des lavements phéniqués, et on débride la plaie avec le thermo-cautère.

Erysipèle traumatique. — Cet érysipèle, véritable complication des plaies, est caractérisé par une plaque rouge limitée par un bourrelet saillant, très sensible au doigt, et pouvant être localisé ou s'étendre par poussées successives.

Le microbe qui l'engendre est un streptocoque transporté par l'air.

La maladie débute par un frisson intense et des claquements des dents ; puis la température monte jusqu'à 40°. La soif est vive, la langue blanche. Le malade a des nausées, des vomissements bilieux, du délire, surtout s'il est alcoolique. La plaie ne suppure plus, se gonfle et les ganglions où aboutissent des lymphatiques s'engorgent, se tuméfient ; à partir de ce moment, elle s'entoure d'une rougeur bien délimitée, douloureuse à la pression et s'étendant aux parties voisines ; quelquefois elle va au loin (*érysipèle ambulant, erratique, à distance*). L'érysipèle peut être encore *phlegmoneux*, quand le pus se forme dans le tissu cellulaire, et *gangréneux* lorsqu'il est situé surtout aux paupières et au scrotum.

L'érysipèle commence à décliner du 7ᵉ au 10ᵉ jour, quand l'issue doit être heureuse. La mort peut arriver presque dès le début ; elle est souvent occasionnée par les complications, pleurésie, péritonite, congestion des reins, du foie, etc.

Cette affection est toujours grave, surtout chez les individus âgés, diabétiques, albuminuriques, alcooliques. Elle est cependant moins souvent mortelle qu'autrefois à cause des antiseptiques.

TRAITEMENT. — On cherche à éviter l'érysipèle en isolant le blessé et en prenant toutes les précautions antiseptiques voulues. Quand il est déclaré, il faut commencer par donner un émétocathartique (émétique, 5 centigrammes ; sulfate de soude ou de magnésie, 15 grammes, dissous dans 350 grammes d'eau, à prendre en trois fois à un quart d'heure d'intervalle) ; puis on administre du sulfate de quinine, du quinquina, de l'alcool. Localement on emploie les solutions de perchlorure de fer, les onctions mercurielles. Les pulvérisations, les bains et les pansements à l'eau phéniquée ou avec une solution de sublimé sont très utiles.

Tétanos. — (Voir page 112.)

Pourriture d'hôpital. — Cette affection appelée encore *typhus traumatique, gangrène nosocomiale, ulcère gangréneux, diphtérite des plaies*, est caractérisée par la formation de fausses membranes à la surface d'une plaie, et par l'ulcération et la gangrène des tissus recouverts par les fausses membranes.

L'encombrement, la malpropreté, le manque d'air, de soleil, le froid humide contribuent sûrement à la production de cette maladie. Mais il y a d'autres causes ; les mains des chirurgiens et des aides, les instruments, etc., peuvent la communiquer, car son origine parasitaire n'est pas douteuse. Elle n'a aucune ressemblance avec la diphtérie proprement dite, et on la rencontre rarement.

Dans la forme *ulcéreuse,* la plaie commence par devenir douloureuse ; elle est le siège de démangeaisons, et bientôt des ulcères sanieux, grisâtres, apparaissent, formant une plaie assez étendue. Dans la forme *pulpeuse,* la plus fréquente, la plaie se recouvre d'une fausse membrane grisâtre. Lorsqu'elle tombe d'elle-même, ou non, elle peut donner lieu à des hémorragies abondantes. L'ulcération s'étend peu à peu, gagne de proche en proche, et produit des plaies qui perforent les vaisseaux, amènent la carie des os, etc. Comme symptômes généraux, on constate de la fièvre, un abattement considérable, de l'inappétence, de la diarrhée, de l'insomnie, du délire.

La mort est la conséquence d'hémorragie, de septicémie, ou d'autres complications. La guérison peut cependant se produire.

TRAITEMENT. — Il faut isoler les blessés contaminés, et faire aux autres des pansements antiseptiques. Dans les cas bénins, on lave avec de l'eau à 50° et on badigeonne avec du jus de citron. Dans les cas graves, on a recours au perchlorure de fer, et même au fer rouge que l'on promène sur la plaie en appuyant assez fortement. A l'intérieur : régime tonique et reconstituant ; sulfate de quinine.

§ 4. — Accidents causés par la chaleur, le froid, la foudre.

Brûlures. — Gelures ou Froidures. — Fulguration.

Brûlures. — Les brûlures sont des lésions produites sur nos tissus par l'action d'une chaleur trop vive ou par les agents chimiques.

L'eau bouillante, et tous les liquides qui imbibent les vêtements produisent les brûlures les plus graves et les plus étendues. Les agents chimiques désorganisent profondément les tissus. Les gaz qui se condensent à la surface de la peau, comme cela arrive au moment d'une explosion d'une machine à vapeur, déterminent de vastes et profondes brûlures.

On admet généralement *cinq degrés.*

Au 1ᵉʳ *degré* il n'y a qu'une rougeur assez vive avec forte douleur. La guérison arrive vite et l'épiderme ne se détache pas.

Au 2ᵉ *degré* il se produit des phlyctènes remplies d'un liquide transparent, jaune clair. Le derme suppure souvent quand les phlyctènes sont arrachées.

Au 3ᵉ *degré* le corps muqueux est lésé et il se forme des eschares plus ou moins profondes laissant après leur chute des cicatrices souvent indélébiles.

Au 4ᵉ *degré* le derme est complètement détruit ; la peau est noire. Les phlyctènes qui se forment tout autour de la partie mortifiée se remplissent de sérosité. La douleur recommence quand les eschares se détachent et la guérison arrive lentement.

Au 5ᵉ *degré* les tissus sont carbonisés, la partie atteinte est complètement détruite.

A tous les degrés on constate de la *douleur* qui peut être assez vive pour déterminer la mort au bout de quelques heures ; — une *réaction inflammatoire* qui paraît après quelques jours et provoque des vomissements, de la diarrhée, des pneumonies, des pleurésies ; — de la *suppuration* qui est fréquemment suivie d'incidents très graves. Les complications les plus fréquentes sont la broncho-pneumonie, les troubles de l'intestin donnant naissance à des ulcères intestinaux, les érysipèles.

TRAITEMENT. — Au 1ᵉʳ degré, on calme la douleur en faisant quelques applications d'eau blanche, en plongeant la partie brûlée dans un bain tiède prolongé. Au 2ᵉ degré, on perce les phlyctènes, tout en ayant soin de ne pas enlever l'épiderme (dans certains cas, il est même préférable de ne pas les crever), et on panse avec de l'ouate hydrophile boriquée après avoir mis une bonne couche de liniment oléo-calcaire. On laisse le pansement aussi longtemps que possible ; il ne faut le retirer que lorsque la douleur est vive et le renouveler toutes les 24 heures, s'il y a suppuration. Quand la brûlure est profonde, on cherche à tenir la plaie dans un état de propreté extrême, ce qui est facile avec les pansements antiseptiques, et on veille surtout à éviter les cicatrices vicieuses ou difformes. — A l'intérieur on administre les opiacés afin de calmer la douleur, et des boissons stimulantes pour combattre la dépression. Si des accidents congestifs se déclarent, on applique des ventouses sèches.

Gelures ou froidures. — (Voir **Engelures,** page 164.)

Fulguration. — La foudre agit directement, ou par choc en retour. Le plus souvent elle tue instantanément ; dans ce cas le foudroyé reste debout, comme pétrifié, ou bien il est projeté à terre, quelquefois à distance, mais la mort peut n'arriver que quelques heures après. Enfin, malgré la violente commotion, la guérison peut se produire, seulement il reste presque toujours des troubles intellectuels, ou bien de la paralysie des mouvements, de la surdité, etc. La foudre tue en moyenne, en France, 80 personnes tous les ans.

§ 5. — Pathologie des cicatrices.

Maladie des cicatrices. — Difformités par cicatrices.

Maladie des cicatrices. — On rencontre ces maladies surtout après les plaies qui ont suppuré. La plus simple consiste dans une *démangeaison* qui peut être l'origine d'ulcères rebelles si le malade se gratte trop. — Les *ulcérations* se produisent quelquefois lorsque la cicatrice est mince, qu'elle repose sur un os et qu'elle n'est pas protégée contre les chocs extérieurs. — Les *douleurs* sont assez fréquentes. Souvent elles coïncident avec un temps froid et humide ; il suffit alors d'appliquer une couche d'ouate chaude. D'autres fois elles sont la conséquence d'adhérences avec les parties situées sous la cicatrice. Enfin elles sont dues soit au tiraillement que la cicatrice exerce sur les filets nerveux voisins, soit à des névromes qui se sont développés à l'extrémité des nerfs qui ont été sectionnés. Dans ces deux derniers cas, il faut souvent enlever la cicatrice ou le névrome. Les opiacés suffisent dans les autres cas.

Il arrive quelquefois que la cicatrice présente une véritable hypertrophie, c'est la *chéloïde cicatricielle*, qui paraît surtout sur les cicatrices consécutives aux brûlures. Elle se présente sous l'aspect de mamelons rougeâtres, d'abord isolés, mais se réunissant pour former un véritable bourrelet vasculaire gênant, douloureux et susceptible de s'ulcérer. Le meilleur traitement est l'extirpation, et comme la scrofule y prédispose, il faut soigner en même temps cette diathèse.

Enfin les cicatrices peuvent être le siège de divers néoplasmes, comme des *cornes,* des *cancroïdes* et *carcinomes,* des dépôts tuberculeux.

Difformités par cicatrices. — Les cicatrices forment quelquefois des brides, des adhérences, des rétrécissements, une obturation d'un orifice. Ces différentes difformités entraînent l'ectropion, les déviations de la bouche, les adhérences des doigts entre eux, le rétrécissement de l'anus, l'occlusion des narines, du conduit auditif, etc. Avec des soins assidus, au moment de la cicatrisation des plaies, on peut arriver à les prévenir. Lorsque des brides ou des adhérences se sont produites parce que des soins antérieurs n'ont pas été pris, on doit chercher à atténuer la difformité au moyen du massage, de la gymnastique, de l'extension continue, des douches. Si on n'obtient pas de résultat on a recours à l'incision ou à l'excision, accompagnée d'autoplastie.

§ 6. — Gangrènes. — Ulcères. — Fistules.

Gangrènes. — La gangrène (de γάγγραινα, de γράειν, consumer) est la mortification des tissus. Quand c'est un os qui se mortifie, on dit qu'il y a *nécrose,* et *sphacèle* quand c'est un membre tout entier. Cependant, aujourd'hui, sphacèle et gangrène sont deux termes synonymes. On appelle *eschares* les parties molles, frappées de mort, et *séquestres* les parties osseuses.

La gangrène se produit toutes les fois qu'un tissu est privé de sa vitalité. Les causes peuvent donc être mécaniques, physiques, chimiques, et biologiques.

Les *causes mécaniques* sont celles qui arrêtent brusquement le cours du sang dans les vaisseaux, comme cela a lieu dans les cas d'une ligature, d'une embolie, d'une thrombose artérielles, d'une compression trop énergique et trop longue arrêtant le sang dans les capillaires, d'un étranglement herniaire, etc. — Les *causes physiques* sont le froid (congélation), la chaleur (combustion), l'électricité. — Les *causes chimiques* sont les acides, les alcalis. Mais, dans certains cas, ces causes ne sont pas suffisantes pour déterminer les accidents graves que l'on constate ; il faut alors invoquer une altération primitive du sang, des troubles de l'innervation, et enfin la présence de certains microorganismes, microbes septiques et pyogènes surtout.

Symptômes. — *a*). *Gangrène en général.* — Quand la gangrène se déclare, la partie malade, au moment de la *mortification,* peut présenter quatre aspects différents, ce qui donne, pour ainsi dire, quatre espèces de gangrènes. On a la *gangrène humide* lorsque les parties, gorgées de liquides, livides, exhalent une odeur repoussante, et se mortifient rapidement ; — la *gangrène sèche,* lorsque, à la suite de l'obturation d'une artère, le membre devient dur, noirâtre, se raccornit, se *momifie,* mais ne dégage pas d'odeur ; — la *gangrène par cadavérisation,* lorsque la peau est terne, décolorée, rigide comme après la mort ; cet état aboutit souvent à l'espèce précédente ; — la *gangrène blanche,* lorsque la peau présente des plaques, ayant la blancheur du lait. — Les deux dernières sont bien moins fréquentes que les deux premières. — Dans tous ces cas la partie mortifiée présente une température inférieure à celle de l'air extérieur, et, le plus souvent, elle est insensible. Cependant les douleurs sont parfois intolérables dans la gangrène sèche, et depuis le commencement jusqu'à la fin de la maladie.

Lorsque la mortification est complète, la *période d'élimination des eschares* commence. Tout autour des parties mortifiées on voit un cercle rouge, tuméfié, qui se creuse d'un sillon et sécrète un liquide séreux d'abord, puis purulent. Ce liquide soulève peu à peu l'eschare qui se détache et finit par tomber entre quelques jours à un mois. A ce moment une hémorragie peut se produire, ou bien une articulation s'ouvre, ou encore une cavité viscérale, ce qui constitue des complications fort graves.

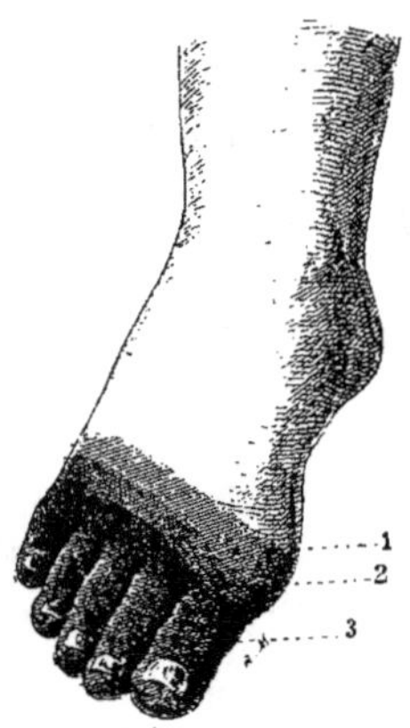

Fig. 67. — Gangrène des extrémités. — 1. Rougeur des tissus sains en arrière du sillon. — 2. Sillon au niveau du point d'élimination. — 3. Portion gangréneuse devant se détacher.

Si la guérison doit arriver, la *période de réparation* succède à la chute de l'eschare, des bourgeons charnus se forment et la cicatrisation se fait plus ou moins rapidement.

Lorsque la gangrène est étendue, septique, comme cela arrive chez les diabétiques, les cachectiques, etc., on constate des phénomènes d'hecticité consécutifs à la suppuration prolongée, des phénomènes d'adynamie, de septicémie, de pyohémie et le malade est souvent emporté avant que la période de suppuration arrive.

b). Gangrènes directes. — Ce sont celles qui surviennent à la suite des contusions, des brûlures, des froidures, ou par compression. Il n'y a rien de particulier à en dire ici.

c). *Gangrènes indirectes.* — Elles sont assez nombreuses ; nous allons parler des gangrènes par *arthrite,* par *embolie,* de celle consécutive à l'*ergotisme,* aux *fièvres graves,* au *diabète.*

La *gangrène par arthrite,* appelée aussi *gangrène sénile, athéromateuse,* siège de préférence aux orteils (fig. 67) quelquefois aux mains, au nez, aux oreilles. La mortification peut, des orteils, gagner le pied, la jambe. — La *gangrène par embolie* débute brusquement ; la partie où s'arrête le caillot migrateur, pâlit, la température s'abaisse, une douleur vive se fait sentir, la peau devient livide, des phlyctènes et des eschares noires se forment et la gangrène sèche, plutôt qu'humide, s'établit. — La *gangrène de l'ergotisme,* très rare aujourd'hui, siège surtout aux extrémités inférieures.

On constate de l'engourdissement, des douleurs vives, des crampes, des contractures, du refroidissement local, la cessation du battement des artères ; puis apparaissent les symptômes de la gangrène. — La *gangrène des fièvres* (fièvre typhoïde, fièvres éruptives, fièvre puerpérale, peste, choléra) se caractérise par des eschares situées sur les points saillants, comme le sacrum, les trochanters, les malléoles, le talon. — La *gangrène diabétique* survient la plupart du temps à l'occasion d'une inflammation légère, de traumatisme accidentel ou opératoire.

Le *pronostic* varie suivant l'étendue, la profondeur de la gangrène, sa cause et l'état général du malade. Il est peu grave lorsque la maladie est limitée, superficielle ; très grave, dans les conditions inverses.

TRAITEMENT. — Si la gangrène est due à une cause externe, on la supprime sans retard, on enlève donc les liens compresseurs, on débride les parties étranglées, etc. — La plaie est pansée avec de l'ouate hydrophile, fortement iodoformée. L'amputation ne s'impose que lorsque la gangrène suit une marche envahissante trop rapide. — Le traitement général consiste à donner des toniques, des reconstituants, et, en outre, à combattre la cause qui a provoqué la maladie, les lésions du cœur, la dyscrasie du sang, l'albuminurie, le diabète, l'ergotisme, etc.

Ulcères. — Les ulcères sont des plaies avec perte de substance et qui n'ont aucune tendance à guérir, à se cicatriser.

Ils sont dits *diathésiques* quand ils dépendent d'un mauvais état général (scrofule, scorbut, syphilis, tuberculose, diabète, cancer, morve); — *symptomatiques* quand ils sont dus à une cause locale (carie, nécrose, ostéite, distension de la peau par des tumeurs bénignes, présence d'un corps étranger); — *simples* ou *idiopathiques,* quand ils sont censés ne pas être consécutifs à une des causes précédentes. Nous disons *censés* parce que la plupart des ulcères que l'on place dans cette variété ne sont nullement essentiels comme on le supposait autrefois, puisqu'on peut presque toujours les rapporter à des troubles trophiques d'origine vasculaire, nerveuse ou constitutionnelle.

Ces derniers se développent surtout chez l'homme, à l'âge mûr et à la partie inféro-interne de la jambe gauche plutôt que de la droite. On les rencontre fréquemment chez les imprimeurs, les laquais, les cuisiniers, les boulangers, les forts de la halle, les commissionnaires, les terrassiers, chez toutes les personnes, en un mot, qui sont obligées de rester longtemps debout, le sang veineux éprouvant une grande difficulté à circuler. Les varices contribuent beaucoup à leur apparition, ce qui explique pourquoi les *ulcères variqueux* sont si fréquents.

Les ulcères présentent une forme plus ou moins elliptique. Le fond est grisâtre, couvert de petits bourgeons saignant facilement et prenant une couleur violette quand le malade est debout. Les bords sont généralement presque sur le même plan que le fond. Ils ne sont pas douloureux.

De nombreuses complications peuvent se produire. Un excès, un frottement, un pansement irritant les *enflamment,* les rendent douloureux et occasionnent quelquefois des lymphangites, de l'érysipèle, ou un phlegmon. Ils peuvent devenir *gangréneux,* si le malade est malpropre, affaibli, diabétique; — *phagédéniques* (de φαγέδαινα, faim dévorante) lorsqu'ils s'étendent de plus en plus en détruisant les tissus profondément; — *fongueux,* quand les bourgeons charnus sont très volumineux, mous et saignant avec une facilité extrême; — *calleux,* lorsque les bords sont durs, irréguliers; — *atones,* lorsqu'il n'y a aucun bourgeon et que le fond présente un aspect blafard.

Le pronostic est sérieux en ce sens que la guérison est longue, difficile à obtenir et que les récidives sont fréquentes.

Traitement. — La première condition à imposer au malade, c'est de le mettre au lit et de placer sa jambe dans une position un peu plus élevée que le siège. Lorsque l'inflammation est très grande, on applique pendant quelques jours des cataplasmes de fécule de pomme de terre. Puis, suivant les cas, on cautérise avec le crayon au nitrate d'argent, on se sert de la pommade à l'iodoforme, au salol, après avoir fait des pulvérisations à l'eau phéniquée ou boriquée. Quand il s'agit d'un ulcère variqueux, on met par-dessus la pommade de la poudre antiseptique, une grande couche d'ouate de manière à envelopper tout le membre, et, au moyen d'une bande, on exerce une compression méthodique. Quand la perte de substance est considérable on essaie les greffes épidermiques ; on racle l'épiderme dans une partie saine et on sème sur l'ulcère les parties détachées. Les pansements ne doivent être faits qu'une fois par jour et même tous les deux jours.

Fistules. — Les fistules sont des conduits morbides, étroits, allongés, souvent tortueux, par lesquels s'échappent soit du pus, soit des produits de sécrétions naturelles.

Quand une fistule a deux orifices, on dit qu'elle est *complète ;* lorsqu'elle n'en a qu'un, elle se termine en cul-de-sac à l'autre extrémité, elle est alors *incomplète* ou *borgne.*

Les deux orifices des fistules complètes peuvent s'ouvrir tous deux à la surface de la peau, *fistules bi-cutanées ;* ou bien à la surface d'une muqueuse, *fistules bi-muqueuses ;* ou bien l'une à la surface de la peau, et l'autre à la surface d'une muqueuse, fistules *cutanéo-muqueuses ;* ou encore, l'une à la peau et l'autre dans une cavité séreuse ou articulaire.

L'orifice externe se présente souvent sous forme d'un mamelon rose, *fistules en cul de poule ;* quelquefois on en trouve plusieurs, *fistules en arrosoir.* Le trajet est rectiligne ou sinueux, à calibre inégal. L'orifice interne est souvent caché dans la profondeur des tissus, et il est nécessaire de faire une injection avec un liquide coloré pour pouvoir le trouver.

Les fistules sont *congénitales* ou *accidentelles.* Les premières existent au cou, à la face, à l'ombilic, au niveau du rectum, etc. Les secondes sont les conséquences de lésions inflammatoires, ulcéreuses et traumatiques. Elle se forment à la suite d'abcès chauds ou froids, de la présence d'un corps étranger, d'une ostéite, d'une nécrose. Elles succèdent encore à une plaie, à une inflammation ou ulcération des conduits excréteurs d'une glande, d'un réservoir glanduleux (fistule lacrymale, biliaire), d'une cavité séreuse. Les causes qui les entretiennent et empêchent la guérison sont : l'écoulement incessant de produits morbides ou normaux, comme la salive, l'urine, les matières fécales ; la mobilité des parties, mobilité empêchant le contact des parois, les écartant même.

Le pronostic varie suivant le siège de la fistule, sa cause, son étendue, et l'état général de l'individu.

TRAITEMENT. — Il faut d'abord rechercher si la fistule provient d'une carie, d'une nécrose ou de la présence d'un corps étranger. Celles qui résultent de l'oblitération du canal excréteur d'une glande doivent être traitées seulement par des soins de propreté et des injections antiseptiques. Dans les fistules consécutives à la carie ou à la nécrose, on recherche le siège du mal et on le combat vivement ; que de fistules à la joue produites par le chicot d'une dent cariée ont été guéries par la simple extraction de ce chicot ! On agit de même dans les cas de corps étranger. — Lorsque les tissus sont décollés on fait des incisions multiples, on débride, on met des drains, on injecte de la teinture d'iode, ou bien on emploie la compression méthodique. Quand il n'est pas possible d'obtenir la guérison, il faut recourir à l'opération de la fistule.

§ 7. — Maladies virulentes chirurgicales.

Tuberculose. — Charbon. — Morve et farcin.

Tuberculose. — La tuberculose est une maladie parasitaire, infectieuse, inoculable, dans laquelle les tissus présentent des *follicules tuberculeux* contenant un microbe spécial, le bacille de Koch. C'est ce bacille qui provoque l'apparition des tubercules et les caractérise. Il s'introduit dans l'économie par les organes respiratoires, les voies digestives et la peau lorsqu'elle est blessée, enflammée ou ulcérée.

L'infection peut atteindre plusieurs tissus, certains viscères. Mais quelquefois elle se localise à la peau, aux muqueuses buccopharyngienne, nasale, anale, au tissu cellulaire, aux ganglions lymphatiques, aux gaines tendineuses, aux os, aux articulations, à l'œil, etc. Ce sont des *tuberculoses locales* ou *chirurgicales*. Nous ne pouvons donner ici d'une façon générale les symptômes de ces diverses tuberculoses, que nous décrirons plus loin. Disons seulement qu'elles sont bien moins graves que les *tuberculoses viscérales* ou *médicales*, et qu'elles sont même susceptibles de guérir spontanément par enkystement, transformation fibreuse ou infiltration calcaire.

TRAITEMENT. — Il ne faut intervenir chirurgicalement qu'avec la plus grande prudence, mais lorsque c'est nécessaire, « on ne doit pas perdre de vue, dit Poinsot, que les tuberculoses chirurgicales ont de grandes affinités avec les néoplasies malignes et que, comme ces dernières, elles doivent être extirpées largement. Amputer l'organe affecté quand il est suffisamment accessible, comme le sein ou le testicule ; énucléer les ganglions caséeux ; extirper par une dissection attentive les ganglions suppurés et les abcès froids, en détruisant par le raclage les portions de la paroi qui n'auraient pas été enlevées ; vider les foyers osseux en dépassant beaucoup les limites du mal ; dans les résections articulaires, poursuivre avec la gouge les lésions de l'os et avec la curette les fongosités, etc., tels sont les principes qui doivent gouverner le traitement des tuberculoses externes. »

Au traitement chirurgical, il faut joindre le traitement médical, qui est de la plus haute importance. Le malade doit être envoyé à la campagne, au bord de la mer surtout. Il doit se livrer à l'exercice au grand air, prendre des douches froides et faire sur tout son corps des frictions sèches ou alcooliques. Il prendra le plus possible de l'huile de foie de morue, de l'arsenic, des préparations iodurées, de la créosote. Il fera une saison aux Eaux-Bonnes, à Cauterets, à Royat, au Mont-Dore, à Salies de Béarn, à Salins ; mais il consultera toujours son médecin pour le choix de la station.

Nous avons déjà parlé du *charbon,* de la *morve* et du *farcin* (V. p. 50).

§ 8. — Tumeurs.

Tumeurs en général. — Sarcomes. — Myxomes. — Fibromes. — Lipomes. — Carcinomes. — Chondromes. — Ostéomes. — Myomes. — Névromes. — Angiomes. — Lymphangiomes. — Lymphadénomes. — Épithéliomes. — Papillomes. — Adénomes. — Kystes.

Tumeurs en général. — Une tumeur (de *tumere,* enfler) est une masse plus ou moins bien circonscrite, née sous l'influence d'un processus non inflammatoire, constituée par un tissu de nouvelle formation, ayant de la tendance à persister et à s'accroître.

Il n'est pas facile d'établir une ligne de démarcation très

nette entre le groupe des tumeurs et certaines formations inflammatoires, certains kystes ou quelques altérations vasculaires ; mais dans l'ensemble des caractères, la distinction est fondée.

Ce qui caractérise surtout une tumeur, c'est son origine indépendante de toute inflammation, sa forme assez bien délimitée, la néo-formation d'éléments et de tissus, la marche chronique et l'accroissement continuel de ses tissus. Il y a quelques exceptions, mais leur rareté n'infirme pas la loi générale.

Une tumeur est constituée anatomiquement par trois éléments distincts : des *cellules,* une *trame* ou *stroma,* et des *vaisseaux.* Quand ces éléments sont développés dans des proportions équivalentes, on a la tumeur type ; mais souvent un des éléments l'emporte sur les autres, et on a ainsi un grand nombre de variétés de tumeurs.

Lorsque l'élément cellulaire prédomine, la tumeur est molle, sa marche plus rapide, son pronostic grave. Si le stroma est ferme, épais, résistant, la néoplasie ne peut se développer aussi bien, et la tumeur persiste pendant plusieurs années sans que la santé générale s'en ressente beaucoup. Enfin les vaisseaux, petits et nombreux très souvent, se développent quelquefois d'une manière excessive.

Les tumeurs présentent encore des modifications dans leur nutrition et subissent les *métamorphoses* et *dégénérescences graisseuse, muqueuse* et *colloïde, calcaire,* l'*ossification,* l'*évolution embryonnaire,* l'*évolution vasculaire.*

On dit qu'une tumeur est *bénigne* quand elle ne retentit ni sur le système lymphatique, ni sur la santé générale, quand elle ne récidive pas après avoir été opérée. Elle est *maligne* lorsque ses éléments se rapprochent beaucoup de l'état embryonnaire, lorsque l'élément cellulaire prédomine, que ses tissus sont friables et remplis d'une humeur abondante. Cette tumeur a encore une grande tendance à l'envahissement non seulement tout autour de la zone affectée, mais encore à distance, dans les régions et les organes les plus divers. Enfin, la santé générale est profondément altérée dès que la phase d'infection ou d'envahissement se produit.

Cornil et Ranvier ont classé les tumeurs en se basant sur leurs analogies avec les tissus normaux. Ils reconnaissent ainsi les groupes suivants :

1er *groupe :* Tumeurs constituées par un tissu analogue au tissu embryonnaire : *sarcomes.*

2ᵉ *groupe* : Tumeurs constituées par un tissu dont le type se retrouve dans le tissu connectif. Ce tissu pouvant offrir un aspect ou une disposition variables, il en résulte plusieurs genres de tumeurs ; ce sont : le *myxome*, le *fibrome*, le *lipome*, le *carcinome*, les *tubercules*, les *granulations morveuses*, les *gommes syphilitiques*.

3ᵉ *groupe* : Tumeurs constituées par des tissus cartilagineux : *chondromes*.

4ᵉ *groupe* : Tumeurs constituées par des tissus osseux : *ostéome*.

5ᵉ *groupe* : Tumeurs formées de tissus musculaires : *myomes*, divisés en deux genres, suivant que les fibres musculaires de nouvelle formation sont lisses ou striées : myomes à fibres lisses et myomes à fibres striées.

6ᵉ *groupe* : Tumeurs constituées par du tissu nerveux : *névromes*, comprenant le *névrome médullaire*, qui contient des cellules nerveuses, et le *névrome fasciculé*, qui contient des tubes nerveux.

7ᵉ *groupe* : Tumeurs formées de vaisseaux sanguins : *angiomes*.

8ᵉ *groupe* : Tumeurs constituées par des vaisseaux lymphatiques : *lymphangiomes*, et celles qui reproduisent la structure des tissus des ganglions lymphatiques : *lymphadénomes*.

9ᵉ *groupe* : Tumeurs formées d'épithélium de nouvelle formation, divisées elles-mêmes, suivant que les cellules sont en masses irrégulières, sur des papilles, dans des culs-de-sac ou dans des cavités de nouvelle formation, en quatre genres : *épithéliome*, *papillome*, *adénome* et *kystes*.

10ᵉ *groupe* : Enfin on trouve, surtout pendant la vie intra-utérine, des *tumeurs mixtes* offrant réunis un grand nombre de tissus.

TRAITEMENT. — Voici, d'après A. Heurtaux, la règle de conduite des chirurgiens :

1° Lorsqu'une tumeur est manifestement bénigne, si elle ne fait aucun progrès, on peut la respecter ; si elle s'accroît d'une manière sensible, il faut l'enlever ;

2° Lorsqu'une tumeur est évidemment maligne, on doit l'opérer de suite ;

3° Quand une tumeur douteuse prend de l'accroissement, il faut l'assimiler à une tumeur maligne et procéder à l'opération.

Sarcomes. — Les sarcomes (de σάρξ, chair) sont des tumeurs constituées par du tissu embryonnaire pur ou subissant une des premières modifications qu'il présente pour devenir adulte. Il y a une grande variété de sarcomes. Suivant la forme et les dimensions des cellules, la disposition et l'abondance du stroma et des vaisseaux, on a le *sarcome encéphaloïde*, le *sarcome fasciculé*, le *sarcome myéloïde* (de μυελὸς et εἶδος, en forme de moelle), le *sarcome ossifiant*, le *sarcome névroglique* ou *gliome* (de γλία, glu, colle), le *sarcome angiolithique*.

Toutes ces variétés peuvent subir la *dégénérescence graisseuse*, la *transformation calcaire* ou bien la *dégénérescence kystique*.

Souvent, les sarcomes se développent sans cause connue; cependant, on admet que le traumatisme, la présence des corps étrangers irritants jouent un rôle dans leur production. On les rencontre pendant l'enfance, à l'âge adulte ainsi qu'à l'âge mûr.

L'énumération seule des variétés de sarcomes a montré que leur consistance varie beaucoup. Le volume est souvent considérable et l'accroissement rapide. Il n'y a de la douleur que lorsque le développement se fait par saccades. La peau n'adhère généralement à la tumeur qu'à une période avancée de la maladie.

Un sarcome est d'autant plus grave qu'il renferme plus d'éléments embryonnaires. La gravité dépend de la tendance plus ou moins grande de la tumeur à récidiver et à se généraliser. En somme, le pronostic est généralement plus bénin que celui du carcinome.

Traitement. — L'extirpation est presque toujours nécessaire. Les topiques ne sont pas utiles et peuvent être dangereux. A l'intérieur, huile de foie de morue, préparations iodées.

Myxomes. — Les myxomes (de μύξα, mucosité) sont des tumeurs caractérisées par la présence d'un tissu muqueux analogue à celui qui constitue la gélatine de Warton (substance conjonctive contenue dans le cordon ombilical).

On les a divisés en *vrais* et en *mixtes*. Les premiers se subdivisent en *myxomes hyalins, médullaires, télangiectasiques, hémorragiques, kystiques*, etc.; les seconds, en *myxomes fibreux* ou *élastiques, cartilagineux, myxosarcomes*.

On les rencontre à la région ombilicale des nouveau-nés. Ils peuvent se développer dans tous les tissus et les organes, mais ils siègent de préférence dans le tissu cellulaire de la nuque, du dos, de la partie supérieure des cuisses, et dans les fosses nasales, où ils prennent le nom de *polypes muqueux*.

Les myxomes ont la consistance de la gelée. Ils sont peu ou pas douloureux. Ils s'accroissent lentement et récidivent très rarement s'ils ont été bien enlevés. Ce sont donc des tumeurs bénignes.

Traitement. — D'une manière générale, il faut recourir à l'extirpation.

Fibromes. — Ces tumeurs sont constituées par du tissu fibreux. On les rencontre à tous les âges, mais surtout à l'âge adulte. L'hérédité et le traumatisme les produisent souvent. Ils siègent de préférence à la peau *(verrues et molluscum vrai)*, à la région naso-pharyngienne, aux cordes vocales *(polypes fibreux)*, à la mamelle, à la parotide, à la ligne blanche, à l'orbite, aux sinus de la face.

Le *molluscum,* qu'on a comparé à une bourse vide, et qui siège surtout au dos et aux lombes, forme une tumeur assez molle, arrondie, sessile ou pédiculée, de couleur violacée. Les autres fibromes sont *durs,* mobiles, indolores, s'accroissent lentement, ne se généralisent pas et ne récidivent guère. Il n'y a d'exception que pour les polypes naso-pharyngiens, parce qu'ils sont presque toujours incomplètement extirpés. Les fibromes des nerfs sont souvent très douloureux.

Traitement. — Le meilleur consiste dans l'extirpation radicale. Quand la tumeur est pédiculée, il faut chercher à bien détruire le pédicule, qui est fréquemment le point de départ de la récidive.

Lipomes. — Les lipomes (de λίπος, graisse) sont des tumeurs formées par le développement anormal et circonscrit du tissu cellulo-adipeux.

Ils se développent le plus souvent sans cause connue. Cependant, le traumatisme, les irritations répétées favorisent leur apparition. On peut en rencontrer plusieurs sur la même personne, au cou, aux lombes, aux fesses.

La forme et la dimension varient beaucoup. On en a vu pesant plusieurs kilos. Ils sont mobiles sous les parties sous-jacentes, mais ils adhèrent un peu à la peau. Ils sont indolents, mous, et s'accroissent avec lenteur. Le pronostic est bénin.

On distingue des *lipomes purs;* des *lipomes myxomateux,* lorsque les vésicules sont séparées par du tissu muqueux; des *lipomes fibreux,* quand il y a exagération du tissu conjonctif; des *lipomes érectiles* lorsque les vaisseaux sont développés outre mesure.

TRAITEMENT. — Ces tumeurs n'étant pas graves, on ne doit intervenir que lorsqu'elles sont trop gênantes à cause de leur siège ou de leur volume.

Carcinomes. — Les carcinomes (de καρκίνος, cancer) sont le type des tumeurs connues ordinairement sous le nom de *cancer*. Ils sont graves, s'étendent toujours, se généralisent par noyaux secondaires qui se développent dans les organes et les tissus, récidivent après qu'ils ont été opérés, et se terminent par la mort.

Le stroma ou les mailles du carcinome sont composés de travées de tissu conjonctif unies les unes aux autres et laissant entre elles des espaces ou alvéoles remplis par un suc *(suc cancéreux)*.

On en distingue plusieurs formes. On a le *squirrhe*, ou *carcinome fibreux*, lorsque la consistance est dure, les travées épaisses ; le *carcinome encéphaloïde*, lorsqu'il est mou, d'apparence cérébrale, laissant couler un suc lactescent ; le *carcinome muqueux* ou *colloïde*, quand il a l'apparence de la gélatine ; le *carcinome mélanique* (très rare), quand il est coloré en noir.

L'hérédité joue un très grand rôle dans sa production. Viennent après le traumatisme et les irritations. Il apparaît rarement avant quarante ans. Son maximum de fréquence est à partir de cet âge jusqu'à la soixantaine. On le rencontre de préférence à l'estomac, à l'utérus, au sein, au foie, au rectum.

Il débute généralement par une petite nodosité, très dure, douloureuse, se développant assez rapidement. Les ganglions lymphatiques ne tardent pas à être envahis, et la dégénérescence gagne les tissus voisins, ainsi que la peau, qui s'ulcère. Alors, la maladie se généralise et va frapper quelquefois des organes très éloignés. Une coloration jaune paille caractérise la face du malade. Enfin surviennent des hémorragies, de l'hydropisie, etc. La douleur est très variable. La mort arrive par épuisement, septicémie, inanition, hémorragie. La marche est lente dans le squirrhe, surtout dans la variété atrophique ; rapide dans la forme encéphaloïde, qui ne dure guère que de quatre à quinze mois.

TRAITEMENT. — Le traitement médical ne peut que combattre la douleur, l'ulcération, les hémorragies, car il n'y a pas de spécifique, et toutes les médications prônées jusqu'à ce jour sont inefficaces. — Le meilleur traitement chirurgical est l'opération. Il faut extirper la tumeur le plus tôt possible et totalement ; il est nécessaire d'enlever tous les tissus atteints, surtout les ganglions lymphatiques. Quand il y a généralisation, on ne doit plus opérer.

Chondromes. — Les chondromes (de χόνδρος, cartilage) sont des tumeurs formées par du tissu cartilagineux, se développant très rarement aux dépens des cartilages préexistants.

Ils sont quelquefois constitués par un lobe de cartilage *(chondromes unilobés)*, plus souvent par plusieurs *(chondromes multilobés)*, ou bien ils forment des masses diffuses *(chondromes diffus)*. On distingue encore des *chondro-fibromes,* des *chondro-sarcomes,* des *chondromes ossifiants,* des *cysto-chondromes.*

Ils sont très fréquents dans la jeunesse, très rares après vingt ans. Leur siège de prédilection est dans les os *(enchondromes)*, ou à leur périphérie *(ecchondromes)*; on les voit aux phalanges, aux métacarpiens, aux maxillaires, aux os du bassin, dans la parotide, les reins, etc.

Leur volume est très variable. Ils sont presque toujours multiples, indolents, si leur accroissement n'est pas trop rapide. Le pronostic est assez grave quand ils sont diffus, parce qu'alors ils récidivent sur place et se généralisent.

Le traitement consiste à enlever la tumeur.

Ostéomes. — Ces tumeurs sont formées par du tissu osseux. On distingue des *ostéomes compacts,* des *ostéomes spongieux* et des *ostéomes éburnés,* c'est-à-dire composés de lamelles concentriques parallèles à la surface de la tumeur.

Quand ils se développent dans le système osseux, on les appelle *exostoses, enostoses* (V. page 317). On les rencontre plus souvent dans les cartilages du larynx, de la trachée, des côtes, dans la muqueuse des sinus de la face et des fosses nasales, dans les tendons où ils forment de longues aiguilles osseuses, dans les muscles, les méninges, les poumons.

Ils sont toujours bénins et ne se généralisent pas. On les enlève quand leur volume ou leur situation les rendent trop gênants.

Myomes. — Les myomes (de μῦς, muscle) sont des tumeurs constituées par des fibres musculaires. Si les fibres sont striées, on a des *rhabdomyomes* (de ράβδος, baguette); si elles sont lisses, des *liomyomes* (de λεῖος, lisse).

Ces dernières tumeurs ressemblent beaucoup aux tumeurs fibreuses; elles s'accroissent lentement et ne se généralisent pas.

Les premières sont très rares. On les observe dans le cœur, les viscères et les membres. Elles récidivent souvent, parce qu'elles font partie de tumeurs à tissus multiples. Leur diagnostic n'est pas toujours facile à établir.

Les myomes extérieurs sont seuls opérables.

Névromes. — Les névromes (de νεῦρον, nerf) sont formés par du tissu nerveux de la substance grise *(névromes médullaires ou ganglionnaires)*, ou de la substance blanche *(névromes fasciculés)*.

On ne rencontre les premiers que dans le tissu encéphalique. Les seconds siègent surtout sur les nerfs périphériques. Ils ne sont graves que parce qu'ils peuvent être très douloureux, ou bien parce qu'ils nuisent au fonctionnement du nerf sur lequel ils sont implantés.

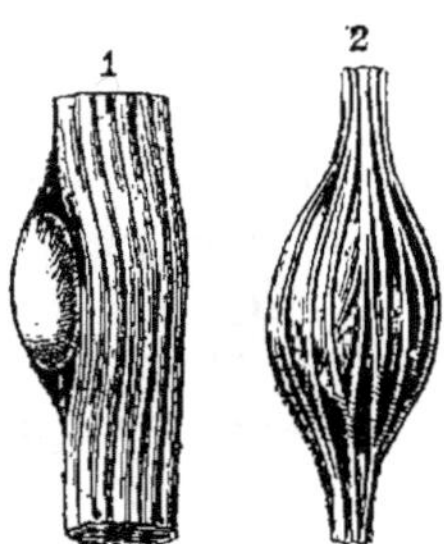

Fig. 68. — NÉVROMES.
1. Périphérique. — 2. Interfébrillaire.

Angiomes. — Les angiomes (de ἀγγεῖον, vaisseau) sont des tumeurs constituées par des vaisseaux de nouvelle formation, ce qui les distingue des anévrysmes, des varices, et de toutes les autres dilatations de vaisseaux existant déjà.

Lorsque les nouveaux ressemblent aux anciens, présentant seulement une augmentation de leur calibre et un épaississement de leurs parois, on a des *angiomes simples* ou *nœvi vasculaires*, ou *taches de naissance*. Lorsque les parois, étant plus ou moins détruites, forment un système caverneux, rappelant des organes érectiles, on a les *angiomes caverneux* ou *tumeurs érectiles*.

Les angiomes existent surtout au moment de la naissance, et la plupart disparaissent peu après. Ceux qui se forment tardivement n'ont pas de cause appréciable. On les rencontre principalement à la face, au cou, aux lèvres, à la langue, au palais ; plus rarement, dans les os, le foie, la rate, les reins, le cerveau.

Les *taches de naissance* ou *nœvi* sont plates, à peine saillantes, d'un rouge vif, bleuâtre, ou de couleur vineuse, quelquefois très étendues. Elles diffèrent suivant qu'elles sont cutanées ou sous-cutanées, artérielles ou veineuses. Les tumeurs cutanées artérielles sont d'un rouge vif disparaissant sous la pression du doigt ; les veineuses ont une couleur bleuâtre ou noirâtre. Les tumeurs sous-cutanées ne changent pas, ordinairement, la coloration de la peau ; elles ont une consistance mollasse, spongieuse. Si elles sont artérielles, on perçoit des battements isochrones à ceux du pouls ; si elles sont veineuses, on peut les faire disparaître momentanément sous la pression des doigts.

Les tumeurs veineuses sont stationnaires, les artérielles s'accroissent et envahissent les parties voisines. Elles peuvent guérir par atrophie des capillaires. D'une manière générale, ce sont des tumeurs bénignes, qui ne deviennent graves que par les hémorragies auxquelles elles peuvent donner lieu, ou le volume qu'elles prennent quelquefois.

TRAITEMENT. — On emploie surtout la pommade à l'ergotine, les lotions au perchlorure de fer, les applications de pointes de feu superficielles, la ponction multiple avec l'aiguille du thermocautère, la vaccination, quand le sujet n'a pas été vacciné.

Lymphangiomes. — Les lymphangiomes sont constitués par des dilatations variqueuses de vaisseaux lymphatiques existant déjà, et de leurs ganglions.

Ils siègent à la langue, aux lèvres, à l'aine, au périnée, au cou. Le *lymphangiome ganglionnaire* est presque toujours au pli de l'aine ; la tumeur est bosselée, mobile sur les parties profondes, indolente, mais elle s'enflamme rapidement sous la plus légère influence et produit ainsi une angioleucite phlegmoneuse très grave.

Le traitement consiste simplement à protéger ces tumeurs sans les comprimer. Il ne faut jamais intervenir chirurgicalement.

Lymphadénomes. — Les lymphadénomes (de *lymphe,* et ἀδήν, glande) sont des tumeurs caractérisées par la formation d'un tissu analogue à celui des glandes lymphatiques, et par la généralisation de ces productions.

Leur siège de prédilection est d'abord les ganglions lymphatiques, puis viennent la rate, le foie, les reins, les amygdales, la muqueuse intestinale, le thymus, la peau, le cou, l'aisselle, la région parotidienne. Ils se développent surtout à l'âge adulte.

Le lymphadénome simple, que l'on distingue difficilement de l'hypertrophie ganglionnaire, est toujours bénin. Il n'en est pas de même du *lymphosarcome,* qui atteint plusieurs ganglions à la fois et qui finit par amener la cachexie avec fièvre, affaiblissement progressif, vomissements, diarrhée. La mort arrive au bout d'un ou de deux ans.

Le traitement est surtout médical. Le phosphore et l'arsenic ont seuls donné quelques succès.

Épithéliomes. — Ce sont des tumeurs constituées par du tissu épithélial de nouvelle formation, ne prenant pas la forme d'organes définis.

On distingue l'*épithéliome pavimenteux* et l'*épithéliome cylindrique*. L'épithéliome pavimenteux peut être *lobulé, perlé* ou *tubulé*. Le *lobulé*, ou *cancroïde*, se présente sous la forme d'une tumeur de consistance inégale, assez fragile ; il est très fréquent à la face, à la langue, aux lèvres, dans l'œsophage, au col de l'utérus, dans la vessie. Le *perlé* contient des cellules plates au lieu de cellules polygonales comme le précédent. Le *tubulé* se compose de cellules formant des cylindres anastomosés entre eux. L'épithéliome cylindrique se rencontre surtout à la muqueuse intestinale, dans les conduits biliaires, pancréatiques, l'utérus, l'ovaire.

L'épithéliome des lèvres a été considéré comme dû au tabac, d'où le nom de *cancer des fumeurs*.

La maladie débute par une fissure qui se creuse de plus en plus et sécrète un liquide sanieux, ou bien par une induration verruqueuse couverte de squames, ou encore par un petit papillome corné. De simples démangeaisons poussent d'abord le malade à se gratter ; puis, peu à peu, le mal s'accroît ; une ulcération se forme, détruisant les tissus qu'elle ronge *(épithéliome rongeant)*, ou bien des végétations fongueuses apparaissent et couvrent la surface de la tumeur *(épithéliome végétant)*. Une sanie fétide s'écoule ; les ganglions lymphatiques correspondants s'engorgent, suppurent ; des généralisations à distance ont lieu et produisent un état cachectique semblable à celui qui accompagne le carcinome.

La marche est moins rapide dans l'épithéliome de la peau que dans celui des muqueuses. Le lobulé est très grave à la langue et au col utérin. Le perlé est aussi bénin que rare. Le tubulé n'est pas grave à la peau, dans les glandes sudoripares, au sein, et l'est beaucoup au col de l'utérus. Le cylindrique détruit toutes les parties voisines et s'ulcère presque toujours.

« Il est absolument nécessaire, dit Reclus, de reconnaître le cancroïde à ses débuts, où une extirpation large peut assurer une durable guérison. On se méfiera des fissures, des saillies verruqueuses, des tubercules dermiques, surtout lorsqu'ils siègent en certains points, lieux ordinaires du développement des épithéliomes : lèvres, ailes du nez, langue, paupières, col utérin, rectum. La base indurée sur laquelle ces lésions reposent sera d'une constatation utile. Du reste, l'examen micrographique d'un bourgeon permettrait de reconnaître la nature de la tumeur. »

TRAITEMENT. — Il faut recourir à l'extirpation. Quand le siège de la tumeur ou l'âge du malade ne le permettent pas, on applique, s'il s'agit de l'épithéliome de la peau, du chlorate de potasse sur la tumeur, et on en fait prendre à l'intérieur.

Papillomes. — Ce sont des tumeurs dont la structure est celle des papilles cutanées. Quand elles siègent sur la peau, elles prennent le nom de *verrues*. Quand elles poussent sur les muqueuses, après une irritation locale, ce sont des *végétations*, présentant souvent la forme d'un *chou-fleur*. Elles donnent quelquefois naissance à des hémorragies légères. Le pronostic est bénin. Il faut cependant les détruire complètement le plus tôt possible.

Adénomes. — Les adénomes sont des tumeurs caractérisées par du tissu de nouvelle formation. Ils sont *acineux* (en grain de raisin) quand ils se forment dans des glandes en grappes, *tubulés* quand ils se développent dans une glande en tube.

L'*adénome acineux* se rencontre dans le sein, la parotide, la glande lacrymale, le voile du palais ; il est peu volumineux, s'accroît lentement, ne s'ulcère pas et ne se généralise point.

L'*adénome tubulé*, qui est fréquent dans la muqueuse gastrointestinale, l'utérus, les fosses nasales, ne se distingue de l'épithéliome cylindrique que parce qu'il a une faible tendance à la généralisation et à la récidive.

Quand la tumeur est localisée à une seule glande, c'est un *monoadénome*, qui ne présente aucune gravité. Lorsqu'elle atteint plusieurs glandes d'une région, c'est l'*adénome multi-glandulaire* ou *polyadénome*. Cette tumeur est bénigne si elle est circonscrite, mais elle peut s'ulcérer et se généraliser si elle est diffuse.

Certains auteurs nient l'existence des adénomes.

Kystes. — Les kystes (de κύστις, vessie, bourse) sont des tumeurs constituées par des cavités closes contenant des matières diverses (fig. 69).

Les kystes sont *progènes* quand ils se développent dans une cavité naturelle préexistante ; *néogènes,* lorsqu'ils naissent de toutes pièces dans un tissu ou un organe.

La *kystes progènes* renferment : les *kystes sébacés* (comédons, loupes, etc.), qui sont formés par la rétention et l'accumulation de produits sébacés et épidermiques dans les follicules pileux ; les *kystes séreux, muqueux* ou *colloïdes,* qui se développent, soit dans des bourses séreuses enflammées *(hygroma),* soit dans des gaines tendineuses, soit dans les petites glandes du plancher buccal *(grenouillette),* soit dans les follicules de Graaf (certains kystes de l'ovaire), etc., etc.

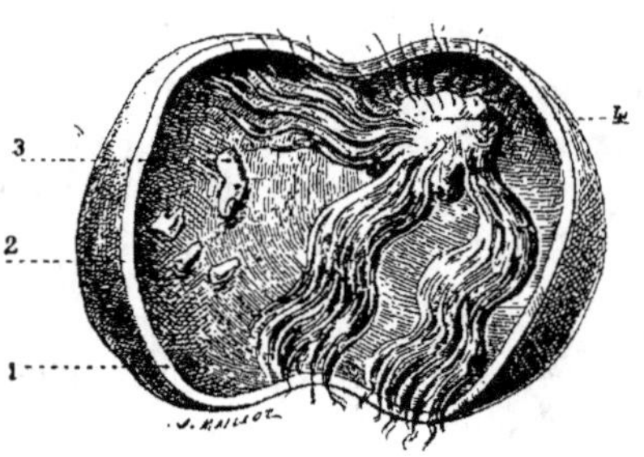

Fig. 69. — Kyste pileux de l'ovaire. — 1. Paroi du kyste incisé. — 2. Dents contenues dans sa cavité. — 3. Fragment d'un doigt. — 4. Tubercule cutané avec de longs poils.

Les *kystes néogènes* comprennent des *kystes séreux,* des *kystes parasitaires* et des *kystes dermoïdes.* Ces derniers se rencontrent surtout au coin du sourcil, dans l'ovaire, etc.; ils contiennent des matières grasses, pileuses, des dents, des os, des cartilages, des muscles, etc. (V. fig. 69).

Nous n'avons pas besoin de nous étendre plus longtemps ici sur ces tumeurs, puisque nous décrirons les principales plus loin.

B. — Maladies chirurgicales des tissus et des systèmes en particulier.

§ 1. — Peau.

Furoncle ou clou. — Anthrax. — Hydrosadénite. — Chéloïde spontanée. — Éléphantiasis des Arabes. — Papillomes : durillon; cor; corne; verrue; végétations ou choux-fleurs. — Kystes sébacés. — Loupes. — Onyxis. — Ongle incarné.

Furoncle ou clou. — C'est une petite tumeur rouge, chaude, dure, douloureuse, à base dure, à sommet pointu, s'ouvrant entre le 5ᵉ et le 8ᵉ jour, donnant issue à une humeur séro-sanguinolente et à un *bourbillon,* qui laisse une petite cavité se cicatrisant en quelques jours.

Les causes générales sont : les saisons et les régions chaudes, le diabète, l'alimentation insuffisante ou mal appropriée, trop animalisée, trop épicée ; les troubles digestifs comme la dyspepsie, la gastro-entérite, le surmenage, l'encombrement. — Les causes locales sont toutes celles qui amènent une irritation prolongée de la peau, à la suite du frottement surtout, ou de l'application d'un topique irritant, comme les vésicatoires, les pommades mercurielles, les cataplasmes de farine de lin.

TRAITEMENT. — On peut essayer le traitement abortif quoiqu'il ne réussisse pas souvent : pulvérisations phéniquées ou injection d'une solution phéniquée à 2 0/0, ou encore badigeonnage à la teinture d'iode. Localement on fait des applications phéniquées ou boriquées ; dans certains cas, on a recours aux bains tièdes, aux cataplasmes Langlebert ou Hamilton. Il ne faut inciser que si la douleur est très vive, s'il y a de la lymphangite ou de la phlébite. Dans ce cas, il est préférable de se servir du thermo-cautère.

Anthrax. — La tumeur est ici plus large à la base et son volume plus grand. Elle est rouge, violacée, douloureuse, chaude. Quand elle s'étend pendant plusieurs jours, il se déclare une fièvre vive amenant du délire. La température est très élevée, la soif ardente. Vers le 5ᵉ jour, la perforation se produit spontanément par plusieurs points ; il s'écoule du pus sanguinolent, du tissu cellulaire mortifié, et le bourbillon se détache après, laissant au centre un vaste cratère qui s'agrandit par suite des tissus sphacélés qui se détachent. A partir de ce moment, la douleur diminue, mais la réparation, c'est-à-dire la reconstitution des tissus détruits, est très longue et dure de un à deux mois.

Les causes sont les mêmes que celles du furoncle, dont il se distingue en ce que l'ulcération est unique dans ce dernier, tandis qu'elle est multiple dans l'anthrax. Celui-ci est très fréquent à la nuque et au dos, puis aux fesses, sur les parois abdominales et thoraciques, à la face et aux membres.

TRAITEMENT LOCAL. — On obtient les meilleurs résultats avec les pulvérisations et les applications antiseptiques. Il ne faut intervenir que si les douleurs sont trop vives ou si l'anthrax s'étend continuellement. On donne la préférence au thermo-cautère, et on fait des incisions multiples, profondes, dépassant la limite du mal. On continue naturellement, après l'opération, les pansements antiseptiques. A l'intérieur, toniques, et opiacés contre la douleur et le délire. Enfin il faut combattre le diabète, l'arthritisme, etc.

Hydrosadénite. — C'est l'inflammation des glandes sudoripares de l'aisselle, de l'anus, des mamelons, etc. Elle est caractérisée par de petites tuméfactions rouges, chaudes, qu'on incise dès qu'il y a du pus.

Chéloïde spontanée. — C'est une plaque saillante ressemblant à la chéloïde cicatricielle dont nous avons parlé (page 276). La scrofule y prédispose. L'épaississement de la peau apparaît surtout au-devant du sternum, et quelquefois au tronc, au cou, à la nuque, à la face, aux épaules, à la conjonctive. La plaque a une forme variable, irrégulière; blanche quelquefois, elle est plus souvent rose ou rouge. Elle peut guérir spontanément.

Traitement. — Si cette maladie n'est pas grave, elle est sujette aux récidives; il ne faut donc recourir à l'opération que lorsque la chéloïde est trop douloureuse ou qu'elle gêne trop. Les révulsifs, les pommades iodurées, l'iodure de potassium et l'arsenic à l'intérieur ne font pas grand' chose.

Éléphantiasis des Arabes. — Nous en avons parlé page 203.

Papillomes. — 1° **Durillon.** — Le durillon est un amas de cellules cornées de l'épiderme. Il est le résultat de frottements répétés; on le rencontre surtout aux pieds et aux mains. Il se présente sous la forme d'une induration saillante, indolente, et il suffit presque toujours d'enlever les couches superficielles pour avoir du soulagement. Quand une bourse séreuse se trouve sous le durillon, elle peut s'enflammer, on a alors ce qu'on appelle le *durillon forcé,* qui réclame l'incision le plus tôt possible.

2° **Cor.** — Le cor n'est qu'un amas toujours croissant de matière épidermique qui se développe sur les parties du pied les plus exposées aux frottements réitérés. Cet amas durcit et s'enfonce de plus en plus.

On lui a donné le nom de cor, du latin *cornu,* corne, parce que la substance qui le forme est de même nature que la corne. Les Latins l'appelaient *clavus,* clou, parce que l'épaississement épidermique possède un noyau central et dur qui s'enfonce à la manière d'un clou dans l'épaisseur du derme. Ils l'appelaient aussi *gemursa,* de *gemere,* gémir. Tous ceux qui sont affligés de quelques cors savent combien cette expression est juste.

Il y a des sujets peu sensibles qui ne sont presque pas tour-
mentés par cette infirmité ; mais il y en a d'autres, et ce sont les
plus nombreux, qui en souffrent beaucoup. La compression la plus
légère se transmet au niveau de la racine du cor, et la souffrance
qu'on endure ressemble exactement, par son action térébrante, à
celle que procurerait un clou, en s'enfonçant dans les chairs. Mais
la douleur est encore bien plus intense par les temps humides. La
raison en est fort simple : le cor, grâce à ses propriétés hygro-
métriques, se gonfle, et, occupant ainsi un plus grand espace, il
exerce une pression plus forte. Alors, non seulement le malade
est dans l'impossibilité de marcher, mais encore il ne peut
mettre aucune chaussure. On rencontre toujours les cors aux
pieds. Leur cause réside dans des chaussures défectueuses, trop
étroites, trop larges ou trop pointues.

Lorsque, pendant la marche, la douleur est très forte, il peut
se développer tout autour du cor une inflammation assez vive si
le malade continue à marcher. Cette inflammation transforme le
cor en une véritable ampoule renfermant de la sérosité transparente ou sanguinolente, quelquefois même purulente. Si le pus
ne peut pas se créer facilement une issue à l'extérieur, il perfore
le derme et entraîne toutes les conséquences terribles d'une infection purulente. Si, au contraire, le pus sort au dehors, le cor
peut se décoller, tomber, et la guérison en résulte.

Traitement. — On emploie des emplâtres de diachylon gommé.
Galante a pris un tube en caoutchouc, l'a coupé en forme d'une
bague chevalière et a ménagé dans la partie la plus large de cet
anneau une ouverture ayant un diamètre au moins égal à la circonférence du cor, qui remplace le chaton de la bague. Si l'appareil est bien appliqué, le cor ne subit plus la pression des chaussures et la marche devient facile. On a recours encore à l'*excision*, opération qui consiste à enlever de temps en temps les couches superficielles les plus dures. Cette opération demande la
plus grande prudence, car de petites blessures ont été suivies
d'accidents sérieux. L'*extirpation* bien faite permet d'obtenir une
guérison complète. Il faut se méfier des *agents chimiques*. Bien
entendu, il est indispensable de porter des chaussures souples et
d'une forme convenable.

3° **Corne**. — C'est une production dure, indolente, conique,
allongée, observée surtout à la tête, aux cuisses, au tronc, sous

la conjonctive, la langue, à la suite d'irritations locales. Comme elle peut dégénérer en cancroïde, il faut l'extirper aussi complètement que possible.

4° **Verrue.** — Les verrues sont de petites tumeurs arrondies se développant à la surface de la peau et constituées par l'hypertrophie des éléments du derme, des papilles surtout. Elles forment une petite excroissance qui se fendille plus tard *(poireau)* et prennent un aspect rugueux. On les rencontre principalement à la face dorsale des doigts, à la face, au cou, au dos. Elles contiennent de petits diplocoques, ce qui explique leur contagiosité. On en voit disparaître spontanément, mais le plus souvent il est nécessaire de les cautériser ou de les lier, si elles sont pédiculées. La cautérisation se fait en passant tous les jours un petit pinceau imbibé d'acide nitrique ou d'acide acétique. Il faut avoir soin de racler un peu avant l'application de l'acide.

5° **Végétations. Choux-fleurs.** — Voir le 4ᵉ volume.

Kystes sébacés. Loupes. — Ces tumeurs sont produites par la distension des follicules pileux par suite de la rétention de la matière sébacée et des cellules épidermiques dans les glandes sébacées. On leur donne le nom d'*athéromes* (de αθήρα, bouillie) quand leur contenu ressemble à de la bouillie ; de *mélicéris* (de μελίχηρον, rayon de miel), lorsque la substance est molle, fluide, colorée, en tout semblable au miel ; de *stéatome* (de στέαρ, suif), lorsque la graisse est devenue solide et ressemble à du suif.

Ces tumeurs, dont l'étiologie est fort obscure, siègent surtout au cuir chevelu (loupes), puis à la face, à la nuque, aux épaules. Leur volume est variable. Elles sont généralement arrondies, mais quelquefois leur forme est irrégulière par suite de la juxtaposition de plusieurs kystes. Elles adhèrent plus ou moins à la peau, quoiqu'elles soient assez mobiles lorsque leur siège est profond. Quand elles ont atteint un certain volume, elles restent stationnaires. Assez souvent, à la suite d'un traumatisme, elles s'enflamment, se déchirent et se vident de leur contenu. Malheureusement elles se referment et se remplissent de nouveau, ou bien il reste une fistule par où s'écoule un liquide plus ou moins fétide.

Traitement. — Il faut les extirper. On fait une incision cruciale, on les dissèque sans les ouvrir et on les enlève.

Onyxis. Ongle incarné. — L'onyxis (de ὄνυξ, ongle) est l'inflammation chronique du derme de l'ongle et des parties voisines.

On distingue l'*onyxis latéral* ou *ongle incarné*, l'*onyxis scrofuleux* et l'*onyxis syphilitique*.

1° *Onyxis latéral* ou *ongle incarné*. Le nom de cette maladie indique exactement en quoi elle consiste : l'ongle entre dans les chairs (fig. 70). C'est une affection du gros orteil. Ce n'est, en effet, qu'exceptionnellement qu'on la rencontre aux autres doigts du pied et plus rarement encore à la main.

On l'observe surtout chez les adolescents. Pourquoi? Parce que la croissance rapide qui a lieu à ce moment modifie les rapports des dimensions de l'ongle et des parties

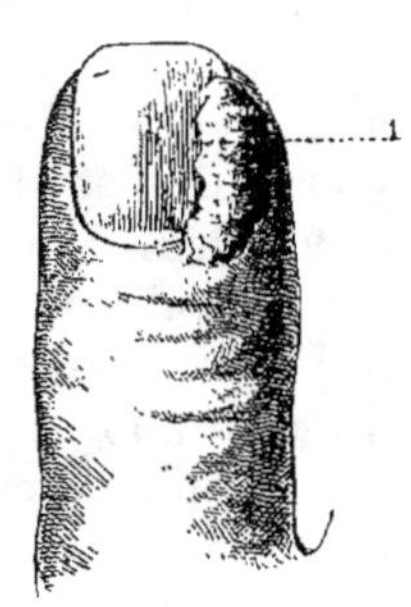

Fig. 70. — Ongle incarné. — 1. Bourgeon charnu, passant par-dessus l'ongle.

molles, et aussi parce que, grâce à l'augmentation du pied dans tous ses diamètres, la chaussure devient trop étroite, trop courte et comprime trop fortement le pied.

L'ongle incarné est fréquent chez les individus lymphatiques ou scrofuleux. Ceux-ci, en effet, possédant une constitution débile, ont une chair délicate qui se laisse plus facilement entamer. On le rencontre chez les diabétiques, et souvent chez les personnes qui, au lieu de couper l'ongle transversalement, le sectionnent en rond de telle sorte que les extrémités peuvent pénétrer dans les chairs après les avoir irritées.

Enfin, cette maladie est due fréquemment à la compression exercée sur le pied par une chaussure mal faite ou trop étroite.

« Les chaussures, quelles qu'elles soient, dit Le Dentu, peuvent déterminer le mal : 1° en refoulant pendant la marche la pulpe de l'orteil en haut vers les bords de l'ongle; 2° en exerçant une pression sur la face dorsale de l'ongle et sur les bourrelets latéraux que forment normalement les parties molles.

« Voilà pourquoi les religieux déchaussés ne sont pas exposés à l'onyxis latéral, pourquoi les chaussures grossières, quoique larges (celles du peuple en général), déterminent des pressions aussi pernicieuses que les chaussures fines, étroites et trop courtes, pourquoi, en un mot, l'onyxis est aussi bien et plus encore une affection des classes pauvres que des classes riches. »

Quoi qu'il en soit, il est facile de comprendre que la chaussure repousse le gros orteil vers le second doigt, qu'il s'aplatit par sa face externe sur ce dernier, et que, de cette pression, résulte la formation d'un petit bourrelet s'élevant de plus en plus et augmentant encore par suite du chevauchement du gros orteil par rapport au second, toutes choses tendant à faire entrer l'ongle dans les chairs.

Et alors il survient, du gonflement, de la rougeur et de la douleur que la marche exaspère, ainsi que la station debout. Une petite ulcération ne tarde pas, si on n'y prend garde, à paraître, ulcération qui se creuse et s'étend de plus en plus. Des fongosités saillantes, saignantes, se forment enfin et donnent lieu à une suppuration qui est loin d'avoir une odeur agréable. La douleur devient de plus en plus vive ; on observe quelquefois une lymphangite à la surface du pied et de la jambe. Le malade ne peut plus alors bouger.

Traitement. — Dès qu'on sent une légère douleur dans le sillon unguéal du gros doigt de pied, il faut immédiatement rechercher la cause de cette douleur. Si l'ongle a été mal coupé, on tâche de l'arranger de manière à éviter l'irritation. Si tout le sillon unguéal est rouge, enflammé par suite d'une pression trop forte, ou, pendant l'été, d'une transpiration trop abondante, on change de chaussures et on redouble les soins de propreté. En même temps, on remplit le sillon, tous les matins, d'une petite quantité de poudre d'alun, que l'on maintient avec une feuille de papier à cigarette. Celle-ci a, en outre, l'avantage inappréciable d'isoler complètement le gros doigt du pied, et d'empêcher, par conséquent, le contact de ce doigt avec le second, contact qui est pour beaucoup dans la production de l'inflammation et même des œils de perdrix. Au bout de trois ou quatre jours, tout a disparu.

Si le mal a fait un peu plus de progrès, s'il y a un commencement d'ulcération, l'application de la poudre d'alun suffit encore ; mais il faut, dans ce cas, avoir soin de la bien faire pénétrer non seulement dans tout le sillon, mais encore de relever légèrement le bord de l'ongle et de faire glisser la poudre en dessous. On recommande aussi, dans le but d'isoler l'ongle, de maintenir celui-ci soulevé à l'aide d'un peu de charpie ou de petites lames de plomb ou de zinc. Nous sommes convaincu que la poudre d'alun agit beaucoup mieux, même sans le papier à cigarette.

Enfin, si le mal est encore plus avancé, si les bourrelets fongueux sont formés, il faut les détruire petit à petit à l'aide d'applications de perchlorure de fer. On peut se servir d'un pinceau trempé dans le perchlorure et cautériser légèrement matin et soir, ou bien imbiber quelques fils de charpie de ce même liquide et les appliquer dans le sillon unguéal. On se sert encore de la teinture d'iode, du nitrate d'argent, du nitrate acide de mercure. Mais la cautérisation au perchlorure de fer a toujours donné les meilleurs résultats lorsqu'elle a été bien faite.

Quand cela ne suffit pas il n'y a plus qu'un moyen à employer, c'est l'arrachement de l'ongle en totalité ou en partie.

2° **Onyxis scrofuleux.**— Cet onyxis se produit chez les sujets lymphatiques ou scrofuleux, à la suite d'une engelure, d'un traumatisme ou d'une lymphangite péri-unguéale. Tout le repli qui se trouve en arrière de l'ongle se gonfle, devient rouge livide, s'ulcère; l'ongle se ramollit et tombe, laissant au-dessous une surface rouge très douloureuse au toucher. On panse avec le sparadrap de Vigo.

3° **Onyxis syphilitique.** — Voir le 4ᵉ volume.

§ 2. — Tissu cellulaire.

Phlegmon circonscrit. — Phlegmon diffus. — Emphysème traumatique. —
Tubercule sous-cutané douloureux.

Phlegmon circonscrit. — Ce phlegmon (de φλέγειν, brûler) est une inflammation limitée à une région circonscrite du tissu cellulaire sous-cutané.

Il se déclare souvent sans cause appréciable. Ordinairement il est consécutif à un traumatisme, à la présence d'un corps étranger, à l'inflammation d'un organe voisin, comme un ganglion lymphatique, nerveux, etc., à l'introduction d'un agent septique.

Quand le phlegmon est *superficiel*, il a la forme d'une tuméfaction arrondie, résistante, chaude, rouge, douloureuse. Quand il est *profond*, la tuméfaction est moins nette, la peau est peu ou pas rouge ni chaude, la douleur sourde. Il se termine presque toujours, superficiel ou profond, par la suppuration, et les symptômes sont alors semblables à ceux de l'abcès chaud. (V. p. 255.)

Traitement. — Dès le début, on applique quelques sangsues, on fait des onctions mercurielles, on plonge, si c'est possible, la partie malade dans un bain local antiseptique, chaud et prolongé.

Quand la suppuration se produit, il faut recourir au traitement des abcès. (V. p. 256.)

Phlegmon diffus, Érysipèle phlegmoneux, Phlegmon gangréneux. — L'inflammation n'est plus ici circonscrite, comme dans l'affection précédente; elle envahit, au contraire, et mortifie les couches cellulaires voisines.

Le phlegmon diffus a pour *causes prédisposantes :* le diabète, l'alcoolisme, la fièvre typhoïde, les fièvres éruptives, les lésions du foie, en un mot, toutes les maladies qui débilitent plus ou moins profondément l'organisme ; et pour *causes déterminantes :* les traumatismes, la propagation d'une inflammation voisine, comme une adénite, une ostéite, etc., le contact du tissu cellulaire avec une trop grande quantité de teinture d'iode, avec la bile, l'urine, les instruments malpropres, enfin la présence du *staphylococcus aureus.*

A la première période (*période inflammatoire*), on constate une douleur vive, du gonflement de la partie malade; la peau est tendue, d'un rouge violacé; les ganglions voisins sont tuméfiés, douloureux. La fièvre est intense, il y a de la céphalalgie, du délire.

Après 4, 6 jours, la *période* de *mortification* arrive ; la douleur et la rougeur diminuent, mais les symptômes généraux sont toujours intenses. Un œdème apparaît annonçant la suppuration.

Dès que le pus est formé, la *période d'élimination des eschares* commence; la peau s'amincit, devient noirâtre, se couvre de phlyctènes, s'ouvre spontanément et le pus sort en même temps que des lambeaux de tissu cellulaire mortifié. Les phénomènes généraux disparaissent et le bourgeonnement de la plaie s'effectue.

Il y a à craindre, comme complications, la septicémie, l'infection purulente, la méningite, des hémorragies par suite de l'altération des vaisseaux.

Le pronostic est très grave, surtout chez les débilités, quand le phlegmon se trouve au cuir chevelu, au cou, dans le bassin.

TRAITEMENT. — On place la partie malade dans une position élevée, et on pratique des pulvérisations antiseptiques. A la seconde période, il faut faire plusieurs incisions longues, profondes, et continuer les pansements antiseptiques.

Emphysème traumatique. — Il y a emphysème toutes les

fois qu'il y a dans le tissu cellulaire un épanchement de gaz provoqué par une violence extérieure quelconque.

Le gaz peut se produire spontanément par décomposition putride, c'est une variété appartenant à la *gangrène foudroyante*. Quelquefois, mais très rarement, il vient du dehors et pénètre par une plaie qui se referme après que l'air est entré. Enfin le gaz vient d'une cavité naturelle; c'est le cas le plus fréquent. L'air s'introduit, à la suite d'une fracture des os du nez, d'une plaie de la trachée, du larynx, du poumon, dans le tissu cellulaire de la face, du cou, du thorax.

On reconnaît cet emphysème par la sensation de crépitation que l'on perçoit sous les doigts qui compriment.

On traite les tumeurs emphysémateuses qui ne disparaissent pas spontanément, par la compression, des applications astringentes, et, s'il le faut, des mouchetures de la peau.

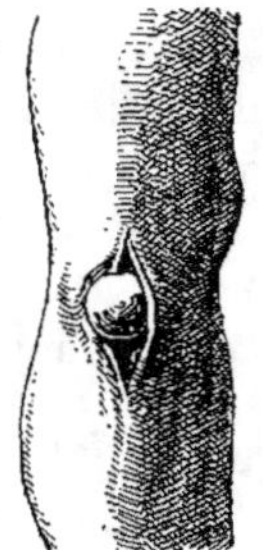

Fig. 71.
TUBERCULE
DOULOUREUX
SOUS-CUTANÉ.

Tubercule sous-cutané douloureux. — Cette tumeur, qui appartient souvent aux névromes, se rencontre surtout, chez la femme, à la jambe et au sein. Elle est consécutive à une contusion ou à des troubles menstruels. Elle est petite, piriforme ou arrondie (fig. 71), dure, plus ou moins adhérente à la peau qui n'est pas altérée. La douleur est vive et s'exaspère au moindre contact. Il faut donc l'enlever avec le bistouri.

§ 3. — Bourses séreuses.

Lésions traumatiques. — Hygroma aigu. — Hygroma chronique.

Lésions traumatiques. — Ces lésions comprennent les *plaies par instruments tranchants* ou *piquants;* les *plaies contuses;* les *contusions.*

1° Les lésions produites par des *instruments tranchants* ou *piquants* donnent lieu à un écoulement d'une petite quantité de liquide visqueux, et la plaie se réunit par première intention si on maintient le membre dans le repos le plus complet et si on a recours aux pansements antiseptiques. Sans cela la bourse séreuse pourrait s'enflammer et il surviendrait un phlegmon diffus.

2° Lorsque la plaie est *contuse*, la réunion s'obtient plus difficilement. Il y a presque toujours des complications inflammatoires et phlegmoneuses. L'immobilité absolue est indispensable ; on prend, en outre, toutes les précautions antiseptiques nécessaires.

3° Quand la *contusion* est consécutive à une violence extérieure, elle est aiguë et les vaisseaux sanguins s'épanchent dans la bourse qu'il faut se hâter de comprimer. Si la tumeur sanguine résiste à la compression, on ponctionne puis on fait une injection iodée. Il arrive quelquefois que la poche suppure. — Lorsque la contusion est due à des frottements répétés, elle est chronique et elle aboutit à l'hygroma chronique.

Hygroma aigu. — L'hygroma (de ὑγρός, humide) est une inflammation aiguë avec épanchement séreux ou purulent des bourses séreuses.

Il est la conséquence d'une contusion ou d'un frottement, et on l'observe surtout chez les rhumatisants et les goutteux.

La tumeur, qui se trouve toujours au niveau d'une bourse séreuse, est fluctuante, rouge, chaude, arrondie. Parfois il y a de la fièvre.

La maladie se termine par *résorption* de l'épanchement séreux, par la *suppuration,* ou par le *passage* à l'état *chronique.*

Le pronostic n'est grave que dans le cas de suppuration.

Traitement. — Il suffit souvent de faire quelques applications de compresses imbibées d'eau blanche, de teinture d'arnica, ou de mettre un vésicatoire, si l'inflammation est trop vive, pour que l'épanchement se résorbe facilement. Lorsque le pus se forme, il faut ouvrir largement, cautériser et faire des injections antiseptiques.

Hygroma chronique. — Dans cet hygroma les parois des bourses séreuses sont épaissies par suite de la formation de néomembranes, et la cavité contient un liquide citrin, rouge ou chocolat suivant qu'il renferme du sang plus ou moins transformé.

On l'observe surtout aux genoux (chez les religieux) et aux coudes ; il est dû à des frottements répétés.

La tumeur est fluctuante ou épaisse, remplie de corps étrangers. Elle peut rester longtemps stationnaire ; mais elle peut aussi s'enflammer et suppurer. Le pronostic n'est grave que dans ce cas.

Traitement. — On essaie d'abord les vésicatoires. S'ils ne suffisent pas, on fait une ponction suivie d'une injection iodée, et, si la guérison ne survient pas encore, on incise largement la poche et on cautérise fortement.

§ 4. — Gaines tendineuses.

Synovites tendineuses aiguës. — Synovites tendineuses chroniques. —
Ganglion.

Synovites tendineuses. — Ces synovites sont constituées par l'inflammation aiguë des gaines des tendons (V. tome I, p. 65). On en distingue quatre formes.

1° *Synovite sèche.* — Nommée encore *aï*, parce que le sujet pousse ce cri douloureux quand on touche le point malade, *crépitation douloureuse des tendons, ténosité crépitante,* la synovite sèche s'observe surtout dans les gaines tendineuses des muscles extenseurs du pouce et du long adducteur de ce doigt, chez les blanchisseuses, les menuisiers, les pianistes, tous ceux, en un mot, qui contractent fréquemment les muscles de la main. Elle se présente sous la forme d'une tuméfaction allongée, faisant entendre une crépitation pendant les mouvements. — Elle dure de 15 à 20 jours, et peut céder même plus vite si on met le poignet dans l'immobilité la plus complète, tout en exerçant une compression méthodique et en faisant quelques applications de pommades iodées ou mercurielles.

2° *Synovite plastique.* — Cette synovite se caractérise par la néo-formation de cellules embryonnaires qui forment un tissu fibreux oblitérant la cavité. Elle est consécutive à un traumatisme ou à une opération sur la gaine tendineuse. La douleur est vive, mais il n'y a ni rougeur ni chaleur ; les mouvements sont pénibles, difficiles. On la combat par l'immobilisation au début, puis par des douches chaudes, le massage, la gymnastique.

3° *Synovite séreuse.* — Comme son nom l'indique, il y a ici un épanchement d'un liquide séreux dans la gaine des extenseurs des doigts ou des péroniers. On la rencontre dans la syphilis, la blennorragie, le rhumatisme.

4° *Synovite suppurée.* — Son siège de prédilection est surtout au poignet et à la main. Elle est consécutive à un traumatisme ou à une maladie infectieuse. La peau se gonfle, devient rouge, douloureuse ; l'ulcération apparaît vers le 6ᵉ jour et le pus s'écoule. — Il faut, dès le début, pratiquer l'immobilisation complète, puis inciser et faire des pansements antiseptiques.

Synovites tendineuses chroniques. — On en admet deux variétés : la synovite séreuse et la synovite fongueuse.

1° La *synovite séreuse* renferme soit un liquide citrin (*synovite simple*) soit des corpuscules blancs, friables (*synovite à grains riziformes*). Elle est très fréquente aux doigts, au poignet, au cou-de-pied, à la suite de la syphilis, de l'arthritisme. — Pour combattre la synovite simple, il suffit de faire une ponction et d'injecter une solution iodée. Dans la synovite à grains riziformes, il faut inciser, laver la poche et mettre un drain.

2° La *synovite fongueuse* ou *tuberculeuse* contient, au milieu d'un liquide citrin, rougeâtre, verdâtre ou jaunâtre, des fongosités dont la nature est tuberculeuse. On la rencontre chez les scrofuleux, les tuberculeux, les sujets affaiblis, dans les gaines des fléchisseurs et des extenseurs des doigts, des péroniers latéraux, des fléchisseurs communs, des jambiers postérieurs. — On recommande les injections d'éther iodoformé, le raclage, l'extirpation. On doit, en outre, faire suivre un traitement général.

Ganglion. — C'est un kyste qui se développe autour d'une gaine tendineuse, surtout à la face dorsale du poignet et en avant du cou-de-pied. Les parois de cette tumeur, qui peut avoir le volume d'un pois, mais aussi celui d'une noix, sont résistantes et contiennent un liquide fluide et citrin, ou visqueux et rosé. Le kyste, dur ou élastique suivant la quantité de liquide qu'il contient, est implanté sur une synoviale articulaire qui a trop sécrété ou dont l'orifice est oblitéré. — Le traitement consiste à rompre la poche en pressant fortement. Si on n'y arrive pas, il faut l'extirper.

§ 5. — Tendons.

Lésions traumatiques. — Ces lésions comprennent les *plaies par instruments piquants* ou *tranchants,* les *plaies contuses,* les *ruptures* et les *luxations.*

1° *Plaies par instruments piquants.* — Elles sont sans gravité et guérissent vite après avoir déterminé une légère douleur.

2° *Plaies par instruments tranchants.* — Lorsque ces plaies sont *longitudinales,* elles se cicatrisent rapidement sans complication. Lorsqu'elles sont *transversales,* et *obliques,* elles n'ont pas non plus de gravité si elles sont *incomplètes,* puisqu'on ne constate qu'un peu de gêne par suite des adhérences qui peuvent se produire. Mais il en est tout autrement quand elles sont *complètes,* c'est-à-dire, lorsque le tendon est entièrement sectionné. Il y a alors abolition des mouvements et écartement des bouts du tendon, le supérieur étant attiré par la contraction musculaire. La plaie peut suppurer; dans ce cas, le tendon se couvre de bourgeons charnus qui donnent lieu à des adhérences vicieuses amenant une impotence fonctionnelle, c'est-à-dire qu'un doigt dont le tendon extenseur a été coupé ne peut plus se relever.

TRAITEMENT. — Il suffit quelquefois d'immobiliser la partie malade et de suturer la plaie cutanée. Mais, le plus souvent, il est nécessaire de rapprocher les deux extrémités du tendon et de les suturer. Si on ne peut trouver le bout supérieur on coud le bout osseux à un tendon voisin qui peut ainsi suppléer en partie le tendon coupé. Quand, à la suite d'une contracture ou d'une rétraction, congénitale ou non, d'un tendon, on pratique la *ténotomie* (section d'un tendon), comme la plaie ne suppure pas, on n'a qu'à la fermer et mettre le membre dans l'immobilité.

3° *Plaies contuses*. — Elles se compliquent souvent de synovite tendineuse suppurée. On applique le même traitement que pour les plaies complètes après avoir ébarbé les deux bouts du tendon.

4° *Ruptures*. — Si elles sont la conséquence d'une violence extérieure, elles réclament le même traitement que les plaies transversales ; si elles sont dues à une contraction musculaire violente et brusque, la douleur, très vive, s'accompagne d'un bruit sec comme celui d'un coup de fouet. On ne peut remuer le membre atteint. — Le traitement consiste à placer la partie malade dans l'immobilité avec une position convenable.

3° *Luxations*. — Quelquefois à la suite d'une chute, d'un violent effort, les tendons des péroniers latéraux ou du tibial postérieur quittent leurs gouttières osseuses ; il y a alors luxation et la douleur est très vive. — Il faut remettre le tendon en place et immobiliser le membre.

§ 6. — Muscles.

Lésions traumatiques. — Myosite. — Tumeurs.

Lésions traumatiques. — Ces lésions comprennent les *contusions*, les *plaies*, les *ruptures*, le *diastasis musculaire* et la *hernie musculaire*.

1° *Contusions*. — Elles donnent généralement lieu à une ecchymose noirâtre, jaunissant au bout de quelques jours. Mais quelquefois elles sont assez violentes pour déchirer le tissu cellulaire sous-cutané et amener la désorganisation ou la suppuration du tissu musculaire. — Lorsque la contusion est légère, il suffit de mettre quelques compresses imbibées d'eau blanche, d'eau-de-vie camphrée, d'eau salée, d'eau sédative. Si la douleur est trop vive, on applique des sangsues ou des ventouses scarifiées, surtout s'il y a un dépôt sanguin. Quand ce dépôt est trop considérable, on a recours à la compression méthodique, ou bien à la ponction et même à l'incision.

2° *Plaies.* — Lorsqu'on s'est simplement *piqué,* ou bien lorsque la plaie est *longitudinale* ou *transversale incomplète,* on ne constate aucune complication ; l'hémorragie s'arrête vite et la guérison ne tarde pas à venir. Mais il en est autrement lorsque la plaie *transversale* est *complète ;* l'hémorragie s'arrête bien encore ici rapidement, la douleur n'est pas non plus bien forte ; seulement les deux bouts du muscle s'écartent, sous l'influence de la contraction et de la tonicité musculaires, et si on n'immobilise pas complètement le membre dans une position qui mette autant que possible en contact les extrémités du muscle sectionné, les mouvements se trouvent abolis.

3° *Ruptures.* — On les observe ordinairement sur les longs muscles fléchisseurs, grand droit de l'abdomen, biceps brachial, etc., à la suite d'un mouvement brusque, de convulsions éclamptiques, épileptiques. Lorsque la rupture est le résultat d'un *effort exagéré,* on ressent subitement une douleur très violente, on entend des craquements, et il est impossible de faire faire le moindre mouvement au membre atteint. Une ecchymose se forme vite, et l'on voit une dépression au niveau de la rupture. Quand le muscle rompu est situé profondément, on ne constate guère ni l'ecchymose, ni la crépitation, ni la dépression. Lorsque la *rupture* est *spontanée,* c'est-à-dire, lorsqu'elle se produit à la suite d'une dégénérescence graisseuse ou cireuse, le début n'est pas franc, et il faut bien rechercher tous les symptômes. — Le traitement se borne à l'immobilisation du membre, que l'on place dans la position la plus convenable ; plus tard, on a recours au massage, aux frictions, à l'électrisation.

4° *Diastasis musculaire.* — Le diastasis musculaire (de διάστασις, séparation) détermine, dans les muscles du mollet, du cou, de la poitrine, du dos, de l'épaule, une douleur d'une violence extrême. Il se produit à la suite d'une contraction brusque, d'un faux mouvement, d'une quinte de toux, d'un éternuement. On constate quelquefois un peu d'œdème et du gonflement, mais jamais d'ecchymose, ce qui prouve qu'il n'y a pas de rupture. — Le meilleur traitement est l'électrisation faradique.

5° *Hernie musculaire*. — Lorsque l'aponévrose qui renferme un muscle possède un orifice accidentel, une partie de ce muscle peut faire saillie par cet orifice ; c'est ce qu'on appelle hernie musculaire. Elle est très rare, et ce n'est guère que le moyen adducteur de la cuisse qui est susceptible de s'hernier. — Cette affection n'est pas grave, mais on ne peut la guérir.

Myosite. — La myosite est l'inflammation des muscles. Elle est *primitive* ou *secondaire*.

1° *Myosite primitive*. — Cette myosite est due à l'action du froid, du rhumatisme, de la fatigue. Elle procure des douleurs aiguës au niveau des muscles malades, une tuméfaction de ces muscles et un peu d'œdème. Toutes ces choses rendent les mouvements très douloureux, souvent même impossibles, et provoquent ordinairement une attitude spéciale par suite du désir du malade de tenir ces muscles dans le plus grand raccourcissement possible. Il y a presque toujours de la fièvre et de la courbature. La maladie dure de quinze à vingt jours. Très rarement, elle se termine par la formation d'un abcès. — On observe quelquefois chez les individus surmenés ou débilités une *myosite suraiguë infectieuse*, caractérisée par la formation de beaucoup d'abcès musculaires et se produisant en même temps que des ostéites, des périostites, etc. C'est une variété de la pyoémie.

2° *Myosite secondaire*. — Elle est consécutive soit à l'extension d'une inflammation du voisinage, soit à une maladie constitutionnelle ou diathésique, soit, le plus souvent, à une maladie infectieuse. On l'observe principalement, en effet, dans le cours de la fièvre typhoïde, de la diphtérie, des fièvres éruptives, de l'infection purulente, et elle aboutit presque toujours à la suppuration. C'est une complication très grave de ces maladies.

TRAITEMENT. — La myosite primitive ne demande que le repos, les émollients, la compression. Si la suppuration a lieu, il ne faut pas tarder à inciser et à recourir aux pansements antiseptiques. On donne enfin à l'intérieur du quinquina et tous les toniques en général.

Tumeurs. — On les reconnaît à la présence d'une tuméfaction siégeant au niveau d'un muscle et suivant ses mouvements. Les principales sont : les *kystes sanguins* et *hydatiques,* les *angiomes,* les *sarcomes,* les *épithéliomes,* les *tubercules,* les *carcinomes*. — On incise les kystes hydatiques ; les autres doivent être extirpés. On ne peut reconnaître leur structure qu'après les avoir examinés au microscope.

§ 7. — Os.

Contusions. — Plaies. — Fractures. — Pseudarthrose. — Cal exubérant, difforme, douloureux. — Périostite. — Ostéite. — Ostéomyélite phlegmoneuse diffuse. — Fièvre de croissance. — Abcès des os. — Carie et tuberculose. — Nécrose. — Rachitisme. — Ostéomalacie. — Tumeurs des os.

Contusions. — Lorsque la contusion est légère, il n'y a pas de gravité ; mais lorsqu'elle a été assez violente pour broyer le tissu osseux, il survient souvent de l'ostéite, de l'ostéomyélite, de la nécrose, un érysipèle, l'infection purulente même ; aussi, dans certains cas, l'amputation est-elle nécessaire.

Plaies par instruments piquants ou tranchants. — Ces plaies ne sont généralement pas graves. Les premières guérissent facilement à la suite de l'occlusion de la plaie et de l'immobilisation, à condition, toutefois, qu'il n'y ait pas de corps étrangers. — Les secondes guérissent aussi rapidement si la partie de l'os détachée adhère au périoste, ou si on peut recouvrir la partie de substance de l'os avec les parties molles situées au-dessus. Sinon, il faut craindre la suppuration, la nécrose, et recourir, par conséquent, aux antiseptiques.

Fractures. — On donne le nom de fracture à toute solution de continuité des os produite brusquement. Elle est *complète* lorsque la section comprend toute l'épaisseur de l'os, *incomplète* dans le cas contraire.

La fracture complète est *simple* ou *comminutive,* suivant qu'il y a un ou plusieurs fragments. Quand elle est simple, on la dit *transversale* ou en *raie, dentelée, oblique* ou en *bec de flèche, spiroïde,* en *coin,* en *V,* suivant la disposition des fragments. Quand elle est comminutive, on la dit *esquilleuse* si l'éclat ne comprend qu'une partie de l'os ; *fragmentaire,* dans le cas contraire ; *composée,* si deux os placés l'un à côté de l'autre sont frac-

turés, comme le cubitus et le radius ; *multiple,* s'il y a plusieurs
os éloignés de cassés.

La fracture incomplète se divise en *fissure, fêlure,* arrachement des fragments ou
enfoncement d'une des tables de l'os. — Enfin, on dit que la fracture est *compliquée* lorsqu'elle est en communication avec l'air extérieur, par suite des lésions des parties molles.

Les *causes prédisposantes* sont : la longueur et la position superficielle des os, le
sexe masculin en raison des professions auxquelles il se livre, l'âge adulte et la vieillesse,
le rachitisme, la syphilis. — Les *causes déterminantes* sont : les violences extérieures, et
rarement une contraction musculaire très forte.

La *fracture simple* procure de la *douleur*
au niveau de la lésion quand on presse avec
les doigts, l'*impuissance du membre,* le *gonflement* des parties molles et un *épanchement* du
sang. Les signes physiques sont : une *crépitation* que l'on perçoit très bien sous les doigts,
une *mobilité anormale* qui fait que la partie inférieure du membre s'infléchit quand on soulève la partie située au-dessus de la fracture,
une *déformation* du membre consécutive au
déplacement des fragments.

La *fracture compliquée de plaie ouverte*
n'est pas plus grave que la fracture simple si
la plaie est étroite. Mais si elle est large, contuse, il peut survenir de la suppuration, de
l'ostéo-périostite, un phlegmon, un érysipèle,
une phlébite, de la septicémie.

Les *complications* sont assez nombreuses.
On observe souvent des hémorragies, des anévrysmes, des thromboses, des embolies, de l'emphysème sous-cutané, de l'arthrite, de l'ankylose.

Traitement. — Quand il s'agit d'une fracture simple, fermée,
on la réduit le plus tôt possible en mettant bien les deux fragments en face l'un de l'autre. Puis on applique un appareil susceptible de maintenir la fracture réduite ; mais on ne met l'appa-

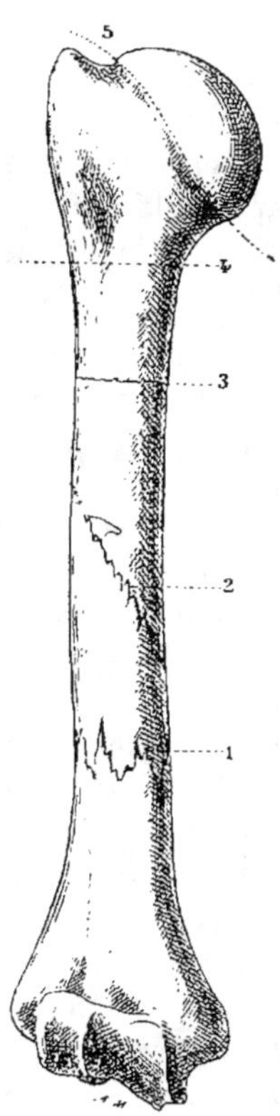

Fig. 72. — Fractures
(Variétés). — 1. Frac-
ture dentelée. — 2.
Fracture oblique. —
3. Fracture transver-
sale. — 4. Fracture
du col chirurgical. —
5. Fracture du col ana-
tomique (Humérus).

reil inamovible en plâtre ou en silicate que vers le 5ᵉ ou 6ᵉ jour, lorsque l'enflure a complètement disparu.

Si la fracture est ouverte, on ferme la plaie, lorsqu'elle est étroite, après avoir réduit la fracture ou réséqué le fragment osseux qui faisait saillie s'il n'a pas été possible de le réduire. Lorsque la plaie est large, grave par conséquent, on met un appareil inamovible, mais on laisse la blessure à découvert, afin de pouvoir la panser avec une antiseptie parfaite. Quand les lésions sont très sérieuses, il faut amputer.

Pseudarthroses. — Lorsque les fragments d'une fracture fermée ne sont pas soudés au bout de deux mois, ou de trois mois pour une fracture ouverte, il y a ce qu'on appelle *retard* dans la consolidation. On dit qu'il y a *absence* lorsque cette situation persiste pendant plusieurs mois. Il se forme alors une fausse articulation, *pseudarthrose* (ψευδής, fausse, ἄρθρον, articulation).

Elle se produit surtout quand le blessé est atteint de rachitisme, de syphilis, de saturnisme, d'hydropisie, de scorbut. Les causes locales sont : les corps étrangers, les esquilles, l'écartement ou le chevauchement des fragments, le cancer des os, etc.

Il est facile de la reconnaître par la *mobilité anormale* que l'on constate au niveau de la fracture, et par l'*impuissance du membre,* qui ne peut agir comme à l'état sain.

Traitement. — On doit toujours instituer un traitement général, afin de combattre les causes générales. Localement, il faut essayer l'acupuncture, l'électro-puncture, les sétons, les injections irritantes, et enfin la résection des extrémités osseuses suivie de la suture métallique et de l'immobilisation.

Cal exubérant, difforme, douloureux. — Quand le tissu osseux se produit trop abondamment au niveau d'une fracture, on dit que le *cal* est *exubérant.* Cela arrive surtout lorsque le malade est rachitique, scrofuleux, cancéreux, ou bien lorsqu'il est survenu une inflammation assez forte. Il faut enlever les parties en excès au moyen de la gouge ou du maillet.

Le *cal* est *difforme* lorsque la consolidation des fragments s'est faite dans une attitude vicieuse. S'il est récent, on tâche de le redresser avec les mains ou des appareils spéciaux. Si on n'y arrive pas, il est nécessaire de fracturer de nouveau, à ciel ouvert (*ostéotomie*) ou non (*ostéoclasie*), et l'on met le membre dans un appareil inamovible après l'avoir redressé.

Lorsque le *cal* est *douloureux*, on a recours aux antiphlogistiques et aux révulsifs, si les douleurs proviennent de ce que le cal est enflammé ; au massage, aux frictions, aux injections sous-cutanées, quand elles tiennent de la névralgie, et si elles persistent, on dégage les filets nerveux comprimés au moyen d'une opération.

Périostite. — C'est l'inflammation du périoste. Elle est aiguë ou chronique.

Les *causes générales* sont : le scorbut, le rhumatisme, la tuberculose, la syphilis ; les *causes locales :* les contusions, les brûlures, le traumatisme accidentel ou chirurgical, une inflammation voisine.

Dans la périostite aiguë, la douleur, vive, s'accroît par la pression ; la partie malade est tuméfiée, rouge, chaude, et la fièvre survient si la suppuration doit se produire, ou bien si l'inflammation est très étendue. Elle se termine rarement par résolution ; presque toujours, elle *suppure*, ou bien elle passe à l'état chronique. Dans ce cas, la tuméfaction est peu douloureuse, mais on constate de la fluctuation, de la rougeur et de la chaleur à la peau, si la suppuration se fait. Elle peut se terminer encore par résolution, ossification des couches sous-périostiques, ou par nécrose.

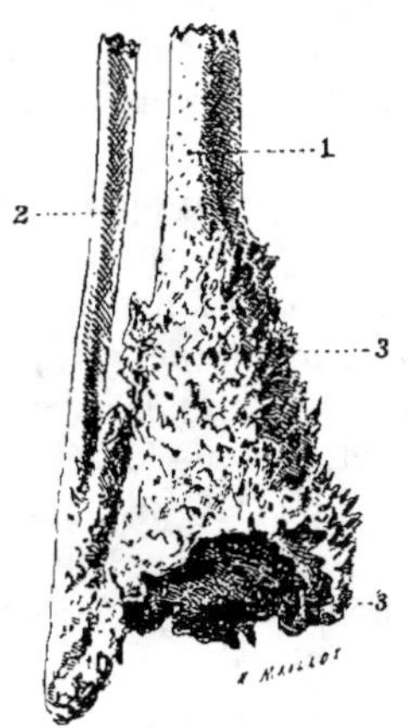

Fig. 73. — OSTÉO-PÉRIOSTITE DE L'EXTRÉMITÉ INFÉRIEURE DES OS DE LA JAMBE. — 1. Tibia. — 2. Péroné. — 3,3. Aspérités produites par l'inflammation.

On distingue très difficilement la périostite de l'ostéite.

Comme traitement, on essaie, dès le début, la compression ; puis on applique des cataplasmes ou des révulsifs ; enfin, on incise largement lorsque le pus est formé.

Ostéite. — L'ostéite est appelée encore *ostéomyélite*, parce que l'inflammation atteint presque toujours en même temps le tissu osseux et la moelle centrale des os.

Elle a les mêmes causes que la périostite. On l'observe, en outre, souvent dans les fractures compliquées, et, après les amputations, chez les alcooliques, les diabétiques.

L'ostéite ne détermine quelquefois qu'une douleur légère, mais quelquefois aussi, elle occasionne une douleur vive qui s'accroît avec les mouvements. Elle peut se terminer par résolution, sans laisser de traces ; le plus souvent, le tissu osseux se raréfie (*ostéite raréfiante*), ou bien, au contraire, les canalicules vasculaires s'infiltrent d'un exsudat qui s'ossifie (*ostéite condensante ou ostéosclérose*). Enfin, elle peut suppurer. On constate, dans ce cas, des frissons, de la fièvre, et quand les parties molles sont ouvertes, un liquide fétide s'écoule. Le pronostic est alors très grave.

Le meilleur traitement consiste à placer le membre dans le repos le plus complet et à appliquer des cataplasmes. Quand le pus est formé, on fait des incisions profondes, et on ampute même si la septicémie est à craindre.

Ostéomyélite phlegmoneuse diffuse. — Cette maladie, nommée encore *périostite phlegmoneuse diffuse, ostéite épiphysaire des convalescents, ostéo-périostite juxta-épiphysaire, décollement aigu des épiphyses, phlegmon des os,* est caractérisée par l'inflammation suppurative et infectieuse du tissu osseux, prononcée surtout sous le périoste, au niveau des épiphyses.

Elle est presque toujours consécutive aux contusions violentes des os, et de la moelle, aux fractures simples et compliquées, au traumatisme chirurgical, comme les amputations, les résections.

Les principaux symptômes sont : une *douleur* continue, tolérable le jour, insupportable la nuit et s'exaspérant au moindre mouvement ; l'*impuissance du membre ;* une *tuméfaction* profonde, qui ne tarde pas à devenir fluctuante ; un *gonflement œdémateux* des parties molles ; l'*écoulement* d'un pus fétide. La maladie s'accompagne, en outre, de frissons, de fièvre intense, de nausées, de céphalalgie, de délire, ou bien de vertiges, d'épistaxis, de stupeur, de ballonnement du ventre, de diarrhée (forme typhoïde).

La mort survient à la suite d'une infection purulente, d'une phlébite, ou de l'abondance exagérée de la suppuration. Le pronostic est donc très grave. La guérison peut cependant avoir lieu, mais il y a toujours alors allongement ou raccourcissement du membre, et l'on reste exposé aux abcès, aux fistules, à la nécrose.

Les signes locaux, le siège de la douleur ne permettent pas de confondre cette ostéomyélite avec la fièvre typhoïde, la méningite, la pneumonie, le rhumatisme articulaire aigu. Les phénomènes généraux, la marche de la maladie la distinguent du rhumatisme musculaire, des névralgies, de la périostite circonscrite.

Il faut, dès que le pus est formé, inciser profondément et tré- paner l'os, afin d'évacuer le pus intra-osseux. Pansements anti- septiques.

Fièvre de croissance. — C'est la dénomination vulgaire d'une maladie qui paraît surtout au moment de la croissance, dure trois ou quatre jours, et s'observe principalement chez les enfants lymphatiques, strumeux, sous l'influence du froid, de la fatigue, des fièvres éruptives, de la fièvre typhoïde.

Elle est caractérisée par des lésions des os ; ceux qui sont le plus souvent atteints sont le fémur et le cubitus à leur extrémité inférieure, le tibia et l'humérus à leur extrémité supérieure.

L'enfant se plaint de douleurs articulaires ; il a de la fièvre, de l'agitation, quelquefois même du délire ; en même temps sa taille s'accroît d'une manière rapide, exagérée.

Une bonne hygiène suffit généralement pour combattre tous les accidents.

Abcès des os. — Ces abcès sont consécutifs à l'*ostéomyélite phlegmoneuse diffuse* ou à la *tuberculose des os*. Voir ces deux maladies pour les symptômes et le traitement.

Carie et tuberculose des os. — La carie est, d'après Ran- vier, une ostéite succédant à une lésion primitive des cellules de l'os. D'après Reclus, c'est une des variétés de la tuberculose osseuse.

On les observe à la suite d'un traumatisme, ou bien elles ap- paraissent spontanément chez les scrofuleux, les phtisiques, les syphilitiques, les individus profondément débilités. Elles affec- tent surtout le sternum, les côtes, les vertèbres, les phalanges, le rocher (V. *Anatomie*).

Les principaux symptômes sont : une douleur vive s'exaspé- rant par le mouvement et la pression, le gonflement de l'os, l'ap- parition d'un abcès froid et l'écoulement d'un pus fétide, sa- nieux, donnant lieu à une fistule par laquelle un stylet peut ar- river jusqu'à l'os que l'on sent friable, inégal. Le pronostic est très grave.

Le traitement doit être avant tout antiscrofuleux ou antitu- berculeux. A l'intérieur, huile de foie de morue en très grande quantité ; séjour au bord de la mer. Localement, il faut agrandir les trajets fistuleux, drainer les clapiers, gratter ou réséquer l'os.

Nécrose. — La nécrose (de νεκρός, mort) est la mortification d'une partie du tissu osseux. Elle peut être comparée à la gangrène des parties molles, et la partie du tissu osseux qui est éliminée, partie à laquelle on a donné le nom de *séquestre,* est analogue à *l'eschare.* Quelquefois la partie mortifiée est éliminée d'une manière insensible, c'est *l'exfoliation.*

La nécrose peut être consécutive à un traumatisme quelconque. Toutes les lésions osseuses, comme les tubercules, l'ostéomyélite diffuse, la syphilis, les lésions phosphorées, ou bien un mauvais état général dû au scorbut, à la scrofule, à la fièvre typhoïde, peuvent la déterminer.

Quand l'os se nécrose à la suite d'un traumatisme et qu'il est à découvert, il paraît d'un blanc grisâtre, entouré d'un cercle inflammatoire rempli de pus. Peu à peu, il devient mobile et il s'élimine. Si la nécrose dépend d'une lésion antérieure et si l'os n'est pas à découvert, le malade ressent une douleur profonde ; la partie atteinte est tuméfiée, empâtée ; puis la fluctuation se manifeste, la peau rougit, s'ouvre et le pus s'écoule ; une fistule se forme par laquelle on peut sentir le séquestre mobile au moyen d'un stylet.

La guérison arrive après l'élimination du séquestre, ou bien la mort, si la suppuration est trop abondante.

TRAITEMENT. — Il faut inciser et drainer, afin de faciliter la sortie du pus ; extraire le séquestre et recourir aux pansements antiseptiques.

Lésions syphilitiques des os. — Voir le 4ᵉ volume.

Rachitisme. — Voir page 80.

Ostéomalacie. — L'ostéomalacie (de ὀστέον, os, et μαλακός, mou) est une maladie rare, caractérisée par un ramollissement des os et déformant le squelette. Ce résultat est la conséquence de la diminution des sels calcaires et de la proportion plus grande de la graisse.

Cette affection se montre surtout entre 30 et 50 ans, et particulièrement chez la femme après plusieurs grossesses. Elle n'est pas héréditaire.

Elle débute très souvent par des douleurs tantôt vagues, diffuses, tantôt localisées, persistantes, s'exaspérant par la pression, la marche. Ces douleurs s'accompagnent d'une grande faiblesse et, à partir de ce moment, les déformations des membres inférieurs et du bassin commencent. Les jambes s'incurvent, le bassin (V. *Anatomie*) s'aplatit dans le sens transversal, le pubis forme une saillie assez forte en avant; la colonne vertébrale s'incurve à son tour et ses courbures normales s'exagèrent. Au bout d'un certain temps, les troubles généraux surviennent; on constate de la fièvre, des sueurs; toutes les fonctions se font si mal que le malade ne tarde pas à succomber dans le marasme. La marche est cependant toujours très longue.

Le traitement consiste dans un régime reconstituant, et surtout dans l'administration de l'huile de foie de morue, des préparations de phosphate de chaux, des bains sulfureux, des bains de mer. Mais il est très rarement efficace.

Tumeurs des os. Exostoses et enostoses. — Ce sont des tumeurs consécutives à la production anormale et circonscrite du tissu osseux à la surface (*exostose*, de ἔξ, hors, ὀστέον, os), ou à l'intérieur du canal médullaire (*enostose*, de ἐν, dans). Elles sont dures, indolentes et se développent lentement. — Une médication interne est inutile, si elles ne sont pas d'origine syphilitique. Il ne faut les enlever que si elles gênent trop.

Sarcomes. — Ces tumeurs sont malignes; elles se développent surtout sur le fémur, le tibia, l'humérus, les maxillaires. Leur début est lent, obscur, et elles sont très difficiles à diagnostiquer.

Anévrysmes des os ou hématomes. — Ces anévrysmes sont constitués par des tumeurs vasculaires, siégeant le plus souvent dans l'épiphyse supérieure du tibia, et renfermant des artères volumineuses qui communiquent avec les artérioles du tissu spongieux. Elles sont caractérisées par une tuméfaction cédant sous le doigt, mais se redressant avec une crépitation particulière, des battements isochrones aux pulsations.

Le traitement n'est que local; il faut réséquer ou amputer.

§ 8. — Articulations.

Contusions. — Plaies. — Entorse. — Luxations traumatiques. — Luxations pathologiques spontanées. — Luxations congénitales. — Arthrites. — Arthrites chirurgicales aiguës. — Hydarthrose. — Tumeur blanche. — Corps étrangers articulaires. — Ankylose.

Contusions. — La contusion est *directe* lorsque le coup, la chute, ou le projectile a atteint directement l'articulation ; *indirecte*, lorsqu'elle résulte d'un traumatisme portant sur l'extrémité opposée d'un des os de la jointure. Le pronostic est assez sérieux.

Traitement. — On emploie l'immobilisation et la compression. Quand il survient une raideur consécutive, on a recours aux douches, au massage, à l'électrisation.

Plaies. — Les plaies *non pénétrantes* ne sont pas graves ; il suffit de recourir à l'immobilité et à l'antisepsie.

Les *plaies pénétrantes* peuvent être produites par des instruments piquants, tranchants ou contondants, par des armes à feu, par arrachement ; rarement elles se produisent de dedans en dehors par la sortie d'une esquille épiphysaire.

Elles donnent lieu à une douleur vive, à un écoulement de sang et de synovie.

Si la plaie est petite, elle guérit vite, bien traitée. Mais le plus souvent il survient une arthrite qui peut amener des accidents graves. En outre, les plaies des petites articulations exposent au *tétanos*, surtout quand elles renferment des corps étrangers.

Une plaie récente et étroite doit être fermée immédiatement. Lorsque ses bords sont irréguliers, il faut placer le membre dans l'immobilité la plus complète, et recourir aux pansements antiseptiques. Si des phénomènes inflammatoires apparaissent, on suit le traitement de l'arthrite.

Entorse. — Voir plus loin : *Entorse du poignet* et *entorse du pied*.

Luxations traumatiques. — La luxation (de *luxare*, déboîter) consiste dans le déplacement anormal et permanent des surfaces articulées. Nous en parlerons plus longuement quand nous en serons aux maladies des régions.

Luxations pathologiques spontanées et congénitales. — Les premières se forment lentement et elles sont le résultat d'une altération articulaire. Les secondes existent à la naissance. Elles se produisent dans le sein maternel sous l'influence d'une violence extérieure, d'une pression prolongée, d'une lésion articulaire, ou enfin d'un arrêt de développement, comme un défaut d'ossification.

Arthrites. — Les arthrites sont les inflammations *aiguës* ou *chroniques* des articulations. Ces dernières renferment quelquefois de la sérosité (*arthrite séreuse*), quelquefois du pus (*a. purulente*), quelquefois des fausses membranes (*a. pseudo-membraneuse*).

Ces arthrites diverses sont consécutives à des contusions, des plaies articulaires, une entorse, une luxation, une fracture préarticulaire ; ou encore à la propagation d'une lésion voisine, à l'abcès des os ; à l'influence d'une maladie infectieuse comme les fièvres éruptives, la fièvre typhoïde, la fièvre puerpérale, l'infection purulente, la morve, l'érysipèle ; à la blennorragie, au surmenage, au froid humide, aux violences extérieures.

L'*arthrite séreuse* est douloureuse ; la peau est rouge, chaude, tuméfiée ; la jointure, à demi fléchie. La maladie se termine par résolution, par une hydarthrose ou une tumeur blanche, ou par la suppuration. Il survient plus tard de l'atrophie et de la paralysie de plusieurs muscles voisins.

L'*arthrite purulente* est généralement la suite de la précédente, mais elle peut débuter d'emblée. Elle détermine de la douleur, une tuméfaction articulaire, du gonflement et de la chaleur des parties molles. Puis le pus franchit la synoviale, atteint la peau et s'écoule au dehors. Le malade présente en même temps des phénomènes généraux graves : frissons, température élevée, fuliginosité des lèvres, sécheresse de la langue, troubles de l'estomac et des intestins, délire et mort par infection purulente. La guérison peut cependant être obtenue, mais il reste toujours une ankylose ou des raideurs articulaires.

Traitement. — Il faut immobiliser l'articulation dans une position qui lui permette d'être plus tard de quelque utilité, si on craint l'ankylose. Puis on applique la compression, les antiphlogistiques, les révulsifs. Dans le cas de suppuration, on fait une ponction suivie d'injections antiseptiques, ou bien on incise et on lave la poche. — Dans la forme chronique on a recours à la teinture d'iode, aux vésicatoires, aux pointes de feu, aux douches sulfureuses. — Lorsque les douleurs n'existent plus, on combat les raideurs, la difficulté des mouvements par le massage, les frictions, l'électrisation. Enfin on va faire une saison à Bourbonne, à Balaruc, à Barèges, à Aix en Savoie, à Uriage.

Hydarthrose. — L'hydarthrose (de ὕδωρ, eau, et ἄρθρον, articulation) est une hydropisie articulaire, c'est-à-dire qu'un liquide semblable ou identique à la synovie normale, s'accumule dans une cavité articulaire.

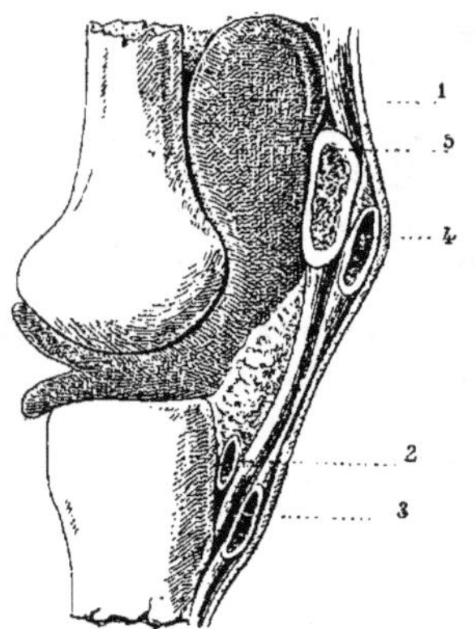

Fig. 74. — Coupe d'un genou atteint d'hydarthrose. — 1. Liquide épanché. — 2. Séreuse sous le tendon. — 3. Séreuse sous la tubérosité antérieure du tibia. — 4. Séreuse au-devant de la rotule. — 5. Cul-de-sac sous le triceps soulevé par le liquide de l'hydarthrose qui refoule en avant la rotule et le triceps.

C'est une maladie essentiellement chronique. On la rencontre surtout au genou, puis à la hanche, à l'épaule, au coude. Elle peut se déclarer à la suite du froid, d'une contusion articulaire, d'une entorse, d'une fatigue, mais le plus souvent elle est consécutive à la présence d'un corps étranger dans l'articulation, à la blennorragie, au rhumatisme, à l'état puerpéral.

L'hydarthrose se caractérise par une augmentation de volume de l'articulation qui se déforme, une gêne des mouvements et une fluctuation manifeste surtout dans l'hydarthrose du genou. La douleur est peu intense.

Le pronostic est assez sérieux à cause de la possibilité de raideurs articulaires consécutives et du développement d'une tumeur blanche.

Traitement. — On doit essayer, dès le début, l'immobilité et la compression. Celle-ci se fait à l'aide d'une bande de caoutchouc, ou d'une série de bandes de toile que l'on roule sur l'articulation recouverte au préalable d'une épaisse couche d'ouate. Les vésicatoires volants, les pointes de feu sont très utiles quand l'hydarthrose est due à un traumatisme ou à l'inflammation (arthrite). Si ces moyens ne réussissent pas, on essaie la ponction capillaire avec aspiration, et plus rarement les injections iodées intra-articulaires. La raideur qui existe assez souvent est combattue par les douches, le massage, l'électricité.

Tumeur blanche. — C'est une variété d'arthrite chronique, de nature tuberculeuse, envahissant tous les éléments de l'articulation et se caractérisant par la production d'un tissu fongueux.

Les causes prédisposantes sont l'enfance, l'adolescence, la débilité congénitale, une alimentation vicieuse, les maladies générales graves; les causes déterminantes, une contusion, une entorse, une luxation, une arthrite, une hydarthrose. On la rencontre surtout à la hanche, au genou, au cou-de-pied, au poignet, au coude, aux articulations de la colonne vertébrale, du tarse et du carpe.

Le début est généralement insidieux; la jointure se gonfle, s'accroît par poussées successives; la peau prend un aspect tendu, luisant, *blanc*, parsemé de veines bleuâtres dilatées; les mouvements sont difficiles. La douleur, sourde d'abord, ne tarde pas à devenir vive, continue, et, ce qui est curieux, elle est quelquefois plus prononcée dans l'articulation qui est au-dessous de celle qui est malade. Le mouvement devient alors presque impossible. La tuméfaction est considérable et donne lieu à une véritable fluctuation. Le membre prend une attitude vicieuse, il se déforme à la suite de contractions musculaires. La peau n'est plus blanche, elle est rouge, chaude; elle s'ulcère et donne issue à du pus par un ou plusieurs orifices

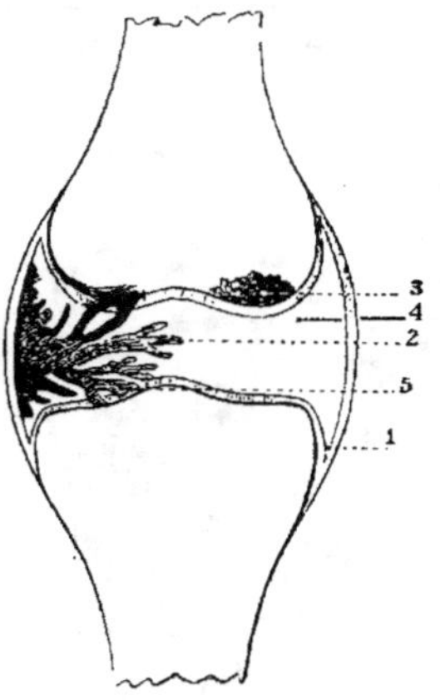

Fig. 75. — Coupe schématique du genou montrant les lésions diverses d'une tumeur blanche. — 1. Synoviale se confondant avec le périoste. — 2. Végétations fongueuses de la synoviale. — 3. Pus concret du séquestre privant du suc nourricier la portion du cartilage, 4. — 5. Partie de fongosité pénétrant dans le cartilage articulaire.

fistuleux. A ce moment peuvent se produire des *luxations spontanées* à cause de la destruction des surfaces osseuses. La mort survient très souvent à la suite de complications tuberculeuses (tuberculoses pulmonaire, méningée ou péritonéale), ou encore à la suite de suppuration. La guérison n'est cependant pas impossible, surtout avant la suppuration, mais dans ce cas, le membre reste presque toujours ankylosé.

Le pronostic est très grave puisqu'il y a toujours ankylose quand la mort ne survient pas.

Traitement. — Dès le début on a recours à l'immobilisation absolue après avoir redressé le membre brusquement s'il le faut; puis on exerce la compression, et, si elle ne réussit pas, on essaie les révulsifs, les pointes de feu. Lorsque la suppuration a lieu, on pratique des injections phéniquées ou iodoformées dans la poche. Si les lésions osseuses sont trop profondes, la résection et même l'amputation sont nécessaires. Comme traitement général : huile de foie de morue, iodure de potassium, quinquina, ferrugineux, bains de mer, bains sulfureux.

Corps étrangers articulaires. — Ce sont des corps mobiles constitués la plupart du temps par des végétations de la synoviale, végétations qui deviennent libres après la rupture de leur pédicule. Ils sont beaucoup plus rarement formés par des concrétions intra-articulaires, des fragments cartilagineux ou osseux.

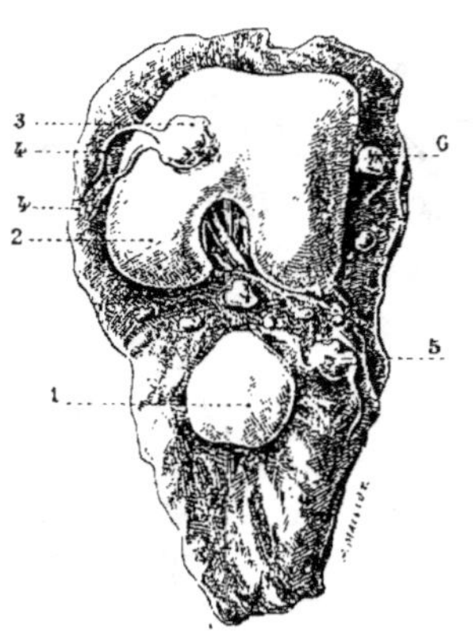

Fig. 76. — Corps étrangers articulaires. — 1. Face postérieure de la rotule renversée en bas. — 2. Condyle externe du fémur. — 3. Corps mobile avec deux pédicules allongés : 4, 4. — 5. Autre corps mobile pédiculé. — 6. Corps mobile plus récent, sans pédicule.

On les rencontre surtout au genou et au coude, chez l'homme adulte, goutteux ou rhumatisant.

Quelquefois ils déterminent une simple gêne dans les mouvements, mais le plus souvent ils occasionnent une douleur d'une violence extrême au niveau de l'articulation, sans cause appréciable, ou à l'occasion d'un mouvement quelconque. Cette douleur, due probablement au déplacement du corps étranger, empêche de remuer le membre et peut même entraîner la chute du corps; elle ne tarde pas à disparaître jusqu'à ce qu'une influence semblable se fasse de nouveau sentir.

On trouve assez facilement les corps étrangers sur les côtés de la rotule quand il s'agit de l'articulation du genou, sur les côtés de l'olécrâne lorsque c'est celle du coude. Le pronostic n'est pas bien grave aujourd'hui qu'on peut, grâce à l'antiseptie, extraire le corps étranger, seul traitement efficace.

Ankylose. — L'ankylose (de ἀγκύλη, frein) est une affection entraînant la difficulté ou l'abolition complète des mouvements d'une articulation.

On dit que l'ankylose est *vraie* ou complète quand l'abolition des mouvements articulaires est due aux lésions de l'articulation elle-même. Elle est *fausse* ou incomplète lorsque l'abolition est le résultat des lésions péri-articulaires, l'articulation restant saine. Dans l'ankylose vraie les os peuvent se souder complètement par suite d'une ostéite, ou bien par la formation de stalactites osseuses qui réunissent les surfaces en présence. Dans l'ankylose incomplète, il se forme un tissu fibreux, très épais, péri-articulaire, les tendons et les muscles qui entourent l'articulation s'altèrent, la sécrétion de la synovie diminue, se supprime même, les cartilages se résorbent et le membre s'atrophie.

L'ankylose peut être la conséquence de l'âge qui détermine l'ossification des cartilages; mais, le plus souvent, elle résulte d'une arthrite. En effet, la principale cause de l'ankylose vraie est l'inflammation de la jointure, que cette inflammation provienne d'une arthrite traumatique, ou d'une blennorragie, d'une tumeur blanche, etc. L'immobilisation n'a jamais déterminé une ankylose vraie, et on peut toujours y remédier.

TRAITEMENT. — L'ankylose complète est incurable. Il est très rare qu'on puisse intervenir pour redresser un membre fixé dans une mauvaise position, car la section d'un os, dans le but d'obtenir une pseudarthrose, est souvent dangereuse. — Quand on est en présence d'une ankylose incomplète, il faut chercher à rétablir les mouvements articulaires à l'aide des frictions, du massage, de mouvements communiqués, de l'électrisation.

§ 9. — Artères.

Contusions. — Plaies. — Artérite. — Anévrysmes. — Anévrysme artériel circonscrit. — Anévrysme diffus. — Anévrysme artério-veineux. — Anévrysme cirsoïde.

Contusions. — Les artères étant très mobiles et très élastiques sont rarement contusionnées. Quelquefois cependant, à la suite d'un choc assez intense, les parois peuvent se mortifier, une plaque de gangrène se forme et donne lieu, en tombant, à une hémorragie ou à un anévrysme diffus. D'autres fois la tunique externe résiste, il se forme alors une ouverture circonscrite.

Plaies. — On les dit *non pénétrantes* quand la tunique externe (V. *Anatomie*) est seule lésée. Ces plaies se cicatrisent rapidement par bourgeonnement de cette tunique.

Les *plaies pénétrantes* comprennent les piqûres, les plaies par instruments tranchants, par armes à feu et par arrachement.

1° Les *piqûres* ne sont sérieuses qu'à la condition d'être larges et d'intéresser une artère volumineuse. Quand elles sont étroites, elles guérissent par première intention. Si elles sont larges, l'épanchement qui se fait dans la gaine de l'artère donne lieu à un caillot qui arrête l'hémorragie et qui disparaît plus tard.

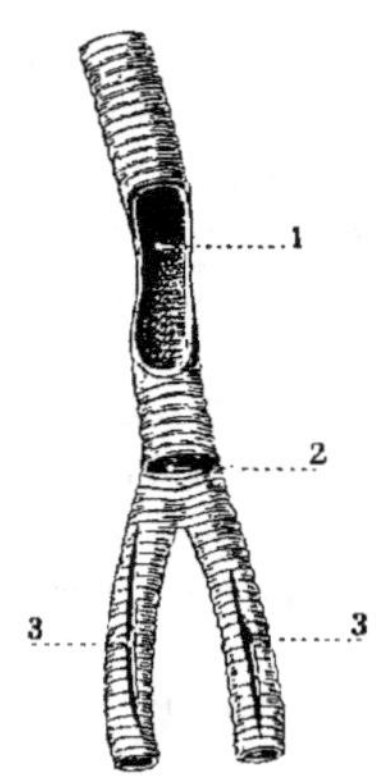

Fig. 77. — Diverses plaies artérielles incomplètes. — 1. Section de la demi-circonférence de l'artère. — 2. Section du quart. — 3-3. Section longitudinale.

2° Les *plaies par instruments tranchants* peuvent être *transversales* et *complètes*, *transversales* et *incomplètes*. Les premières amènent la mort rapidement par hémorragie si l'artère est volumineuse. Dans le cas contraire, l'écoulement sanguin peut s'arrêter sous l'influence de diverses causes : syncope, contraction des fibres de l'artère, formation d'un caillot qui remonte jusqu'à la première collatérale et forme *bouchon*. Cette hémostase provisoire devient définitive à la suite d'une *endartérite* qui se développe et forme des bourgeons conjonctifs.

Lorsque la section *transversale* est *incomplète* les accidents sont toujours graves si la lésion intéresse la moitié de la circonférence. Quand elle est moins importante, un caillot se forme entre les lèvres de la plaie et la cicatrisation se produit par bourgeonnement.

Les *plaies longitudinales,* peu étendues, sont sans gravité; elles se réunissent par première intention.

3° Les *plaies par armes à feu* déterminent rapidement la mort si le projectile traverse une artère volumineuse. Quelquefois les tuniques interne et moyenne se rebroussent, c'est-à-dire reviennent sur elles-mêmes, et arrêtent l'écoulement sanguin, mais alors il y a toujours à craindre des hémorragies secondaires.

4° Les *plaies par arrachement* sont bien moins graves parce que les deux tuniques internes se rebroussent, tandis que l'externe s'effile, et cette disposition empêche l'écoulement du sang.

Le *signe caractéristique* des plaies des artères est l'*hémorragie*. Le sang, rouge, rutilant, sort par jets saccadés. Quand l'hémorragie est grave le malade a des frissons, il se refroidit, sa peau devient d'une pâleur extrême, les nausées, les vomissements surviennent et il tombe en syncope.

TRAITEMENT. — On emploie généralement l'*eau très chaude* ou *très froide;* la *compression* avec les doigts lorsque l'artère repose sur un plan résistant ; la *forcipressure* (compression avec des pinces) dans les plaies profondes. Ce qui est préférable, c'est de pratiquer la ligature des deux bouts toutes les fois que la chose est possible.

Artérite. — L'inflammation d'une artère a des symptômes peu appréciables quand le vaisseau est petit ou situé profondément. Elle procure localement une sensation de gêne, quelquefois une douleur profonde. L'artère est dure et ne présente pas de pulsations.

TRAITEMENT. — Sangsues; cataplasmes émollients, fomentations, bains; frictions avec de l'essence de térébenthine, le baume opodeldoch.

Anévrysmes. — Les anévrysmes (de ἀνεύρυσμα, dilaté, distendu) sont des poches pleines de sang liquide ou coagulé, formées aux dépens d'une ou de plusieurs tuniques artérielles, et communiquant avec le canal d'une artère seule (*anévrysme artériel*), ou en même temps avec une veine satellite (*anévrysme artério-veineux*).

On dit que l'anévrysme est *circonscrit* quand la poche est limitée par les parois de l'artère ; il est *diffus,* ou *faux,* lorsque la tumeur est formée par les tissus voisins du vaisseau lésé.

Anévrysme artériel circonscrit. — Il se produit lorsque la tunique moyenne atteinte d'athérome a disparu, et que les tuniques interne et externe se distendent en une poche circonscrite. Suivant sa forme on le dit *circonférenciel* ou *piriforme, sacciforme, cupuliforme;* il est *disséquant* lorsque le sang passe entre les lames de la tunique moyenne et s'infiltre au loin.

Le sang qui remplit la poche est liquide au début, mais il se coagule peu à peu, formant plusieurs couches de caillots qui peuvent finir par obturer toute la cavité; on nomme *caillots actifs* ceux qui sont à la périphérie; ils sont fibreux, résistants, grisâtres. Ceux qui se trouvent au centre sont mous, rougeâtres et on les appelle *caillots passifs*.

Parmi les *causes prédisposantes,* citons l'alcoolisme, la syphilis, l'âge de 30 à 50 ans, le sexe masculin. Les *causes déterminantes* sont le traumatisme, l'inflammation du voisinage, les mouvements brusques.

SYMPTÔMES. — La tumeur se développe lentement, à moins que la cause de la maladie ne soit une blessure. Elle paraît sur le trajet d'une artère ; elle est indolente et bat comme le cœur. Si on applique la main sur elle on aperçoit un frémissement spécial (*thrill*); si c'est l'oreille, on entend un bruit de souffle correspondant à la distension de la poche. La tumeur comprimant les parties voisines fait apparaître de l'œdème, des douleurs névralgiques, de la paralysie, des ostéites, des luxations, etc.

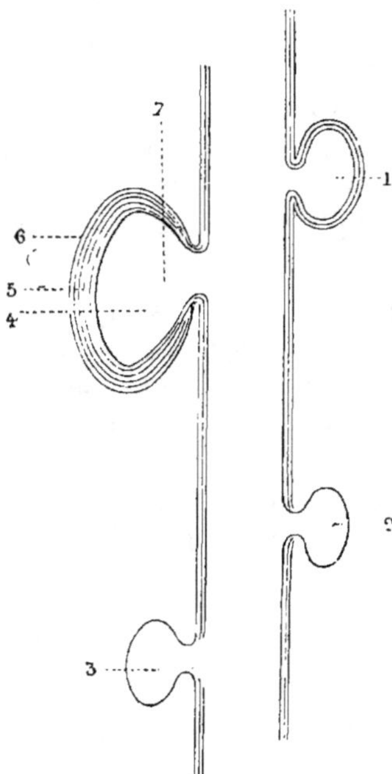

Fig. 78. — FIGURE SCHÉMATIQUE MONTRANT LA FORMATION DES ANÉVRYSMES. — 1. Anévrysme vrai. — 2. Anévrysme mixte interne. — 3. Anévrysme mixte externe. — 4. Cavité d'un anévrysme externe. — 5. Caillots fibrineux. — 6. Sac. — 7. Ouverture du sac.

La guérison peut se produire spontanément par accumulation des caillots fibrineux, par infiltration calcaire. Mais, le plus souvent, la poche s'accroît sans cesse et la mort survient à la suite de complications diverses. Le pronostic est donc grave.

TRAITEMENT. — A l'intérieur on ordonne la digitale, le seigle ergoté, dans le but de favoriser la coagulation du sang; l'iodure de potassium, pour combattre l'artérite. Le *traitement chirurgical* consiste à détruire le sac anévrysmal, ou à coaguler le sang dans la poche, ou à agir sur l'artère afin d'interrompre sa communication avec l'anévrysme. — On détruit le sac en l'ouvrant et en l'extrayant après avoir lié l'artère au-dessus et au-dessous ; c'est là une pratique dangereuse. — On obtient la coagulation du sang dans l'intérieur de la poche avec l'acupuncture, la calori-puncture (aiguilles rougies au feu), la galvano-puncture (courants faibles et aiguilles très fines), l'introduction de corps étrangers, comme un ressort de montre, du catgut, etc., les injections de perchlorure de fer après avoir eu soin de comprimer l'artère au-dessus et au-dessous. — La malaxation est dangereuse parce qu'elle peut donner lieu à des embolies. — En somme, il vaut mieux recourir à la ligature de l'artère ou à la compression. On lie l'artère immédiatement au-dessus du sac (méthode d'Anel), ou loin (méthode de Scarpa). La ligature au-dessous (méthode de Brasdor) est moins avantageuse. — La compression se fait avec les doigts ou à l'aide d'instruments; elle doit être interrompue de temps en temps. Il faut toujours commencer le traitement par elle.

Anévrysme diffus ou **faux**. — La poche est ici irrégulière, anfractueuse. Les symptômes sont les mêmes que dans l'anévrysme précédent, mais moins nets. Le traitement consiste à inciser le sac après avoir lié l'artère au-dessus et au-dessous. L'amputation est quelquefois nécessaire.

Anévrysme artério-veineux. — Cet anévrysme est le résultat d'une communication anormale d'une artère avec une veine, avec ou sans poche anévrysmale interposée entre les deux vaisseaux. La cause est presque toujours une plaie faite par un instrument piquant.

La tumeur molle, réductible, a des battements isochrones à ceux du pouls; elle présente un *frémissement* ou *thrill* continu, avec des renforcements au moment de la systole. Les veines superficielles qui se trouvent autour de la poche sont très dilatées.

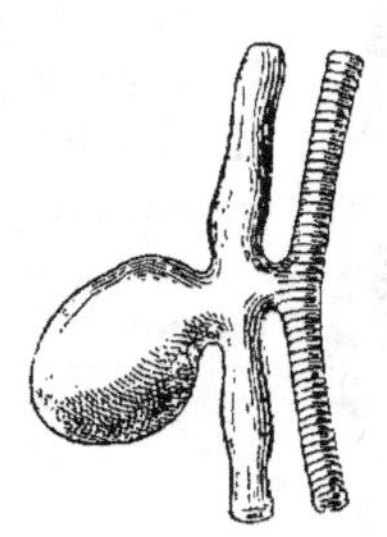
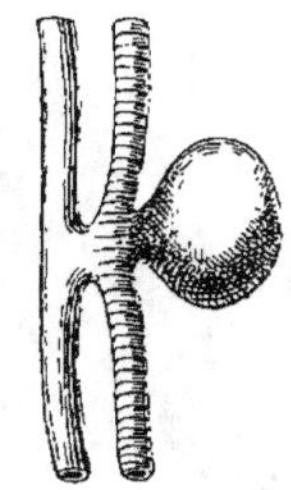

Fig. 79. — Anévrysme artério-veineux dans lequel la tumeur s'est développée sur la veine.

Fig. 80. La tumeur s'est ici développée sur l'artère.

La tumeur reste longtemps stationnaire ; le pronostic est donc moins grave que celui de l'anévrysme circonscrit.

TRAITEMENT. — Il ne faut intervenir que s'il y a des troubles fonctionnels graves. On emploie d'abord la compression directe, ou bien on fait la ligature des deux bouts de l'artère et on incise le sac.

Anévrysme cirsoïde. — Cet anévrysme appelé encore *varice artérielle* (κιρσός, varice), *anévrysme par anastomose, tumeur artérielle*, etc., se caractérise par la dilatation de plusieurs artères avec allongement et flexuosités. Ce sont, en somme, des varices artérielles.

Cette maladie est souvent congénitale. On la rencontre surtout dans les régions temporale, occipitale et aux mains. Les plaies, les contusions peuvent aussi la faire naître, à la suite d'une paralysie vaso-motrice, ou d'une inflammation des parois artérielles.

La tumeur bosselée, irrégulière, violacée, donne à l'auscultation un souffle continu avec renforcements. Le pronostic est grave parce qu'il peut survenir des hémorragies fréquentes et rebelles.

TRAITEMENT. — Il consiste à lier les gros vaisseaux, ou leurs branches, dans les environs de la tumeur ; ou bien à détruire celle-ci par la cautérisation, le bistouri, l'électro-puncture, les injections coagulantes. Quand ces procédés ne réussissent pas, on peut être obligé de recourir à l'amputation.

§ 10. — Veines.

Contusion. — Plaies. — Introduction de l'air dans les veines. — Phlébite. — Varices.

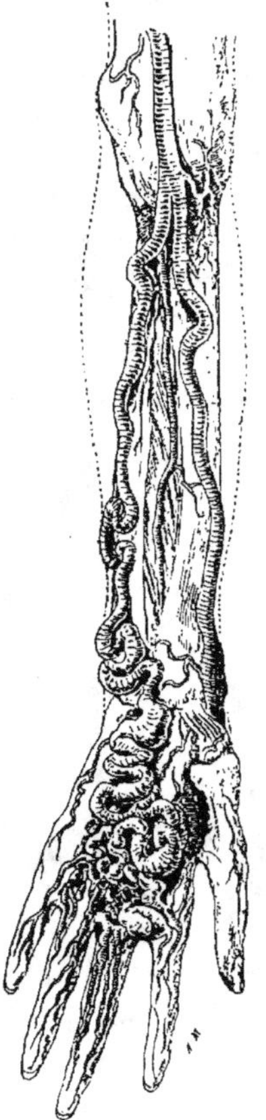

Fig. 81. — ANÉVRYSME CIRSOÏDE OU VARICES ARTÉRIELLES.

Contusion. — Une contusion ordinaire atteint presque toujours un certain nombre de veinules qui s'ouvrent dans les tissus et forment l'ecchymose. Si c'est une veine qui est contusionnée, il peut survenir une phlébite qui suppure quelquefois, ou une eschare dont la chute entraîne des hémorragies secondaires. Le *traitement* consiste dans l'immobilité et une compression légère.

Plaies. — Les *plaies non pénétrantes* sont rares. La cicatrisation est très rapide.

Les *plaies pénétrantes* sont produites par des *piqûres*, par des *instruments tranchants*, par *armes à feu*, par *arrachement*.

1° Les *piqûres* sont faites avec une aiguille, la pointe d'un couteau, etc. Elles sont sans gravité; un caillot arrête l'hémorragie et la cicatrisation se fait vite. Cependant si une grosse veine est piquée par un instrument volumineux, une hémorragie peut se produire à l'intérieur ou dans une cavité ; le pronostic est, dans ce cas, assez grave.

2° Les *plaies par instruments tranchants* sont *complètes* ou *incomplètes*. Lorsque la section transversale est complète, la mort est le résultat de l'hémorragie si la veine est très volumineuse, sinon les lèvres de la plaie se rapprochent, les bouts de la veine se rétractent, un caillot se forme dans le bout périphérique et forme *bouchon* jusqu'à la première collatérale. L'hémostase définitive se fait ensuite, comme pour les artères, par une endophlébite végétante. — Quand la section est incomplète, les lèvres de la plaie s'écartent et le sang coule abondamment jusqu'à ce que le caillot arrête l'hémorragie en attendant le tissu cicatriciel qui ne tarde pas à se former. — Les *plaies longitudinales* ne donnent pas lieu à une grande perte de sang et elles guérissent vite.

3° Les *plaies par armes à feu* sont graves, à cause des hémorragies secondaires se produisant à la chute de l'eschare ; en outre, il survient souvent de la phlébite ou la pyoémie.

4° Les *plaies par arrachement* n'occasionnent pas une grande perte de sang.

Le *signe caractéristique des plaies veineuses est un écoulement de sang noir.* Cet écoulement se fait en nappe et quelquefois par un petit jet saccadé ; il diminue si on exerce une compression au-dessous de la plaie, il augmente si on fait la compression entre la plaie et le cœur.

Traitement. — La compression suffit souvent; en cas d'échec, ligature, ou forcipressure, c'est-à-dire, application d'une pince hémostatique sur chaque bout.

Introduction de l'air dans les veines. — C'est une complication très grave des plaies et qui n'a guère été observée que pendant des opérations faites dans les régions du cou et sous-claviculaire, dans le creux axillaire. Elle se traduit par un sifflement ou bruit de glouglou caractéristique. L'opéré devient pâle, son corps se couvre de sueurs froides, le cœur bat avec violence et la mort survient presque toujours dans une syncope et en quelques heures.

On cherche à prévenir cet accident en posant, dans le cours d'une opération dans les parties indiquées, un doigt sur le bout central des grosses veines, ou en appliquant deux ligatures avant de les couper. Si, malgré tout, le sifflement se produit, on comprime sans retard en mettant le doigt au fond de la plaie, on lie les deux extrémités et on pratique la respiration artificielle pendant de longues heures.

Phlébite. — La phlébite (de φλέψ, veine) est l'inflammation des veines, s'accompagnant d'une coagulation du sang (*thrombose*).

On l'observe quelquefois chez les personnes rhumatisantes, les femmes en couches, les malades atteints de varices. Mais le plus souvent elle est le résultat d'une plaie veineuse, d'une fracture compliquée.

Quand la *veine* est *superficielle*, elle se présente sous l'aspect d'un cordon dur, noueux, rougeâtre et douloureux à la pression ainsi qu'au moindre mouvement. Quand la *veine* est *profonde*, on ne constate pas le cordon, mais bien un empâtement profond, diffus et douloureux ; les veines superficielles sont plus ou moins dilatées et bleuâtres. Le malade présente comme symptômes généraux des frissons, de la céphalée, de la fièvre, du dégoût pour la nourriture et l'œdème du membre.

La maladie peut guérir par résolution et résorption du caillot formé dans l'intérieur de la veine, ou encore parce qu'un caillot adhérent (*phlébite adhésive*) obstrue le vaisseau. Elle peut enfin suppurer (*phlébite ulcéreuse*) et la suppuration entraîne assez souvent l'infection purulente. Le pronostic est donc sérieux, d'autant plus qu'il y a à craindre aussi les embolies.

Traitement. — On applique sur le trajet de la veine des cataplasmes ou de l'onguent mercuriel ; on met le membre dans une position élevée et on exerce une compression légère au moyen d'une bande que l'on roule par-dessus une couche d'ouate. S'il y a suppuration on incise sans retard afin de donner issue au pus.

Varices. — Les varices consistent dans une dilatation permanente des veines qui ont les parois épaissies et parfois distendues, formant des nodosités à la surface de la peau et des renflements coupés par des rétrécissements. Suivant que ces dilatations se produisent en longueur, circulairement ou au niveau des points dont la résistance est affaiblie, on dit que les varices sont *fusiformes, sacciformes* ou *ampullaires.*

On les rencontre chez des personnes bien portantes, mais prédisposées héréditairement, chez celles que leur profession oblige à rester longtemps debout. Elles se produisent à la suite d'une compression exagérée sur le trajet des veines, comme cela a lieu pendant la grossesse, lorsqu'on met une ceinture ou des jarretières qui serrent trop. Elles sont surtout fréquentes aux jambes, au rectum où elles prennent le nom d'*hémorroïdes* et dans le scrotum (*varicocèle*).

On considère généralement trois degrés dans l'évolution des varices. Dans le premier, le vaisseau est simplement dilaté, ses parois ne sont ni déformés, ni altérées comme structure. Dans le second, il y a dilatation uniforme avec épaississement des parois. Dans le troisième, la dilatation est inégale et les parois altérées sont amincies en certains endroits, tandis qu'elles sont épaissies en d'autres.

Les *veines superficielles* se présentent sous forme de cordons flexueux, renflés de distance en distance, indolents, mous, bleuâtres. La station debout, les efforts, la compression exercée à la partie supérieure de la jambe, les font

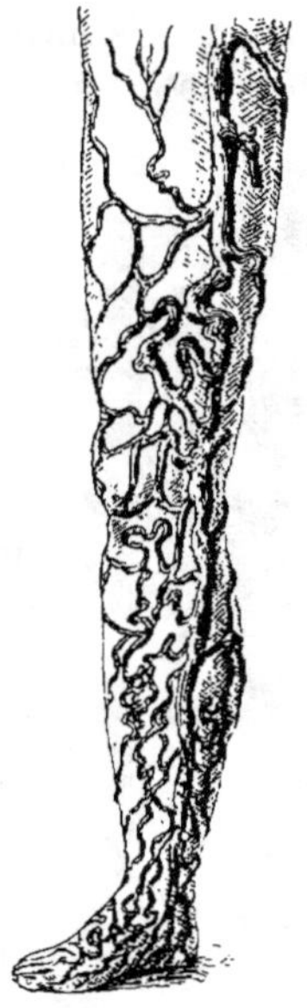

Fig. 82. — Varices du membre inférieur.

augmenter de volume. Enfin, elles déterminent de l'œdème et quelquefois des douleurs assez vives.

Les *varices profondes* donnent lieu à de l'engourdissement, à des crampes, à une douleur non lancinante comme dans les névralgies, brûlante et pulsatrice comme dans le phlegmon ou la phlébite, mais bien tensive, continue, gravative. La marche est pénible, la fatigue, rapide, et le soir surtout le membre malade est très enflé.

Les varices restent souvent stationnaires et n'occasionnent

aucun accident, surtout si le sujet peut éviter de rester trop long-temps debout. Mais quelquefois elles se compliquent de *phleg-mon*, de *phlébite*, de *thrombose*, d'*embolie*, d'*ulcères* qui guérissent très difficilement, ou d'*hémorragies* graves.

TRAITEMENT. — *Moyens hygiéniques.* La personne atteinte de varices doit éviter toute fatigue exagérée, redouter surtout la position debout prolongée, les marches longues, les exercices violents, comme la chasse, la danse, etc. Elle supprimera les vêtements qui serrent trop, comme les ceintures, les jarretières. Afin de tonifier la peau, elle fera, matin et soir, sur les membres des ablutions froides et astringentes, et elle évitera les bains chauds.

Le traitement interne consiste à donner de 10 à 30 gouttes par jour d'extrait fluide d'*hamamelis virginica*.

Localement il faut appliquer le plus tôt possible un bas élastique, ou en peau de chien ; on a recours quelquefois chez les sujets jeunes, porteurs de varices énormes ou d'ulcérations très étendues, à un traitement curatif. Dans ce but on résèque ou on lie le vaisseau malade (fig. 83), ou bien on le cautérise, ou encore on pratique dans son intérieur des injections coagulantes. Ces procédés sont dangereux, et il vaut mieux se contenter du bas varice.

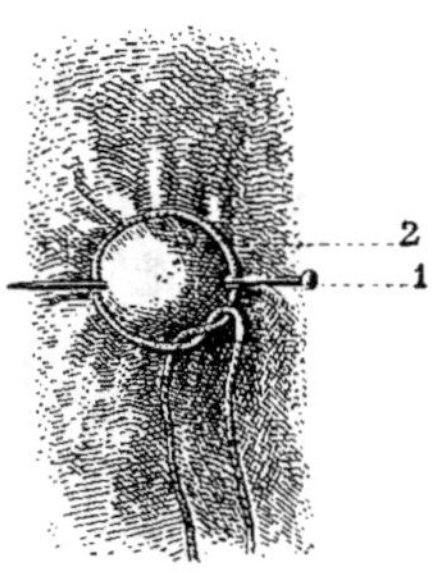

Fig. 83. — TRAITEMENT DES VARICES. — 1. Épingle introduite sous la veine variqueuse. — 2. Fil constricteur.

§ 11. — Système lymphatique.

Lésions traumatiques. — Adénite aiguë. — Adénite chronique. — Lésions scrofuleuses et tuberculeuses des ganglions. — Lymphangiectasie.

Lésions traumatiques. — Les *plaies* des *vaisseaux lymphatiques* existent nécessairement toutes les fois que les parties molles ont été sectionnées, seulement elles passent inaperçues, la lymphe s'écoulant en même temps que le sang et la cicatrisation se faisant vite. Ce n'est que dans les régions où les vaisseaux sont nombreux et volumineux, comme au pli de l'aine, au cou, aux malléoles (V. *Anatomie*, p. 208 et suivantes), que les plaies peuvent rester *fistuleuses*. On doit alors les combattre par la cautérisation ou la compression.

Les *contusions* et *plaies des ganglions* peuvent déterminer des adénites aiguës (V. p. 334).

Lymphangite. — La lymphangite, appelée encore *angioleucite,* n'est autre chose que l'inflammation des vaisseaux lymphatiques. — Elle est presque toujours secondaire et succède à une plaie, à une excoriation superficielle, à un empoisonnement septique. Elle est engendrée par les microcoques de l'érysipèle avec lequel elle ne diffère que par la localisation.

La *lymphangite superficielle* se caractérise par une fièvre légère et l'apparition d'une rougeur de la peau, se disposant sous forme de lignes ondulées d'un rose vif, ou de plaques plus ou moins étendues, chaudes, douloureuses, mais ne présentant pas sur les bords le relief caractéristique de l'érysipèle. En même temps les ganglions lymphatiques se gonflent et deviennent douloureux. — Elle se termine presque toujours par résolution ; la peau reprend peu à peu son aspect, sa coloration normale, et l'inflammation des ganglions disparaît. Mais elle peut suppurer ; il se forme de petits abcès superficiels et rarement un phlegmon diffus. Enfin elle peut se terminer par un érysipèle et se combiner avec une phlébite.

Dans la *lymphangite profonde,* on constate de la douleur sur le trajet des vaisseaux lymphatiques, de l'engorgement des ganglions, de l'œdème, de l'empâtement et des plaques rouges disséminées alternant avec des plaques blanches.

On ne confondra pas la lymphangite avec l'*érythème noueux* qui présente des saillies arrondies d'un rouge sombre, avec l'*érysipèle* qui a la plaque rouge à bords saillants et limitée par un bourrelet ; avec le *phlegmon circonscrit,* à cause de sa localisation ; avec le *phlegmon diffus,* par son extension rapide ; avec la *phlébite* qui a le cordon plus volumineux, suivant le trajet d'une veine, et qui ne s'accompagne pas d'engorgement des ganglions.

Le *pronostic* n'est sérieux que si la maladie est la conséquence de l'inoculation d'une matière septique (piqûre anatomique), ou bien si elle se déclare dans un milieu où règnent l'infection purulente, l'érysipèle.

TRAITEMENT. — On applique localement des cataplasmes de farine de lin, ou de fécule de pomme de terre, des compresses d'eau de sureau ; on fait encore des onctions avec des pommades mercurielles, des pulvérisations antiseptiques.

Adénite aiguë. — C'est l'inflammation aiguë des glandes (ἀδήν, glande) ou ganglions lymphatiques.

Elle résulte quelquefois du froid, de la lésion d'un ganglion, de la propagation d'une inflammation voisine, mais le plus souvent, de l'*action* de *particules irritantes* ou *virulentes* provenant d'un foyer (plaie, brûlure, éruptions cutanées), ou d'une maladie générale (variole, scarlatine, peste, morve et farcin). Ces particules arrivent dans les ganglions par les vaisseaux afférents.

L'adénite se rencontre surtout au cou, à l'aisselle, à l'aine, partout, en un mot, où il y a beaucoup de ganglions. Ceux-ci se gonflent, deviennent douloureux, et, très souvent, ne tardent pas à suppurer. Quand le pus se forme, la fièvre est plus forte; la douleur augmente; la peau, rouge, chaude, s'amincit; la tumeur n'est plus dure, et, si on laisse faire, le pus ronge la chair pour sortir au dehors.

Traitement. — Il faut d'abord chercher à éviter la suppuration, et pour cela on frictionne les ganglions enflammés avec les pommades mercurielle, ou à l'iodure de plomb, de potassium, 3 gr. par 30 de vaseline. Si on n'obtient pas de résultat on fait mettre des cataplasmes, et, dès que le pus est formé, on ouvre sans retard afin d'éviter ces horribles cicatrices que beaucoup de personnes portent au cou.

Adénite chronique. — Cette adénite se distingue de la précédente en ce qu'elle n'occasionne aucune douleur et qu'elle ne donne lieu à aucun empâtement. Souvent la tumeur est multiple. La tuméfaction peut devenir considérable, et, à certains moments, elle a une poussée aiguë qui la conduit à la suppuration.

Le pronostic est assez sérieux parce que la maladie est toujours très longue.

Traitement. — Il faut donner à l'intérieur de l'huile de foie de morue, des préparations arsénicales, iodées. Localement on badigeonne avec la teinture d'iode, on applique l'emplâtre de Vigo ; on fait des injections iodées et iodurées dans la glande.

Lésions scrofuleuses et tuberculeuses des ganglions. — Ces lésions constituent ce qu'on appelle l'*adénite scrofuleuse, strumeuse* ou *tuberculeuse*. On les rencontre surtout au cou, chez les enfants nés de parents tuberculeux, syphilitiques, alcooliques, ou bien élevés dans de très mauvaises conditions hygiéniques.

Le début est lent. On remarque de petites masses dures, indolentes, mobiles sous la peau, souvent en forme de chapelet. Elles restent quelquefois indéfiniment stationnaires, ou bien elles se réunissent en une seule tumeur qui finit par suppurer. Le pus s'écoule lentement par une fistule interminable. Si la guérison survient, il reste toujours une cicatrice difforme. — Le pronostic est toujours sérieux.

TRAITEMENT. — Le grand air et principalement l'air de la mer donnent d'excellents résultats, surtout quand on prend en même temps de l'huile de foie de morue, de l'arséniate de soude, de l'iodure de potassium. — Localement on peut faire des injections d'éther iodoformé avec la seringue de Pravaz. Si elles ne suffisent pas, il faut ouvrir largement et gratter la poche.

Lymphangiectasie. — Cette maladie consiste dans la dilatation variqueuse des vaisseaux lymphatiques, d'où encore le nom de *varices lymphatiques*. Très rare dans nos climats, elle se caractérise par des cordons noueux, ou une tumeur molle avec œdème et état chagriné de la peau. On la rencontre surtout à l'aine, aux cuisses, au coude, à la langue, à la paroi abdominale.

On la traite par l'injection d'un liquide coagulant dans le cordon, ou bien par l'excision.

§ 12. — **Nerfs.**

Lésions traumatiques. — Névrite. — Tumeurs.

Lésions traumatiques. — Ces lésions comprennent les *plaies par instruments piquants* et *tranchants*, les *plaies contuses*, la *compression* et la *contusion*.

1° *Plaies par instruments piquants.* — Elles occasionnent instantanément une *douleur* très vive, se calmant au bout de quelques heures, mais pouvant revenir quelque temps après sous forme de névralgie, et une *paralysie* des muscles innervés par le nerf piqué. Si une névrite se développe consécutivement, on constate de l'*hyperesthésie* ou de l'*anesthésie*, des *contractures*, des *mouvements convulsifs*, des *crises épileptiformes* et quelquefois des *troubles trophiques;* on a même observé le *tétanos*.

Le traitement consiste à mettre la partie blessée dans l'immobilité absolue; à appliquer des compresses imbibées d'un liniment calmant et à donner des narcotiques à l'intérieur.

2° *Plaies par instruments tranchants.* — Lorsque le nerf est sectionné *complètement,* le malade ressent une *douleur* immédiate très intense, mais qui ne dure pas; il survient aussitôt après de l'*anesthésie* et de la *paralysie motrice* dans toute la région innervée par le nerf coupé. Cependant la sensibilité et la mobilité sont quelquefois affaiblies seulement, à cause des anastomoses qui unissent certains nerfs mixtes près de leur terminaison. — Lorsque la section est *incomplète,* la douleur est moins intense, mais elle persiste plus longtemps. La sensibilité seule peut être perdue, ou bien la motilité. On constate souvent encore de l'engourdissement et du refroidissement du membre blessé, des contractures, des mouvements convulsifs et le tétanos.

Il faut calmer les douleurs au moyen des narcotiques et immobiliser la partie lésée dans une position favorisant le contact des deux extrémités du nerf, qu'il est préférable de suturer quand on le peut.

3° *Plaies contuses.* — Elles sont presque toujours produites par des projectiles de guerre. La *douleur* est tantôt vive, tantôt nulle; la paralysie du mouvement et celle de la motilité est complète ou incomplète, suivant le degré de la plaie. Le blessé est, en outre, plongé dans une *stupeur locale* et *générale* caractéristique. Le tétanos se développe très souvent spontanément ou provoqué par la présence d'un corps étranger.

Traitement. — On doit avant tout bien examiner la plaie et s'assurer qu'elle ne renferme aucun corps étranger, car il est de toute nécessité de l'enlever sans retard. On suture ensuite les deux bouts, si c'est possible, puis on met le membre dans l'immobilité après avoir fait l'antiseptie de la plaie. Les narcotiques à l'intérieur sont nécessaires dans le but de prévenir la névrite et le tétanos.

4° *Compression* et *contusion.* — Quand le coude repose sur un plan résistant, il peut arriver que le nerf radial soit comprimé; une béquille, un lien trop serré peuvent le comprimer aussi; ce sont là des causes externes. La compression est de cause interne quand elle est causée par une tumeur, une exostose, un os brisé.

Si elle est *rapide,* on ressent une douleur très vive, des fourmillements, des crampes, de l'engourdissement, mais tout cela disparaît vite. — Si elle est *lente,* elle occasionne une paralysie progressive des mouvements, allant de l'extrémité à la racine du membre supérieur quand elle résulte de l'action des béquilles sur le radial (Nicaise), des douleurs fulgurantes, des troubles trophiques, de la paralysie musculaire. — Dans la *contusion,* les symptômes sont les mêmes que dans la compression rapide.

Névrite. — (V. page 119.)

Tumeurs. — Les tumeurs des nerfs sont des névromes, des pseudo-névromes, des fibromes, des myxomes, des sarcomes, des carcinomes et des épithéliomes.

Lorsque la tumeur est superficielle et isolée, elle procure sur le trajet du nerf une douleur vive, éclatant sous forme d'accès, et on constate sur le nerf même une masse de forme et de consistance variables, mobile latéralement, adhérente à la peau qui finit par s'ulcérer si la tumeur est maligne. — Quand les tumeurs sont profondes, multiples, généralisées, elles ne donnent lieu d'abord qu'à des fourmillements ; plus tard, en grossissant, elles deviennent accessibles et produisent des troubles sensitifs et moteurs.

Traitement. — Si la tumeur est unique, il faut l'extirper, en ménageant le nerf, ou en sectionnant une partie de celui-ci si la tumeur ne peut être isolée. Quand il y en a plusieurs, on doit se contenter de calmer la douleur en donnant du bromure de potassium et en faisant des injections hypodermiques.

DEUXIÈME PARTIE

MALADIES DES RÉGIONS ET DES ORGANES

CHAPITRE Ier

MALADIES DE LA TÊTE

§ 1. — Maladies chirurgicales.

Plaies de la tête. — Fractures du crâne. — Commotion cérébrale. — Contusion. — Compression. — Céphalématome. — Encéphalocèle. — Fongus de la dure-mère. — Hydrocéphale. — Loupes. — Exostose, carie, nécrose, anévrysme.

Plaies de la tête. — Ces plaies peuvent être des piqûres, des plaies par instruments tranchants, des contusions déterminant une simple *bosse sanguine* ou une *plaie* avec ou sans lambeau. Elles peuvent présenter, comme complication, une *hémorragie,* un *érysipèle.*

TRAITEMENT. — Les piqûres guérissent généralement sans aucun traitement. Quand il y a plaie, on lave, on rase les cheveux et on réunit les lèvres au moyen de diachylon ou de quelques points de suture, après avoir eu soin d'enlever les corps étrangers s'il y en a. Lorsque les lambeaux sont considérables (*décollement*), on les réapplique de suite, on exerce une légère compression, et l'on met des compresses imbibées d'eau boriquée fraîche. Presque toujours les lambeaux se réunissent par première intention. Quelquefois cependant il se forme des abcès; il faut alors ouvrir le plus tôt possible et faire des injections antiseptiques. Quand il y a hémorragie on ne doit pas pratiquer la compression sur la plaie, mais bien sur l'artère. S'il y a complication d'érysipèle. (V. p. 273).

Fractures du crâne. — Elles sont directes ou par contrecoup, suivant qu'elles se produisent au niveau même du point où a porté le corps vulnérant, où qu'elles se manifestent assez loin de ce point. On distingue les *fractures de la voûte* et les *fractures de la base du crâne*.

Les premières se reconnaissent facilement lorsqu'il y a une plaie laissant l'os à nu, ou lorsqu'il est possible d'apprécier par le toucher la solution de continuité. Mais s'il n'y a ni plaie, ni enfoncement des os, il faut rechercher les signes immédiats qui consistent en éblouissements, vertiges, coma, selles involontaires; ou les signes consécutifs, comme les lésions de l'encéphale qui permettent surtout de reconnaître les fractures de la base du crâne. Les signes suivants ont aussi une grande importance : apparition rapide d'ecchymoses palpébrales, occipitales, mastoïdiennes, écoulement de sang par l'oreille, le nez, la bouche, durant quelque temps; écoulement de sérosité par l'oreille. — La mort est ordinairement la conséquence de cette fracture.

Le *traitement* consiste à prévenir les phénomènes inflammatoires qui se déclarent presque toujours; pour cela on a recours aux applications réfrigérantes et aux révulsifs intestinaux. On ne doit intervenir chirurgicalement que lorsque les fragments osseux sont enfoncés dans la substance cérébrale.

Commotion cérébrale. — Il y a commotion lorsque tout le cerveau est ébranlé et que quelques petits vaisseaux sont déchirés. — Elle présente trois degrés. Dans le premier, elle est *légère* et on constate seulement des étourdissements, des éblouissements, des tintements d'oreilles, des vertiges. — Dans le second, elle est *forte*, durable; il y a perte de connaissance, pâleur, résolution musculaire, vomissements, selles et urines involontaires, ralentissement de la respiration et de la circulation. Ces symptômes diminuent au bout de 4 à 8 jours. — Dans le troisième, elle est *foudroyante*, la mort arrive en quelques minutes, quelques heures. — Voir après *compression* le diagnostic différentiel.

TRAITEMENT. — Au premier degré, on donne une potion stimulante, de l'eau de mélisse; on fait des inspirations avec du vinaigre, de l'ammoniaque, des frictions avec le baume opodeldoch; pas de saignée. — Au 2° degré, saignée légère lorsque le pouls s'est relevé ; sangsues derrière les oreilles ; ventouses sur la nuque; purgatifs salins, 30 gr. de sulfate de magnésie; révul-

sifs aux jambes ; affusions froides sur la tête. — Au 3° degré, sinapismes, vésicatoires sur la tête.

Contusion cérébrale. — Cette contusion consiste dans l'attrition d'une partie de la substance cérébrale à la suite d'une
chute ou d'un choc. Elle entraîne une agitation continuelle, la
perte de connaissance, la contraction des membres et des muscles de la face, le ralentissement du pouls, enfin le délire, les
convulsions et la paralysie. Les symptômes vont donc en augmentant jusqu'à la mort qui arrive du 6° au 8° jour.

Traitement. — Il faut surtout arrêter l'inflammation, pour
cela on applique des sangsues derrière les oreilles, on met le
malade à la diète et on le purge avec du sulfate de magnésie.

Compression cérébrale. — Il y a compression lorsque le
cerveau est refoulé par du pus, du sang ou une esquille. — Si le
liquide s'épanche lentement dans la cavité crânienne, on ne constate qu'un peu d'affaiblissement dans les mouvements des membres, et l'intelligence est amoindrie. Mais si l'épanchement est
rapide, il entraîne la paralysie, généralement du côté opposé à
celui de la lésion ; les facultés psychiques sont abolies, les sens
troublés ; le pouls est lent, petit, et la mort survient presque
toujours.

Traitement. — Limonade, petit lait, sangsues. Traitement
antisyphilitique, s'il y a lieu.

*Diagnostic différentiel entre la commotion, la contusion et la
compression cérébrales.* — Il n'est pas toujours facile, d'autant
plus que ces trois affections sont souvent réunies. Quoi qu'il en
soit, ce qui domine dans la *compression* c'est la paralysie ; dans
la *contusion*, l'aggravation des symptômes à partir du début, le
développement de contractions, de convulsions et du délire indiquant la lésion des méninges ; dans la *commotion*, la perte
de la parole, la lenteur du pouls et la diminution graduelle des
symptômes jusqu'à la guérison.

Céphalématome. — Comme son nom l'indique (κεφαλή, tête,
et αἱματοῦν, ensanglanter) le céphalématome est un épanchement
de sang que l'on rencontre chez le nouveau-né entre les os et le
périoste. — C'est une tumeur molle, arrondie, fluctuante, du
volume d'une noisette à un œuf de poule. La compression n'a-
mène ni douleur, ni accidents cérébraux, ni diminution de vo-

lume. La peau présente sa couleur normale. — La tumeur peut disparaître au bout de quelques jours, ou bien suppurer et perforer les os.

TRAITEMENT. — Le plus souvent il vaut mieux ne rien faire, le sang se résorbant spontanément. Mais si la tumeur est trop considérable, on fait une ponction afin d'évacuer le sang et on applique des compresses imbibées d'eau-de-vie camphrée, de teinture d'arnica, etc.

Encéphalocèle. — C'est la hernie d'une partie du cerveau (ἐγκέφαλος, cerveau, et κήλη, hernie), ou du cervelet à travers une ouverture le plus souvent *congénitale* et quelquefois *accidentelle* du crâne.

La tumeur est arrondie, molle, élastique, compressible, peu ou pas douloureuse, entourée d'un cercle osseux. Sa compression amène de l'assoupissement et de la paralysie, accidents qui disparaissent dès qu'on ne la comprime plus. On la rencontre surtout au niveau des sutures et des fontanelles (V. 1er volume).

Comme *traitement* il n'y a qu'à maintenir et protéger la tumeur.

Fongus de la dure-mère. — Le fongus (de *fungus*, champignon) est une tumeur fibro-plastique, généralement maligne, perforant les os de la voûte du crâne et se montrant chez les jeunes sujets.

Pendant la première période, c'est-à-dire lorsque le fongus est intracrânien, on constate de la céphalalgie, de la douleur au point correspondant à la tumeur. Pendant la seconde période, c'est-à-dire au moment où les os sont perforés, il est de consistance moyenne, demi-fluctuant, réductible, présentant des battements; puis la peau *s'ulcère*, les bords de la plaie s'indurent, la plaie elle-même devient noirâtre et donne lieu à l'écoulement d'un liquide fétide. — Cette maladie est incurable; le malade succombe, même avant que la cachexie cancéreuse se soit produite, aux lésions du cerveau et des méninges.

DIAGNOSTIC. — Le fongus se distingue de la *loupe* en ce que celle-ci est irréductible et dépourvue de battements; de *l'encéphalocèle*, qui est congénitale ou traumatique; du *céphalématome* qui a un bourrelet osseux et qui se produit chez le nouveau-né; et de la *tumeur érectile* qui n'a pas de lésion osseuse.

Traitement. — Il n'y a pas grand'chose à faire. On se contente de combattre les symptômes. Le chirurgien doit très rarement intervenir.

Hydrocéphale. — L'hydrocéphale (de ὕδωρ, eau, κεφαλή, tête) est une hydropisie encéphalique, c'est-à-dire qu'une assez

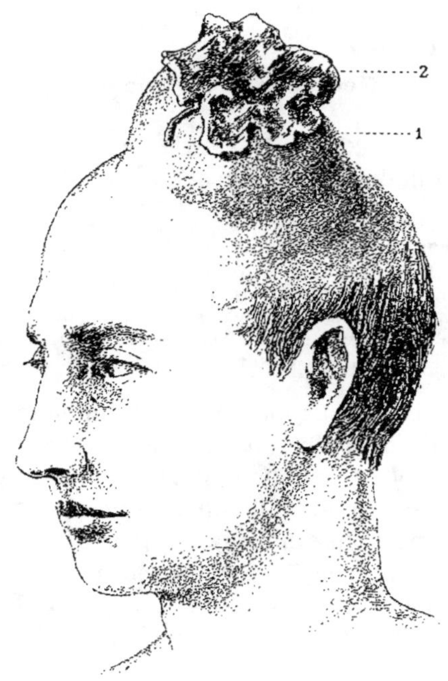

Fig. 84. — Fongus de la dure-mère. — 1. Portion extra-crânienne.
2. Portion ulcérée.

grande quantité de sérosité s'est accumulée dans les ventricules du cerveau (V. 1er volume).

Le plus souvent elle est *congénitale*. L'enfant a une tête volumineuse, les os du crâne sont écartés et mobiles; dans les intervalles la membrane se trouve soulevée et forme une tumeur fluctuante; si on la comprime l'enfant s'assoupit, tombe dans un état comateux. — Quand elle paraît plusieurs mois après la naissance, l'enfant s'affaiblit peu à peu; il maigrit, louche, se plaint de céphalée, sa mémoire diminue; dès ce moment on s'aperçoit de l'augmentation du volume de la tête.

TRAITEMENT. —Il est palliatif. On donne des toniques, des amers, de l'huile de foie de morue, des préparations phosphatées (vins ou sirops). On exerce une compression méthodique, soutenue. Quelques rares guérisons ont été obtenues après plusieurs ponctions.

Loupes. — (Voir p. 298.)

Exostoses. Carie. Nécrose. Anévrysmes. — (V. pages 317, 315, 316.)

§ 2. — Maladies internes proprement dites.

Méningite simple. — Méningite chronique. — Méningite tuberculeuse. — Hémorragies des méninges. — Pachyméningite, hématome de la dure-mère. — Encéphalite aiguë. — Encéphalite chronique ou sclérose encéphalique. — Congestion cérébrale. — Anémie cérébrale. — Hémorragie cérébrale ou apoplexie. — Ramollissement du cerveau. — Paralysie des nerfs moteurs de l'œil. — Paralysie faciale ou du nerf facial. — Paralysie du trijumeau. — Névralgie faciale. — Migraine. — Névralgie cervico-occipitale.

Méningite simple. — Le mot méningite indique l'inflammation des méninges, c'est-à-dire des enveloppes des centres nerveux, encéphale et moelle épinière (V. 1er volume). Il doit donc y avoir une méningite cérébrale, lorsque les méninges du cerveau sont seules enflammées, une méningite spinale, lorsque ce sont les enveloppes de la moelle épinière et une méningite cérébrospinale lorsque les enveloppes des deux sont atteintes.

La méningite cérébrale aiguë, franche, est l'inflammation simple de la pie-mère et de l'arachnoïde.

Elle est *primitive* quand elle se produit à la suite d'une insolation, d'excès alcooliques, de travaux intellectuels. Elle est *secondaire* lorsqu'elle est consécutive à des contusions ou des plaies, à la carie des os du crâne, à l'érysipèle de la face, aux fièvres éruptives, à l'albuminurie, au rhumatisme, à la pneumonie, etc.

SYMPTÔMES. — Presque toujours elle débute brusquement et commence par une *phase d'excitation*. La *fièvre,* violente (40°), est souvent précédée par un petit frisson. La *céphalalgie* est d'une intensité extrême, aussi le malade est-il exaspéré par tout, le bruit, la lumière, le moindre mouvement, etc. Les *vomissements* sont alimentaires d'abord, puis bilieux. Le *délire* est très bruyant. Les pupilles sont *rétrécies.* Les *contractures* des muscles fléchisseurs de l'avant-bras et de la jampe amènent des postures diverses : celles des muscles du visage se traduisent par du *strabisme* (V. ce mot), du *clignotement des paupières*, les *grimaces les plus variées* et le *grincement de dents*. Enfin la langue tremble, le malade bégaie, il ne peut avaler et il est constipé. — A cette phase d'*excitation* succède celle de *dépression*. La fièvre persiste, le pouls est toujours ralenti, mais le malade, qu'on avait auparavant de la peine à maintenir, tombe petit à petit dans la *somnolence* et le *coma*. A ce moment les pupilles sont dilatées, les sphincters relâchés, les muscles plus ou moins paralysés et la mort arrive vers le sixième ou le septième jour, lorsqu'elle n'a pas eu lieu le deuxième ou le troisième. La guérison n'est cependant pas impossible.

DIAGNOSTIC. — Il est difficile au début; cependant, sauf l'*encéphalite aiguë* qui présente à peu près les mêmes caractères, et qui existe, du reste, presque toujours en même temps qu'elle, on peut la distinguer assez aisément de la *fièvre typhoïde* dont le début est moins brusque, la céphalalgie moins violente, les vomissements moins fréquents, et qui présente des gargouillements dans la fosse iliaque droite; de l'*alcoolisme aigu*, de l'*épilepsie*, de l'*urémie*, en ce que ces maladies n'ont pas la température élevée que l'on constate toujours dans la méningite; de la *méningite tuberculeuse* (V. p. 346).

TRAITEMENT. — Le traitement *prophylactique* consiste à pratiquer une antiseptie rigoureuse des cavités du nez (*rhinites*), de l'oreille (*otites*), du pharynx (*pharyngites*), parce que le pneumocoque, le bacille d'Eberth et le staphylocoque qui pullulent dans la pneumonie, dans la fièvre typhoïde, dans certaines angines ou entérites, peuvent provoquer la méningite. — Le traitement proprement dit est différent suivant la période.

Dans la première on a recours aux sangsues que l'on applique derrière les oreilles, ou aux ventouses sur la nuque. La céphalalgie et le délire sont combattus par une vessie remplie de glace et posée sur la tête, par les affusions froides, les bains tièdes ou froids. Il faut s'abstenir des révulsifs et n'employer les frictions mercurielles sur la tête, le cou, les aisselles que si on soupçonne la syphilis. A l'intérieur on administre l'aconit, la digitale, le sulfate de quinine, l'ergotine. On combat l'excitation par la teinture de musc, 1 à 2 grammes en potion; le bromure de potassium,

1 à 4 grammes; le chloral, l'antipyrine. Enfin on purge non seulement pour combattre la constipation, mais aussi pour obtenir une dérivation de l'inflammation des méninges, et on a recours, de préférence, au calomel que l'on donne à dose fractionnée, 5 à 10 centigr. en 5 ou 10 paquets administrés de 2 heures en 2 heures. Les vomissements sont combattus par la potion de Rivière, la glace, l'eau glacée, l'eau chloroformée.

Dans la deuxième période il faut recourir aux révulsifs : sinapismes sur les jambes, vésicatoires ou frictions avec l'huile de croton sur le cuir chevelu rasé. Si la fièvre et les accidents nerveux diminuent on donne des toniques, 6 à 8 gr. d'extrait de quinquina en potion, et en même temps 1 à 5 gr. d'iodure de potassium.

Méningite chronique. — Cette méningite est caractérisée par des épaississements particls de la pie-mère et de l'arachnoïde qui adhèrent entre elles et avec la matière cérébrale. Elle est du domaine de l'aliénation mentale, on la rencontre dans la *paralysie générale.* Ses symptômes principaux sont : les troubles des sens, l'affaiblissement de la mémoire, le tremblement de la parole et des muscles volontaires. Si la maladie est consécutive à la syphilis, il y a, en outre, de la diploplie, des convulsions, des paralysies.

Le meilleur traitement consiste dans l'administration des préparations mercurielles et de l'iodure de potassium.

Méningite tuberculeuse. — Dans cette méningite, outre l'inflammation des méninges, il y a encore une infiltration de la pie-mère.

Très rarement primitive, elle survient presque toujours chez des individus ayant des tubercules dans d'autres organes. Elle frappe surtout les enfants malingres de deux à huit ans, et les adultes de vingt à trente ans. L'hérédité joue un grand rôle dans son éclosion, mais le sevrage prématuré, la dentition difficile, les fièvres éruptives, la coqueluche, l'insolation, le travail intellectuel y prédisposent beaucoup. Les altérations anatomo-pathologiques consistent en des *granulations tuberculeuses plongées au milieu de produits inflammatoires.*

Symptômes. — Cette maladie a de nombreux prodromes qui, réunis, révèlent presque sûrement son développement prochain, surtout chez un enfant prédisposé. Celui-ci n'a plus d'appétit, il maigrit rapidement quoiqu'il n'ait pas de fièvre. Son caractère, vif, gai auparavant, devient triste, irascible. Son sommeil est troublé par des cauchemars ou des secousses musculaires. Il ne joue plus, se plaint de douleurs vagues dans les membres et d'une grande fatigue, enfin il digère mal le peu qu'il mange. Tous ces signes avant-coureurs de la maladie durent de quelques jours à un ou deux mois suivant la santé de l'enfant.

Lorsque l'affection débute, le malade se plaint d'un violent mal de tête, il pousse des cris aigus, grince des dents, rejette la tête en arrière, redoute la lumière et est agité de mouvements convulsifs, de contractures qui, aux yeux, le font loucher. Il vomit plusieurs fois par jour et il est constipé. La fièvre est constante avec un redoublement le soir ; la température ne dépasse pas 39°. Le pouls est irrégulier, peu fréquent. Cette *période d'excitation* peut durer de trois à vingt jours. Quand la *phase de dépression* commence, elle s'annonce par le ralentissement considérable du pouls, l'élévation de la température, le délire, les convulsions, les raideurs et les contractures ; les pupilles sont très dilatées. Puis le coma survient, les vomissements cessent, le ventre se creuse en bateau, la sensibilité a disparu, la peau se couvre d'une sueur visqueuse, les poumons se congestionnent et l'enfant meurt par asphyxie.

La maladie dure de dix à trente jours. Elle est pour ainsi dire toujours mortelle. Le pronostic est donc très grave.

DIAGNOSTIC. — Il ne faut pas confondre la méningite tuberculeuse avec la *méningite simple :* celle-ci a un début brusque, frappe des gens vigoureux, produit des troubles cérébraux intenses et donne lieu à des convulsions, des contractures et du délire beaucoup plus accentués ; — avec l'*hydrocéphale,* qui se reconnaît à la constitution, à l'hérédité, à l'amaigrissement progressif sans cause connue, à la diminution des facultés, etc.; — avec la *fièvre typhoïde,* qui se distingue par des épistaxis, un gonflement de la rate, des gargouillements dans la fosse iliaque droite, une diarrhée jaunâtre, une élévation régulière de la température, des taches rosées.

TRAITEMENT. — Puisque cette maladie est à peu près constamment mortelle, il faut s'attacher surtout au *traitement prophylactique.* Lorsque les antécédents montrent qu'un enfant y est prédisposé, on le soumet à un allaitement prolongé et à la campagne autant que possible ; on lui couvre peu la tête, et, de très bonne heure, on le soumet à l'usage de l'huile de foie de morue, du sirop d'iodure de fer, du sirop de quinquina. Tous les jours on le frictionne avec de la flanelle sèche, on lui fait faire de la gymnastique et de l'hydrothérapie. Enfin, on ne lui donne des travaux intellectuels que lorsque l'âge le plus redoutable est passé, c'est-à-dire sept ans.

TRAITEMENT DE LA PÉRIODE D'EXCITATION. — On se contente d'appliquer des ventouses, de la teinture d'iode, des compresses froides, glacées, sur la tête. Les frictions mercurielles, la pommade iodoformée à 10 0/0 sont peu utiles. Contre les vomissements, on emploie les moyens indiqués à la *méningite simple* ; contre l'excitation générale, le délire, les convulsions : le bromure de potassium, l'antipyrine, le chloral ; contre la constipation : le calomel, 5 à 10 centigr. aux enfants, 50 à 75 aux adultes, la scammonée, l'huile de ricin. Les injections hypodermiques de gaïacol, de créosote, n'ont pas donné de merveilleux résultats.

TRAITEMENT DE LA PÉRIODE DE DÉPRESSION. — Il faut, à ce moment, donner tous les jours de 30 à 90 centigr. d'iodure de potassium aux jeunes enfants, 1 gr. à ceux qui en ont quatre à six. Contre les convulsions, Bouchut employait 1 à 2 gr. de teinture de musc, 2 à 4 gr. d'asa fœtida en lavement; contre le coma, révulsifs violents sur le cuir chevelu, pommade stibiée, 30 gr. de vaseline pour 4 de tartre stibié.

Hémorragie des méninges. — L'épanchement du sang peut se trouver *entre les os du crâne et la dure-mère*, ou *entre celle-ci et l'arachnoïde*, ou enfin *entre cette dernière et la pie-mère*.

L'hémorragie entre les os du crâne et la dure-mère est consécutive à un traumatisme, à la déchirure de l'artère méningée, au céphalématome interne.

L'hémorragie sus-arachnoïdienne est presque toujours liée à la pachyméningite, dont nous allons parler.

L'hémorragie sous-arachnoïdienne est due à la rupture des vaisseaux capillaires de la pie-mère ou des grosses artères placées à la surface de l'encéphale. L'alcoolisme, la goutte, la sénilité, les maladies du foie, le scorbut, la variole, le typhus, la syphilis y prédisposent.

SYMPTÔMES. — Il se produit d'abord de la céphalalgie, des

vomissements, de la somnolence, des vertiges, de l'hésitation dans la marche. Puis a lieu une *attaque apoplectique;* le malade tombe foudroyé, privé d'intelligence, de sentiment et de mouvement. Si la mort ne survient pas au bout de quelques heures, cette attaque laisse une grande torpeur, une incontinence des matières, une difficulté des mouvements, mais pas de *paralysie limitée.* — Ne pas confondre avec l'*hématome* et l'*hémorragie cérébrale.*

TRAITEMENT. — Il faut appliquer des sangsues ; mettre de la glace sur la tête ; donner 5 centigr. de calomel en dix paquets, un toutes les heures ; ou 50 centigr. de scammonée et tout autant de jalap ; des lavements purgatifs au séné, au sulfate de soude, au miel de mercuriale, 30 à 100 gr. Les révulsifs aux jambes sont très utiles, ainsi que l'iodure de potassium et les boissons rafraîchissantes.

Pachyméningite, Hématome de la dure-mère. — La pachyméningite (de παχύς, épais, et méningite) est l'inflammation de la face interne de la dure-mère, caractérisée par son épaississement et la formation de fausses membranes dont les vaisseaux friables donnent lieu très souvent à une hémorragie sus-arachnoïdienne et qui constitue l'*hématome de la dure-mère* (de αἱματοῦν, emplir de sang).

Très fréquente chez l'enfant et le vieillard, on l'observe surtout chez les aliénés et les alcooliques, à la suite d'un traumatisme ; le rhumatisme et les fièvres graves peuvent encore la produire.

Dans la première période (*pachyméningite*), on constate de la céphalalgie, des vertiges, des tintements d'oreilles, de l'insomnie, de l'agitation, des convulsions, des contractures. Dans la seconde (*hématome*), tous les phénomènes d'excitation disparaissent et sont remplacés par une phase de dépression : torpeur, ralentissement du pouls, pupilles rétrécies, relâchement des sphincters, coma et presque toujours mort ; la guérison est cependant possible.

On la distingue de la *méningite tuberculeuse* parce que, dans celle-ci, il y a de la constipation, des accès convulsifs et des antécédents tuberculeux ; des *tumeurs de l'encéphale,* parce qu'elles produisent des convulsions épileptiformes ; de l'*hémorragie cérébrale* (V. p. 352).

TRAITEMENT. — On doit appliquer des sangsues derrière les oreilles, mettre des compresses glacées sur la tête, des sinapismes aux jambes ; enfin, purger et faire prendre de l'iodure de potassium.

Encéphalite aiguë. — C'est l'inflammation suppurative, partielle, du tissu de l'encéphale.

Elle se développe rarement à la suite de fatigues intellectuelles exagérées, de l'action du froid, de la chaleur, des excès alcooliques ; le plus souvent, elle est consécutive à la carie du rocher, à l'otite, aux tumeurs cérébrales, à un traumatisme, à la syphilis.

Au début, on constate des *contractures* atteignant les membres de la moitié du corps et s'accompagnant d'une agitation plus ou moins grande. L'intelligence est affaiblie, la mémoire diminuée ou perdue, et il existe du *délire*. La *fièvre* est assez forte et se complique fréquemment de constipation, de maux de tête, de vomissements. Au bout de deux ou trois jours, la phase de dépression commence : stupeur, paralysie, évacuations involontaires, coma et mort. Celle-ci n'arrive pas toujours tout de suite ; quelquefois, le malade vit encore pendant plusieurs mois, conservant la plupart des symptômes de la première attaque, mais il finit par mourir à la suite d'une nouvelle crise. La mort est, en effet, la terminaison habituelle de la méningite suppurée.

Les contractures, l'agitation et la fièvre étant les traits distinctifs de l'encéphalite, il est facile de ne pas la confondre avec la *méningite,* l'*hémorragie cérébrale* et le *ramollissement du cerveau*.

TRAITEMENT. — C'est le même que celui de la méningite.

Encéphalite chronique ou sclérose encéphalique. — Cette affection consiste dans l'induration (σκληρός, dur) du tissu conjonctif de l'organe qui prolifère (Virchow) ou bien de la formation d'un tissu nouveau, dur (Robin), dont le développement et la rétraction étouffent les éléments essentiels du cerveau. Elle existe presque toujours en même temps que la sclérose spinale.

C'est une maladie très rare, dont on ne connaît pas les causes. Elle est caractérisée par des *troubles des facultés intellectuelles* (embarras de la parole, des idées) ; des troubles de la motilité (paralysie de quelques muscles de la face, des sphincters) ; des troubles de la sensibilité (surdité, gastralgie, etc.).

Comme traitement il n'y a qu'à combattre les symptômes (V. *Paralysie générale,* p. 136).

Congestion cérébrale. — Il y a congestion cérébrale lorsque le sang se trouve en trop grande quantité dans l'encéphale.

La congestion est *active* si elle est consécutive aux causes qui peuvent faire affluer au cerveau une quantité de sang exagérée, ou qui gênent la circulation par compression artérielle, comme l'insolation, le refroidissement, la suppressiou des règles ou des hémorroïdes, un accès de fièvre, les émotions morales, les fatigues intellectuelles, les excès alcooliques, le rétrécissement de l'aorte, etc. — Elle est *passive* quand elle se rattache à une gêne dans la circulation de la veine cave supérieure et des veines jugulaires, gêne consécutive à une compression exercée par des tumeurs du cou ou du médiastin, la strangulation, les maladies du ventricule droit.

Symptômes. — 1° Dans la *congestion légère*, le malade se plaint de céphalalgie, de tintements d'oreilles ; sa face est rouge, quelquefois vultueuse ; il a souvent des vertiges et des vomissements ; il est constipé et son pouls est lent. — 2° La *congestion grave* débute brusquement ou succède à la première ; le mal de tête est plus violent, le délire intense et l'agitation extrême ; le pouls est rapide, la parole embarrassée, l'intelligence affaiblie. — 3° Dans la *congestion apoplectique* ou *coup de sang*, le malade perd subitement connaissance ; il est insensible, ne remue plus et respire difficilement. Après quelques heures, ces symptômes diminuent, laissant une paralysie partielle qui se dissipe en un ou deux jours.

Cette affection étant sans fièvre et à symptômes diffus, rapides, de peu de durée, il est assez facile de la distinguer des hémorragies cérébrales, du ramollissement, de l'épilepsie, de la méningite simple et de la syncope.

Le pronostic est sérieux parce qu'elle prédispose aux hémorragies cérébrales et au ramollissement du cerveau.

Traitement. — Sangsues derrière les oreilles, ou saignée générale ; purgatif énergique : eau-de-vie allemande, 30 grammes, avec autant de sirop de nerprun. — Les personnes qui ont eu des parents atteints de congestion ou qui ont une constitution pléthorique (V. *Pléthore,* p. 72), ne doivent se livrer à aucun excès, éviter la constipation en prenant des grains d'aloès (grains de santé) ou des purgatifs salins.

Anémie cérébrale. — Cette anémie peut être consécutive à l'appauvrissement du sang en globules rouges, ou bien à l'impossibilité qu'a le sang normal d'arriver au cerveau par suite de la présence de tumeurs comprimant les artères, ou d'affections organiques du cœur.

Les causes de l'anémie cérébrale sont donc : les hémorragies, l'inanition, la phtisie, la dysenterie, la chlorose, les suppurations prolongées, les fièvres graves, les émotions, l'insuffisance aortique, l'afflux du sang vers un autre point.

Symptômes. — Quand la maladie arrive graduellement, elle provoque des vertiges, des nausées, des défaillances, de l'insomnie, une torpeur physique et intellectuelle, une impressionnabilité exagérée des sens. Quand elle paraît subitement, après des hémorragies abondantes, elle se manifeste par des vertiges, des bourdonnements d'oreilles, le rétrécissement et la dilatation alternatives des pupilles, la perte de connaissance et du mouvement, enfin le coma dans lequel meurt le malade.

Ces symptômes ressemblent beaucoup à ceux de la congestion cérébrale, l'état général seul permet de les distinguer. — Le pronostic est sérieux à cause de la longue durée de cette affection.

Traitement. — Dans l'*anémie rapide,* il faut placer le malade dans la position horizontale, lui comprimer l'aorte, lui donner de l'alcool et des excitants à l'intérieur, enfin activer la circulation par des frictions énergiques généralisées. — Dans l'*anémie lente, graduelle,* on a recours au traitement de l'anémie en général : ferrugineux, toniques, hydrothérapie, etc. (V. *Chlorose,* p. 67).

Hémorragie cérébrale ou apoplexie. — Il y a hémorragie cérébrale lorsqu'une certaine quantité de sang se répand dans la pulpe encéphalique. On emploie souvent le mot d'*apoplexie* (de ἀποπλήσσειν, frapper de stupeur).

L'épanchement du sang se fait dans le cerveau à la suite de la rupture de ses vaisseaux, et ceux-ci se rompent, soit parce que leurs parois sont altérées, soit parce que la tension du sang a augmenté, soit, enfin, parce que l'altération du liquide nutritif a permis sa transsudation. Les deux derniers cas sont assez rares.

Les *causes prédisposantes* sont : l'*âge*, l'*hérédité*, le *sexe*, les *climats*. L'hémorragie cérébrale est très fréquente à partir de cinquante ans ; elle est souvent héréditaire et frappe trois fois plus d'hommes que de femmes. On l'observe dans tous les pays, surtout aux changements des saisons. L'alcool et l'opium déterminant l'altération des artères exercent aussi une influence sur sa production. — Les *causes occasionnelles* sont : les efforts de la défécation, de la toux, une digestion pénible, un bain trop chaud ou trop froid, un brusque changement de température.

SYMPTÔMES. — Ils varient suivant que l'hémorragie est *faible*, *moyenne* ou *grave*.

1° *Hémorragie faible.* — Le malade perd connaissance pendant peu de temps, remue difficilement ses membres supérieurs et inférieurs, a la parole embarrassée et la face légèrement déviée. La respiration est facile, le pouls régulier, la figure très rouge ou très pâle. Ces symptômes s'amendent peu à peu et disparaissent au bout de cinq ou six jours. Le pronostic n'en est pas moins sérieux parce que cette attaque indique que le système artériel est altéré.

2° *Hémorragie moyenne* ou *paralytique.* — C'est la forme la plus ordinaire. Le malade est frappé instantanément ; il tombe privé de connaissance et de sensibilité. La *paralysie* occupe généralement la moitié du corps opposée à l'hémisphère cérébral malade (c'est l'*hémiplégie*). Cela s'explique facilement par ce fait que les pyramides antérieures du bulbe s'entrecroisent (V. *Anatomie*, p. 221 et 357). La jambe et le bras ne peuvent exécuter aucun mouvement. Si on les soulève, ils retombent ; si on les pince, ils restent insensibles. Les muscles de la face sont paralysés aussi, et il arrive quelquefois que ce sont ceux du côté malade. La bouche est déviée du côté sain et la langue, quand on la tire, incline sa pointe vers le côté paralysé. Enfin, certains muscles de la vie organique sont souvent atteints, comme la vessie, le rectum, d'où incontinence. A ces symptômes s'ajoutent les *désordres intellectuels.* Au fur et à mesure que l'apoplexie se dissipe, le malade recouvre son intelligence, mais la parole reste embarrassée, la mémoire est affaiblie, et souvent il ne peut trouver les mots capables d'exprimer sa pensée, c'est ce qu'on appelle l'*aphasie.* — Lorsque, vers le premier jour, le malade est pris de céphalalgie opiniâtre, de fièvre, d'agitation, d'élévation de la température, cela indique qu'il se développe un peu d'encéphalite autour du foyer ; celle-ci peut être mortelle, mais peut aussi guérir. Quoi qu'il en soit, le malade reste paralysé pendant cinq ou six mois sans que la moindre amélioration se produise. Au bout de ce temps, le mouvement revient un peu, et le sujet doit s'estimer très heureux s'il marche difficilement, soit en fauchant, soit en traînant la jambe, car, le plus souvent, on est obligé de le rouler dans un fauteuil. — L'intelligence est affaiblie plus ou moins. — Cette attaque récidive presque fatalement ; les vaisseaux étant altérés finissent toujours par se rompre de nouveau après plusieurs mois, plusieurs années, et la mort en est la conséquence.

3° *Hémorragie grave apoplectique.* — Ici l'individu tombe absolument foudroyé. Tous les mouvements volontaires sont instantanément abolis ; la vessie, le rectum, paralysés ; la sensibilité a disparu ; la respiration est lente, bruyante ; les joues se gonflent à chaque expiration ; le pouls est d'une lenteur extrême et la température descend au-dessous de 37°, pour remonter un peu avant la mort. Celle-ci arrive généralement en quelques heures, quelques jours au plus, sans que le malade soit sorti du coma. Souvent la mort est instantanée (*apoplexie foudroyante*).

Diagnostic. — Au moment de l'attaque, il ne faut pas confondre l'hémorragie cérébrale avec l'*ivresse* que l'on reconnaît à l'odeur alcoolique exhalée par le malade ; — avec la *syncope* qui se caractérise par la faiblesse ou même la suspension de la circulation et de la respiration ; — avec l'*épilepsie* qui se dévoile par l'écume sanglante, la morsure de la langue ; — avec la *congestion cérébrale* dont les accidents sont très rapides ; — avec le *ramollissement du cerveau* qui se distingue par sa marche lente, l'embarras progressif et croissant de la parole, l'affaiblissement graduel des facultés intellectuelles ; — avec l'*encéphalite* qui présente de la fièvre et une assez grande élévation de la température ; — avec l'*hémorragie méningée* qui produit des paralysies partielles et dont tous les symptômes se développent progressivement lorsque la marche de la maladie est lente ; mais lorsque la marche est rapide, il est impossible de distinguer ces deux maladies.

Le *pronostic* est évidemment très grave ; en effet, un tiers des malades meurt dès la première attaque et les autres restent infirmes jusqu'à ce qu'ils soient emportés par une nouvelle.

TRAITEMENT. — *Prophylactique :* Sobriété extrême, viandes blanches, légumes verts ; éviter les efforts, les fatigues, le froid, la constipation ; séjour à la campagne autant que possible. Eaux alcalines ; si obésité, combattre cette affection.

Traitement de l'attaque. — Il faut, sans le moindre retard, pratiquer une saignée, s'il y a pléthore, pouls plein et bondissant ; mais non, si le pouls est petit, irrégulier, s'il y a refroidissement, anémie et si le malade est trop âgé. Presque toujours il vaut mieux mettre des sangsues, en assez grand nombre, derrière les oreilles, ou à l'anus. Les lavements purgatifs sont indiqués, ainsi que les révulsifs (sinapismes, cataplasmes à la farine de moutarde) aux jambes et aux cuisses, et les compresses d'eau vinaigrée froide sur le front. A l'intérieur, on fait prendre du thé, du café, de l'éther si le sujet est débilité ou si le cœur est languissant.

Traitement après l'attaque. — On continue les applications froides sur le front, les révulsifs, et on ajoute les purgatifs, les lavements avec : séné 10 gr., sulfate de soude 30 gr., miel de mercuriale 30 gr. dans quantité suffisante d'eau. S'il y a de l'agitation : 3 gr. de bromure de potassium. L'iodure de potassium est utile pendant très longtemps. Vers le 3ᵉ mois, frictions excitantes avec de l'alcool, du baume de Fioravanti, la teinture d'arnica, le baume Opodeldoch. L'électricité ne doit être essayée qu'au 6ᵉ ou 7ᵉ mois et encore avec précaution. On se servira de courants faibles et on rapprochera les électrodes de manière à électriser séparément les membres paralysés. A peu près à la même époque, on peut envoyer le malade à Balaruc ou à Bourbonne. La *strychnine* n'est pas toujours indiquée ainsi que le phosphore et le phosphure de zinc.

Ramollissement du cerveau. — Le mot de ramollissement indique une diminution dans la consistance de la pulpe cérébrale qui est plus ou moins désorganisée. La maladie est caractérisée par de la *céphalalgie*, des *troubles de l'intelligence*, des *douleurs musculaires* et des *paralysies*.

Dans la première période la partie atteinte est *rouge ;* dans la seconde, elle devient *jaune*, et dans la troisième, *blanche*.

La cause de la maladie réside dans l'oblitération des artères chargées de nourrir le cerveau. Or, ces artères peuvent être oblitérées par *thrombose* et par *embolie* (V. *Anatomie*, p. 277). La thrombose produit le ramollissement graduel, chronique ; l'embolie, le ramollissement aigu, apoplectique.

1° *Ramollissement aigu, par embolie.* — Il est assez rare et survient chez des individus jeunes. Le début et sa marche sont semblables à ceux de l'hémorragie cérébrale : perte subite du mouvement et du sentiment, hémiplégie, souvent *aphasie* par suite de la lésion de la 3ᵉ circonvolution frontale gauche ; le malade ne peut plus exprimer ses idées par la parole (*alalie,* α priv. λαλεῖν, parler), par l'écriture (*agraphie,* α priv. γράφειν, écrire), par les gestes, il répète toujours les mêmes mots ou syllabes et ces mots ou syllabes n'ont aucune signification ; ou bien il parle, il écrit, mais il ne comprend pas le sens des mots parlés (*surdité verbale*) ou écrits (*cécité verbale*). La mort survient quelquefois dans le coma, mais le plus souvent, l'amélioration paraît et le malade guérit tout en conservant un embarras de la parole ou de la paralysie. L'intelligence et la mémoire restent affaiblis.

2° *Ramollissement graduel ou par thrombose.* — Cette forme lente se rencontre chez les gens âgés et débute par des étourdissements, des vertiges, de la céphalalgie, des fourmillements aux extrémités, la perte de la mémoire, un changement dans le caractère, un peu d'embarras de la parole et de certains mouvements. Quelquefois ces symptômes s'exagèrent brusquement à la suite de l'oblitération d'un tronc artériel ; l'intelligence disparaît et une paralysie plus ou moins circonscrite se produit. Si l'artère oblitérée est volumineuse, le malade meurt rapidement, si non, il vit, mais d'une vie végétative jusqu'au moment où il sera emporté par une nouvelle attaque, une congestion pulmonaire ou une maladie intercurrente.

Diagnostic. — Il est très difficile de distinguer le ramollissement aigu de l'*hémorragie cérébrale,* mais on se souviendra que l'embolie atteint presque toujours des sujets jeunes ou ayant une maladie du cœur, que la paralysie est surtout à droite et qu'elle n'occasionne ni convulsions ni contractures. Le ramollissement par thrombose a une marche très lente relativement à celle de l'hémorragie.

Traitement. — Si le malade est faible, on le ranime avec les toniques, le vin, l'alcool, le quinquina ; s'il est pléthorique, on prescrit les lavements purgatifs, les boissons rafraîchissantes, les alcalins et l'iodure de potassium.

Tumeurs cérébrales. — Elles sont *vasculaires* (anévrysmes des artères cérébrales), on les rencontre rarement ; — *parasitai-*

res (kystes à cysticerques et échinocoques), elles sont rares aussi et coïncident avec des tumeurs semblables dans d'autres régions ; — *diathésiques* (cancéreuses, tuberculeuses, syphilitiques) ; — *accidentelles* ou *diverses* (exostoses, enchondromes, gliomes, gliosarcomes, etc. (V. p. 317, 289, 286).

Symptômes. — Toutes ces tumeurs produisent les mêmes phénomènes et on ne peut guère les différencier que par les antécédents : tumeurs tuberculeuses, chez les tuberculeux ; syphilitiques, chez les personnes atteintes de syphilis, etc. — Souvent elles ne donnent lieu à aucun symptôme. Cela arrive lorsqu'elles se trouvent sur ce qu'on appelle les *parties tolérantes* du cerveau (masses hémisphériques, parties blanches des commissures). Mais il n'en est pas de même quand elles gènent les *parties intolérantes* (mésocéphale, corps striés, couches optiques, V. 1er vol.) ; alors il se produit des désordres et des troubles immédiats : *céphalalgie* aussi violente que dans la méningite, *vertiges, vomissements, convulsions épileptiformes, paralysie partielle des membres, défaut d'équilibre* dans les tumeurs du cervelet; *aphasie* ou abolition de la parole, *troubles de la sensibilité,* surtout de la vue. Les tumeurs syphilitiques peuvent guérir; les autres, pas. Le pronostic est donc très grave.

Traitement. — On combat les symptômes : la céphalalgie, par des applications de glace sur la tête, des purgatifs drastiques, des vésicatoires, des sinapismes ; la douleur, avec des injections de morphine, les préparations opiacées. Enfin, on donne le bromure ou l'iodure de potassium à la dose de 2 à 5 grammes. Dans les tumeurs syphilitiques on fait suivre le traitement de la syphilis.

Paralysie des nerfs moteurs de l'œil. — Cette paralysie est consécutive à un refroidissemennt, au traumatisme crânien ou orbitaire, à la compression par suite d'exostoses, d'anévrysmes, etc., à la syphilis, à l'ataxie locomotrice progressive.

Si la paralysie atteint le nerf moteur oculaire commun (V. tome Ier, p. 233 et 250), on constate la *chute de la paupière supérieure,* le *strabisme externe,* la *gêne de l'accommodation* et l'*immobilité de la pupille.* Si elle frappe le moteur oculaire externe, le *strabisme est interne.* Si c'est le nerf pathétique, le *strabisme* est *convergent* lorsque le malade regarde en bas, et il y a diplopie.

Traitement. — Il faut chercher si la paralysie est de cause

congestive, rhumatismale ou syphilitique, et combattre cette cause. On donne, en outre, des purgatifs, on fait des frictions locales sur le front avec de l'huile de térébenthine, de la pommade stibiée ; enfin on a recours à l'électricité.

Paralysie faciale ou du **nerf facial**. — Lorsque le nerf facial (V. tome Ier, p. 236 et 351) est paralysé, le mouvement des muscles de la face se trouve aboli ; seulement la paralysie est généralement bornée à un seul côté. — Elle est très souvent le résultat de l'action du froid, du rhumatisme ; quelquefois d'une émotion morale vive ; d'autres fois elle est symptomatique d'une tumeur cérébrale ou d'une lésion du rocher comprimant le nerf.

Symptômes. — Elle débute d'ordinaire brusquement et la physionomie présente aussitôt un aspect caractéristique. La moitié de la face est immobile, sans rides, le front est uni, le sourcil pendant, l'œil ouvert et le malade ne peut le fermer, les larmes coulent sur la joue (*épiphora*), le nez a sa pointe déviée du côté sain, la joue se soulève passivement, le jeu des lèvres est difficile, la bouche entraînée du côté non atteint a son ouverture oblique, surtout si le malade veut rire, siffler ou souffler, la salive s'écoule au dehors, enfin la parole n'est plus distincte, car les lettres *o, b, p,* ne peuvent pas être bien articulées.

Quand la paralysie est *légère,* elle guérit au bout de 2 ou 3 semaines : lorsqu'elle est *grave,* c'est-à-dire lorsqu'il y a abolition de l'excitabilité électrique et contracture, elle dure plusieurs mois.

Traitement. — On doit rechercher la cause et la combattre : syphilis, maladies de l'oreille. Dans la paralysie consécutive au froid : révulsifs cutanés, vésicatoires volants au-devant du conduit auditif. Mais le meilleur traitement est l'électricité. Tous les jours ou tous les deux jours on fait des applications de courants continus, le long des nerfs : 5 à 10 milliampères ; les séances durent 20 minutes avec 5 minutes de repos. On place le pôle positif sur l'apophyse mastoïde ou le tronc du facial ; le pôle négatif sur chaque muscle intéressé. Le massage est encore utile. A l'intérieur 1 granule à 1 milligr. de strychnine, augmenter de 1 granule tous les jours jusqu'à 5, puis redescendre progressivement à 1.

Paralysie du trijumeau. — Ce nerf préside à la sensibilité de la face, sa paralysie entraîne donc l'insensibilité de cette région (V. tome Ier. p. 234 et 350). Les causes sont le froid, le traumatisme (avulsion d'une dent), une contusion de la face, diverses tumeurs cérébrales. Elle est peu fréquente.

SYMPTÔMES. — La paralysie de la branche ophtalmique entraîne l'anesthésie de la peau du front, de la paupière supérieure, du nez et de la conjonctive; — celle du nerf maxillaire supérieur, l'anesthésie d'une partie du nez et de la joue, de la paupière inférieure, des gencives, de la lèvre et des dents supérieures; l'éternument est aboli et l'odorat diminué; — celle de la branche sensitive du nerf maxillaire inférieur, l'anesthésie de la région temporale, d'une partie de la joue, du voile du palais, de la partie antérieure de la langue, de la mâchoire inférieure; la déglutition est gênée et le goût amoindri. Le plus souvent il n'y a qu'une de ces branches atteintes.

TRAITEMENT. — Quand la paralysie est superficielle, on a recours aux révulsifs et à l'électricité. Si elle est de nature syphilitique, on suit le traitement de la syphilis.

Névralgie du trijumeau ou faciale. — Cette névralgie, appelée encore *tic douloureux*, peut atteindre les trois branches du trijumeau, mais presque toujours c'est l'une ou l'autre.

Les causes sont : l'hérédité, l'action du froid humide, la carie des dents, leur avulsion, la présence de tumeurs qui gênent le nerf ou l'irritent; enfin la goutte, la syphilis, l'impaludisme, l'anémie y prédisposent.

SYMPTÔMES. — La douleur est quelquefois *sourde,* mais presque toujours elle se traduit par des élancements (*secousses nerveuses*) d'une violence extrême et augmentant sous l'influence de légères excitations de la peau. Le patient est dans un état affreux, il crie, se couche par terre, ne sait comment exprimer sa souffrance. Ces paroxysmes reviennent après des intervalles plus ou moins longs, irrégulièrement ou périodiquement; dans ce dernier cas la maladie est très souvent liée à l'impaludisme. La douleur occupe les paupières, le front, l'angle de l'œil, si c'est l'ophtalmique qui est malade; la joue, les dents supérieures, l'aile du nez, si c'est le nerf maxillaire supérieur; la lèvre inférieure, les dents et le menton, s'il s'agit du nerf maxillaire inférieur. Au moment des accès, les sourcils se froncent, les paupières clignotent, la joue est tirée en divers sens, la commissure des lèvres est déviée, tout cela donne à la physionomie un aspect étrange et constitue le *tic douloureux.* En même temps, l'œil du côté malade est rouge, gonflé, larmoyant, la vue est troublée, la sécrétion salivaire abondante, la narine sèche ou humide ; les cheveux peuvent devenir blancs, rugueux et ils tombent souvent.

La durée de la névralgie est indéterminée ; elle varie entre plusieurs jours et plusieurs années.

On ne la confondra pas avec l'*odontalgie* qui ne donne pas lieu aux contractures du visage, ni à des points douloureux, si ce n'est celui de la dent malade.

Traitement. — La névralgie faciale est très rebelle aux médicaments. Il faut avant tout chercher la cause, on combat après la douleur. Si la maladie est d'origine *palustre* on prend du sulfate de quinine et de l'arsenic ; si l'origine est *syphilitique,* on a recours à l'iodure de potassium ; si elle est *rhumatismale, goutteuse,* on prend des alcalins, des bains de vapeur ; si elle se rattache à la *chloro-anémie,* on emploie les ferrugineux et les toniques. Lorsque la névralgie provient de l'altération du nerf, elle ne peut être guérie que par la section de celui-ci entre l'encéphale et le point malade. Lorsqu'elle est liée à l'altération d'une dent, il suffit de faire arracher cette dernière.

Les principaux médicaments ordonnés pour calmer la douleur sont : la quinine à haute dose, de 1 à 3 grammes, l'aconitine, l'acétanilide, le butylchloral, la gelsémine, le sulfate de cuivre ammoniacal, l'opium, la morphine, la phénacétine, l'exalgine, l'hypnol, les injections de cocaïne, le nitrite d'amyle, les applications de menthol, l'électricité (V. névralgies en général, p. 118).

Migraine. — Voir page 20.

Névralgie cervico-occipitale. — Cette névralgie a son siège dans les branches antérieures des quatre premiers nerfs crâniens et surtout dans le nerf sous-occipital. Sa cause la plus connue est le refroidissement.

Les points douloureux sont : les points *occipital, cervical superficiel, mastoïdien, pariétal* et *auriculaire.*

Le torticolis se distingue de cette névralgie par sa douleur qui est en surface et par l'absence de crises que l'on rencontre toujours dans toute espèce de névralgie.

Le *traitement* est le même que le précédent. Nous recommandons, en outre, l'application de petits vésicatoires volants sur les points douloureux.

CHAPITRE II

MALADIES DES YEUX

Nous allons étudier ces maladies en commençant par les parties superficielles pour arriver progressivement aux profondes. Ce chapitre se trouvera ainsi divisé en 14 paragraphes : 1. Maladies des paupières. — 2. M. des organes lacrymaux. — 3. M. de la conjonctive. — 4. M. de la cornée. — 5. M. de la sclérotique. — 6. M. de l'iris. — 7. M. du cristallin. — 8. M. du corps vitré. — 9. M. de la rétine. — 10. M. de la choroïde. — 11. M. du nerf optique. — 12. M. des muscles de l'œil. — 13. M. de l'orbite. — 14. Pathologie de l'appareil dioptrique de l'œil.

Le lecteur fera bien de consulter le premier volume, pages 152 et 396.

§ 1. — Maladies des paupières.

Orgeolet. — Blépharite ciliaire. — Phlegmon des paupières. — Œdème des paupières. — Érysipèle des paupières. — Blessures du sourcil et des paupières. — Chromhidrôse. — Eczéma. — Chalazion. — Millet. — Epithéliome. — Tumeurs érectiles, verrues. — Trichiasis. — Distichiasis. — Entropion. — Ectropion. — Épicanthis. — Ptosis. — Lagophtalmos. — Blépharospasme.

Orgeolet. — L'orgeolet, nommé ainsi parce qu'il ressemble à un grain d'orge, est une petite tumeur inflammatoire du bord libre des paupières, avec œdème plus ou moins grand de la paupière malade ; au bout de quelques jours elle suppure, jaunit et l'abcès s'ouvre laissant couler quelques gouttes de pus. On voit souvent plusieurs orgeolets se succéder.

TRAITEMENT. — Il suffit d'appliquer des cataplasmes chauds de farine de riz, de mie de pain ; de faire des lotions avec de l'eau de racine de guimauve boriquée et de purger légèrement.

Blépharite ciliaire. — La blépharite (de βλέφαρον, paupière) est l'inflammation du bord libre des paupières. Très souvent chronique, elle occupe le pourtour des cils, *b. furfuracée,* ou le bord palpébral, *b. cilio·glandulaire.*

La *blépharite ciliaire* ou *furfuracée* se caractérise par de la démangeaison, de la rougeur et la production de pellicules blanchâtres semblables à du son. — On la *soigne* en faisant des lotions tièdes avec de l'eau sulfureuse, la liqueur de van Swieten, ou en frictionnant avec la pommade à l'oxyde jaune de mercure.

La *blépharite cilio-glandulaire* est caractérisée par la rougeur plus ou moins vive du bord libre des paupières qui sont boursouflées ; par la sécrétion sur ce bord d'une matière glutineuse, jaunâtre qui colle les cils au point que, le matin, il est impossible d'ouvrir les yeux ; par des ulcérations occasionnant la chute des cils et produisant cet état glabre des paupières qu'on nomme *madarosis* (de μαδαρός, sans poil). Cette blépharite peut donner encore lieu à l'*ectropion* et à l'*entropion* (V. ces mots, p. 364).

On la rencontre chez les enfants lymphatiques, les personnes mal nourries ou vivant dans de mauvaises conditions hygiéniques.

TRAITEMENT. — Pour combattre l'inflammation et faire tomber les croûtes on met des cataplasmes émollients, puis on passe gros comme une lentille de la pommade au précipité rouge ou jaune, de la pommade de Cremer, de Lyon, de la veuve Farnier, de Desault, etc. Si les cils ont pris une direction vicieuse, il faut les arracher.

Phlegmon des paupières. — Ce phlegmon se produit à la suite d'une contusion, d'un coup sur la région de l'œil. Il commence par une rougeur diffuse de la paupière malade avec un point dur qui s'agrandit au fur et à mesure que la paupière gonfle et qui devient bientôt fluctuant. A ce moment le pus se forme et le malade présente les phénomènes généraux accompagnant les abcès : frissons, anorexie, etc. (V. *Abcès chauds*).

TRAITEMENT. — On fait des onctions mercurielles au début, ou l'on met des cataplasmes. Dès que le pus est formé, on ouvre l'abcès en pratiquant une incision parallèle au bord de la paupière et on fait un pansement antiseptique.

Œdème des paupières. — Cet œdème (οἰδεῖν, grossir) est une infiltration de sérosité dans le tissu cellulaire sous-cutané, tissu très extensible. On le rencontre chez les anémiques, les cardiaques, les albuminuriques, les nouvelles accouchées, après une piqûre d'insecte. — La paupière est très gonflée, tendue, luisante, sans rougeur et comme transparente.

Traitement : Compresses résolutives, astringentes, compression ; mouchetures au besoin avec la lancette.

Érysipèle des paupières. — Il offre tous les caractères de l'érysipèle ordinaire (V. p. 156). Il peut, en outre, déterminer la chute des cils et occasionner des abcès de la cornée. — *Traitement* de l'érysipèle.

Blessures du sourcil et des paupières. — La *contusion* produit des ecchymoses plus ou moins étendues, mais sans aucune gravité. Les *plaies* sont plus sérieuses. Si elles attaquent les filets du nerf facial, elles peuvent amener une paralysie incomplète de l'orbiculaire et donner lieu au *lagophtalmos* (V. p. 365). Si elles ont lésé les filets du trijumeau, la vision peut être atteinte. Les *brûlures* produisent surtout de l'ectropion. — *Traitement* (V. *Contusion*, p. 261, et *Plaies*, p. 159).

Chromhidrôse. — La chromhidrôse (de χρῶμα, couleur et ἱδρώς, sueur) est caractérisée par un suintement bleu noirâtre de la peau de la paupière inférieure d'abord, puis de celle du front et même de la face tout entière. La coloration est due à une substance spéciale paraissant sortir des glandes sudoripares ou des follicules sébacés. Cette maladie, dont il est difficile de déterminer la nature, est très rare. Elle semble atteindre surtout les hystériques et les névropathes. — Le *traitement* consiste à enlever la sécrétion toutes les fois que c'est nécessaire au moyen d'un linge imbibé d'huile.

Eczéma. — On le traite comme l'eczéma ordinaire (V. p. 167).

Chalazion. — Le chalazion (de χάλαζα, grêle) est une petite tumeur arrondie, indolore, développée dans l'épaisseur des paupières. De valeur variable (un petit pois au maximum) elle est due à un orgeolet passé à l'état chronique, ou à l'oblitération d'un canalicule des glandes de Meibomius. Son contenu est de la matière sébacée, gélatineuse, ou liquide et purulente.

Le chalazion peut rester longtemps stationnaire et n'avoir d'autre inconvénient que son aspect disgracieux, mais quelquefois il s'enflamme et guérit par suppuration. On peut essayer de le faire disparaître avec une pommade à l'iodure de mercure. Le meilleur traitement est l'extirpation par la peau ou par la conjonctive.

Millet. — C'est un petit kyste blanchâtre, indolore, gros comme un grain de mil ou une tête d'épingle, s'observant sous l'épiderme de la peau des paupières. On l'ouvre avec la pointe du bistouri et on vide le contenu en pressant entre deux ongles.

Épithéliomes. — (V. *Épithéliomes*, p. 292.)

Tumeurs érectiles. Verrues. — Ce sont des tumeurs bénignes qu'on enlève facilement en les liant avec un fil de soie.

Trichiasis. — Le trichiasis (de θρίξ, poil) est le renversement des cils en dedans de l'œil. Le malade craint la lumière et éprouve un sentiment de gêne très appréciable par suite de l'irritation produite par les cils.

TRAITEMENT. — On fait souvent l'*épilation* des cils divisés, avec une pince spéciale ; mais ce moyen réussit rarement. Il vaut mieux recourir à la destruction par le galvano-cautère des bulbes divisés, ou à l'ablation d'un morceau de paupière dont la cicatrice redresse les cils.

Distichiasis. — Quand une rangée de cils se dirige sur le globe oculaire et que l'autre est normale, il y a distichiasis (δίς, deux fois, στίχος, rang). Si cette affection irrite le globe oculaire, on la traite comme la précédente.

Entropion. — L'entropion (de ἐν, en dedans, τρέπειν, tourner) est le renversement du bord libre des paupières en dedans de l'œil. — Il peut être spasmodique par suite d'une contraction prolongée de l'orbiculaire, mais le plus souvent il est dû à la rétraction de la conjonctive palpébrale consécutive à l'ophtalmie chronique. Les yeux sont larmoyants, enflammés et les cils peuvent ulcérer la cornée.

Le *traitement* consiste à exciser un lambeau cutané triangulaire qui raccourcit les téguments et ramène la paupière au dehors (fig. 85).

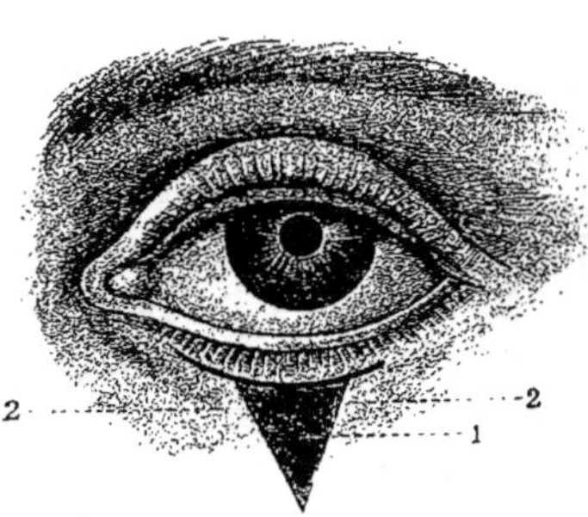

Fig. 85. — OPÉRATION DE L'ENTROPION. — 1. Surface saignante après l'ablation de la peau. — 2-2. Bords devant être affrontés.

Ectropion. — C'est le contraire du précédent ; la paupière est ici renversée en dehors (ἐκ, hors). On le rencontre souvent chez les vieillards ou bien à la suite d'inflammations aiguës internes des paupières, ou après la paralysie du muscle orbiculaire, ou encore à la suite de cicatrices (brûlures, gangrène, plaies, etc.). C'est une infirmité repoussante à laquelle on ne peut remédier que par une opération. Celle-ci consiste à prendre sur la joue

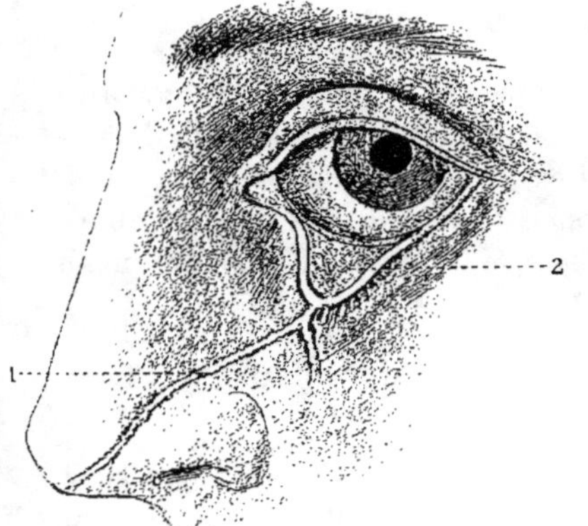

Fig. 86. — Ectropion résultant d'une cicatrice. — 1. Cicatrice cutanée. — 2. Ectropion.

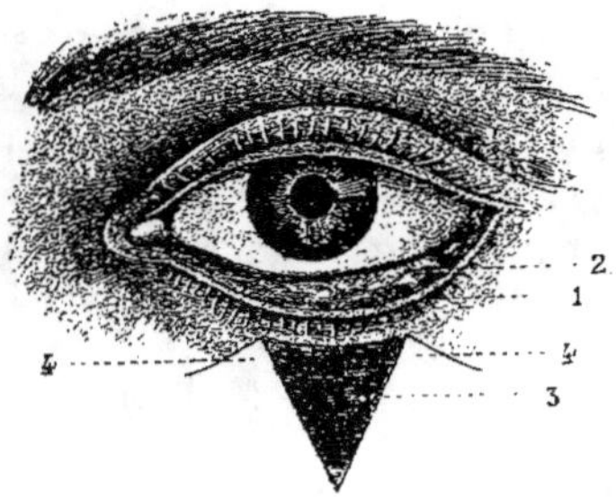

Fig. 87. — Opération de l'ectropion. 1. Bord libre de la paupière renversée. — 2. Conjonctive rouge et tuméfiée. — 3. Surface saignante après l'ablation de la peau. — 4. Lambeaux devant être réunis.

ou le front un lambeau de peau saine dont le renversement ou le glissement amène la paupière à sa position primitive.

Epicanthis. — Cette affection est le développement exagéré dans le grand angle de l'œil (ἐπί, sur, κανθός, angle de l'œil) de la peau simulant une paupière verticale. Ce vice de conformation est rare ; on ne peut le faire disparaître que par une petite opération.

Ptosis. — C'est la chute (πτῶσις, chute) de la paupière supérieure qui demeure constamment baissée. Elle est due à la paralysie de la 3ᵉ paire, ou à l'action exagérée de l'orbiculaire, ou encore à l'insuffisance du muscle releveur de la paupière.

Traitement. — On emploie des frictions excitantes et mieux l'électricité. — Si la ptosis est congénitale, on ne peut la guérir, mais on diminue momentanément les inconvénients en maintenant les paupières écartées au moyen d'une pince à ptosis, qu'on enlève facilement.

Lagophtalmos. — Le lagophtalmos (de λαγώς, lièvre, ὀφθαλμός, œil) est caractérisé par l'impossibilité de fermer entièrement l'œil. Cette affection paraît à la suite de la paralysie de l'orbiculaire, ou de la rétraction cicatricielle des paupières.

TRAITEMENT. — Bains de vapeur, vésicatoires volants autour de l'orbite, injections de strychnine ; électrisation par les courants continus.

Blépharospasme. — C'est le spasme du muscle orbiculaire des paupières. Il est presque toujours dû à une excitation du trijumeau à la suite de conjonctivites, de névralgies sus-orbitaires, de carie des dents, etc. Le *traitement* consiste à soigner d'abord la cause, puis on a recours à l'électricité (courants galvaniques).

§ 2. — Maladies des organes lacrymaux.

Maladies de la glande lacrymale : Dacryadénites. — Xérophtalmie. — Epiphora. — Maladies des points lacrymaux. — Maladies des conduits lacrymaux. — Tumeurs lacrymales. — Dacryocystite et fistule lacrymale.

Maladies de la glande lacrymale. — Elles sont peu fréquentes. La *dacryadénite aiguë* (δάκρυον, larme, ἀδήν, glande) ou inflammation de la glande lacrymale, amène le gonflement de la paupière qui devient très sensible ; le pus se forme et sort par la conjonctive après 5 ou 6 jours. Quand l'inflammation est *chronique*, la paupière est gonflée aussi et la maladie se termine par l'hypertrophie de la glande, ou par *suppuration*. Dans ce cas, il se produit assez souvent une *fistule lacrymale* qui fait communiquer l'extérieur avec ce qui reste de la glande à travers la peau. Cette dacryadénite se manifeste surtout à la suite d'une blessure, d'un coup, mais aussi spontanément chez les scrofuleux, et les syphilitiques.

TRAITEMENT. — Cataplasmes émollients, toniques, préparations iodées à l'intérieur.

Xérophtalmie. — La xérophtalmie (de ξηρός, sec) est caractérisée par la sécheresse de l'œil consécutive à l'altération de la glande qui ne sécrète plus. Si elle est due à l'atrophie, il n'y a pas de remède ; si elle résulte d'un ralentissement de la sécrétion, l'électricité ou les frictions stimulantes peuvent la faire disparaître.

Epiphora. — C'est le contraire de l'affection précédente. Ici la sécrétion lacrymale est tellement abondante que les larmes coulent sur la joue (ἐπί sur, φορέω, porter). L'épiphora est dû à l'iritis, à la kératite, à la présence d'un corps étranger, au froid, à une névralgie. Le traitement est celui de la cause occasionnelle.

Maladies des points lacrymaux. — Le *rétrécissement* de ces points donne lieu au larmoiement ; on le guérit par l'incision. Si l'*obstruction* est complète, ce qui arrive à la suite d'une ophtalmie chronique, il faut faire une incision transversale sur le trajet du conduit lacrymal (V. tome Ier, p. 158).

Maladies des conduits lacrymaux. — Les *rétrécissements* de ces conduits sont traités au moyen de sondes graduées. L'*oblitération*, qui peut être produite par une inflammation granuleuse ou chronique de la muqueuse des conduits, par des végétations, des concrétions ou des corps étrangers, ne peut se guérir qu'en fendant le conduit dans toute sa longueur.

Tumeur lacrymale. — L'inflammation catarrhale de la muqueuse du sac donne lieu, si elle est chronique, à la tumeur lacrymale. Située à l'angle interne et inférieur de l'œil, elle produit du larmoiement. Indolente, elle contient un liquide d'abord limpide, puis filant et même muco-purulent. Elle est consécutive à un rétrécissement du canal lacrymo-nasal, au catarrhe des fosses nasales, à la carie syphilitique ou scrofuleuse.

TRAITEMENT. — On commence par faire des injections d'eau tiède à travers les points lacrymaux inférieurs, et le malade presse fréquemment sur la tumeur pour la vider. Si, après trois semaines, il n'y a pas une amélioration notable, il faut faire pratiquer le cathétérisme.

Dacryocystite et fistule lacrymale. — La dacryocystite (δάκρυ, larmes, κύστις, sac) est l'inflammation aiguë du sac lacrymal. Elle commence par un gonflement douloureux du sac avec rougeur, douleur et fièvre ; puis la peau prend à ce niveau une couleur violacée et un petit phlegmon se forme. Le pus s'échappe au dehors ou par les narines, ou fuse dans le tissu cellulaire environnant, laissant souvent, comme la dacryadénite chronique, une *fistule lacrymale* qui met en communication le sac avec l'extérieur.

TRAITEMENT. — Il faut employer les émollients, puis on ouvre la tumeur dès que le pus est formé ; enfin, on introduit une sonde dans le canal nasal afin de rétablir le cours des larmes.

§ 3. — Maladies de la conjonctive.

Conjonctivite simple. — Conjonctivite catarrhale. — Conjonctivite phlycténulaire ou scrofuleuse. — Ophtalmie purulente des nouveau-nés. — Ophtalmie des adultes. — Ophtalmie diphtéritique. — Ophtalmie granuleuse.
— Symblépharon et ankyloblépharon. — Ptérygion. — Tumeurs de la conjonctive.

Conjonctivite simple. — C'est l'inflammation de la conjonctive. Quand elle est simple, elle se développe sous l'influence
d'une cause irritante, comme le froid, la poussière, la présence
d'un corps étranger, le contact de vapeurs irritantes.

Le malade éprouve la même sensation que s'il avait du sable
ou du gravier dans l'œil ; il craint la lumière un peu vive et ses
yeux pleurent. La conjonctive palpébrale est rouge, veloutée ; le
matin les yeux sont collés. Lorsque la maladie est due à la présence d'un corps étranger, elle guérit dès que ce corps est enlevé ; si elle tient à la profession, elle est plus longue à disparaître.

Traitement. — Il consiste naturellement à supprimer la cause,
puis on agit localement en faisant des fomentations d'*eau chaude*
sur les yeux, et trois jours après on emploie, deux fois par jour, le
collyre suivant : eau, 100 grammes ; sous-acétate de plomb, 20
centigrammes. — Si la cornée est ulcérée, on remplace le sel de
plomb par une même dose de sulfate de zinc.

Conjonctivite catarrhale. — Cette variété se montre lorsque
le malade est déjà atteint de bronchite, de coryza, d'embarras
gastrique. D'abord la conjonctive palpébrale est rouge ; les yeux
sont douloureux, semblent contenir du gravier ; puis la rougeur
envahit la conjonctive bulbaire, et le matin les cils sont collés en
forme de pinceau par leur pointe. Vers le huitième jour tous les
symptômes s'aggravent, le malade, qui a de la fièvre, de la photophobie et du larmoiement, ne voit presque pas. A partir du
douzième, la rougeur et la sécrétion diminuent petit à petit, et
l'état chronique remplace l'état aigu. — L'intensité des symptômes la distinguent de la conjonctivite précédente, et la rapidité
moins brusque de son évolution de la conjonctivite purulente.
Cette affection est bénigne et guérit sans laisser de traces.

Traitement. — Dès le début on touche les points malades avec
un cristal de sulfate de cuivre, et on tient sur les yeux des com-

presses d'eau fraîche. Plus tard on met des cataplasmes de fécule de pomme de terre, pendant une demi-heure, plusieurs fois par jour. Dans l'intervalle, on fait des lotions avec de l'eau de racine de guimauve chaude et on purge légèrement. A la dernière période, seulement, on a recours au collyre que nous venons d'indiquer à la *conjonctivite simple*. Si la douleur est très intense, on fait tomber dans l'œil, matin et soir, une goutte du collyre suivant : Sulfate d'atropine 1 centigramme, eau 10 grammes.

Conjonctivite phlycténulaire ou scrofuleuse. — Elle est caractérisée par la formation d'une ou plusieurs phlyctènes sur la conjonctive, et se rencontre souvent chez les enfants lymphatiques, scrofuleux. On voit généralement sur un point de la conjonctive une petite vésicule de laquelle partent de petits vaisseaux courts et fins (fig. 88) ; cette vésicule peut s'ulcérer. On constate en même temps du larmoiement et de la photophobie.

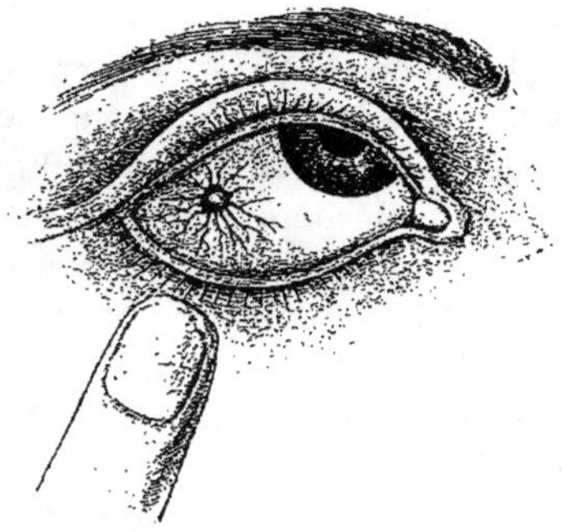

Fig. 88. — CONJONCTIVITE PHLYCTÉNULAIRE.

TRAITEMENT. — Il faut insuffler, matin et soir, une toute petite pincée de poudre de calomel, au moyen d'un tube de verre, d'une plume d'oie, ou d'un peu de papier enroulé. Si la phlyctène est ulcérée, on met des cataplasmes émollients et on instille trois fois par jour une goutte du collyre à l'atropine, 1 centigr. pour 10 gr. d'eau.

Lorsque la cicatrisation s'est faite, on a recours à un collyre au nitrate d'argent : 1 centigr. pour 15 gr. d'eau. Si la photophobie est trop intense, on se sert de la pommade belladonée mercurielle : extrait de belladone 3 gr., onguent mercuriel 15 gr. Le malade prend, en outre, à l'intérieur, des toniques, de l'huile de foie de morue, du quinquina, du sirop de raifort iodé, du sirop d'iodure de fer, etc.

Ophtalmie purulente des nouveau-nés. Cette ophtalmie se déclare généralement trois ou quatre jours après la naissance. Les paupières sont énormément gonflées, surtout la supérieure ; la conjonctive bulbaire l'est tout autant, aussi se produit-il une espèce de bourrelet (*chémosis*, de χήμη, trou, parce que le bourrelet fait paraître le globe oculaire comme au fond d'un trou) autour de la cornée qui se perfore souvent si on ne prend pas les soins voulus, et la perforation peut amener la perte de l'œil. Le pus qui s'écoule est très abondant, il présente une couleur jaune-verdâtre et il est très contagieux.

Traitement. — Il est nécessaire de maintenir l'œil dans un état de propreté extrême, pour cela on fait de fréquents lavages, en plaçant entre les paupières et le globe oculaire une seringue remplie d'eau boriquée tiède ou d'eau naphtolée, 20 centigr. par litre ; on maintient, en outre, des compresses imbibées de cette même eau. Si la cornée est intacte, on renverse les paupières et on cautérise légèrement, deux fois par jour, la conjonctive palpébrale avec un pinceau trempé dans une solution de nitrate d'argent à 1 pour 30, 40, 60 gr. d'eau, suivant l'intensité de la maladie. On neutralise aussitôt après en passant un pinceau imbibé d'eau salée (3 gr. pour 10 d'eau). Si la conjonctive est très boursouflée, on touche avec un crayon au nitrate d'argent mitigé avec deux parties de nitrate de potasse pour une partie de nitrate d'argent. Lorsque la cornée est menacée, on a recours à un collyre laudanisé : laudanum 2 gr., eau 10 gr. ; à la pommade mercurielle belladonée, ou au collyre à l'atropine.

Ophtalmie purulente des adultes. — Elle est rare dans nos pays. On constate d'abord les symptômes d'une conjonctivite ordinaire, puis surviennent le gonflement considérable des conjonctives et l'allongement de la paupière supérieure qui peut descendre jusqu'au milieu de la joue ; un chémosis se forme ; la sécrétion diminue et les signes d'un phlegmon commencent : chaleur, lourdeur, douleur dans l'œil, frissons et fièvre ; la cornée devient grisâtre, s'ulcère, se perfore. Le pus est très contagieux, il faut donc être très prudent.

Traitement. — Dès le début, on cautérise tous les jours ou tous les deux jours avec les crayons au nitrate d'argent mitigé, au sulfate de cuivre ; puis on passe un pinceau imbibé d'eau salée. La solution au nitrate d'argent agit de même. Quand le phlegmon se forme, les caustiques sont abandonnés et on emploie les injections combinées avec les scarifications au bistouri.

Ophtalmie diphtéritique. — Elle est caractérisée par la présence de fausses membranes sur la surface de la conjonctive.

Elle règne souvent en même temps que le croup, surtout dans les hôpitaux d'enfants.

Comme traitement : émissions sanguines locales; calomel; compresses chaudes boriquées.

Ophtalmie granuleuse. — Dans cette ophtalmie, la conjonctive palpébrale est remplie de petites granulations rougeâtres ou orangées. La conjonctive bulbaire est ordinairement rouge; la douleur plus ou moins forte; les paupières sont gonflées et il s'écoule un liquide séreux très contagieux. Le malade a la sensation de corps étrangers dans l'œil.

TRAITEMENT. — Il faut renverser les paupières et les cautériser avec une solution de 1 et 2 grammes de nitrate d'argent pour 15,

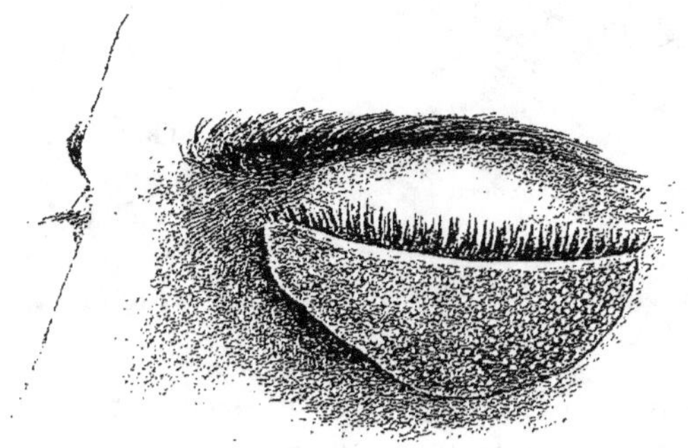

Fig. 89. — OPHTALMIE GRANULEUSE.

tous les jours ou tous les deux jours; passer, après, le pinceau imbibé d'eau salée. Quand la tuméfaction est trop grande, on fait des incisions superficielles. Se méfier des pommades de Lyon, de Desault, etc. — Enfin propreté excessive pour éviter la contagion.

Symblépharon et ankyloblépharon. — Le symblépharon (de σύν, avec, βλέφαρον, paupière) est l'adhérence de la conjonctive palpébrale à la conjonctive bulbaire. Elle est surtout consécutive à une brûlure.

TRAITEMENT. — Il consiste à détruire la bride cicatricielle à l'aide d'un fil de soie que l'on passe dans la partie profonde et qu'on serre fortement; on coupe après la partie de la bride qui reste sur le bulbe.

L'*ankyloblépharon* (de ἀγκύλη, boucle) est l'adhérence du bord libre d'une paupière avec l'autre. Cette affection est consécutive à l'ophtalmie, aux brûlures, mais elle peut être aussi congénitale. — On la guérit en incisant la partie adhérente et en réunissant la peau à la muqueuse correspondante au moyen d'une suture.

Ptérygion. — Le ptérygion (de πτερύγιον, ailette, drapeau) est constitué par l'épaississement de la muqueuse conjonctivale,

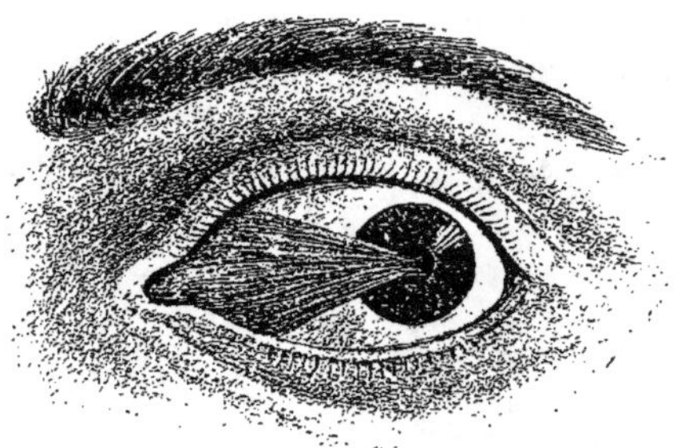

Fig. 90. — PTÉRYGION.

épaississement de forme triangulaire, adhérent à la cornée où se trouve la pointe, tandis que la base est au grand angle de l'œil. Il n'occasionne ni douleur, ni troubles de la vision. Ses progrès sont très lents.

TRAITEMENT.— Au début, on pratique des lotions chaudes avec de l'eau boriquée ou salicylée, puis on fait des onctions avec la pommade au calomel. Quand il est bien caractérisé, il faut le faire enlever.

Tumeurs de la conjonctive. — Ce sont : 1° des *pinguecula* (*pinguiculus*, grassouillet), tumeurs de la grosseur d'une tête d'épingle, jaunâtres, graisseuses et se rencontrant sous la conjonctive ; on a rarement besoin de les extirper ; — 2° des *lithiases* (de λίθος, pierre), petites concrétions calcaires formées le plus souvent dans les glandes de Meïbomius ; on les extrait au moyen d'une aiguille à cataracte ; — 3° des *dermoïdes*, tumeurs qui se développent au voisinage de la cornée ; — 4° l'*encanthis* (ἐν, dans, κανθός, angle de l'œil), petite grosseur apparaissant dans le grand angle de l'œil à la suite du développement exagéré des poils de la caroncule lacrymale, développement occasionnant l'inflammation chronique de la caroncule et produisant l'encanthis. — On arrache les poils et on cautérise avec le crayon au sulfate de cuivre.

§ 4. — **Maladies de la cornée.**

Kératite superficielle ou phlycténoïde. — Kératite suppurative. — Kératite granuleuse ou Pannus. — Kératite interstitielle. — Kératite ponctuée. — Blessures, brûlures, corps étrangers. — Opacités de la cornée : néphélion, albugo, leucome ou taies. — Staphylome opaque. — Staphylome pellucide ou kératocone.

Kératite superficielle ou phlycténoïde. — Le mot kératite (de κέρας, corne, cornée) indique l'inflammation de la cornée. La kératite superficielle est caractérisée par de petites vésicules (*phlycténoïde*) transparentes, siégeant presque toujours sur les bords de la cornée et entourées de vaisseaux sinueux remplis de sang. Les vésicules finissent par se rompre et donnent naissance à une petite ulcération qui se cicatrise lentement laissant surtout une opacité blanche connue sous le nom de *taie* (V. p. 375). L'œil est injecté; il y a de la photophobie et du larmoiement. On observe surtout cette kératite chez les enfants scrofuleux.

Traitement. — Il consiste à faire des fomentations chaudes, à insuffler de la poudre de calomel, à instiller une goutte, matin et soir, d'un collyre à l'atropine, et à passer un peu de pommade au précipité jaune pour combattre la photophobie. Huile de foie de morue et toniques, à l'intérieur.

Kératite suppurative. — Comme son nom l'indique, cette kératite est caractérisée par la formation d'un *abcès de la cornée*. Elle est consécutive à des blessures, ou aux conjonctivites qui surviennent dans le cours des maladies graves, comme la variole, la fièvre typhoïde, etc. On voit d'abord une tache blanchâtre qui s'étend rapidement, devient jaunâtre et donne lieu à une sécrétion de pus prenant le nom d'onyx (*ongle*), quand il s'infiltre entre les

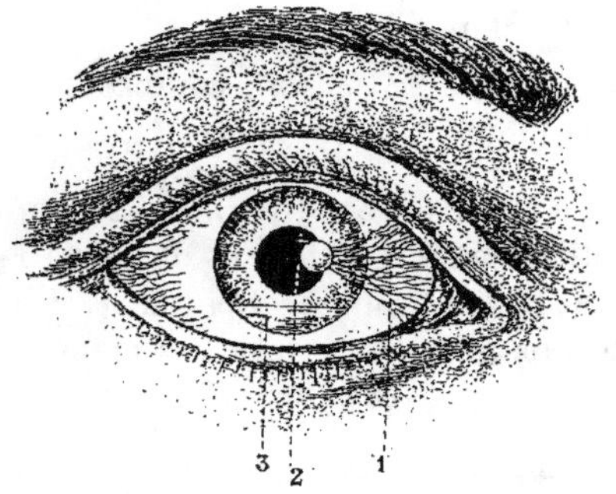

Fig. 91. — Kératite suppurative.
1. Vaisseaux conjonctivaux se dirigeant vers l'abcès. — 2. Abcès perforant. — 3. Hypopyon.

lames de la cornée, et d'*hypopyon* quand il est sous la cornée (ὑπό, sous, πύον, pus) dans la chambre antérieure, après avoir perforé la membrane de Descemet. Lorsque l'abcès s'ouvre au dehors, il donne naissance à un ulcère qui peut persister longtemps, produire une hernie de l'iris et quelquefois un staphylome.

TRAITEMENT. — Instillations d'atropine; frictions avec pommade mercurielle belladonée autour de l'œil; ouverture de l'abcès; insufflation de poudre de calomel et compression.

Kératite granuleuse ou **pannus**. — Le pannus (de *pannus*, pièce d'étoffe) consiste dans l'inflammation de la cornée avec formation d'un réseau vasculaire plus ou moins adhérent ressemblant à une pièce de tissu, à un voile d'un rouge vif (*pannus vasculaire*), ou bien à une épaisse membrane bourgeonnante (*pannus charnu*). La maladie, qui se développe surtout à la suite d'une blessure, de l'irritation produite par les cils déviés, des granulations palpébrales, occasionne un peu de photophobie et du larmoiement.

TRAITEMENT. — Tout en combattant les causes qui l'ont engendré, on cautérise avec le nitrate d'argent, la pommade au précipité rouge; les scarifications, ou petites incisions, sont très utiles.

Kératite interstitielle. — Elle se distingue par une opacité grisâtre de la cornée, le larmoiement et le développement de vaisseaux rayonnés entourant la cornée. Cette maladie n'occasionne ni photophobie, ni douleur marquée, mais elle amène un trouble de la vue. Elle frappe surtout les individus scrofuleux et se développe lentement.

Comme *traitement*, compresses d'eau chaude; douches locales de vapeur; collyre à l'atropine.

Kératite ponctuée. — Cette affection est caractérisée par de petites opacités grisâtres ou bleuâtres siégeant derrière la cornée sur la membrane de Descemet. Elle se montre surtout à la suite de l'iritis. En traitant cette maladie, on traite en même temps la kératite (V. *Iritis*, p. 377).

Lésions traumatiques de la cornée. — 1° BLESSURES. Une plaie nette guérit vite. S'il y a complication de *hernie de l'iris*, on réduit celle-ci avec le dos d'une curette, ou, si la hernie est ancienne, on la coupe et on met un bandage compressif. — 2° BRULURES. Elles sont très graves; il faut bien nettoyer l'œil et maintenir des compresses froides. — 3° CORPS ÉTRANGERS. On les rencontre fréquemment : paillettes de charbon en chemin de fer, coques de grain lancées par le vent, paillettes de fer chez les forgerons, de cuivre chez les tourneurs, etc. Si le corps étranger est petit, il n'occasionne qu'une simple gêne et un peu de rougeur. S'il est gros, il cause une gêne très grande, du larmoiement et de la photophobie ; une inflammation se produit ensuite, la cornée se ramollit et le corps se détache de lui-même après quelques jours. On doit cependant assez souvent l'enlever avec la pointe d'une aiguille à cataracte.

Néphélion, albugo, leucome ou taies. — A la suite des kératites dont nous venons de parler, il reste souvent sur la cornée des taches permanentes. On les appelle, suivant le degré de leur opacité : néphélion (de νεφέλη, nuage), *albugo* (de *albus* blanc), leucome (de λευκός, blanc). Les *taies* peuvent rendre l'accommodation (tome Ier, p. 401) pénible et les deux dernières qui sont plus opaques gênent souvent la vision.

TRAITEMENT. — On insuffle de la poudre de calomel sur les taies légères, ou bien on les cautérise avec le sulfate de cuivre. Quand elles sont trop opaques, on se sert de *lunettes sténopéiques.*

Staphylome opaque. — Le staphylome (de σταφυλή, grain de raisin) est une saillie de la cornée au delà de sa courbure normale. Il est total ou partiel. Sa grosseur varie beaucoup ; il peut devenir assez considérable pour empêcher l'occlusion des paupières. Il est presque toujours dû à une perforation de la cornée, suivie d'une cicatrice formée d'une hernie de l'iris et d'un tissu cicatriciel. Quand le staphylome est partiel, la

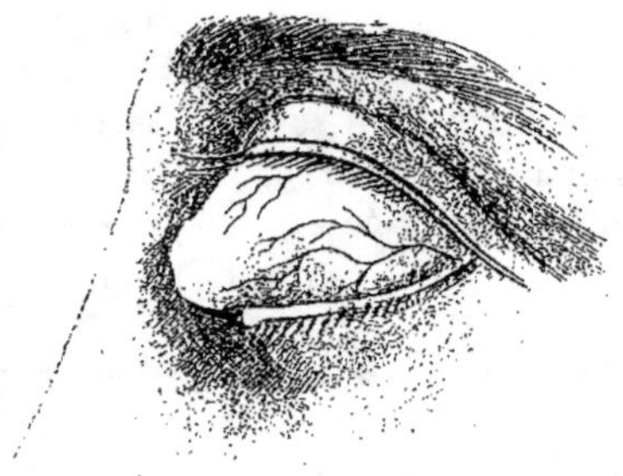

Fig. 92. — STAPHYLOME OPAQUE.

vision n'est pas toujours abolie, malheureusement il tend toujours à devenir total. Le pronostic est grave, car il peut amener la désorganisation complète de l'œil.

TRAITEMENT. — Il faut chercher dès le début à éviter sa formation en faisant des instillations d'ésérine, en plaçant un bandeau compressif, en cautérisant au galvano-cautère. Si malgré tout il se développe, le mieux à faire est d'*enlever* l'hémisphère antérieur de l'œil.

Staphylome pellucide ou kératocone. — Ici la cornée est allongée en forme de cône et elle conserve sa transparence. On observe ce staphylome de 15 à 20 ans, surtout chez les enfants chétifs. On n'en connaît pas les causes. Comme les troubles de la vision sont assez prononcés, on a cherché tous les moyens possibles d'y remédier, et on fait dans ce but plusieurs opérations que nous n'avons pas à décrire ici.

§ 5. — Maladies de la sclérotique.

Sclérite. — Scléro-choroïdite. — Blessures de la sclérotique.

Sclérite. — C'est l'inflammation de la sclérotique. Elle se manifeste sous la forme d'un petit bouton rouge violacé faisant saillie sous la conjonctive bulbaire. Cette affection est de longue durée.

Comme *traitement*, éviter les collyres astringents; instillations d'atropine et compresses chaudes.

Scléro-choroïdite. — Lorsque l'inflammation est profonde, la choroïde est atteinte en même temps. Les boutons ou bosselures sont moins élevés mais s'étendent en surface autour de la cornée; l'iris perd sa transparence et la sclérotique devient staphylomateuse. Son pronostic est très grave, car la vision est toujours diminuée et quelquefois même abolie.

On la *traite* par l'iridectomie.

Blessures de la sclérotique. — Les *plaies* profondes peuvent amener l'évacuation des humeurs de l'œil; si tout le corps vitré ne s'est pas écoulé, la vue est à peu près conservée. Lorsque la plaie n'atteint que la sclérotique, il se produit entre ses lèvres une hernie de la choroïde, du muscle ciliaire ou de l'iris, et l'atrophie du globe s'ensuit. Les *plaies par instrument piquant* n'ont aucune gravité. Les *ruptures* dues à un coup d'ongle amènent souvent le décollement de la rétine, la luxation du cristallin, elles sont donc graves.

Le *traitement* est le même que celui des blessures de la cornée.

§ 6. — **Maladies de l'iris.**

Iritis. — Hernie de l'iris. — Synéchies. — Mydriase. — Myosis.

Iritis. — L'iritis est l'inflammation de l'iris. Elle est caractérisée par une injection vive du pourtour de la cornée qui devient d'un rouge violacé ; l'iris prend une couleur jaune verdâtre ; la pupille se rétrécit, n'est plus aussi mobile et perd sa forme circulaire ; il se produit des exsudats qui soudent le bord pupillaire en plusieurs points avec la capsule antérieure du cristallin (fig. 93) et donnent lieu à des *synéchies postérieures*. Lorsque les vaisseaux dilatés se rompent, le sang s'accumule dans la chambre antérieure et l'on a de l'*hyphéma* (ὑπό, sous, αἷμα, sang); si c'est du pus, on a l'*hypopyon*. L'iris s'épaissit, des douleurs autour du

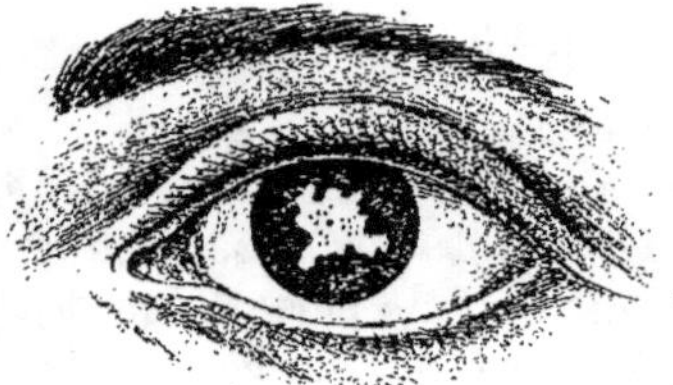

Fig. 93. — Iritis.
Déformation de la pupille.
Synéchies postérieures.

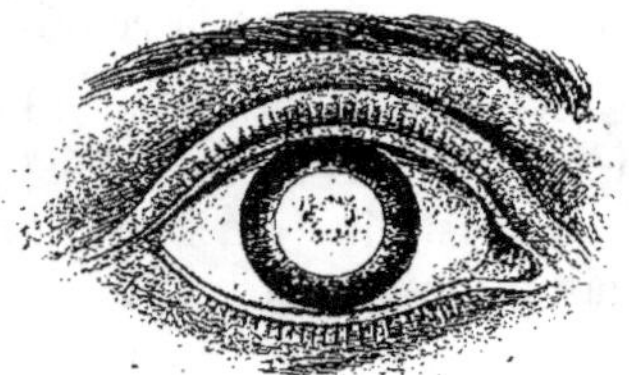

Fig. 94. — Iritis.
Dépôt de pigment sur le cristallin,
suite des synéchies postérieures.

globe de l'œil paraissent et sont très vives, surtout la nuit. On constate, en outre, de la photophobie, du larmoiement et des troubles divers de la vue.

Lorsque l'iritis est bénigne, elle guérit complètement; mais il arrive qu'elle laisse des *synéchies* (V. p. 378) persistantes qui peuvent nécessiter la création d'une pupille artificielle.

On distingue l'*iritis séreuse* caractérisée par l'hypersécrétion d'une *humeur aqueuse;* l'*iritis parenchymateuse* généralement traumatique et compliquée d'exsudats plastiques formant des synéchies postérieures; l'*iritis syphilitique;* l'*iritis rhumatismale ou goutteuse;* l'*iritis scrofuleuse,* etc.

Traitement. — Comme il est nécessaire d'empêcher les adhérences de l'iris, il faut dilater la pupille au moyen d'un collyre à l'atropine un peu fort, 3 centigr. pour 20 gr. d'eau et on instille une goutte 3 fois par jour. On combat la douleur en faisant des onctions autour de l'orbite avec la pommade mercurielle belladonée. En même temps on traite la diathèse : préparations mercurielles et iodurées pour l'iritis syphilitique; des purgatifs, du vin de colchique, du sulfate de quinine pour le rhumatisme et la goutte. Le malade doit porter aussi un morceau de soie noire flottant devant l'œil et s'abstenir de lire et d'écrire.

Hernie de l'iris. — Il y a hernie de l'iris lorsque celui-ci fait saillie dans une ouverture de la cornée consécutive à un abcès ou à une blessure de cette membrane. Le pincement de l'iris dans la cicatrice irrite assez souvent les nerfs ciliaires, d'où rougeur, ophtalmie sympathique et douleurs orbitaires.

Traitement. — La hernie doit être réduite le plus tôt possible en refoulant l'iris avec le dos d'une curette, ou bien en faisant des frictions douces avec le pouce, la paupière étant fermée. S'il n'est pas possible de la réduire, on incise la partie herniée.

Synéchies. — La synéchie est l'adhérence (σύν, avec, ἔχειν, tenir) de l'iris avec la cornée (*synéchie antérieure*) ou avec la capsule du cristallin en arrière (*synéchie postérieure*). La première est la plus fréquente; elle est consécutive à une perforation de la cornée. — Quand elle est récente, l'adhérence peut céder à l'action de l'atropine ; mais on doit quelquefois sectionner la portion qui adhère et l'opération est très délicate.

Mydriase. — C'est la dilatation permanente de la pupille. La mydriase est le résultat de la paralysie des filets nerveux ciliaires; de la paralysie de la 3e paire ; de l'action de l'atropine, de la jusquiame, du datura, de la duboisine, que ces médicaments soient pris à l'intérieur ou employés en collyre ; de l'irritation du grand sympathique par les vers intestinaux, l'épilepsie, l'inflammation de la région cilio-spinale de la moelle ; des blessures de l'orbite, etc. Parfois elle est un accident sans gravité, ne déterminant que des éblouissements avec vision confuse et rapetissée des objets rapprochés. Les verres convexes et enfumés suffisent pour combattre ces symptômes, surtout si on ajoute l'ésérine. Mais il faut toujours rechercher la cause afin de savoir si la dilatation est due à un accident passager, ou bien à l'action des mydriatiques, ou encore à une lésion nerveuse.

Myosis. — La myosis (de μύειν, cligner de l'œil) est caractérisée par la contraction exagérée et permanente de la pupille.

On la rencontre chez les presbytes et chez les individus qui regardent très près des objets très petits. On l'observe dans la méningite, les tumeurs cérébrales, à la suite de l'action de l'ésérine, de l'opium.

TRAITEMENT. — Il doit s'adresser à l'affection dont la myosis est le symptôme ; de plus, on fait des instillations d'atropine et on porte des lunettes à verres enfumés.

§ 7. — Maladies du cristallin.

Luxation du cristallin. - - Cataracte.

Luxation du cristallin. — Le cristallin est luxé, c'est-à-dire n'occupe pas sa position normale, lorsque son ligament suspenseur (*zone de Zinn*, V. *Anatomie*, p. 156) est rompu. La luxation peut être *incomplète*, et l'iris, refoulé par le cristallin, fait saillie dans la chambre antérieure, ce qui amène un trouble de la vue. La luxation est *complète* quand le cristallin glisse dans le corps vitré, dans la chambre postérieure, ou sous la conjonctive.

TRAITEMENT. — Il faut extraire le cristallin lorsqu'il est dans la chambre antérieure et sous la conjonctive. Dans les autres cas on le laisse s'il n'occasionne pas de vives souffrances. Lorsque la luxation est peu prononcée, il suffit de mettre des lunettes sténopéiques (V. le dictionnaire).

Cataracte. — La cataracte (de καταρράκτης, chute d'eau) est l'opacité du cristallin, opacité provenant soit d'une altération de la lentille, *cataracte lenticulaire*, soit de la capsule, *cataracte capsulaire*, soit d'une lésion des deux, *cataracte capsulo-lenticulaire*, soit de l'existence d'exsudats consécutifs à une iritis, *cataracte pseudo-membraneuse*. Enfin, on dit qu'elle est *molle* lorsque le cristallin est ramolli, *dure* si c'est le contraire.

Ses causes sont : les traumatismes (blessures, contusions, corps étrangers du globe oculaire) ; les irido-choroïdites, les glaucomes, les rétinites (V. plus loin) ; l'âge, *cataracte sénile*, surtout lorsque l'individu est atteint de diabète ou d'albuminurie ; enfin, il y a des cataractes congénitales.

Généralement la vue s'affaiblit peu à peu, mais quelquefois elle disparaît brusquement. Le malade est gêné lorsqu'il fait grand jour, il préfère la demi-obscurité. Il ne voit pas loin et les objets lumineux lui paraissent entourés de grands rayons. Il a devant les yeux comme des *mouches volantes* (V. p. 381); il marche la tête basse, tandis que l'*amaurotique* (V. p. 385) s'avance la tête haute.

Dans la *cataracte congénitale*, l'enfant est aveugle lorsqu'elle est *molle*, et il voit très peu lorsqu'elle est *zonulaire*, c'est-à-dire lorsqu'elle forme une zone autour du noyau du cristallin; dans ce cas il regarde de très près avec le moins de jour possible, ce qui peut faire croire qu'il est myope. — Dans la *cataracte sénile*, ce sont les couches corticales qui deviennent opaques en plusieurs points à la fois, sous forme de taches s'étendant peu à peu et finissant par intercepter la lumière. Le noyau devient dur à son tour, cataracte pierreuse, et peut se colorer en vert, ou en noir, *cataracte verte, cataracte noire.* — La *cataracte traumatique* est toujours molle. Celle-ci s'observe quelquefois chez les jeunes gens; sa marche est rapide et elle est assez grave.

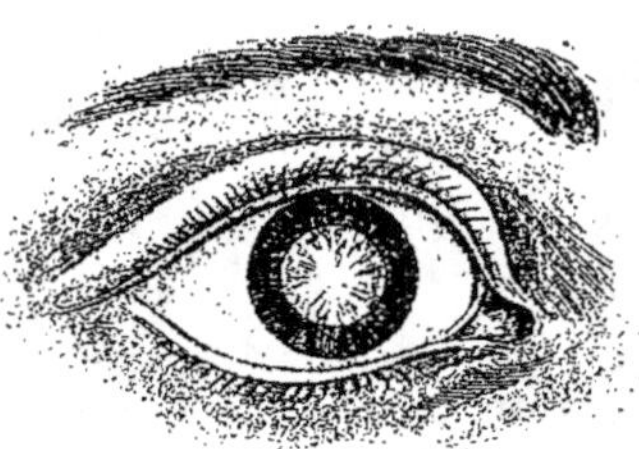

Fig 95. — CATARACTE.

TRAITEMENT. — On peut *abaisser* le cristallin, mais c'est un moyen infidèle. Il vaut mieux recourir à l'*extraction* et surtout à l'*extraction linéaire.*

§ 8. — Maladies du corps vitré.

Synchysis. — Hémorragie du corps vitré. — Corps étrangers. — Mouches volantes.

Synchysis. — Le synchysis (de σύγχυσις, mélange) est le ramollissement du corps vitré dont la consistance devient analogue à celle de la glycérine. L'iris tremblote pendant les mouvements de l'œil. Quand le synchysis est *étincelant*, on voit, à l'ophtalmoscope, en suspension au milieu du corps vitré, de tout petits cristaux de cholestérine et de tyrosine simulant une pluie d'or. — Aucun traitement n'a pu combattre cette affection.

Hémorragie du corps vitré. — Cette hémorragie, pouvant provenir des artères ciliaires ou des artères rétiniennes, abolit

presque toujours la vue complètement et subitement. Elle se produit à la suite d'une altération du sang, d'une chute, d'une blessure profonde. Comme traitement, il n'y a pas grand'chose à
faire. Dans les cas heureux, le sang se résorbe petit à petit et la
vision n'est pas trop troublée.

Corps étrangers. — Ce sont presque toujours des grains de
plomb reçus en chassant, des éclats de fer, etc. Outre le désordre
qu'ils causent dans les membranes qu'ils traversent, ils irritent,
une fois arrivés dans le corps vitré, les membranes internes et
provoquent souvent un phlegmon aigu dans l'œil malade et une
ophtalmie sympathique dans l'œil sain. La terminaison la plus
heureuse est lorsque le corps étranger peut rester en suspension
dans le corps vitré et s'y enkyster.

Traitement. — Il ne faut rien faire tant que le corps étranger n'occasionne aucun accident inflammatoire, mais on ne doit
pas hésiter à enlever tout l'œil dès que l'inflammation est manifeste.

Mouches volantes. — Ce sont des points brillants, des globules, des chapelets irisés ou des ombres légères qui passent
devant les yeux lorsqu'on regarde vaguement un ciel pur. Ces
images sont dues à des corpuscules très ténus qui flottent dans le
corps vitré et jettent une ombre sur la rétine. On les rencontre
chez des personnes bien portantes, mais elles indiquent presque
toujours une congestion du fond de l'œil, congestion qu'il faut
combattre par des purgatifs et des lunettes teintées.

§ 9. — Maladies de la rétine.

Rétinites. — Hémorragie de la rétine. — Embolie de l'artère centrale. —
Décollement.

Rétinites. — La rétinite ou inflammation de la rétine est
idiopathique ou *symptomatique*. La première constitue une affection spéciale qui peut être une manifestation de la diathèse rhumatismale, ou bien le résultat d'un excès de travail, d'une excitation trop forte et prolongée de cette membrane. La rétine devient grisâtre, louche, elle peut s'atrophier ainsi que le nerf optique ; la pupille est rouge ; la vision plus ou moins abolie. —

Comme *traitement* il faut combattre la cause, donner quelques purgatifs et des préparations iodurées.

La rétinite symptomatique renferme 5 variétés.

Rétinite albuminurique. — Elle est caractérisée par des hémorragies et des plaques graisseuses, blanchâtres, disséminées d'une manière irrégulière et frappe les personnes ayant de l'albumine dans les urines. Les deux yeux sont toujours atteints, mais les troubles de la vue ne sont pas en proportion avec les altérations de la rétine. La marche est subordonnée à celle de l'affection qui l'a produite. — Le meilleur traitement est le régime lacté et les transpirations ; il faut, en outre, éviter de fatiguer les yeux.

Rétinite diabétique. — On la rencontre assez rarement. Quand elle existe, on voit à l'ophtalmoscope des taches hémorragiques et exsudatives avec atrophie de la pupille. — Le *traitement* est celui du diabète.

Rétinite leucocythémique. — Le fond de l'œil est jaune orangé au lieu d'être rouge. — Traitement reconstituant (V. *Anémie*).

Rétinite pigmentaire. — Cette rétinite est caractérisée par des amas du pigment choroïdien dans la rétine. Elle débute dans la région de l'ora serrata (V. 1ᵉʳ vol.) et gagne le pôle postérieur ; il s'ensuit une diminution graduelle du champ visuel périphérique, et peu à peu la cécité devient complète. Dès le début, le malade est atteint d'*héméralopie* (ἡμέρα, jour, et ὄπτεσθαι voir), c'est-à-dire qu'il n'y voit que pendant le jour, qu'il est atteint de cécité presque complète après le coucher du soleil. Cette affection, dont la marche est lente, mais fatale, peut être congénitale, elle atteint les deux yeux à la fois. — Aucun *traitement* n'a donné un bon résultat. Ne pas fatiguer la vue ; toniques.

Rétinite syphilitique. — Assez rare. — Traitement de la syphilis (V. 4ᵉ vol.).

Hémorragie de la rétine. — L'hémorragie artérielle est peu fréquente. L'hémorragie veineuse se produit surtout chez les albuminuriques. La vue est troublée ou perdue subitement, suivant le degré de l'hémorragie.

TRAITEMENT. — Sangsues au sacrum, saignée au bras, purgatifs salins répétés.

Embolie de l'artère centrale. — Un caillot sanguin peut venir de plus ou moins loin oblitérer l'artère centrale de la rétine

et déterminer une *cécité subite d'un seul œil*. Quelques semaines
après la vue s'améliore un peu par suite de la circulation collatérale qui se forme, à moins que l'embolie ne se soit arrêtée
dans l'artère ophtalmique; dans ce cas la vue est irrémédiablement perdue. — Aucun traitement.

Décollement de la rétine. — Cette membrane se décolle
surtout à la suite de la production d'une sérosité entre elle et la
choroïde. La vue s'altère, devient incomplète; les objets semblent brisés, en zigzag. Aucun traitement ne donne encore ici de
résultat.

§ 10. — Maladies de la choroïde.

Choroïdite atrophique. — Scléro-choroïdite postérieure. — Choroïdite plastique.
— Choroïdite séreuse ou glaucome. — Choroïdite suppurative. — Tumeurs.

Choroïdite atrophique. — On observe principalement cette
choroïdite chez les individus dont la face est habituellement congestionnée. Ils voient
des mouches volantes,
les objets déformés et,
plus tard, ils ne voient
plus que très difficile-
ment. Lorsque la mala-
die a atteint toute l'en-
veloppe, le fond de l'œil
apparaît comme une ta-
che blanche. — Il faut
éviter les congestions
au moyen des purgatifs
et ne pas fatiguer les
yeux.

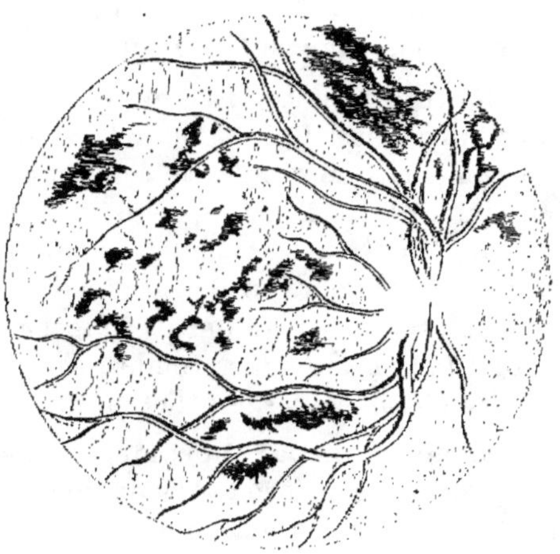
Fig. 96. — CHOROÏDITE PLASTIQUE.

**Scléro - choroïdite
postérieure.** — (Voir
page 376).

Choroïdite plastique ou exsudative. — Cette choroïdite est
assez fréquente chez les personnes qui présentent des troubles
de la circulation, chez les femmes vers l'âge de 50 ans, chez les
syphilitiques, les enfants à la suite d'accidents cérébraux graves.
La vue s'affaiblit, le malade voit des mouches volantes, des

brouillards devant ses yeux. Quand l'affection est simple, elle peut guérir à la suite d'un repos absolu dans l'obscurité, en faisant des frictions mercurielles et en prenant du calomel à l'intérieur. Quand elle est consécutive à des accidents typhoïdes, elle entraîne presque toujours la perte de l'œil parce qu'elle s'accompagne en même temps de complications graves du côté de l'iris et du cristallin.

Choroïdite séreuse ou glaucome. — Un des principaux symptômes de cette choroïdite est l'apparence *verdâtre* de l'œil, d'où le nom de glaucome (de γλαυκός, vert de mer). Le sujet voit une sorte de brouillard autour des objets qu'il regarde ; il ressent des douleurs dans l'orbite, au front, aux tempes ; il aperçoit des cercles irisés autour de la flamme d'une bougie ; l'œil devient dur comme une bille de marbre ; la vision disparaît à peu près complètement ; la pupille est dilatée et l'iris pâle, immobile. — Le glaucome *chronique* ne se constate bien qu'avec l'ophtalmoscope ; la vision disparaît petit à petit sans troubles extérieurs, et le globe oculaire ne devient dur que très tard. Il est incurable. — Le glaucome aigu se traite par l'*iridectomie*.

Choroïdite suppurative. — On la rencontre dans les maladies infectieuses graves, ou à la suite d'une violente contusion. La conjonctive est injectée, les paupières infiltrées, la cornée et l'iris altérés ; l'œil est le siège de douleurs violentes ; la vision disparaît. Le pus s'accumule dans le corps vitré et se fait jour à l'extérieur après avoir perforé l'œil.

Traitement. — Au début, sangsues à la tempe, saignée, purgatifs. Potion calmante ; compresses chaudes, et, si les douleurs sont intolérables, large ponction.

Tumeurs de la choroïde. — Dans les yeux atrophiés, la choroïde se transforme quelquefois en une coque osseuse ; elle peut aussi se tuberculiser. On rencontre encore le *sarcome* et le *carcinome,* tumeurs réclamant l'extirpation de l'œil.

§ 11. — Maladies du nerf optique.

Névrite optique. — Atrophie du nerf optique. — Amblyopie et amaurose. — Dyschromatopsie et daltonisme. — Hémiopie. — Héméralopie.

Névrite optique. — L'inflammation du nerf optique se caractérise par les symptômes suivants : pupille dilatée, affaiblis-

.sement de la vue, hémiopie; papille rouge, saillante, infiltrée; artère rétinienne diminuée, veines gonflées. Sa cause est presque toujours une lésion du cerveau; elle peut se produire encore dans le cours de la syphilis et du rhumatisme. Le *pronostic* est très grave, puisque la vision ne s'améliore que très rarement.

TRAITEMENT. — A la période congestive, saignées locales et révulsifs, purgatifs répétés. Bromure de potassium à haute dose sulfate de quinine, repos absolu des yeux.

Atrophie du nerf optique. — A la suite de la maladie précédente, d'une tumeur au fond du globe oculaire, et de certaines affections cérébro-spinales, le nerf optique s'atrophie. Cela arrive surtout chez l'homme de 30 à 50 ans, et ordinairement dans les deux yeux. Le malade commence par se plaindre de douleurs et de fourmillements dans les jambes (symptômes de l'inflammation cérébro-spinale), puis la vue s'affaiblit graduellement, les couleurs ne sont pas perçues exactement, et des éclairs lumineux traversent la vision. La papille prend une teinte blanc nacré, et les vaisseaux capillaires disparaissent. Lorsque l'atrophie est complète, la perte de la vue est irrémédiable.

TRAITEMENT. — Il faut d'abord combattre la cause; puis, au début, on évite les excès, l'alcool; plus tard on fait de l'hydrothérapie et de l'électricité (courants continus).

Les maladies suivantes résident dans l'appareil sensoriel cérébral, mais ne présentent aucune lésion appréciable à l'ophtalmoscope.

Amblyopie et amaurose. — L'amblyopie (de ἀμβλύς, obtus, émoussé) consiste dans un affaiblissement de la vision sans lésion des membranes du fond de l'œil, ou vice de conformation ou de fonctionnement. Quand elle est très prononcée, c'est-à-dire lorsque le malade ne peut plus se conduire, on a l'*amaurose* (de ἀμαυρός, obscur). Celle-ci est encore nommée *goutte sereine*, parce qu'on croyait autrefois que la cécité était due à l'obstruction du nerf optique par une humeur claire. — L'amblyopie consécutive à l'abus prolongé des boissons alcooliques est grave si le malade continue à boire; elle guérit, au contraire, s'il se corrige de son défaut, et s'il prend matin et soir 1 centigr. d'extrait thébaïque en pilules. — Le tabac agit de la même manière que l'alcool. — Dans l'*amblyopie sénile*, l'acuité de la vision baisse au fur et à mesure qu'on avance en âge. — D'autres causes peuvent provoquer cette maladie : l'hystérie, la vision brusque d'un objet très lumineux, l'excitation continue du trijumeau, la chlorose, la grossesse, l'intoxication par le plomb, la belladone, etc. Ces amblyopies produisent quelquefois une cécité complète, mais la plupart se dissipent assez rapidement.

Dyschromatopsie et daltonisme. — La dyschromatopsie (de δύς, mal, χρῶμα, couleur, et ὄψις, vue) est cet état particulier de la vue qui fait qu'on n'a qu'une perception fausse ou incomplète des couleurs. L'anglais Dalton, qui était atteint de cette affection, l'avait appelée *daltonisme*. Sa forme la plus complète est l'*achromatopsie*. Les daltonistes ne perçoivent pas le rouge, ils le confondent avec le vert sale ; le bleu et le violet leur paraissent blancs. La maladie est souvent congénitale ; elle s'observe aussi à la suite de certaines rétinites (V. tome II).

Hémiopie. — L'hémiopie (de ἥμισυς, moitié) est une affection qui fait perdre la moitié du champ visuel, il s'ensuit que le malade ne voit que la moitié des objets qu'il regarde. Elle est consécutive d'ordinaire à une lésion cérébrale siégeant sur le trajet d'une bandelette optique. Elle est *horizontale*, ou *verticale*, ou *homonyme*, si elle frappe les deux mêmes moitiés des deux yeux, ou *croisée*, si c'est la moitié droite de l'œil droit et la moitié gauche de l'œil gauche.

Héméralopie. — Cette maladie est caractérisée par la perte à peu près complète de la vue après le coucher du soleil. L'individu atteint y voit le jour (ἥμέρα, jour, et ὄπτεσθαι, voir), mais à l'approche de la nuit, il n'y voit presque plus. On rencontre l'héméralopie chez les militaires campés en plein air, chez les prisonniers, les marins, les voyageurs parcourant d'immenses plaines de neige ; ou à la suite de la choroïdite syphilitique, de la rétinite pigmentaire.

TRAITEMENT.— Repos absolu des yeux ; régime tonique et reconstituant.

§ 12. — Maladies des muscles de l'œil.

Paralysie de la 3e paire. — Paralysie de la 4e paire. — Paralysie de la 6e paire. Nystagmus. — Strabisme.

Nous avons déjà parlé de la paralysie des 3e, 4e et 6e paires, v. p. 357, Paralysie des nerfs moteurs de l'œil.

Nystagmus. — Le nystagmus (de νυστάζειν, avoir besoin de sommeil) est une affection caractérisée par des oscillations rythmiques des globes oculaires, se produisant sous l'influence de contractions involontaires et saccadées de quelques-uns de leurs muscles. Ces oscillations se produisent verticalement et horizontalement ; elles peuvent avoir lieu aussi sous forme de rotation ou de circumduction.

Le nystagmus est souvent congénital, mais il est surtou d'origine oculaire, d'origine cérébrale ou médullaire, enfin il paraît chez les ouvriers qui travaillent dans les mines de charbon, *nystagmus des mineurs*.

Certains malades ne sont pas incommodés par ces mouvements qui augmentent avec les excitations morales, les variations de l'éclairage, les efforts brusques de l'accommodation, et qui disparaissent pendant le sommeil profond naturel ou provoqué.

Mais d'autres, atteints de nystagmus paroxystique, se trouvent très gênés ; ils voient les objets danser devant leurs yeux, ce qui leur procure le vertige.

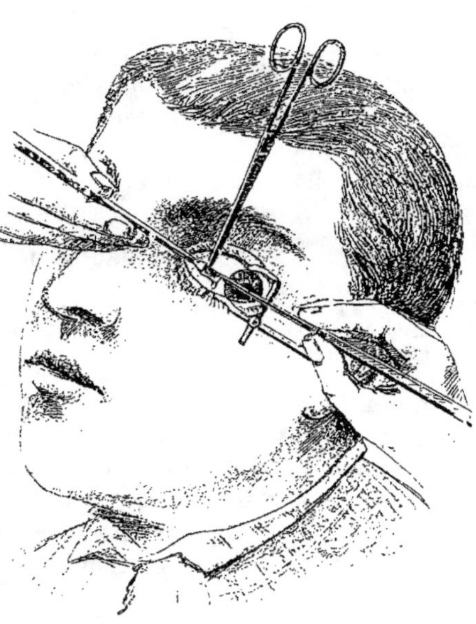

Fig. 97. — OPÉRATION DU STRABISME.

Le *traitement* consiste surtout à combattre les causes qui l'ont produit.

Strabisme. — Le strabisme (de στραβός, louche) est cette infirmité, connue de tout le monde, par laquelle un œil fixe un point tandis que l'autre en regarde un différent, ce qui supprime la vision binoculaire ; en effet, le malade ne peut se servir que d'un œil pour fixer les objets.

On dit que le strabisme est *monolatéral* quand c'est toujours le même œil qui est dévié ; *alternant*, quand les deux yeux le sont tour à tour ; *convergent*, lorsque l'œil regarde en dedans ; *divergent* dans le cas contraire ; *périodique*, quand la déviation ne se produit qu'à certains moments ; *relatif*, quand il n'existe que pour certaines positions du regard.

La déviation est due tantôt à la rétraction d'un muscle de l'œil, c'est le *strabisme vrai* ; tantôt à la paralysie d'un de ces muscles ; tantôt à une adhérence cicatricielle ou à une tumeur empêchant le fonctionnement d'un ou de plusieurs muscles.

TRAITEMENT. — Il est orthopédique ou chirurgical. Le premier consiste dans la correction de l'anomalie de la réfraction au moyen de verres appropriés ; le redressement des lignes visuelles en favorisant l'exercice des muscles de l'œil au moyen de prismes et du stéréoscope. — Le traitement chirurgical a pour but de déplacer l'insertion du muscle rétracté en le coupant et en le laissant se reformer un peu en arrière.

§ 13. — Maladies de l'orbite.

Phlegmon. — Périostite orbitaire. — Carie des parois de l'orbite. — Blessures et corps étrangers. — Tumeurs. — Goitre exophtalmique. — Luxation du globe de l'œil.

Phlegmon. — Ce phlegmon est l'inflammation du tissu cellulaire garnissant l'orbite. L'œil est projeté en avant, les paupières sont rouges et la douleur est vive le long des nerfs sus et sous-orbitaires. Le pus sort à travers la paupière ou la conjonctive. La vision peut être abolie momentanément. Les causes sont : une contusion profonde, la cachexie, un érysipèle, une fièvre grave.

TRAITEMENT. — Sinapismes, compresses froides si le phlegmon est dû à un traumatisme ; dans le cas contraire, cataplasmes chauds et ouverture de l'abcès le plus tôt possible.

Périostite orbitaire. — Elle est souvent la conséquence du phlegmon ou d'un tempérament scrofuleux, et présente à peu près les mêmes symptômes que la maladie précédente. Elle engendre une *fistule*, dans laquelle on fait des injections iodées faibles comme traitement.

Carie des parois de l'orbite. — La carie se produit surtout à la suite de contusions, ou elle peut paraître spontanément chez les scrofuleux et les syphilitiques. La partie malade enfle, fait gonfler la paupière supérieure et des douleurs assez aiguës commencent au moment où le pus fétide s'écoule. L'ouverture de l'abcès donne lieu à une fistule.

Traitement. — On favorise la sortie du pus; on introduit une mèche à demeure et on prescrit les médicaments nécessaires pour combattre la scrofule ou la syphilis.

Blessures et corps étrangers. — Les *blessures* produites par des instruments piquants ou tranchants ne sont sérieuses que si elles sectionnent des nerfs ou des vaisseaux, parce qu'alors elles donnent naissance à des paralysies ou à des anévrysmes. Lorsqu'elles s'accompagnent de fracture des parois, elles sont graves. Les *contusions* provoquent, souvent des abcès. Les *corps étrangers* n'occasionnent pas généralement de grands désordres.

Traitement. — Les plaies simples et les contusions ne réclament que des compresses froides; les fractures, le repos et l'extraction des esquilles ; les abcès, les cataplasmes et l'incision; les corps étrangers, leur extraction.

Tumeurs. — La pénétration de l'air dans le tissu cellulaire à la suite d'une fracture ou de la déchirure du sac lacrymal constitue l'*emphysème* qui n'est sérieux que lorsqu'il y a fracture. — L'*hématocèle* résulte de l'hémorragie consécutive à une rupture vasculaire. Il suffit de comprimer légèrement et de mettre des compresses froides. — Les *kystes hydatiques* (qui contiennent un liquide limpide) réclament des ponctions réitérées. — Les *tumeurs vasculaires* sont érectiles, variqueuses ou anévrysmales; on les combat par la compression et la coagulation. — Les *exostoses* se développent lentement; il faut essayer de les enlever. — Le *cancer de l'orbite* réclame l'extirpation de l'œil avec rugination des parois.

Goitre exophtalmique. — V. aux maladies du cou.

Luxation du globe de l'œil. — Elle est de cause interne ou externe. Les causes internes sont : l'anévrysme de l'artère ophtalmique, les tumeurs solides, le goitre exophtalmique. Le globe oculaire fait une forte saillie entre les paupières. Les causes externes peuvent être assez violentes pour faire pendre sur les joues l'œil qui n'est plus retenu que par le nerf optique. — Il faut mettre l'organe de la vision en place et maintenir des compresses froides. Généralement la vision se rétablit.

§ 14. — Pathologie de l'appareil dioptrique de l'œil.

Presbytie. — Myopie. — Hypermétropie. — Astigmatisme.

Presbytie. — La presbytie (de πρέσβυς, vieillard) est un défaut de la vue résultant de l'affaiblissement de l'organe de la vision. Cet affaiblissement vient de ce que le cristallin, devenant plus dense au fur et à mesure qu'on avance en âge, est moins apte à changer de courbure, et l'accommodation ne peut pas se faire d'une manière suffisante. Elle se manifeste chez les personnes qui avaient un œil normal, emmétrope (V. 1er vol.), vers l'âge de 45 ans. Elles s'aperçoivent qu'elles ne peuvent lire le soir les petits caractères qu'avec une grande difficulté, et elles éloignent le livre de leurs yeux tout en l'approchant de la lumière. La vision éloignée est toujours bonne.

Dès qu'on s'aperçoit que l'on devient presbyte, il faut mettre des verres biconvexes, et comme la presbytie augmente d'une façon assez régulière, voici une échelle où les numéros des verres correcteurs sont calculés sur le nombre des années.

Age. . . . . :	48	50	55	58	60	62	65	70	75	80
Nos des verres biconvexes :	60	40	30	22	18	14	13	10	9	7

Myopie. Hypermétropie. — La myopie, nommée ainsi parce que les myopes clignent des yeux (μύειν, cligner, et ὤψ, œil), est cette condition de l'organe de la vision dans laquelle les rayons parallèles venant d'un objet lointain forment leur image en avant de la rétine. (V. tome Ier, p. 410.) Cette disposition oblige le myope à rapprocher l'objet le plus possible de son œil afin de reculer le foyer et le faire arriver sur la rétine. — Le myope a souvent le globe oculaire gros et à fleur de tête; quand il regarde au loin, il a l'air un peu hébété parce qu'il ne voit pas distinctement; il peut voir dans certains cas des *mouches volantes*. La myopie augmente généralement par suite de la fatigue à laquelle les yeux sont soumis. Elle peut amener le décollement de la rétine.

Cette maladie guérit quelquefois; on peut, du moins, l'empêcher de s'accroître et de devenir dangereuse; il suffit pour cela de suivre les règles hygiéniques que nous avons déjà données, tome II, p. 341.

Le *traitement* proprement dit consiste, lorsque la maladie est bien caractérisée, à porter des lunettes à verres biconcaves.

Quand elle est comprise entre 1/24 et 1/10, c'est-à-dire quand on voit dans le premier cas avec les verres n° 24, et dans le second avec les verres n° 10, la myopie est dite moyenne. Alors on prescrit chez les sujets jeunes des verres corrigeant complètement la myopie ; chez les sujets un peu âgés, on recommande deux espèces de verres compris entre le n° 24 et le n° 10, suivant le degré de l'affection ; les uns servent pour les objets rapprochés et les autres pour les objets éloignés. Quand la myopie est forte, il est préférable de ne prendre que des verres assez faibles, afin de rendre la vision plus facile sans la corriger.

Hypermétropie. — Dans l'hypermétropie, à l'inverse de la myopie, l'image de l'objet va se former au delà de la rétine, parce que le diamètre antéro-postérieur du globe est trop court. (V. tome Ier.) Cette affection est héréditaire, comme la myopie. Elle s'accompagne souvent d'un peu de strabisme convergent et surtout d'*asthénopie,* c'est-à-dire d'une fatigue de l'accommodation se manifestant par la vision confuse, le trouble des objets, au bout d'un certain temps de travail ou de lecture, par le larmoiement et le mal de tête. Ces symptômes disparaissent avec le repos, mais recommencent dès qu'on fatigue les yeux à nouveau. — On combat l'hypermétropie au moyen de lunettes à verres convexes.

Astigmatisme. — Il y a astigmatisme (de ά privatif, et στίγμα, point) lorsque les méridiens des milieux oculaires présentent une courbure inégale, ce qui amène une irrégularité dans la réfraction de la lumière. L'astigmatisme est *régulier* quand la courbure varie d'une façon continue lorsqu'on passe d'un méridien à l'autre ; il est *irrégulier,* lorsque les courbures varient sans régularité. On corrige ces défauts avec des verres cylindriques.

CHAPITRE III

MALADIES DES OREILLES ET DU NEZ

A. — Maladies des oreilles.

§ 1. — Maladies du pavillon de l'oreille.

Le pavillon de l'oreille peut être *contusionné, comprimé, brûlé ;* il est le siège de *plaies* diverses, d'*eczéma,* de *tumeurs,* de *kystes ;*

mais le traitement de toutes ces affections n'offre rien de particulier.

V. l'*Hygiène de l'oreille,* tome II, page 337.

§ 2. — Maladies du conduit auditif.

Corps étrangers. — Otite externe aiguë. — Otite chronique ou Otorrhée. — Polypes. — Accumulation de cérumen.

Corps étrangers. — La présence d'un corps étranger dans le conduit auditif externe est assez souvent constatée, surtout chez les enfants. Ceux-ci, en effet, peuvent, en jouant, introduire un petit caillou, un bouton, une perle, une graine, un noyau de cerise, un haricot, un pois, un pépin de fruit, un grain de café, un morceau de crayon, de pastel, du petit plomb, une boulette de pain, de papier, un insecte, une mouche, etc., etc. Ces derniers entrent quelquefois d'eux-mêmes dans le conduit, quand les enfants ou les grandes personnes sont couchées sur le sol.

Que se passe-t-il, d'ordinaire, lorsqu'un enfant imprudent a fait pénétrer quelque chose dans son oreille? Il avertit immédiatement ses parents ou les personnes qui l'entourent. Et comme, la plupart du temps, le corps étranger se voit encore, on cherche aussitôt à l'extraire, pensant que l'opération est d'une facilité extrême, et plus on fait des efforts pour le retirer, plus on l'enfonce. Ce n'est qu'alors qu'on songe à avertir le médecin, si on n'attend pas quelques jours encore, jusqu'au moment où une inflammation plus ou moins grave se produit, occasionnant des douleurs assez intenses. Il est évident qu'à ce moment-là l'extraction du corps étranger est très difficile, et on ne peut même réussir qu'à la condition d'employer surtout un des moyens dont nous allons parler, les injections forcées d'eau tiède.

Les procédés indiqués pour l'extraction des corps étrangers varient beaucoup, suivant la nature du corps introduit dans l'oreille. Les uns sont bons, les autres peuvent être nuisibles. Nous allons dire un mot des plus connus.

Un chirurgien allemand, Trœltsch, conseille de ne pas toucher au corps étranger quand il n'y a pas longtemps qu'il a été introduit. Il suffit que l'on couche l'enfant sur le côté pour que le corps sorte tout seul. Cela peut arriver lorsqu'il s'agit d'un petit caillou. Mais, généralement, il ne faut pas se fier à ce moyen, et il est bien préférable d'aller trouver le médecin sans avoir fait la moindre tentative soi-même.

Certaines personnes pensent qu'en appliquant des petits morceaux de viande dans la conque de l'oreille, on peut attirer une mouche qui serait dans le conduit. C'est là un moyen complètement inoffensif qu'on peut, par conséquent, employer en attendant l'arrivée de l'homme de l'art. Il en est de même de la fumée de tabac, qui réussit quelquefois, quand il s'agit d'un insecte.

Lorsque le corps étranger est une graine, comme un pois, un haricot, Itard conseille de la laisser germer, parce qu'il est alors facile de la retirer en tirant sur le germe. Nous blâmons absolument ce procédé, d'autant plus qu'il est généralement aisé d'extraire la graine sans retard.

Voici comment. Il y a quelques mois, on nous a conduit, à la consultation, un enfant d'une dizaine d'années, qui s'était introduit dans l'oreille droite un petit pois. Un examen assez rapide nous permit de constater que l'enfant s'était bien introduit le légume indiqué. Nous prenons une épingle ordinaire, nous la retournons à angle droit, tout près de la pointe, formant ainsi un petit crochet de près de deux millimètres, et nous l'introduisons à plat entre le conduit et le petit pois. Quand l'épingle est arrivée vers le milieu de ce dernier, nous la retournons de telle sorte que la pointe pénètre dans le pois, que nous retirons ainsi avec une facilité extrême.

Ce même procédé doit réussir aussi très bien quand il s'agit d'enlever une boule de mie de pain ou de papier.

Pour retirer une perle, lorsque l'ouverture est dirigée en dehors, on emploie une petite tige de laminaire préalablement humectée, qu'on insinue dans cette ouverture. Au bout d'une demi-heure, la tige, gonflée, est bien fixée dans la perle, et on n'a plus qu'à tirer.

D'une manière générale, quand on se trouve en présence d'un enfant ayant un corps étranger dans son oreille, *on ne doit jamais se servir de pince, ni de curette;* il faut, à peu près toujours, recourir aux *injections d'eau faites avec une seringue à jet très fort.*

Voici, d'après M. Després, la manière de faire. L'enfant est enveloppé dans un drap roulé autour de son corps, de façon à emprisonner les bras. Ce drap a pour but d'empêcher l'enfant d'être mouillé et de lui interdire de mettre les mains à son oreille. On couche le petit malade sur une table, et un aide lui maintient fortement la tête, légèrement inclinée, de façon à ce que l'oreille où est le corps étranger soit en pleine lumière. On charge une seringue en métal, à canule un peu fine et arrondie du bout, de 400 grammes d'eau tiède. On introduit alors la canule, non pas dans la conque, mais bien dans le conduit auditif. Ceux qui ont échoué avec les injections ne doivent attribuer leur échec qu'à ce qu'ils poussaient l'injection dans la conque. Le contenu d'une seringue, poussé avec intelligence, suffit pour expulser les corps les mieux enclavés et que des manœuvres inutiles ont poussés même jusqu'au fond du conduit auditif. M. Després n'a jamais échoué avec ce procédé. Mais il est bon d'ajouter qu'il faut quelquefois plusieurs seringues de liquide pour obtenir le résultat désiré.

Ces injections ébranlent assez vivement le malade et lui donnent des vertiges qui, du reste, se dissipent une demi-heure ou une heure après.

Certains médecins emploient encore le procédé suivant : Ils prennent un fil métallique très mince et, par conséquent, très flexible, qu'ils tâchent de faire glisser entre le corps étranger et la paroi du conduit. Théoriquement, ils prétendent que le fil, arrivé au contact du tympan, se recourbe, forme crochet, et permet d'enlever avec facilité un corps qui, auparavant, paraissait ne pas vouloir bouger. M. le docteur Natier pense, avec raison, qu'il n'en est pas tout à fait ainsi dans la pratique. On comprend, en effet, qu'un fil qui se recourbe si facilement, se déroule avec tout autant de facilité, et ne fasse pas le crochet nécessaire pour pouvoir attirer le corps étranger.

Quand on est en présence d'un insecte, le médecin agit d'une manière différente, suivant que l'insecte est mort ou vivant. Dans le premier cas, l'injection d'eau tiède le ramène facilement au dehors. Mais dans le second, la chose n'est pas aussi commode, parce que certains insectes fixent leurs pattes dans le conduit ou sur la membrane du tympan. Nous pensons qu'on peut alors recourir à la fumée de tabac et, si ce moyen ne réussit pas, verser de l'huile dans le conduit, afin de tuer l'animal, ou bien du chloroforme ou de l'éther, qui paralysent ses mouvements. On agit alors comme dans le premier cas.

Pour être à peu près complet, citons encore la *méthode agglutinative*. Elle consiste à tremper, dans une solution concentrée de gélatine, un petit pinceau, que l'on va appliquer sur le corps étranger. La gélatine se dessèche, le pinceau se colle, et on peut ainsi extraire le corps étranger. Au lieu de gélatine, on se sert quelquefois de ciment.

Ce n'est que dans des cas exceptionnels qu'on doit recourir à la curette articulée. Le médecin ne doit même l'employer que lorsque les injections forcées d'eau tiède ont échoué.

Otite externe aiguë. — C'est l'inflammation aiguë de la peau du conduit auditif externe. Elle peut être *glanduleuse, furonculeuse, phlegmoneuse, périostique.*

L'*otite glanduleuse* apparaît chez les personnes jeunes sous l'influence du froid, à la suite de l'introduction d'un corps étranger, après des fièvres graves. Le malade éprouve, au début, des démangeaisons, des picotements, puis une douleur vive, des bourdonnements, de la fièvre, et presque toujours la suppuration survient.

TRAITEMENT. — Au début, on applique des sangsues derrière l'oreille et des cataplasmes tièdes. On fait, après, des embrocations avec une décoction de guimauve et de pavots, des fumigations émollientes. Au moment de la suppuration, on pratique des injections avec de l'eau de feuilles de noyer, avec du tanin, 1 à 2 gr. pour 200 d'eau.

L'*otite furonculeuse* est caractérisée par l'éruption d'un ou plusieurs furoncles, procurant des douleurs violentes. On fait des injections d'eau tiède, on met des cataplasmes sur l'oreille et on ouvre le furoncle le plus tôt possible.

L'*otite phlegmoneuse* donne lieu à tous les symptômes des abcès : rougeur, chaleur, douleur, tuméfaction et fièvre. Comme dans toutes les otites, il y a plus ou moins de surdité. L'abcès s'ouvre du 4ᵉ au 6ᵉ jour, et le pus est jaune, épais.

TRAITEMENT. — Au début, émissions sanguines locales ; bains d'oreille avec de l'eau de guimauve et tête de pavot, cataplasmes laudanisés ; vomitifs, purgatifs, bains de pieds. Ouvrir l'abcès le plus tôt possible.

L'*otite périostique* est surtout consécutive à la précédente ; on la rencontre aussi dans les fièvres graves, chez les scrofuleux, les syphilitiques. Elle peut amener la carie et la nécrose. Le pus qui s'écoule est très fétide. La guérison tarde à venir et le pronostic est grave.

TRAITEMENT. — Il faut combattre la diathèse reconnue et,

localement, employer les vésicatoires, les cautères, la pommade stibiée, les injections abondantes avec de l'eau de guimauve, de l'eau de goudron, les instillations avec : glycérine, 100 gr., acide phénique, 5 gr. Les parties osseuses malades sont badigeonnées avec de la teinture d'iode.

Otite chronique ou otorrhée. — L'otorrhée est l'écoulement purulent chronique de l'oreille. La quantité de pus, qui est d'une fétidité caractéristique, varie beaucoup. Le pronostic est grave ; la surdité est très prononcée et on constate quelquefois la carie de l'apophyse mastoïde, la paralysie du nerf facial, la méningite, les abcès du cou.

Traitement. — On doit encore ici combattre les diathèses que l'on suppose avoir produit l'affection : lymphatisme, herpétisme, syphilis, scrofule. On recommande les eaux de Bondonneau, du Mont-Dore, de Vals, de Saint-Nectaire. Au point de vue du traitement local, il faut être d'une grande prudence, et ne faire que des injections tièdes désinfectantes. Si l'écoulement disparaissait brusquement, il faudrait le faire revenir au moyen d'injections irritantes.

Polypes. — Les polypes sont des tumeurs charnues, circonscrites, nées sur une membrane muqueuse, à laquelle ils adhèrent au moyen d'un pédicule plus ou moins long (πολύς, beaucoup, πούς, pied). On les rencontre à la suite des otites, des fièvres graves, surtout chez les sujets scrofuleux, syphilitiques, cancéreux, tuberculeux. Ils sont *vasculaires, fibreux* ou *cellulo-fibreux*. Tous engendrent un écoulement, de la douleur, la diminution ou l'abolition de l'ouïe, et des bourdonnements. Ils ne deviennent graves que si, au lieu de se développer au dehors, ils se dirigent en-dedans, car ils peuvent, dans ce cas, perforer ou détruire le tympan.

Traitement. — On a recours à la *cautérisation,* à l'*arrachement avec torsion,* à la *ligature* ou à l'*excision.* La cautérisation seule ne suffit pas généralement, les trois autres moyens sont préférables.

Accumulation de cérumen. — Cette accumulation a pour causes le manque de soins de propreté, l'inflammation glandulaire causée par un refroidissement. La sécrétion, plus abondante, claire, visqueuse, se dessèche, grâce à l'air et à la poussière, et il se forme un bouchon se moulant sur le conduit. Ce bouchon entraîne de la surdité, des bourdonnements, et quelquefois une inflammation du tympan. — Le meilleur traitement consiste à faire des injections, non avec une seringue ordinaire, mais avec une pompe à courant continu, après avoir versé quelques gouttes de glycérine dans le conduit. Éviter l'usage exclusif des cure-oreilles.

§ 3. — Maladies de la membrane et de la caisse du tympan.

Blessures du tympan. — Myringite. — Blessures de la caisse. — Otite moyenne. — Ankylose des osselets. — Otite interne. — Maladie de Ménière.

Blessures du tympan. — La membrane du tympan peut être *perforée* avec un cure-oreille, une épingle, une tige de bois, etc., *déchirée* ou *rompue* à la suite d'un violent ébranlement de l'air à côté de l'oreille. A ce moment, on ressent une vive douleur, l'audition est diminuée, quelquefois abolie ; mais si la plaie est petite. elle se cicatrise vite, et bientôt on n'en voit plus la trace. Quand la plaie est grande, il reste souvent une fistule. — Il suffit généralement de garantir l'oreille contre les bruits extérieurs en mettant un peu de coton. S'il survient, dans les cas sérieux, des accidents généraux, on a recours aux dérivatifs et aux calmants.

Myringite. — La myringite (de *miringa*, tympan) est l'inflammation de la membrane du tympan. Elle complique surtout les otites interne et externe, et a les mêmes causes que ces maladies. Quand elle est primitive, sa cause principale est le refroidissement ou le contact de l'eau, comme cela arrive lorsqu'on prend un bain de mer ou de rivière.

La *myringite aiguë* procure une douleur très vive au fond de l'oreille, des pulsations pénibles, des bourdonnements, une surdité passagère, de la fièvre et même du délire. Elle se termine par résolution ou par suppuration. — On la traite par la diète, les purgatifs, les cataplasmes, les sangsues, les instillations émollientes et morphinées.

La *myringite chronique* succède à la précédente ou à l'otite externe ; elle peut débuter d'emblée chez les enfants scrofuleux. L'oreille donne issue à du pus fétide ; le malade est sourd et se plaint de bourdonnements. — Le traitement consiste à faire tous les jours des lavages avec une solution tiède et alcaline (2 gr. de carbonate de soude pour 1 litre) et des instillations au sulfate d'alumine, sulfate de zinc, 5 à 10 centigr. pour 30 d'eau. On cautérise les végétations qui se forment avec le crayon au nitrate d'argent.

Blessures de la caisse. — Elles sont dues à des instruments piquants, dont on s'est mal servi, ou à des corps étrangers qui sont tombés dans la caisse après avoir perforé le tympan. Les symptômes sont : écoulement de sang, inflammation et suppuration ; l'audition est presque toujours abolie. Le pronostic est grave. — Le traitement doit s'adresser à l'inflammation et à la suppuration, c'est-à-dire qu'il faut employer les révulsifs et les antiphlogistiques généraux et locaux.

Otite moyenne. — Elle est aiguë ou chronique. — L'*otite moyenne aiguë* succède souvent aux pharyngites, aux otites, aux myringites ; elle est très fréquente dans la fièvre typhoïde. Lorsqu'elle est *catarrhale,* elle occasionne des douleurs très violentes et pulsatiles, de la surdité, des bourdonnements, et quelquefois des étourdissements, des vertiges. — Le traitement consiste dans l'emploi des révulsifs et des antiphlogistiques généraux, comme le repos, la diète, les purgatifs; et locaux, comme les sangsues, les instillations émollientes et morphinées. — L'otite aiguë peut s'aggraver et passer à la forme *purulente ;* dans ce cas, l'épanchement séreux devient purulent; tous les symptômes précédents s'exaspèrent, et l'audition est irrémédiablement perdue. Au début, le traitement est le même que celui de l'otite catarrhale, mais il ne faut pas tarder à inciser la membrane pour faciliter la sortie du pus.

L'*otite moyenne chronique* peut être *catarrhale, sèche* ou *purulente.* Elle engendre à peu près les mêmes symptômes que la précédente. — Son traitement consiste dans les laxatifs répétés, les antiscrofuleux, les antiarthritiques, dans l'emploi de douches d'air répétées et dans l'introduction dans la caisse de substances médicamenteuses volatiles ou même liquides. Cette introduction peut être faite tous les jours par le malade lui-même avec l'appareil de Duplay, appareil consistant en un ballon de verre dans lequel on fait chauffer au bain-marie le liquide médicamenteux. Les vapeurs, entraînées par un courant d'air établi à l'aide d'une poire en caoutchouc et conduites à travers un tube introduit dans les narines, que l'on ferme avec les doigts, pénètrent dans la caisse à chaque effort de déglutition.

Ankylose des osselets. — A la suite des maladies qui précèdent, il se produit souvent des adhérences ou de l'ankylose des osselets. L'ankylose seule de la base de l'étrier donne lieu à une surdité complète et incurable.

TRAITEMENT. — Fumigations, par la trompe, de vapeurs d'iode.

Otite interne ou maladie de Ménière. — Elle débute brusquement et se caractérise par de la céphalalgie, de la pâleur de la face, des vertiges, des nausées, des troubles d'équilibre, des bourdonnements intenses et de la surdité. — Aucun traitement n'a donné de bons résultats. On peut employer les révulsifs et les antiphlogistiques.

§ 4. — Maladies de la trompe d'Eustache.

Inflammation. — Obstruction.

Inflammation. — Elle est très fréquente à la suite des maux de la gorge et du nez. La muqueuse est gonflée et sécrète un mucus filant. Il y a des bourdonnements et de la surdité. Tout cela disparaît par le cathétérisme, c'est-à-dire par l'introduction d'une sonde dans la trompe, et par les injections d'eau tiède.

Obstruction. — La trompe peut être obstruée par *compression* (tumeur), *engorgement* (matières liquides, purulentes), par des brides, etc., à la suite d'ulcérations ou d'éruptions syphilitiques. Les symptômes sont les bourdonnements et la surdité. — Le traitement consiste dans le cathétérisme.

§ 5. — Troubles fonctionnels de l'oreille.

Otalgie. — Bourdonnements. — Surdité. Cornets acoustiques.

Otalgie. — Ce mot veut dire douleurs d'oreille. Ces douleurs névralgiques sont plus ou moins violentes et existent sans que l'oreille soit enflammée. On la traite par des cataplasmes laudanisés, des vésicatoires morphinés, des instillations émollientes.

Bourdonnements. — On les rencontre dans presque toutes les maladies de l'oreille, surtout dans celles du tympan, de la caisse et dans les obstructions de la trompe. Quelquefois ils existent sans aucune lésion de l'appareil auditif. Le traitement doit s'adresser aux causes connues.

Surdité. Cornets acoustiques. — L'affaiblissement ou la perte complète du sens de l'ouïe est congénitale ou acquise. Les convulsions sont une des causes très fréquentes, il en est de même de l'hérédité ; les mariages entre consanguins fournissent aussi beaucoup de sourds-muets. La *surdité acquise* est consécutive à une maladie de l'oreille, à une lésion des nerfs acoustiques, ou à une affection cérébrale ; on la traite en combattant ces maladies. — Les *cornets acoustiques* sont destinés à *renforcer* les vibrations sonores ; ils ne doivent être employés que lorsque tous les autres moyens ont échoué. — Une recommandation importante : quand on parle à un sourd qui n'a pas perdu toute sensibilité auditive, il est plus important de prononcer bien distinctement, de bien scander les mots que de crier.

B. — Maladies du nez.

Coryza aigu ou rhume de cerveau. — Coryza chronique. — Ozène. — Asthme des foins ou coryza aigu périodique. — Epistaxis. — Lupus. — Polypes des fosses nasales. — Maladies des sinus frontaux.

Coryza aigu ou rhume de cerveau. — Le coryza, nommé aussi *rhume de cerveau, enchifrènement, rhinite, catarrhe nasal,* est l'inflammation de la membrane muqueuse (*membrane pituitaire*) qui tapisse les fosses nasales.

Un très grand nombre de causes peuvent donner le rhume de cerveau. Les enfants, les femmes et tous les sujets à tempérament mou, lymphatique, sont plus spécialement disposés à le contracter. La cause la plus commune est le froid, surtout le froid aux pieds. Il est très fréquent dans les temps humides, brumeux, lors des brusques vicissitudes atmosphériques. L'action du soleil sur la tête découverte, en toute autre saison que l'été, le produit souvent. Certains gaz irritants, comme le chlore, l'ammoniaque, ou simplement l'air chargé de matières âcres, pulvérulentes, le donnent très rapidement. Les coups, les chutes, la présence d'un corps étranger, le tabac à priser quand on n'y est pas habitué peuvent aussi le produire. On le rencontre encore dès le début de la bronchite, de la coqueluche, de la rougeole, de la morve, etc. Enfin, certains auteurs affirment que le coryza vulgaire est une affection microbienne. A l'état normal le mucus du nez contient de nombreux microorganismes, dont les uns sont de simples saprophytes, dont les autres sont des microbes pathogènes (V. tome II), mais dépourvus momentanément de virulence. En tout cas il est infectieux ainsi que le prouve sa contagiosité.

SYMPTÔMES. — Le coryza commence par une douleur gravative au niveau de la racine du nez, des picotements avec la sensation d'embarras et de sécheresse dans les fosses nasales. Puis surviennent des éternuements; la muqueuse qui était sèche devient humide et donne lieu à l'écoulement très abondant d'un liquide tout d'abord aqueux, transparent, salé, et plus tard épais, jaunâtre. Les yeux sont injectés, larmoyants; le goût et l'odorat émoussés; la voix, nasonnée; la respiration, difficile. Il y a quelquefois de la fièvre, de la courbature et des douleurs au niveau des *sinus frontaux* lorsque l'inflammation s'est étendue jusqu'à eux (*sinusite*).

Le *pronostic* est bénin puisque la guérison arrive au bout de 6 à 8 jours. Il est plus grave chez les enfants tout jeunes (*coryza des nouveau-nés*), parce qu'ils ne peuvent téter que très difficilement. Il faut donc traiter le rhume de cerveau, car non seulement on peut le guérir, mais même l'enrayer au début.

TRAITEMENT. — *Prophylactique :* Les personnes prédisposées doivent faire de l'hydrothérapie, de l'exercice en plein air, porter des bas de laine et soigner les maladies chroniques du nez qui entretiennent l'inflammation de la muqueuse. —*Traitement abortif :* Il ne peut réussir que si on l'applique dès le début, lorsqu'il n'existe qu'un peu de sécheresse et de chatouillement. On met dix gouttes du mélange suivant sur du papier buvard et on en aspire les vapeurs pendant quelques secondes, en répétant toutes les demi-heures : acide phénique 5 grammes, ammoniaque 5 grammes, alcool à 90° 10 grammes, eau distillée 15 grammes. — La poudre abortive suivante réussit souvent : chlorhydrate de cocaïne 50 centigrammes, menthol 25 centigrammes, salol 15 grammes, acide borique 15 grammes. Priser une pincée toutes les heures. — En même temps on prend à l'intérieur 2 ou 3 granules au sulfate neutre d'atropine; on absorbe des boissons chaudes, etc. — Si le rhume de cerveau n'est pas enrayé, il faut badigeonner la muqueuse avec de l'huile mentholée : 1 gramme de menthol pour 20 ; priser la poudre non irritante : chlorhydrate de cocaïne 50 centigrammes, menthol 25 centigrammes, salicylate de bismuth 5 grammes, sucre de lait 5 grammes ; faire des fumigations chaudes à l'eau de fleurs de sureau. L'irritation des narines et de la lèvre supérieure est combattue par des onctions de vaseline boriquée.

Chez le nouveau-né on chasse les mucosités avec la poire à air de Politzer, puis on instille quelques gouttes d'huile mentholée à 1/40 (pas de cocaïne chez les enfants). S'il y a sécrétion purulente, on fait des injections d'eau à 30 ou 40° contenant 3 pour 100 d'acide borique.

Coryza chronique. — Il succède quelquefois au précédent, mais il a plutôt une origine scrofuleuse, herpétique, syphilitique, rhumatismale ou goutteuse ; il peut être aussi causé par des polypes, etc. — Il n'occasionne ni céphalalgie, ni éternuements, seulement il gêne la respiration par suite de l'hypertrophie de la muqueuse, surtout dans le coryza scrofuleux. La voix est nasonnée ; la sécrétion, augmentée, fluide et pouvant prendre une odeur fétide, ce qui constitue l'*ozène*.

TRAITEMENT. — Il faut tout d'abord combattre la diathèse qui cause la maladie, prendre des douches froides, faire plusieurs saisons aux eaux sulfureuses ou arsénicales. Localement on agit en faisant passer tous les jours dans les fosses nasales un litre d'eau salée tiède (5 grammes pour 1000), d'eau sulfureuse, arsénicale, alcaline (bicarbonate de soude), astringente (borax, tannin, alun), boriquée, phéniquée. On peut encore faire des badigeonnages avec de la teinture d'iode, une solution au nitrate d'argent à 50 centigrammes pour 30 grammes.

Ozène. — L'ozène (de ὄζειν, sentir mauvais) consiste dans une odeur fétide qui accompagne presque toujours les ulcérations de la muqueuse nasale, surtout dans le coryza syphilitique ou scrofuleux, mais qui s'observe aussi sans qu'il y ait aucune lésion appréciable des fosses nasales, par suite d'une tendance constitutionnelle à la fétidité du mucus du nez. — Cette affection est encore connue sous le nom de *punaisie*, parce qu'on a comparé la mauvaise odeur qui s'exhale à celle d'une punaise écrasée.

Le docteur G. Lyon admet que c'est une maladie spéciale,

d'origine microbique, dont l'agent causal est d'ailleurs encore indéterminé, bien que l'on ait fait de nombreuses tentatives pour l'isoler. Belfanti et Serafino ont trouvé dans les sécrétions et les croûtes qui se forment un bacille qui se rapproche tout à fait de celui de la diphtérie. Cette constatation les a conduits à expérimenter l'action du sérum antidiphtéritique dans les cas d'ozène. Sur trente-deux malades soignés ainsi, six ont guéri complètement et les autres ont présenté des améliorations diverses. Ces recherches sont intéressantes, mais avant de se prononcer, il faut avoir fait des expériences un peu plus nombreuses.

On doit toujours examiner si la fétidité ne provient pas de l'haleine, au lieu du nez ; pour cela il suffit de faire respirer alternativement par la bouche et le nez.

TRAITEMENT. — Les *irrigations* avec le siphon de Weber constituent la base du traitement. On a employé le sel, le chlorate de potasse, les bicarbonate, benzoate, borate, salicylate de soude, les acides borique, phénique, le lysol, le solvéol, la créoline, etc. M. Moure conseille de laver les fosses nasales tous les matins avec de l'eau tiède additionnée d'une cuillerée à soupe de bicarbonate de soude par litre, et de faire aussitôt après un second lavage avec la solution antiseptique suivante : acide phénique 20 grammes, glycérine pure 100 grammes, alcool à 90° 50 grammes, eau distillée 350 grammes, une ou deux cuillerées à bouche dans un litre d'eau. On peut essayer les *insufflations* de poudre : nitrate d'argent 1 gramme, poudre d'amidon 10 grammes ; les applications de teinture d'iode à quatre ou cinq jours de distance. Nous recommandons encore le lavage avec une solution de sublimé : sublimé, 2 gr. 50, alcool 50 grammes, eau distillée 200 grammes, fuchsine, quantité suffisante : une cuillerée à café pour un demi-litre d'eau tiède, arriver progressivement à deux. Si on supporte mal le sublimé, il faut le remplacer par la résorcine : résorcine, 10 à 20 grammes, eau distillée 120 grammes, violet de méthyle, quantité suffisante, une cuillerée à café pour un demi-litre d'eau tiède ; ou encore par le permanganate de potasse, 10 grammes pour 1 000. Le traitement dure de 3 à 6 mois et même davantage. A l'intérieur, on prend du fer, de l'arsenic, etc.

Asthme des foins ou **coryza aigu périodique.** — Tous les ans, à la même époque, du 15 au 20 mai, une personne bien portante, mais prédisposée à cette maladie, est prise tout à coup de mal de tête, d'enchifrènement et d'éternuements répétés. Huit à quinze jours après, elle ressent au grand angle de l'œil des picotements très vifs, des démangeaisons si violentes qu'elle ne peut résister à l'envie de se frotter. Aussitôt ses yeux deviennent très rouges, douloureux, et ils enflent rapidement; ils ne reviennent à leur état normal que longtemps après. Le larmoiement est continuel. Tous ces troubles se calment la nuit pour reparaître le lendemain au jour et au soleil, car ils sont moins prononcés à l'ombre et pendant les jours de pluie. Du côté du nez, la démangeaison est aussi très intense et provoque des éternuements ainsi que l'écoulement d'un liquide limpide très abondant. Ces symptômes peuvent durer de un mois à six semaines. Si la maladie ne doit pas aller plus loin, les accidents diminuent d'intensité et bientôt la guérison est complète. On n'a, dans ce cas, que la première forme de la maladie, la forme *oculo-nasale*, la moins grave.

Il existe une seconde forme, qui n'est que la continuation et l'aggravation de la première : la forme oculo-nasale-thoracique ; elle mérite réellement le nom d'*asthme* des foins, puisqu'on constate alors des troubles respiratoires assez prononcés. Ces troubles apparaissent une quinzaine de jours après les symptômes nasaux et oculaires. Le malade sent comme un poids sur sa poitrine ; la respiration est pénible, sifflante, comme dans l'asthme, et les accès se reproduisent la nuit. La toux paraît à ce moment ainsi que l'expectoration, qui dure près de trois semaines. Au bout de ce temps, le malade revient à la santé.

Cette curieuse maladie, assez fréquente, n'est pas grave, puisqu'on en guérit toujours, au moins jusqu'à l'année suivante.

Causes prédisposantes : Très rare dans la première enfance, on l'observe dans la jeunesse, mais surtout dans l'âge adulte, de 30 à 60 ans et plus. Elle frappe trois fois plus d'hommes que de femmes, et de préférence les goutteux, les arthritiques. — *Causes déterminantes :* D'après Ruault, l'asthme des foins est une névropathie réflexe du trijumeau d'origine nasale ou oculaire. Elle est le résultat de l'irritation des terminaisons nerveuses précitées par le pollen de certaines plantes. Cette irritation mécanique ou chimique, qui paraît due plutôt à des microorganismes transportés sur les muqueuses par ces poussières qu'aux poussières elles-mêmes, n'est capable de produire la fièvre des foins que chez un nombre restreint d'individus. Nous ignorons la cause de ces différences individuelles, mais nous savons que cette irritabilité spéciale est surtout fréquente chez les individus atteints de rhinite hypertrophique, et qu'elle s'observe plus communément chez les goutteux, les névropathes ou les gens issus de souche goutteuse ou névropathique.

Traitement. — Les sujets prédisposés doivent éviter, pendant la dernière moitié du mois de mai et pendant le mois de juin, l'exposition au soleil, s'abstenir de promenades au milieu de la journée. Ceux qui ont des maladies du nez les soigneront bien, et feront des pulvérisations d'huile de vaseline à l'aide d'un petit pulvérisateur de Richardson. — Comme traitement général, on recommande le sulfate de quinine, l'antipyrine, 1 à 2 gr. par jour, une saison à Vichy, à Plombières, à Royat, au Mont-Dore. Ces dernières eaux doivent être employées en irrigations nasales, en pulvérisations et en boisson. Contre la gêne respiratoire, on fume des cigarettes de datura, ou on prend des pilules de belladone et d'opium. Une cuillerée à soupe du sirop suivant, à chacun des deux principaux repas, permet quelquefois d'enrayer l'accès annuel : sulfate neutre d'atropine 5 centigr., sulfate de strychnine 2 à 4 gr., sirop d'écorces d'oranges amères 400 gr. Enfin, quand la difficulté de respirer est trop vive, on fait une injection de morphine. — Localement, on pratique des lavages, au moyen du siphon, avec de l'eau salée (5 p. 1000), et, mieux, avec la solution à 2 gr. par litre de phosphate de soude bisodique. Les *badigeonnages* et les pulvérisations avec une solution de cocaïne sont préférables : chlorhydrate de cocaïne 1 gr., glycérine 5 gr., eau distillée 5 gr. Pour la pulvérisation, on se sert d'une solution à 1 p. 100. On combat les accidents oculaires avec des verres fumés et en rétrécissant la pupille avec un collyre au sulfate d'ésérine.

Épistaxis. — L'épistaxis (de ἐπί, sur, et στάζειν, couler goutte à goutte) n'est autre chose que le *saignement de nez*. C'est, de toutes les hémorragies, la plus fréquente et souvent la plus bénigne.

L'épistaxis est due à un traumatisme ou à une ulcération, à une congestion céphalique, à une stase de sang dans les vaisseaux de la membrane muqueuse du nez, stase occasionnée, soit par les affections diverses du foie, comme l'ictère grave, la cirrhose, l'hyperhémie, soit par les affections de la rate, du cœur, des reins, des poumons. Enfin, elle résulte de l'altération du sang produite par certaines maladies, comme les fièvres éruptives, la fièvre typhoïde, la fièvre jaune, les fièvres intermittentes, la diphtérie, etc.

TRAITEMENT. — L'épistaxis s'arrête très souvent d'elle-même ; il n'y a donc pas à la traiter. Mais lorsqu'elle se renouvelle très fréquemment et que la perte de sang est trop considérable, il faut agir. Le malade est mis à l'air frais ; il tient la tête aussi droite que possible et ses bras élevés ; des compresses imbibées d'eau froide sont placées ensuite sur le front et le nez, et on plonge ses pieds et ses mains dans de l'eau sinapisée. En même temps, on exerce la *compression digitale* au-dessus de l'aile du nez. Si, après quelques minutes, l'écoulement continue, il faut faire des irrigations d'eau chaude à 48° ; donner à renifler des poudres astringentes, comme de l'alun, de la poudre de résorcine, du sousnitrate de bismuth ; introduire dans la narine des bourdonnets imbibés d'une solution à parties égales d'eau et d'antipyrine, ou de perchlorure de fer, ou d'eau oxygénée à 12 volumes. Enfin, si ces moyens ne réussissent pas, il faut recourir au *tamponnement*. Pour cela, on prend des languettes de gaze iodoformée, longues de 8 à 10 centimètres et larges de 1 centimètre. On en porte une dans les fosses nasales aussi haut et aussi loin que possible, au moyen d'une pince fine, puis on en met une seconde, une troisième, jusqu'à ce que le tamponnement soit complet. Ce tampon peut rester douze heures en place. Si on n'a pas sous la main de gaze iodoformée, on prend de la charpie arrangée et tordue en forme de pain de sucre ; on la trempe dans une solution de perchlorure de fer étendue d'eau, et on l'enfonce profondément dans le nez en tournant dans le sens de la torsion. Si ce tamponnement antérieur n'était pas suffisant, il faudrait recourir au *postérieur* ; le médecin seul peut le faire.

Lupus. — Voir page 202.

Polypes des fosses nasales. — Ils sont *muqueux* ou *fibreux*. Les premiers, qui paraissent sans causes connues, sont mous et prennent naissance sur les parois des fosses nasales. Ils surviennent lentement, sans occasionner de douleurs, mais ils diminuent l'odorat, gênent la respiration et font entendre ce qu'on appelle un *bruit de drapeau* lorsque l'air, en passant, les agite. Enfin, la voix est souvent nasonnée. Ces symptômes s'aggravent par les temps humides. L'œil peut apercevoir ces tumeurs sous forme d'une petite masse grisâtre ou rosée au fond des fosses nasales.

Traitement. — Il faut les *arracher* avec des pinces spéciales.

Les polypes fibreux, c'est-à-dire formés par un tissu fibreux, sont des tumeurs pédiculées, prenant naissance dans les couches profondes de la membrane fibro-muqueuse qui tapisse les parois des fosses nasales, de la voûte du pharynx et des sinus. Ils sont donc nasaux, naso-maxillaires, naso-frontaux et naso-pharyngiens. Ils peuvent boucher les fosses nasales, oblitérer le canal nasal, et produire l'*épiphora;* provoquer de l'exophtalmie, obstruer la partie supérieure du pharynx et de la trompe d'Eustache, gêner ainsi la déglutition, la phonation et l'audition ; engendrer des paralysies de quelques muscles de la face, des névralgies ; enfin, donner lieu à un écoulement muqueux, aux saignements de nez. Ces polypes s'accroissent rapidement et finissent par amener la mort si on les abandonne à eux-mêmes.

Traitement. — Aucune médication ne pouvant les faire disparaître, il faut les enlever comme les précédents.

Maladie des sinus frontaux. — Les *contusions,* les *plaies,* les *fractures* présentent les symptômes que nous avons indiqués aux lésions du tissu osseux. L'*inflammation,* ou *sinusite,* peut déterminer du coryza, de la céphalalgie et des abcès, dont le pus s'écoule généralement dans les fosses nasales. Mais si l'orifice du sinus est bouché, le pus s'accumule et ne peut sortir qu'après avoir perforé les os, ce qu'il faut éviter en ouvrant l'abcès le plus tôt possible.

CHAPITRE IV

MALADIES DE LA BOUCHE

Avant de commencer l'étude des maladies de la bouche, nous croyons devoir dire un mot de son antiseptie, car celle-ci est de la plus haute importance. En effet, la cavité buccale renferme, à l'état normal, une quantité innombrable de microorganismes, dont beaucoup, dit le Dr G. Lyon, paraissent dénués de toute propriété malfaisante (bacillus subtilis, bacterium termo, etc.), dont les autres sont pathogènes. Les premiers semblent jouer un rôle important dans la digestion salivaire; car quelques-uns dissolvent ou gonflent l'albumine et la fibrine, d'autres transforment l'amidon, coagulent le lait, dissolvent la caséine, transforment la lactose en acide lactique, etc.; les produits de fermentation de ces microbes sont des acides que la salive normale, qui est alcaline, parvient à neutraliser. Parmi les derniers, les uns n'occasionnent que des désordres locaux, ce sont les agents de la carie dentaire; les autres peuvent, en pénétrant dans l'économie, ou en sécrétant des toxines qui passent dans la circulation, déterminer des infections générales fort graves, souvent mortelles. En soignant bien la bouche, on n'obéit donc pas seulement aux préceptes de la vulgaire propreté; mais on évite encore soit les accidents si douloureux et si nuisibles à la digestion de la carie dentaire, soit les dangers de l'infection de l'organisme. Dans les maladies, les fièvres graves, par exemple, où la sécrétion salivaire est diminuée, la réaction du liquide buccal devient acide et les fermentations acquièrent leur maximum de développement. Aussi l'antiseptie buccale prend-elle une importance particulière dans ce cas.

Les principaux microbes pathogènes que l'on peut rencontrer sont : le pneumocoque, le bacille encapsulé de Friendlænder, le streptocoque pyogène, les staphylocoques, le bacille diphtéritique ou le bacille pseudo-diphtéritique, le bacterium coli, le bacille de la tuberculose, etc.

L'usage des antiseptiques est donc indispensable si on veut détruire ces microorganismes, ou, du moins, les empêcher de devenir nuisibles. Ceux dont on se sert habituellement sont à base d'acides : borique, thymique, salicylique, de permanganate de potasse, de phénosalyl. Ceux qui renferment de l'acide thymique sont très efficaces. Voici une bonne formule indiquée par Miller : acide thymique 25 centigr., acide benzoïque 3 gr., teinture d'eucalyptus 15 gr., alcool 100 gr., essence de menthe poivrée 75 centigr. Verser dans un verre d'eau une quantité suffisante pour produire un trouble.

Les lavages de la bouche doivent être faits plusieurs fois par jour, après chaque repas, le matin au réveil et le soir en se couchant. Les fermentations sont très actives la nuit, c'est ce qui explique la mauvaise haleine du matin.

(Voir pour plus de détails tome II, p. 304.)

§ 1. — Maladies du maxillaire inférieur.

Luxation du maxillaire inférieur. — Fractures. — Nécrose phosphorée. —
Tumeurs bénignes. — Tumeurs cancéreuses.

Luxation du maxillaire inférieur ou **temporo-maxillaire.**
— Il y a luxation lorsque le condyle abandonne la cavité glénoïde
du temporal. (V. tome
I, p. 15 et 19.) Elle est
bilatérale ou unilatérale.
Toute pression ou trac-
tion un peu fortes peu-
vent la produire; il en
est de même des chocs
directs, d'une chute sur
le menton; le rire, le
bâillement, les vomis-
sements, l'introduction
d'un corps trop volumi-
neux entre les dents
sont encore des causes
assez fréquentes de sa
production.

Dans la luxation des
deux condyles, le ma-
lade a la bouche large-
ment ouverte, les arca-
des dentaires éloignées

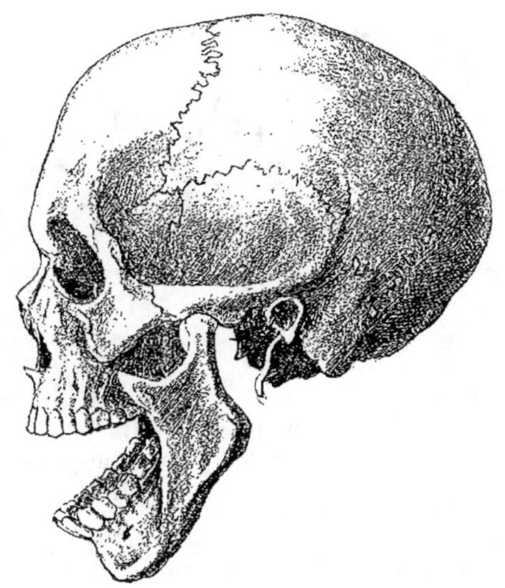

Fig. 98. — Luxation du maxillaire inférieur.

en avant, serrées en arrière, et sa salive s'écoule continuellement
au dehors; il ne peut ni mastiquer, ni avaler, ni parler. Le toucher permet de constater une dépression au devant du conduit
auditif externe à la place de la saillie formée par le condyle à
l'état normal. — Si un seul côté est luxé, le menton est rejeté du
côté opposé; les commissures labiales sont déviées; la bouche
reste ouverte; la salivation existe et l'articulation des sons est
très difficile.

Traitement. — On place les deux pouces, garnis de linge,
dans la bouche du malade, aussi loin que possible; on met les
autres doigts sous le maxillaire et on exerce en bas, tout en pous-

sant en arrière, une pression soutenue en même temps qu'énergique. La luxation se réduit ainsi facilement. On a vu des luxations réduites par un soufflet, un coup de poing sur le menton. Le moyen que nous avons indiqué est certes préférable.

Fractures. — Ces fractures sont produites par une chute sur le menton, des chocs, des projectiles de guerre, etc. Dans la *fracture du corps* la douleur est variable, le gonflement peu prononcé, le niveau des dents différent. On constate, en outre, une mobilité anormale et de la crépitation. Dans les *fractures du col*, la douleur est vive au-devant du conduit auditif lorsque le malade ouvre la bouche.

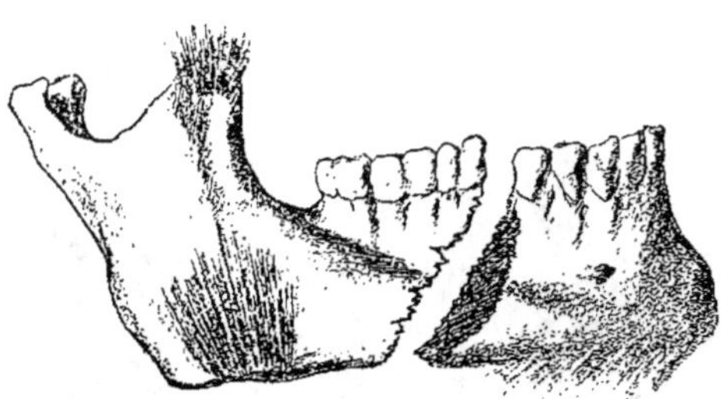

Fig. 99. — Fracture du corps.

TRAITEMENT. — Il faut d'abord mettre les parties en place, puis on les maintient avec une mentonnière. La consolidation se fait au bout de 30 à 35 jours. Le malade ne peut être nourri pendant les quinze premiers jours qu'avec des potages et du lait.

Nécrose phosphorée. — Cette nécrose s'observe chez les ouvriers employés à la fabrication des allumettes, et elle atteint en premier lieu le maxillaire inférieur. Le malade commence par ressentir des douleurs au niveau d'une dent, la gencive se tuméfie et prend une coloration violacée à ce niveau. Puis des abcès apparaissent donnant issue à du pus mal lié, et leurs orifices deviennent fistuleux. Ces fistules s'agrandissent peu à peu, aussi l'os peut-il être mis complètement à nu. L'haleine est fétide, la mastication et la phonation sont très gênées. Cette affection est lente, peu douloureuse, et le séquestre (V. p. 277) met quelquefois un an pour s'éliminer. Elle est grave puisqu'elle détermine souvent la mort.

TRAITEMENT. — Il faut agrandir la fistule, enlever le séquestre et faire des injections iodées.

Tumeurs bénignes. — Ces tumeurs peuvent être des *exostoses*, des *tumeurs fibreuses*, des *kystes*. Elles sont assez rares.

Les kystes doivent être incisés, après on introduit dans la poche des substances irritantes, de la teinture d'iode.

Tumeurs cancéreuses. — Elles sont assez dures, indolentes au début, mais douloureuses plus tard. Elles prennent un grand développement, s'ulcèrent, procurent une haleine fétide et donnent lieu à de la salivation, à des élancements, à des hémorragies et à l'engorgement des ganglions voisins. Cet engorgement ne se produit jamais dans les tumeurs bénignes. Il faut les enlever le plus tôt possible.

§ 2. — Maladies des dents.

Dentition chez les enfants. — Ostéo-périostite alvéolo-dentaire. — Carie dentaire. — Odontalgie.

Dentition chez les enfants. — L'enfant souffre plus ou moins au moment de la dentition. Les gencives sont rouges, tuméfiées; la salive s'écoule de sa bouche en grande quantité et souvent il survient des aphtes ou petites ulcérations. Il est agité par la fièvre; il a des *feux de dents;* il vomit ou il a de la diarrhée, enfin il peut être atteint de convulsions.

TRAITEMENT. — On lave les gencives avec de l'eau de racine de guimauve et on les frictionne avec le sirop de dentition de Delabarre. Quand l'enfant souffre trop, le médecin fait une incision cruciale sur la gencive.

Ostéo-périostite alvéolo-dentaire. — Cette affection est caractérisée par une destruction lente et continue du périoste et du cément ou couche osseuse qu'il recouvre. Elle donne lieu à la déviation, puis à l'ébranlement des dents avec suppuration de l'alvéole. On la rencontre dans le diabète, l'albuminurie, chez les sujets anémiques, chez les femmes à la ménopause; elle est héréditaire. Elle détermine la chute des dents et donne une haleine fétide, par suite de la suppuration abondante de l'alvéole; le pus blanc jaunâtre sort très facilement en pressant sur les gencives avec le doigt. Il ne faut pas confondre cette maladie avec le scorbut, la gingivite et la stomatite.

TRAITEMENT. — Le meilleur consiste à faire des cautérisations avec l'acide chromique monohydraté. On soulève la gencive, et l'on porte le caustique dans l'intérieur de la cavité alvéolaire avec un petit bout de bois taillé à plat. Cette application est renouvelée tous les 8 jours. Dans l'intervalle, le malade prend 1 à 3 grammes de chlorate de potasse en pastilles, et il touche les gencives, matin et soir, avec de l'alcoolature de cochléaria. Il prend en même temps des laxatifs.

Carie dentaire. — La carie dentaire est caractérisée par une destruction progressive des tissus durs de la dent. La maladie va toujours de l'extérieur à l'intérieur et peut entraîner la perte totale de la dent. Elle commence par une simple tache blanchâtre, jaunâtre ou brunâtre. Bientôt l'émail altéré se détache sous forme pulvérulente, formant une cavité qui ne tarde pas à mettre à nu l'ivoire. A ce moment de vives douleurs peuvent survenir et persister pendant que la carie détruit l'ivoire couche par couche. Après avoir cessé un peu, elles recommencent plus vives lorsque la carie, progressant sans cesse, approche de la pulpe. Celle-ci, exposée à l'action de l'air et des corps étrangers, s'enflamme, suppure et provoque des douleurs quelquefois atroces. Les crises se succèdent plus ou moins fréquemment jusqu'à ce que la pulpe soit complètement détruite. Il ne reste plus alors que les racines noires de la dent, vacillantes, pouvant très souvent donner naissance à des abcès ou à des trajets fistuleux. — La carie est quelquefois noire et dure ; dans ce cas, elle est moins rapide et constitue la forme à laquelle on a donné le nom de *carie sèche*.

Les causes sont *prédisposantes* ou *déterminantes*. Parmi les premières, nous devons indiquer : 1° les *lésions traumatiques*, comme la fracture de la couronne de la dent, la fracture et la fissure de l'émail, ou l'usure de cette couche protectrice qui met l'ivoire à nu et l'expose à l'action corrodante des principes dont la salive est le véhicule ; 2° les *vices de conformation*, comme l'absence par place de l'émail, la faible résistance des couches formant l'ivoire. — Les *causes déterminantes* sont nombreuses, car les principes qui agissent se trouvent tous dans l'alimentation et les sécrétions buccale et salivaire. Magitot a divisé les substances qui peuvent produire la carie en trois classes. Dans la première, il a placé celles qui altèrent l'ensemble des tissus dentaires uniformément, tels sont les sucres par leurs produits de fermentation, les acides lactique, butyrique, malique, le cidre, l'acide carbonique, les produits de putréfaction de l'albumine et des substances albuminoïdes ; — dans la seconde celles qui désorganisent spécialement l'émail : alun, acide oxalique et oxalates acides ; — dans la troisième, celles qui altèrent spécialement l'ivoire et l'os : acides acétique, tartrique, tartrates acides et tannin ; — dans une quatrième classe il a rangé les substances qui sont dépourvues de toute action destructive sur les tissus dentaires : chlorure de sodium et principes neutres alcalins.

« Comme on le voit, dit Ch. Sarrazin, la plupart des principes contenus dans les trois premières classes sont portés journellement au contact des dents par l'alimentation. Mais, pour qu'ils puissent agir, il leur faut un contact assez prolongé dans les interstices dentaires et dans les cavités de caries préexistantes. Quelques-uns de ces principes réclament le temps nécessaire au développement de la fermentation : sucre, albumine. D'autres, les acides notamment, seront souvent neutralisés par l'alcalinité du liquide salivaire. Les soins de propreté et, à leur défaut, la seule mastication, pourront aussi préserver les tissus dentaires d'une façon plus ou moins efficace. Au contraire, toute maladie grave qui compromet la propreté de la bouche et diminue le flux salivaire, couvre les dents et les gencives d'un mucus gluant, collant et fermentescible, sous lequel la destruction des tissus dentaires fera de rapides progrès. Alors, aussi, s'accumulent à la surface des dents, dans leurs interstices et autour de leur collet, les produits de la desquamation épithéliale formant des couches tantôt blanches et pulpeuses, tantôt épaissies, desséchées et diversement colorées. La putréfaction de cet enduit protéique provoque, dans certains cas, une rapide destruction des dents. »

C'est ce qu'on observe dans certaines affections à forme typhoïde et dans les maladies de la partie supérieure du tube digestif. Dans ces dernières, les renvois acides et les vomissements, toujours chargés d'acide lactique, viennent activer le travail de la carie.

TRAITEMENT. — Dans la première période, il suffit souvent d'enlever avec une petite lime plate et fine la partie cariée, pour que l'altération s'arrête. Cependant si une cavité est nettement formée, on la vide, on la nettoie, puis on enlève la couche des tissus ramollis, altérés, et on pratique l'obturation au moyen d'une substance dure, imperméable et inaltérable (aurification, plombage de dents).

Dans la seconde période, la pulpe, à cause de l'excavation profonde qui s'est produite, est le siège de douleurs violentes provoquées par le changement de température, le contact des liquides, etc. On peut alors faire l'application de certains topiques afin de calmer les souffrances, comme le chloroforme, la créosote, les opiacés, les essences, etc. Dans ce cas, il se produit quelquefois, molécule à molécule, une quantité d'ivoire suffisante pour donner au fond de la carie une densité susceptible de permettre l'obturation.

Dans la troisième période, la pulpe complètement dénudée s'enflamme et provoque des douleurs assez souvent permanentes ; il est indispensable alors de la modifier ou de la détruire. On emploie, dans ce but, les caustiques, l'acide arsénieux, le chlorure de zinc. Lorsqu'elle est bien cicatrisée ou détruite, on procède à l'obturation qui sera toujours le meilleur traitement de la carie dentaire.

Odontalgie ou mal de dents. — Odontalgie veut dire *mal de dents* (ὀδούς, ὄντος, dent, et ἄλγος, douleur). Cette affection consiste donc en une douleur siégeant au niveau d'une dent ou d'une partie plus ou moins étendue de l'appareil alvéolo-dentaire. Elle constitue le symptôme d'affections très diverses. On la voit se produire pendant l'éruption dentaire, dans les lésions des dents, des gencives, du périoste alvéolo-dentaire, dans les tumeurs du périoste, enfin dans les lésions des nerfs dentaires, c'est alors la *névralgie dentaire*. La carie, l'ostéo-périostite peuvent donner cette névralgie, que l'on rencontre dans la chloro-anémie, l'impaludisme, chez les rachitiques et les arthritiques. Elle irradie souvent à la face, occupe dans ce cas les deux nerfs dentaires et présente des points douloureux au niveau des trous mentonnier et sous-orbitaire. La douleur affecte toutes les formes et toutes les allures de la névralgie faciale.

Traitement. — On calme les souffrances au moyen des narcotiques : collutoires à la morphine, gargarismes laudanisés ; si la douleur est intermittente, sulfate de quinine. Il faut évidemment combattre aussi les causes et les affections qui occasionnent l'odontalgie (V. p. 118 et 359).

§ 3. — Maladies des gencives.

Gingivite. — Epulis.

Gingivite. — L'inflammation de la muqueuse des gencives qui se gonflent, deviennent rouges, saignantes, est occasionnée par la carie, la périostite dentaire, l'accumulation du tartre, certaines maladies générales, comme le scorbut, etc., certains poisons, comme le mercure, le phosphore, l'iode, etc. — Le *traitement* consiste à combattre la cause et à badigeonner les gencives avec un collutoire au chlorate de potasse ou avec une solution d'acide chromique.

Epulis. — C'est une tumeur indolente, lisse, unie à sa surface, rouge, saignant facilement quand on la coupe, se développant sur les gencives (ἐπὶ, sur, οὖλον, gencive). — Il faut l'exciser et cautériser avec le fer rouge.

§ 4. — **Maladies des lèvres.**

Bec-de-lièvre. — Ulcérations. — Plaies, tumeurs érectiles. — Pourlèche. — Cancer des lèvres.

Bec-de-lièvre. — C'est une difformité consistant dans la division verticale des lèvres, de la supérieure surtout, avec ou sans écartement des os maxillaires supérieurs, du voile du palais et de la luette. — Le bec-de-lièvre peut être *accidentel*, mais généralement il est *congénital*. Il est *simple* et *unique* ou *double*, ou *compliqué* ce qui arrive lorsque le maxillaire supérieur et le voile du palais sont écartés. Dans la majorité des cas, la cause paraît être un *arrêt de développement*. — Il n'y a qu'une chose à faire comme traitement, c'est l'*opération* que nous n'avons pas à décrire.

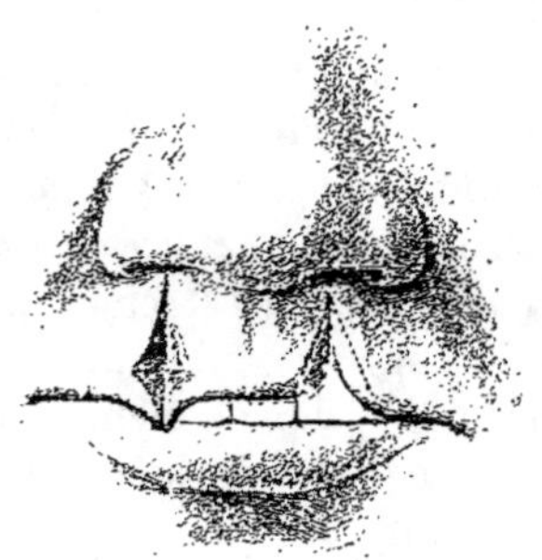
Fig. 100. — Bec-de-lièvre (Opération).

Ulcérations. — Si elles sont produites par des dents déviées, cassées, cariées, on les fait redresser, arracher ou limer. Si ce sont des *gerçures simples* on les nettoie avec de l'eau boriquée, de l'eau blanche et on met de la vaseline boriquée, de la pommade à la rose, au concombre; si elles résistent, on les touche avec le crayon au nitrate d'argent. Les *ulcérations scrofuleuses* sont pansées tous les jours avec les mêmes pommades et on traite la scrofule. Pour les *ulcérations syphilitiques*, v. tome IV.

Plaies, tumeurs érectiles, etc. — Il n'y a rien de particulier à en dire ici (V. p. 259, 364).

Pourlèche. — La pourlèche ou perlèche, nommée ainsi parce qu'elle oblige les enfants à se pourlécher les lèvres à cause de la cuisson qu'elle occasionne, est caractérisée par une altération épidermique avec fissures des commissures des lèvres. Elle est constituée par une plaque blanchâtre divisée en deux par une fissure et occupant les deux lèvres. Cette maladie, qui frappe surtout l'enfance, est microbienne; elle est donc très contagieuse par simple contact (cuillers, verres, tasses, crayon, porte-plume, baisers, etc.).

Traitement. — Il faut avant tout éviter la contagion, ce qui est facile. Localement on touche avec des cristaux d'alun ou de sulfate de cuivre; ou bien on met de la pommade au précipité blanc. On peut encore cautériser avec une solution de nitrate d'argent au cinquantième; on passe avec un pinceau une couche légère, matin et soir, et on applique après de la vaseline boriquée, ou à l'acide salicylique (1 °/₀), ou à la résorcine (5 °/₀).

Cancer des lèvres. — Le cancer des lèvres fait partie des tumeurs connues sous les noms d'*épithéliome* (V. p. 292), *tumeur épithéliale, noli me tangere, ulcère rongeant, ulcère chancreux, chancre malin, cancer cutané, cancroïde.* Qu'il soit à la lèvre, ou autre part, il est constitué par une tumeur, présentant un certain degré de malignité et formée par l'hypergénèse (formation en excès) des éléments épithéliaux qui y sont contenus.

Il débute de la manière suivante : Pendant plusieurs mois, plusieurs années même, on observe sur la peau une petite saillie ayant la forme d'un tubercule ou petit bouton dont le volume varie depuis la grosseur d'un grain de froment jusqu'à celle d'une petite noisette. Il survient presque aussitôt de petits picotements et un léger prurit. Le malade veut les faire disparaître, se gratte et arrache le bouton. Mais bientôt une pellicule se forme, et toujours une nouvelle apparaît au fur et à mesure que la précédente est arrachée, jusqu'à ce qu'enfin, souvent après plusieurs années, il ne s'en forme plus, parce qu'il se produit alors une véritable ulcération. De celle-ci, qui est superficielle, s'écoule une faible quantité d'humeur claire, citrine, qui se concrète sous forme de petite croûte jaune grisâtre ou noirâtre. Cette croûte tombe d'elle-même ou est arrachée par le malade, mais elle se reproduit, et chaque fois l'ulcération fait des progrès.

Cette marche envahissante du cancroïde est continuelle ; l'ulcération s'étend en surface et en profondeur. Elle secrète un liquide sanieux, d'une odeur fort peu agréable. Les bords ont la forme de bourrelets saillants, inégaux, renversés en dehors et parsemés de bourgeons exubérants.

Après plusieurs années, il peut survenir un engorgement ganglionnaire, mais cela arrive rarement. La cachexie est encore plus rare.

Le cancer des lèvres est beaucoup plus commun chez l'homme que chez la femme, dans le rapport de 3 à 1. On l'observe chez l'adulte et plus fréquemment de 40 à 60 ans. Il est très fréquent chez les individus malpropres qui ne se soumettent à aucune règle hygiénique et chez les habitants des campagnes, surtout les pauvres. Une irritation répétée ou permanente en est presque toujours la cause occasionnelle. C'est pourquoi on l'attribue, avec juste raison, lorsqu'on le rencontre à la lèvre inférieure chez l'homme, à l'irritation produite par le tabac ou la pipe.

Il faut bien admettre cette cause, puisque, suivant Heurtaux, qui cependant n'ose pas incriminer le tabac ou le *brûle-gueule*, au moins les neuf dixièmes des cas de cancroïde de la lèvre inférieure appartiennent à l'homme.

Cette affection se distingue des maladies cancéreuses véritables en ce que sa marche est plus lente ; elle dure cinq ou six ans. Elle n'infecte que très rarement les ganglions lymphatiques, ce qui est le contraire dans le cancer proprement dit. Elle se développe très rarement dans les viscères et les tissus, tandis que le cancer se multiplie dans tous les organes internes. Elle guérit très souvent par l'opération, et l'autre jamais.

Si le cancroïde n'est pas une affection d'une aussi grande malignité que le cancer, il n'en a pas moins une très grande gravité, surtout si, comme cela arrive très souvent dans le cancroïde de la lèvre inférieure, celle-ci est à peu près détruite par l'action rongeante de la maladie.

TRAITEMENT. — Certains médecins ont prôné un traitement médical. En administrant à l'intérieur le chlorate de potasse et en l'employant aussi localement, ils auraient obtenu de bons résultats. Mais comme les insuccès sont fort nombreux, il est plus prudent de recourir au traitement chirurgical. Celui-ci consiste à extirper la tumeur le plus tôt possible, en ayant soin d'enlever en même temps une portion des tissus sains, si l'on veut éviter la récidive sur place. Il vaut mieux, sous tous les rapports, préférer l'instrument tranchant; l'emploi des caustiques énergiques présente, en effet, des dangers. On guérira ainsi définitivement un grand nombre de cancroïdes.

Les deux conditions les plus favorables pour obtenir une guérison radicale sont : *opérer de bonne heure* et *très largement*.

§ 5. — Maladies de la langue.

Plaies de la langue. — Abcès. — Ulcérations. — Glossite. — Grenouillette. — Tumeurs bénignes. — Tumeurs malignes, cancer.

Plaies. — Elles sont produites par des instruments vulnérants et par les morsures. Si elles sont légères, on se gargarise simplement avec de l'eau boriquée. Si la langue est trop divisée, il faut pratiquer la suture. En cas d'hémorragie abondante, on cautérise au fer rouge ou au perchlorure de fer. Les corps étrangers sont extraits, s'il y en a.

Abcès. — Ils occasionnent les mêmes symptômes que tous les abcès (V. p. 255.) On les traite par des gargarismes émollients, opiacés, et on ouvre dès que le pus est formé.

Ulcérations. — Lorsqu'elles sont produites par des saillies de dents cassées ou cariées, ou bien lorsqu'elles sont aphteuses, on dit qu'elles sont *simples*. Dans le premier cas, elles occasionnent une très vive douleur, et elles sont situées à côté de la saillie qui leur a donné naissance. La guérison est obtenue en supprimant la cause. Dans le second cas, elles accompagnent presque toujours la stomatite et réclament le même traitement que cette maladie. — Les ulcérations *cancéreuses* présentent les caractères que nous indiquons plus loin (tumeurs malignes). — Pour les ulcérations syphilitiques, v. tome IV.

Glossite. — La glossite (de γλῶσσα, langue) est l'inflammation de la langue. Elle est *superficielle* ou *parenchymateuse*. La première est caractérisée par la rougeur et le gonflement de la muqueuse, qui est souvent sèche, fendillée. Dans la glossite profonde ou parenchymateuse, la tuméfaction est rapide, et la langue peut devenir énorme au point de ne pouvoir contenir dans la bouche ; elle est douloureuse, et le malade respire, mâche, avale avec les plus grandes difficultés ; il a, en outre, de la fièvre, une soif vive.

TRAITEMENT. — La glossite traumatique, causée par une morsure, une piqûre, une brûlure, guérit facilement ; il suffit de baigner fréquemment la bouche avec une solution boriquée, et, si la douleur est trop violente, de poser une couche de pommade cocaïnée. Dans les glossites profondes, on recommande les gargarismes émollients, mucilagineux, opiacés ; on fait des scarifications profondes, et on ordonne des purgatifs, des pédiluves sinapisés, des boissons acidulées. — La *glossite chronique* peut amener la desquamation linguale, ce qui donne une *langue lisse* ; on la traite par des lotions alcalines au bicarbonate de soude. Ces mêmes lotions sont utiles contre la *langue noire*.

Grenouillette. — La grenouillette, nommée ainsi parce que les personnes qui en sont atteintes sont censées parler en coassant comme des grenouilles, consiste en une tumeur liquide, molle et fluctuante, siégeant le plus souvent sur un des côtés du frein de la langue. C'est un kyste renfermant ordinairement un liquide analogue à la salive, et dû, soit à une distension du canal de Warton, soit à un kyste de la bourse séreuse de Fleischmann.

TRAITEMENT. — Ponction suivie d'une injection iodée, ou excision. Si la grenouillette est trop volumineuse, il faut toujours l'exciser, puis cautériser au fer rouge.

Tumeurs bénignes. — Ces tumeurs peuvent être des *anévrysmes*, des *lipomes*, des *kystes*, des *tumeurs fibreuses, érectiles, syphilitiques*. Toutes, à part les fibreuses, les syphilitiques et les kystes, sont très rares.

On cautérise les tumeurs érectiles au fer rouge, ou on les touche avec du perchlorure de fer ; on enlève les kystes au moyen du bistouri, et on prescrit l'iodure de potassium contre les tumeurs syphilitiques.

Tumeurs malignes, cancer. — Le cancer de la langue peut être un *squirrhe*, un *encéphaloïde* ou un *cancroïde*, autrement dit un *épithéliome*. Le squirrhe est rare ; l'encéphaloïde, un peu plus fréquent, mais c'est surtout le cancroïde que l'on rencontre. La tumeur n'est pas bien limitée ; l'ulcération est fongueuse, bour-

geonnante, à bords irréguliers, saignant facilement ; les douleurs
sont lancinantes, continues et les ganglions sous-maxillaires engorgés. Le cancroïde commence par un bouton verruqueux qui
s'ulcère petit à petit. — Le cancer de la langue étant toujours
mortel si on l'abandonne à lui-même, il faut l'enlever et de bonne
heure. Malheureusement les récidives sont fréquentes.

§ 6. — Maladies de la bouche, du palais, de la luette.

Stomatite simple. — Stomatite mercurielle. — Stomatite aphteuse ou aphtes. —
Stomatite ulcéro-membraneuse. — Muguet. — Gangrène de la bouche ou
noma. — Maladies du palais. — Hypertrophie de la luette. — Fistules salivaires. — Calculs. — Tumeurs.

Stomatite simple. — La stomatite (de στόμα, bouche) est l'inflammation de la muqueuse buccale et de celle des gencives. La
stomatite simple, ou érythémateuse, est très fréquente. Elle est
presque toujours produite par une irritation locale : boissons trop
chaudes, aliments trop épicés, certains crustacés, excès de fumer,
défaut de soins de la bouche. La dentition l'engendre aussi. Dès
qu'elle se déclare, on voit paraître une rougeur uniforme ou pointillée ; la muqueuse se gonfle et se couvre d'un enduit blanchâtre qui,
ne tardant pas à tomber, laisse voir de petites érosions superficielles sur la face interne des joues, des lèvres et sur les gencives.
En même temps, l'haleine du malade possède une odeur si désagréable, qu'il en est quelquefois gêné lui-même. Les douleurs
varient suivant l'intensité du mal ; le contact des aliments produit
une douleur cuisante, et presque toujours il y a perte complète
du goût.

La stomatite franchement aiguë ne dure que quelques jours,
une semaine au plus. Elle peut persister plus longtemps si elle
est due à la présence d'une dent cariée ou à l'évolution de la dent
de sagesse. Elle est alors accompagnée d'un engorgement des
ganglions sous-maxillaires, engorgement très douloureux surtout
chez les lymphatiques et les scrofuleux.

Sous l'influence d'irritations prolongées et répétées, la stomatite peut devenir chronique ; elle dure alors des mois et des années, autant de temps que les causes persistent.

TRAITEMENT. — Il faut tout d'abord supprimer les causes : lésions dentaires, malpropreté, ingestion de substances irritantes,
embarras gastrique, etc. Au début, on emploie les émollients, les

lavages antiseptiques : thymol 1 p. 0/0, phénol, hydrate de chloral, mêmes doses, sublimé 1 pour 4 000. Plus tard, on badigeonne, quatre fois par jour, avec un pinceau trempé dans un collutoire au borax, 5 gr. de borax pour 20 gr. de miel rosat.

Stomatite mercurielle. — On donne du mercure dans un très grand nombre de maladies, de plus, beaucoup de personnes doivent, par profession, manier ce métal liquide. Or, dès qu'une certaine quantité est absorbée par l'organisme, il y a intoxication, et le premier symptôme de l'empoisonnement est la stomatite mercurielle. Celle-ci commence par un *agacement des gencives* très caractéristique, puis l'haleine devient fétide, et bientôt le malade sent dans sa bouche un goût désagréable, *métallique*, accompagné d'une grande chaleur et d'une sécheresse pénible. Il se plaint en même temps d'une douleur assez intense sous l'angle de la mâchoire, douleur qui ne fait tout d'abord que gêner la mastication, mais qui bientôt la rend impossible. Quand il rapproche ses mâchoires, il éprouve une sensation bizarre, il lui semble que ses dents sont allongées, et, dès ce moment, elles s'ébranlent, s'écartent les unes des autres tout en se recouvrant d'un enduit très sale. Enfin une grande *salivation* se produit, forçant le malade à crachoter sans cesse. L'inflammation gagne tout l'intérieur de la bouche, et l'on voit sur toutes les parties tuméfiées des *plaques grisâtres*, irrégulières, superficielles, formant de petites ulcérations. Si la stomatite continue, la *salivation* devient si abondante que le malade se trouve vite épuisé. On en a vu rendre jusqu'à trois, quatre et cinq litres de salive dans les vingt-quatre heures ; cette salive blanchit l'or, comme le mercure. L'embarras gastrique, la diarrhée et la fièvre compliquent quelquefois la maladie.

Tous ces symptômes sont encore beaucoup plus graves quand il y a eu empoisonnement, volontaire ou non ; et, si la mort n'arrive pas, le malade est condamné à la *stomatite chronique*. Dans ce cas, le gonflement de la muqueuse buccale persiste, des fongosités apparaissent où se trouvaient les ulcérations. Les dents vacillantes se déchaussent et tombent. Les gencives, les joues se creusent d'ulcérations, et quelquefois se nécrosent.

La stomatite aiguë bénigne guérit en quelques jours, mais la bouche reste longtemps sensible.

Traitement prophylactique. — On doit enlever le tartre dentaire avec le plus grand soin, puis brosser les dents avec un mélange par parties égales de poudre de charbon et de quinquina ; faire des applications de tannin, de cachou, et se gargariser avec 15 à 20 gr. de chlorate de potasse pour 1 litre d'eau ; on prend en même temps 4 à 6 gr. de ce même médicament en pastilles. — Le traitement proprement dit consiste à badigeonner les parties malades avec un collutoire au borax, à l'alun ; à cautériser les ulcérations avec un bourdonnet imbibé d'acide chlorhydrique, la teinture d'iode, le crayon au nitrate d'argent.

Stomatite aphteuse ou aphtes. — La stomatite aphteuse (de ἅπτειν, enflammer) est une maladie caractérisée par l'existence de petites ulcérations siégeant sur la langue, les lèvres, les joues, le voile du palais ou les amygdales. On la rencontre fréquemment chez les enfants et les jeunes gens ; tous les irritants peuvent la produire ainsi que le mauvais état des fonctions digestives. Le lait des vaches atteintes de fièvre aphteuse l'engendre aussi souvent ; on ne connaît pas encore l'agent spécifique, mais il s'agit bien ici, dans le plus grand nombre des cas, d'une maladie microbienne.

L'ulcération qui se forme est blanchâtre à son centre, rouge tout autour, et détermine une très vive douleur au moindre contact, ce qui fait que les enfants, la plupart du temps, ne veulent prendre aucune nourriture.

Traitement. — On a recours aux gargarismes antiseptiques : salicylate de soude, 10 p. 100 ; aux badigeonnages cocaïnés ; aux collutoires astringents : borax 5 gr., miel rosat 20 gr. Enfin, on touche légèrement les ulcérations avec du jus de citron, le crayon au nitrate d'argent, et on purge s'il y a de l'embarras gastrique.

Stomatite ulcéro-membraneuse. — Cette stomatite est assez fréquente dans l'enfance et la jeunesse. Elle est due surtout aux irritations locales et aux mauvaises conditions de la vie, comme l'encombrement, les logements malsains, les écarts de régime, l'alimentation défectueuse, l'humidité. Elle se propage par contagion chez les pensionnaires, les soldats.

Cette affection est caractérisée par des ulcérations irrégulières, à bords décollés, dont le fond a mauvais aspect et est tapissé par un détritus grisâtre ou noirâtre lorsque le sang les a pénétrées. Leur siège de prédilection est sur les gencives, les lèvres, et elles s'accompagnent de douleur, de salivation, de fétidité de l'haleine ; le contact des aliments est très pénible. Le malade a, en outre, de la fièvre, de la céphalalgie et des nausées. La guérison arrive en trois ou quatre semaines.

TRAITEMENT. — Cette maladie étant contagieuse, il faut d'abord isoler le malade ; puis on lui donne de 4 à 6 gr. de chlorate de potasse dans un julep, et on lui fait des lavages avec le même médicament à 4 pour 100. Si les ulcères sont atoniques, on les cautérise avec le crayon au nitrate d'argent, la teinture d'iode, le chlorure de chaux sec à 3 pour 30 de miel, l'acide chromique au dixième. En cas d'embarras gastrique, vomitif et purgatif ; en cas de fièvre, sulfate de quinine.

Stomatite crémeuse. Muguet. — Le muguet, nommé ainsi à cause de sa couleur qui rappelle la plante de ce nom, est caractérisé par la production de petites concrétions blanchâtres, caséeuses, sur lesquelles se développe un parasite végétal, l'*oïdium albicans*. On le rencontre très fréquemment chez les enfants ; chez l'adulte, il ne survient qu'à la dernière période des maladies chroniques, lorsque la mort est déjà proche.

Cette affection débute par une hyperhémie douloureuse de la muqueuse buccale ; bientôt les lèvres, la bouche, la luette, le voile du palais, le pharynx même se recouvrent de produits blanchâtres qui, étudiés au microscope, se montrent composés de cellules épithéliales, de corpuscules muqueux et de champignons ayant la forme de filaments tubulés ou de spores ; c'est ce qui permet d'établir le diagnostic.

TRAITEMENT. — Il faut enlever les plaques parasitaires avec un linge, puis appliquer, trois fois par jour, un collutoire alcalin : 4 gr. de borax pour 20 gr. de saccharine ; lavages avec l'eau de Vichy, l'eau de Vals. Les solutions alcalines empêchent la transformation du sucre de lait en glycose, et comme c'est cette dernière qui alimente le parasite, elles entravent son développement. Il ne faut donc pas employer des collutoires au miel ou à la glycérine, mais bien à la saccharine. Aux jeunes enfants on donne, en outre, une bonne nourrice, ou du lait stérilisé avec un biberon sans tube. Chez les adultes, on fait des badigeonnages avec la saccharine, 1 gr. pour 50 d'alcool à 40°, avec le permanganate de potasse à 1 pour 250 gr. d'eau, avec le borate de soude à 10 0/0. Eaux alcalines en boissons.

Gangrène de la bouche. Noma. — Le noma (νόμη, de νέμειν, ronger) s'observe chez les enfants mal nourris, mal soignés, débilités par la diarrhée, les maladies de la peau, la rougeole, la scarlatine ; plus tard, dans l'état puerpéral, la fièvre typhoïde.

La maladie débute par une phlyctène remplie de sérosité roussâtre qui laisse, après s'être rompue, une ulcération d'un gris noirâtre s'étendant en surface et en profondeur. La salive et l'haleine sont fétides, les joues et les lèvres, gonflées. Dans l'épaisseur de la joue, on sent un noyau dur qui forme, vers le 5° jour, une eschare cutanée. La gangrène peut détruire toute la joue ; dans ce cas, le malade meurt par épuisement. Quand la guérison s'effectue, il reste des cicatrices vicieuses ou des fistules.

On distingue cette affection de la stomatite ulcéro-membraneuse parce que celle-ci a une marche moins rapide, ne présente pas d'œdème des joues et des lèvres, et n'a pas d'odeur gangréneuse.

Le *traitement* consiste à détruire le foyer avec le thermo-cautère jusqu'à ce que la plaie devienne bourgeonnante ; on fait, en outre, de grands lavages avec de l'eau boriquée à 40 pour 1 000, et on donne une alimentation aussi fortifiante que possible, du quinquina, etc.

Maladies du palais. — Elles ne présentent rien de particulier, que ce soient des abcès chauds ou froids, des tumeurs cancéreuses, gommeuses, des kystes, des tumeurs érectiles, des exostoses, des nécroses, etc. (V. ces mots.)

Hypertrophie de la luette. — L'inflammation de la luette amène son prolongement hypertrophique. S'il est considérable, il procure de fréquents ou incessants besoins de tousser, d'avaler, parce que sa pointe chatouille la base de la langue et l'épiglotte.

Généralement, il suffit de faire des insufflations de poudre d'alun, ou, mieux, d'en recouvrir la luette avec un pinceau, ou encore de passer une couche légère de teinture d'iode pure. Si ces moyens échouent, on fait l'excision d'une partie, en ayant soin de tenir la portion qu'on va couper avec une pince.

Fistules salivaires. — Ces fistules, qui laissent écouler la salive, peuvent succéder à des plaies, à des abcès de la glande ou du canal de Sténon (V. tome Ier). — Le traitement consiste à aviver les bords de la fistule et à les maintenir rapprochés au moyen de la suture. La cautérisation au fer rouge est aussi indiquée dans certains cas.

Calculs salivaires. — Ce sont des concrétions qui se montrent dans l'épaisseur de la glande ou dans le canal de Sténon. Comme ces calculs obstruent le canal, la salive s'accumule en arrière et forme une tumeur salivaire, surtout au moment des repas. — Il faut les enlever en faisant une incision à la joue dans la bouche.

Tumeurs. — On rencontre assez fréquemment dans la région parotidienne des *tumeurs graisseuses,* des *adénomes,* des *fibromes,* des *enchondromes* et des *cancers.* — Le diagnostic entre les tumeurs bénignes ou malignes est très difficile, mais cela importe peu, puisque le meilleur traitement est de les extirper toutes le plus tôt possible.

CHAPITRE V

MALADIES DU COU

Abcès et phlegmons sus-hyoïdiens, sous-hyoïdiens, des parties latérales. — Plaies superficielles et profondes. — Adénite cervicale. — Oreillons. — Parotidite. — Kystes du cou. — Goitre simple. — Goitre exophtalmique. — Thyroïdite. — Anévrysmes, tumeurs érectiles. — Torticolis. — Fracture des vertèbres cervicales. — Luxation de ces vertèbres. — Tumeur blanche.

Abcès et phlegmons sus-hyoïdiens. — Les symptômes sont ceux des abcès en général (V. p. 255); ils n'ont de particulier que la gêne de la déglutition et de la mastication qu'ils procurent. — Il faut ouvrir largement et de bonne heure.

Abcès sous-hyoïdiens. — Ils occasionnent de vives douleurs, de l'aphonie, de la dyspepsie et rendent la déglutition très difficile. — Traitement des abcès en général.

Abcès des parties latérales. — Les abcès *superficiels* se comportent comme ceux des autres régions. Les *profonds* produisent un gonflement considérable depuis l'oreille jusqu'à la clavicule, une douleur vive, de la rougeur, de l'empâtement, de la raideur. La fièvre est intense.

TRAITEMENT. — Cataplasmes émollients et bistouri le plus vite possible.

Plaies superficielles et profondes. — Les premières, n'intéressant que la peau et les muscles superficiels, ne donnent lieu à aucun accident grave. Un pansement simple avec des bandelettes agglutinatives suffit (diachylon, baudruche, taffetas d'Angleterre).

Les plaies *profondes* peuvent diviser plus ou moins complètement le larynx, la trachée, l'œsophage, le corps thyroïde, et les symptômes varient suivant la plaie. La mort arrive souvent par hémorragie, emphysème, phlegmon ou asphyxie.

Si la plaie est à la région sus-hyoïdienne, elle est béante et livre passage à la salive, à l'air, aux boissons; l'articulation des sons est difficile ou impossible.

TRAITEMENT. — Il ne faut pas pratiquer de suture, mais mettre des bandelettes agglutinatives; la tête doit rester immobile, penchée en avant, et le malade est nourri avec une sonde œsophagienne.

Les symptômes sont à peu près les mêmes si la plaie est à la région sous-hyoïdienne; le traitement ne diffère pas.

Lorsque la plaie *intéresse le larynx,* l'air sort en sifflant; la phonation est abolie si la plaie est au-dessous des cordes vocales, conservée si elle est au-dessus; il se produit un emphysème plus ou moins considérable, ainsi qu'une hémorragie. — On combat l'emphysème par des mouchetures, l'hémorragie par la compression et la ligature; pas de suture.

Si un corps vulnérant a pénétré profondément dans le cou, il y a *lésion de la moelle épinière* lorsque le blessé a perdu le sentiment, le mouvement, lorsqu'il respire difficilement et ne peut retenir ses matières. Il y a *lésion d'un nerf* lorsqu'il souffre beaucoup, a des mouvements convulsifs, et de la paralysie dans les parties voisines.

TRAITEMENT. — Saignées locales ou générales, liniments opiacés.

Adénite cervicale. — On l'observe surtout chez les enfants lymphatiques et scrofuleux, chez les soldats. Toutes les irritations portées sur la peau du cou peuvent l'occasionner, ainsi que des courants d'air froid.

Elle est caractérisée par une ou plusieurs tumeurs superfi-

cielles, mobiles, indolores, arrondies, dures, et situées sur les
parties latérales du cou. Quelquefois, la peau, qui d'ordinaire
conserve sa couleur normale, prend une teinte rouge ; la tumeur
s'amollit, devient fluctuante et s'ouvre, donnant issue à du pus
séreux, jaune clair.

TRAITEMENT. — Il consiste à faire des frictions avec des pommades fondantes, 2 à 4 gr. d'iodure de potassium, ou d'iodure de
plomb, pour 30 de vaseline ; à badigeonner avec de la teinture
d'iode. S'il y a de la fluctuation, il faut ouvrir. Dans certains cas,
il est nécessaire d'extirper les petites tumeurs.

Oreillons. — On donne le nom d'*oreillons* à une maladie
caractérisée par le gonflement aigu du tissu qui entoure la
glande parotide.

Cette maladie, qui a reçu plusieurs noms, et dont les deux
plus connus sont *ourles* en Suisse et *gifles* en Provence, n'est pas
occasionnée par l'inflammation de la glande parotide elle-même,
inflammation qui constitue la *parotidite*, mais bien par la fluxion
simple de cette glande, du tissu qui l'entoure, et la plupart du
temps des autres glandes salivaires.

CAUSES. — Parmi les causes adjuvantes, on doit placer le
froid, l'humidité, les brusques changements de température, le
brouillard, le voisinage de la mer. Rare dans les premières
années, peu commune de trois à cinq ans, elle est très fréquente
de cinq à quinze, et redevient rare après vingt. Les enfants du
sexe masculin sont plus souvent atteints que ceux du sexe féminin. Elle peut apparaître en toute saison, mais elle sévit surtout au printemps et en automne. Elle règne fréquemment d'une
manière épidémique dans les pensions, les casernes, les hôpitaux
d'enfants ; cette influence épidémique est admise de tout le
monde.

Mais la cause déterminante est la *contagion*. « Il nous paraît
manifeste, dit d'Heilly, que la cause immédiate est un agent
infectieux d'origine animale, qui reproduit la maladie, soit par
simple contact, soit plutôt par le séjour dans un milieu infecté. »

La transmissibilité des oreillons, admise déjà par Cullen,
paraît maintenant hors de doute. Certaines observations, il est
vrai, la contestent ; mais comment faire la preuve d'une asser-
tion négative, et que vaut celle-ci contre des faits positifs bien
observés ? La contagion a été établie par Th. Laghi, Wichmann,

Mongor, Rilliet, Grisolle, Trousseau, Bergeron, Moutard-Martin, Peter, Bernutz, Guéneau de Mussy, Laveran, Léon Colin et tant d'autres.

Symptômes. — Les oreillons sont assez souvent précédés de malaise, de courbature, de sensation de lassitude, d'agitation nerveuse, et même d'un léger mouvement fébrile. De huit à trente-six heures après, les symptômes locaux apparaissent. Le malade ressent dans la région parotidienne une douleur fixe, peu intense, mais s'accroissant par les mouvements qu'exige la mastication ou l'action de la parole, et la *tuméfaction caractéristique des parotides* se montre. Presque toujours, le gonflement occupe les deux côtés, tantôt simultanément, tantôt à peu d'intervalle, douze à vingt-quatre heures après. Il débute au-devant de l'oreille, mais bientôt il s'étend derrière la branche de la mâchoire et gagne les régions sous-maxillaires. Il varie depuis une boursouflure légère jusqu'à une tumeur volumineuse rendant les sujets méconnaissables. Les traits sont, en effet, complètement déformés, et le malade, quand les deux régions sont prises simultanément, a un aspect grotesque, prêtant à rire, tant il ressemble à certains singes. Il peut même être effrayant si le gonflement est excessif, ce qui est rare. La peau, très tendue, est luisante et, généralement, elle conserve sa couleur normale. La douleur et le gonflement entraînent une gêne dans la mastication. En outre, les glandes ne pouvant plus secréter la salive, la bouche *est sèche* et le malade doit boire à chaque instant quand il mange.

Chez les enfants, la maladie se borne à la fluxion seule, mais au-dessus de douze ans, chez l'adulte, il peut se développer d'autres manifestations du côté d'autres glandes. Ainsi, il n'est pas rare de voir le gonflement douloureux du testicule chez l'homme, de la glande mammaire chez la femme, de l'ovaire, etc. L'orchite s'annonce par l'apparition de frissons, une recrudescence de la fièvre et le gonflement douloureux de la partie enflammée. Elle peut apparaître à tout moment de la maladie et même la précéder. La fluxion disparaît vers le cinquième jour ; elle est tantôt double, tantôt simple. Cette orchite a amené quelquefois l'atrophie du testicule.

Règle générale, la *marche* des oreillons est régulière et prompte. La maladie se développe rapidement et *dure* sept jours environ, quelquefois moins. Elle se *termine* par *résolution*, c'est-à-dire que la partie affectée revient à son état normal, l'inflammation disparaissant insensiblement et sans suppuration. Celle-ci est extrêmement rare, et il est fort probable que, lorsqu'elle survient, il y a eu parotidite et non oreillons.

Cette affection étant sans gravité, le *pronostic* est donc très léger. Les accidents graves sont presque inconnus. On a vu cependant des inflammations de l'oreille produire des surdités persistantes. Les oreillons ne récidivent généralement pas.

TRAITEMENT. — Le traitement *préventif* consiste naturellement à éviter la contagion, et, pour cela, on doit atténuer les encombrements, isoler les individus atteints; il faut, en outre, tâcher de se soustraire aux causes adjuvantes que nous avons énumérées.

Le traitement *curatif* est très simple. Dans les cas ordinaires, il suffit de se mettre au lit, ou même simplement de garder la chambre afin de se préserver du froid et de l'humidité. On met ensuite les parties atteintes à l'abri de l'action de l'air et, pour cela, on les recouvre d'ouate après les avoir badigeonnées avec une légère couche d'huile d'amandes douces ou d'huile de camomille camphrée, si la douleur est un peu intense. Les purgatifs légers sont très utiles; dans ce cas, les eaux minérales de Janos, de Montmirail, de Birmenstorf, le Sedlitz granulé Ch. Chanteaud. etc., etc, rendent de grands services. L'orchite demande le repos au lit et l'application de cataplasmes laudanisés.

Parotidite. — On donne ce nom à l'inflammation de la glande parotide (V. tome Ier). Elle est très rare spontanément; presque toujours elle paraît dans la fièvre typhoïde, le typhus, la scarlatine et les fièvres éruptives en général, l'infection purulente ou puerpérale, le choléra, la pneumonie adynamique.

Elle se caractérise par un sentiment de gêne dans les régions parotidiennes qui se gonflent, s'échauffent et prennent une teinte d'un rouge violacé. La fluctuation paraît vite et l'abcès donne issue à du pus sanieux, fétide. — La parotidite *spontanée* est très douloureuse; la région parotidienne est rouge, gonflée, mais elle ne suppure pas toujours. Elle guérit d'ordinaire, tandis que dans la première le malade meurt presque toujours, grâce aux progrès de la maladie primitive.

TRAITEMENT. —Cataplasmes émollients et ouverture de l'abcès dès que le pus est formé.

Kystes du cou. — Ces kystes, qui peuvent devenir très volumineux, n'altèrent pas la couleur de la peau ; ils sont arrondis, lisses, indolores et ne déterminent de la gêne que par leur volume (V. p. 293). Le meilleur *traitement* est la ponction suivie d'une injection iodée.

Goitre simple. — Le goitre (du latin *guttur*, gorge), appelé encore *grosse gorge*, *gros cou*, est une tumeur consistant en un accroissement anormal et simple de la glande thyroïde et n'offrant aucune trace d'inflammation.

Son hypertrophie forme, à la partie antérieure du cou, une tumeur simple quelquefois, bilobée souvent, irrégulière, bosselée, molle, indolente et pouvant acquérir un volume très considérable.

Le goitre s'étend sur certaines contrées, où il sévit endémiquement et où il est héréditaire. Mais alors il s'associe à une déchéance physique et morale de la population, et forme un des éléments du *crétinisme* (V. p. 135). C'est le *goitre endémique*.

Le *goitre sporadique* peut atteindre tout le monde dans des contrées où on le rencontre rarement. Il apparaît à tout âge, mais c'est surtout pendant la jeunesse qu'on le voit débuter. Il frappe de préférence le sexe féminin, parce que la glande thyroïde est plus développée chez la femme que chez l'homme, parce que la première est exposée à plusieurs maladies qui n'atteignent pas le second et pendant lesquelles le corps thyroïde subit un léger accroissement. Les personnes lymphatiques sont aussi vouées au goitre d'une manière spéciale. Il en est de même des scrofuleux.

Il peut se développer à la suite de cris, d'un effort violent. Cassan rapporte le fait d'une demoiselle de 42 ans, qui, en faisant un grand effort pour soulever un poids très lourd, vit, en moins de 24 heures, se manifester un gonflement considérable, dur et indolent, de la partie gauche du corps thyroïde.

SYMPTÔMES. — Son volume varie beaucoup. Tout d'abord, il est à peine visible, on ne constate qu'un léger empâtement du cou, et au toucher on ne sent qu'une grosseur du volume d'une noix. Mais bientôt cette grosseur augmente petit à petit, et elle peut dépasser trois ou quatre fois celle du poing ; elle embrasse alors toute la partie antérieure du cou. Quelquefois même elle se détache du larynx, et tombe plus ou moins bas sur la poitrine.

Sa forme est très inconstante. Généralement, cependant, il

est ovoïde ou sphéroïdal quand l'hypertrophie occupe toute la glande thyroïde. Il peut encore ressembler à un croissant à cheval sur le larynx, ou bien présenter une tuméfaction diffuse. Quand il est pédiculé, il offre des lobes et des lobules que l'on distingue facilement au toucher. De grosses veines sillonnent la peau qui conserve sa couleur normale, et elles se gonflent au moindre effort.

Lorsque le goitre est fortement développé, il modifie le timbre de la voix par suite de la compression qu'il exerce sur la trachée, et il s'ensuit une assez grande difficulté de respirer. La déglutition est rendue aussi plus difficile. La sécrétion de la salive peut être empêchée et l'ouïe devenir dure parce que le conduit auditif est comprimé lorsque la tumeur remonte à droite et à gauche de la trachée-artère jusqu'au niveau des oreilles. La compression des veines jugulaires peut encore produire la congestion cérébrale.

Ordinairement il se développe avec lenteur. Débutant à la puberté, il s'accroît progressivement, reste quelquefois stationnaire pendant des années, puis augmente rapidement. La grossesse et la menstruation exercent sur sa marche une influence manifeste, mais presque toujours momentanée. Il en est de même des changements d'habitude, de boissons et de climat.

Le goitre constitue une maladie fort désagréable, mais sans gravité aucune. Il ne devient dangereux, — et c'est assez rare, — que lorsqu'il acquiert un volume extraordinaire. Le danger est alors subordonné aux phénomènes de compression qu'il exerce sur la trachée, sur les vaisseaux carotidiens et jugulaires, sur les nerfs récurrents, etc. Il est encore dangereux quand il prend la forme cancéreuse, et lorsque, étant peu apparent, il se développe à l'intérieur. Aussi lui donne-t-on dans ce cas le nom de *goitre suffocant*.

TRAITEMENT. — On combat le goitre sporadique en badigeonnant tous les soirs la tumeur qui commence avec de la teinture d'iode et de la glycérine mélangées par parties égales ; en frictionnant matin et soir avec de la pommade à l'iodure de potassium, 4 gr. pour 30 ; et en prenant à l'intérieur de 50 centigr. à 1 gr. d'iodure de sodium, de potassium ou d'ammonium, par jour ; 2 à 4 gouttes de teinture d'iode dans un demi-verre d'eau ; des pilules de fer. — Si l'on est dans un pays où le goitre est endémique, il faut tout d'abord changer de climat, éviter les refroidissements et rechercher le soleil ; modifier l'alimentation, qui sera aussi tonique que possible. — Lorsque le goitre résiste, on fait des injections dans la tumeur avec : iodoforme 1 gr., benzo-naphtol 9 gr., huile de vaseline 10 gr., huile de gaultheria deux gouttes.

Goitre exophtalmique. — Connu encore sous le nom de maladie de Basedow ou de Graves, le goitre exophtalmique est caractérisé par des *troubles cardiaques*, le *goitre* et des *troubles oculaires*.

Il est plus fréquent chez la femme de 20 à 40 ans ; l'hystérie, le tempérament nerveux, l'anémie, l'hérédité y prédisposent. La cause première paraît être un trouble nerveux sous l'influence duquel se produirait un fonctionnement exagéré de la glande thyroïde. Le malade commence par se plaindre de palpitations; son caractère devient irritable, son cou grossit, le corps thyroïde augmente de volume par suite de la dilatation de ses vaisseaux; ses yeux font une saillie de plus en plus forte (exophtalmie), à tel point qu'il lui semble qu'ils vont sortir de l'orbite, aussi ne peut-il fermer les paupières qu'avec peine. A ces phénomènes caractérisques se joignent un *tremblement* très prononcé des membres, et de l'*anémie* provenant d'un trouble dans presque toutes les fonctions.

La *marche* est ordinairement lente. Le *diagnostic* est très facile dès que le goitre et l'exophtalmie paraissent. La guérison complète est rare, mais la mort ne survient que dans un cinquième des cas.

TRAITEMENT. — Le malade doit mener une vie régulière, paisible, éviter tous les excès et suivre un traitement hydrothérapique. Le bromure de potassium (2 à 6 gr.) modère les palpitations ; l'antipyrine a réussi à Huchard. Contre les accidents de la glande thyroïde, il faut employer la *faradisation*, qui finit par faire disparaître les troubles du cœur, le goitre et surtout l'exophtalmie. On ne doit recourir à la thyroïdectomie, c'est-à-dire à l'extirpation de la glande, que si le traitement médical ne réussit pas. Les palpitations sont calmées par la digitale, 10 à 15 centigr. de spartéine en pilules de 5 centigr. chacune. Il faut laisser de côté la teinture d'iode et le traitement thyroïdien.

Thyroïdite. — L'inflammation du corps thyroïde est assez rare. Elle présente les symptômes locaux et généraux des inflammations (V. p. 254), et on la traite de la même façon.

Anévrysmes. Tumeurs érectiles. — Les anévrysmes peuvent exister sur le tronc brachio-céphalique, la sous-clavière, et les artères carotides primitives, interne et externe. La tumeur devient plus tendue pendant les efforts de l'inspiration ; l'oreille appliquée sur elle perçoit un bruit de souffle et des battements. Les symptômes sont, en somme, ceux des anévrysmes. (V. p. 325.) Le traitement ne peut être que palliatif : ralentir la circulation avec la digitale ; appliquer de la glace sur la tumeur.

Torticolis. — Le torticolis est l'inclinaison permanente ou temporaire de la tête vers l'une ou l'autre épaule. Il est produit surtout par une affection rhumatismale, par la paralysie d'un des muscles sterno-mastoïdiens (V. tome Ier), par la contraction d'un de ces muscles, ou par celle des muscles peauciers.

Dans le torticolis rhumatismal, occasionné quelquefois par un courant d'air, ou consécutif à d'autres douleurs musculaires, la douleur est très violente, et elle augmente par la pression, le mouvement. On le *traite* par des frictions avec un liniment calmant : baume tranquille et chloroforme ; avec une pommade belladonée, 3 pour 30 ; par la chaleur sur le muscle douloureux, les douches de vapeur.

Quand il est consécutif à la paralysie, la tête peut être ramenée facilement et sans douleur dans sa position normale, mais elle reprend la direction vicieuse dès qu'on ne la retient plus. — Il faut combattre l'affection cérébrale quand elle existe ; on soutient la tête avec un appareil mécanique, ou bien on sectionne le muscle sain correspondant.

Le torticolis est le résultat d'une contraction spasmodique du sterno-mastoïdien, lorsque, ayant réussi, malgré une vive résistance, à amener la tête dans sa position normale, elle reprend *brusquement* la position vicieuse dès qu'on l'abandonne. — Quand il est dû à la contraction du peaucier, les traits de la face et la commissure des lèvres sont tirés en dehors et en bas. — Même traitement que pour le torticolis rhumatismal.

Fracture des vertèbres cervicales. — On ne constate que rarement la déformation et la crépitation, signes caractéristiques des fractures, mais le malade est privé du sentiment et du mouvement de toutes les parties situées au-dessous de l'endroit lésé ; le pronostic est donc très grave. — Le blessé doit être couché sur le dos, et saigné, s'il y a de la congestion ; on lui donne, en outre, des lavements purgatifs tous les jours.

Luxation des vertèbres cervicales. — Elle peut se produire à la suite d'un mouvement brusque ou d'un choc extérieur. La tête est inclinée, la face vultueuse, les yeux saillants, le pouls serré, si la luxation est axoïdo-atloïdienne. Quand elle intéresse les autres vertèbres, la tête est tournée du côté opposé à la luxation ; on voit une saillie anormale derrière le cou et il se produit quelquefois de la paralysie. — Le traitement n'est encore ici que *palliatif;* la réduction est dangereuse.

Tumeur blanche. — C'est le *mal de Pott* cervical (V. plus loin, *mal de Pott*), et il est engendré par les mêmes causes. La maladie commence par une douleur locale, sourde, partant du point malade et irradiant vers la tête ou le cou. Puis la région se déforme, se gonfle ; il se produit des abcès par congestion à la nuque, ou devant la colonne vertébrale, et ces abcès s'ouvrent au dehors ou dans le fond du pharynx ; enfin, les os se déplacent et font pencher la tête en avant, en arrière ou sur le côté. Le malade peut guérir, mais le plus souvent il survient de la paralysie. La mort a lieu par asphyxie, par infection purulente ou putride.

TRAITEMENT. — Il doit être tonique et reconstituant; huile de foie de morue, 1 à 4 gr. d'iodure de potassium, bains salés. De plus on applique un appareil, véritable collier qui maintient le cou dans l'immobilité la plus complète.

CHAPITRE VI

MALADIES DU PHARYNX, DU LARYNX
ET DE L'ŒSOPHAGE

§ 1. — Maladies du pharynx.

Angines aiguës non spécifiques : angine aiguë simple, ou érythémateuse, ou catarrhale, pharyngite, amygdalite aiguë simple, amygdalite suppurée. — Angine herpétique, pseudo-membraneuse ou couenneuse commune. — Angine gangréneuse. — Angines chroniques non spécifiques : amygdalite chronique, hypertrophie des amygdales, pharyngite granuleuse, ou glanduleuse, ou folliculeuse. — Angines chroniques spécifiques. — Abcès rétro-pharyngien. — Angine diphtéritique.

Angines aiguës non spécifiques. — Ces angines, qui ne

sont pas déterminées ou guéries par une cause ou un médicament spécifiques, comme l'angine syphilitique par exemple, sont de nature infectieuse. Cependant on ne connaît pas encore leurs microbes spéciaux, tous ceux que l'on trouve lorsqu'elles existent, le streptocoque, le pneumocoque, le bacterium coli, sont les hôtes habituels de la bouche, surtout le premier qui y est constamment, chez les sujets sains comme chez les sujets malades. La bactériologie ne peut donc encore que nous faciliter le diagnostic de l'angine diphtéritique, et il est absolument impossible de classer les angines aiguës suivant leur origine microbienne; il faut en conséquence suivre l'ancienne division.

Notons néanmoins, avant de commencer leur étude, qu'il est toujours nécessaire de recourir à un traitement antiseptique local, même lorsque l'angine paraît devoir être bénigne, des accidents graves pouvant toujours survenir au moment où on y pense le moins. Aussi nous recommandons de faire au moins deux fois par jour des lavages buccaux avec de l'eau boriquée tiède, ou au sublimé à 1 pour 2 000, en se servant d'un irrigateur, ou mieux du bock d'Esmarck.

Angine aiguë simple, ou érythémateuse, ou catarrhale, pharyngite, angine tonsillaire ou amygdalite aiguë, angine et amygdalite suppurées. — Dans l'angine aiguë simple, l'inflammation est superficielle. Lorsqu'elle est localisée au pharynx, on a la *pharyngite;* si elle s'étend aux amygdales, on a l'*angine tonsillaire* ou *amygdalite aiguë.*

CAUSES. — On rencontre plus souvent ces angines au printemps et à l'automne, dans l'adolescence et chez les sujets prédisposés. D'après Jaccoud, la forme catarrhale atteint surtout les lymphatiques, les scrofuleux, et la forme phlegmoneuse ceux qui présentent des conditions opposées. Le refroidissement, les corps irritants, trop chauds ou trop froids, les font paraître ; il peut se faire que les microbes dont nous avons parlé plus haut deviennent nocifs par l'action du refroidissement et fassent déclarer l'angine. Enfin elles peuvent être consécutives à un rhume de cerveau, à une stomatite, à une laryngite, à la grippe, à l'embarras gastrique.

SYMPTÔMES. — Le malade se plaint d'abord de quelques frissons, de malaise, de céphalalgie, puis il éprouve un sentiment de sécheresse et de douleur à la gorge ; il lui semble qu'il a un corps étranger et il s'efforce de le chasser ; il souffre surtout lorsqu'il fait le mouvement d'avaler. Sa voix est nasonnée, la salivation abondante, l'haleine fétide. La déglutition devient de plus en plus difficile, d'où le nom d'angine (de *angere*, étrangler) et souvent les boissons reviennent par le nez. La douleur gagne l'oreille, l'ouïe prend de la dureté. La guérison arrive au bout de 7 ou 8 jours.

Lorsque l'inflammation atteint les amygdales (*amygdalite aiguë*), les symptômes sont à peu près les mêmes. Dans certains cas, la difficulté d'avaler est encore plus grande, d'où le nom d'*esquinancie* (mot mal formé de κυνάγχη, de κύων, chien, et ἄγχειν, serrer, parce que le malade ressemble à un chien haletant). Les amygdales sont rouges, gonflées, parsemées de points blanchâtres s'enlevant facilement, et l'isthme du gosier est presque complètement obstrué, si, bien entendu, les deux amygdales sont atteintes simultanément. Le malade a une fièvre intense, de la céphalalgie, de la courbature. — Après une ou deux semaines l'affection se termine le plus souvent par *résolution complète*, c'est-à-dire que les amygdales reprennent leur volume ordinaire, et quelquefois par *suppuration*. Dans ce dernier cas, on a ce qu'on appelle l'*angine* ou *amygdalite suppurées*.

Traitement. — Dans la période aiguë on a recours aux collutoires alcalins, aux gargarismes émollients et antiseptiques : borate de soude 2 à 3 gr. pour 100 ; sublimé 1 pour 2 000 ; aux douches chaudes ; aux badigeonnages avec une solution de chlorhydrate de cocaïne à 1 pour 20 et même 1 pour 10. Les scarifications et les sangsues sont souvent utiles, ainsi que les révulsifs aux extrémités. Un vomitif au début rend beaucoup de service quand il y a de l'embarras gastrique. Lorsqu'il n'est pas survenu d'abcès vers le sixième jour on applique les astringents, alun, borax, citron, vinaigre. Nous recommandons le gargarisme suivant : acide salicylique 2 à 4 gr., borax 3 gr., miel 50 gr., eau distillée 250 gr. — Pour les enfants qui ne savent pas se gargariser, on emploie le collutoire : salol 3 gr., alcool 3 gr. pour dissoudre, glycérine 60 gr. Badigeonner trois fois par jour avec un tampon d'ouate hydrophile. En cas d'abcès : cataplasme bien chaud sur la partie correspondante du cou, après avoir fait des frictions avec de l'onguent hydrargyrique ; prendre toutes les demi-heures une gorgée d'eau de racine de guimauve boriquée tiède et la conserver le plus longtemps possible de manière que le liquide baigne complètement l'abcès et forme, pour ainsi dire, un cataplasme interne. Lorsque l'abcès a été ouvert, ou s'est ouvert de lui-même, on fait des irrigations avec de l'eau boriquée à 1 pour 100.

Un traitement interne est inutile dans les cas bénins. Mais lorsque la fièvre est intense, il est bon de donner la potion suivante : antipyrine 1 à 3 gr., eau 100 gr. sirop de punch 30 gr., à prendre en trois fois dans la journée ; ou encore : sulfate de quinine 60 centigr., sirop de quinquina 20 gr., sirop de codéine 20 gr., eau distillée 100 gr. ; à prendre en deux fois à deux ou trois heures d'intervalle.

Angine herpétique, pseudo-membraneuse ou couenneuse commune. — L'angine herpétique se caractérise par un mouvement fébrile intense, la rougeur de la gorge et l'apparition de vésicules blanchâtres qui s'ulcèrent bientôt et donnent naissance à de fausses membranes petites, très adhérentes ; comme il est très difficile de les distinguer d'avec celles de la diphtérie, il est absolument nécessaire de faire faire l'examen bactériologique. — Les angines à fausses membranes non diphtéritiques sont dues le plus souvent au streptocoque, plus rarement au staphylocoque et au pneumocoque, tandis que l'angine diphtéritique est produite par le bacille de Lœffler.

TRAITEMENT. — On prescrit les toniques à l'intérieur : extrait de quinquina 4 gr., extrait de kola 4 gr., potion de Todd 120 gr.; trois à quatre cuillerées à bouche par jour. Si le streptocoque est en cause et si les phénomènes généraux sont graves, on fait une ou deux injections de *sérum antistreptococcique*. Comme traitement local, on pratique, chez les enfants, des lavages avec de l'eau boriquée ; chez les adultes, avec une solution phéniquée : menthol 25 centigr., acide phénique 5 gr., eau un litre ; et ces lavages sont répétés toutes les trois ou quatre heures dans les cas graves. On se sert de l'irrigateur ou du bock d'Esmarck. La bouche des enfants est maintenue ouverte au moyen d'un coin de bois. Après l'irrigation on touche toutes les parties malades avec un tampon d'ouate imbibé de glycérine phéniquée à 3 pour 100, ou de glycérine salicylée : acide salicylique 1 pour 30.

Angine gangréneuse. — On l'observe rarement et elle est toujours secondaire à la rougeole, à la fièvre typhoïde, à la diphtéric, à la scarlatine. La fièvre, la douleur sont très intenses. On voit au fond de la gorge des plaques de gangrène grises ou noires et des ulcérations dont les bords sont taillés à pic. Les ganglions sous-maxillaires sont souvent tuméfiés. La mort peut arriver rapidement.

LE TRAITEMENT général est le même que celui qui précède. Comme traitement local, lavages toutes les trois heures avec une solution de permanganate de potasse à 1 pour 2 000, ou avec une solution phéniquée et toucher les parties sphacélées avec le galvano-cautère.

Angines chroniques non spécifiques : amygdalite chronique, pharyngite ou angine granuleuse, folliculeuse. — Les angines chroniques non spécifiques sont caractérisées par une inflammation diffuse de l'isthme du gosier, du voile du palais, des piliers.

Les *causes* sont très importantes à connaître. Les rhumatisants, les scrofuleux, les dyspeptiques, les constipés, ceux qui ont des hémorroïdes, les névropathes y sont particulièrement prédisposés. Les causes locales sont : les poussières irritantes, la fumée du tabac, l'abus des liqueurs alcooliques (angine des fumeurs, des buveurs), le contact répété de l'air froid sur la muqueuse pharyngienne (*mal de. gorge* des *ecclésiastiques,* des *orateurs*). Les affections du nez les développent fréquemment ; enfin, elles sont souvent consécutives à des angines aiguës répétées.

Le malade a la gorge presque toujours sèche, brûlante ; sa voix est plus ou moins enrouée ; il a besoin de rejeter très souvent de petits crachats perlés et pour cela il pousse sans cesse des *hem* caractéristiques.

Souvent les amygdales sont *hypertrophiées ;* quand elles le sont trop, il faut les faire enlever.

Le TRAITEMENT des angines chroniques consiste d'abord à éviter les causes qui les ont produites. On soigne donc les maladies dont nous avons parlé ; on s'abstient de fumer, de priser ; on ne boit plus d'alcool et on parle le moins possible. — La *pharyngite granuleuse* ne doit être traitée qu'en dehors des poussées aiguës. Le malade se gargarise avec : chlorate de soude 3 gr., eau 300 gr. ; et il prend une potion avec 3 à 5 gr. de benzoate de soude. Le meilleur topique est l'iode ioduré : iode 2 gr., iodure de potassium 2 gr., eau distillée 20 gr. Avec un pinceau imbibé de cette solution, on badigeonne tous les trois ou quatre jours. Si la cautérisation est trop pénible, on fait d'abord deux badigeonnages à trois minutes d'intervalle avec une solution de cocaïne au cinquième. — Il faut compléter le traitement en faisant des pulvérisations tièdes avec de l'eau de goudron, de l'eau sulfureuse de Gazost, de Cauterets, de Saint-Honoré, etc.

Tumeurs ou végétations adénoïdes du pharynx nasal. — Ces végétations existent presque toujours en même temps que l'angine granuleuse. Le malade, un enfant le plus souvent, présente des troubles de l'ouïe, de la céphalée, et il respire difficilement par le nez. Le doigt introduit dans le fond de la gorge les sent très bien.

Le TRAITEMENT est chirurgical. Il faut enlever ces tumeurs avec le galvano-cautère, ou à l'aide de la curette de Hartmann, après avoir fait l'antiseptie des fosses nasales et du pharynx. Bien entendu si leur volume n'est pas trop considérable, il est inutile de les faire enlever.

Angines chroniques spécifiques. — Elles comprennent les *angines tuberculeuses* et les *angines syphilitiques*. Nous n'avons à parler ici que des premières, les secondes seront traitées dans le quatrième volume.

L'*angine tuberculeuse* présente des ulcérations mamelonnées, grisâtres, à bords taillés à pic, mais indolentes. Il est très important de lutter sans retard contre elle, parce que le bacille tuberculeux (*bacille de Koch*) peut pénétrer dans le réseau lymphatique, et arriver peu à peu dans les poumons. — Comme *traitement :* huile de foie de morue, préparations iodées, alimentation riche en substances grasses (graisse, beurre, lait, foie gras, sardines, etc.), séjour au bord de la mer. Si l'hypertrophie des amygdales est trop prononcée, *ignipuncture*, cautérisation avec le galvanocautère, attouchement avec la teinture d'iode, du naphtol camphré.

Abcès rétro-pharyngien. — Il est le résultat de l'inflammation du tissu cellulaire post-pharyngien. — On le rencontre plus fréquemment chez l'enfant. Le froid, la présence d'un corps étranger le font paraître ; il accompagne souvent la carie vertébrale, la scarlatine, la diphtérie, la fièvre typhoïde.

La maladie commence comme une pharyngite simple ; puis la fièvre devient vive, la difficulté d'avaler intense, la dyspnée très prononcée. La mort peut arriver par asphyxie, suffocation ou irruption du pus dans les voies aériennes. Il faut recourir au traitement indiqué à : *angine aiguë* (p. 436), et ouvrir l'abcès dès que le pus est formé.

Angine diphtéritique. — Cette angine est la manifestation de la *diphtérie*, maladie infectieuse, spécifique, épidémique, contagieuse, d'origine microbienne, se traduisant par l'apparition de *membranes* sur les muqueuses, sur la peau privée de son épiderme et par des symptômes généraux.

Causes. — Fréquente chez les enfants de deux à quatre ans, elle est endémique dans certains pays et épidémique dans les contrées humides et froides. Elle est quelquefois le résultat de la contagion directe (contact d'une membrane sur une muqueuse, ou piqûre), ou médiate par l'air, les vêtements. L'agent infectieux est le *bacille de Lœffler*.

Symptômes. — Dans la *forme légère* l'enfant a, au début, un peu de fièvre et un léger mal de gorge. Une amygdale devient rouge, se gonfle et se couvre d'une *tache blanchâtre*, demi-transparente. Cette tache prend l'aspect d'une *membrane* qui est d'un blanc-jaunâtre, adhère à la muqueuse et s'épaissit tandis qu'elle envahit la luette, l'autre amygdale et le pharynx. Les ganglions sous-maxillaires se gonflent, deviennent douloureux et il y a souvent de l'albuminurie.

Dans la *forme grave* tous ces symptômes sont plus prononcés, l'haleine est repoussante, le pouls petit, et il survient fréquemment des saignements de nez, des pétéchies, de l'adynamie, etc., complications pouvant conduire à la mort. — Mais il y a d'autres complications à redouter. Les membranes gagnent le larynx, pour constituer le *croup*, et les fosses nasales. Presque toujours, dans la convalescence, on constate de la paralysie ; elle débute par le voile du palais et donne lieu à du nasonnement, au rejet des boissons par le nez, à la difficulté d'avaler.

Le pronostic est toujours grave chez les enfants débiles.

Traitement. — Il faut faire faire l'examen bactériologique et dès qu'on est sûr qu'on se trouve en présence de la diphtérie, on a recours à la sérumthérapie. Lorsque l'examen a indiqué aussi la présence de nombreux streptocoques, on commence par une injection de 10 centimètres cubes de sérum antistreptococcique, puis on injecte de 40 à 80 centimètres cubes de sérum antidiphtéritique en trois à cinq fois, suivant le besoin. Ce traitement rend inutiles, dangereux même les attouchements employés auparavant ; il suffit de faire des irrigations de la gorge avec de l'eau bouillie boriquée, ou avec 50 gr. de la liqueur de Labarraque.

Si, dans les cas bénins, on ne veut pas recourir au sérum, on peut badigeonner les parties malades avec la teinture d'iode, le perchlorure de fer pur ou avec partie égale de glycérine, le jus de citron, le sublimé (1 pour 20, 30 ou 40 de glycérine), l'acide salicylique à 1 ou 2 pour 100 ; le phénol sulforiciné (sulforicinate de soude 70 gr., acide phénique pur 30 gr.), ce mélange blanchit le fond de la gorge, il ne faut donc pas confondre cet enduit avec une fausse membrane.

V. p. 447 les instructions du Conseil d'hygiène publique et de salubrité sur les précautions à prendre contre la diphtérie (angine diphtéritique et croup).

§ 2. — Maladies du larynx.

Laryngite aiguë. — Laryngite striduleuse. — Laryngite chronique. — Phtisie laryngée. — Croup. — Œdème de la glotte. — Spasme de la glotte. — Paralysie des muscles du larynx. — Corps étrangers des voies aériennes. — Polypes. — Cancer du larynx.

Laryngite aiguë. — La laryngite aiguë ou *catarrhale* est l'inflammation aiguë de la muqueuse du larynx avec fluxion et hypersécrétion de cette même muqueuse.

Cette maladie très commune a pour causes : le passage dans le larynx d'un air froid, de vapeurs irritantes, de boissons trop chaudes, le froid aux pieds, le tabac, la fatigue de l'appareil vocal, l'extension d'une inflammation voisine : pharyngite, rhume de cerveau, angine, bronchite, érysipèle de la face, les maladies générales, comme la rougeole, la grippe, la fièvre typhoïde, la variole, la morve, etc.

Symptômes. — Elle s'annonce par des chatouillements et une douleur modérée au larynx, douleur qui augmente lorsqu'on parle et diminue souvent lorsqu'on boit ou qu'on mange. La toux, d'abord sèche, quinteuse, devient rauque et grave ; la voix est enrouée ou éteinte et change brusquement de tonalité. L'expectoration, nulle au début, se compose plus tard de mucosités purulentes ou grisâtres. La respiration est, d'ordinaire, peu gênée, mais il n'en est pas de même chez l'enfant à cause de l'étroitesse de sa glotte. Dans les cas graves, la fièvre est très violente, l'expectoration peut être sanguinolente et l'affection dure plus de quinze jours ; de plus elle passe souvent à l'état chronique.

La laryngite simple aiguë guérit au bout de quelques jours. Elle n'est grave que chez l'enfant à cause des accès de suffocation qui peuvent survenir.

TRAITEMENT. — Il faut tout d'abord supprimer la cause. Puis on fait des inhalations avec de l'eau de camomille, ou avec une cuillerée à café de teinture de benjoin pour un verre d'eau : des pulvérisations, trois fois par jour, avec le liquide suivant : acide phénique cristallisé 80 centigr., chlorhydrate de cocaïne 50 centigr., glycérine neutre 50 gr., eau distillée 450 gr. — L'enveloppement du cou avec une serviette mouillée froide qu'on laisse recouverte d'un taffetas gommé jusqu'à réchauffement, réussit dès le début ; il en est de même des sinapismes, de la teinture d'iode, des vésicatoires. On calme la toux avec les opiacés et on boit des boissons très chaudes, sudorifiques même, comme la bourrache, le jaborandi.

Laryngite striduleuse ou faux croup. — Appelée encore *laryngite spasmodique,* cette maladie est caractérisée par des accès de suffocation et par le timbre strident, rauque de la toux et de la voix.

Elle ne frappe guère que les enfants de un à six ans. Elle n'est, du reste, qu'une laryngite simple qui prend la forme spasmodique à cause de l'étroitesse naturelle de la gorge de l'enfant.

SYMPTÔMES. — Tout d'un coup, généralement au milieu de la nuit, l'enfant, que la plupart du temps on avait couché en bonne santé, se réveille en sursaut, s'assied sur son lit, respire bruyamment, tousse rauque, comme un chien, et sur son visage congestionné se peignent l'angoisse, la terreur. Cet accès, qui peut se renouveler deux ou trois fois dans la même nuit et plusieurs nuits de suite, dure une, deux, trois heures ! Dans l'intervalle, l'enfant retrouve généralement sa gaîté.

DIAGNOSTIC. — Cette laryngite se distingue du *croup* en ce que dans celui-ci le début n'est pas brusque, il y a des fausses membranes dans le pharynx, la voix et la toux sont éteintes et la difficulté de respirer continuelle ; — de l'*œdème de la glotte* parce que cette affection est rare chez l'enfant, et la dyspnée est continuelle, sans crises de toux bruyante ; — du *spasme de la glotte* dans lequel les accès ont lieu le jour comme la nuit, se répétant fréquemment et sans toux.

TRAITEMENT. — Pendant l'accès, on applique au-devant du cou une éponge ou une flanelle imbibée d'eau très chaude, ou bien des cataplasmes de farine de lin saupoudrés de farine de moutarde. En Allemagne, on met des compresses imbibées d'eau très froide. On recouvre le pied et la jambe avec de l'ouate, et après avoir fait prendre un vomitif à l'ipéca, on prescrit une potion à l'aconit, au bromure ou au chloral.

Laryngite chronique. — Elle peut être *catarrhale, glanduleuse* ou *granuleuse* et *syphilitique*. La *première* est souvent consécutive à la laryngite aiguë, à la pharyngite chronique. Le malade a la voix rauque, enrouée, il tousse modérément et ne souffre pas. La muqueuse du larynx est rouge, gonflée. — La *seconde*, chronique d'emblée, est souvent liée à la pharyngite glanduleuse chez les fumeurs, les orateurs, les chanteurs. Les troubles de la voix sont plus prononcés, et les glandes situées à la base de l'épiglotte hypertrophiées. — Pour la laryngite syphilitique, voir tome IV.

TRAITEMENT. — La laryngite chronique n'est pas grave, mais elle n'en constitue pas moins une affection très ennuyeuse, à cause du traitement rigoureux et prolongé qu'elle réclame. On applique des révulsifs au-devant du cou ; on fait des inhalations avec un flacon à deux tubulures, contenant des cristaux de menthol, sur lesquels on verse, au moment de s'en servir, une tasse d'eau à 60° ; les inhalations sulfureuses ou iodées sont aussi très utiles ; il en est de même des pulvérisations avec des solutions faibles phéniquées, cocaïnées, benzoïnées. Dans les cas sérieux, il faut faire des cautérisations directes avec une tige porte-ouate imprégnée de naphtol camphré. La cautérisation, qui peut être renouvelée deux ou trois fois par semaine, détermine une légère douleur, semblable à une brûlure. — Le traitement thermal est indiqué dans les formes légères de la laryngite catarrhale. On doit donc aller faire plusieurs saisons à Challes, à Cauterets, à Argelès-Gazost, à Luchon, aux Eaux-Bonnes. Les eaux du Mont-Dore et de la Bourboule conviennent aux herpétiques.

Phtisie laryngée. — Nommée encore *tuberculose laryngée, laryngite tuberculeuse,* la phtisie laryngée est une affection caractérisée par la présence de granulations tuberculeuses, de produits caséeux et ensuite par des ulcérations consécutives à la fonte de tous ces produits, ulcérations siégeant de préférence sur les cordes vocales inférieures et l'épiglotte.

Cette maladie est une manifestation de la diathèse tuberculeuse. Elle est rarement primitive ; presque toujours elle dépend de la tuberculose pulmonaire. On la rencontre surtout chez l'homme de vingt à quarante ans.

Symptômes. — A la première période, la voix est enrouée, rauque, la toux sèche. A la période d'ulcération, la voix est presque perdue ; la toux s'accompagne d'une expectoration puriforme ou sanguinolente. Le malade respire avec difficulté, et son inspiration est sifflante. Il n'accuse aucune douleur au larynx, mais, la plupart du temps, il lui est impossible d'avaler quoi que ce soit, à cause de la souffrance qu'il éprouve lorsqu'il fait le mouvement de déglutition. Le laryngoscope permet de voir les ulcérations qui se sont formées. — La marche est quelquefois lente, d'autres fois rapide ; elle est, d'une manière générale, subordonnée à celle des lésions pulmonaires.

On ne peut diagnostiquer cette maladie pendant la première période que grâce à l'examen bactériologique, qui permet de savoir d'une manière certaine si les crachats contiennent le bacille tuberculeux ou de Koch. Le *cancer du larynx* s'en distingue par ses végétations cancéreuses.

Traitement. — Lorsque la dysphagie est très prononcée, il faut la combattre avec persévérance, parce qu'elle empêche le malade de se nourrir, alors qu'il est nécessaire qu'il mange beaucoup. On fait pour cela des badigeonnages avec la cocaïne, employée en solution glycérinée au 10e ou même au 5e ; ou bien on projette un peu de morphine, mélangée à une poudre inerte, à l'aide d'un insufflateur. M. Lermoyez emploie surtout la poudre suivante : poudre de chlorhydrate de morphine 2 gr., poudre de sucre de lait 2 gr., poudre de gomme arabique 1 gr. — Il se sert d'un lance-poudre à poire, comme celui de Rauchfuss ou de Lefferts, et il place le bec de l'instrument non dans le larynx, mais à son entrée. Voici, du reste, sa manière de procéder :

Avant l'insufflation. — Le malade, rassuré, exécute une douzaine d'inspirations profondes, pour faire une provision d'oxygène, qui supprime momentanément sa soif d'air.

Pendant l'insufflation. — Le malade tâche de proférer le son *E*, pour fermer le bas de son larynx, et empêcher que la poudre aille inutilement se perdre dans la trachée ; à ce moment, le médecin : 1° *s'il sait manier le laryngoscope*, introduit le miroir, tenu de la main gauche, et fait pénétrer, avec la main droite, le lance-poudre, jusqu'à ce qu'il dépasse le plan de l'épiglotte, s'arrête au moment où son extrémité antérieure vient se placer au-dessus du vestibule laryngien, et presse vivement la poire de caoutchouc ; 2° *s'il ne sait pas manier le laryngoscope*, se place juste en face du malade, de préférence debout, introduit son index gauche doucement le long du bord droit de la langue, jusqu'à la rencontre du bord droit de l'épiglotte, glisse la tige du lance-poudre sur ce doigt servant de conducteur, s'arrête et souffle dès qu'il sent que son bec dépasse le rebord épiglottique.

Après l'insufflation. — Le malade, pendant une minute environ, doit respirer exclusivement par le nez, ce qui suspend immédiatement le spasme laryngé, d'ailleurs bien léger, qui pourrait se produire, et prévient une quinte de toux expulsive. Il peut ensuite, sans inconvénient, parler et tousser.

Le pansement étant fait dans la matinée, le malade pourra déjeuner, une heure après, sans souffrance ; parfois la sédation ainsi obtenue se prolongera jusqu'au lendemain. Le plus souvent, il y aura avantage à recommencer l'insufflation avant le repas du soir. — Cinq centigrammes de poudre composée suffisent à chaque séance.

La dyspnée peut être combattue au moyen des inhalations de chloroforme, et, dans les cas urgents, par le curetage du larynx, de préférence à la trachéotomie.

On peut encore toucher les ulcérations avec une solution d'acide lactique à 1 pour 10, ou 1 pour 15, puis avec l'acide pur.

Pour le traitement général, voir *tuberculose pulmonaire*.

Croup. — Le croup (du mot écossais *crôp*, donné à une affection dont le principal symptôme est une toux rauque) est une laryngite caractérisée par la présence de fausses membranes sur la muqueuse du larynx.

Cette maladie peut frapper tous les âges, mais elle est surtout très fréquente de deux à sept ans. Elle se développe dans les climats froids, les vallées humides. La dentition, les changements qui surviennent dans les organes de la voix, le vice scrofuleux, la viciation de l'atmosphère par suite de l'entassement d'un trop grand nombre d'enfants dans un espace resserré, sont autant de causes prédisposantes. Mais les deux les plus efficaces sont la contagion et l'épidémie. En effet, le croup est d'origine *microbienne, contagieuse* et *epidémique;* il envahit quelquefois le larynx d'emblée, mais le plus souvent il succède à l'angine diphtéritique.

Symptômes. — La maladie commence par de la fièvre, de la difficulté d'avaler, du nasonnement de la voix, l'apparition de plaques blanches sur les amygdales, le voile du palais et l'engorgement des ganglions sous-maxillaires. Dans le croup d'emblée, l'enfant est triste, agité ; il respire difficilement la nuit, pendant plusieurs jours ; et puis, soudain, la maladie se confirme par l'aggravation de tous les symptômes : la voix devient rauque, discordante et basse ; le son est sourd, éteint, quelquefois même, il y a aphonie. La toux offre les mêmes caractères que la voix, et la matière expectorée contient des lambeaux de fausses membranes. La dyspnée est progressive, la respiration sifflante, avec tirage, et, de temps en temps, il survient des accès de suffocation pendant lesquels la gêne respiratoire est portée au plus haut degré. L'anxiété de l'enfant est alors si grande qu'il fait des gestes désespérés ; tantôt il s'assied sur son lit, tantôt il se jette dans les bras de sa mère, renversant sa tête en arrière et portant sa main à son cou, afin de se débarrasser de l'obstacle qui l'étouffe. Cependant la fièvre est modérée (38° à 39°) ; il y a de l'albuminurie. — A la dernière période, l'agitation cesse, ainsi que les quintes de toux ; l'enfant est dans la torpeur ; sa face est bouffie, violacée, et il meurt par asphyxie ou par infection généralisée, ou encore par bronchite pseudo-membraneuse, broncho-pneumonie, emphysème pulmonaire, paralysie.

La maladie dure, chez l'enfant, de 8 à 15 jours ; la mort peut survenir, cependant, le 2e ou le 3e. La durée est plus longue chez l'adulte, qui n'a pas d'accès de suffocation.

On ne confondra pas le croup avec la *laryngite catarrhale aiguë,* qui abat moins le malade, ne donne pas lieu à l'engorgement des ganglions et ne comporte pas d'angine diphtéritique ; avec l'*œdème de la glotte,* qui n'a pas de fausses membranes, et dans lequel l'expiration est plus facile que l'inspiration ; avec le *faux croup* (V. page 442).

Traitement. — Cette maladie redoutable, qui emportait presque toujours les pauvres petits êtres qu'elle frappait, guérit souvent, aujourd'hui, grâce à la sérumthérapie. Ainsi donc, dès que l'examen bactériologique a démontré l'existence du bacille de Lœffler, il faut immédiatement pratiquer les injections nécessaires de sérum. La dose varie, suivant l'âge du malade, le moment de l'intervention, l'intensité de la maladie, de 5 à 20 centimètres cubes ; l'injection est renouvelée suivant le besoin. — En même temps, on place dans des soucoupes, à côté du malade, une petite quantité de la préparation suivante : essence de térébenthine 1 litre, camphre 40 gr., acide benzoïque (de benjoin) 20 gr. On nourrit le plus possible : thé de bœuf, bouillon américain, œufs, lait de poule, purées ; potion à l'extrait de quinquina, 2 à 4 grammes.

Les injections de sérum rendent inutiles les vomitifs, et, souvent, l'intervention chirurgicale. Celle-ci consiste dans le *tubage* (Bouchut, O'Dwyer) et la *trachéotomie*. Il vaut mieux pratiquer le tubage, qui est réellement supérieur à la trachéotomie, surtout maintenant que, grâce aux injections de sérum, l'obstruction du tube est devenue très rare.

Voici le résumé de l'*instruction* du Conseil d'hygiène publique et de salubrité sur les précautions à prendre contre la diphtérie (*croup, angine couenneuse*) :

La diphtérie est une affection éminemment contagieuse. Le germe est contenu dans les fausses membranes et les crachats. Il se transmet surtout à l'aide des objets souillés par les produits de l'expectoration. Ces objets, quand ils n'ont pas été désinfectés, conservent pendant des années leur pouvoir infectieux.

L'*isolement* et la *désinfection* sont les seules mesures efficaces de préservation. — En temps d'épidémie, tout mal de gorge étant suspect, il faut appeler de suite un médecin.

Dès qu'un cas de diphtérie se produit, il faut le déclarer au commissariat de police, et l'administration assure l'isolement du malade et la désinfection du logement contaminé.

Si le malade ne peut être soigné chez lui, s'il ne peut être isolé, il doit être transporté dans un établissement spécial le plus tôt possible et gratuitement.

S'il reste chez lui, on le place dans une chambre séparée, où pénètrent seules les personnes qui le soignent. Celles-ci évitent d'embrasser le malade, de respirer son haleine, recouvrent de collodion les crevasses ou petites plaies qu'elles peuvent avoir aux mains ou au visage, se lavent avec une solution de sulfate de cuivre faible (12 gr. par litre d'eau) toutes les fois qu'elles touchent le malade ou des linges souillés, ne mangent jamais dans la chambre.

Les matières expectorées ou vomies, ainsi que les objets souillés doivent être désinfectés immédiatement avec une solution renfermant 50 gr. de sulfate de cuivre par litre. Pour les linges non souillés, on se sert d'une solution à 12 gr. par litre. On laisse les linges souillés pendant deux heures dans la solution, puis on les lave à grande eau avant le savonnage ou le lessivage.

Les habits, les literies et les couvertures sont portés aux étuves municipales de désinfection ; les jouets sont brûlés.

Enfin, après la maladie, il faut faire désinfecter les locaux.

Œdème de la glotte. — L'œdème de la glotte, ou *laryngite œdémateuse,* est l'infiltration, dans le tissu sous-muqueux du larynx, d'un liquide séreux ou séro-purulent, siégeant le plus souvent à la partie supérieure de la glotte, dans les replis aryépiglottiques.

Cette maladie est toujours *secondaire.* On la rencontre dans la laryngite aiguë, l'érysipèle de la face, le phlegmon de la base de la langue, la variole, la fièvre typhoïde, le cancer, la syphilis, la phtisie laryngée ; dans ce cas, le liquide infiltré est séro-purulent. Il est simplement séreux dans l'œdème consécutif à l'albuminurie, à la scarlatine.

L'œdème de la glotte débute donc dans le cours d'une des maladies qui précèdent, et s'annonce par de la douleur, une toux quinteuse, une voix sourde, rauque, et une dyspnée particulière. L'inspiration est anxieuse, fort difficile, sifflante, tandis que l'expiration est facile, silencieuse : il survient, en outre, des accès de suffocation pendant lesquels le malade, couvert de sueur, la face livide, les narines béantes, est dans une anxiété extrême. Il meurt souvent dans un accès ou par asphyxie lente.

Traitement. — Sangsues ou vésicatoires au-devant du cou ; diurétiques, purgatifs ; gargarismes phéniqués ; trachéotomie, s'il y a menace de suffocation.

Spasme de la glotte. — Cette affection est caractérisée par les contractions spasmodiques des muscles constricteurs des cordes vocales, contractions produisant des accès de suffocation parfois mortels.

Elle est tantôt consécutive à la laryngite striduleuse, au croup, à l'œdème de la glotte, au cancer de l'œsophage, à l'hystérie, à l'épilepsie, à la chorée, au tétanos ; et tantôt *idiopathique,* c'est-à-dire ne dépendant pas d'une autre maladie ; dans ce cas, elle est spéciale aux tout jeunes enfants et a pour cause le refroidissement, la dentition, les troubles digestifs, les vers intestinaux, la constipation.

Dans le spasme idiopathique, le début est généralement brusque et nocturne ; la respiration est pénible ; la face livide d'abord, puis cyanosée, couverte de sueur ; les battements du cœur tumultueux ; l'angoisse extrême ; l'asphyxie proche. Au bout d'une vingtaine de secondes, la crise finit heureusement par une inspiration sonore, sifflante. Mais elle peut reprendre bientôt et les accès durent quelquefois deux minutes. Dès le début, ils ne se renouvellent que tous les mois, toutes les semaines, puis tous les jours, et plusieurs fois par jour. La mort arrive dans les trois quarts des cas.

On ne confondra pas le spasme de la glotte avec la *laryngite striduleuse,* qui frappe les enfants plus âgés et s'accompagne d'une toux quinteuse stridente.

Traitement. — Pendant l'accès : aspersion d'eau froide sur le visage, frictions, sinapismes sur les jambes, tubage du larynx. Dans l'intervalle : 1 gr. de bromure de potassium, dans les vingt-quatre heures ; bains tièdes, allaitement naturel.

Paralysie des muscles du larynx. — Les paralysies laryngées occasionnent des troubles de la respiration et de la phonation ; la voix peut être perdue complètement, ou bien l'émission des sons est très difficile. Les paralysies les plus importantes sont celles de l'ary-aryténoïdien (V. tome Ier), que l'on observe souvent chez les chanteurs, ou à la suite des affections aiguës du larynx, et de l'ary-thyroïdien. Toutes deux compromettent l'intégrité de la voix.

Les causes sont : une lésion du bulbe, la compression produite par un anévrysme de l'aorte, une tumeur du médiastin, du cou, du corps thyroïde. Elles surviennent encore dans la plupart des maladies infectieuses : le rhumatisme, la syphilis, la diphtérie, la fièvre typhoïde, dans l'alcoolisme, l'empoisonnement par le plomb, le tabes, l'hystérie.

La paralysie est incurable dans l'anévrysme de l'aorte, le cancer de l'œsophage, le tabes. Elle guérit par la suppression de la tumeur, lorsque celle-ci peut être enlevée. L'électricité fait disparaître les paralysies diphtéritique et hystérique.

Corps étrangers dans les voies aériennes. — Ces corps peuvent venir de l'intérieur : fragments de cartilages du larynx, pus, sang ; ou de l'extérieur : liquides, pièces de monnaie, petites pierres, boutons, haricots, etc. La gravité varie suivant la nature du corps étranger.

Au moment où il pénètre dans les voies aériennes, il se produit un accès de suffocation extrême, qui se renouvelle plus ou moins fréquemment, suivant les sujets. La toux est forte et détermine souvent des nausées, des vomissements. La langue et la trachée sont irritées, enflammées ; la déglutition est difficile, douloureuse. Si le corps arrive dans une bronche, il produit des ulcérations. Les sujets très irritables peuvent mourir suffoqués après un ou deux accès ; d'autres gardent le corps étranger pendant plusieurs semaines. Le pronostic est grave.

Traitement. — Si le corps est au-dessus de la glotte, on va le chercher avec le doigt ou des pinces ; s'il est soluble, on le laisse fondre. Dans certains cas, un vomitif est indiqué. Quelquefois, lorsqu'il s'agit d'un bouton, d'une pièce de monnaie, il suffit de faire pencher fortement la tête. S'il y a menace de suffocation, trachéotomie.

Polypes. — On les observe rarement. *Fibreux* ou *muqueux*, ils altèrent la voix, occasionnent des accès de toux et peuvent déterminer l'asphyxie. Le seul traitement est l'extirpation.

Cancer du larynx. — C'est une tumeur maligne (sarcome, épithéliome ou carcinome) qui envahit le larynx, soit primitivement, soit secondairement, par propagation d'un néoplasme des tissus voisins.

Les causes ne sont pas trop connues. On doit cependant admettre l'hérédité. On ne peut pas nier non plus la coexistence de la tuberculose et du cancer laryngé. C'est de 40 à 60 ans qu'il est le plus fréquent, et les hommes y sont plus prédisposés que les femmes.

SYMPTÔMES. — Les premiers troubles sont si légers que le malade n'y prend garde. Il a la voix rauque, enrouée. La toux est fréquente d'abord, mais elle ne tarde pas à disparaître. L'expectoration, spumeuse au début, devient sanieuse, purulente et fétide dès que le cancer est ulcéré. Les crachats contiennent parfois des parcelles de la tumeur, et ils sont plus ou moins sanglants. La salivation peut être exagérée au début, elle coïncide avec la difficulté d'avaler causée par la présence de la tumeur; mais elle ne devient généralement abondante que dans le cours de la période ulcéreuse. L'haleine prend une odeur fétide, repoussante. La douleur n'existe pas toujours dans la première période, elle apparaît plus tard, au niveau de la tumeur, et elle irradie à la face, aux tempes, aux oreilles, au cou. Les troubles de la respiration surviennent lentement, mais ils sont très prononcés à la fin. L'état général peut rester bon pendant assez longtemps, seulement lorsque les ulcérations se forment, l'amaigrissement arrive, le malade prend la teinte jaune-paille caractéristique du cancer, et il succombe par asphyxie, inanition ou complication pulmonaire.

La durée de l'affection varie avec la nature de la tumeur et l'intervention chirurgicale, deux à six ans. Le pronostic est très grave, puisqu'il n'y a jamais de guérison.

TRAITEMENT. — Il consiste, soit dans la trachéotomie, soit dans l'extirpation du larynx, surtout lorsque le diagnostic a été précoce, car non seulement on prolonge ainsi la vie de l'opéré, mais on la lui rend encore supportable.

§ 3. — Maladies de l'œsophage.

Œsophagite. — Œsophagisme. — Rétrécissement. — Corps étrangers.

Œsophagite. — L'inflammation de l'œsophage, maladie rare, est due, soit à des aliments trop chauds ou trop froids, à l'ingestion de corps irritants, caustiques, pointus, du tartre stibié; soit à l'extension d'une maladie du pharynx ou de l'estomac; soit encore à une maladie infectieuse, typhus, variole, choléra, fièvres éruptives, rhumatismes, etc.

Elle se traduit par de la douleur dans le dos, entre les deux épaules, ou à la partie inférieure du pharynx, ou à l'épigastre, douleur plus forte pendant le passage des aliments, et par de la dysphagie ; les aliments sont, en effet, rejetés dès qu'ils arrivent dans l'œsophage.

Lorsque l'œsophagite est bénigne, elle se termine rapidement par résolution ; lorsqu'il y a suppuration, la fièvre est assez forte et l'état général grave jusqu'au moment où, à la suite de la rupture de l'abcès, il se produit un soulagement immédiat ; le pus sort par la bouche ou l'intestin. La mort arrive quelquefois.

Traitement. — Il consiste à donner des boissons glacées, du lait, des potages froids et pas d'aliments solides ; à appliquer des révulsifs sur le cou, les côtés de la colonne vertébrale, et à maintenir le corps libre.

Œsophagisme ou spasme de l'œsophage. — Le *rétrécissement spasmodique* de l'œsophage se produit quelquefois à la suite d'une émotion, du nervosisme, de l'ingestion d'un corps chaud ou froid, mais, le plus souvent, il est la manifestation d'une névrose, comme l'hystérie, l'hypocondrie, le tétanos ; d'une maladie de l'estomac, de l'utérus, d'un empoisonnement (belladone, stramoine, rage).

Le spasme débute brusquement, quelquefois au milieu du repas. S'il se produit à la partie supérieure de l'œsophage, le bol alimentaire est rejeté immédiatement ; si c'est à la partie inférieure, l'aliment s'arrête en déterminant une sensation très pénible ; puis il est rejeté, ou bien il passe dans l'estomac. La douleur est assez vive entre les deux épaules ou à la partie inférieure du sternum, et il survient du hoquet. Certains malades ne peuvent avaler que des aliments liquides ; c'est le contraire chez d'autres. Le spasme est ordinairement fugace, mais il peut aussi durer des années.

Traitement. — On donne du bromure et de l'iodure de potassium, du chloral, du sirop d'éther, de la cocaïne, des lavements à l'asa-fœtida. Lorsque le spasme va se déclarer, on fait avaler un verre d'eau glacée. Le cathétérisme est aussi très utile.

Rétrécissement. — Il consiste dans la diminution *permanente* du calibre de l'œsophage, tandis que dans l'œsophagisme cette diminution est passagère.

Le rétrécissement est dû, soit à une tumeur située en dehors de l'œsophage, mais le comprimant, soit à la présence d'un corps étranger, soit surtout à l'altération des parois elles-mêmes, altérations donnant lieu aux rétrécissements cicatriciels ou aux rétrécissements cancéreux.

Les symptômes sont tout d'abord peu appréciables. C'est une difficulté d'avaler qui s'accentue au fur et à mesure que le rétrécissement progresse. Puis survient de l'oppression ; les aliments sont régurgités tout enduits de mucosités ; le hoquet est fréquent dans le rétrécissement cicatriciel, mais rare dans le cancer. La douleur peut aller jusqu'à l'angoisse. La guérison arrive souvent dans les rétrécissements consécutifs à des cicatrices ; on meurt toujours, quand il est dû au cancer, par inanition ou rupture de l'œsophage.

Il est facile de reconnaître un rétrécissement ; on n'a, pour cela, qu'à introduire une sonde œsophagienne. Si l'accident débute brusquement, il est dû au *spasme ;* si le sujet est âgé et s'il n'a avalé aucune substance toxique, il est très probablement le résultat d'un *cancer ;* dans les conditions contraires, on a le rétrécissement cicatriciel.

TRAITEMENT. — Le véritable traitement consiste, surtout dans ce dernier cas, dans la dilatation progressive du canal, à l'aide des sondes œsophagiennes. On fait encore l'œsophagotomie, l'électrolyse et même la gastrotomie, lorsque c'est nécessaire.

Corps étrangers de l'œsophage. — Les symptômes sont variables, suivant la nature et le volume des corps étrangers. On peut n'éprouver qu'une difficulté d'avaler ; mais la douleur peut être aussi très vive à l'endroit où le corps s'est arrêté. La trachée est quelquefois comprimée, ce qui amène la toux et une gêne de la respiration. Enfin, il y a surtout des nausées et des vomissements, pendant lesquels le corps étranger peut être rendu. Quand il n'en est pas ainsi, il est susceptible de pénétrer dans l'estomac. Alors, s'il est volumineux, plus ou moins arrondi, le malade meurt d'inanition. S'il est petit, il n'empêche pas de manger. Mais lorsque l'ulcération de l'œsophage et la suppuration se montrent, le malade maigrit rapidement et meurt épuisé. Le pronostic est donc grave si on ne réussit pas à extraire rapidement le corps étranger.

TRAITEMENT. — Le meilleur traitement consiste, par conséquent, à essayer, tout d'abord, cette *extraction*, surtout s'il s'agit d'une pièce de monnaie ou d'un corps permettant le passage d'un instrument, et situé à la partie supérieure de l'œsophage.

Si l'extraction est impossible, on le pousse dans l'estomac, à condition que sa présence ne doive pas être nuisible à ce viscère. Lorsque ces deux moyens ont échoué, il faut recourir à l'*œsophagotomie,* opération qui est loin d'être aussi grave qu'on le croit. Il faut se méfier des vomitifs qui peuvent amener une rupture de l'œsophage.

CHAPITRE VII

MALADIES DES RÉGIONS PECTORALE, MAMMAIRE ET DORSALE OU EXTRA-THORACIQUES

Ce chapitre comprendra quatre paragraphes. Dans le 1er, nous étudierons les maladies de la poitrine et de la région claviculaire ; dans le 2e, les maladies des mamelles ; dans le 3e, les maladies de la région dorsale, et dans le 4e, les maladies de la moelle.

§ 1. — Maladies de la poitrine et de la région claviculaire.

Contusions. — Plaies non pénétrantes. — Plaies pénétrantes. — Abcès extra-thoraciques. — Fracture du sternum. — Luxation du sternum. — Fractures de la clavicule. — Luxations de la clavicule. — Fractures des côtes. — Fractures de l'omoplate. — Tumeurs.

Contusions. — Lorsque la contusion est *légère,* il ne se produit aucun phénomène particulier (V. page 261). Lorsqu'elle est *violente,* elle peut amener des lésions pulmonaires, donnant lieu à une *hémoptysie,* à de l'*emphysème,* au *pneumothorax,* à l'*hémothorax* (V. ces maladies). Dans ces cas, elle est toujours grave. — Comme traitement : Sangsues, ventouses scarifiées ; potion calmante avec du sirop de morphine ; lavements laxatifs.

Plaies non pénétrantes. — Ces plaies n'offrent rien de particulier ; elles peuvent cependant occasionner de la toux, de la dyspnée, et même une pleurésie ou une pneumonie consécutives (V. plaies, p. 262).

Plaies pénétrantes. — Lorsque l'instrument piquant ou tranchant a dépassé la plèvre, la plaie est dite *pénétrante,* et les phénomènes qui peuvent se produire varient suivant que la plèvre seule est ouverte, ou qu'un des organes contenus dans la cavité thoracique est blessé.

1° *Plaie pénétrante avec ouverture simple de la plèvre.* — Lorsque la plèvre pariétale ou costale (V. tome Ier, p. 138) est lésée, l'air pénètre dans son intérieur si l'ouverture est large ; le poumon s'affaisse, et il en résulte un *pneumothorax.*

Si la plaie est étroite, ce qui arrive lorsqu'elle est faite avec la pointe d'un fleuret, d'une épée, d'un poignard, il peut n'y avoir aucune complication.

Lorsque l'air est entré en trop grande quantité, il est impossible qu'il se résorbe, et il produit une pleurésie simple ou purulente, donnant lieu à un *hydropneumothorax.*

Diagnostic : on reconnaît l'ouverture de la plèvre à la difficulté énorme qu'éprouve le malade à respirer, à la sonorité tympanique du thorax, lorsqu'on frappe avec les doigts, et au courant d'air que l'on constate au niveau de la plaie. Il ne faut jamais introduire un stylet ou une sonde.

Le *pronostic* est grave, car le malade peut succomber à l'hémorragie, à la dyspnée, à l'emphysème, ou, consécutivement, à la pleurésie.

2° *Plaie avec blessure du poumon.* — Si elle est étroite et n'occupe que la surface du poumon, il est facile de la méconnaître, quoiqu'il survienne d'ordinaire quelques crachats sanguinolents. Si la plaie est large et profonde, de gros vaisseaux sont blessés ; aussi se produit-il une hémoptysie plus ou moins abondante qui peut déterminer rapidement la mort. Comme complications, on rencontre l'*hémothorax,* ou épanchement du sang dans la plèvre, l'*hémopneumothorax* et l'*emphysème.*

3° *Plaie avec blessure du cœur.* — Lorsque le péricarde seul est blessé, on le reconnaît au bout de quatre à cinq jours par la *péricardite* qui se déclare. — Si une artère coronaire est atteinte en même temps, il se produit une hémorragie qui amène la mort quand elle ne s'arrête pas sous l'influence d'une syncope ou d'un caillot sanguin. — Lorsque les fibres musculaires superficielles du cœur sont divisées, la plaie peut guérir, mais il se déclare souvent une myocardite. — Quand la blessure intéresse la totalité de la paroi du cœur, coupant perpendiculairement les fibres musculaires, il sort, à chaque contraction, un jet de sang qui s'accumule dans le péricarde, comprime le cœur et arrête ses battements, d'où mort. Celle-ci arrive plus rapidement quand le ventricule gauche est blessé.

4° *Plaie avec blessure des gros vaisseaux.* — Cette plaie est très grave et détermine une mort plus ou moins rapide.

5° *Plaie avec blessure du diaphragme et des viscères abdominaux.* — Si la blessure du diaphragme est considérable, il se produit une forte gêne de la respiration, une douleur locale très vive, l'abdomen est affaissé et le thorax augmenté. Si la plaie est petite, il n'y a que de la dyspnée et de la douleur; ce n'est que plus tard que surviennent les symptômes produits par la blessure du péritoine ou des viscères : péritonite, jaunisse, etc. Le pronostic est très grave.

6° *Plaie avec corps étranger dans le thorax.* — Le corps étranger, balle, lame de couteau, éclat de bois, etc., peut s'enclaver dans les parois, ou se porter dans les parties déclives de la plèvre, du péricarde, ou encore pénétrer dans le médiastin, le poumon, le cœur. Il engendre une violente inflammation, et le pronostic, toujours grave, est néanmoins variable.

TRAITEMENT. — Dès qu'un individu est blessé, on regarde si la plaie renferme un corps étranger et on l'enlève si c'est facile, sans débridement. Lorsqu'une hémorragie abondante se déclare on comprime l'artère ou bien on fait la ligature. Puis on pratique l'occlusion en mettant de la baudruche gommée qu'on recouvre d'une couche de collodion. Le malade est mis ensuite au repos le plus absolu; on lui défend donc non seulement de bouger, mais encore de parler. Lorsque le poumon est blessé il ne faut pas faire l'occlusion si l'air sort librement par l'ouverture.

Abcès extra-thoraciques. — Ils présentent les mêmes symptômes que les phlegmons en général (V. p. 304). On les soigne de même façon et on les ouvre le plus tôt possible.

Fracture du sternum. — Le malade se plaint d'une douleur au niveau de la fracture. Celle-ci se caractérise par des craquements, du gonflement et une déformation légère.

TRAITEMENT. — Il suffit de mettre des compresses imbibées d'eau blanche ou d'alcool camphré, d'appliquer un bandage de corps et de garder le repos pendant quelques jours.

Luxation du sternum. — Elle se produit entre la poignée et le corps (V. tome Ier, p. 30); on la reconnaît par les caractères suivants : les deux premières côtes et leur cartilage sont enfoncés, les autres soulevés; la poignée du sternum est enfoncée et le corps fait saillie; de plus, le malade a la tête courbée en avant.

Traitement. — Il consiste à remettre les parties en face; pour cela on porte le tronc dans l'extension en arrière, et avec la main on exerce une pression méthodique de haut en bas sur le sommet du corps; lorsque la réduction est obtenue, on met des compresses sur le fragment inférieur et on applique un bandage de corps.

Fractures de la clavicule. — La clavicule peut se fracturer à la suite de chocs ou de chutes directs, ou d'une chute sur le moignon de l'épaule, ou encore d'une violente contraction musculaire (rare). La fracture, qui peut être simple ou compliquée, transversale, oblique, comminutive, siège presque toujours à l'union du tiers interne avec les deux tiers externes.

Symptômes. — La douleur est si vive au niveau de la fracture, lorsque le malade fait le plus léger mouvement, que celui-ci prend une attitude particulière : il incline la tête du côté de la fracture, soutient l'avant-bras du côté fracturé avec la main du côté sain, et son épaule déformée est sensiblement abaissée. On sent assez facilement la crépitation. Lorsque la fracture est aux extrémités, il n'y a pas de déplacement et elle peut être méconnue. — La consolidation se fait au bout de trente à trente-cinq jours; mais on observe assez souvent une pseudarthrose à cause de la difficulté de maintenir les fragments en contact.

Traitement. — Quand il n'y a pas de déplacement, il suffit de maintenir le bras immobile. Dans les autres cas, après avoir bien mis les deux bouts en présence, il faut appliquer le bandage de Mayor (V. cette figure aux *bandages*), et il est utile que le malade porte un petit coussin dans le creux de l'aisselle.

Luxations de la clavicule. — La luxation de l'*extrémité interne* peut se produire en avant, en arrière et en haut, celle de l'*extrémité externe,* en haut et en bas (sus et sous-acromiale) et quelquefois sous l'apophyse coracoïde (V. tome Ier, p. 33). Il est rare que les deux extrémités soient luxées à la fois.

1° *Luxation interne en avant.* — Elle se produit lorsque la partie externe de l'os est projetée violemment en arrière. Les symptômes sont : une douleur locale, une saillie osseuse au-devant du sternum, un raccourcissement, la même attitude du malade que dans la fracture et une difficulté dans les mouvements.

Traitement. — On fait porter les épaules en arrière et l'on presse sur la tête de la clavicule que l'on repousse en dehors, en haut et en arrière; on place ensuite un bandage à ressort dont une pelote est sur la partie luxée et l'autre dans le dos.

2° *Luxation interne en arrière*. — Moins fréquente, elle occasionne une douleur locale; l'épaule est en avant; le creux sus-claviculaire effacé et les mouvements gênés. — On fait la réduction comme dans la précédente.

3° *Luxation interne en haut*. — Plus rare encore. La tête fait saillie au-dessus du sternum et forme une dépression au-dessous. Pour la réduire, on porte l'épaule en dehors, en haut et en arrière, puis on presse directement sur la clavicule. On maintient la réduction au moyen de bandages roulés et d'ouate.

4° *Luxation externe en haut ou sus-acromiale*. — L'extrémité de l'os forme une saillie qui dépasse le niveau de l'acromion; l'épaule est aplatie, le bras allongé, pendant près du tronc, et les mouvements pénibles. — On la réduit en élevant le bras, le portant en haut, en dehors et un peu en arrière, et en abaissant en même temps la clavicule. Mais la contention est très difficile.

5° *Luxation externe sous-acromiale*. — Elle est très rare. On constate une saillie formée par l'acromion, une dépression correspondant à la clavicule et un raccourcissement de cet os. — On tire doucement l'épaule en dehors et en arrière et on fixe le coude contre la partie antérieure de la poitrine par un bandage de corps.

6° *Luxation externe sous-coracoïdienne*. — C'est l'exagération de la précédente. On n'en connaît que quelques exemples.

Fractures des côtes. — Ce sont les septième et huitième côtes qui sont fracturées le plus souvent, les supérieures étant préservées par les muscles et les inférieures, mobiles, cédant aux influences extérieures. Les symptômes sont : une douleur locale très vive, s'exaspérant par la pression et par les mouvements respiratoires, quelquefois des craquements et de la crépitation.

La complication la plus fréquente est la *pleurésie;* viennent ensuite l'hémoptysie, l'emphysème, la pneumonie. La consolidation dans les cas simples se fait dans l'espace de vingt-cinq à trente jours.

Le traitement consiste tout simplement à mettre une large
bande de sparadrap tout autour du corps du malade, ou un bandage de corps au niveau du tiers inférieur du sternum.

Fractures de l'omoplate.— La fracture peut atteindre le corps
de l'omoplate, le col et la cavité glénoïde, l'acromion et l'apophyse
coracoïde (V. tome 1er, p. 33). Les symptômes de la fracture du
corps et de l'apophyse coracoïde sont peu caractéristiques, car la
douleur n'est point un signe suffisant et il n'existe pas toujours
d'ecchymose. Ceux de la fracture de l'acromion sont : douleur
accrue par les mouvements du bras, ecchymose, mobilité anormale, déformation et crépitation.

Comme traitement, il faut immobiliser complètement l'épaule
au moyen de l'écharpe de Mayor. La consolidation demande de
trente à quarante jours.

Tumeurs. — Ce sont des lipomes, des kystes, des exostoses,
n'offrant rien de particulier (V. ces mots).

§ 2. — **Maladies des mamelles.**

Contusions. — Plaies. — Engorgement laiteux. — Gerçures, crevasses. —
Ulcérations syphilitiques. — Phlegmons ou abcès. — Fistules. — Tumeurs
bénignes : galactocèle, kystes, tumeurs tuberculeuses, calcaires, lipomes. —
Adénomes ou tumeurs adénoïdes. — Névromes, névralgies. —Tumeurs cancéreuses, cancer du sein.

Contusions. — La douleur est très vive, lancinante, augmentant par la pression. Il y a une ecchymose lorsque la contusion a
été un peu forte. — La contusion légère guérit rapidement à
l'aide de compresses d'eau blanche, ou de cataplasmes arrosés de
laudanum si la douleur est exagérée. On peut même dans ce cas,
et lorsqu'il y a du gonflement, faire après des frictions avec la
pommade mercurielle, ou iodurée (3 gr. d'iodure de potassium
pour 30').

Plaies. — Ces plaies peuvent donner lieu à des hémorragies
très abondantes et provoquer des érysipèles. — Traitement des
plaies (p. 259 et suivantes).

Engorgement laiteux. — Souvent, quelques jours après l'accouchement, le sein devient dur, inégal, bosselé, douloureux. —
Il faut se hâter de combattre cet engorgement au moyen de fomentations chaudes et de compresses imbibées d'huile de camo-

mille camphrée. Si toute la glande est enflammée, on ne doit pas donner le sein malade à l'enfant, mais faire sortir le lait doucement avec un tire-lait.

Gerçures, crevasses. — Les gerçures sont situées sur l'aréole ou à la base du mamelon. Elles sont excessivement douloureuses et peuvent provoquer des abcès. — On les prévient en lavant le bout du sein avec de l'eau alcoolisée, en évitant le contact de l'air et en passant une couche de pommade à la teinture de myrrhe, après avoir bien lavé avec de l'eau boriquée après chaque tétée; on fait aussi des onctions avec du beurre de cacao. Quand les crevasses sont formées, il faut les cautériser avec le crayon au nitrate d'argent, recouvrir le mamelon avec de la baudruche percée de trous et fixée tout autour à l'aide de collodion élastique; enfin on met un bout de sein en caoutchouc si la douleur est intolérable.

Ulcérations syphilitiques. — Voir le 4ᵉ volume.

Phlegmons ou abcès. — Ces phlegmons sont *sous-mammaires*, *sus-mammaires* ou *intra-mammaires*. Ils se montrent chez les femmes qui relèvent de couches, surtout chez celles qui allaitent et plus souvent encore chez celles qui, pour une cause ou pour une autre, doivent cesser de nourrir l'enfant au bout de quelques semaines. Quand ils commencent à se former, la malade se plaint d'une douleur très vive s'accompagnant d'une tuméfaction et d'une rougeur de la peau; plus tard le point central rougit encore, devient mou, et l'abcès est formé. — L'*abcès sus-mammaire* siège dans le tissu cellulaire qui sépare la glande de la peau, il a la grosseur d'un œuf et s'ouvre spontanément dans le courant de la deuxième semaine. — L'*abcès sous-mammaire* occupe le tissu cellulaire situé entre le grand pectoral et la glande; il peut contenir une grande quantité de pus; celui-ci se produit au bout de quatre ou cinq jours. — L'*abcès intra-mammaire* est souvent multiple; il est presque toujours précédé par un engorgement laiteux, et il ne suppure que vers le dixième jour. La fièvre est assez légère dans le premier et le second cas, très vive dans le dernier. Le pronostic n'est pas bien grave.

Traitement. — On doit tout d'abord chercher à obtenir la résolution et pour cela on fait des frictions avec l'onguent napolitain, une pommade iodurée. On calme la douleur avec des cataplasmes de farine de lin laudanisés. Dès que la fluctuation est manifeste il faut ouvrir et faire autant d'ouvertures qu'il y a de foyers purulents. La mère peut continuer à allaiter quand il s'agit d'un abcès sus ou sous-mammaire ; quand c'est l'intra-mammaire, il est plus prudent de s'abstenir.

Fistules. — Elles consistent en un orifice anormal laissant couler du lait, de la sérosité ou du pus. La *fistule laiteuse* est consécutive à un abcès du sein ; la *séro-muqueuse* est produite par de petits kystes s'ouvrant à l'extérieur ; la *purulente* succède à un abcès. — Ces fistules sont traitées par la compression et la cautérisation.

Tumeurs bénignes. — On entend par tumeurs bénignes celles qui peuvent guérir sans opération, ne récidivent pas lorsqu'on les a opérées complètement et n'exercent aucune influence sur l'économie. Ce sont les *tumeurs laiteuses*, les *kystes*, les *tumeurs tuberculeuses, calcaires*, les *lipomes*, les *adénomes* ou *tumeurs adénoïdes*.

Tumeur laiteuse ou *galactocèle*. — Elle ne peut se produire que pendant la lactation, soit parce que le lait s'est répandu dans le tissu mamellaire après avoir perforé un des canaux galactophores, soit parce qu'un de ces conduits étant oblitéré, le lait s'accumule en arrière, formant un kyste laiteux. Le lait ne reste pas toujours liquide, il peut prendre la consistance du beurre ou du fromage et former une tumeur *butyreuse* ou *caséeuse*. La douleur est peu intense, la peau normale ; enfin on constate de la fluctuation lorsque la tumeur reste liquide, et de la tuméfaction. — La première chose à faire, c'est de sevrer l'enfant. Si cela ne suffit pas, il faut opérer.

Kystes. — Ce sont de petites tumeurs dures, mobiles, indolores, bosselées quelquefois, se développant plus ou moins lentement et pouvant acquérir un volume considérable. Pas de symptômes généraux. Le diagnostic est assez difficile. — Le traitement médical est impuissant ; il n'y a donc que l'opération.

Tumeurs tuberculeuses, calcaires. Lipomes. — Les tumeurs tuberculeuses, ayant à peu près le volume d'une noisette, sont très rares. Il en est de même des tumeurs calcaires. Quant aux lipomes, ils ne diffèrent pas de ceux des autres régions (V. p. 287).

Adénomes ou **tumeurs adénoïdes**. — Ces tumeurs ont reçu un grand nombre de dénominations : tumeurs fibreuses, fibrineuses, corps fibreux, tumeur mammaire chronique, hypertrophie glandulaire, etc. Elles sont beaucoup plus fréquentes chez les femmes qui n'ont pas eu d'enfants et se montrent avant quarante ans. — Leur début est insensible. On sent une petite tumeur mobile, roulante, sans adhérence avec la peau et les muscles profonds, à surface inégale, indolore. La santé générale est bonne. — La marche est lente et la tumeur reste quelquefois stationnaire pendant plusieurs années. A la fin, elle peut s'ulcérer.

TRAITEMENT. — Lorsque l'adénome ne dépasse pas le volume d'une noix, on fait des frictions matin et soir avec la pommade suivante : iodure de potassium 4 gr., iode 50 centigr., vaseline 30 gr., et la malade prend en même temps une cuillerée à bouche, matin et soir, de : iodure de potassium 10 gr., sirop de feuilles de noyer 300 gr. Ce traitement doit être continué pendant plusieurs mois. La *compression* est quelquefois utile. Si ces moyens ne réussissent pas, il faut recourir à l'extirpation.

Névromes. Névralgies. — Les névromes sont des nodosités ou tumeurs de la grosseur d'un pois, disséminées au pourtour de la glande. Ils occasionnent des douleurs, le plus souvent intermittentes, mais profondes, lancinantes, irradiant vers l'épaule, l'aisselle, le dos. — On combat ces douleurs avec un cachet de 50 centigr. de sulfate de quinine par jour ; avec des injections de morphine, des applications de chloroforme, de collodion élastique additionné de chlorydrate de morphine à 1 pour 30.

Tumeurs cancéreuses. Cancer du sein. — Le cancer du sein, très fréquent, se présente surtout sous les formes de *squirrhe* et *encéphaloïde* (V. p. 288). Les causes sont inconnues ; cependant, l'hérédité joue un très grand rôle. L'apparition a lieu surtout à partir de quarante ans.

SYMPTÔMES. — Le début est lent, et généralement la femme ne s'aperçoit de la tumeur que lorsqu'elle est déjà assez grosse. A ce moment, elle est souvent le siège d'une douleur lancinante ; la peau a sa couleur normale, mais elle ne tarde pas à contracter des adhérences avec la tumeur. Les veines sous-cutanées deviennent variqueuses et se dessinent bien sous la peau. La tumeur se fixe, bientôt, aux parties profondes. Elle est irrégulière, bosselée, douloureuse à la pression. Après plusieurs mois, la peau devient rouge dans une partie, se fendille, s'ulcère. La plaie s'agrandit tous les jours, ses bords se renversent, et on voit suinter un liquide fétide, ichoreux. Des hémorragies se produisent souvent, donnant une coloration noire à l'ulcère. En même temps, les ganglions de l'aisselle s'engorgent, deviennent durs, adhérents ; le bras se tuméfie plus ou moins. A cette période, la santé de la malade s'altère profondément, elle maigrit et prend la couleur jaune-paille caractéristique. La mort survient au bout de quelques mois à deux ans, si le cancer est abandonné à lui-même.

Diagnostic. — On peut confondre l'*adénome* avec le *cancer*. Voici les traits distinctifs : l'ulcère cancéreux a les bords renversés et durs ; il saigne avec une facilité extrême et laisse suinter un liquide sanieux, fétide ; l'ulcère de l'adénome, qui s'observe beaucoup plus rarement, saigne peu et donne naissance à une véritable suppuration ; en outre, les ganglions ne sont pas engorgés, ou, du moins, fort peu, tandis qu'ils le sont toujours dans le cancer. Le *squirrhe* présente une dureté considérable relativement à celle que l'on constate dans l'*encéphaloïde*.

Traitement. — Puisque le cancer ne pardonne jamais, il faut l'opérer le plus tôt possible : l'extirpation seule, en effet, peut retarder la terminaison fatale de cinq, dix, quinze ans, et même davantage, lorsqu'une seconde opération est possible.

§ 3. — Maladies de la région dorsale.

Fracture des vertèbres. — Carie vertébrale ou mal de Pott. — Déviation de la colonne vertébrale. — Hydrorachis ou spina-bifida. — Lumbago. — Tour de reins. — Pleurodynie. — Névralgie lombo-abdominale.

Fracture des vertèbres. — Les vertèbres peuvent être fracturées *directement* par un choc reçu sur la partie postérieure de la colonne vertébrale, ou bien par une balle, etc. Elles le sont *indirectement* à la suite d'une chute sur la tête, le siège, les genoux, les pieds. Comme *symptômes*, on constate une douleur locale exaspérée par la pression, de la déformation lorsque les fragments sont déplacés, de la paraplégie, c'est-à-dire de la paralysie de la moitié inférieure du corps, s'accompagnant souvent de la paralysie du rectum et de la vessie, enfin, assez souvent, de la myélite.

Dans les fractures directes et sans complications, la guérison peut arriver assez vite ; mais il n'en est pas de même dans les fractures indirectes, et la terminaison est ordinairement funeste. La mort est instantanée si la fracture siège au-dessus de la troisième vertèbre cervicale ; elle se produit au bout de quelques heures si elle est au niveau de cette troisième vertèbre ; au bout d'un temps très long si elle siège plus bas.

TRAITEMENT. — Le traitement consiste à coucher le blessé sur un lit horizontal, dur, la tête basse, et à immobiliser la colonne vertébrale à l'aide de la gouttière de Bonnet. On donne en même temps des purgatifs répétés.

Carie vertébrale ou mal de Pott. — Cette maladie, propre à l'enfance, est caractérisée par des altérations diverses des vertèbres, des liens fibreux qui les unissent, par l'incurvation consécutive de la colonne vertébrale et la formation d'abcès par congestion. Elle paraît se développer chez les lymphatiques, les scrofuleux, surtout sous l'influence de causes débilitantes. Le traumatisme favorise son apparition ; il en est de même des fièvres éruptives, de la coqueluche.

SYMPTÔMES. — Le début est lent, insidieux. Une douleur d'intensité variable apparaît après un certain temps au niveau du point malade, douleur irradiant sur les côtés et s'exaspérant par la pression. L'enfant éprouve quelque difficulté à faire de grands mouvements, et surtout à fléchir la colonne vertébrale. A ce moment, se produit le symptôme capital du mal de Pott, la *gibbosité*, qui est caractérisée par une courbe plus ou moins angulaire résultant de la propulsion en arrière d'une ou de plusieurs vertèbres. Elle est presque constante dans le mal de Pott dorsal, très fréquente à la région lombaire, rare à la région cervicale. Elle peut se former brusquement à la suite d'un traumatisme ou d'un effort, mais, le plus souvent, elle s'établit d'une manière progressive. Les abcès par congestion se forment presque toujours en même temps que la gibbosité. Ils n'altèrent pas la couleur de la peau et présentent de la fluctuation. Enfin, il se produit assez fréquemment un affaiblissement des membres inférieurs pouvant aller jusqu'à la paraplégie, par suite de la compression de la moelle, et de la dyspnée, de la toux parce que l'incurvation de la colonne vertébrale comprime les viscères thoraciques.

Cette affection, qui marche lentement, peut persister pendant plusieurs années. Elle se termine ordinairement par la guérison, si le malade est soigné à temps.

TRAITEMENT. — L'enfant doit être mis dans de bonnes conditions hygiéniques, et prendre 2 à 6 cuillerées à bouche tous les jours d'huile de foie de morue, ou des préparations iodurées, phosphatées, du sirop d'iodure de fer. Localement, on applique des pointes de feu, des vésicatoires. Mais la base essentielle du traitement est l'immobilisation complète de la colonne vertébrale. Quant à la gibbosité, on cherche à la faire disparaître avec l'appareil de suspension de Sayre. Calot, de Berck, préconise le redressement en une seule séance, sous le chloroforme. La paralysie est combattue par l'électricité, les bains, l'hydrothérapie, et la noix vomique à l'intérieur. Lorsque l'abcès se forme, il faut d'abord essayer d'obtenir la résorption du pus par la compression ou l'application de vésicatoires ; si on ne réussit pas, on a recours à l'opération.

Déviations de la colonne vertébrale. — Ces déviations sont de simples incurvations anormales, ne résultant pas d'une maladie des vertèbres ou de leurs moyens d'union, et se montrant principalement chez les jeunes sujets. On distingue la déviation postérieure, *cyphose* ; l'antérieure, *lordose* ; la latérale, *scoliose*.

Dans la *cyphose* (κυφός, courbe), la colonne vertébrale décrit une courbe à convexité postérieure ; c'est l'*excurvation* (de *ex*, en dehors). L'individu est bossu, son cou paraît raccourci ; sa tête est enfoncée entre les épaules et le diamètre antéro-postérieur de la poitrine augmenté.

Dans la *lordose* (de λορδός, penché). la courbure est à convexité antérieure, c'est l'*incurvation* (de *in*, en dedans). Cette déviation, assez rare, est presque toujours d'origine musculaire.

Dans la *scoliose* (de σκολιός, tortueux), la courbure du rachis est latérale ; c'est la plus fréquente. L'épaule est plus élevée du côté de la convexité de la courbure latérale, tandis que la hanche du même côté est abaissée. — On observe la cyphose et la scoliose chez les enfants atteints de faiblesse congénitale ou acquise des muscles du tronc, et surtout à la suite d'attitudes vicieuses (V. tome II, p. 542).

Traitement. — Il faut fortifier, au moyen de la gymnastique, les muscles affaiblis; et faire faire au tronc les mouvements en sens inverse de la déviation. Le corset de Sayre est utile. Bilhaut préfère, surtout dans la scoliose, le redressement progressif. La manœuvre doit se faire lentement, régulièrement, et la force de traction reste proportionnée à la résistance du sujet, à son âge et à l'importance de la gibbosité. On applique après, directement sur la peau, un appareil plâtré.

Hydrorachis ou **spina-bifida**. — L'hydrorachis (de ὕδωρ, eau, et ῥάχις, épine dorsale) ou spina-bifida (*spina*, épine, *bifida*, divisé en deux) est une tumeur congénitale, liquide, siégeant à la partie postérieure du rachis et consécutive à une division osseuse qui laisse échapper les membranes de la moelle et une partie du liquide céphalo-rachidien.

Le spina-bifida peut siéger sur toute la longueur de la colonne vertébrale, mais on l'observe surtout à la région lombaire et à la région sacrée. Il est le résultat d'un arrêt de développement des os pendant la période d'ossification.

La tumeur, plus ou moins volumineuse, est simple ou bilobée, rosée et transparente ; elle est recouverte par la peau, qui peut manquer cependant. On la voit s'affaisser pendant le repos, et se tendre, devenir dure lorsque l'enfant pousse des cris. Enfin, elle est en partie réductible par la pression ; seulement, si cette dernière est exagérée, elle provoque des convulsions.

L'hydrorachis peut guérir spontanément par la rupture de la tumeur et la formation d'une cicatrice, ou bien par oblitération du pédicule ; mais, ordinairement, l'enfant maigrit et meurt épuisé.

Traitement. — On protège la tumeur à l'aide d'une plaque et d'un bandage appropriés. Si on exerce en même temps la compression, la guérison est possible. Le traitement chirurgical donne rarement de bons résultats.

Lumbago. — C'est le rhumatisme de la région lombaire. La douleur survient brusquement, très souvent sous l'influence du froid, et occupe généralement toute la masse sacro-lombaire; le plus petit mouvement du tronc la rend intolérable; la pression la calme un peu. La maladie dure de six à dix jours.

On la combat avec des frictions excitantes : alcool camphré et essence de térébenthine mélangés par parties égales; huile de

camomille camphrée 60 gr., ammoniaque ou chloroforme 10 gr. ;
on applique des ventouses, des vésicatoires même. Si la douleur
est trop forte on fait des injections hypodermiques : d'antipyrine
30 centigr., de morphine. Les bains de vapeur, les douches sont
aussi très utiles (V. pages 63 et 64).

Tour de reins. — Lorsqu'à la suite d'un effort violent, d'un
mouvement brusque, une douleur très vive se manifeste dans
les reins, douleur s'exaspérant quand on remue, on a un tour de
reins. La douleur est due à la rupture de plusieurs fibres musculaires. Il est donc facile de ne pas le confondre avec le lumbago.

Le repos, 8 à 10 ventouses scarifiées, ou des cataplasmes très
chauds dès le début, puis des frictions excitantes, cela suffit
pour amener la guérison.

Pleurodynie. — La pleurodynie (de πλευρά, côté, et ὀδύνη,
douleur) est le rhumatisme des muscles de la paroi thoracique.
La douleur se produit brusquement, mais elle ne s'accompagne
ni de fièvre, ni de frissons, comme cela arrive lorsqu'une pneumonie ou une pleurésie doivent se déclarer. Elle est violente et
s'exaspère par la pression, les mouvements, les efforts de la toux,
l'inspiration, ce qui fait que le malade respire avec difficulté.
L'affection dure quelques jours. Elle se distingue de la névralgie
intercostale parce que dans celle-ci la douleur suit le trajet du
nerf.

On la traite en faisant des frictions avec de la flanelle imbibée
de liniments laudanisés ou chloroformés, ou avec une pommade
belladonée. Si la douleur est trop violente on pratique des injections de morphine ou on applique des ventouses scarifiées.

Névralgie lombo-abdominale. — Cette névralgie siège ordinairement d'un seul côté. La douleur est très vive et irradie
vers l'abdomen.

Comme *traitement :* cataplasmes laudanisés très chauds, injections de morphine, vésicatoires volants, collodion élastique
additionné de 1 gr. de morphine pour 30, ou de 2 à 3 gr. d'iodoforme ; potion avec 2 gr. d'alcoolature de racine d'aconit ; sulfate
de quinine.

Névralgie intercostale. — Cette affection est plus fréquente
chez les femmes que chez les hommes, et on l'observe aussi à la
suite des maladies de la plèvre, des poumons, du zona. Outre les

symptômes communs à toutes les névralgies, elle présente trois points douloureux : un en arrière, près de la sortie du nerf; un sur le côté, vers la partie moyenne de l'espace intercostal; le troisième au bord externe du sternum. Les élancements douloureux sont très pénibles et gênent la respiration.

Traitement des névralgies.

§ 4. — Maladies des méninges et de la moelle.

Méningite spinale. — Hémorragie des méninges ou hématorrachis. — Hémorragie de la moelle ou hématomyélie. — Compression et tumeurs de la moelle. — Congestion. — Anémie et ramollissement. — Myélite antérieure aiguë ou paralysie infantile. — Myélite antérieure subaiguë ou paralysie générale spinale antérieure. — Paralysie ascendante aiguë. — Tabes dorsal spasmodique. — Sclérose latérale amyotrophique. — Ataxie locomotrice progressive. — Ataxie héréditaire ou maladie de Friedreich. — Atrophie musculaire progressive. — Sclérose en plaques. — Myélites diffuses aiguës. — Myélites diffuses chroniques.

Méningite spinale. — L'inflammation seule des enveloppes de la moelle est rare. Elle est souvent associée à la myélite ou à la méningite cérébrale. Ses causes sont : le froid, le traumatisme, la suppression d'un flux habituel, la carie vertébrale, le rhumatisme articulaire aigu, l'alcoolisme, la syphilis.

La *méningite aiguë* débute par de la fièvre. Puis vient une période d'excitation qui dure de un à quatre jours et pendant laquelle on constate une douleur dans le rachis augmentant par la pression et les mouvements, une hyperesthésie intense, des contractures, de la constipation et de la dysphagie. Pendant la période de dépression, la douleur diminue, mais il se produit de la paraplégie, de l'anesthésie et de l'incontinence. La guérison arrive en une ou plusieurs semaines; ou bien la maladie passe à l'état chronique; la mort a lieu par asphyxie.

La *méningite chronique* présente les mêmes symptômes, mais moins violents. La phase de dépression est très lente, la guérison fort rare.

On ne confondra pas la méningite spinale avec la *myélite aiguë* ou *chronique*, ces deux maladies occasionnant des douleurs et des contractures moins intenses et des paralysies plus complètes en même temps que des troubles trophiques (atrophie musculaire).

Le *traitement* est le même que celui de la méningite cérébrale (V. p. 345).

Hémorragie des méninges. — L'*hématorrachis* (de αἵμα, sang, et ῥάχις, épine dorsale) est causé par un traumatisme, une congestion de la moelle, la rupture d'un anévrysme. Il donne lieu à une paralysie secondaire quand l'hémorragie est brusque et abondante ; sinon, après des phénomènes d'excitation (douleurs rachidiennes, contractures dans les membres inférieurs) il se produit de la paraplégie et de l'anesthésie dans la moitié inférieure du corps.

Comme *traitement,* on pratique d'abord une saignée, ou bien on applique des ventouses scarifiées ; on donne ensuite des purgatifs et on recommande le repos le plus absolu. Lorsque la guérison a lieu, ce qui est très rare, le malade reste infirme.

Hémorragie de la moelle. — L'*hématomyélie* est rare. Cette hémorragie débute brusquement par une paralysie des quatre membres, si la lésion occupe la partie supérieure de la moelle, des membres inférieurs seulement dans le cas contraire. La mort survient très rapidement dans le premier cas et très souvent dans le second. — Elle se distingue : de l'*hématorrachis* qui donne lieu à des phénomènes d'excitation ; de l'*hémorragie cérébrale* qui présente des troubles intellectuels.

Le *traitement* consiste en émissions sanguines et révulsifs le long de la colonne vertébrale.

Compression et tumeurs de la moelle. — La compression de la moelle peut être produite par certaines lésions des vertèbres (fractures, exostose, carie, mal de Pott) ou par des tumeurs des méninges ou de la moelle (gliomes, tubercules, sarcomes, carcinomes, gommes syphilitiques, tumeurs à échinocoques, névromes, fibromes, myxomes, etc.).

Dans la compression de la moelle dorso-lombaire on constate des douleurs rachidiennes, de la paraplégie pouvant n'atteindre qu'un côté si une seule moitié est comprimée, de la constipation et de la rétention d'urine d'abord, puis plus tard de l'incontinence, de l'exagération des mouvements réflexes, enfin des contractures. La guérison est possible, mais la mort est très fréquente.

Dans la compression de la moelle cervicale, les quatre membres sont paralysés, l'iris dilaté et la respiration très difficile ; aussi le malade meurt rapidement par asphyxie ou syncope.

Le *traitement* n'est efficace que lorsque la maladie dépend de la syphilis ou du mal de Pott.

Congestion de la moelle. — Elle est souvent le premier degré de la myélite, mais elle peut être aussi consécutive à une maladie chronique du cœur, des poumons, du foie, de l'utérus, c'est la congestion *passive*. Elle est *active* lorsqu'elle se produit à la suite d'un refroidissement ou de la suppression brusque de l'indisposition mensuelle de la femme. Elle provoque de l'engourdissement des membres inférieurs et ensuite de la paraplégie.

Le *traitement* de la congestion passive réclame celui de l'affection qui l'a produite, des purgatifs et des douches. Le traitement de la congestion active demande les saignées, les purgatifs.

Anémie et ramollissement de la moelle. — L'anémie de la moelle résulte de l'oblitération de l'aorte par un caillot, d'une embolie et plus rarement d'une thrombose; elle engendre peu fréquemment le ramollissement.

Les symptômes qui la caractérisent sont : faiblesse dans les jambes, difficulté de respirer, palpitations, refroidissement des membres inférieurs, exagération des mouvements réflexes, tendance aux convulsions. La paraplégie se développe lentement. La guérison est très rare.

Lorsque le ramollissement se produit, on constate les mêmes symptômes et, en plus, des troubles trophiques, comme des eschares, de l'atrophie, de l'œdème.

Le *traitement* consiste dans l'hydrothérapie, l'électricité; on donne, à l'intérieur, de la strychnine.

Myélite antérieure aiguë ou paralysie infantile. — Cette affection de la première enfance est caractérisée par la paralysie subite et souvent irrémédiable d'une région plus ou moins étendue du corps (bras, jambes), et l'atrophie de certains muscles. — Elle est sous la dépendance d'une atrophie en bloc des cellules des cornes antérieures de la moelle (V. *Anatomie*). — On ne rencontre guère cette paralysie que de un à trois ans. L'hérédité, la dentition sont-elles pour quelque chose dans son apparition? Peut-être.

La maladie débute brusquement par de la fièvre, des convulsions et la paralysie qui atteint le plus souvent les deux membres inférieurs, quelquefois seulement un bras ou une jambe.

Puis, après un ou deux mois, la paralysie abandonne quelques muscles et persiste dans d'autres qui s'atrophient. En même temps un fémur, un tibia ne se développent plus et produisent de la claudication, un pied-bot. Cette maladie ne compromet pas l'existence, mais elle laisse presque toujours une infirmité incurable.

TRAITEMENT. — A la première période, on met une ou deux sangsues à l'anus, et on applique des pointes de feu ou des vésicatoires le long du rachis. Le ventre est maintenu libre au moyen du calomel et de la scammonée. A l'intérieur on fait prendre 5 gouttes de teinture d'aconit et tout autant de teinture de ciguë dans une potion, ou 15 à 20 centigr. d'ergotine. A la période paralytique il faut recourir à l'électricité, courants continus faibles et descendants; pôle positif sur la colonne vertébrale, pôle négatif sur les parties paralysées; séances quotidiennes de 5 à 20 minutes, progressivement. Les liniments à base de baume de Fioravanti, d'ammoniaque, de croton tiglium sont aussi très utiles; à l'intérieur 1 milligr. par jour de sulfate de strychnine. La période atrophique est combattue par l'hydrothérapie, le massage, les eaux minérales (Bourbonne, Aix, Salies, Salins), la gymnastique, la galvanisation et la faradisation.

Myélite antérieure ascendante subaiguë. — Dans cette myélite ce sont encore les cornes antérieures qui sont atteintes dans toute la hauteur de la moelle, d'où aussi le nom de *paralysie générale spinale antérieure;* seulement les lésions ne sont pas irrémédiables comme dans la maladie précédente. Elle est spéciale aux adultes et se rencontre dans l'empoisonnement chronique par le plomb.

Le malade commence par ressentir un affaiblissement dans les jambes et les bras, et cet affaiblissement se transforme peu à peu en paralysie. Les réflexes tendineux sont abolis, et tous les muscles paralysés s'atrophient. La marche est lente, la maladie peut durer de quelques mois à plusieurs années. La guérison complète, c'est-à-dire la disparition de la paralysie et de l'atrophie, est fréquente.

Cette myélite se distingue de la précédente en ce qu'elle ne procure pas de fièvre, que la paralysie arrive plus lentement, et de l'*atrophie musculaire progressive* parce que dans celle-ci l'atrophie précède la paralysie.

Le *traitement* consiste à appliquer d'abord des révulsifs, plus tard on a recours à l'électricité.

Paralysie ascendante aiguë ou de Landry. — Cette maladie, qui n'a pas de lésion médullaire bien déterminée, frappe surtout l'homme à la suite d'un refroidissement, et dans la convalescence des maladies infectieuses.

Le malade se plaint d'abord d'engourdissement, de douleurs dans le dos et les membres, puis la paralysie atteint les jambes, le tronc, les bras, le cou, les muscles de la phonation, de la mastication, de la déglutition, de la respiration, et la mort arrive rapidement par asphyxie du septième au douzième jour. Il n'y a pas d'atrophie musculaire. Tous ces symptômes la distinguent suffisamment des deux myélites précédentes.

Le *traitement* est le même que celui des myélites diffuses (Voir page 474).

Tabes dorsal spasmodique. — Le tabes dorsal spasmodique est une myélite chronique avec contracture des membres inférieurs portés dans l'extension. C'est une maladie de l'âge adulte, due à l'action prolongée du froid humide, à l'intoxication par le plomb, à la syphilis.

Les symptômes sont : parésie des membres inférieurs, puis exagération des réflexes tendineux, spasmes musculaires dans les membres, secousses involontaires, contractures maintenant les jambes dans l'extension, trépidation épileptoïde des membres inférieurs. Les bras sont rarement atteints. — La durée est très longue, dix ans, quinze ans et la mort survient grâce aux progrès de la maladie, ou par toute autre complication.

DIAGNOSTIC. — L'*ataxie locomotrice* s'en distingue par ses douleurs fulgurantes, l'incoordination des mouvements ; la *sclérose latérale* par l'atrophie des muscles ; les *contractures hystériques* par leur début brusque et les autres symptômes propres à l'hystérie.

TRAITEMENT. — Hydrothérapie, électricité, révulsifs.

Sclérose latérale amyotrophique. — C'est la sclérose primitive et symétrique des cordons latéraux de la moelle, bientôt suivie d'atrophie des cornes antérieures et plus tard de sclérose des pyramides antérieures et des noyaux du bulbe (V. p. 354, tome Ier).

Cette affection, plus fréquente chez la femme de vingt-cinq à cinquante ans, a pour symptômes : affaiblissemement d'abord, puis paralysie des membres supérieurs qui s'atrophient rapidement et en masse (ἀ, priv., μῦς, muscle, τροφή, nourriture), exagération des réflexes tendineux, contractures ; au bout de six à huit mois, mêmes phénomènes dans les jambes, mais sans atrophie ; à la troisième période, paralysie de la langue, aspect pleurard de la face, troubles de la phonation, de la mastication, de la déglutition, de la respiration et de la circulation. La mort arrive en deux ou trois ans par asphyxie ou syncope.

Diagnostic. — Le *tabes spasmodique* n'a pas d'atrophie ; dans l'*atrophie musculaire progressive*, la diminution du volume des muscles se produit progressivement et non en bloc ; dans la *sclérose en plaques*, il y a en même temps des troubles cérébraux.

Traitement. — La méthode révulsive (cautérisation ponctuée le long de la colonne vertébrale) est encore celle qui paraît la plus logique. L'électrisation des muscles serait plutôt nuisible.

Ataxie locomotrice progressive. — (V. p. 127.)

Ataxie héréditaire ou maladie de Friedreich. — (V. p. 129.)

Atrophie musculaire progressive. — (V. p. 130.)

Sclérose en plaques. — C'est une myélite caractérisée par des îlots de sclérose développés aux dépens de la névroglie et étendus presque toujours à tous les centres *(forme cérébro-spinale)*.

On l'observe surtout chez les adultes et les adolescents à la suite du froid humide, de chagrins, de fièvres éruptives, de la diphtérie, de la fièvre typhoïde, de la dysenterie.

Le malade ressent au début un affaiblissement dans ses jambes, affaiblissement se transformant peu à peu en paraplégie complète : les bras ne sont atteints que plus tard. Il a du nystagmus, des vertiges, de l'amblyopie ; sa parole est embarrassée, traînante. Au bout de un à cinq ans, les jambes sont contracturées dans l'extension et l'abduction, et les réflexes tendineux exagérés. Les quatre membres sont atteints de tremblements, mais ils ne se produisent qu'à l'occasion des mouvements voulus. Enfin les facultés intellectuelles s'affaiblissent ; la diarrhée, l'incontinence des matières, l'amaigrissement, les eschares paraissent et la mort survient par cachexie, paralysie bulbaire, tuberculose ou pneumonie. La durée moyenne est de six à dix ans.

Dans la forme spinale seulement il n'y a ni embarras de la parole, ni troubles intellectuels ; les troubles sont précoces, au contraire, dans la forme cérébro-spinale.

DIAGNOSTIC. — Dans la *paralysie agitante* le tremblement existe même au repos, et on ne constate ni embarras de la parole, ni troubles intellectuels ; — dans la *paralysie générale* les symptômes céphaliques paraissent dès le début, la parole est plus tremblante et il n'y a pas de contractures. Pour la *sclérose latérale amyotrophique*, *l'ataxie locomotrice progressive*, *l'ataxie héréditaire*, V. précédemment.

TRAITEMENT. — Cautérisation ponctuée le long de la colonne vertébrale tous les huit jours. Marie conseille, sans y avoir une grande confiance, les iodures de potassium ou de sodium à petite dose, mais d'une façon continue, et les antiseptiques internes, particulièrement le mercure contre l'élément « infection », car on admet aujourd'hui sa nature infectieuse. Grasset a employé la solanine contre les tremblements, l'exagération des réflexes et la trépidation épileptoïde.

Myélites diffuses aiguës. — Elles consistent dans l'inflammation aiguë de toutes les parties de la moelle qui, congestionnées d'abord, se ramollissent ensuite. Elles sont consécutives au refroidissement, au mal de Pott, à la méningite spinale, aux tumeurs du rachis, à la fièvre typhoïde, à la variole, au saturnisme, à la métrite.

Myélite généralisée. — La maladie commence par des frissons, de la fièvre, des douleurs en ceinture le long du rachis, et des fourmillements dans les jambes. Puis viennent la paralysie, l'abolition des mouvements réflexes, l'anesthésie plantaire, la rétention bientôt suivie de l'incontinence des matières, l'abaissement de la température des jambes, une eschare au sacrum. La paralysie gagne rapidement les bras, les muscles du tronc et la mort survient en trois ou quatre jours par asphyxie ou syncope.

Myélite dorso-lombaire. — Dans cette myélite on observe les mêmes symptômes, mais le début est moins brusque et la guérison peut être obtenue.

TRAITEMENT. — On fait de la révulsion le long de la colonne vertébrale, surtout dans les parties atteintes : d'abord ventouses, scarifiées ou non, sangsues, après pointes de feu ; pas d'électricité. A l'intérieur, naphtol, salol, 2 à 8 gr. d'iodure de potassium tous les jours ; antipyrine, opium contre les douleurs. Combattre la constipation.

Myélites diffuses chroniques. — Elles succèdent quelquefois aux précédentes, ou bien elles sont occasionnées par le froid humide, les excès alcooliques ou vénériens, la compression de la moelle.

Les symptômes sont à peu près les mêmes que dans les myélites aiguës, mais ils se produisent plus lentement. On constate, en outre, de l'anesthésie, des contractures, de l'atrophie musculaire. La mort arrive ordinairement au bout de six ans, par extension de la paralysie, par pneumonie ou tuberculose. — Si la myélite est *hémilatérale,* il n'y a que paraplégie d'un seul côté ; si elle est *transverse,* on constate la contracture des membres inférieurs ; si elle est *centrale,* on ne voit ni troubles de la sensibilité, ni paralysie, ni atrophie musculaire.

On ne les confondra pas avec l'*ataxie locomotrice* à cause de ses douleurs fulgurantes et de l'incoordination des mouvements précédant la paralysie ; — avec la *sclérose en plaques,* à cause des tremblements, du nystagmus et de l'embarras de la parole. — La guérison est très rare.

TRAITEMENT. — Les pointes de feu tous les huit jours sont indiquées. Il en est de même de l'électricité : tous les deux jours, courants continus moyens (10 milliampères) le long de la colonne vertébrale et sur les membres atteints : vingt minutes de séance avec cinq minutes de repos (J. Grasset). A l'intérieur, ergotine, associée à l'extrait de belladone ; strychnine ; pas d'iodure s'il n'y a pas de syphilis.

CHAPITRE VIII

MALADIES INTRA-THORACIQUES
MALADIES DE LA PLÈVRE, DES POUMONS ET DU CŒUR

§ 1. — Maladies de la plèvre et du médiastin.

Les rayons de Röntgen et les maladies intrathoraciques. — Pleurésie aiguë. — Pleurésie chronique. — Pleurésie purulente. — Hydrothorax. — Pneumothorax et hydropneumothorax. — Adénopathie trachéo-bronchique.

Les rayons de Röntgen et les maladies intrathoraciques. — Avant de commencer l'étude des maladies qui peuvent se développer dans l'intérieur de la poitrine, nous devons dire que la radiographie peut rendre au médecin les plus grands services. Elle permet, en effet, de découvrir les épanchements pleurétiques, de délimiter le liquide, de suivre son retrait graduel. On peut reconnaître même la pleurésie sèche et les épaississements de la plèvre consécutifs aux inflammations de cette membrane. M. Bouchard a pu, grâce à ce moyen d'exploration, diagnostiquer la tuberculose pulmonaire, même dans les périodes initiales, suivre sa marche, reconnaître l'existence des cavernes. Il a reconnu l'adénopathie trachéo-bronchique, l'ectopie cardiaque, l'hypertrophie du cœur avec battements des oreillettes à droite du sternum, les dilatations et l'anévrysme de l'aorte, un cancer de l'œsophage, etc. Dans certains cas, lorsque le diagnostic est très difficile, il est donc utile, nécessaire même, de recourir à la radiographie.

Pleurésie aiguë. — La pleurésie (de πλευρά, plèvre) est l'inflammation aiguë de la plèvre. Elle est tantôt *sèche,* et constituée par un exsudat parenchymateux dont les végétations sont l'origine d'adhérences entre les deux feuillets de la plèvre elle-même, ou entre celle-ci et le péricarde, ou les côtes ; tantôt avec un *épanchement* liquide, le plus souvent séro-fibrineux, mais quelquefois hémorragique ou purulent.

Étiologie. — Cette maladie, très commune à l'âge adulte, peut survenir sans cause appréciable, mais ordinairement elle succède à l'impression du froid extérieur, à l'ingestion de boissons glacées, à un traumatisme. Elle est très souvent aussi symptomatique d'une altération pulmonaire. En effet, elle peut être considérée comme de nature tuberculeuse toutes les fois qu'elle ne dépend pas d'une affection du cœur, d'un cancer du poumon, ou qu'elle ne survient pas à la suite d'une maladie infectieuse comme la fièvre typhoïde, l'infection purulente, le rhumatisme, la rougeole, la scarlatine, la pneumonie.

Symptômes. — **Pleurésie sèche.** — Elle débute par un léger mouvement de fièvre. Le malade se plaint d'un *point de côté,* mais il peut tout de même continuer à vaquer à ses occupations. La percussion fait entendre une sonorité presque normale, et à l'auscultation l'oreille perçoit un bruit de frottement ressemblant parfois au bruit de cuir neuf. Après quelques jours, il se produit un peu d'épanchement, ou bien il se forme des adhérences, ou la résolution s'effectue.

Pleurésie simple avec épanchement. — Elle commence brusquement par des frissons, de la fièvre et un *point de côté* qui augmente par la toux et les mouvements respiratoires ; c'est pourquoi le malade fait de toutes petites inspirations ; il ne veut pas et ne peut pas respirer fort à cause de la douleur. Sa toux est sèche, fatigante. Il se couche d'abord sur le côté sain pour éviter de souffrir de son point, puis sur le côté malade afin que le poumon sain respire normalement. Le thorax, du côté de l'épanchement, présente de l'ampliation et une voussure. — La percussion

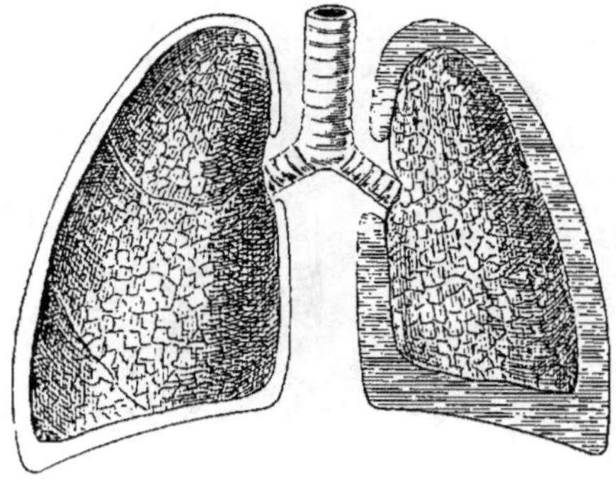

Fig. 101. — Pleurésie au début, l'épanchement commence a se former.

donne un son mat si la couche liquide est épaisse ; un son tympanique, si elle est mince comme cela a lieu au début et même plus tard. — L'auscultation permet de constater la diminution et quelquefois même l'absence complète du murmure vésiculaire, et lorsque le malade parle, l'oreille entend comme une voix de polichinelle, c'est l'*égophonie* (αἴξ, chèvre, et φωνή, voix). Dans la pleurésie gauche, le cœur est dévié ; dans la pleurésie droite, le foie est abaissé. — L'épanchement apparaît du 2ᵉ au 20ᵉ jour ; il décroît rapidement d'abord, puis lentement du 12ᵉ au 25ᵉ, 30ᵉ et 40ᵉ jour. Le murmure respiratoire revient peu à peu, la matité diminue et on entend un frottement de retour dû aux fausses membranes qui couvrent les deux feuillets de la plèvre et qui forment souvent, comme nous l'avons dit, des adhérences avec

le poumon, le péricarde, le diaphragme, ou déterminent une rétraction des parois thoraciques. La mort peut arriver par asphyxie, syncope ou compression du cœur.

VARIÉTÉS. — La *pleurésie diaphragmatique* est souvent consécutive à la tuberculose, à la péritonite, à la cirrhose du foie ou à
la néphrite ; l'épanchement n'est pas trop considérable. La douleur est très vive ; la fièvre et la dyspnée fortes. Le malade meurt
presque toujours quand la maladie est secondaire ; il guérit dans
tout autre cas.

La *pleurésie interlobulaire*, c'est-à-dire celle qui intéresse la
partie de la plèvre tapissant les scissures interlobulaires, suppure

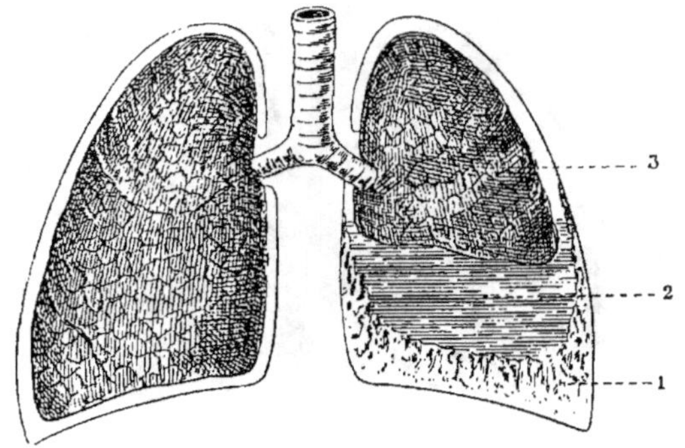

Fig. 102. — PLEURÉSIE. L'épanchement (2) occupe la base et on voit les
fausses membranes (1). — Le poumon (3) est refoulé en haut.

ordinairement. Après trois à cinq semaines, il se produit une
vomique, annoncée par la fétidité de l'haleine ; le malade vomit un
flot purulent d'une odeur repoussante. La guérison est possible,
mais la mort survient souvent par phtisie pulmonaire.

La *pleurésie cloisonnée*, c'est-à-dire celle dont la cavité pleurale
est divisée en deux ou plusieurs loges par les fausses membranes
qui forment des cloisons, est très difficile à diagnostiquer, car
elle a les mêmes signes que la pleurésie ordinaire.

La *pleurésie gangréneuse* est presque toujours consécutive à
la gangrène des poumons. On peut la connaître par la fétidité de
l'haleine et des crachats.

La *pleurésie hémorragique*, c'est-à-dire celle dont l'épanchement séro-fibrineux est coloré en rouge, se rencontre surtout dans la cirrhose du foie, l'albuminurie, le scorbut, les fièvres éruptives, dans la pleurésie d'origine tuberculeuse, celle qui accompagne le cancer pleural, etc. Il est impossible de reconnaître la nature hémorragique du liquide sans ponction.

La *pleurésie tuberculeuse* se reconnaît aux autres signes de la tuberculose pulmonaire présentés par le malade.

DIAGNOSTIC. — La *pneumonie* se distingue de la pleurésie par l'intensité des symptômes locaux, les crachats rouillés, les râles crépitants; — l'*hépatite*, par l'absence de dyspnée intense et ses caractères particuliers.

PRONOSTIC. — La pleurésie simple guérit très souvent, mais la convalescence est longue, pénible, et il y a toujours à craindre une tuberculose ultérieure. Lorsque l'épanchement est à gauche, une syncope mortelle est possible. La maladie est d'autant plus grave que la fièvre, la dyspnée sont plus intenses et l'épanchement plus abondant.

TRAITEMENT. — Généralement le malade est content si on lui fait mettre un vésicatoire sur le point douloureux. Ce révulsif a l'avantage de faire disparaître le point de côté, mais on obtient le même résultat avec des ventouses sèches ou scarifiées, avec les injections de morphine, l'antipyrine; on ne congestionne pas ainsi les reins et on ne diminue pas la diurèse, comme cela arrive avec le vésicatoire. Il faut ensuite recourir aux diurétiques et aux laxatifs.

Nous recommandons les pilules suivantes : poudre fraîche de feuilles de digitale, poudre de scille, résine de jalap, de chaque 5 centigr., pour une pilule. Le malade en prend cinq dans la journée, une toutes les deux heures; si ses garde-robes sont trop fréquentes, il n'en prend que quatre. Le lait est très utile, mais il ne faut pas ordonner le régime lacté exclusif, le jus de viande, le potage étant nécessaires. Quand l'épanchement est arrivé à son maximum, on peut faire prendre 6 gr. de feuilles de jaborandi en deux tasses à une ou deux heures d'intervalle, une seule fois. On donne encore 4 gr. de salicylate de soude ou tout autant d'antipyrine pendant plusieurs jours; contre la toux, une ou deux cuillerées de sirop diacode; contre la fièvre, du sulfate de quinine. Enfin, pour remplacer le vésicatoire et les autres révulsifs, nous recommandons les pointes de feu tous les 5 ou 6 jours; elles nous

ont toujours donné d'excellents résultats. — Lorsque l'épanchement atteint 2 litres, il faut recourir à la *thoracentèse,* que l'on
pratique par la méthode aspiratrice, au moyen des appareils de
Potain, de Dieulafoy ou de Debove. Quand l'opération a bien
réussi, quand la pleurésie paraît entièrement guérie, on doit prescrire une vie régulière, au grand air, une alimentation substantielle, des frictions sèches et l'usage prolongé de l'huile de foie
de morue.

Pleurésie chronique. — Elle peut succéder à la précédente,
mais le plus souvent, elle est chronique d'emblée, surtout chez les
alcooliques et les tuberculeux débilités. — Les symptômes sont
à peu près les mêmes que dans la forme aiguë, mais plus atténués. La douleur est presque nulle, l'essoufflement facile, l'égophonie rare, la fièvre plus forte le soir. La guérison est très lente.
Lorsque la mort survient, elle est due à l'asphyxie, à l'anémie, à
l'infection purulente.

Même traitement que celui de la pleurésie aiguë; toniques,
quinquina.

Pleurésie purulente. — Cette maladie, nommée encore *pyothorax* (de πῦον, pus), *empyème* (de ἐν, dans, πῦον), a pour causes
locales, le traumatisme, la rupture d'une caverne ou d'un foyer
de gangrène pulmonaire, d'un abcès du foie, la perforation de
l'œsophage, etc.; et pour causes générales, la pyohémie, la fièvre
typhoïde, la variole, la rougeole, la scarlatine, l'état puerpéral.

On observe les mêmes symptômes, au début, que dans la
pleurésie aiguë; puis, vers le 30e jour, la fièvre reprend, monte à
40°; des frissons apparaissent, ainsi que des sueurs profuses. Le
malade, très affaibli, a le teint terreux, de la diarrhée, de la dyspnée; ses jambes enflent. Lorsque le pus se fait jour par les
bronches, il se produit une *vomique.* La guérison peut arriver
après l'évacuation du liquide, mais la plupart du temps, la mort
a lieu par asphyxie, tuberculose pulmonaire, pneumothorax, etc.

TRAITEMENT. — Il faut évacuer le pus dès qu'on est sûr de sa
présence. La thoracentèse, ou ponction aspiratrice, suffit lorsqu'on a une pleurésie à pneumocoques. Si le pus se reproduit,
c'est qu'il existe en même temps des streptocoques; alors il est
nécessaire de recourir à la *pleurotomie,* c'est-à-dire qu'on ouvre
largement, entre deux côtes, la cage thoracique, pour permettre
au pus de sortir avec facilité.

Hydrothorax. — L'hydrothorax (de ὕδωρ, eau) est l'hydropisie de la plèvre. Une certaine quantité de sérosité s'accumule dans la cavité pleurale sans qu'elle soit enflammée, et c'est ce qui distingue cette maladie de la pleurésie simple.

L'hydrothorax se produit lorsqu'il y a une gêne dans la circulation veineuse à la suite de lésions du cœur, des poumons, de tumeurs pulmonaires, ou bien lorsque le sang est altéré, comme dans les cachexies, le mal de Bright. — Il n'occasionne que de la dyspnée; il n'y a ni fièvre, ni point de côté. Les deux plèvres sont presque toujours atteintes. Le pronostic est assez sérieux.

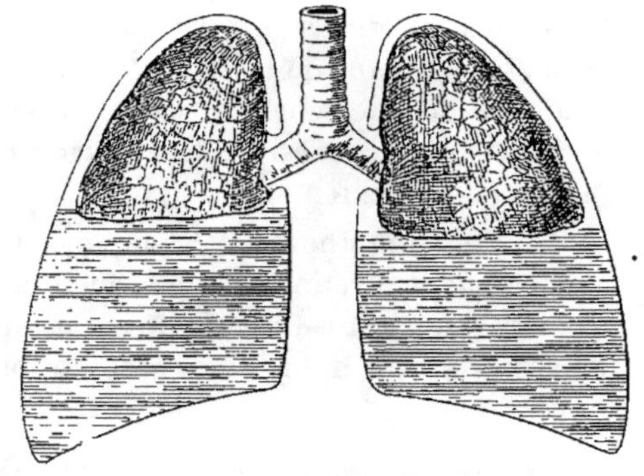

Fig. 103. — HYDROHTORAX. Les poumons sont refoulés en haut par l'épanchement.

Comme *traitement*, on s'adresse d'abord à la cause; on a recours ensuite aux purgatifs, aux diurétiques. Si la suffocation est imminente, thoracentèse.

Pneumothorax et hydropneumothorax. — Dans le pneumothorax (πνεύμων, poumon) la plèvre renferme des gaz, et, de plus, du liquide dans l'hydropneumothorax.

Les gaz pénètrent dans la plèvre surtout après une perforation du feuillet pulmonaire. Cette perforation peut se produire à la suite d'un ramollissement de tubercules, de la rupture d'une caverne tuberculeuse, quelquefois de l'ouverture d'un abcès du poumon dans la plèvre; à la suite d'une plaie pénétrante de poitrine, ou de la déchirure du poumon par une côte fracturée. Enfin, mais assez rarement, ils proviennent de la décomposition putride des liquides épanchés dans la plèvre.

SYMPTÔMES. — Le début est lent quand la plèvre est altérée depuis quelque temps. Mais d'ordinaire, il est brusque. Le malade se plaint d'un point de côté violent, et, subitement, il ne peut plus respirer; sa voix tremble, sa toux est sèche, quinteuse. Le thorax est généralement dilaté, sa sonorité augmentée, et l'oreille appliquée sur la poitrine entend comme un souffle amphorique, un tintement métallique. Lorsqu'il y a du liquide, la main, appliquée sur le thorax, perçoit la sensation de flot, c'est-à-dire d'un liquide qui se déplace, quand on imprime au malade une secousse brusque ; c'est ce qu'on appelle la *succussion hippocratique*. — La mort a lieu par asphyxie très rapidement, ou en quelques semaines. La guérison est très rare.

Le pneumothorax se distingue de l'*emphysème pulmonaire* qui existe presque toujours des deux côtés et qui s'accompagne de râles bronchiques ; des grandes *cavernes tuberculeuses* par les antécédents et la marche des accidents.

TRAITEMENT. — Si le pneumothorax est simple, on extrait autant d'air que possible par aspiration ; s'il y a du liquide, on agit comme dans la pleurésie, c'est-à-dire qu'on pratique la thoracentèse ou la pleurotomie. On donne des préparations opiacées pour calmer la douleur.

Adénopathie trachéo-bronchique. — Cette maladie consiste dans l'engorgement, l'inflammation ou la dégénérescence des ganglions lymphatiques entourant la trachée et les bronches (V. *Anatomie*, p. 212). On l'observe surtout chez les enfants. Quand elle est *simple*, elle est consécutive à la rougeole, la coqueluche, la grippe, la bronchite capillaire, la pneumonie, la fièvre typhoïde. Elle devient *scrofuleuse* chez les lymphatiques ou les scrofuleux, *tuberculeuse, cancéreuse, syphilitique*, lorsque ces lésions existent dans les poumons.

Les symptômes résultent presque tous de la compression des organes voisins. Les veinules sous-cutanées de la face, des bras, de la partie supérieure du thorax sont dilatées. Le malade a des vertiges, de la céphalalgie, de la faiblesse du pouls; il respire si difficilement qu'il présente du tirage ou cornage, et même des accès de suffocation par suite de la compression des nerfs pneumogastrique et récurrent (V. *Anatomie*). Il a une toux quinteuse, la voix rauque, les pupilles inégalement ouvertes. Enfin il avale difficilement par compression de l'œsophage. — Quand tous ces symptômes sont réunis, il est facile de reconnaître cette affection qui, simple, finit toujours par guérir, mais qui est grave lorsqu'elle est tuberculeuse ou cancéreuse, quoiqu'elle puisse quelquefois retrocéder sous l'influence d'un traitement bien dirigé.

TRAITEMENT. — On donne du sirop iodotannique ou du sirop de raifort iodé, 2 cuillerées à café ou à dessert, suivant l'âge, de 3 à 5 ans; l'huile de foie de morue pure ou mélangée avec du vin de quinquina; 1 gr. de biphosphate de chaux en poudre tous les jours; 1 à 4 cuillerées à café de la solution suivante : arséniate de soude 10 centigr., eau de laurier-cerise 50 gr., eau distillée 200 gr. Enfin, une alimentation substantielle, le séjour en plein air, à la campagne, sont indispensables. Une saison à la Bourboule, au Mont-Dore, est très utile aux tout jeunes enfants. Les eaux de Saint-Honoré, de Challes, de Cauterets, conviennent à ceux qui ont plus de dix ans. On peut, du reste, donner ces eaux à domicile, dans du lait chaud. Pour calmer la toux, on fait prendre 1 à 3 cuillerées à café du sirop suivant : sirop de codéine 30 gr., alcoolature de racine d'aconit 2 gr.. sirop de tolu 125 gr.

§ 2. — Maladies des bronches et des poumons.

Bronchite aiguë, rhume. — Bronchite capillaire et broncho-pneumonie. — Bronchite pseudo-membraneuse. — Bronchite chronique. — Dilatation des bronches, bronchectasie. — Grippe. — Coqueluche. — Asthme. — Emphysème pulmonaire. — Hémorragies broncho-pulmonaires, hémoptysie. — Congestion et œdème pulmonaires. — Pneumonie aiguë. — Broncho-pneumonie. — Pneumonie chronique interstitielle ou sclérose du poumon. — Tuberculose pulmonaire. — Phtisie chronique ou tuberculose pulmonaire commune. — Phtisie aiguë. — Granulose aiguë. — Gangrène du poumon. — Embolie pulmonaire. — Cancer du poumon. — Kyste hydatique. — Hoquet.

Bronchite aiguë, rhume. — La bronchite aiguë est l'inflammation de la muqueuse des grosses et moyennes bronches, des poumons et de la trachée, inflammation caractérisée par une sécrétion plus ou moins abondante de mucosités.

ÉTIOLOGIE. — Elle peut atteindre plusieurs fois la même personne. Les deux sexes y semblent également prédisposés; cependant, d'après certaines statistiques, les femmes seraient moins aptes à la contracter. C'est surtout en hiver qu'elle règne. Pendant le printemps et l'automne, les cas sont un peu moins nombreux ; ils sont très rares en été. Les enfants et les vieillards sont plus particulièrement atteints ; il en est de même des personnes débiles. Enfin, il y a des individus qui ont une prédisposition particulière, par suite de laquelle ils sont souvent frappés de bronchite sans qu'on sache comment. Mais la cause la plus commune est l'impression subite et prolongée du froid. Les brusques variations de l'atmosphère, le passage rapide d'un endroit chauffé dans un endroit qui ne l'est pas, l'arrivée d'un courant d'air trop frais dans un appartement très chaud, l'aspiration d'un air glacé ou brûlant, de substances irritantes gazeuzes, liquides ou solides, telles sont les causes déterminantes les plus ordinaires de la bronchite. Enfin elle se montre dans le cours des maladies infectieuses comme la rougeole, la coqueluche, la grippe, la fièvre de foin, la fièvre typhoïde, la tuberculose, etc. On admet aujourd'hui que les micro-organismes qui se trouvent à l'état normal dans les bronches (streptocoques, staphylocoques, pneumocoques, pneumo-bacilles de Friedlander, saprophytes, bactéries chromogènes, etc.) se mettent à pulluler sous l'influence du froid et deviennent virulents.

SYMPTÔMES. — *Bronchite aiguë légère* ou *rhume*. Le malade ressent de la chaleur dans la poitrine ; il a d'abord une toux quinteuse, sèche, pénible : puis grasse, facile, avec des crachats épais et jaunes ; il ressent un peu de courbature et un mal de tête léger. Au bout de 8 à 10 jours il est guéri.

Bronchite intense. Elle commence par de la courbature, de la céphalalgie et de la fièvre ; la poitrine est comme resserrée ; la respiration pénible ; la toux quinteuse, douloureuse, fréquente. L'oreille appliquée sur la poitrine entend des râles sibilants. Du 3ᵉ au 5ᵉ jour la fièvre disparaît, la respiration devient plus facile, les crachats épais, jaune verdâtre, sortent sans trop de difficulté, les râles sont humides, muqueux ou sous-crépitants. La guérison arrive au bout de 10 à 15 jours. Mais la maladie peut passer à l'état chronique ou se transformer en bronchite capillaire.

TRAITEMENT. — Le rhume ne réclame que quelques précautions. On évite, autant que possible, de sortir, de respirer un air froid ou humide, et on prend quelques boissons adoucissantes et chaudes, comme une infusion de violettes, de fleurs de mauve, etc., que l'on sucre avec du sirop de gomme ou de tolu.

Pour la bronchite intense, il est nécessaire de garder le lit.

Nous recommandons, dès le début, les tisanes sudorifiques, comme la bourrache. Une forte transpiration diminue toujours l'intensité de la maladie et abrège sa durée. On donne après les tisanes émollientes : quatre-fleurs, capillaire, fruits pectoraux, etc., et, mieux, du thé et des grogs. S'il y a de l'embarras gastrique, on fait prendre 1 gr. 50 d'ipéca en trois paquets, de cinq en cinq minutes. Si la fièvre est trop forte, un cachet matin et soir d'antipyrine et de quinine (50 centigr. de chaque) la fait tomber rapidement. La toux est combattue avec le sirop diacode, l'eau de laurier-cerise, le sirop de codéine, l'alcoolature de racines d'aconit. Nous recommandons les deux préparations suivantes : eau de laurier-cerise, eau de laitue, eau de tilleul, sirop diacode, 30 gr. de chacun ; une cuillerée à bouche toutes les heures. — Sirop diacode 100 gr., eau de laurier-cerise 20 gr., alcoolature de racines d'aconit 2 gr.; une ou deux cuillerées à bouche le soir en se couchant. Si la toux est particulièrement rebelle, le malade prend une cuillerée à bouche toutes les trois heures de : eau de fleurs d'oranger 80 gr., sirop de chloral et sirop de morphine, de chaque, 25 gr., eau de laurier-cerise 60 gr. — Les révulsifs le plus souvent employés à la première période sont : teinture d'iode (couche d'ouate par-dessus), cataplasmes sinapisés, thapsia, coton iodé, ventouses. Nous préférons les cataplasmes sinapisés, parce qu'on peut les renouveler matin et soir, et les appliquer tantôt sur la poitrine et tantôt dans le dos, entre les deux épaules.

A la seconde période, on fait prendre une potion au kermès, afin de faciliter l'expectoration : julep gommeux 80 gr., sirop de tolu, alcoolat de mélisse, de chaque, 20 gr., kermès 15 centigr.; une cuillerée à dessert toutes les deux heures. Si l'expectoration est trop difficile, on donne au malade une potion avec 2 à 6 gr. de benzoate de soude.

A la dernière période, on prend des balsamiques : terpine, baume de tolu, de chaque, 5 gr. pour 50 pilules ; 4 à 8 par jour. Les sulfureux sont aussi utiles : Eaux-Bonnes, eau d'Argelès-Gazost, eau d'Enghien, un verre à bordeaux matin et soir dans une tasse de lait chaud. Alimentation substantielle.

Bronchite capillaire et broncho-pneumonie. — La *bronchite capillaire*, nommée ainsi parce que l'inflammation atteint les dernières, les plus petites ramifications des bronches (*capillus*, cheveu), est ordinairement consécutive à la bronchite simple et attaque surtout les enfants, quelquefois les vieillards. Le nom de *catarrhe suffocant,* qu'on lui a encore donné, indique que cette maladie est caractérisée par une telle difficulté de la respiration que l'enfant est dans la plus grande anxiété ; il fait les plus grands efforts pour respirer l'air qui lui est nécessaire, mais en vain. Sa face, qui était tout d'abord vultueuse, se couvre d'une grande pâleur, une sueur visqueuse l'inonde, et il ne tarde pas à s'éteindre dans un coma profond. Cette terminaison fatale arrive, dans les sept huitièmes des cas, du quatrième au septième jour.

Dans la *broncho-pneumonie,* les symptômes sont à peu près les mêmes. Vers le sixième jour de la bronchite capillaire, la température monte à 40°, une douleur à la poitrine se produit et les crachats sont sanguinolents, non rouillés, ce qui la distingue de la pneumonie.

TRAITEMENT. — L'enfant est mis au lit, et on applique à ses pieds jusqu'au-dessus des genoux des bottes d'ouate recouvertes de taffetas gommé ; on change l'ouate toutes les trois ou quatre heures, quand elle est trop mouillée. Si la température est très élevée, on met un petit suppositoire avec 15 centigr. de chlorhydrate de quinine et 1 gr. de beurre de cacao. Lorsque les crachats apparaissent de bonne heure et sont nombreux, on fait prendre une cuillerée à café toutes les heures ou toutes les deux heures, de la potion expectorante : infusion de polygala 100 gr., sirop de capillaire 30 gr., eau chloroformée 20 gr., oxyde blanc d'antimoine 50 centigr. à 1 gr. Il faut éviter les préparations opiacées. Comme révulsifs, nous employons beaucoup les cataplasmes sinapisés et les vésicatoires, mais tout petits.

Bronchite pseudo-membraneuse. — Cette bronchite ne se rencontre que chez les jeunes gens et les adultes. Elle est généralement consécutive à la diphtérie, mais elle se développe aussi en dehors d'elle sans cause connue. Ses symptômes et son pronostic sont les mêmes que ceux de la bronchite capillaire, dont on la distingue facilement à cause de la présence de fausses membranes dans les crachats. Presque toujours, la mort survient par asphyxie ; la guérison est très rare.

Traitement de la bronchite capillaire. *Injections de sérum* dans les bronchites dues au microbe de Lœffler.

Bronchite chronique. — Cette maladie est surtout l'apanage de la vieillesse, mais elle attaque aussi les enfants et en général les personnes dont la constitution est faible. Elle apparaît fréquemment à la suite de nombreuses bronchites aiguës ; quelquefois, cependant, elle frappe d'emblée.

Ses causes sont : les changements brusques de la température, un refroidissement, l'introduction dans les voies respiratoires de vapeurs ou de poussières irritantes. Assez souvent, elle est entretenue par une angine chronique, la présence de tubercules dans les poumons, l'existence d'une maladie organique du cœur, etc.

Symptômes. — La toux est un phénomène constant. Le moindre exercice, la cause la plus légère suffisent pour provoquer son retour. Parfois elle est quinteuse et pénible, d'autres fois elle est grasse, facile, surtout le matin, au réveil. L'expectoration, qui est très abondante, varie de nature et d'aspect, suivant l'espèce particulière de bronchite chronique. Si les crachats sont jaunes et opaques, on a le *catarrhe muqueux ;* s'ils sont séreux, transparents, semblables à des blancs d'œufs délayés dans de l'eau, c'est le *catarrhe pituiteux ;* on a, au contraire, le *catarrhe sec,* s'ils sont petits, rares, nacrés, gris-perle. La difficulté de respirer est généralement peu considérable.

La bronchite chronique est caractérisée par l'irrégularité de sa marche. Elle présente, en effet, des alternatives de rémission et de recrudescence. De temps à autre, elle fait son apparition avec tous les symptômes d'une bronchite aiguë, puis vient une période de calme, et la maladie semble avoir disparu.

C'est aux approches de l'hiver, ou lors des temps humides, qu'elle tourmente le plus le malade ; elle cesse avec les chaleurs de l'été pour s'exaspérer dès que les premiers froids arrivent. Elle peut persister ainsi pendant bien des années sans exercer une influence trop fâcheuse sur la santé générale, mais très souvent elle produit des altérations plus ou moins profondes : dilatation, rétrécissement des bronches, asthme, emphysème, etc.; enfin, elle facilite la production des tubercules chez les personnes prédisposées.

Certains individus peuvent vivre pendant longtemps en bonne intelligence avec la bronchite chronique. En dehors des exacerbations, ils se portent très bien ; dans ce cas, la maladie est bénigne. Mais le plus grand nombre de ceux qui en sont atteints se voient bientôt dépérir, les forces s'en vont, l'embonpoint disparaît ; ils ont alors tout à craindre.

TRAITEMENT. — On calme la toux avec les mêmes potions que pour la bronchite aiguë. On fait prendre, en outre, des infusions de bourgeons de sapin, du goudron, de l'eucalyptol en capsules, 5 à 10 par jour ; de la terpine, de 20 centigr. à 1 gr. en pilules, cachets ou potions ; de la créosote, du gaïacol en capsules ; les eaux sulfureuses de Gazost, de Cauterets, de Labassère, d'Enghien, d'Aix, etc., en boissons, inhalations ou vaporisations. On donne encore, dans certains cas, du kermès et de l'iodure de potassium.

Dilatation des bronches, bronchectasie. — La bronchectasie (de βρόγχος, bronche, et ἔκτασις, dilatation) est caractérisée par la dilatation des bronches. Celle-ci peut occuper toute leur longueur, c'est la *dilatation cylindrique;* exister de place en place, c'est la *dilatation moniliforme;* ou n'atteindre que les extrémités, dilatation *ampullaire* ou *sacciforme.*

C'est une maladie de l'âge mûr consécutive aux bronchites répétées, à la broncho-pneumonie, à la coqueluche, à la pleurésie chronique, à l'impaludisme.

Elle survient graduellement. Il n'existe ni douleurs, ni dyspnée, ni symptômes généraux. La toux est quinteuse; l'expectoration de crachats purulents, fétides, très abondante. Il se produit quelquefois des hémoptysies. La durée est longue et le pronostic grave par suite des complications possibles : hémoptysie, gangrène pulmonaire, pneumonie aiguë.

Le *traitement* consiste dans l'application de pointes de feu sur la poitrine, et l'administration à l'intérieur de thymol, d'eucalyptus, de goudron, de créosote, de terpine.

Bronchite épidémique, grippe. — V. p. 13.

Coqueluche. — La coqueluche, ou *bronchite spasmodique,* est un catarrhe spécifique de la muqueuse laryngo-bronchique caractérisé par des quintes de toux convulsives qui se terminent par une inspiration longue, sifflante et le rejet de matières visqueuses, filantes.

C'est une maladie sûrement microbienne, mais son microbe pathogène est encore à trouver. On l'observe surtout de un à sept ans. Elle est souvent épidémique et contagieuse.

Symptômes. — La première période, ou *catarrhale,* présente les symptômes de la bronchite de ce nom. Après une à trois semaines, la toux devient plus fréquente, quinteuse, et la période convulsive commence. « L'enfant, dit Moynac, éprouve d'abord, dans le larynx, un chatouillement qui provoque la toux ; il veut en vain s'y opposer ; la quinte a lieu ; le petit malade se soulève brusquement, il s'accroche à un objet résistant et alors survient une *série non interrompue de secousses de toux ;* pas la moindre intermittence qui lui permette de reprendre haleine ; aussi sa figure se congestionne, ses yeux s'injectent ; enfin la toux s'arrête et immédiatement se produit *une inspiration* sifflante et anxieuse que l'on a comparée à celle d'un jeune coq qui termine son cri. Souvent les quintes de toux reprennent aussitôt et l'accès se compose de plusieurs paroxysmes. La *fin de l'accès* est annoncée par le rejet d'une *matière visqueuse, filante,* souvent mêlée à des matières alimentaires, car elle est rendue à la fois par la toux et le vomissement. » Le retour des accès est spontané ou provoqué par une excitation quelconque ; leur nombre est variable. Après deux à huit semaines, la période de déclin s'annonce par le retour progressif à l'état catarrhal, la diminution dans le nombre et l'intensité des quintes, et l'expectoration qui devient épaisse, jaunâtre.

Les *complications* sont fort nombreuses : saignements de nez quelquefois très abondants, hémoptysies, spasme de la glotte, convulsions, emphysème, bronchite capillaire, broncho-pneumonie, vomissements, hernie, chute du rectum. Le *pronostic* est favorable s'il ne se produit pas trop de complications.

Traitement. — Le coquelucheux doit d'abord être isolé complètement pendant deux ou trois mois ; il est, en outre, utile de stériliser les crachats et les matières vomies avec une solution de sublimé à 1 pour 1 000, ou d'acide phénique à 50 pour 1 000. Les vomitifs sont utiles au début, mais il ne faut pas en abuser : ipéca 50 centigr., sirop d'ipéca 40 gr., une cuillère à café toutes les cinq minutes jusqu'à vomissement ; augmenter la dose suivant l'âge de l'enfant. On peut employer le chloroforme en inhalation ; le bromoforme en sirop, ou comme dans la préparation suivante de Marfan : bromoforme 48 gouttes, huile d'amandes douces 15 gr., gomme arabique 15 gr., eau de laurier cerise 4 gr., eau quantité suffisante pour faire 120 centim. cubes : une cuillerée à café contient 2 gouttes de bromoforme ; on donne, dès le début, autant de fois 4 gouttes par jour que l'enfant a d'années ; de cinq à dix ans la dose initiale est de 20 gouttes et on l'augmente graduellement de 2 à 4 gouttes par jour, jusqu'à 40 et même 50. A partir du troisième jour une détente se produit.

La préparation suivante est bonne aussi : sirop de belladone 50 gr., sirop de digitale et sirop de valériane, de chacun 25 gr. Au-dessous de deux ans on en donne dans un peu d'eau sucrée ou du lait, une demi-cuillerée à café par jour et on augmente jusqu'à 2 cuillerées ; de deux à cinq ans, on commence par 1 cuillère à café matin et soir et on arrive rapidement à 4 et à 5. Les sirops peuvent être remplacés par les teintures dans les mêmes proportions : teinture de belladone 10 gr., teinture de digitale et teinture de valériane 5 gr. Commencer par 5 gouttes et augmenter de 5 tous les jours jusqu'à 30 ; de deux à cinq ans, 10 gouttes jusqu'à 50, dans un peu d'eau édulcorée avec du sirop de gomme ou du sirop de menthe.

On fait en même temps des insufflations dans le nez de poudres antiseptiques : salicylate de bismuth, poudre de benjoin, de chaque 5 gr., sulfate de quinine 1 gr., trois insufflations par jour avec une poire en caoutchouc, ou un simple tube en verre. — On peut employer aussi les inhalations : essence de thym 10 gr., alcool 250 gr., eau 750 gr. ; en placer une certaine quantité dans une assiette au-dessus d'une veilleuse.

L'antipyrine a donné des succès : antipyrine 5 gr., sirop de fleurs d'oranger 25 gr., eau distillée 100 gr., 1 à 2 cuillerées à café aux nourrissons ; 5 et même plus au-dessus de deux ans.

L'enfant peut sortir pendant sa maladie, mais il ne doit pas se fatiguer et surtout se refroidir. Quand il est pris de quintes on le fait asseoir, on lui soutient le front avec les mains et on enlève avec les doigts les mucosités qui obstruent la bouche des tout petits enfants. Si l'accès menace de produire l'asphyxie, il faut frapper la figure avec un linge mouillé, appliquer des sinapismes, pratiquer la respiration artificielle (V. page 252), exercer des tractions rythmées sur la langue selon le procédé de Laborde. Les repas doivent être multipliés et donnés aussitôt après une quinte : purées de viande ou de légumes, gelées, riz de veau, cervelles, lait, café noir. Le guérison complète sera hâtée par le changement d'air, le séjour à la campagne. Les complications et l'anémie seront traitées par les moyens habituels.

Asthme. — C'est une névrose des voies respiratoires caractérisée par des accès de dyspnée résultant de la convulsion des muscles inspirateurs, du diaphragme principalement, ou des convulsions simultanées de ces muscles ou des muscles bronchiques.

L'asthme, très rare dans l'enfance, débute à l'âge adulte surtout chez les gens prédisposés ou dont les parents étaient asthmatiques. Souvent il accompagne ou remplace les manifestations de la goutte, du rhumatisme, de l'herpétisme, des hémorragies, de la gravelle, de l'eczéma, etc. Les causes occasionnelles sont le vent, les variations de la température, les émotions, les excitations bronchiques, certaines odeurs, etc.

Symptomes. — La première attaque débute brusquement, mais les autres, qui peuvent ne se renouveler que fort irrégulièrement, sont précédées de quelques malaises, comme des éructations, un gonflement de l'estomac, du mal de tête, des douleurs vagues, un rhume de cerveau particulier indiquant que l'accès est imminent. Celui-ci éclate pendant la nuit. Le malade s'est endormi comme d'habitude, ou bien il s'est assoupi en éprouvant un certain malaise, lorsque, tout à coup, il est réveillé par un besoin extrême de respirer; il étouffe, il a soif d'air; aussi court-il à la fenêtre, ou bien se cramponne-t-il à un meuble, renversant la tête en arrière afin de faciliter l'action des muscles inspirateurs. Sa face est pâle, violacée; ses yeux saillants, injectés; son corps couvert d'une sueur froide et les veines du cou gonflées. L'inspiration est brève, incomplète; l'expiration, au contraire, sifflante, prolongée; ce sifflement est même caractéristique de l'asthme. Le pouls reste calme, et il n'y a pas de fièvre. L'expectoration manque quelquefois (asthme sec); mais souvent, à la fin de l'accès, la toux devient grasse et le malade rend des flots de sérosité spumeuse, mélangés de petites concrétions dures et blanchâtres. — L'accès peut durer une, deux heures et même davantage. — Le retour des attaques est indéterminé, et, dans l'intervalle, la santé est parfaite. Cependant, à la longue, cette maladie peut produire de l'emphysème, de la bronchite chronique, de la dilatation du cœur droit, par conséquent une maladie de cœur.

Diagnostic. — L'*asthme de foin* se distingue par les conditions dans lesquelles il paraît et par la prédominance du catarrhe du nez. — Le *spasme de la glotte* n'appartient qu'à la première enfance et les accès sont très courts.

TRAITEMENT. — 1° *de l'accès* : il suffit quelquefois de faire plonger les mains dans de l'eau très chaude pour l'enrayer. Si ce moyen ne réussit pas, on fait une injection de *un* centigr. de morphine. Quand l'accès est modéré, les cigarettes Espic le calment rapidement. Si on ne sait pas fumer on fait brûler des feuilles de datura, de belladone, de jusquiame, de lobélie, du papier nitré, de la poudre Escouflaire et on a soin d'avaler la fumée. 10 à 15 gouttes de pyridine versées sur un mouchoir placé devant la bouche ouverte, ou bien 4 à 5 gouttes d'iodure d'éthyle procurent aussi un soulagement assez rapide; il en est de même des inhalations d'éther, de chloroforme.

2° *Traitement dans l'intervalle des accès* : l'iodure de potassium agit d'une manière remarquable. Voici une excellente préparation : iodure de potassium, teinture de lobélie, teinture de polygala, de chaque 10 gr., extrait d'opium 10 centigr., eau 300 gr., 2 ou 3 cuillerées à soupe par jour. En prendre trois semaines par mois, et boire de l'eau de Vichy pour combattre le mauvais effet de l'iodure sur l'estomac. — L'arsenic agit très bien chez les sujets jeunes : arséniate de soude 5 centigr., eau distillée 80, 1 cuillerée à café par jour. — Les eaux arsénicales du Mont-Dore et de la Bourboule conviennent aux asthmatiques nerveux ; les Eaux-Bonnes, aux bronchiteux ; Vals, Vichy, Saint-Nectaire, aux goutteux. — Bains d'air comprimé ; inhalations d'oxygène ; massage des parois thoraciques.

Emphysème pulmonaire. — L'emphysème (de ἐν, dans, φῦσα, souffle) consiste dans la distension exagérée du tissu pulmonaire par l'air, qui dilate d'abord les petits lobules des poumons *(emphy. vésiculaire)*, et qui, à un degré plus avancé, après la rupture de ces lobules, pénètre dans le tissu interstitiel *(emphy. interlobulaire)* et même sous la plèvre *(emphy. sous-pleural)*. Son siège est surtout au sommet et aux bords antérieurs des poumons.

Il se produit souvent à la suite d'une prédisposition héréditaire. Les professions nécessitant des efforts violents et répétés (boulangers, chanteurs, portefaix, verriers, joueurs d'instruments à vent, etc.) peuvent le faire paraître. Il en est de même de la coqueluche, de la bronchite chronique, de l'asthme, de la dilatation du thorax, de la pneumonie étendue, des adhérences pleurales (V. pleurésies).

Symptomes. — Le malade est continuellement oppressé ; son thorax, déformé, bombé au-dessus et au-dessous de la clavicule, élargi à sa base ; si on percute sur les voussures, on constate une augmentation de la sonorité. L'inspiration est bruyante ; l'expiration sourde et prolongée. Il y a quelquefois des accès de suffocation causés par une fatigue. Le ventricule droit est souvent dilaté.

L'emphysème est une infirmité irrémédiable, durant toute la vie qu'elle n'abrège pas si on prend toutes les précautions nécessaires pour éviter les affections inflammatoires des poumons.

Traitement. — Puisqu'il est impossible de réparer la lésion qui caractérise cette maladie, le traitement ne peut consister qu'à en atténuer les conséquences à l'aide d'une bonne hygiène et de quelques moyens thérapeutiques. — L'emphysémateux doit avoir une profession sédentaire, éviter les intempéries, ne pas sortir par les temps de brouillard, passer l'hiver dans les pays tempérés lorsque cela lui sera possible, s'abstenir d'alcool, éviter la constipation et ne faire usage que de mets faciles à digérer.

La meilleure méthode thérapeutique est la *pneumothérapie;* malheureusement elle est accessible à un petit nombre de malades. Imaginée par Henk en 1870, elle consiste à faire inspirer de l'air comprimé et à faire expirer de l'air raréfié. On a construit de nombreux appareils dans ce but; les plus connus sont ceux de Waldenburg et de Dupont. Les inhalations d'oxygène soulagent momentanément le malade. — A l'intérieur, iodure de potassium, arsenic.

Hémorragies broncho-pulmonaires. Hémoptysie. — Ces hémorragies sont *bronchiques (bronchorragie)* quand l'écoulement sanguin se fait à la surface de la muqueuse des bronches ; elles sont *pulmonaires (pneumorragie, apoplexie pulmonaire),* quand il occupe les cavités alvéolaires et le tissu conjonctif des poumons (V. *Anatomie).* L'*hémoptysie,* ou crachement de sang, n'est pas une maladie spéciale, ce n'est qu'un symptôme.

L'*hémorragie bronchique,* souvent *primitive,* est le résultat de fatigues vocales, d'efforts prolongés, du froid, de l'inspiration de vapeurs irritantes, de l'ascension en ballon ou sur de hautes montagnes. Lorsqu'elle est *secondaire,* elle est surtout liée à la tuberculose pulmonaire et apparaît dès la première période de cette maladie. On la rencontre encore dans le cas de suppression d'un flux menstruel ou hémorroïdaire, dans la bronchectasie, la gangrène du poumon, le cancer. — L'*hémorragie pulmonaire* résulte presque toujours de la stase du sang dans l'artère pulmonaire, d'une maladie du cœur ; elle se produit aussi dans la fièvre typhoïde, les fièvres éruptives, les empoisonnements par le phosphore et l'arsenic, la jaunisse, l'albuminurie, l'alcoolisme.

Le symptôme capital de l'hémorragie bronchique est le crachement d'un sang (*hémoptysie*) rouge, vermeil, écumeux, qui peut s'échapper par la bouche et le nez, s'il est très abondant ; une partie passe même quelquefois dans l'estomac ; à la fin il est noir, visqueux. L'hémoptysie se répète assez souvent plusieurs jours de suite. — L'hémorragie pulmonaire ne s'accompagne d'aucun crachement de sang lorsqu'elle est légère ; elle provoque, au contraire, de la dyspnée et donne lieu à l'expectoration de crachats de sang noir pendant cinq ou six jours, lorsqu'elle est abondante. — La mort peut être foudroyante ; dans ce cas, le sang est rejeté à flots par la bouche. Quelquefois il s'épanche dans la plèvre et le malade succombe aussi, mais moins rapidement.

Diagnostic. — On reconnaît le *saignement de nez* par l'examen des fosses nasales ; la *stomatorragie* par celui de la bouche ; l'*hématémèse* par le sang qui est toujours noir, non aéré, mélangé de matières alimentaires, et par les symptômes qui se produisent du côté de l'estomac (V. plus loin *Hématémèse*).

Il est très rare que l'hémoptysie foudroie le malade. L'hémorragie bronchique est, dans un grand nombre de cas, le point de départ de la tuberculose, le pronostic est donc alors sérieux. L'hémorragie pulmonaire peut guérir par résolution ou induration, mais elle produit assez souvent la gangrène ou la perforation de la plèvre.

Comme *traitement,* on commence par donner un vomitif, si le malade n'est pas trop fatigué ; puis on fait prendre des boissons glacées, une potion à l'ergotine ou au perchlorure de fer. Si l'hémorragie est d'origine cardiaque, on administre de la digitale, des diurétiques.

Congestion et **œdème pulmonaires.** — La *congestion des poumons* est une maladie très fréquente parce qu'elle accompagne un très grand nombre d'affections pulmonaires. Elle est *active* lorsque le sang est appelé en grande quantité par l'irritation des poumons ; elle est *passive,* ou par *stase* lorsqu'il existe une gêne circulatoire. Les causes de la première sont l'impression du froid, l'inhalation de poussières ou de vapeurs irritantes, la suppression d'une hémorragie habituelle, la tuberculose pulmonaire, la pleurésie, la pneumonie, la fièvre typhoïde, les fièvres éruptives, les brûlures étendues, le rhumatisme, la goutte. La seconde résulte de tout obstacle au cours du sang, comme cela a lieu avec les lésions du cœur.

L'œdème pulmonaire reconnaît les mêmes causes, et, en plus, le mal de Bright, les cachexies, l'anémie.

La congestion brusque et généralisée tue souvent par asphyxie et par arrêt du cœur ; mais elle peut passer inaperçue si elle est partielle. D'ordinaire, le malade éprouve une chaleur dans la poitrine ; il respire difficilement ; il tousse et rejette quelques crachats blancs, striés parfois de sang. La fièvre manque complètement dans la congestion passive et quand elle existe elle est très modérée. L'œdème n'est caractérisé que par des râles très fins.

La *pneumonie aiguë* se distingue de la congestion par son début brusque, les frissons, le point de côté et les crachats rouillés. — La congestion simple n'a aucune gravité, elle est très redoutable dans la tuberculose.

Le *traitement* consiste à diminuer la masse du sang au moyen d'une saignée générale ou locale suivant les sujets ; à faire de la révulsion à l'aide des ventouses sèches, des cataplasmes sinapisés, des frictions excitantes, des vésicatoires ; à agir directement sur la circulation pulmonaire avec l'ergot de seigle, l'ipéca, la digitale, la caféine.

Pneumonie aiguë. — La pneumonie est l'inflammation du parenchyme pulmonaire. On la désigne vulgairement sous le nom de *fluxion de poitrine.* Comme elle n'envahit très souvent qu'un seul lobe, on l'appelle encore *lobaire,* et *fibrineuse* parce que l'exsudat qui se produit est très abondant. C'est dans cet exsudat que se trouve le microbe pathogène de la pneumonie, le *pneumocoque.*

ÉTIOLOGIE. — Cette maladie est très commune. On l'observe à tout âge, mais elle est beaucoup plus grave chez les enfants et les vieillards que chez les adultes. Elle est plus fréquente au printemps et à l'automne, dans les pays froids, élevés, exposés à de brusques variations de température. Les professions de maçon, charpentier, commissionnaire, cultivateur, etc., etc., prédisposent à la pneumonie. Le nombre des hommes atteints dépasse de trois à quatre fois celui des femmes; cette différence ne dépend pas des sexes, mais bien de la nature des travaux auxquels se livrent les hommes et qui les exposent plus que les femmes aux causes occasionnelles de cette maladie. Dans la moitié des cas, le refroidissement, le *chaud et froid* est la cause unique. On la rencontre assez souvent dans le cours de certaines affections, comme la fièvre typhoïde, le choléra, l'érysipèle, la scarlatine, la goutte, le rhumatisme, le diabète, le typhus, les néphrites, les cachexies. — D'après Jaccoud, les pneumocoques contenus dans la salive et les voies respiratoires de beaucoup d'individus sains, restent inoffensifs tant que l'organe fonctionne normalement; mais sous l'influence d'une perturbation, l'économie devient un milieu favorable à l'activité du microbe, il y a *auto-infection.*

Au point de vue anatomo-pathologique, la pneumonie se caractérise par trois degrés : l'*engouement,* c'est-à-dire la congestion interne de la partie malade; l'*hépatisation rouge,* dans laquelle le poumon prend la consistance et la coloration rouge du foie et se trouve transformé en bloc fibrineux; enfin, l'*hépatisation grise* dans laquelle le poumon est gris et laisse couler du pus.

SYMPTÔMES. — La maladie débute brusquement par un frisson intense, prolongé, unique. La fièvre apparaît aussitôt et elle est accompagnée de chaleur, d'un mal de tête violent, d'une courbature générale, tandis que la température du corps s'élève très haut, 40, 41 degrés. Bientôt survient un *point de côté,* tantôt aigu, augmentant par l'inspiration et la toux, tantôt obtus ne procurant qu'un peu de gêne, de pesanteur. La dyspnée est assez forte pour nécessiter une dilatation des ailes du nez qui, jointe à la rougeur de la pommette de la joue du côté atteint, donne au malade une physionomie particulière. La toux est quinteuse, et, dès le deuxième jour, l'expectoration est caractéristique, elle a une *couleur rouillée,* comparable à du *sucre d'orge,* ou à de la *brique pilée,* ou, dans les cas très graves, à du *jus de pruneaux.* L'auscultation révèle un râle crépitant.

Cependant le point de côté diminue, mais la dyspnée augmente et la fièvre se maintient élevée. La face est rouge, chaude, la langue sèche. L'auscultation fait entendre un bruit de souffle tubaire, nommé ainsi parce qu'il ressemble à celui que l'on produit en soufflant dans un tube de bois ou d'airain. On constate parfois du délire.

Vers le septième jour, si la guérison doit se produire, la fièvre disparaît à la suite de sueurs abondantes, de la diarrhée ou d'un herpès labial; les crachats deviennent opaques, et le râle crépitant se fait de nouveau entendre. Lorsque la mort doit arriver, la fièvre continue, les crachats ont la couleur du jus de réglisse, les râles sont humides, le pouls est irrégulier, et le délire presque continuel.

On distingue plusieurs variétés : les pneumonies foudroyante, centrale, du sommet, double, de l'enfant, du vieillard, bilieuse, adynamique, ataxique.

La pneumonie est toujours une maladie grave, surtout dans le très jeune âge et la vieillesse, chez les individus débiles, et quand elle atteint le sommet.

Traitement prophylactique. — Le pneumocoque, cause efficiente de la pneumonie, provient soit du dehors, soit de la bouche même des sujets chez lesquels se développe la maladie; il est donc nécessaire de veiller à l'antiseptie buccale. Dans ce but on se gargarise plusieurs fois par jour avec une des préparations suivantes : acide phénique 1 gr. pour 250; acide borique 40 pour 1 000: acide thymique 1 pour 1 000. Pour éviter la contagion, il faut isoler les sujets atteints, et détruire le véhicule du contage, c'est-à-dire les crachats (crachoirs avec une solution de sublimé à 1 pour 1 000), il faut aussi désinfecter les linges et les effets divers qui peuvent avoir été souillés.

Traitement proprement dit. — Le malade est placé dans une vaste chambre dont on renouvelle souvent l'air et dont la température ne dépasse pas 18°. On lui maintient la tête élevée et on l'alimente avec du lait, du bouillon, des potages légers, du café, du vin, des grogs, des boissons acidulées. Plus le pneumonique boit, mieux ça vaut, parce qu'il peut ainsi éliminer facilement par les urines les déchets organiques et les toxines qui s'accumulent dans l'économie. Le point de côté est calmé par l'application de ventouses scarifiées, ou bien par une injection de 1 centigr. de chlorhydrate de morphine; ces deux moyens remplacent très avantageusement le vésicatoire. La dyspnée et la congestion peuvent être combattues par l'enveloppement du thorax avec des compresses imbibées d'eau froide, fréquemment renouvelées et recouvertes de taffetas gommé. Ce moyen, d'après G. Lyon, est inoffensif et détermine par action réflexe une action décongestive du poumon.

S'il y a de l'*embarras gastrique* très prononcé (pneumonie bilieuse), on donne 1 gr. 50 d'ipéca, ou un verre d'eau purgative. — Contre la *fièvre*, lorsque la température arrive à 40°, on fait prendre de 30 centigr. à 1 gr. de feuilles de digitale en infusion ; 2 gr. d'alcoolature de racine d'aconit en potion, et on donne des *bains froids* à 25, 24, même 20°, surtout si en même temps que l'excès de fièvre existent des phénomènes ataxo-dynamiques intenses. Ces bains, dont l'influence favorable se manifeste presque aussitôt après l'entrée du malade dans la baignoire, sont contre-indiqués après cinquante ans, chez les cardiaques, les albuminuriques, et les diabétiques. Avant de prendre le bain, qui doit durer de 5 à 10 minutes (toutes les quatre heures), et après, le malade boit un grog ou du vin chaud. Si la famille ne veut pas accepter les bains froids, on a recours aux bains tièdes à 34° répétés trois fois dans les 24 heures, ou aux *enveloppements froids* (drap trempé dans de l'eau à 15, 16, 18° ; le mettre, après l'avoir tordu pour enlever l'excès du liquide, sur le lit, par-dessus une couverture de laine sous laquelle se trouve une toile cirée ; étendre le malade, complètement déshabillé, sur le drap, le replier vivement, ramener ensuite la couverture, de manière à bien couvrir tout le corps et mettre un ou deux édredons ; laisser le malade de 30 minutes à 1 heure, jusqu'à l'apparition des phénomènes réactionnels : sudation, expectoration, diurèse ; donner des grogs chauds pendant ce temps ; l'effet obtenu, enlever le tout et mettre le malade dans des alèzes chaudes où on le laisse transpirer ; répéter l'enveloppement 2 fois dans les 24 heures).

On administre encore les bromures, l'alcool (potion de Todd) contre l'agitation, le délire des alcooliques ; 1 gr. de sulfonal contre l'insomnie. L'expectoration est facilitée par l'acétate d'ammoniaque, le kermès, en potion. Quand il faut des toniques on donne une cuillerée à café, 2 fois par jour, dans une tasse de lait chaud et sucré d'un mélange par parties égales de teintures de kola et de coca ; l'extrait de quinquina, en potion, est très utile aussi. — En cas de défaillance du cœur, granules de digitaline, injections sous-cutanées de caféine (25 centigr.), d'éther.

Le bain tiède *progressivement* refroidi à 25, 23, 20° convient aux enfants d'une manière toute particulière lorsqu'ils sont gravement atteints.

Broncho-pneumonie ou pneumonie lobulaire. — Nous avons déjà dit (page 485) que la broncho-pneumonie complique toujours la bronchite capillaire, mais elle peut se déclarer aussi avec la rougeole, la grippe, la fièvre typhoïde, la diphtérie, la variole, la coqueluche, l'emphysème, la bronchite chronique. — Elle diffère, par là même qu'elle est souvent secondaire à une maladie infectieuse, de la pneumonie franche aiguë, et, en outre, en ce que les microbes qui peuvent l'engendrer sont nombreux. Ceux-ci, notamment le streptocoque, déterminent une infection généralisée plus grave que ne l'est l'infection pneumococcique. — Le traitement est le même que celui de la pneumonie.

Pneumonie chronique interstitielle ou sclérose du poumon. — C'est l'inflammation chronique du tissu conjonctif qui entre dans la structure des poumons et que l'on rencontre dans les parois des alvéoles, entre les lobules, autour des vaisseaux.

Ses causes sont : la bronchectasie, un kyste hydatique, un foyer tuberculeux, la congestion chronique des poumons, la pleurésie avec sclérose de la plèvre, l'introduction de poussières dans les voies aériennes, la vieillesse, la syphilis, l'alcoolisme, l'impaludisme.

Les symptômes sont loin d'être toujours bien nets ; la matité, le bruit de souffle, etc., peuvent être rapportés à la lésion primitive. — Le *traitement* doit s'adresser à cette dernière lésion.

Tuberculose pulmonaire. — Cette maladie est caractérisée anatomiquement par la présence dans les poumons de *granulations tuberculeuses,* d'abord très petites, grisâtres, puis du volume d'un grain de chènevis, jaunâtres, opaques, *tubercules miliaires.* Ces produits sont isolés, ou agglomérés, ou réunis en foyers ; leur aspect, dans ce dernier cas, ressemble à celui du fromage (*pneumonie caséeuse*). Tous ont la même origine, le même siège, la même nature, la même virulence, la même inoculabilité ; ils contiennent le même bacille et peuvent aboutir à la formation de *cavernes* pulmonaires et à la phtisie. Celle-ci n'est que la consomption consécutive à la tuberculose.

Cliniquement, cette maladie évolue sous trois formes différentes : *tuberculose pulmonaire commune* ou *phtisie chronique ;*

phtisie aiguë ou *tuberculose pneumonique,* et *tuberculose* ou *granulose aiguë* qui tue avant l'apparition de l'état de phtisie.

Phtisie chronique ou tuberculose pulmonaire commune. — La phtisie chronique est une maladie *bacillaire, héréditaire* et *contagieuse.* Un enfant né de parents tuberculeux n'est pas fatalement tuberculeux lui-même, mais il a les plus grandes chances de le devenir. Il peut le devenir encore lorsque ses parents étaient affaiblis par la scrofule, la syphilis, le diabète cachectique, l'alcoolisme, les excès ou les mauvaises conditions hygiéniques dans lesquelles ils se trouvaient. Les professions qui font absorber à l'homme des poussières minérales, végétales ou animales, le prédisposent à la phtisie. Les principales sont : matelassier, fabricant et tondeur de drap, chapelier, pelletier-fourreur, tricoteur, filateur de coton, cardeur de laine, sellier, imprimeur, tisserand, tailleur, cordonnier, menuisier, brunisseuse, tisseuse, relieuse, gainière, gazière, dentellière, gantière, lingère, polisseuse d'acier, tailleur de grès, etc.

Les exemples de *contagion* sont nombreux, surtout entre mari et femme. — Le *bacille* pénètre par les voies digestives, la peau blessée et surtout par les voies respiratoires, grâce à la poussière des crachats desséchés qui contiennent le germe infectieux. Mais il ne suffit pas que le bacille s'introduise dans l'organisme d'un individu pour que celui-ci devienne tuberculeux; il faut, en outre, qu'il soit tuberculisable par suite de l'hérédité et de l'insuffisance de la nutrition, insuffisance prise dans sa signification la plus étendue. Cette dernière peut résulter d'un rétrécissement de l'œsophage, d'un cancer de l'estomac, maladies ne permettant pas de s'alimenter d'une manière suffisante, du manque d'air pur (ateliers, casernes), des excès, des chagrins, des grossesses répétées, de la coqueluche, de la rougeole, de la fièvre typhoïde, du diabète, de l'alcoolisme. — Cette maladie est surtout fréquente de 18 à 30 ans.

Symptômes. — Généralement l'individu prédisposé est maigre, peu musclé; les ongles de ses doigts sont bombés, ses pommettes rouges, le blanc de ses yeux bleuté, ses omoplates détachées comme des ailes. Il est faible, s'essouffle au moindre effort et il a souvent des bronchites, des laryngites.

A la première période (*crudité des tubercules*), il maigrit beaucoup, s'anémie, ne mange pas, vomit, a de la diarrhée, des sueurs nocturnes et de petits accès de fièvre le soir. Il respire difficilement dès qu'il se remue; sa voix s'enroue pour un rien; il a une petite toux sèche et des hémoptysies fréquentes.

A la seconde période, celle du *ramollissement* des tubercules, les symptômes généraux et les troubles respiratoires augmentent; le malade se plaint quelquefois de douleurs névralgiques, ses crachats sont muco-purulents. La percussion fait constater de la matité au niveau des points malades, et, en auscultant, on entend des craquements humides.

La troisième période est caractérisée par la formation des *cavernes*. La fièvre tourmente beaucoup le phtisique, qui maigrit encore davantage à cause de la diarrhée et des sueurs profuses qui l'accablent. Il est alors un vrai cadavre ambulant. Il présente souvent de l'œdème aux malléoles, de la phlegmatia alba dolens. Les crachats sont arrondis, déchiquetés, opaques, verdâtres et contiennent des fibres élastiques provenant de la destruction du tissu pulmonaire dont l'élimination forme les cavernes. L'hémoptysie est moins fréquente que dans la première période. La voix et la toux deviennent caverneuses, elles semblent sortir directement de la poitrine et frappent violemment l'oreille appliquée sur le thorax, c'est la *pectoriloquie*.

Le malade meurt par épuisement progressif ou par une complication (phtisie laryngée, hémoptysie, méningite et péritonite tuberculeuses, hydropneumothorax, etc.), en une ou plusieurs années. Mais la guérison peut parfaitement se produire; dans ce cas, le tubercule subit une transformation crétacée ou fibreuse.

DIAGNOSTIC. — Dès qu'on a des doutes, il faut faire rechercher le bacille de Koch. Si sa présence est constatée, le diagnostic est bien certain, mais il faut savoir qu'il peut manquer à certains moments.

TRAITEMENT. — Les découvertes de Villemin et de Koch n'ont pas changé encore le traitement de la tuberculose, et jusqu'à aujourd'hui les essais de sérumthérapie ont échoué; seulement elles ont été très utiles en ce sens que depuis que la notion de contagion a pris corps et que l'on s'est rendu compte du grand danger que fait courir la dissémination des germes infectieux, on s'est attaché à rechercher un traitement prophylactique permettant d'obtenir d'excellents résultats. Avant d'indiquer ce qu'il faut faire, disons tout de suite que cette *maladie peut guérir sous l'in-*

fluence combinée de certains moyens hygiéniques, qu'elle peut même guérir spontanément. La tuberculose pulmonaire est donc curable. Si elle ne guérit pas plus souvent, hélas ! la cause de la mortalité, comme le dit G. Lyon, réside principalement dans les conditions sociales de l'existence, dans l'impossibilité où se trouve l'immense majorité des malades d'abandonner leur domicile et leur profession pour se consacrer uniquement au rétablissement de leur santé. Le nombre des tuberculeux diminuera d'autant que le bien-être sera plus également réparti.

TRAITEMENT PROPHYLACTIQUE. — Ce traitement ne doit pas seulement empêcher la dissémination et la destruction du bacille de Koch, il doit encore prévenir les causes qui le rendent capable d'infecter l'organisme. On évitera la transmission de la maladie par la viande en la faisant cuire d'une manière suffisante ; si, par exception, on prescrit la viande crue chez les dyspeptiques, on veillera à ce qu'on ne leur donne que la partie musculaire proprement dite. Pour le lait, il est préférable de le soumettre à l'ébullition, ou de le stériliser à 70°, suivant la méthode de Sohxlet. Une mère poitrinaire ne doit jamais nourrir son enfant. — Le phtisique ne crachera ni sur le sol, ni sur du linge, mais dans un verre avec fermeture mobile, rempli d'une solution de sublimé à 1 pour 1 000. Les verres, les fourchettes, les cuillères, les couteaux dont il se servira seront lavés à l'eau bouillante. Il se gargarisera la bouche avec la solution au sublimé. Cette même solution lui servira aussi pour désinfecter ses mains, sa figure et surtout sa barbe. — La désinfection sera absolument nécessaire après le décès ; les tapis, les rideaux (qui devraient toujours être supprimés), la literie, le linge seront envoyés à l'étuve de désinfection ; on lavera les planchers et les murs à l'eau de savon, puis avec une solution de sublimé.

TRAITEMENT HYGIÉNIQUE. — « Suralimentation, repos et séjour au grand air, dit G. Lyon, tels sont les grands remèdes de la tuberculose, les seuls qui puissent prolonger les phtisiques, ou même amener la guérison ; aussi les plaçons-nous en tête de la liste des moyens à opposer à la tuberculose. » En effet, la meilleure médication de cette maladie est l'hygiène, parce qu'elle empêche le tuberculisable de devenir tuberculeux, et le tuberculeux de devenir plus tuberculisable.

Le *régime* comprend l'usage des viandes noires et blanches, des hachis, des gelées, des huiles, des cervelles, des poissons, des œufs, des légumes verts, des purées de légumes secs, du beurre, du fromage. Au premier déjeuner du matin et au goûter, le malade doit prendre une tasse de lait et un œuf à la coque ; une troisième tasse de lait le soir en se couchant, pur ou aromatisé avec un peu de kirsch, de cognac, de rhum ou d'eau de fleurs d'oranger ; d'eau de chaux s'il détermine de la diarrhée, de magnésie dans le cas contraire. L'alcool est de la plus grande utilité, mais il ne faut pas dépasser 50 à 80 grammes par jour. Comme boisson de table, le vin et la bière sont indiqués.

A la *suralimentation* on doit ajouter la *cure d'air*. Le phtisique vivra à l'air le plus possible ; il laissera sa fenêtre ouverte, même la nuit, lorsqu'il ne fera pas trop froid, mais jamais pendant les temps pluvieux. « Les fenêtres doivent être laissées ouvertes, même l'hiver, dit le professeur Bouchard. Naturellement, certaines précautions sont indispensables. Si le traitement est commencé pendant l'été, l'accoutumance sera plus facile à obtenir ; en tout cas, on commencera par laisser les persiennes closes, la fenêtre sera seulement entr'ouverte, plus ou ou moins, selon le degré de la température extérieure, on pourra même, dans les premiers temps, tenir les rideaux fermés. C'est le moyen de dissiper les craintes plutôt que de conjurer les accidents. Pendant l'hiver, on obtient plus facilement la soumission du malade en faisant ouvrir les fenêtres d'une chambre contiguë, dont les portes de communication avec la chambre du malade seront largement ouvertes. Ce qu'il faut obtenir, c'est l'aération réelle et constante. Je ne crains pas un froid modéré pour les phtisiques ; je ne veux pourtant pas que la température s'abaisse au-dessous de $+ 8$ degrés ; on y arrivera en maintenant pendant l'hiver du feu dans la chambre du malade ou dans la chambre voisine. Le malade échappera au refroidissement en se tenant suffisamment couvert. Il peut être vêtu dans son lit, la tête couverte, au moins pendant l'hiver. » Le résultat le plus frappant et le plus rapide de l'aération c'est la stimulation de l'appétit, chose de la plus haute importance, puisqu'il est indispensable que le malade se suralimente afin de réparer l'usure de son organisme déterminée par les crachats, les sueurs, l'élimination des phosphates, etc., aussi l'espoir commence-t-il à lui revenir, et bientôt non seulement ses idées noires se dissipent, mais encore sa force augmente, l'expectoration diminue, et les lésions se réparent. Malheureusement cette cure est fort longue, et l'imprudence d'un jour, des veilles prolongées suffisent pour lui faire perdre le bénéfice acquis.

Dans les sanatoria, les phtisiques, suffisamment couverts, restent pendant 10 ou 12 heures étendus sur une chaise longue, sous des vérandahs exposées au midi et ouvertes sur le devant. Les sanatoria les plus connus sont ceux de Davos, dans l'Engadine ; de Leysin, dans le canton de Vaud ; de Falkenstein, près de Francfort, et du Canigou, en France. Les stations d'hiver où l'on peut envoyer les malades sont : Nice, Cannes, Menton, Tamaris, Costebelle, Hyères, San-Remo, Grasse, la Corse, Mustapha, Pau, Arcachon, Biarritz.

Enfin le malade évitera tous les exercices violents, mais se livrera le plus possible aux exercices respiratoires qui suivent : 1° Se tenir debout, faire une aspiration lente en soulevant doucement les bras et les écartant jusqu'à l'horizontale, rester un moment dans cette position. Expirer en abaissant les bras. 2° Comme second exercice, agir de même, mais en levant les bras au-dessus de la tête. 3° Troisième exercice : placer les bras dans la position de la natation. Inspirer en les ramenant lentement en arrière, les paumes en dehors, jusqu'à ce qu'ils se rencontrent derrière le dos. Garder l'air quelque temps, expirer en ramenant les bras (V. tome II, la gymnastique sans appareils, p. 310). Les promenades graduées, n'allant jamais jusqu'à la fatigue, sont très utiles. Le malade doit toujours respirer par le nez, fermer la bouche, et ne pas parler pendant les ascensions.

TRAITEMENT MÉDICAL. — Nous n'avons pas à parler des essais de vaccination faits avec des cultures de virulence affaiblie, ou avec les cultures de tuberculose aviaire ; nous n'avons rien à dire non plus des inoculations de sang de chèvre ou de sérum de chien, ni de la tuberculine de Koch, toutes ces médications n'ayant donné aucun bon résultat. Trouvera-t-on un jour le remède tant désiré ? Espérons-le. En attendant, voici les médicaments principaux qu'on peut donner.

En tête, nous plaçons l'*huile de foie de morue*. Celle-ci n'est pas seulement un médicament, c'est aussi un aliment merveilleux. Dose : 4 à 6 cuillerées à bouche tous les jours. Si on ne peut pas la supporter pure, on la prend préparée de la manière suivante : huile de foie de morue et eau seconde de chaux, de chacun 450 gr., eau de laurier-cerise 100 gr. On la continue tout l'hiver. — La *glycérine* peut être donnée à la dose de 40 gr. par jour, avec 10 gr. de cognac, s'il n'y a pas de fièvre. — L'*arsenic* constitue aussi un excellent médicament : granules de Dioscoride 2 par jour, arriver progressivement jusqu'à 8 et 10; liqueur de Fowler 10 à 20 gouttes dans un petit verre d'eau; arséniate de soude 10 centigr. en solution dans 250 gr. d'eau, une cuillerée à bouche au repas de midi; eaux de la Bourboule et du Mont-Dore. — L'*iode* et les *iodures* peuvent faire beaucoup de bien et beaucoup de mal : teinture d'iode, dix à vingt gouttes dans du vin d'Espagne; l'iodoforme a une action douteuse; l'iodure de fer, 20 à 40 centigr. en pilules ou en sirop, convient aux scrofulo-tuberculeux. — Comme *eaux sulfureuses*, on recommande les Eaux-Bonnes, les eaux d'Allevard, de Saint-Honoré, d'Amélie-les-Bains, d'Enghien, de Pierrefonds. — Le *chlorure de sodium* est de la plus grande utilité : eau distillée 100 gr., chlorure de sodium 10 gr., bromure de sodium 5 gr., iodure de sodium 2 gr. 50; une cuillerée à café le matin dans une tasse de lait. Eaux chlorurées d'Ems, d'Uriage, de la Bourboule. — Les *phosphates* sont tout aussi indiqués que les chlorures : solutions phosphatées calciques, de Mure; préparations glycéro-phosphatées de Jacquemaire, de Robin, etc.; solutions au chlorhydrophosphate de chaux de Coirre, de Bourguignon; les hypophosphites de Churchill, etc.

Le *tannin* est souvent associé à la créosote et au phosphate : créosote 10 gr., tannin à l'alcool 20 gr., phosphate de chaux 10 gr. pour 40 cachets, 2 à 4 par jour au milieu des repas. — La *créosote* convient dans les phtisies torpides et sans fièvre, avec expectoration abondante : 6 à 8 capsules par jour; huile de foie de morue créosotée 30 à 50 gr. par litre, 1 ou 2 cuillerées à bouche tous les jours. Si l'estomac ne tolère pas ce médicament, on l'ordonne en lavement : créosote 1 gr., eau tiède 120 gr., laudanum 5 gouttes. Injections hypodermiques avec : créosote 1 gr., huile d'amandes douces stérilisée et neutralisée 14 gr. ; ces injections sont un peu abandonnées. — Le *gaïaco* est le principal élément de la créosote, on le donne en capsules et en injections hypodermiques. — Le *créosotal* ou carbonate de créosote peut s'administrer en lavement : créosotal 5 gr, ; jaune d'œuf 1, laudanum 5 gouttes, eau chaude 150 gr. ; un matin et soir.

On combat la *fièvre* plutôt avec l'antipyrine qu'avec le sulfate de quinine : 1 ou 2 cachets par jour, de 75 centigr. chacun ; ne pas dépasser 3 gr. par jour et donner le médicament une heure avant ou deux heures après les repas. L'antipyrine peut être remplacée par des cachets de 25 centigr. d'antifibrine, ou de 35 centigr. de phénacétine, jusqu'à 2 gr. de chacun par jour : alcool à doses modérées ; — les *poussées fébriles* et *congestives*, par les pointes de feu, ou de petits vésicatoires volants ; — les *troubles digestifs*, par la viande crue, le lait, le képhir, le séjour à la campagne, le massage, les frictions, les inhalations d'oxygène, la macération de quinquina, 8 à 10 gr. par litre d'eau, de colombo, 4 gr. ; les gouttes de Beaumé, 3 à 5 gouttes dans un peu d'eau ; — les *vomissements*, par le bromure de potassium, 2 gr. par jour ; 1 ou 2 des pilules suivantes après les repas : extrait mou de quinquina 2 gr., extrait de belladone 25 centigr., pour 25 pilules ; la teinture d'iode chloroformée, 5 gr. de chaque, 5 gouttes au moment du repas dans un peu d'eau ; les pointes de feu au creux de l'estomac ; l'emplâtre belladoné ; la potion de Rivière ; l'eau chloroformée ; — la *constipation*, par les laxatifs habituels ; — la *diarrhée*, par un cachet au milieu de chaque repas : bicarbonate de soude 8 gr., pancréatine 6 gr., pepsine 4 gr., diastase 2 gr., en 20 cachets ; ou bien par des cachets au salicylate de bismuth associé au salol, au benzonaphtol ; l'acide lactique, 10 à 15 gr. dans un litre d'eau additionnée de 100 gr. de sirop de coing ; — les *sueurs nocturnes*, par 1 à 3 granules de sulfate neutre d'atropine à 1/2 milligr., le soir vers 9 ou 10 heures ; ou bien 2 pilules contenant chacune 5 milligr. d'agaricine ; des dragées d'ergotine ; 50 centigr. à 1 gr. de tannin ; — l'*hémoptysie*, par 2 à 4 gr. de cachou ou d'alun ; 50 centigr. à 1 gr. 50 de tannin ; 50 centigr. à 1 gr. d'acide gallique ; limonades sulfurique, chlorhydrique, eau de Rabel ; potion avec 4 gr. d'ergotine ; injections sous-cutanées d'ergotinine ; eaux de Pagliari, de Brochieri, par cuillerées à bouche ; l'opium à hautes doses ; les boissons froides ; sinapismes aux jambes, ventouses, fragments de glace ; — la *toux*, par des pilules à 1 centigr. d'extrait thébaïque, 6 à 7 par jour ; le sirop de morphine, le bromure de potassium, l'éther, l'eau chloroformée ; — la *dyspnée*, par les inhalations d'oxygène, les sirops d'éther et de morphine donnés à parties égales ; — les *douleurs thoraciques*, par les sinapismes, la teinture d'iode, les vésicatoires volants, les pulvérisations de chlorure d'éthyle ou de méthyle.

Phtisie aiguë ou pneumonie caséeuse ou phtisie galopante. — Cette forme se distingue de la précédente par la rapidité avec laquelle la maladie évolue et par la prédominance des tubercules pneumoniques. Le malade meurt en quelques semaines, quelquefois même avant que les cavernes se produisent ; la guérison est plus que rare.

Tuberculose ou granulose aiguë. — Les granulations tuberculeuses sont ici tellement abondantes que la mort survient souvent avant l'apparition de la phtisie ; de plus, elles gagnent la poitrine, les méninges, les reins, les ganglions bronchiques, etc. Cette affection frappe les jeunes gens, les soldats surmenés, privés d'air ; elle peut paraître dans le cours de la phtisie chronique. On distingue les formes suffocante, catarrhale, typhoïde, cérébrale, anormale. Pour le diagnostic, il est nécessaire de rechercher le bacille de Koch dans les crachats.

Gangrène du poumon. — C'est la mortification du tissu pulmonaire. Son siège est surtout dans le lobe supérieur et généralement elle n'occupe qu'une petite partie de l'organe.

ÉTIOLOGIE. — Cette maladie, très rare, s'observe surtout chez les individus très débilités à la suite des fièvres éruptives, de la fièvre typhoïde, du diabète, de l'albuminurie, de l'alcoolisme, de l'aliénation, des cachexies. Les causes locales sont : les contusions du thorax, l'introduction dans les bronches d'un corps étranger, de vapeurs ou de gaz irritants, les foyers d'apoplexie pulmonaire, le pus d'un abcès voisin, l'oblitération des artères bronchiques et de l'artère pulmonaire. Il est probable que des bacilles, des microcoques interviennent, mais on ne les connaît pas d'une manière certaine.

SYMPTÔMES. — La gangrène pulmonaire est caractérisée par la *fétidité de l'haleine* et l'*odeur putride* des *crachats*. Ceux-ci sont noirs, verdâtres ou rougeâtres. La toux est quinteuse. Les traits sont altérés. La percussion donne de la matité au niveau des points malades, et l'oreille entend de gros râles, du bruit de souffle, de la bronchophonie. Le malade s'affaiblit rapidement et il meurt après deux ou trois semaines par dépérissement, ou même plus tôt quand l'affection se complique de pneumonie, de pyopneumothorax ou d'hémoptysie. La guérison est très rare.

TRAITEMENT. — Il faut surtout soutenir les forces avec du vin, de l'alcool, du quinquina. On combat la fétidité avec 8 à 10 gr. de chlorure de chaux ou de soude dans 1 litre de macération de quinquina ; avec 4 à 6 gr. de la liqueur de Labarraque dans une potion ; avec des inhalations de térébenthine, d'eau phéniquée ; le sirop phéniqué de Déclat.

Embolie pulmonaire. — Cette affection se produit lorsqu'une embolie, s'étant détachée d'un point quelconque du système veineux, arrive par les veines caves dans le cœur droit et est lancée de là dans une des branches de l'artère pulmonaire (V. *Anatomie*).

On la rencontre surtout lorsqu'il existe des coagulations veineuses, chez les femmes en couches atteintes de phlegmatia alba dolens, dans les cachexies, etc. Elle produit une dyspnée brusque que rien n'explique ; la face devient violacée ; la température s'abaisse et le malade meurt en quelques minutes, en quelques heures. La guérison peut néanmoins se produire lorsque la circulation collatérale triomphe du danger.

Le *traitement* consiste en toniques, stimulants et révulsifs cutanés.

Cancer du poumon. — Il est rare que ce cancer soit primitif ; le plus souvent il est consécutif à un autre cancer siégeant dans un autre organe. On n'observe guère que la forme encéphaloïde (V. page 288).

Les principaux *symptômes* sont les suivants : le malade tousse, maigrit ; ses ganglions cervicaux s'engorgent ; ses crachats, rouges et translucides, ressemblent à de la gelée de groseille ; il a des hémoptysies et de la dyspnée ; enfin, il prend la couleur jaune paille caractéristique.

Le cancer dure une ou plusieurs années. Il ne guérit jamais, on n'a donc qu'à traiter les symptômes et à calmer les souffrances.

Kyste hydatique du poumon. — Cette maladie est rare en Europe. Le kyste est ordinairement unique et son volume varie d'un grain de raisin à une tête de fœtus. Il consiste en une vésicule pleine d'un liquide transparent, sans albumine.

Le malade se plaint d'un mal de tête opiniâtre ; il respire difficilement, tousse et crache souvent du sang. Quand le kyste est très volumineux, il dilate le thorax qui présente une voussure à cet endroit, et la percussion fait entendre un son mat. Au bout d'un certain temps il peut s'ouvrir dans les bronches, il y a alors une *vomique* qui contient des membranes et des débris hydatiques.

Le *diagnostic* est à peu près impossible lorsque le kyste est petit; on ne peut le reconnaître que si les crachats renferment des membranes hydatiques. Quand une caverne s'est produite après une vomique, l'absence des bacilles distingue le kyste de la tuberculose pulmonaire. — Le *pronostic* est très sérieux.

Comme *traitement*, ponction et aspiration du liquide ; le traitement médical ne produit aucun effet.

Hoquet. — Le hoquet est une maladie ordinairement très légère, mais bien ennuyeuse. Il consiste en une inspiration courte et brusque s'accompagnant d'un bruit caractéristique que tout le monde connaît. C'est un phénomène réflexe involontaire, spasmodique, consistant en une sorte de convulsion du diaphragme qui s'abaisse brusquement, de sorte que l'air extérieur se précipite violemment dans le poumon et fait vibrer les cordes vocales d'une manière sourde et brusque, en même temps qu'il les rapproche et ferme la glotte.

Le hoquet se produit chez les personnes bien portantes comme chez celles qui sont malades; les tout jeunes enfants y sont plus particulièrement prédisposés. Il survient souvent à la suite d'un excès de rire et après l'ingestion d'aliments qui impressionnent les organes abdominaux, mais aussi sans cause connue. Le phénomène réflexe est dû à l'irritation directe ou indirecte du pneumogastrique se réfléchissant, à travers la moelle épinière, sur le nerf phrénique (V. *Anatomie*). Le hoquet n'a aucune gravité dans l'état de santé, mais dans une maladie sérieuse, il peut faire craindre une fin prochaine.

TRAITEMENT. — Les remèdes abondent, et ils sont aussi inefficaces les uns que les autres. On a recommandé la compression énergique de la région épigastrique, ou bien la cautérisation de cette même région, l'emploi de courants électriques. On a conseillé de boire lentement, par petites gorgées, un verre d'eau. Mais le meilleur procédé, celui qui réussit presque toujours et qui empêche aussi l'éternuement, est le suivant : presser fortement la pulpe digitale du petit doigt avec l'ongle du pouce de la même main, de manière à sentir une légère douleur. Il est bien rare que le hoquet ne cesse pas au bout d'une ou deux minutes, surtout si la pression est faite simultanément aux deux mains. On peut encore essayer les tractions rythmées de la langue que l'on tire après l'avoir saisie avec la main recouverte d'un mouchoir et on fait un mouvement régulier de va-et-vient.

§ 3. — Maladies de l'appareil circulatoire.

Les maladies de l'appareil circulatoire comprennent les maladies du *péricarde,* du *myocarde* ou du muscle cardiaque (μυών, muscle, καρδία, cœur), de l'*endocarde,* les *névroses* du *cœur* et les *maladies de l'aorte* (V. *Anatomie,* page 165 et suivantes).

A. — *MALADIES DU PÉRICARDE*

Péricardite aiguë. — Péricardite chronique. — Symphyse cardiaque.
Hydropéricarde. — Pneumopéricarde. — Hydropneumopéricarde.

Péricardite aiguë. — La péricardite est l'inflammation aiguë du péricarde. L'inflammation peut être *généralisée* ou *partielle, sèche* ou accompagnée de l'*épanchement* d'un liquide séro-fibreux, hémorragique ou purulent.

On observe surtout cette maladie chez les hommes de 20 à 30 ans. Elle peut être le résultat de violences exercées sur la poitrine, ou d'un refroidissement; mais le plus souvent elle est consécutive à une des maladies suivantes : pleurésie, pneumonie, myocardite, endocardite, caries costale, sternale, vertébrale, rhumatisme, scarlatine, variole, érysipèle, albuminurie, fièvre puerpérale. La péricardite rhumatismale est la plus fréquente.

Symptômes. — La maladie débute brusquement dans la forme primitive. Le sujet est pris de frissons, de fièvre et d'un malaise général très prononcé. Elle débute, au contraire, d'une manière insidieuse, dans la forme secondaire qui est la plus fréquente. Elle se caractérise par de la douleur, modérée assez souvent, mais parfois atroce; de la dyspnée qui augmente au fur et à mesure de l'épanchement; d'une voussure proportionnée à ce même épanchement, manquant par conséquent lorsqu'il n'existe pas, c'est-à-dire lorsque la péricardite est *sèche;* de la matité; un bruit de frottement comparable à celui du cuir neuf; de l'affaiblissement des bruits du cœur, la petitesse et l'irrégularité du pouls. Enfin le cœur peut ne se contracter que difficilement par suite de la compression produite par l'épanchement et de la dégénérescence des fibres musculaires. Le malade alors se cyanose, les extrémités s'œdématient, et la mort arrive. — L'affection dure ordinairement deux semaines. Au bout de ce temps, les symptômes s'atténuent, la résorption de l'épanchement se fait et la guérison est complète. Souvent, cependant, la maladie devient chronique, ou il reste des adhérences comme dans la pleurésie.

DIAGNOSTIC. — Il ne faut pas confondre la péricardite avec une *pleurésie sèche* siégeant à gauche ; celle-ci se distingue par ce fait que les frottements pleurétiques coïncident avec les mouvements de la respiration ; de plus, si on recommande au malade de retenir sa respiration, on entend ces bruits quand même s'il s'agit d'une péricardite ; — avec des *lésions des valvules du cœur :* les bruits cardiaques sont doux, soufflants et non rudes, de cuir neuf ; les frottements péricardiques sont plus clairs et plus superficiels que les cardiaques et ils peuvent disparaître d'un moment à l'autre, tandis que les cardiaques persistent ; — avec l'*hypertrophie du cœur* qui se caractérise par l'exagération du choc précordial, choc diminué dans la péricardite. — On rencontre la forme sèche surtout dans le rhumatisme, et elle est moins grave que celle à épanchement. Le pronostic varie suivant l'abondance de celui-ci.

TRAITEMENT. — Les vésicatoires volants, les ventouses, les sangsues combattent au début la douleur, la dyspnée et peuvent enrayer la maladie. Dans la péricardite rhumatismale, salicylate de soude. Digitale pour remonter le cœur. Dans les cas d'épanchement, purgatifs, diurétiques, régime lacté. Ne faire l'opération de la paracentèse que si le liquide est en trop grande quantité et s'il y a menace d'asphyxie.

Péricardite chronique. —Elle est consécutive à la précédente, elle se produit par les mêmes causes. Les symptômes sont identiques, à part la fièvre qui manque. Le pronostic est sérieux, surtout dans la péricardite tuberculeuse. — Même traitement.

Symphyse cardiaque. — Il y a symphyse lorsque, à la suite d'une péricardite, il se produit des adhérences très nombreuses au point d'envelopper le cœur d'une coque fibreuse susceptible de nuire à ses fonctions.

On la reconnaît par une dépression qui se produit, au moment de la systole, dans l'espace intercostal correspondant à la pointe du cœur, et par un soulèvement au moment de la diastole. — Le pronostic est grave parce que la maladie occasionne des syncopes et amène l'asystolie.

Quand les adhérences sont formées, il n'y a qu'à chercher à empêcher l'affaiblissement du cœur par des toniques.

Hydropéricarde. — L'hydropéricarde, ou hydropisie du péricarde, n'est autre chose que l'accumulation de sérosité dans cette séreuse, à la suite d'une inflammation. Cette maladie est presque toujours secondaire et consécutive à l'albuminurie, aux cachexies, à la gêne de la circulation dans les veines cardiaques. Elle a les mêmes symptômes que la péricardite avec épanchement, dont elle se distingue par le manque de fièvre. — Le pronostic est subordonné à la cause qui a produit l'hydropisie. — Comme *traitement :* diurétiques, purgatifs, régime lacté, sudorifiques, vésicatoires volants.

Pneumopéricarde et **hydropneumopéricarde.** — La *pneumopéricarde,* c'est-à-dire l'épanchement simple de gaz, est excessivement rare ; presque toujours, il y a en même temps du liquide, *hydropneumopéricarde.* Celui-ci peut être du sang, *hémopéricarde,* ou du pus, *pyopéricarde.*

Cette affection est due tantôt à un traumatisme (plaie pénétrante de la poitrine, ponction du péricarde), tantôt à une décomposition putride d'un épanchement préexistant. On la reconnaît au moyen de la percussion qui donne une sonorité tympanique, et de l'auscultation qui fait entendre un bruit de fluctuation, un timbre métallique. La guérison est très rare. — Glace sur la région du cœur; narcotiques à l'intérieur.

B. — *MALADIES DU MYOCARDE OU MUSCLE CARDIAQUE*

Myocardite. — Hypertrophie du cœur. — Dilatation du cœur.
Dégénérescence graisseuse et calcaire. — Asystolie. — Rupture du cœur.

Myocardite. — La myocardite, ou simplement *cardite,* est l'inflammation du cœur. C'est une maladie rare, très difficile à reconnaître. Elle est presque toujours consécutive à un mauvais état général, infectieux ou diathésique. Elle revêt la forme *aiguë* dans le rhumatisme articulaire grave, l'érysipèle, la variole, la scarlatine, la fièvre typhoïde ; la forme *chronique,* dans l'alcoolisme, l'empoisonnement par le plomb, la goutte, le diabète.

SYMPTÔMES. — Le cœur perd de sa contractilité, il y a donc de la parésie cardiaque, caractérisée par la faiblesse du choc et des bruits du cœur, la petitesse du pouls, la cyanose, le délire, les convulsions, les syncopes. — Cette maladie est très grave; aiguë, elle tue presque subitement; chronique, elle tue aussi, mais plus lentement, par rupture du cœur, syncope.

Le traitement est le même que celui de l'*endocardite.*

Hypertrophie du cœur. — Comme son nom l'indique (ὑπέρ, en excès, τροφή, nutrition), l'hypertrophie du cœur est l'augmentation du volume et du poids de cet organe par accroissement de ses éléments. On dit que l'hypertrophie est *excentrique* lorsque les cavités sont dilatées; *concentrique* lorsqu'elles sont rétrécies : celle-ci est très rare.

ÉTIOLOGIE. — Elle se produit quelquefois à la suite de palpitations occasionnées par des excès de table, de boissons, d'alcool, de café, de thé, de tabac; mais le plus souvent elle est secondaire et consécutive à un obstacle mécanique résultant de lésions des valvules du cœur (rétrécissement, insuffisance aortique, mitrale, tricuspide), de lésions du système artériel (aortite chronique, athérome généralisé), de l'état morbide des poumons, du foie, etc. Le cœur, devant faire de très grands efforts pour vaincre les résistances, devient plus gros, s'hypertrophie.

SYMPTÔMES. — Ils sont la conséquence de l'augmentation de tension du sang dans le système artériel, si le cœur gauche est hypertrophié, ou dans le système veineux, si c'est le cœur droit. Dans le premier cas, le pouls est fort, bondissant; le malade a des saignements de nez, des éblouissements, des vertiges, des tintements d'oreille, de la céphalalgie, des palpitations, de la gêne précordiale, de la dyspnée, et il est fort prédisposé à l'apoplexie cérébrale. La pointe du cœur est déviée vers la gauche et abaissée; le choc cardiaque plus fort, plus étendu. Une voussure est très visible, surtout à l'insertion des 4ᵉ et 5ᵉ côtes au sternum, et la percussion fait entendre de la matité dans une étendue beaucoup plus grande qu'à l'état normal. Les bruits ordinaires du cœur ont un timbre métallique; on entend souvent un bruit de galop. Dans l'hypertrophie droite, la voussure est surtout prononcée sous la partie inférieure du sternum et à la région de l'estomac. Cette hypertrophie n'a pas d'autres signes propres. L'hypertrophie totale augmente la tension dans le système artériel et la diminue dans le système veineux; elle entraîne donc tous les symptômes précédents.

Cette maladie peut persister pendant de longues années sans troubler la santé; elle est même très souvent utile, puisqu'elle a pour but de rétablir l'équilibre de la circulation. Ce n'est que dans l'insuffisance mitrale et l'albuminurie qu'elle dépasse ce but; elle aggrave alors la situation.

Traitement. — On combat l'hypertrophie par une bonne hygiène alimentaire, l'abstinence de spiritueux, du tabac, du café, du thé; par des vésicatoires, de l'iodure de potassium; — les accidents fluxionnaires, par des diurétiques, des purgatifs drastiques, la saignée; — les palpitations, par le bromure de potassium. Il ne faut pas donner de la digitale.

Dilatation du cœur. — Elle est caractérisée par l'augmentation générale ou partielle des cavités cardiaques avec amincissement de leurs parois.

L'emphysème pulmonaire, le catarrhe, la sclérose, la tuberculose, entravant la circulation des poumons, peuvent produire la dilatation du ventricule droit. L'insuffisance de l'aorte produit celle du ventricule gauche. Mais cette maladie est encore consécutive à la péricardite, aux maladies infectieuses ou adynamiques qui altèrent le muscle cardiaque.

Symptômes. — Le choc du cœur est plus bas qu'à l'ordinaire, il est affaibli et les bruits sont plus sourds. La dilatation du ventricule droit, la plus fréquente, donne lieu à des hydropisies, à de la cyanose, à de la dyspnée; celle du ventricule gauche, à des palpitations, à l'irrégularité du pouls et à une tendance à l'asystolie. — La faiblesse du choc et des bruits du cœur la distinguent facilement de l'hypertrophie.

Traitement. — On donne au début des toniques, des purgatifs et des diurétiques; plus tard, de la digitale, de la caféine.

Dégénérescence graisseuse et calcaire. — Cette maladie, assez rare, est la conséquence d'un affaiblissement général, ou d'un trouble local à la suite d'une maladie du cœur, ou encore d'une altération du sang due aux maladies infectieuses, aux fièvres graves, à l'empoisonnement par l'alcool, le phosphore, l'arsenic, l'éther, le chloroforme ; on la rencontre aussi chez les obèses. La dégénérescence calcaire atteint surtout les vieillards. — Les symptômes sont peu prononcés, c'est pourquoi le diagnostic est très difficile. Lorsque la maladie est fort avancée, il se produit de l'asystolie. — Comme *traitement* : toniques généraux et stimulants du cœur, caféine, éther, alcool.

Asystolie. — L'asystolie (de ά, sans, συστολή, systole) consiste dans un état spécial de gêne circulatoire résultant de l'insuffisance des contractions du cœur, c'est-à-dire de la systole.

Ses causes sont toutes celles qui diminuent la force des contractions, comme les lésions des valvules, la dilatation du cœur, sa dégénérescence graisseuse, la myocardite, les épanchements dans le péricarde, les adhérences, les fatigues extrêmes, le surmenage, les violents efforts musculaires, les excès de table.

Cette maladie détermine des palpitations du cœur, la fréquence et la faiblesse du pouls, des vertiges, des hydropisies, des congestions viscérales, de la cyanose. Tous ces désordres altèrent profondément l'organisme et finissent par produire la *cachexie cardiaque*. L'asystolie revient par *accès*, d'abord éloignés, puis se rapprochant de plus en plus. Pendant la crise, le malade est pris d'une angoisse extrême ; il respire très difficilement ; son visage se cyanose ; les bruits du cœur sont affaiblis et accélérés. — Pour le *traitement*, V. lésions valvulaires du cœur.

Rupture du cœur. — Le cœur peut se rompre, surtout à la suite de la dégénérescence graisseuse et de la myocardite. La mort est presque toujours instantanée, en quelques minutes ou quelques heures. Tout *traitement* est donc inutile.

C. — *MALADIES DE L'ENDOCARDE*

Endocardite aiguë. — Endocardite chronique. — Lésions valvulaires en général. — Lésions valvulaires du cœur gauche : rétrécissement et insuffisance aortique ; rétrécissement et insuffisance mitrale. — Lésions valvulaires du cœur droit : rétrécissement et insuffisance de l'orifice pulmonaire ; rétrécissement et insuffisance de l'orifice tricuspide. — Traitement de l'endocardite et des lésions valvulaires. — Cyanose ou maladie bleue.

Endocardite aiguë. — L'endocardite est l'inflammation aiguë de l'endocarde (ἔνδον, en dedans, καρδία, cœur). Elle est *simple* ou *infectieuse* et *ulcéreuse*.

L'endocardite *simple* est rarement primitive (froid, traumatisme) ; elle s'observe surtout dans le rhumatisme aigu, la chorée, les fièvres éruptives, l'érysipèle, la blennorragie, la péricardite, la myocardite. L'endocardite *infectieuse* et *ulcéreuse* est aussi quelquefois primitive, mais le plus souvent elle est secondaire à une des maladies précédentes et, en plus, à la septicémie, à la pyohémie, à la diphtérie. On admet, en outre, aujourd'hui qu'elle est toujours produite par des microbes divers, qui deviennent nuisibles lorsque la résistance de l'organisme a diminué.

SYMPTÔMES. — L'endocardite simple, *végétante,* se caractérise par des bruits de souffle doux, au début, puis râpeux, lorsque des végétations se sont produites. Il existe souvent de l'oppression, des palpitations et des douleurs précordiales. Après une quinzaine, la maladie passe généralement à l'état chronique. La mort peut cependant survenir par embolie ou par parésie cardiaque.

L'endocardite infectieuse et ulcéreuse est une maladie fébrile s'accompagnant de symptômes typhoïdes ou pyohémiques. On constate des frissons, une élévation de température, de la prostration, de la diarrhée, du ballonnement du ventre, du délire, de la stupeur pour la forme typhoïde ; des frissons répétés, une température excessive, un gonflement de la rate, de l'albuminurie, de la douleur et du gonflement des articulations, du délire, etc.,

L'endocardite simple n'est pas bien grave ; elle ne le devient que lorsque les lésions valvulaires se produisent. La guérison n'a presque jamais lieu dans l'endocardite infectieuse.

TRAITEMENT. — Lorsque l'endocardite est consécutive au rhumatisme (c'est le cas le plus fréquent), on doit chercher à la prévenir en donnant, dès le début de l'affection rhumatismale, du salicylate de soude ; puis, si elle se déclare, on a recours aux ventouses scarifiées, aux sangsues, aux vésicatoires, aux pointes de feu. — On combat les palpitations par le bromure de potassium, la digitale si le pouls est fréquent ; s'il y a de la dyspnée (de 20 à 50 centigr. de feuilles de digitale, ou 1 gr. de teinture en 3 fois dans les 24 heures) ; les lipothymies, le refroidissement, par les injections d'éther, de caféine, l'alcool, le vin de Champagne, l'acétate d'ammoniaque ; plus tard, quinquina, kola, fer. — Le traitement de l'endocardite infectieuse ne donne guère de bons résultats. Il faut essayer les diurétiques, afin d'éliminer les principes infectieux, instituer un traitement tonique et stimulant, donner de la digitale, de la spartéine et des injections intraveineuses de sérum artificiel.

Endocardite chronique. — Elle succède le plus souvent à la précédente, mais quelquefois elle se développe primitivement chez les alcooliques, les goutteux, les syphilitiques, les vieillards. Elle présente les mêmes symptômes que les lésions valvulaires qu'elle engendre, et doit être traitée de la même manière.

Lésions valvulaires en général. — Ces lésions constituent ce qu'on appelle généralement les *maladies organiques du cœur*, et occupent soit les orifices qui font communiquer les cavités du cœur entre elles et avec les autres, soit les valvules qui ferment ces orifices (V. *Anatomie*, p. 168). On dit qu'il y a *rétrécissement* lorsque, l'inflammation ayant diminué le calibre de l'orifice, le sang passe plus difficilement, et *insuffisance*, lorsque les valvules, ayant été parfois rétractées, laissent refluer le sang dans la cavité qu'il vient de quitter. Le rétrécissement et l'insuffisance existent souvent en même temps.

Ces lésions sont presque toujours consécutives à l'endocardite aiguë ou chronique; le rhumatisme articulaire aigu agit principalement sur l'orifice mitral; l'endocardite sur l'orifice aortique. Les maladies des poumons engendrent fréquemment les lésions du cœur droit.

SYMPTÔMES. — Le malade respire difficilement; il sent une gêne, de la pesanteur, quelquefois même une douleur à la région précordiale qui forme une voussure. L'émotion la plus légère lui donne des palpitations violentes, et il a souvent des syncopes, des défaillances. Les bruits du cœur sont dédoublés ou remplacés par des *souffles* (ce nom les peint bien), très doux ou très rudes, suivant la nature et le degré de l'obstacle. Le pouls est petit, mou, inégal, intermittent, c'est-à-dire qu'une contraction systolique manque souvent. On appelle cette première période, période de compensation; elle peut durer plus ou moins longtemps, suivant le sujet, sa manière de vivre et la nature de la lésion. Mais plus tard, l'état s'aggrave rapidement. Les différents viscères se congestionnent, les jambes enflent, une hydropisie générale survient, les organes ne fonctionnent plus, et la maladie aboutit à l'*asystolie*. La mort peut arriver subitement par complication cérébrale, ou pulmonaire, par insuffisance aortique.

L'hypertrophie et la *dilatation simple* se distinguent des lésions valvulaires par l'absence de souffles.

Lésions valvulaires du cœur gauche. — 1° RÉTRÉCISSEMENT, INSUFFISANCE DE L'ORIFICE AORTIQUE. — 2° RÉTRÉCISSEMENT, INSUFFISANCE DE L'ORIFICE MITRAL. — 1° *Rétrécissement aortique.* — Ce rétrécissement, assez rare, se traduit par un *bruit de souffle* au premier temps, à la base du cœur et se prolongeant sur le trajet de l'aorte. Le pouls est petit, régulier, et le ventricule gauche hypertrophié.

Insuffisance aortique. — Les valvules ayant subi des transformations cartilagineuses, osseuses, crétacées, ou bien étant déchirées, amincies, perforées, le sang revient de l'aorte dans le ventricule, et on constate les symptômes suivants : l'inspection et la percussion indiquent une voussure et de la matité ; l'auscultation révèle l'existence d'un bruit de souffle doux, qui a son maximum à la base du cœur et qui se propage dans la carotide et l'artère crurale (V. *Anatomie*). L'hypertrophie est très prononcée ; le pouls, fort, bondissant, dépressible. La face est pâle. Le malade a des saignements de nez, de la difficulté de respirer, des palpitations, des vertiges, des éblouissements, il se trouve mal avec une facilité extrême. Lorsque la compensation est établie d'une manière suffisante, le sujet peut vivre pendant de longues années. C'est la maladie du cœur la moins gênante, mais une des plus graves, parce qu'elle prédispose à la mort subite par syncope, par angine de poitrine. La congestion des viscères et l'œdème ne se produisent que tardivement. — Le *diagnostic* est basé sur le bruit du souffle au deuxième temps et à la base, bruit se prolongeant sur le trajet de l'aorte, sur un pouls bondissant et l'hypertrophie du ventricule gauche.

Rétrécissement et insuffisance aortiques. — Le rétrécissement et l'insuffisance existent très souvent en même temps. On les reconnaît par un double bruit de souffle à la base ; le premier appartient au rétrécissement, le second à l'insuffisance. Le ventricule gauche est très hypertrophié, le pouls n'est plus bondissant.

2° *Rétrécissement mitral.* — Le sang passe ici avec difficulté de l'oreillette dans le ventricule ; il en résulte un *bruit de souffle* précédant la systole ventriculaire (souffle présystolique) et ayant son maximum à la pointe du cœur. L'hypertrophie est peu prononcée ; le pouls, petit, régulier.

Insuffisance mitrale. — Dans cette maladie le sang revient du ventricule dans l'oreillette et donne naissance à un *bruit de souffle* au moment de la systole (souffle systolique) et à la pointe ; il se propage vers l'aisselle et s'entend souvent dans le dos. Le pouls est petit, irrégulier. L'hypertrophie se montre rapidement, déterminant une voussure, un frémissement cataire (de *catus*, chat) et la déviation de la pointe du cœur. Les congestions pulmonaire, cérébrale, hépatique, rénale, les hydropisies se produisent très vite. Dès que la compensation n'est plus suffisante, les chevilles des pieds enflent et l'hydropisie remonte pour atteindre les cavités splanchniques où elles déterminent des épanchements.

Lorsque le *rétrécissement* et l'*insuffisance* sont *combinés*, on constate le souffle présystolique et le souffle systolique. Le pouls est très petit, inégal, irrégulier ; à la fin surviennent l'essoufflement, la dyspnée, des accès d'oppression, des hémoptysies, de l'œdème, de l'anasarque, etc.

Lésions valvulaires du cœur droit. — 1° RÉTRÉCISSEMENT, INSUFFISANCE DE L'ORIFICE PULMONAIRE. — 2° RÉTRÉCISSEMENT, INSUFFISANCE DE L'ORIFICE TRICUSPIDE. — 1° Le *rétrécissement* de l'orifice pulmonaire est très rare ; il se traduit par un bruit de souffle au premier temps, comme dans le rétrécissement aortique, mais ce bruit est à gauche. Il est surtout congénital. — L'*insuffisance* est encore plus rare.

2° Le *rétrécissement* de l'orifice tricuspide ne se rencontre pas souvent. L'*insuffisance* est plus commune. Elle se caractérise par un *souffle systolique* à la pointe, plus grave et plus doux que celui de l'insuffisance mitrale, et par un *pouls veineux, systolique* des jugulaires (V. *Anatomie*). L'asystolie est constante.

Traitement de l'endocardite et des lésions valvulaires. — 1° *Traitement à la période de compensation.* — Il est surtout hygiénique. Le malade doit éviter les émotions, les fatigues, les exercices violents, comme la gymnastique, la bicyclette, les longues courses, les bains trop chauds, les bains de vapeur, les bains froids. Il doit s'abstenir des pâtes, des farineux, user très modérément du café, du thé, de l'alcool, du tabac et prendre des repas aussi peu copieux que possible. — Les médicaments sont peu utiles ; il ne faut donner du bromure, de l'aconit, de l'iodure de potassium que s'il se produit des accidents, si l'insuffisance est trop prononcée. Régime lacté.

2° *Traitement à la période troublée.* — Lorsque le moment arrive où le cœur, étant trop surmené, ne peut plus suffire au surcroît de travail, il faut commencer par donner des purgatifs : eau-de-vie allemande, calomel, et des diurétiques : lait, Képhir, Koumiss ; puis on relève la contractilité cardiaque au moyen des toniques du cœur, dont le meilleur est la *digitale :* poudre fraîche de feuilles de digitale de 25 à 40 centigr., eau fraîche 120 gr. ; laisser macérer pendant 12 heures et boire le matin à jeun en 2 fois, à 20 minutes d'intervalle. Il est préférable de filtrer cette préparation afin d'éviter les vomissements ; recommencer tous les matins pendant 4 à 8 jours au plus. On donne encore les granules de digitaline d'Homolle et Quevenne, de Nativelle, un granule matin et soir : la teinture de digitale, 10 à 25 gouttes par jour dans un peu d'eau. Les autres toniques du cœur sont : le *strophantus* (teinture, 5 à 10 gouttes par jour ; extrait, 1 à 5 milligr.) ; le *muguet* (extrait de fleurs et de feuilles, 1 gr. à 1 gr. 50 par jour : extrait de fleurs et de feuilles 7 gr., sirop d'écorces d'oranges amères 120 gr. sirop, des cinq racines 130 gr., une cuillerée à bouche le matin, à midi et le soir); la *spartéine* (pilules à 5 centigr. de sulfate de spartéine, 2 tous les jours).

3° *Traitement symptomatique.* — *Œdème.* On combat les hydropisies avec 50 à 100 gr. de *lactose* que l'on fait dissoudre dans un peu d'eau chaude et que l'on verse dans une bouteille d'eau d'Évian, de Vittel (à boire dans la journée). Si le régime lacté et le repos ne suffisent pas, digitale d'abord, puis scille, calomel : poudre de scille, poudre de digitale, calomel, de chaque 5 centigr. ; diviser en trois paquets, à donner à 1 heure d'intervalle, pendant 4 jours ; — vin de Trousseau, 2 cuillerées à bouche par jour ; nitrate et acétate de potasse, 2 à 4 gr. dans 1 litre de tisane de queues de cerises ; purgatifs : scammonée de 50 centigr. à 1 gr., eau-de-vie allemande 20 à 30 gr. avec tout autant de sirop de nerprun. Quand l'enflure est trop forte, mouchetures avec des aiguilles flambées et trempées dans de l'eau phéniquée. — Les *congestions du foie* sont traitées par le calomel, les laxatifs, les ventouses; par l'ergotine, en cas d'hémorragies ; — les *troubles nerveux,* par le bromure de potassium, la paraldéhyde, l'uréthane, le sulfonal; — les *troubles pulmonaires,* par la révulsion, les poudres de Dower, de scille, de chacun 2 gr., de noix vomique 20 centigr. pour 20 cachets, 4 par jour: — la *toux,* par les pilules de cynoglosse, 1 à 3 cuillerées à café par jour d'eau de laurier cerise dans du lait chaud sucré ; — la *dyspnée,* par les inhalations d'éther, de chloroforme, d'oxygène. — Enfin, à la période ultime, on fait des injections sous-cutanées de caféine : caféine 2 gr. 50, benzoate de soude 3 gr., eau distillée 6 gr. ; 1 à 4 injections par jour. Boissons alcooliques, porto, xérès, kola.

Cyanose ou maladie bleue. — La cyanose (de κυανός, bleu) ne s'observe guère que chez les enfants et se caractérise par la coloration bleuâtre des téguments et l'apparence violacée des muqueuses.

Elle est due à un vice de conformation du cœur, principalement à la persistance du trou de Botal (V. 1er vol., p. 168 et 299), parfois au rétrécissement de l'artère pulmonaire, à la persistance du canal artériel qui, chez le fœtus, s'étend de l'artère pulmonaire à l'aorte, et s'oblitère au moment de la naissance.

La coloration bleue est surtout marquée aux extrémités des doigts qui sont renflées, aux lèvres et aux narines. Le malade ne peut faire le moindre mouvement sans éprouver une gêne énorme de la respiration; sa température est 35°, 36° au lieu de 37°. La mort arrive plus ou moins rapidement par asphyxie, syncope, hémorragie. Il est très rare que le malade dépasse 15 à 20 ans.

Comme *traitement,* éviter les fatigues et combattre les complications.

D. — NÉVROSES DU CŒUR

Palpitations. — Tachycardie. — Bradycardie. — Angine de poitrine.
Goitre exophtalmique.

Palpitations. — Les palpitations consistent dans un spasme douloureux du cœur, avec exagération dans la fréquence et la force de ses battements.

On les rencontre dans la plupart des maladies organiques du cœur; mais elles paraissent souvent aussi en dehors de toute lésion organique de cet organe, sous l'influence d'un trouble nerveux, d'émotions morales vives, de l'abus du tabac, de l'alcool, du café, du thé, de l'anémie, etc.

Symptômes. — Elles se produisent par *accès.* La paroi du thorax est plus ou moins ébranlée. Les battements du cœur sont précipités, douloureux, désordonnés, éclatants, tumultueux. Le pouls est fort, dur. Le malade, très pâle, éprouve un sentiment de malaise, d'anxiété, d'étouffement. Après quelques instants d'angoisse extrême, la crise se calme et le cœur recommence à battre normalement. Ces symptômes sont moins violents si l'accès est léger. La durée de celui-ci peut être très courte, elle est subordonnée à la cause. Les bruits de souffle distinguent les lésions du cœur de ces palpitations.

TRAITEMENT. — Le traitement *hygiénique* est le meilleur ; repos, régime lacté mitigé, c'est-à-dire qu'on peut faire un bon repas à midi, abstention de tous les excitants, et, si cela ne suffit pas, bromure, aconit. Il ne faut donner la digitale qu'à la période troublée ; lorsque le myocarde faiblit. — Les palpitations des chloro-anémiques cèdent aux ferrugineux et à l'hydrothérapie bien conduite ; celles de la chorée, de l'hystérie, de la neurasthénie, à l'antipyrine, aux bromures, à l'aconit, au vératrum viride, au valérianate d'ammoniaque. On doit naturellement supprimer le tabac, l'alcool, le café, le thé.

Tachycardie. — La tachycardie (de ταχύς, rapide) est caractérisée par l'accélération habituelle des battements du cœur. Elle peut être consécutive à une maladie de cet organe, à la compression du pneumogastrique par des ganglions trachéo-bronchiques altérés, ou à une névrite du même nerf, à une lésion bulbaire. Dans ce cas, le traitement est à peu près impuissant. Il n'en est pas de même lorsque la maladie est due à une intoxication (digitale, tabac, alcool), aux troubles de la menstruation ; lorsqu'elle est d'ordre réflexe (dilatation de l'estomac, flatulence, etc.). La tachycardie des névroses est plus ou moins grave, suivant la névrose elle-même. Enfin elle peut être essentielle, paroxystique. Le traitement s'adresse surtout alors à l'accès : injections sous-cutanées de morphine ; inhalations de chloroforme, de nitrite d'amyle ; bromure de potassium, valérianate d'ammoniaque ; compression du pneumogastrique à la hauteur du cartilage thyroïde, courants galvaniques et faradiques sur le même nerf. Dans l'intervalle, le malade doit mener une vie calme, éviter les fatigues, les émotions, renoncer au tabac, à l'alcool, au café, au thé.

Bradycardie. — La bradycardie (de βραδύς, lent) consiste, au contraire, dans la lenteur permanente du pouls avec attaques syncopales et épileptiformes.

TRAITEMENT. — Caféine ; pas de digitale, puisqu'elle ralentit le pouls ; inhalations de nitrite d'amyle ; six à dix gouttes de trinitrine en solution alcoolique au centième, par jour, dans un peu d'eau. Dans l'intervalle des crises, régime lacté et iodure de potassium.

Angine de poitrine. — C'est une affection paroxystique caractérisée par une douleur précordiale irradiant vers l'épaule gauche et le bras du même côté, et par un sentiment d'angoisse inexprimable.

Quand elle est idiopathique, essentielle, c'est une névralgie du plexus cardiaque (V. *Anatomie*), provoquée par l'abus du tabac, du café, ou bien associée à l'épilepsie, à l'hystérie, au diabète, à l'albuminurie. Quand elle est secondaire, c'est une névrite du même plexus.

SYMPTÔMES. — L'angine de poitrine débute brusquement par une douleur atroce qui occupe la région du cœur, étreint la poitrine et irradie vers le cou, l'épaule et le bras gauches. Le malade, pâle, prostré, est couvert d'une sueur froide, et c'est dans une angoisse inexprimable qu'il attend la fin de l'accès qui, heureusement, arrive au bout de quelques instants. La douleur et l'anxiété disparaissent, le patient a quelques éructations, émet une grande quantité d'urine, mais il reste triste, anxieux, brisé. Les crises deviennent de plus en plus longues et plus fréquentes, à mesure que l'affection est plus ancienne. Vers la fin, elles éclatent sous l'influence des causes les plus légères. L'angine symptomatique est très grave, car la mort subite est fréquente ; l'angine essentielle peut guérir. — Les symptômes caractéristiques de cette affection ne permettent pas de la confondre avec la pleurésie diaphragmatique, la péricardite aiguë, les névralgies intercostales, la pleurodymie, l'asthme.

TRAITEMENT. — *Prophylactique :* éviter toutes les causes susceptibles de produire l'angine, comme les émotions, les efforts, les marches rapides, les excès de toutes sortes, les repas trop copieux, le tabac, l'alcool, le café, le thé ; combattre la dyspepsie, la constipation, la goutte, le rhumatisme, la syphilis, les lésions du cœur et de l'aorte.

Traitement de l'accès : donner le plus tôt possible une injection sous-cutanée de 1 centigr. de morphine, et élever la dose si la douleur persiste ; trois gouttes de nitrite d'amyle en inhalation, puis six, huit gouttes. Si l'accès se prolonge, injecter le quart ou la moitié d'une seringue de Pravaz avec : solution de trinitrine au centième 40 gouttes, eau de laurier-cerise 10 gr. Appliquer en même temps des sachets de glace sur la région précordiale, des ventouses scarifiées, des sangsues.

Traitement de l'intervalle de l'accès : pointes de feu, vésicatoires lorsqu'il se produit quelques petites poussées : iodure de potassium pendant des mois et des années ; suspendre toutes les trois semaines et le remplacer, pendant dix jours, par quatre à cinq gouttes de la solution de trinitrine au centième. Si l'iodure est mal supporté, on donne à la place dix gouttes de teinture d'iode au commencement de chaque repas. Contre les syncopes : injections d'éther, de caféine.

Goitre exophtalmique. — V. page 432.

E. — *MALADIES DE L'AORTE ET DES VAISSEAUX.*

Artérite. Athérome. Artério-sclérose. Aortites aiguë et chronique.
Anévrysme de l'aorte.

Artérite. Athérome. Artério-sclérose. Aortites aiguë et chronique. — L'artérite est l'inflammation des artères. Quand elle est *aiguë,* son siège est dans la tunique interne (*endartérite*), mais l'externe est aussi enflammée (*périartérite*). Quand elle est *chronique,* les trois tuniques sont atteintes (V. *Anatomie,* p. 172). L'interne subit une dégénérescence graisseuse (*athérome,* de ἀθήρα, bouillie), et, en même temps, une transformation calcaire incrustant les parois (*artério-sclérose,* de σκληρός, dur). La tunique moyenne éprouve les mêmes modifications et l'externe est sclérosée. — Toutes ces transformations se produisent dans l'aortite, qui est plus fréquente que les autres artérites.

L'aortite aiguë est très rare. Si quelquefois elle peut se produire à la suite d'un traumatisme, du froid, elle est surtout consécutive à une maladie inflammatoire du voisinage : endocardite, péricardite, abcès du médiastin, ulcération de la trachée, des bronches, tuberculose pulmonaire droite. — *L'aortite chronique* est le plus souvent la conséquence de l'âge, des rhumatismes, de la goutte, de l'alcoolisme, du saturnisme, de la syphilis, etc.

Symptômes. — Il est à peu près impossible de reconnaître l'aortite aiguë pendant la vie, soit que les symptômes passent silencieux, soit qu'on les mette sur le compte d'une péricardite ou d'une endocardite. L'aortite chronique est, elle aussi, assez difficile à diagnostiquer ; cependant, une *matité* anormale, sur le bord droit du sternum, au niveau du troisième espace intercostal, un *souffle* râpeux au-dessus de l'aorte, se prolongeant dans les vaisseaux du cou, un *pouls* dur et brusque, une *douleur* derrière le sternum, survenant chez un sujet âgé, devront faire croire à l'existence de l'athérome de l'aorte.

Pour les *autres artères*, les symptômes sont différents. L'*artério-scléreux* est ordinairement pâle et atteint de calvitie plus ou moins complète ; « ses artères temporales, dit G. Lyon, sont animées de battements violents et décrivent des flexuosités visibles à distance ; il se plaint d'une céphalalgie pulsatile, de bourdonnements d'oreilles, de troubles visuels, de vertiges et de somnolence ; il accuse, en outre, des douleurs vagues dans la continuité des membres, des crampes, souvent aussi du refroidissement des extrémités, et le phénomène du doigt mort. » C'est pourquoi il peut être atteint de gangrène sèche, de mal perforant plantaire par suite de l'oblitération des artères périphériques. Celles-ci perdent, en effet, leur élasticité, ne peuvent plus nourrir d'une manière suffisante l'organisme, qui ne tarde pas à tomber dans un état de déchéance générale très marquée. — Le pronostic est grave dans tous les cas.

Traitement. — L'aortite aiguë est traitée comme l'endocardite. L'aortite chronique et l'artério-sclérose sont combattues de la manière suivante : on évite tout d'abord les causes qui ont pu les produire et que nous avons indiquées plus haut ; puis on donne de 50 centigr. à 3 gr. d'iodure de potassium ; 1 à 2 gr. d'iodure de sodium pendant un ou deux ans ; deux, quatre, douze, vingt gouttes, progressivement, de la solution de trinitrine au centième. La douleur est calmée avec la morphine, l'antipyrine, le bromure de potassium, l'aconit. Plus tard, quand les enflures paraissent, on donne de la caféine. L'alimentation doit être surveillée : laitage, légumes, viandes blanches très cuites, fruits, eau pure ou légèrement coupée de vin blanc. Exercice modéré ; éviter les excès.

Anévrysme de l'aorte. — C'est la dilatation partielle, sacciforme ou fusiforme de l'aorte.

On rencontre cet anévrysme surtout chez l'homme après trente-cinq ou quarante ans. Il est souvent la conséquence de l'athérome aortique et occupe de préférence la partie ascendante de la crosse ; il est assez rare à la convexité de celle-ci, ainsi qu'à la partie descendante et à l'aorte abdominale (V. *Anat.*, p. 173).

SYMPTÔMES. — La compression produite par la tumeur sur les organes qui l'entourent occasionne, suivant l'organe comprimé, des accès de suffocation, de la difficulté de respirer, de la toux, une altération de la voix, des palpitations, de la douleur, du hoquet. L'*inspection* montre des *soulèvements* isochrones aux contractions du cœur, dans une région autre que celle occupée par ce dernier ; on voit plus tard une *voussure* sous la clavicule droite, si l'anévrysme occupe l'aorte ascendante, ou soulevant la poignée du sternum quand la tumeur occupe la crosse. En *palpant* la région avec la main, on perçoit un frémissement vibratoire, et on constate l'existence de battements très appréciables dans les espaces intercostaux. La *percussion* révèle de la *matité* s'étendant d'ordinaire sous la clavicule droite. L'*auscultation* fait entendre un *double bruit de souffle*, ou bien des claquements simples ou doubles. Le pouls est affaibli. La marche de la maladie est lente, mais essentiellement progressive ; elle peut durer une et plusieurs années. La mort est foudroyante lorsque l'anévrysme s'ouvre dans la plèvre, les bronches, le péricarde, l'estomac, le cœur, etc.; elle est quelquefois aussi la conséquence de complications cardiaques.

Le *diagnostic* est assez difficile au début ; il devient plus facile après l'apparition des battements et des doubles souffles que l'on ne rencontre pas dans les abcès froids, les kystes, les tumeurs solides.

TRAITEMENT. — Il faut chercher à éviter tout ce qui est capable d'augmenter la tension artérielle, mener une vie aussi calme que possible, être d'une sobriété extrême et se soumettre au régime lacté. Les méthodes tendant à favoriser le dépôt des caillots et l'oblitération plus ou moins complète du sac, l'électropuncture, l'introduction de corps étrangers, etc., ne sont plus en faveur, et avec raison. Il est préférable, sous tous les rapports, de se contenter d'administrer l'iodure de potassium à la dose de 60 centigr. à 3 gr. par jour, suivant la tolérance. En outre, on combat la douleur et la dyspepsie par des injections de morphine, la phénacétine, l'antipyrine ; — les hydropisies par des purgatifs, des diurétiques.

CHAPITRE IX

MALADIES DE L'ESTOMAC ET DES INTESTINS

§ 1. — Maladies de l'estomac.

Indigestion. — Gastrites aiguës. Embarras gastrique. Fièvre gastrique. Fièvre bilieuse. Gastrite phlegmoneuse. Gastrite toxique. — Gastrite chronique. — Dyspepsies chroniques : Hyperpepsie générale et Hyperpepsie chloro-organique. Hyperpepsie avec hyperchlorhydrie. Hyperchlorhydrie aiguë. Hypersécrétion continue. Ulcère de l'estomac. Hématémèse. Hypopepsie, apepsie. — Traitement général des dyspepsies. — Hygiène des dyspeptiques. — Médicaments. — Traitement des dyspepsies chimiques en particulier. Vomissements. Flatulence. Anorexie. Dilatation de l'estomac. — Dyspepsie nerveuse. — Cancer de l'estomac. — Gastralgie. — Athrepsie ou dyspepsie gastro-intestinale.

Indigestion. — L'indigestion consiste dans l'arrêt *subit* et *accidentel* de la digestion. Elle n'est pas la maladie d'un organe, elle est seulement la suppression d'une fonction dans l'une de ses phases, la phase stomacale.

On peut avoir une indigestion en mangeant à contre-temps, à une heure qui n'est pas habituelle, en voyant mélanger aux aliments une chose qui répugne, en ingérant une boisson glacée pendant le cours d'une digestion, en absorbant une trop grande quantité de boissons alcooliques. Les enfants et les vieillards y sont très sujets. Une violente émotion, un exercice fatigant peuvent aussi la provoquer.

Symptômes. — On commence par éprouver un sentiment de gêne et de lourdeur dans la région de l'estomac ; la respiration est pénible et les vêtements serrent trop. Le cœur bat plus vite, la tête devient très douloureuse ; des frissons parcourent tout le corps, qui ne tarde pas à se couvrir d'une sueur froide, et, quelques minutes après, les vomissements arrivent.

Dès que l'estomac s'est débarrassé, ce qui a lieu en quelques heures au plus, le malade ne ressent qu'un léger état de faiblesse et une courbature, qui ne tarde pas, elle aussi, à disparaître.

La guérison arrive donc promptement. Cependant, chez les vieillards, elle peut s'accompagner d'une sorte de congestion cérébrale, et, chez les enfants, il peut survenir des convulsions.

TRAITEMENT. — Si l'indigestion n'est pas trop avancée, on cherche à l'arrêter en donnant une infusion chaude et aromatique de thé, de menthe, de camomille, de mélisse, et en faisant des frictions sèches sur le creux de l'estomac. Si l'indigestion est trop avancée, il faut favoriser les évacuations en introduisant les doigts dans la gorge, en titillant la luette avec les barbes d'une plume, ou en faisant boire quelques gorgées d'eau tiède. Si ces moyens sont impuissants : ipéca 1 gr., tartre stibié 5 centigr., délayés dans un demi-verre d'eau, à prendre en 3 fois, de 5 minutes en 5 minutes. Pendant quelques jours, il faudra surveiller le régime et diminuer la quantité des aliments.

Gastrites aiguës. — EMBARRAS GASTRIQUE. FIÈVRE GASTRIQUE. FIÈVRE BILIEUSE. GASTRITE PHLEGMONEUSE. GASTRITE TOXIQUE. — La gastrite (de γαστήρ, estomac) consiste dans l'inflammation aiguë de l'estomac. Si l'inflammation atteint la muqueuse, on a la *gastrite catarrhale* ou *embarras gastrique ;* si c'est la sous-muqueuse, la gastrite devient *phlegmoneuse ;* dans la *gastrite toxique* toutes les tuniques sont congestionnées.

Les *causes* de l'embarras gastrique sont l'abus des aliments gras, trop épicés, fermentés, des liqueurs fortes, la mastication insuffisante, le refroidissement, les grands changements de température au commencement de l'automne ou vers la fin de l'hiver. Mais il peut survenir aussi dans le cours de la pneumonie, des fièvres éruptives, de l'érysipèle, etc. — La *gastrite phlegmoneuse* est très rare ; on la rencontre quelquefois dans la variole, le typhus, la pyohémie, l'albuminurie, etc. — La *gastrite toxique* est produite par l'absorption d'une trop grande quantité d'arsenic, de phosphore, de sels d'argent, d'acides végétaux. Les acides minéraux détruisent l'estomac.

SYMPTÔMES. — *Catarrhe aigu* ou *embarras gastrique.* — Quand il résulte d'un écart de régime, il débute brusquement comme l'indigestion, par des vomissements abondants. Dans les autres cas, le malade commence par éprouver du malaise et du dégoût pour la nourriture ; puis il ressent une céphalalgie très vive, une douleur sourde à l'épigastre ; sa langue se recouvre d'un enduit blanchâtre qui donne un goût amer à tous les aliments. Il a une anorexie complète, une soif ardente, des éructations, des nausées, des vomissements d'aliments ou de mucosités peu abondantes, mais fétides, de la constipation, et, vers la fin, de la diarrhée. Celle-ci indique, en effet, que la guérison arrive, guérison se produisant vers le 6e jour.

Fièvre gastrique. — Quand l'embarras s'accompagne de fièvre, il devient un peu plus sérieux. La fièvre monte le soir à 39° et même 40°, et tombe le matin à 37°. Il y a en même temps des frissons, de la courbature, de l'insomnie. Du 4e au 8e jour, on voit quelquefois des taches d'un bleu ardoisé se produire sur l'abdomen et les cuisses. Les autres symptômes sont semblables à ceux de la forme légère. La maladie dure presque toujours une quinzaine.

Fièvre bilieuse. — Dans les pays chauds surtout, l'embarras gastrique se complique d'un état bilieux. La langue est couverte d'un fort enduit jaunâtre, la peau et la conjonctive deviennent un peu jaunes ; le foie, souvent douloureux, se gonfle ; la fièvre se déclare tous les soirs, et le malade a des vomissements qui se compliquent d'une diarrhée bilieuse. Cette affection dure à peu près le même temps que la précédente.

Gastrite phlegmoneuse ou *sous-muqueuse.* — Elle se caractérise par une douleur épigastrique très violente, des vomissements abondants, de la difficulté de respirer et une fièvre intense. La mort a lieu par collapsus, ou péritonite, l'abcès pouvant s'ouvrir dans l'estomac ou le péritoine.

Gastrite toxique. — On la reconnaît aux douleurs épigastriques atroces, aux vomissements mélangés souvent de sang, à la diarrhée sanguinolente. La guérison est très rare.

DIAGNOSTIC. — Il est facile de confondre, au début, l'embarras gastrique fébrile avec la fièvre typhoïde. On les distingue en sachant que la température est à son maximum dès le premier jour, avec une rémission matinale très marquée, dans l'embarras gastrique, tandis qu'il y a une série d'oscillations ascendantes conduisant la fièvre à son maximum d'une manière très régulière dans la fièvre typhoïde ; enfin les vomitifs guérissent rapidement la première et amendent seulement la seconde.

TRAITEMENT. — On donne d'abord un vomitif, puis un ou plusieurs purgatifs, si c'est nécessaire. On fait prendre des boissons amères (décoctions de quinquina, de copeaux de quassia amara, de pensées sauvages, etc.), des boissons acidulées (un demi-verre à un verre d'une solution chlorhydrique à 4 p. 1 000 d'eau, pendant une huitaine de jours). Le malade ne se nourrit qu'avec des aliments de digestion facile; il boit beaucoup de lait, par petites quantités à la fois et souvent. S'il a de la fièvre, il la combat avec un cachet de 30 à 50 centigr. de sulfate de quinine, qu'il prend le matin à jeun pendant trois jours. — La gastrite phlegmoneuse ne peut être traitée qu'avec de la glace sur le creux de l'estomac et à l'intérieur. — Dans la gastrite toxique, on fait prendre le plus tôt possible de la magnésie, de l'eau albumineuse, quand il s'agit d'acides; on a recours aux vomitifs et aux lavages de l'estomac, lorsqu'il s'agit d'un poison à action lente.

Gastrite chronique. — On la rencontre principalement à l'âge adulte, et presque toujours elle se produit lentement, petit à petit, chez les personnes qui abusent de l'alcool, du tabac, qui se nourrissent trop abondamment, ou avec des mets trop épicés, de mauvaise qualité, qui mangent à des heures très irrégulières, mastiquent mal. Celles qui ont un cancer, un ulcère, le diabète, le mal de Bright y sont particulièrement prédisposées.

Symptômes. — Le malade ressent une douleur sourde au creux de l'estomac, douleur qui s'exaspère par les aliments, la pression. Il digère mal ce qu'il mange; il a des éructations aigres ou amères; son ventre est ballonné, sa respiration difficile. L'haleine est mauvaise, la langue saburrale, et il est affligé alternativement de diarrhée et de constipation.

Le traitement est le même que celui de la *dyspepsie*.

Dyspepsies chroniques. — La dyspepsie (de δὺς, difficile, et πέψις, coction) consiste dans la difficulté de digérer les aliments qu'on a pris.

Les idées que l'on a aujourd'hui sur les maladies d'estomac sont toutes différentes de celles qui régnaient il y a quelques années seulement. Partant de ce point que la quantité d'acide chlorhydrique est diminuée d'une manière notable dans certains cas (*hypochlorhydrie*), que, dans d'autres, elle est augmentée (*hyperchlorhydrie*), que d'autres fois, enfin, il y a prédominance d'acides organiques dans le suc gastrique. M. Hayem a fait de nombreuses recherches sur les altérations *quantitatives* du suc gastrique, et il a trouvé qu'elles se réduisaient à deux : l'*hyperpepsie* et l'*hypopepsie*. — La première est caractérisée par l'exagération dans l'intensité des phénomènes de réaction de l'estomac excité; la seconde par la diminution de ses actes réactionnels, diminution pouvant aller jusqu'à leur disparition totale (*apepsie*); ces états peuvent correspondre à l'hyperchlorhydrie, à l'hypochlorhydrie et à l'anachlorhydrie. Il faut noter qu'il y a aussi des altérations qualitatives donnant lieu à des fermentations acides anormales et à des troubles accélérant ou ralentissant la digestion; ces complications se rencontrent dans l'hyperpepsie comme dans l'hypopepsie.

Etiologie. — La même cause peut engendrer indifféremment ces deux états dyspeptiques, provoquer d'abord le premier, puis, un peu plus tard, le second. Les causes habituelles sont locales et générales. Parmi les causes locales, il faut placer tous les aliments, toutes les boissons, tous les poisons et toutes les substances médicamenteuses susceptibles d'irriter l'estomac. Les épices, les condiments, les viandes salées et fumées, la charcuterie, les crustacés, les viandes faisandées, l'excès des pâtisseries ou des plats sucrés, le régime exclusif carné ou végétarien, les boissons alcooliques, le vin, le lait et le beurre frelatés, le tabac donnent lieu plus ou moins rapidement à la dyspepsie. La plupart des médicaments employés contre la syphilis, la blennorragie, la tuberculose, la chloro-anémie, les névroses peuvent la produire aussi. Il en est de même lorsqu'on mange à des heures très irrégulières, quand on mastique mal et quand on serre trop le corset. — Les causes générales sont les maladies chroniques générales, comme la chlorose, la tuberculose, l'albuminurie, les maladies du cœur, du foie, le rein mobile, les névroses.

On admet trois types cliniques bien caractérisés par des symptômes fort nets : 1° hyperpepsie générale et hyperpepsie chloro-organique; 2° hyperpepsie avec hyperchlorhydrie, hypersécrétion, produisant presque toujours l'ulcère de l'estomac; 3° hypopepsie et apepsie.

Symptômes. — 1° Hyperpepsie générale et hyperpepsie chloro-organique. — Le suc gastrique, très abondant, est clair; les fermentations acétiques ne sont pas rares. Le malade conserve son appétit, qui est même souvent exagéré (*boulimie*), mais il digère péniblement, et il est tourmenté par un sentiment de plénitude, de ballonnement. Il est ordinairement constipé et maigrit quoiqu'il mange beaucoup.

2° HYPERPEPSIE avec HYPERCHLORHYDRIE ; HYPERSÉCRÉTION CON-
TINUE DE L'ESTOMAC OU GASTRO-SUCHORRÉE ; ULCÈRE DE L'ESTOMAC. —
L'hyperchlorhydrie, l'hypersécrétion continue, l'ulcère de l'estomac, dit G. Lyon, constituent les trois anneaux de la même
chaîne morbide.

L'hyperchlorhydrie aiguë consiste dans une véritable crise survenant chez des personnes âgées de 15 à 25 ans, arthritiques et
nerveuses, sous l'influence d'un surmenage. La crise débute par
de la migraine, du pyrosis, des éructations ; puis des vomissements très acides se déclarent ; la douleur est très intense. Après
quelques heures, tous ces symptômes disparaissent, le malade
s'endort et il n'éprouve au réveil qu'un peu de lassitude. Cette
hyperchlorhydrie, d'origine gastrique, s'observe non seulement
chez les gros mangeurs, mais encore chez ceux qui ont des chagrins, des préoccupations d'affaires. La crise se produit alors
3 ou 4 heures après le repas et finit par aboutir à la *forme chronique*.

Celle-ci est très commune, puisqu'elle représente plus que le
quart des dyspeptiques, englobant l'immense majorité des cas
attachés autrefois à la *gastralgie*. On la rencontre surtout de 20
à 40 ans, principalement à la suite d'écarts de régime ou de
causes morales, comme fortes émotions, grands chagrins, préoccupations intenses, surmenage cérébral, veilles prolongées, c'est
pourquoi on l'observe fréquemment chez les personnes exerçant
des professions libérales. Mais elle résulte aussi très souvent de
l'irritation répétée de la muqueuse de l'estomac par les boissons
et les aliments excitants.

SYMPTÔMES. — Le début est presque toujours lent ; les douleurs viennent plus tard. L'appétit est généralement conservé,
souvent augmenté et même exagéré ; le malade mange d'autant
mieux qu'il est momentanément soulagé. La douleur ne paraît
que deux, trois, quatre heures après le repas, et c'est ce qui ca-
térise l'hyperchlorhydrie. Le vomissement est rare, mais il y a
des régurgitations acides très pénibles. La douleur peut manquer, ou à peu près, lorsque le repas se compose seulement de
substances albuminoïdes, viande ou œufs.

La maladie est susceptible de guérir sous l'influence du traitement, surtout si on l'institue dès le début. Les naphtols, les
vins et élixirs digestifs, ne peuvent que faire du mal dans ce cas
et transformer l'hyperchlorhydrie en hypersécrétion continue.

Hypersécrétion continue. — Cette forme grave de la dyspepsie, bien étudiée par Reichmann, est caractérisée par une sécrétion ininterrompue et exagérée du suc gastrique, avec excès de la proportion d'acide. On l'observe de 40 à 50 ans, plutôt chez l'homme que chez la femme. Les autres causes sont les mêmes que celles de l'hyperchlorhydrie.

SYMPTÔMES. — L'appétit persiste d'abord ; le malade a même souvent besoin de manger la nuit, et il y cède d'autant plus facilement qu'il se sent soulagé après l'ingestion d'un œuf, d'un peu de lait. Mais plus tard il diminue, et quelques malades refusent de manger afin d'éviter les vomissements. La soif est exagérée. La douleur, au début, se fait sentir deux ou trois heures après les repas, mais bientôt elle devient permanente, ou irrégulière et paraît aussi bien à jeun qu'après avoir mangé, la nuit comme le jour. La continuité de la sécrétion explique la permanence des phénomènes douloureux qui s'accompagnent de *pyrosis.* Le vomissement est, avec la douleur continuelle, un des signes essentiels de l'hypersécrétion. Il peut se répéter plusieurs fois par jour, surtout la nuit ; le liquide rejeté est très abondant et laisse dans l'œsophage, la bouche, une sensation de vive brûlure. La *dilatation de l'estomac* l'accompagne toujours, et ce signe, avec les deux précédents, la caractérise. La sécrétion urinaire est diminuée par suite des vomissements. Le malade maigrit et présente des troubles neurasthéniques. L'ulcère de l'estomac complique presque toujours cette maladie, qui est de très longue durée et pour ainsi dire incurable. On la reconnaît facilement aux trois caractères que nous venons d'indiquer. Tant qu'il n'y a pas d'hémorragie, il est parfois difficile de savoir si l'hypersécrétion se complique d'ulcère ; mais cela importe peu, le traitement ne variant que par la sévérité plus grande apportée dans le régime prescrit à l'ulcéreux.

Ulcère de l'estomac. — Cette maladie consiste en une ulcération de la muqueuse stomacale, siégeant surtout à la petite courbure, à la paroi postérieure et au pylore, et tendant à détruire toutes les parois de l'estomac.

L'ulcère ne peut se produire que grâce à l'action prolongée d'un suc gastrique hyperacide et à l'altération de la muqueuse. Ces deux causes sont nécessaires pour sa formation, elles se rencontrent dans l'hyperchlorhydrie et surtout dans l'hypersécrétion permanente.

Symptômes. — L'ulcère est caractérisé par une douleur lancinante à l'extrémité inférieure du sternum, et à la colonne vertébrale, au niveau de la 6e ou 7e vertèbre dorsale ; cette douleur est exaspérée par la pression, l'ingestion des aliments et revient par accès ; — par des vomissements alimentaires, muqueux, pituiteux, et des hémorragies (*hématémèse*) composées de sang rouge, liquide quand l'hémorragie est abondante et suivie de près par le vomissement, ou bien de caillots, de matières noires lorsque le sang a séjourné pendant quelque temps dans l'estomac. Il arrive qu'une certaine quantité de celui-ci passe dans l'intestin et donne lieu à des selles noires, poisseuses (*melæna*, de μέλαινα, de μέλας, noir, maladie noire). Le malade maigrit et s'affaiblit beaucoup.

Sous l'influence du traitement, l'hyperchlorhydrie ou l'hypersécrétion peuvent diminuer, cesser même, et l'ulcère, dans ce cas, se cicatrise ; mais une rechute est à craindre si la sécrétion hyperacide reparaît. L'ulcère de l'estomac est donc toujours très grave, d'autant plus que des complications mortelles, comme l'hémorragie, la perforation, peuvent se produire.

3° Hypopepsie, apepsie. — Les symptômes sont ici moins nets que dans l'hyperpepsie. La langue est souvent pâteuse, la bouche amère. Le malade accuse des troubles généraux et ne se plaint pas de ses digestions ; il vomit rarement ; mais les pituites sont très fréquentes, surtout chez l'alcoolique. Son estomac est généralement dilaté, et il a alternativement de la diarrhée et de la constipation. Il est abattu, somnolent, fatigué au réveil. Dans l'apepsie, le liquide stomacal est peu abondant et contient des débris alimentaires ; parfois, au bout d'une heure, l'estomac est vide. Si l'intestin peut suppléer ce viscère, le malade se porte relativement bien, mais le plus souvent il maigrit, et il succombe après avoir présenté des symptômes susceptibles d'être confondus avec ceux du cancer.

Traitement général des dyspepsies. — La première chose à faire, quand il s'agit de traiter une personne qui a une maladie de l'estomac, c'est d'analyser le suc gastrique. Dans ce but, on fait faire le matin à jeun ce qu'on appelle un repas d'épreuve, composé de 40 à 70 gr. de pain blanc, de 200 à 300 gr. de thé léger, et une heure après on évacue le contenu de l'estomac. Le tube aspiratoire de Frémont convient pour cet usage. Suivant que l'analyse décèle de l'hyperchlorhydrie ou de l'hypopepsie, on ins-

titue le traitement approprié que nous indiquons plus loin. Voyons
d'abord le traitement général.

1° *Régime alimentaire.* — Ce régime doit être la base du traitement. En tête de la liste il faut placer le *lait*, car il est indiqué
dans tous les cas, dans l'hyperpepsie comme dans l'hypopepsie.
Le *képhir* convient particulièrement dans cette dernière affection
et dans l'apepsie. Les œufs, aussi peu cuits que possible, sont
indispensables. Les viandes de bœuf, de poulet, de mouton sont
bonnes, mais non celles du porc, de l'oie. Le maigre du jambon
est cependant facile à digérer ainsi que le gibier frais, les poissons maigres, comme la sole, le merlan, le brochet, la perche, etc.
Les extraits de viandes n'ont aucune propriété nutritive. Les
huîtres conviennent aux hypopeptiques seulement. Les corps
gras doivent être évités avec le plus grand soin par tous les dyspeptiques. Les légumes verts sont utiles aux constipés. Les farineux ou légumes secs sont nuisibles aux personnes qui ont de la
dilatation de l'estomac, et aux hyperchlorhydriques qui ont des
fermentations anormales avec production abondante de gaz ; mais
les autres dyspeptiques peuvent en user, surtout s'il s'agit de la
purée de pommes de terre. Les truffes, les champignons, les salades crues doivent être laissés. On permet les pêches, les raisins,
les prunes, les fraises. pourvu qu'on rejette les pellicules, les pé-
pins, les noyaux. Les fruits acides sont bons pour les hypopeptiques, surtout lorsqu'ils sont cuits. Le pain doit être supprimé
dans l'hyperpepsie et l'hyperchlorhydrie, et remplacé par du pain
grillé, des biscottes, etc. Les nouilles, le macaroni ne valent rien;
il n'en est pas de même de la semoule, du gruau d'avoine, du riz,
du maïs, de l'arrow-root, du tapioca, du salep. Il faut éviter les
pâtisseries et les sucreries. Le vin est formellement contre-indiqué chez les hyperchlorhydriques. Le blanc est préférable parce
qu'il est moins acide, moins riche en tannin et en tartrates.
Toutes les liqueurs doivent être supprimées. La bière légère, non
falsifiée, est une bonne boisson. Le cidre est mauvais quand il
existe des fermentations. Pour G. Sée, le thé léger, à 40°, est la
meilleure boisson. Les infusions de camomille, de tilleul, de
feuilles d'oranger peuvent le remplacer. Le café au lait avec des
biscottes, sans beurre, est le meilleur repas du matin. Le chocolat
est souvent mal digéré. Le café noir ne convient pas aux hyperpeptiques. Les eaux de table et surtout l'eau de Seltz ne valent

rien. En somme la meilleure boisson est l'eau de source, mais jamais glacée.

Le régime lacté doit être exclusif dans l'ulcère de l'estomac; on prend 3 à 4 litres de lait dans les 24 heures, par petites quantités à la fois, un verre environ toutes les heures pendant 10 heures. S'il donne de la diarrhée, il faut le cesser; la constipation est combattue par des lavements. On facilite la tolérance en ajoutant du bicarbonate de soude, de l'eau de chaux, de l'eau de Vals, de l'eau de Vichy. Le képhir doit être pris à la dose de 5 à 6 bouteilles; on peut le recommander aux personnes qui ne veulent plus de lait.

Leube a indiqué quatre régimes mixtes représentant une graduation judicieusement établie de l'alimentation pour les dyspeptiques. Ces régimes peuvent ne pas être suivis au pied de la lettre, mais ils donnent quelques points de repère qu'il faut connaître.

Le premier régime comprend les aliments dont la digestibilité est la plus facile, c'est-à-dire, le bouillon, la solution de viande, le lait, les œufs mollets et crus, les biscuits non sucrés.

Le second comprend la cervelle de veau bouillie, le ris de veau bouilli, le poulet et le pigeon bouillis, les pieds de veau, les soupes bien trempées, les bouillies au lait préparées avec du tapioca ou des œufs battus.

Du troisième régime font partie la viande de bœuf crue et pulpée, le jambon maigre également divisé, le pain blanc rassis, la purée de pommes de terre, le thé ou le café.

Le quatrième, le plus substantiel, ne diffère guère de celui de l'homme sain, puisqu'il admet le poulet et le pigeon rôtis, le veau rôti, le roastbeef saignant, le macaroni, la bouillie de riz au lait.

Leube ne prescrit le vin qu'en dernier lieu. Il interdit les sauces, les salades, la plupart des légumes, car il ne permet que les épinards jeunes et finement hachés, rarement les asperges.

Il arrive quelquefois, comme dans l'ulcère de l'estomac, le cancer, qu'il ne faut pas nourrir le malade par la bouche; on doit alors recourir à l'*alimentation rectale*. On prépare un lavement aux œufs de la manière suivante : battre 2 œufs, jusqu'à ce que le blanc ne file plus, dans une petite quantité d'eau froide, ajouter 250 gr. d'eau tiède, 4 gr. de sel et cinq gouttes de laudanum afin que le malade puisse garder le lavement. En donner 2 et 3 par jour. On peut remplacer l'eau par du bouillon salé ou du lait et ajouter une cuillerée à café de peptone sèche. Leube recommande les lavements pancréatisés : hacher finement 150 à 300 gr. de viande de bœuf ; 50 à 100 gr. de pancréas du même animal ; agiter vivement avec 75 à 150 gr. d'eau tiède de façon à obtenir une consistance de bouillie claire. — On doit donner auparavant un lavement évacuatoire. Cette alimentation est très précieuse, mais il faut l'abandonner, du moins, pendant quelques jours, dès qu'elle détermine une inflammation du rectum.

2° *Hygiène générale des dyspeptiques*. — Ceux-ci doivent prendre un exercice suffisant. Cependant le repos est nécessaire aux ulcéreux et aux hyperchlorhydriques, ainsi qu'à ceux qui sont soumis exclusivement au régime lacté. La gymnastique des mouvements est utile. Le changement d'air est très favorable. Les lotions froides, les frictions avec de l'eau de Cologne, les bains fréquents sont indispensables. Les repas doivent être pris à des heures très régulières et les aliments mastiqués aussi bien que possible. Pas de tabac.

3° *Médicaments*. — Le bicarbonate de soude peut être donné aux hypopeptiques quand on veut utiliser son action excitante, et aux hyperchlorhydriques quand c'est son action chimique neutralisante. Les premiers prennent de 50 centigr. à 1 et 3 gr., un quart d'heure environ avant les repas ; les seconds, 1 à 2 gr. aussitôt après les repas, et ils recommencent toutes les demi-heures ou toutes les heures jusqu'à ce qu'ils ne souffrent plus. Ils peuvent prendre encore 2 à 3 gr. de magnésie calcinée dans de l'eau ou du lait sucré ; 2 ou 3 gr. de bromure de strontium en solution dans de l'eau, en 3 fois dans les 24 heures, s'ils sont hyperchlorhydriques avec ou sans dilatation de l'estomac, la *flatulence* disparaît ainsi très vite ; 100 à 200 gr. d'eau de chaux par jour dans du lait, quand il y a hyperchlorhydrie et ulcère ; ajouter dans ce dernier cas le sous-nitrate de bismuth. L'acide lactique est surtout indiqué pour calmer les troubles de la digestion intestinale, dans la diarrhée. Les amers sont très usités : gentiane, colombo, quassia-amara, cascarille, condurango, rhubarbe à hautes doses ; la strychnine et la noix vomique à petites doses. Gouttes amères de Beaumé, 4 gouttes 5 minutes avant les repas dans un petit verre d'eau. Teinture de gentiane 4 gr., teinture de badiane 4 gr., teinture de noix vomique 4 gr., teinture d'écorces d'oranges amères 40 gouttes, chloroforme 25 gouttes ; prendre dix à vingt gouttes dans un petit verre d'eau un quart d'heure avant les repas. Granules Ch. Chanteaud de quassine, 3 ou 4 en se mettant à table, d'arséniate de strychnine, 2 ou 3. La pepsine est moins employée aujourd'hui. On prescrit davantage la pancréatine : bicarbonate de soude 8 gr., pancréatine 6 gr., maltine 2 gr., pour 16 cachets, 1 au milieu de chaque repas. La papaïne se donne en cachets de 5 à 10 centigr., en dragées, vin, élixir. — Lorsque la *flatulence* est trop prononcée : infusions de menthe poivrée, de camomille, de mélisse ; 50 centigr. à 1 gr. 50 de poudre d'anis étoilé. On combat la *douleur* avec 2 à 10 centigr. d'extrait thébaïque en pilules ou en potion ; avec les gouttes noires anglaises, 4 à 8 gouttes dans un peu d'eau ; — eau de chaux 80 gr., chlorhydrate de morphine 2 centigr, de cocaïne 3 centigr., 1 cuillerée à café au milieu des repas ; — chlorhydrate de morphine 10 centigr., eau de laurier cerise 5 gr., 2 gouttes sur un morceau de sucre avant le repas ; — injection de morphine si la douleur est trop forte ; — eau chloroformée saturée 150 gr., eau de menthe ou de fleurs d'oranger 30 gr., eau 120 gr., 1 à 6 cuillerées à bouche par jour. Le naphtol, le salol. le bétol, etc., doivent être employés avec la plus grande prudence et seulement dans l'hypopepsie et l'apepsie.

4° *Moyens physiques locaux.* — Le *lavage de l'estomac* au moyen des tubes Faucher ou Debove n'a qu'un danger, celui de provoquer une hémorragie gastrique ; on l'évite en ne le pratiquant pas dans le cas d'ulcère. Il débarrasse l'estomac des débris alimentaires, du mucus, des toxines et des gaz provenant des fermentations. Il faut donc y recourir toutes les fois que les aliments restent trop longtemps dans l'estomac et y fermentent, mais il ne faut jamais en abuser. On se sert pour le lavage de solutions antiseptiques : 1 à 10 gr. de résorcine pour 1 000 ; 30 pour 1 000 d'acide borique ; 5 pour 1 000 de thymol ; même dose de permanganate de potasse ; 10 à 30 gr. de benzoate de soude ; 1 pour 1 000 d'acide salicylique. Ce dernier convient principalement dans l'hyperpepsie ; le bicarbonate de soude, 20 à 30 pour 1 000 dans l'hyperchlorhydrie lorsqu'il existe des douleurs internes ; le benzoate de soude est surtout indiqué dans l'hypopepsie avec fermentation. Le lavage doit être fait à jeun et par le médecin.

Le *gavage* consiste dans l'introduction par la sonde d'aliments liquides ; ses indications sont très restreintes dans les dyspepsies.

Le *massage* n'est contre-indiqué que dans l'ulcère et le cancer.

3° *Moyens généraux.* — Les *inhalations d'oxygène* sont utiles dans la dyspepsie des chlorotiques. L'*hydrothérapie,* bien faite, rend de signalés services. Le *traitement thermal* est très important aussi : l'eau de Vichy convient aux hyperpeptiques sans hyperchlorhydrie marquée ; elle ne vaut rien pour les hypopeptiques, à moins que l'affection ne soit très récente. Les eaux chlorurées sodiques de Bourbonne, Bourbon-l'Archambault, Bourbon-Lancy, Balaruc, Wiesbaden, Kissingen, Nauheim, Hombourg, sont indiquées chez les hypopeptiques et contre-indiquées chez les hyperpeptiques. Chatel-Guyon convient aux hypopeptiques constipés, ainsi que Royat, Ems, Pougues, Saint-Nectaire. Carlsbad est indiqué dans l'hyperchlorhydrie au début, contre-indiqué dans les dyspepsies d'ancienne date, dans la dilatation d'origine mécanique, dans les dyspepsies nerveuses. Evian, Alet, Plombières et Luxeuil calment les crises douloureuses de l'hyperchlorhydrie. Les eaux dites de table, Saint-Galmier, des Huchers, Bussang, Condillac, Carmen de Vals, conviennent dans le cas où le chimisme stomacal est peu troublé ; elles ne valent rien quand il s'agit d'une dyspepsie ancienne avec atonie.

Traitement des dyspepsies chimiques en particulier. — Hyperpepsie. — Il faut tout d'abord faire cesser les causes qui déterminent ou entretiennent l'état irritatif des glandes à pepsine. Ces causes sont une alimentation vicieuse, l'abus de l'alcool, du tabac, l'usage de certains médicaments, et quelques maladies, comme la chlorose, la tuberculose, l'épuisement nerveux, le tabes. Le malade doit mener une vie calme, éviter les émotions, le surmenage intellectuel, manger lentement et mâcher bien les viandes rôties ou grillées dont on a enlevé la graisse et les aponévroses, éviter les acides, les épices, le sel excepté, les légumes verts, les féculents, excepté les purées de pommes de terre et de lentilles. La meilleure boisson est le lait, ou simplement l'eau ; les infusions de feuilles d'oranger, de menthe, de camomille achèvent la digestion lorsqu'elle est lente. Les médicaments sont inutiles, à part 4 à 6 gr. de sulfate de soude pris le matin à jeun dans un quart de verre d'eau tiède ou d'eau de Vichy. Une cure dans cette ville donne de bons résultats.

Hyperchlorhydrie aiguë. — Le malade doit se reposer intellectuellement, vivre à la campagne et faire de l'hydrothérapie. Pour calmer la crise, il prendra le paquet suivant en une fois dans un peu d'eau : magnésie calcinée 1 gr. 50, bismuth 20 à 60 centigr., chlorhydrate de morphine 1 à 2 milligr., bicarbonate de soude 1 gr., lactose 50 centigr. (V. traitement général).

Hyperchlorhydrie permanente. — Le malade suivra pendant une quinzaine de jours, successivement, les régimes suivants, indiqués par M. A. Mathieu.

1ᵉʳ Régime. — Régime lacté, 2 litres et demi à 4 litres par jour; un demi-litre environ toutes les trois heures. Au besoin 100 gr. d'eau de chaux par litre de lait. Alcalins en quantités variables, donnés par doses successives au moment où commence la douleur, en quantité suffisante pour la faire disparaître. Gavage à la poudre de viande alcalinisée. Poudre de viande 100 à 200 gr. par jour ; ou encore viande crue pulpée, 200 gr.

2ᵉ Régime. — Lait, 2 litres et demi à 3 litres (tout compris). Œufs à la coque peu cuits. Poudre de viande ou viande crue. Potages au lait avec tapioca, pâtes, semoules, vermicelle fin. Au besoin 200 gr. de lactose par litre de lait.

3ᵉ Régime. — Lait, 2 litres y compris potage au lait, comme ci-dessus. Viande crue 100 à 200 gr., ou à défaut de viande crue, viande rôtie, mondée ou hachée. — Volaille, ris de veau, cervelle bouillie. Gâteaux secs ou biscottes. — Purée de pommes de terre.

4ᵉ Régime. — Lait comme boisson aux repas, ou, à son défaut, eaux indifférentes ou infusions modérément chaudes. — Œufs à la coque ou bouillis : viandes grillées ou rôties. Jambon. Poissons maigres, bouillis ou frits (merlan, sole). — Purée de pommes de terre. Pommes de terre bouillies. — Plus tard purée de légumes secs, de julienne, de choux-fleurs. Légumes verts cuits. Marmelades de pommes. Poires grillées en quantité modérée ; gâteaux secs et biscottes. Biscottes de légumes.

Il évitera tout surmenage, s'abstiendra du tabac et prendra des douches chaudes. Il combattra la douleur en saturant l'acide chlorhydrique au moyen de 1 gr. de bicarbonate de soude qu'il prendra de demi-heure en demi-heure, après chaque repas, jusqu'à ce qu'il ne souffre plus. Quand les douleurs auront disparu il supprimera les alcalins, et il prendra, un quart d'heure avant chaque repas, 1 ou 2 des cachets suivants : soufre lavé 10 centigr., bitartrate de potasse 1 gr., magnésie calcinée 20 centigr. pour 1 cachet. — Le lavage de l'estomac est souvent nuisible. Pas de purgatifs; lavements huileux s'il y a constipation. Les eaux de

Vichy, de Vals, de Carlsbad ne sont pas indiquées ; mais bien celles de Luxeuil, de Plombières.

Hypersécrétion continue. — Il faut suivre les mêmes régimes que nous venons d'indiquer, mais encore avec plus de rigueur. Très peu de liquides ; un verre et demi à deux verres au plus de lait ou d'eau à chaque repas. On supplée à l'insuffisance de la boisson en prenant des lavements d'un ou de deux verres d'eau tiède qu'on garde bien entendu. Un paquet toutes les heures, dans la journée, de 1 gr. de bicarbonate de soude ; il faut quelquefois 20 à 30 gr. pour combattre la douleur. Le lavage de l'estomac avec de l'eau pure ou légèrement alcoolisée, arrête les vomissements ; on en fait un d'abord tous les jours, puis tous les deux jours, puis on cesse. Pas de pain.

Ulcère. — La base du traitement réside dans le régime lacté et dans les lavements alimentaires (V. p. 536). On nourrit ainsi le malade par la voie rectale pendant deux ou trois semaines, avec cinq ou six lavements par jour ; on reprend ensuite l'alimentation par la bouche, pour revenir encore après aux lavements. En même temps le malade garde le repos le plus complet. Quand il n'y a plus de douleurs, ni d'hématémèse, on donne des œufs à la coque, des potages, de la gelée de viande, et on arrive progressivement à une alimentation plus variée. Les alcalins sont nécessaires : 10 à 15 gr. de sous-nitrate de bismuth en suspension dans 200 gr. d'eau, tous les jours d'abord, puis tous les deux ou trois jours. 3 à 5 centigr. de belladone en pilules : injections de morphine si les douleurs sont intolérables. Pas de lavages d'estomac, surtout au début. Le malade doit, en outre, séjourner autant que possible à la campagne, faire des frictions alcooliques sur tout le corps et se surveiller sans cesse, car l'hématémèse et la perforation le guettent toujours.

Hémorragie, hématémèse. — Il faut supprimer toute alimentation par la bouche et y suppléer par des lavements alimentaires (V. page 536) et des lavements d'eau pure. On donne quelquefois des injections de morphine et on place une vessie de glace sur le creux de l'estomac. Le lait et le bouillon ne sont repris que lorsqu'il n'y a plus de sang dans les vomissements et les selles. Si l'hémorragie est très abondante : injections d'éther, de caféine. Le chirurgien ne doit intervenir qu'exceptionnellement.

Hypopepsie. — On commence par supprimer les causes : alcool, thé, café, tabac, élixirs, vins toniques, digestifs et on soigne bien les dents. Le malade est soumis au régime lacté pendant une huitaine seulement; on a recours ensuite au régime mixte. Il est préférable de réduire la viande en pulpe, de la manger rôtie, bouillie ou braisée. Les potages seront épais et faits avec du gruau d'avoine, de riz, du tapioca au lait; on donnera aussi des purées de lentilles, de pommes de terre. Les alcalins doivent être pris à petite dose avant le repas, ou bien 3 ou 4 gouttes de teinture de noix vomique dans un peu d'eau. Les meilleures eaux sont celles de Vichy, de Royat, de Pougues, dans les cas légers, et de Saint-Nectaire dans les cas plus sérieux. Chatel-Guyon est indiqué lorsqu'il existe une constipation rebelle.

Vomissements. — Les vomissements sont très fréquents dans les maladies de l'estomac. Ils peuvent être liés à des troubles gastriques ou intestinaux, sans altération de la santé générale; ou bien à une maladie chronique, comme la tuberculose, la chlorose, le mal de Bright, la cirrhose, la maladie bronzée, etc.; ou bien à des maladies aiguës, fébriles, comme la grippe, la péritonite, le choléra, l'érysipèle, la pneumonie, la fièvre typhoïde, la scarlatine; ou encore à l'empoisonnement par l'alcool, le tabac, l'oxyde de carbone, la morphine; ou a des névroses et maladies organiques du système nerveux, comme l'hystérie, la neurasthénie, la migraine, la méningite, le ramollissement, les hémorragies du cerveau, le tabes; ou enfin à des causes d'ordre réflexe ou mécanique, comme cela arrive dans le mal de mer, les lithiases hépatique, rénale, la coqueluche, la hernie étranglée.

La première chose à faire est de supprimer les aliments et de donner des boissons glacées, ou un mélange de glace pilée dans de l'eau de Seltz que le malade boit par petites quantités et à l'aide d'une paille. On fait prendre encore la *potion de Rivière,* une cuillerée à bouche, toutes les heures, de la bouteille n° 1, et aussitôt après une cuillerée à bouche de la bouteille n° 2; de l'eau chloroformée, plusieurs cuillerées à bouche dans les vingt-quatre heures; 1 à 5 centigr. de cocaïne; 1 à 4 gr. de bromure; 1 à 10 gouttes de teinture d'iode.

Quand il y a indigestion, il faut favoriser les vomissements. Dans les autres cas de maladie de l'estomac et des intestins, on soumet le malade au régime lacté, quelquefois au lavage de l'estomac, et on combat la constipation.

Lorsque les vomissements sont liés à une maladie générale chronique, le traitement doit viser cette maladie. Il faut savoir que souvent il suffit de supprimer l'arsenic, la créosote, le fer, par exemple, pour voir aussitôt cesser des vomissements rebelles.

Dans ceux occasionnés par les maladies infectieuses, on donne des boissons glacées, de la limonade chlorhydrique, de l'eau chloroformée, des inhalations d'oxygène.

Dans les vomissements liés à une intoxication, il faut supprimer la cause et prescrire le régime lacté.

Dans les vomissements nerveux, on recommande le bicarbonate de soude à haute dose, le repos absolu, les boissons tièdes (Voir, plus loin, *Dyspepsie nerveuse*).

Lorsque les vomissements sont réflexes, on prescrit l'eau chloroformée, la cocaïne, le chanvre indien, le repos. — Dans les vomissements de la grossesse, on donne du bromure de potassium, la belladone, la cocaïne, l'opium, la morphine, le menthol, les inhalations d'éther, de chloroforme, le chloral en lavement, la noix vomique, la pepsine, le champagne, le valérianate de cerium (5 pilules de 5 centigr. par jour).

Flatulence. — La flatulence s'observe dans la plupart des états dyspeptiques. Lorsque l'estomac est dilaté, les gaz expulsés sont généralement fétides; dans le cas contraire, ils sont inodores. Les poudres absorbantes : craie, magnésie calcinée, poudre de charbon, etc., ne suffisent pas; il faut donner encore de l'eau chloroformée, de l'acide chlorhydrique et du salicylate de soude. Comme aliments, éviter les substances grasses, les viandes faisandées, la charcuterie, la friture, le maquereau et l'anguille, les sardines, le saumon, le homard, les champignons, les truffes, les choux, les salsifis, les féculents non décortiqués, le fromage fermenté, les fraises, les figues, les noisettes, les noix, les boissons fermentées, sucrées ou gazeuses : prendre après les repas une infusion aromatique tiède de menthe, d'anis, de feuilles d'oranger, de camomille, de mélisse, etc.

Anorexie. — L'anorexie (de ἀ privatif et ὄρεξις, appétit) s'observe dans toutes les maladies aiguës, fébriles, et dans presque toutes les maladies de l'estomac. Les amers réveillent l'appétit ; mais il faut traiter aussi la cause et faire un choix judicieux des aliments (V. p. 535 et suivantes).

Dilatation de l'estomac. — La dilatation peut être la conséquence de la stase gastrique ou de l'atonie de l'estomac. La stase (de στάσις, arrêt) est un état morbide caractérisé par l'accumulation dans l'estomac des matériaux alimentaires qui ne sont pas évacués dans le laps de temps habituel ; elle a presque toujours une cause mécanique : obstruction du pylore par une tumeur, cicatrice, hypertrophie simple de l'anneau musculaire, compression exercée par les organes voisins, dislocation de l'estomac. L'atonie consiste dans une diminution de la tonicité des parois de l'estomac qui se laissent en même temps distendre avec une facilité extrême, quoique les fonctions motrices se fassent tout de même, mais plus lentement. La dilatation se rencontre souvent encore dans la convalescence des maladies infectieuses, dans les dyspepsies anciennes et chez les gros mangeurs.

Les troubles fonctionnels de l'atonie consistent en une sensation de plénitude à la région stomacale et en éructations ; l'appétit persiste, mais il est vite satisfait ; la constipation est habituelle.

Comme *traitement* on donne de la noix vomique, et on fait des repas peu copieux, mais fréquents. On prend des aliments possédant une valeur nutritive très grande dans un faible volume, et on s'abstient des graisses, des pâtisseries, des sucreries. Le lavage de l'estomac est inutile, puisqu'il n'y a pas de rétention.

La dilatation avec stase se reconnaît par une voussure autour de l'ombilic, le clapotage constaté chez des malades qui n'ont pas mangé depuis plus de douze heures, et enfin par le résultat de la sonde, qui ramène à jeun des débris d'aliments, des liquides, etc. Elle procure des vomissements abondants, contenant souvent des aliments ingérés depuis plusieurs jours, une constipation opiniâtre, de l'amaigrissement, la perte des forces, etc.

Le *traitement palliatif* consiste à donner des aliments très divisés et très nutritifs sous un faible volume : lait, œufs, viande pulpée, purée de féculents. De temps en temps il faut recourir à l'alimentation par la voie rectale. Les boissons doivent être prises en très petite quantité. Lorsque les douleurs sont violentes, on les calme avec les alcalins à haute dose et avec le lavage de l'estomac (acide salicylique, 1 pour 1 000 ; benzoate de soude, 5 pour 1 000). — Le traitement chirurgical ou curatif s'adresse à l'obstacle mécanique ; nous n'avons pas à en parler ici.

Dyspepsie nerveuse. — Cette dyspepsie se rencontre chez des personnes n'ayant aucune affection antérieure de l'estomac. Elle se rattache presque exclusivement à la neurasthénie : « Pendant son repas, dit M. Bouveret, un homme, jusque-là bien portant, apprend tout à coup une mauvaise nouvelle ; brusquement il perd l'appétit, cesse de manger, éprouve quelques sensations de tension ou de plénitude à l'épigastre. Voilà un fait d'observation journalière et qui met bien en lumière l'influence d'un état cérébral sur les fonctions de l'estomac. Sans doute, ces symptômes sont probablement fugaces, passagers, ils auront entièrement disparu au bout de quelques jours, peut-être de quelques heures. Ils représentent cependant une esquisse de la dyspepsie nerveuse. » L'hystérie peut la déterminer aussi.

On la *traite* en évitant les aliments trop indigestes, ceux qui fermentent facilement, comme le poisson frais, les viandes avancées, les fromages fermentés, les salades. Le malade doit rester longtemps à table, et pas seul, car il faut le distraire. Eau de Vichy, source Hauterive ; granules au sulfate de strychnine, deux à six par jour ; massage de l'estomac. Contre les éructations nerveuses dans l'hystérie, bromure de potassium ; contre les spasmes du cardia, caractérisés par la difficulté d'avaler, on emploie des bougies, afin d'obtenir la dilatation ; contre les vomissements nerveux, on a recours à l'hydrothérapie, à l'électricité généralisée, au séjour à la campagne, et, comme médicaments, eau chloroformée, cocaïne, belladone, menthol.

Cancer de l'estomac. — L'estomac est fréquemment atteint de cancer. Celui-ci peut être un épithéliome, un encéphaloïde ou un squirrhe. Son siège de prédilection est le pylore, le cardia, puis viennent la petite et la grande courbure.

On le rencontre surtout entre trente et soixante ans ; il est héréditaire dans un sixième des cas. Les chagrins prolongés, les émotions morales, l'arthritisme, l'herpétisme, le diabète y prédisposent.

Le cancer du cardia (V. tome Ier, p. 120) rétrécissant cet

orifice, les aliments s'accumulent dans la partie inférieure de l'œsophage et le dilatent, tandis que l'estomac, se trouvant ordinairement vide, se ratatine. Dans le cancer du pylore, les aliments ne pouvant plus passer dans l'intestin, distendent l'estomac par leur séjour trop prolongé et l'abaissent. Les ganglions voisins, ainsi que les sous-claviculaires, sont souvent atteints.

Symptômes. — On constate dès le début des troubles digestifs, des renvois acides, aigres (pyrosis), quelquefois des nausées et des vomissements, et une sensibilité à l'épigastre. Celle-ci, au bout d'un temps variable, se transforme en une véritable douleur s'exaspérant par la pression, l'ingestion des aliments. En même temps paraissent des vomissements pituiteux, muqueux, alimentaires ; très souvent ils sont composés d'une matière noire comparable à du marc de café ; dans ce cas, les déjections ont presque toujours la même couleur (melœna). Une tumeur dure, bosselée, occupe l'épigastre 80 fois sur 100. Le malade est atteint alternativement de diarrhée et de constipation ; il maigrit, pâlit, perd ses forces, prend la couleur jaune paille caractéristique du cancer ; il se trouve alors dans un état cachectique qui amène des œdèmes généralisés, des thromboses dans les veines iliaques ou fémorales. La mort survient environ douze à quinze mois après, par cachexie, hémorragie, perforation de l'estomac, ou propagation au foie, aux poumons.

Le *diagnostic* est souvent très difficile ; cependant, lorsqu'on constate les vomissements noirs et la tumeur épigastrique, on a beaucoup de chance de ne pas se tromper. L'*ulcère* s'en distingue parce qu'il survient à tout âge, est susceptible de guérir, procure une douleur plus vive et pas continue comme dans le cancer, donne lieu à des vomissements plutôt rouges que noirs, et ne produit pas la cachexie aussi vite.

Traitement. — Le malade doit éviter les épices, les sauces, les huiles, les graisses, le vinaigre, les crustacés, et se nourrir surtout avec du lait, du képhir, des œufs, des pâtes, des purées. — Le condurango permet d'obtenir un peu d'amélioration (écorce de condurango blanc 15 gr., eau 360 ; faire macérer douze heures, réduire à 180 gr. par l'ébullition, et prendre trois cuillerées à soupe tous les jours) ; il en est de même du chlorate de soude à la dose de 8 à 16 grammes par jour, de l'aristol, 30 centigr. — Mais ce sont surtout les alcalins et les lavages de

l'estomac avec de l'eau de Vichy, du chloral à 5 à 10 pour 1000,
de l'acide salicylique à 1 pour 1000, s'il y a fermentation
putride, qui exercent une heureuse influence sur les vomissements, les douleurs, et même les hémorragies. Lorsque l'estomac
est rempli de gaz, on donne du charbon, de la magnésie, du
salicylate de bismuth, du salol. La douleur est calmée par la
glace, les opiacés, les injections de morphine. Enfin il faut soutenir le malade avec des lavements alimentaires : bouillon
250 gr., vin 120 gr., jaunes d'œufs 2, peptone sèche 4 à 20 gr.
— La sérumthérapie cancéreuse est encore à l'étude. — Le traitement chirurgical consiste à pratiquer la gastro-entérostomie
(anastomose de l'estomac et des intestins); on peut prolonger
ainsi d'un an environ la vie du malade et on lui évite en même
temps les tortures de l'inanition.

Gastralgie. — La gastralgie (de γαστήρ, estomac, et ἄλγος,
douleur), nommée aussi *crampes d'estomac*, est une névrose de
ce viscère, se manifestant par une douleur d'une nature spéciale,
différente de celle des dyspepsies, de l'ulcère rond et du
cancer.

On la rencontre chez les anémiques, les hystériques, les
neurasthéniques, les arthritiques. Elle se produit à la suite
d'écarts de régime, d'une alimentation irritante, de l'abus de
l'alcool, du café, de travaux excessifs, de l'empoisonnement par
le plomb, le mercure.

Symptômes. — Cette affection est caractérisée par une douleur
spontanée, mais pouvant être précédée de nausées et d'éructations.
La douleur est d'une violence extrême, déchirante, brûlante,
irradiant à l'abdomen, dans le dos, s'exaspérant par une pression
superficielle et se calmant par une pression profonde avec la
paume de la main ou l'ingestion d'aliments. Il y a pâleur de la
face, anxiété, parfois défaillances, syncopes. L'accès peut ne
durer que quelques minutes, mais aussi plusieurs heures, et il
se reproduit plus ou moins fréquemment. Dans l'intervalle, la
santé est bonne, ou bien il y a de l'anorexie, de la boulimie, des
vomissements, des vertiges, des palpitations.

Diagnostic. — Il ne faut pas la confondre avec les *coliques hépatiques*, qui occasionnent une douleur dans l'hypocondre droit
irradiant à l'épaule droite et qui amènent la jaunisse; — avec
la *gastrite chronique*, qui présente des troubles digestifs plus

persistants et une douleur moins vive ; — avec l'*ulcère simple*, dont la douleur est réveillée par les aliments et qui donne lieu à l'hématémèse ; — avec le *cancer*, qui occasionne une douleur plus sourde, des vomissements noirs et produit la cachexie.

TRAITEMENT. — *Au moment de l'accès*, on applique des linges très chauds au creux de l'estomac, des sinapismes ; on fait des injections sous-cutanées de morphine. On donne deux à cinq gouttes de laudanum dans un peu d'eau, un quart d'heure avant les repas, ou bien deux à quatre gouttes blanches (eau de laurier-cerise 5 gr., chlorhydrate de morphine 10 centigr.), ou encore trois cuillerées à bouche dans les vingt-quatre heures de la préparation suivante : chlorhydrate de cocaïne 50 centigr., eau 300 ; des perles d'éther, de l'eau chloroformée ; une potion, à prendre dans la journée, dans laquelle on fait mettre 5 centigr. d'extrait de cannabis indica ; une cuillerée à soupe après les repas d'une solution à 20 pour 300 de bromure de strontium. — *En dehors de la crise* : lait, potages, œufs, régime doux (V. traitement des dyspepsies, p. 334).

Dyspepsie intestinale ou gastro-entérite infantile ou **athrepsie.** — L'athrepsie (de ἀ, priv., τρέφειν, nourrir) est une maladie des enfants nouveau-nés caractérisée par une diarrhée liquide abondante, des vomissements et un amaigrissement progressif, réduisant assez rapidement le petit être à l'état de squelette, par suite de l'impossibilité dans laquelle se trouve celui-ci de digérer, ou même d'avaler aucun aliment.

D'après G. Lyon, « les troubles digestifs de la première enfance reconnaissent pour cause unique, en dernière analyse, une infection, d'où le nom d'infection gastro-intestinale qu'on leur a donné récemment. En effet, si l'alimentation vicieuse paraît être la cause la plus fréquente de ces troubles, c'est en introduisant dans l'organisme des germes infectieux, ou bien en troublant le processus chimique de la digestion et favorisant par suite l'entrée en scène des germes saprophytes ou pathogènes du tube digestif. Dans les deux cas (infection d'origine extérieure ou ectogène, et infection d'origine intérieure ou endogène), l'intervention microbienne est constante. »

L'infection d'origine extérieure a pour cause l'introduction dans les voies digestives d'un poison tout formé que l'intestin résorbe, ou de microbes qui s'y développent et y sécrètent leurs toxines; elle peut atteindre des enfants se portant très bien. Dans la seconde, les causes résidant dans l'organisme lui-même. il y a toujours auparavant des troubles digestifs, occasionnés par une alimentation vicieuse qui donne naissance à des produits nuisibles et rend virulents des microbes inoffensifs.

Causes alimentaires. — Pendant les six premiers mois, l'enfant ne peut digérer que le lait. Si on lui donne des bouillies, ou une nourriture plus substantielle encore, on occasionne des troubles digestifs qui peuvent faire naître l'athrepsie. Mais le lait lui-même est susceptible de la produire, s'il est administré irrégulièrement, s'il est donné en trop grande quantité, s'il contient des germes pathogènes, et surtout des microbes saprophytes.

Symptômes. — Dans la forme aiguë, les symptômes sont les mêmes que ceux de l'infection cholérique : vomissements, diarrhée bilieuse d'abord, puis aqueuse, urines rares, température au-dessous de la normale, 36 et même 35°. Elle ne s'en distingue que par l'absence du bacille de Koch qui ne se trouve pas dans les selles.

L'infection chronique constitue la véritable athrepsie. Après quelques troubles gastriques durant quelques jours, l'enfant se met à vomir un liquide blanchâtre au milieu duquel se trouvent des grumeaux de lait; les vomissements se renouvellent plus ou moins fréquemment, et le petit malade ne veut bientôt plus du sein ou du biberon. La diarrhée ne tarde pas à paraître. Les selles, blanches d'abord, deviennent vite vertes (coloration due au pigment vert microbien, et non à la réaction de la bile). L'enfant urine peu, maigrit beaucoup, ses traits se tirent, la peau se ride, le muguet paraît, des convulsions se déclarent et la mort survient dans le collapsus, ou par le fait d'une broncho-pneumonie, d'un érysipèle. On constate souvent des accidents cutanés : eczéma, urticaire, purpura, pemphigus, furoncles, etc. — Cependant l'infection n'est pas toujours aussi grave et la guérison peut être obtenue grâce à un bon traitement.

Traitement. — Il faut avant tout régler l'alimentation, espacer les tétées, examiner le lait de la mère, et, si l'enfant est au biberon, donner du lait stérilisé. On fait prendre après chaque tétée une cuillerée à café d'eau de Vichy, ou d'eau de chaux. En même temps, au début, on donne, vingt minutes après chaque tétée, une cuillerée à café de la potion suivante : acide lactique 2 gr., eau distillée 95 gr., sirop de sucre 15 gr., essence de menthe deux gouttes. L'antipyrine agit très bien aussi : antipyrine 50 centigr., sirop simple 50 gr., eau distillée 50 gr., une cuillerée à café toutes les deux heures, un peu avant la tétée. On donne encore le salol, de 3 à 8 centigrammes, le benzo-naphtol, le salicylate de bismuth, le bétol. Pour combattre l'affaiblissement, l'état cachectique, on a recours aux injections de sérum artificiel : sulfate de soude 5 gr., chlorure de sodium 2 gr. 50, eau distillée 500 gr. (bien stérilisée), injecter 10 à 30 centimètres cubes. La meilleure *prophylaxie* réside dans l'alimentation. Pour la quantité de lait à donner, v. tome II, page 352 et suivantes.

§ 2. — Maladies des intestins.

Coliques. — Entéralgie. — Entérite aiguë. — Entérite chronique. — Typhlite, Pérityphlite et Appendicite. — Phlegmon et abcès iliaque. — Dysenterie. — Occlusion intestinale. — Tuberculose intestinale. — Cancer de l'intestin. — Rhumatisme gastro-intestinal. — Diarrhée. — Constipation. — Hémorragie intestinale. — Plaies de l'intestin. — Vers intestinaux : ascarides lombricoïdes, oxyures vermiculaires, tricocéphale, ténia solium, ténia inerme, botriocéphale.

Coliques. — Tout le monde sait, pour les avoir éprouvées plus ou moins, ce qu'on entend par coliques. Celles-ci, caractérisées par des accès douloureux de très brève durée, mais se renouvelant à des intervalles très courts, par suite de l'exagération des contractions péristaltiques de l'intestin, se produisent dans les entérites, la constipation, l'obstruction intestinale, la colique de plomb. — Leur *traitement* se confond avec celui de ces maladies.

Entéralgie. — L'entéralgie (de ἔντερον, intestin, et ἄλγος, douleur) est une névrose douloureuse de l'intestin, à accès paroxystiques se reproduisant à intervalles variables, et n'amenant aucune altération intestinale.

On l'observe surtout chez les arthritiques, les fils de goutteux, de diabétiques, chez les neurasthéniques, chez ceux qui se surmènent.

La douleur, d'une intensité extraordinaire, paraît subitement, le ventre gonfle, des vomissements peuvent se produire, ainsi que des envies fréquentes d'aller à la garde-robe, mais sans résultat. L'accès dure de plusieurs heures à plusieurs jours; il revient périodiquement.

TRAITEMENT. — On commence par appliquer des cataplasmes bien chauds ; mais il faut sans retard donner des pilules d'opium ou de belladone : poudre de belladone 1 centigr., extrait de belladone 1 centigr., pour une pilule, en prendre une à trois dans la journée. On peut utiliser encore la jusquiame, 10 à 15 centigr. d'extrait en pilules ; le cannabis indica 5 à 6 centigr. — Dans l'intervalle des accès il est bon de recourir à l'hydrothérapie, d'aller faire une saison à Néris, Royat, Baden, Ragatz.

Entérite aiguë. — L'entérite aiguë est l'inflammation de la muqueuse de l'intestin grêle. Elle peut coïncider avec celle de l'estomac, *gastro-entérite,* ou avec celle du gros intestin, *entérocôlite.*

Les causes sont : la dentition, le mauvais lait, le sevrage, l'abus des aliments gras, trop épicés, des fruits verts, des purgatifs. Dans la plupart des cas, elle est due à l'influence combinée d'une alimentation défectueuse et de la pullulation de micro-organismes introduits avec les aliments ou la boisson, ou bien de la transformation en microbes virulents des hôtes habituels de l'intestin, et en particulier du *bacterium coli.* — L'entérite se produit encore sous l'influence d'émotions vives, d'une frayeur, du froid, de larges brûlures ; dans les affections du foie, du cœur, des poumons ; dans les fièvres éruptives, la tuberculose, la fièvre typhoïde, l'albuminurie, la goutte, la constipation, etc.

SYMPTÔMES. — Dans les *cas légers,* la maladie s'annonce par une *douleur* autour de l'ombilic, des *coliques* sourdes ou lancinantes, revenant par accès, des *selles diarrhéiques* bilieuses, du *tympanisme,* de l'*anorexie* et une soif intense. La guérison est rapide. — Dans les *cas graves,* on constate de la fièvre, 39°, du ballonnement du ventre, des selles vertes, de l'anorexie, de l'amaigrissement et un affaiblissement extrême. Cette forme, très fréquente chez les enfants, guérit au bout de huit ou dix jours. Cependant la mort survient souvent dans l'entérite consécutive à la rougeole, la broncho-pneumonie.

TRAITEMENT. — Dans les cas légers, purgatifs salins à petites doses, 20 à 30 gr. de sulfate de magnésie ou 50 gr. de citrate, et diète assez sévère, bouillon froid dégraissé, lait ; puis, peu à peu, blanc de volaille, sole et viande ordinaire. Dans les cas intenses, repos au lit, cataplasmes laudanisés, salicylate de bismuth, craie préparée en cachets, benzo-naphtol, salol ; lavements boriqués à

2 pour 100. Eau albumineuse ; après, régime lacté et œufs à la coque.

Entérite chronique. — Elle est consécutive à la précédente ; mais elle peut devenir chronique d'emblée et être entretenue par la tuberculose, le mal de Bright, l'abus de l'alcool, une alimentation défectueuse, une maladie du cœur ou du foie.

Symptômes. — Les douleurs sont plus ou moins vives, elles surviennent aussitôt après l'ingestion d'aliments ou au bout de quelques heures. La *diarrhée* existe presque toujours et les selles contiennent soit des aliments mal digérés *(lientérie)*, soit des mucosités glaireuses, soit des rubans membraniformes *(enté, à fausses membranes)*. L'*amaigrissement* est en rapport avec l'abondance de la diarrhée et le malade finit par mourir dans le marasme. Il peut guérir cependant quand il est atteint d'entérite idiopathique.

Traitement. — Il faut d'abord traiter la cause, modifier l'alimentation défectueuse, supprimer l'alcool, combattre la dyspepsie stomacale, donner du lait, des œufs, de la viande crue, de la crème, du riz, des farines alimentaires, éviter le froid. S'il existe des signes de fermentation intestinale, du tympanisme, des éructations, on administre des antiseptiques par la bouche ou le rectum (grande irrigation intestinale avec 20 centigr. de salol pour un litre). Contre la diarrhée : cachou, ratanhia, bismuth, opium, lavements au nitrate d'argent. De temps en temps purgatifs, surtout dans l'entérite à fausses membranes. Hydrothérapie. Eaux de Vichy, de Carlsbad, de Plombières.

Typhlite. Pérityphlite. Appendicite. — La typhlite (de τυφλὸς, aveugle) est l'inflammation du cœcum. Elle s'accompagne très souvent de celle de l'appendice iléo-cœcal, *appendicite*, et quelquefois aussi de celle du tissu cellulaire et des parties voisines, *pérityphlite* (V. 1er vol.). Dans ce cas il se produit souvent le *phlegmon iliaque*.

Les causes de ces maladies, outre toutes celles qui déterminent l'entérite, comme excès de nourriture ou de boisson, ingestion de substances âcres, irritantes, de violents purgatifs, etc., sont l'accumulation des matières stercorales dans le cul-de-sac du cœcum et la présence de corps étrangers : noyaux de fruits, vers intestinaux.

Symptômes. — Elles sont précédées d'une constipation opiniâtre, interrompue de temps à autre par de la diarrhée. Dès qu'elles sont déclarées, on constate deux symptômes caractéristiques : 1°, une *douleur* dans la fosse iliaque droite, et 2°, une *tumeur* reproduisant exactement la forme du cœcum. La fièvre est peu intense dans les cas légers, mais violente dans les cas graves. Dans la pérityphlite, la tumeur peut donner lieu à la suppuration. Du dixième au quinzième jour, la fièvre et la douleur redoublent : du vingtième au trentième, l'abcès s'ouvre dans l'intestin ou à travers la paroi abdominale. La guérison est possible, mais la mort survient souvent par péritonite ou dans le marasme. La typhlite simple se termine habituellement par *résolution,* c'est-à-dire par guérison complète.

Traitement. — Il faut d'abord désobstruer l'intestin, et s'il s'agit de typhlite stercorale : huile de ricin, 5 gr. d'heure en heure jusqu'à effet. S'il y a, en même temps, appendicite : 2 centigr. d'extrait thébaïque toutes les deux heures, jusqu'à 20 centigr. dans les vingt-quatre heures pour un adulte; vessies de glace sur la fosse iliaque. Injections de morphine au début des accidents et, quelquefois, sangsues. Mais lorsqu'il y a surtout appendicite, on doit presque toujours intervenir chirurgicalement.

Phlegmon et abcès iliaque. — Sous le nom de *phlegmon,* on désigne l'inflammation du tissu cellulaire de la fosse iliaque interne.

Nous venons de voir qu'il se montre souvent à la suite des maladies précédentes ; mais une violente contusion, des corps étrangers venus du dehors, comme balles, plomb, fragments de bois, etc., peuvent le déterminer ; on le rencontre aussi après les couches.

Le début est marqué par de la *douleur,* d'intensité variable, mais s'exaspérant par la pression ou les efforts du malade. Il se forme une *saillie* dans la fosse iliaque et le malade tient la jambe malade dans la demi-flexion. Le pouls est accéléré, la peau chaude. L'appétit disparaît, la soif devient vive et la constipation se déclare.

Quelquefois, au bout de quelques jours, ces accidents se calment, le phlegmon se termine par résolution et la guérison arrive. Mais le plus souvent le *pus* se forme et le phlegmon devient abcès iliaque. Il n'est pas toujours facile de constater la présence du pus, car l'abcès est rarement fluctuant.

Le pronostic est grave. Le malade succombe à la suite d'une péritonite, d'une infection putride ou de l'abondance de la suppuration. L'ouverture spontanée de l'abcès sur la paroi abdominale est une des issues les plus heureuses.

Traitement. — Il faut, au début, chercher à éviter la suppuration. Mais lorsque la présence du pus est constatée, on doit évacuer le liquide. Le point d'élection pour l'ouverture est le point proéminant de la tumeur.

Dysenterie. — La dysenterie est une *côlite* (inflammation du côlon) ulcéro-membraneuse, aiguë ou chronique, caractérisée par une diarrhée sanguinolente, du ténesme, et un état plus ou moins grave.

Elle sévit *endémiquement* dans les contrées tropicales ; *épidémiquement* quand il y a encombrement, fatigues excessives, mauvaise alimentation ; *sporadiquement* pendant les grandes chaleurs, à la suite d'un refroidissement, de l'humidité, de l'ingestion de boissons glacées, d'aliments ou d'eau de mauvaise qualité ; enfin, elle est *contagieuse,* et la contagion s'effectue surtout par les selles.

Symptômes. — Dans la *forme légère,* il se produit des *douleurs* affreuses vers le fondement et le sacrum ; le malade éprouve un *besoin incessant* d'aller à la garde-robe (*ténesme*), et rend des selles liquides composées de glaires jaunâtres, muqueuses, sanguinolentes. La fièvre est peu intense, 38°, et la guérison arrive en cinq à dix jours. — Ces mêmes symptômes existent dans la *forme grave,* épidémique, mais ils ont une intensité beaucoup plus grande. La fièvre est très forte, la soif vive, la face terreuse, le pouls petit, la prostration complète ; la mort survient du troisième au dixième jour, à la suite d'une hémorragie intestinale, d'une perforation de l'intestin, d'une péritonite ou de l'infection purulente.

La *dysenterie chronique* paraît souvent après plusieurs attaques aiguës. La douleur n'est pas trop vive, les selles sont plus rares, mais fétides et rarement sanguinolentes. Le ventre est rétracté ; le malade mange beaucoup ou pas du tout ; il s'affaiblit, maigrit extrêmement et meurt par les progrès de la cachexie, par perforation ou hémorragie. — La guérison est possible. La maladie peut durer de deux mois à plusieurs années.

Le *pronostic* est bénin dans la forme légère, mais très grave dans les autres.

TRAITEMENT. — Quand on est en présence d'une épidémie, on doit veiller à la pureté de l'eau, éviter le froid, l'encombrement, et désinfecter les selles. — Comme *traitement hygiénique*, il faut, dès le début, garder le lit, se maintenir bien chaud, boire de l'eau albumineuse, de l'eau de riz, de l'eau panée, de la décoction blanche de Sydenham ; prendre des potages légers, du lait ; plus tard, des œufs peu cuits, des féculents, enfin des aliments très faciles à digérer. — Le *traitement proprement dit* comprend les *opiacés*, au début, pour combattre le ténesme et les coliques (ne pas les prolonger); les *purgatifs* salins dans la forme légère : calomel et surtout ipéca (verser 300 gr. d'eau bouillante sur 2, 4, 8 gr. de racine d'ipéca concassée, et boire dans la journée par 50 gr. après avoir décanté; conserver le marc, le traiter de la même manière, le lendemain, le surlendemain, et boire tous les jours le liquide infusé, excepté le dernier, où il faut prendre le tout); pilules de Segond, six dans la journée, une toutes les deux heures. Il ne faut donner les astringents que lorsque l'inflammation est moins vive : alun, acétate de plomb, 2 à 5 centigr. par jour en pilules ; ratanhia, cachou, 2 à 3 gr. d'extrait ; sous-nitrate de bismuth, de 5 à 30 gr.; salicylate de bismuth, mêmes doses ; salol, 2 à 3 gr. — Dans la dysenterie chronique, on doit administrer les toniques et les stimulants : quinquina, simarouba, 8 à 20 gr. en décoction ; cannelle ; perchlorure de fer. Contre les ulcérations intestinales, lavements astringents et antiseptiques : nitrate d'argent 25 à 50 centigr. pour 200 ; extrait de Saturne 3 à 5 gr. pour 250 ; tannin 1 pour 300 ; hyposulfite de soude 5 pour 100. Une saison à Vichy complètera le traitement.

Occlusion intestinale. — L'occlusion intestinale, nommée encore *iléus, étranglement interne, coliques du miserere*, consiste dans l'arrêt des matières fécales dans la cavité de l'intestin, par suite de la modification du calibre de celui-ci.

ÉTIOLOGIE. — L'occlusion se produit : 1° lorsque l'intestin se *rétrécit* spasmodiquement (*iléus nerveux*); par *altération de ses parois :* cancer, polypes, cicatrices consécutives à des ulcérations dysentériques ou tuberculeuses; par *compression extérieure :* tumeurs de l'ovaire, de l'utérus, etc. — 2° Par *étranglement,* parce que l'intestin s'engage dans un orifice étroit, anormal du mésentère, de l'épiploon, de l'hiatus de Winslow (V. tome Ier), ou bien entre des brides, des adhérences créées entre divers viscères par des péritonites partielles. — 3° Par *volvulus,* lorsque l'*S* iliaque s'enroule et se tord sur des brides péritonéales. — 4° Par *invagination* ou *intussusception,* lorsqu'un segment intestinal pénètre dans un autre, comme un doigt de gant en partie rentré dans lui-même. — 5° Par *obstruction,* lorsque l'intestin est rempli de matières fécales durcies dans le cœcum, de calculs biliaires, de corps étrangers, de vers intestinaux pelotonnés.

SYMPTÔMES. — Suivant la cause, le début est lent ou brusque. Mais, dès que l'occlusion est constituée, le malade éprouve une *douleur vive* se reproduisant à chaque contraction intestinale, et une *constipation complète* à partir du deuxième ou troisième jour, c'est-à-dire lorsque la partie inférieure de l'intestin s'est complètement vidée. Le ventre se ballonne, devient sonore ; la partie rétrécie au-dessus de l'obstacle se contracte énergiquement afin d'en triompher ; ses anses se soulèvent, prennent la forme de gros cylindres et de serpents enroulés, et donnent lieu à des borborygmes ou gargouillements. Bientôt apparaissent le hoquet, des nausées, des vomissements, d'abord alimentaires, puis muqueux, et enfin *fécaloïdes,* faciles à reconnaître par leur odeur et leur saveur. La température se maintient à 36° seulement, et vers la fin de la maladie elle peut descendre à 35°. La peau est froide, visqueuse, la face grippée, la voix éteinte, le pouls petit, les urines rares. Le malade meurt du sixième au huitième jour, au moment où l'apaisement des douleurs lui faisait entrevoir la guérison. Celle-ci peut se produire, mais elle est rare.

DIAGNOSTIC. — L'occlusion se caractérise par une *douleur abdominale,* du *météorisme,* des *vomissements,* de la *constipation* et de l'*apyrexie* (pas de fièvre). — La *hernie étranglée* se reconnaît par l'examen des orifices par lesquels elle peut se faire. — Dans la *péritonite,* la constipation n'est pas complète, les vomissements sont rarement fécaloïdes et la fièvre est intense. — Les antécédents et les conditions dans lesquelles l'occlusion s'est déclarée la distinguent des coliques de plomb, hépatiques, néphrétiques, du choléra, de l'empoisonnement. — Dans le *volvulus,* le début est très brusque, un peu plus lent dans l'*invagination*; quand il y a *obstruction,* les accidents sont précédés d'une constipation opiniâtre; avec le *cancer,* il se produit des alternatives de diarrhée et de constipation.

TRAITEMENT. — Dans l'occlusion *aiguë,* le malade doit être soumis à la diète, et ne sucer qu'un peu de glace. Pas de purgatifs qui augmentent les contractions et les douleurs, mais bien injections de morphine à doses faibles, 1/4 de centigr. quatre ou cinq fois par jour, ou bien 1 centigr. d'extrait thébaïque en pilule, plusieurs fois dans la journée. Glace sur le ventre. Grands lavements liquides ou gazeux (siphon d'eau de Seltz). Courants continus sous forme de *lavements électriques,* excepté dans l'invagination. Si on n'obtient pas de débâcle après deux ou trois séances, il faut opérer. L'opération s'impose dès que les vomissements fécaloïdes apparaissent et que l'état général est sérieux. — Dans l'occlusion *lente,* si elle résulte de l'amas des matières accumulées dans l'ampoule rectale, il faut les évacuer avec les doigts ou à l'aide d'une curette mousse. Dans les autres cas, on administre des *purgatifs :* huile de ricin, de préférence; des *lavements huileux, d'eau de Seltz, électriques.* S'il y a de l'atonie intestinale, noix vomique. En dernier lieu, opération.

Tuberculose intestinale. Carreau. — La tuberculose intestinale siège surtout à la fin de l'iléon. Des *granulations* et des *ulcérations* se forment dans les follicules et les glandes de Payer (V. tome Ier, p. 122).

Elle est presque toujours consécutive, chez l'adulte, à la tuberculose pulmonaire, et elle se caractérise par une diarrhée rebelle s'accompagnant de coliques, d'épreintes, de selles souvent teintées de sang. Elle est surtout primitive chez l'enfant de trois à dix ans, et atteint en même temps les ganglions mésentériques, c'est le *carreau.* Les symptômes sont les mêmes que ceux de l'entérite; on observe, en plus, une augmentation considérable du volume du ventre, de l'ascite, de l'œdème des jambes. Lorsque les parois abdominales peuvent être déprimées, on constate la présence de petites tumeurs *bosselées* et *irrégulières,* caractérisant l'affection.

Chez l'adulte, cette maladie n'étant qu'une complication de la tuberculose est naturellement très grave. Le carreau a une marche très lente et peut guérir.

Traitement. — Alimentation substantielle, bonne hygiène, séjour à la campagne, hydrothérapie, bains salins, iodés ou sulfureux. La diarrhée est combattue par les moyens ordinaires.

Cancer de l'intestin. — Il est moins fréquent que celui de l'estomac. On n'en connaît pas les causes, mais l'hérédité y est pour quelque chose. Il siège surtout dans l'*S* iliaque, puis viennent le cœcum et l'intestin grêle.

Symptômes. — Après un début insidieux, des coliques et la diarrhée alternant avec la constipation, la maladie se caractérise par une *diarrhée* abondante, puriforme, et souvent noire (melæna); par une *tumeur* dure, bosselée, douloureuse, que l'on perçoit facilement par la palpation, s'il n'y a ni ballonnement, ni ascite, enfin par la *cachexie cancéreuse*. Le malade meurt après quelques mois, 1, 2, 3 ans, soit par occlusion intestinale, soit par hémorragie, péritonite ou dans le marasme.

Le *traitement* est le même que celui du cancer de l'estomac.

Rhumatisme gastro-intestinal. — Ce rhumatisme a pour caractère une douleur variant d'intensité et de siège et n'étant pas influencée par les aliments, comme cela a lieu dans la gastro-entérite. Il peut y avoir des nausées et des vomissements dans le rhumatisme gastrique. Cette maladie se reconnaît par les antécédents du sujet malade qui est toujours rhumatisant et qui voit souvent ses douleurs disparaître brusquement d'une articulation pour se porter dans les intestins.

Comme *traitement,* chercher à appeler le rhumatisme à son siège primitif, ou aux jambes; appliquer des vésicatoires volants; quelquefois sangsues à l'endroit douloureux (V. *rhumatisme* p. 59 et suivantes).

Diarrhée. — La diarrhée n'est pas une maladie proprement dite, elle n'est qu'un symptôme se rencontrant dans un très grand nombre d'affections intestinales et même générales. Son traitement varie donc suivant ces maladies. Nous croyons cependant devoir donner ici, avec G. Lyon, quelques règles générales.

1° La diarrhée chronique caractérisée par des selles pâteuses, demi-molles, souvent fétides, par l'absence de douleurs, liée habituellement à des déviations du chimisme gastro-intestinal, est surtout produite par des troubles digestifs; ce sont donc ceux-ci

qui doivent être traités (V. p. 534); on donne, en outre, des antiseptiques intestinaux, de la pancréatine.

2° La diarrhée alternant avec une constipation opiniâtre, avec
le rejet de muco-membranes, coïncidant avec des douleurs vives,
des troubles nerveux multiples, et caractérisée par une atonie
du côlon qui est dilaté et inerte, doit être traitée par les purées
de viandes et de légumes, le laitage ; par l'hydrothérapie chaude,
l'électrisation; par des laxatifs doux, les lavages de l'intestin ;
une saison à Plombières.

3° La diarrhée accompagnée de sang, de ténesme, indiquant
l'existence d'ulcérations au niveau du gros intestin, le plus souvent tuberculeuses, réclame le lait, la viande crue, l'acide lactique
et les opiacés.

4° La diarrhée caractérisée par un flux séreux souvent très
abondant, par l'absence de douleurs, la résistance au traitement;
la manifestation sous forme de crises et la disparition spontanée
(diarrhée nerveuse), demande les douches chaudes, les irrigations rectales chaudes, les opiacés, la belladone ou l'atropine.

Constipation. — Il y a constipation quand il existe un retard
d'évacuation par rapport aux habitudes d'un individu et aussi
quand l'individu, tout en ayant de plus ou moins nombreuses
évacuations, ne rend pas une quantité en rapport avec le stock
des matières qu'il possède dans ses intestins. On peut donc aller
à la garde-robe tous les jours et être constipé ; on peut n'y aller
que tous les deux jours et ne pas l'être si on rejette tout.

ÉTIOLOGIE. — Les *causes* sont fort nombreuses. La constipation
peut être la conséquence d'un trouble apporté dans la contractilité des intestins ou dans celle des muscles abdominaux; d'une
altération des sécrétions intestinales proprement dites ou encore
des sécrétions des glandes diverses annexées au tube intestinal.
La nature des aliments et des boissons la produit aussi ; en effet,
les substances styptiques, acerbes, resserrent les glandes qui ne
peuvent plus lubrifier les intestins, et les boissons alcooliques,
prises avec excès, empêchent la sécrétion des glandes stomacales.
L'abus de certains médicaments, comme l'opium, les purgatifs
violents, la détermine, ainsi que l'abus des lavements tièdes.
Les causes morales, les préoccupations de toutes sortes, les douleurs physiques, la dyspepsie, constipent encore. Enfin il y a la
constipation mécanique qui résulte de la présence de corps étran-

gers dans le rectum, du rétrécissement de la deuxième partie du gros intestin, d'une tumeur cancéreuse, d'un kyste dans l'abdomen, etc.

TRAITEMENT. — 1° *Constipation accidentelle*. Cette constipation s'observe assez souvent dans le cours des maladies infectieuses, dans l'embarras gastrique, la colique de plomb, l'appendicite, l'étranglement hernieux, l'occlusion intestinale, la méningite, l'hémorragie cérébrale, les affections du cœur, etc. Les purgations sont nécessaires dans la constipation produite par des troubles digestifs ou par des maladies aiguës. On donne 20 à 30 gr. de sulfate de soude ou de magnésie dans un verre d'eau : une limonade avec 60 gr. de citrate de magnésie, de l'eau de Rubinat, de Montmirail, de Janos, de Birmenstorf. Mais leur usage prolongé entraîne toujours la constipation. L'huile de ricin constitue un excellent purgatif. Voici une préparation qui permet de la prendre sans trop de dégoût : huile de ricin 30 gr., sirop d'orgeat et sirop de gomme 60 gr., eau de menthe 10 gr., eau distillée 150 gr., à prendre en une fois. On la met aussi dans du bouillon tiède, du café noir, du jus d'orange, etc. — Dans certains cas il faut recourir aux drastiques : *poudre de jalap* de 80 centigr. à 2 gr. au plus ; *eau-de-vie allemande* 10 à 30 gr. pure ou associée à poids égal à du sirop de nerprun ; *scammonée* de 25 centigr. à 1 gr. de poudre.

2° *Constipation habituelle*. Quelle que soit la cause de la constipation, tout constipé doit se présenter à la garde-robe, tous les jours et à la même heure, manger beaucoup de végétaux et faire de l'exercice. Ni viandes noires, ni condiments ; pain de son, de seigle, d'orge, d'avoine, pain d'épice ; eau, bière, poiré, cidre, vin doux, un demi-verre d'eau froide matin et soir. Les médicaments les plus employés sont : graine de lin, Sedlitz granulé Ch. Chanteaud, comprimés de rhubarbe ; eaux purgatives citées plus haut, mais à petites doses, un verre à Bordeaux tous les 2 jours ; les pilules de podophylle Coirre ; les pilules de cascarine Leprince ; les grains de santé du docteur Franck ; les pilules écossaises, les pilules *ante-cibum*, 1 à 3 avant les repas ; les feuilles de séné : séné 8 gr., pensées sauvages 8 gr., faire infuser pendant 1 heure dans un litre d'eau bouillante avec du miel, un grand verre le matin ; l'huile de ricin par petites doses, 5 gr. ; la belladone et la noix vomique : poudre de belladone 1 gr., poudre de

noix vomique 1 gr. 50, naphtol 15 gr., salicylate de bismuth 5 gr.,
pour 30 cachets, un au milieu de chaque repas. Enfin on a souvent recours aux lavements ; commencer par des lavements simples, puis ajouter de la glycérine 30 gr., du gros miel 30 gr., du
miel de mercuriale de 30 à 50 gr., de l'huile d'olive 2 cuillerées à
bouche, de l'huile de ricin ; ne pas mettre une trop grande quantité d'eau, surtout d'eau tiède. Les suppositoires glycérinés rendent aussi de grands services. Le traitement externe comprend
les applications froides sur la peau, les bains de pieds froids, les
douches périnéales, l'hydrothérapie, la gymnastique, le massage
et l'électrisation des muscles de l'abdomen.

Traitement de la constipation chez les enfants. — Le lavement
est le moyen le plus efficace : eau simple administrée avec une
poire de caoutchouc, on ajoute de temps en temps une pincée de
sel marin, une cuillerée à dessert de glycérine, ou 15 gr. de miel
de mercuriale. Les suppositoires de glycérine peuvent remplacer
les lavements. A l'intérieur, on donne 1 ou 2 cuillerées à café de
sirop de chicorée composé ; 1 à 4 de sirop de fleurs de pêcher ;
5 centigr. de calomel jusqu'à 6 mois, 10 jusqu'à 1 an, 15 jusqu'à
18 mois ; 5 à 10 gr. de manne dans du lait ; 1 cuillerée à café
d'huile de ricin ; au-dessus de 1 an, 10 gr.; décoction faite avec
des pruneaux et 2 ou 3 gr. de follicules de séné. A partir de 2 à
3 ans : réglisse 60 gr., séné pulvérisé 60 gr., soufre lavé 30 gr.,
poudre de fenouil 30 gr.. sucre 180 gr., 1 ou 2 cuillerées à café
par jour ; scammonée 10 à 15 centigr., sucre quantité suffisante
pour 1 paquet, à prendre le matin ; sulfate de soude 10 à 30 gr.,
sirop de menthe 30 gr., eau 120 gr.

Hémorragie intestinale. — Elle est constituée par un écoulement plus ou moins abondant de sang spumeux, rouge, ou bien
noirâtre, en caillots, avec ou sans coliques. On la rencontre surtout dans le cours de la fièvre typhoïde, le cancer de l'intestin.

Comme *traitement :* boissons froides, glacées ; eau de Rabel 2
à 5 gr. par litre, à boire par tasses dans la journée ; potion au
perchlorure de fer 1 à 2 gr., à l'ergotine 2 à 4 gr. dans les 24 heures ; vessie de glace sur l'abdomen ; lavement d'eau froide additionnée d'eau de Léchelle, de Tisserand, de Brocchieri ; acide tan-
nique 2 gr., extrait de ratanhia 4 gr. pour 40 pilules, 1 toutes les
heures. Repos absolu.

Plaies de l'intestin. — Une simple piqûre peut n'amener aucun accident. Mais si la plaie est un peu large, il s'épanche souvent dans le péritoine, du sang, des matières intestinales, et il s'ensuit une péritonite très grave. — Le malade doit garder le repos le plus absolu et ne prendre aucune nourriture, pas même boire les premiers jours. Il ne faut pas explorer la plaie. Si l'anse intestinale est au dehors, on pratique la suture.

Vers intestinaux, helminthes. — Les vers que l'on rencontre dans les intestins sont *cylindriques,* comme l'ascaride lombricoïde, l'oxyure, le tricocéphale, ou *rubannés,* comme les ténias et le botriocéphale.

Ascarides lombricoïdes. — Ils sont cylindriques, longs de 15 à 20 centimètres, blancs ou rosés, effilés à leurs deux extrémités ; leur siège de prédilection est l'intestin grêle, mais ils peuvent remonter dans l'estomac, les fosses nasales, la trachée, les bronches et produire l'asphyxie. — Leur présence ne donne lieu souvent à aucun symptôme ; quelquefois ils déterminent des coliques, des vomissements, de la diarrhée, des démangeaisons du nez, la dilatation des pupilles, des convulsions, des troubles intellectuels, et même l'occlusion intestinale.

Traitement. — 1 à 5 gr. de poudre de *semen-contra* avec du miel ; pastilles, chocolat, biscuits à la *santonine ; mousse de Corse* 1 à 10 gr. en décoction dans du lait, le matin à jeun pendant 2 ou 3 jours ; *calomel* 5 à 50 centigr., suivant l'âge, en pastilles ou en cachet, en une fois, le matin et pendant trois jours de suite ; éviter les aliments salés.

Oxyures vermiculaires. — Ce sont des ascarides de 3 à 10 millimètres seulement de long. On les rencontre très fréquemment chez les enfants. Ils habitent le rectum, l'anus, où ils déterminent de violentes démangeaisons. Ils sont très nombreux et, quoique très petits, on les voit facilement grouiller.

Traitement. — Comme traitement, les moyens locaux suffisent : lavements avec de l'eau froide ou vinaigrée ; lavement de suie, 30 à 40 gr. pour 100 d'eau ; de glycérine, 30 gr. ; suppositoires au calomel ; frictions avec une pommade au calomel ; lavages avec de l'eau salée, du sublimé.

Trichocéphales. — (De θρίξ, τριχὸς, cheveu, et κεφαλή, tête.) Ces vers sont assez longs, 3 à 5 centim., grêles, filiformes dans leurs deux tiers antérieurs, renflés et épaissis postérieurement. Ils habitent le gros intestin, et on les rencontre surtout chez les adultes. — Traitement des ascarides.

Ténia solium, armé, ver solitaire. — Il est produit par le cysticerque (de κύστις, vessie, et κέρκος, queue) du porc. Sa tête est munie de 4 ventouses et d'une double couronne de crochets. On reconnaît sa présence par des fragments (*cucurbitains* ou *anneaux*) rendus au moment des garde-robes.

Ténia médiocanellata ou *inerme.* — C'est le plus fréquent, il résulte du cysticerque qui se trouve dans la viande du bœuf et du veau. Sa tête est sans crochets, c'est pourquoi on l'appelle inerme ; ses cucurbitains sont plus larges que ceux du précédent, et s'ils sont rendus de la même manière, avec les garde-robes, ils sortent aussi tout seuls, malgré le malade.

Botriocéphale. — On le rencontre rarement. Sa tête a deux fossettes latérales, sans ventouses ni crochets ; il est produit par certains poissons.

Ordinairement, ces vers ne donnent lieu à aucun malaise, mais quelquefois ils déterminent des étourdissements, des bourdonnements d'oreilles, des troubles de la voix, des démangeaisons au nez, des troubles digestifs, des palpitations, une sensation de boule dans le ventre. Il est facile de savoir si on a le ver solitaire, car lorsqu'il possède toute sa longueur, on en rend toujours des morceaux.

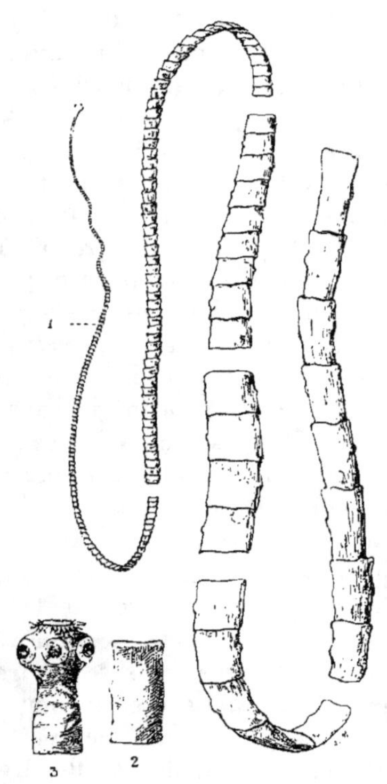

Fig. 101. — TÉNIA OU VER SOLITAIRE. — 1. Partie effilée se rapprochant de la tête qui a sa grosseur naturelle. — 2. Cucurbitain détaché. — 3. Tête fortement grossie.

TRAITEMENT. — Il faut engourdir le ver avec un ténifuge, puis l'expulser au moyen d'une purgation. Pour avoir plus de chance de réussir, on ne doit prendre le ténifuge que lorsque les selles contiennent des anneaux très larges, et, la veille, manger très peu, un simple potage.

Les meilleurs ténifuges sont : le kousso, l'écorce de grenadier, la fougère mâle et les semences de courges. — Le *kousso* est très efficace, mais il est très mauvais et on le prend avec une grande répugnance : faire infuser 15 à 20 gr., pendant une demi-heure, dans 250 grammes d'eau ; avaler le tout, infusion et marc, en deux à quatre fois ; ne pas boire après. Si, au bout d'une heure, aucun effet ne s'est produit, prendre 30 gr. d'huile de ricin ou tout autant de sulfate de magnésie. — L'*écorce de grenadier* doit être employée fraîche. On fait macérer 64 gr. d'écorce dans 750 gr. d'eau ; on réduit à 500, et on boit en trois fois, à une demi-heure d'intervalle ; deux heures après, 30 gr. d'huile de ricin, si le ver n'est pas expulsé. On remplace souvent l'écorce par son principe actif, la *pelletiérine*. — La *fougère mâle* réussit très bien aussi : capsules à l'extrait éthéré de fougère mâle et calomel de Limousin, 16 capsules à prendre le matin à jeun, une toutes les cinq minutes ; capsules de Duhourcau à l'extrait chloroformo-huileux de fougère mâle des Pyrénées, douze à prendre en douze minutes ; ne pas boire après, purgatif inutile. — Les *graines de courge* n'agissent que contre le botriocéphale et le ténia inerme : 60 gr. pendant huit jours au moins ; il faut les débarrasser de leur première enveloppe seulement (médication infidèle). — Si le ver n'est pas rendu en pelote, il ne faut pas le tirer, mais se mettre sur un vase rempli d'eau tiède jusqu'à ce qu'il soit sorti complètement. — Lorsque la tête n'est pas rendue, le traitement est à recommencer quelques mois après ; il faut toujours attendre le moment où les selles contiennent des anneaux.

CHAPITRE X

MALADIES DU FOIE, DE LA RATE, DU PANCRÉAS, DES REINS, DU PSOAS ET DU PÉRITOINE

A. Ictère ou jaunisse. — Congestion du foie. — Hépatite aiguë suppurée, abcès du foie. — Hépatite parenchymateuse ou ictère grave. — Hépatite interstitielle ou cirrhose. — Dégénérescence graisseuse et amyloïde. — Syphilis du foie. — Cancer du foie. — Kystes hydatiques. Echinocoques.

— Lithiase biliaire. Coliques hépatiques. — Cholécystite. — Contusions, déchirures, plaies du foie. — B. Splénite. — Hypertrophie de la rate. — C. Pancréatite. — D. Congestion rénale. — Néphrite aiguë ou catarrhale. — Néphrite suppurée. — Néphrite chronique. — Mal de Bright. Albuminurie. — Dégénérescence amyloïde des reins. — Urémie. — Cancer du rein. — Tuberculose. — Hémorragie rénale, hématurie. — Kystes des reins et hydronéphrose. — Lithiase rénale. Calculs rénaux. Gravelle. Coliques néphrétiques. — Pyélite. Pyélo-néphrite. — Périnéphrite. — Ectopie rénale. Rein mobile ou flottant. — Contusions et plaies de la rate, du pancréas et des reins. — E. Psoïtis. — F. Péritonite aiguë. — Péritonite chronique tuberculeuse. — Ascite.

Ictère ou **jaunisse.** — L'ictère ou jaunisse est un symptôme consistant dans une coloration jaune des tissus et humeurs par un pigment venant de la bile (*ictère biliphéique*), ou, plus rarement, du sang (*hémaphéique*).

Le premier se produit par *rétention de la bile*, à la suite d'un obstacle à son écoulement, par catarrhe, cancer, rétrécissement cicatriciel ou spasmodique (*ictère émotif*) du canal cholédoque, tumeur du hile du foie, grossesse, cancer du pancréas ; ou bien par *résorption dans l'intestin*, lorsque celui-ci, ne pouvant modifier la bile, la résorbe en nature. — Dans la seconde, l'*hémaphéine*, produit des hématies que le foie transforme également en pigment biliaire (V. tome Ier, p. 333), reste en excès dans les tissus et les imprègne (A. Robin).

Symptômes. — La peau prend une coloration qui varie du jaune pâle au jaune foncé, au vert et au brun ; la conjonctive oculaire est colorée aussi avant la peau. Des démangeaisons se produisent surtout aux mains et aux pieds. Les urines ont une couleur rouge ou brune avec reflets verdâtres, et tachent le linge en jaune. Le pouls est lent, 40 à 50 pulsations, et l'on entend un bruit de souffle systolique à la pointe. Le malade n'a pas d'appétit ; la langue est jaune, la bouche pâteuse, amère, les selles dures, *décolorées*.

Diagnostic. — L'ictère hémaphéique n'a ni ralentissement du pouls, ni souffle cardiaque, les urines ont une couleur jaune ambré sans reflets verdâtres. Dans l'ictère par résorption, les selles sont bilieuses et non décolorées. Dans celui par rétention, la coloration de la peau est très marquée, et les urines très foncées.

Traitement. — On donne des purgatifs, 30 gr. de sulfate de soude, 20 à 60 centigr. de calomel ; des antiseptiques intestinaux : charbon végétal, naphtol, bétol, benzo-naphtol, salol, 2 gr.; salicylate de bismuth dans le cas de diarrhée ; enfin, régime lacté et diurétiques légers (alcalins, limonade). — Pour rétablir la perméabilité des voies biliaires, on administre l'évonymine 5 à 10 centigr., la podophylline 1 à 5 centig., le salicylate, le benzoate de soude 2 à 3 gr., la perle de Vals n° 5. Vichy, Évian, Plombières, etc. On calme le prurit par les bains de son, d'amidon, alcalins, vinaigrés.

Congestion du foie. — Il y a congestion lorsque le sang s'accumule dans le foie. — Elle est *active* (fluxion) à la suite d'un traumatisme, de la suppression du flux menstruel ou hémorroïdaire, des excès de table, de l'abus de l'alcool, des épices, d'une intoxication par le plomb ou le phosphore, de la dysenterie. de la fièvre typhoïde, de la goutte, de la dilatation de l'estomac. — Elle est *passive* (stase) lorsque le sang est entravé dans sa circulation par un obstacle situé en dehors du foie, comme cela arrive dans les maladies du cœur, l'emphysème, la pleurésie chronique, la pneumonie, la sclérose du poumon.

SYMPTÔMES. — Le malade ressent une gêne ou une douleur sourde dans l'hypocondre droit ; le volume du foie est notablement augmenté, ce que l'on constate par la percussion, qui donne une matité sur une surface beaucoup plus grande qu'à l'état normal, et par la palpation, qui permet de constater un débordement considérable dans son bord inférieur sous les fausses côtes. Un ictère léger se produit dans la fluxion, mais rarement dans la stase. La guérison est rapide dans la congestion active et accidentelle, plus lente lorsqu'elle est passive ou entretenue par de mauvaises habitudes hygiéniques. Le foie diminue alors de volume, et il se produit de l'ascite.

TRAITEMENT. — Il consiste d'abord à supprimer la cause ; on applique des sangsues à l'anus, on donne un ou deux purgatifs. Comme régime, il faut éviter les aliments gras, les épices, l'alcool, le vin pur, la compression du foie par le corset, et manger beaucoup de légumes. — Eaux de Vichy, Vals, Mont-Dore, Saint-Nectaire, Plombières.

Hépatite aiguë suppurée. Abcès du foie. — L'hépatite est l'inflammation du foie. Assez rare dans nos climats, elle est très fréquente dans les pays chauds. Elle peut être produite par un traumatisme, mais, le plus souvent, elle est le résultat de la pénétration de particules septiques dans la veine porte à la suite d'ulcérations dysentériques, du cancer de l'estomac, de l'irritation due à un calcul biliaire. On distingue la forme aiguë et la forme subaiguë.

SYMPTÔMES. — La forme *aiguë* s'annonce par des frissons répétés, de la *fièvre* et une douleur vive, lancinante dans l'hypocondre droit, douleur empêchant le malade de respirer et irradiant jusqu'à l'épaule droite. Le foie est *hypertrophié; des vomissements bilieux* se produisent, et souvent l'ictère se montre vers le quatrième ou le cinquième jour. Après deux ou trois semaines, la fièvre diminue, mais de petits frissons irréguliers surviennent, indiquant la formation du pus.

La forme *subaiguë* présente à peu près les mêmes symptômes, seulement beaucoup moins intenses ; la suppuration se produit au bout de plusieurs semaines.

Abcès. — Lorsqu'il est volumineux, la région est *déformée,* le foie fait saillie dans la cavité thoracique et détermine de la *dyspnée;* s'il comprime la veine porte, il produit de l'ascite et de l'ictère. La fièvre et la diarrhée plongent le malade dans le marasme. — L'abcès s'ouvre rarement à l'extérieur ; le plus souvent, c'est dans le péritoine, d'où péritonite ; dans la plèvre ou les bronches, d'où *pneumothorax* et vomique; dans l'estomac, l'intestin. La mort est la terminaison ordinaire.

Il faut éviter de confondre l'hépatite avec la *pleurésie droite ;* dans celle-ci, le foie n'est ni douloureux, ni hypertrophié.

TRAITEMENT. — On applique des sangsues ou des ventouses scarifiées, et on donne des laxatifs, du calomel, de l'ipéca, du sulfate de quinine et du quinquina. Dès que l'abcès est reconnu, il faut le vider avec un appareil aspirateur.

Hépatite parenchymateuse ou ictère grave. — Cette maladie est caractérisée par de l'ictère, des phénomènes ataxoadynamiques, des hémorragies, et par une atrophie jaune du foie. Elle est due probablement à un principe infectieux d'origine microbienne, qui altère le sang et supprime les fonctions du foie.

On l'observe surtout de vingt à trente ans, chez les personnes débilitées par les excès de toutes sortes, les chagrins, les privations, les maladies antérieures. Elle complique souvent la fièvre typhoïde, le choléra, la pneumonie, le cancer du foie, les kystes hydatiques, l'oblitération des voies biliaires.

SYMPTÔMES. — L'affection peut commencer par un simple embarras gastrique, ou un ictère qui paraît bénin, rarement par des frissons violents. Mais bientôt la température s'élève, le malade se plaint d'avoir mal à la tête, ne dort pas, et, vers le huitième jour, paraissent les trois symptômes caractéristiques : l'*ictère*, les *hémorragies* (épistaxis, hématémèse, purpura, melæna) et les *troubles* ataxo-adynamiques (délire, accidents convulsifs d'abord ; coma, dépression ensuite). Les urines sont très rares ; la température monte à 40°. Le foie, peu douloureux, a diminué de volume ; les lèvres et les dents se couvrent de fuliginosités, et le malade meurt généralement dans la première semaine. Il y a cependant quelques cas de guérison.

Il ne faut pas la confondre avec la fièvre jaune, l'infection purulente et l'intoxication phosphorée.

TRAITEMENT. — On donne des purgatifs salins, des diurétiques, du lait, du quinquina.

Hépatite interstitielle ou cirrhose. — La cirrhose (de χιῤῥός, roux) est une hépatite chronique, caractérisée par une teinte jaune roussâtre du foie, et par l'inflammation, l'induration du tissu conjonctif interstitiel.

Les causes sont : l'alcoolisme, la syphilis, l'impaludisme, les maladies du cœur, des reins, le diabète. Elle est plus fréquente chez l'homme, les ivrognes surtout, que chez les femmes.

SYMPTÔMES. — La maladie débute quelquefois par une simple diminution de l'appétit et des forces ; d'autres fois par une douleur sourde dans l'hypocondre droit, un léger mouvement de fièvre, une teinte un peu jaune et des vomissements. Puis elle se caractérise : 1° par le *changement du volume du foie* qui s'*atrophie*, à cause de la rétraction du tissu conjonctif ; au début, cependant, pendant la phase conjonctive, il peut s'*hypertrophier*; 2° par l'*étranglement des divisions de la veine porte* (V. tome Iᵉʳ), qui se traduit par de l'*ascite*, de l'*amaigrissement*, des *hémorragies* (hématémèse, épistaxis, purpura, hémorragies intestinales), la tuméfaction de la rate ; 3° par la *destruction des cellules hépatiques;* la bile se trouve formée ainsi en moindre quantité, et l'urine contient une proportion très grande d'urates.

Il peut y avoir un peu d'ictère à la fin de la maladie. — La *marche* est lente, sans fièvre ; l'affection dure de douze à quinze mois, et la mort survient par cachexie, péritonite, tuberculose, ictère grave.

Il ne faut pas la confondre avec le kyste des ovaires, la péritonite tuberculeuse chronique, l'hépatite chronique simple, l'ascite ; et, dans les cas d'*hypertrophie*, avec le cancer du foie, les kystes hydatiques, la cachexie palustre.

Traitement. — Le traitement *externe* comprend les pointes de feu, les vésicatoires pendant les poussées inflammatoires ; des ventouses scarifiées, des sangsues à l'anus, des frictions sèches sur la peau. A l'*intérieur*, on donne des alcalins, des amers, des purgatifs salins, du calomel, des pilules bleues, pour favoriser les fonctions digestives et l'écoulement de la bile ; du benzonaphtol pour assurer l'antiseptie intestinale. Quand le liquide ascitique est en trop grande quantité, il faut faire la ponction. L'alcool, les condiments, les viandes faisandées, les poissons, les mollusques doivent être supprimés, et le malade se soumet au régime lacté exclusif dans les cas graves, au début ; puis il prend des œufs, des viandes blanches et maigres, des fruits, des légumes, des boissons aqueuses.

Dégénérescences graisseuse et amyloïde. — Ces affections sont constituées par un dépôt dans le foie d'un produit morbide ressemblant à de la graisse ou à de l'amidon. — La dégénérescence graisseuse a pour cause l'alcoolisme, la scrofule, le rachitisme, la suppuration prolongée, la phtisie, la fièvre typhoïde, les fièvres éruptives, l'arsenic, le phosphore ; l'amyloïde, les longues suppurations, la scrofule, la tuberculose, la syphilis, l'impaludisme, la leucocythémie.

Symptômes. — Les symptômes de la première sont très obscurs ; on reconnaît la seconde par l'augmentation du volume du foie, survenue sans douleur chez un individu cachectique ; il n'y a pas d'ictère ; l'albuminurie est fréquente. Le pronostic est très grave ; le malade meurt dans le marasme.

Traitement. — Il varie suivant la maladie principale qu'il faut traiter.

Syphilis du foie. — Voir le IVᵉ volume.

Cancer du foie. — Ce cancer est très fréquent de cinquante à soixante ans. Il existe presque toujours en même temps que celui de l'estomac, ou de l'intestin, du péritoine, de l'utérus, des poumons, de la peau. On rencontre surtout le *squirrhe* et l'*encéphaloïde* (V. page 287).

SYMPTÔMES. — Le début est souvent obscur. Le malade perd l'appétit, digère difficilement, éprouve un sentiment de pesanteur et une douleur sourde dans l'hypocondre droit. Le foie est hypertrophié, mais pas la rate; l'ictère est inconstant, l'ascite fréquente, les urines rares. Enfin, la couleur jaune paille caractéristique paraît, et le malade meurt par cachexie ou à la suite de toute autre complication.

Il ne faut pas le confondre avec les *kystes hydatiques*, la *dégénérescence amyloïde*, la *cirrhose hypertrophique*.

TRAITEMENT. — Le traitement ne peut qu'être palliatif et symptomatique : calmants, amers, toniques.

Kystes hydatiques. Échinocoques. — Les kystes hydatiques sont des poches, grosses en moyenne comme des œufs de poule, transparentes et renfermant un liquide limpide (hydatique, de ὕδωρ, eau). La membrane granuleuse qui tapisse la face interne de la poche est formée par des vers dits *échinocoques* (de ἐχῖνος, crochet, et κόκκος, grain) possédant une tête avec quatre ventouses et une couronne de crochets. Cet entozoaire diffère du cysticerque des ténias en ce que ce dernier est seul dans le kyste, tandis que la cavité d'une hydatide contient un grand nombre d'échinocoques. Ces kystes sont dits *fertiles*, parce qu'ils engendrent des échinocoques grâce à cette membrane. Ceux qui ne la possèdent pas sont *stériles*, parce qu'ils ne peuvent pas en engendrer; on appelle ces kystes des *acéphalocystes* (sans tête).

On rencontre les kystes hydatiques surtout dans le foie, mais aussi dans les poumons. Ils sont dus au développement de l'embryon du *tenia echinococcus*, ver cestoïde vivant dans l'intestin du chien, et dont les œufs sont avalés par l'homme, grâce aux plantes potagères.

SYMPTÔMES. — Le début est latent, mais lorsque le kyste est très développé, le foie est fortement augmenté de volume. Le malade éprouve une douleur, une gêne, une pesanteur dans l'hypocondre droit. Il n'y a ni ictère, ni ascite, ni fièvre, mais amaigrissement, troubles digestifs, palpitations.

La poche peut s'ouvrir dans les *voies aériennes*, d'où pleurésie mortelle ; dans les *voies digestives*, d'où débâcle par les intestins, et alors guérison fréquente ; dans le *péritoine*, d'où péritonite si le liquide est purulent, guérison dans le cas contraire ; dans les *voies biliaires*, d'où possibilité d'ictère grave. La maladie dure deux à quatre ans.

Ne pas confondre avec pleurésie chronique, cancer du foie, cirrhose hypertrophique, hépatite.

Le *traitement médical :* iodure de potassium, acide phénique, vermifuges, est impuissant. Il faut recourir à la ponction aspiratrice qu'on peut répéter.

Lithiase biliaire. Coliques hépatiques. — La lithiase (de λίθος, pierre) est une maladie caractérisée par la formation de calculs biliaires (petites pierres), constitués par des concrétions formées dans la vésicule et les voies biliaires aux dépens de certains éléments de la bile. — Les *coliques hépatiques* sont des accès excessivement douloureux produits par le passage des calculs à travers les voies biliaires.

Cette maladie est surtout commune chez la femme, les gros mangeurs, les obèses, les sédentaires ; le catarrhe des voies biliaires y prédispose. Elle existe souvent en même temps que la lithiase urinaire.

Symptômes. — D'ordinaire les calculs, en cheminant vers le duodénum, irritent les canaux cystique et cholédoque (V. tome 1er) et donnent lieu aux coliques hépatiques. Une douleur subite, atroce, dans l'hypocondre droit et l'épigastre se produit deux ou trois heures après le repas, au moment où la vésicule se contracte pour chasser la bile. Le malade, sans fièvre, s'agite, se roule par terre, a des vomissements aqueux. La température locale est plus élevée que dans l'aisselle. L'ictère est très fréquent. L'accès dure de 6 à 12 heures et se termine brusquement lorsque le calcul arrive dans l'intestin. Le patient éprouve alors un bien-être inexprimable. — Dans les cas très graves le calcul peut rester enclavé dans les voies biliaires, la douleur devient alors moins intense, mais ne disparaît pas, l'ictère se fonce, la vésicule prend des proportions énormes, le foie se congestionne et la mort peut s'ensuivre. Les accès se répètent à des périodes indéterminées, souvent séparés par un espace de plusieurs années. Dans l'intervalle, la santé peut être parfaite, mais le malade a toujours un teint jaunâtre.

Il ne faut pas confondre la colique hépatique avec la *colique néphrétique* droite dans laquelle le foie n'est pas douloureux, la *gastralgie*, *l'occlusion intestinale*, une péritonite localisée.

TRAITEMENT. — *Pendant l'accès*, on calme la douleur avec 2 à 4 gr. d'antipyrine en prises de 50 cg., toutes les demi-heures, des injections de morphine, des lavements amidonnés, des cap-sules d'éther, une ou deux cuillerées à bouche d'huile d'olives, des vessies de glace sur le côté, des bains à 25° prolongés. — *Après l'accès*, afin de favoriser la migration des calculs, on donne 100 à 200 gr. d'huile d'olives par cuiller à bouche; 20 à 30 gr. de glycérine dans la journée. L'ictère est combattu par les moyens indiqués page 565. — Comme prophylaxie : éviter les acides, l'alimention trop animalisée, les graisses, l'alcool sous toutes ses formes, la constriction du corset, la constipation. Eaux de Vichy, Vals, Pougues, Contrexéville, Vittel, Chatelguyon. En moyenne trois saisons à Vichy. — Traitement chirurgical, s'il y a infection biliaire.

Cholécystite. — C'est l'inflammation ordinairement suppu-rative et ulcéreuse de la vésicule biliaire (χολή, bile, et κύστις, ves-sie). Rarement primitive, elle est surtout produite par l'accumu-lation des calculs biliaires. On l'observe aussi dans la fièvre typhoïde, le choléra, la dysenterie.

Elle est caractérisée par une douleur très vive, augmentant par les mouvements respiratoires et la pression. Après plusieurs heures elle diminue et l'ictère se manifeste; en même temps, il y a de la fièvre, des vomissements bilieux, des sueurs froides, un abat-tement extrême. Si l'inflammation cède, la guérison arrive au bout de quelques jours. S'il se forme un abcès, la mort survient souvent par suite de péritonite.

Le *traitement* consiste dans l'application de sangsues et dans l'administration de purgatifs, le calomel surtout. Dans certains cas graves, il faut ouvrir l'abcès.

Contusions, déchirures, plaies du foie. — Le foie peut être contusionné, déchiré, tranché. Quelques heures après l'accident, le visage du malade devient un peu jaune, ses mains se colorent, sa respiration est gênée; il a le hoquet et se plaint quelquefois d'une douleur à l'épaule droite. Si la blessure est grave, des symptômes de péritonite surviennent et la mort s'ensuit.

Le *traitement* est le même que celui des contusions et des plaies en général. De plus, on combat l'inflammation consécutive à la péritonite, lorsqu'il y a lieu. (V. *Péritonite.*)

Splénite. — La splénite (de σπλήν, rate) est l'inflammation de ce viscère. Elle est presque toujours secondaire et consécutive à une maladie générale ; elle peut aboutir à la formation d'un abcès. Ceux-ci se rencontrent surtout dans les cas de traumatisme interne et à la suite des maladies septicémiques ou infectieuses.

Les *symptômes* sont : tension, gêne, douleur plus ou moins vive dans l'hypocondre gauche, voussure, matité à la percussion. Le malade a de l'inappétence, des nausées, des vomissements, de l'abattement, un teint cachectique de la peau.

Traitement. — Il doit s'adresser à l'inflammation : saignée générale si le sujet est vigoureux, sangsues, ventouses, vésicatoires volants, cataplasmes, sulfate de quinine à haute dose. Ouverture de l'abcès dès qu'il est formé.

Hypertrophie de la rate. — L'hypertrophie est due quelquefois à une congestion passive, dépendant d'un arrêt dans la circulation de la veine splénique ; d'autres fois à une congestion active se liant à un accès de fièvre, mais cessant rapidement. Le plus souvent elle est due à l'impaludisme. On la rencontre encore dans le cancer, la syphilis, les maladies chroniques du cœur, la leucocythémie. Enfin elle peut résulter de la présence dans la rate de certaines tumeurs (kystes séreux, kystes hydatiques, lymphadénomes, etc.). On la reconnaît parce qu'elle donne lieu à une tumeur dans le flanc gauche, au niveau de la rate, et à une matité à la percussion.

Comme *traitement* on a recours aux ventouses, aux toniques, aux amers, au quinquina. Il faut, en outre, combattre la fièvre, la chloro-anémie.

Pancréatite. — L'inflammation *aiguë* du pancréas détermine une douleur fixe et profonde à la région hypogastrique, s'étendant à l'hypocondre droit, et une diarrhée composée de matières ressemblant à de la salive. Le malade présente de l'inappétence, des vomissements, et une légère jaunisse. L'affection se termine par suppuration ou résolution, c'est-à-dire guérison complète.

Comme *traitement :* sangsues, frictions cutanées ; purgatifs, calomel, préparations de pepsine ; eaux alcalines de Vals, de Vichy.

L'inflammation *chronique* succède à la précédente ou naît spontanément. Le malade a une salivation continuelle ; il rend en même temps un liquide filant et jaunâtre ; il ne mange pas, boit beaucoup et se plaint de crampes d'estomac ; ses selles contiennent souvent des matières grasses.

Le traitement est celui de la gastralgie.

Congestion rénale. — La congestion *passive* a pour causes l'augmentation de la tension du sang dans la veine cave et les veines émulgentes (V. ces mots, tome Ier) par les tumeurs qui peuvent se rencontrer dans l'abdomen, les anévrysmes de l'aorte abdominale, la grossesse, l'emphysème, la pleurésie et surtout les lésions cardiaques donnant lieu au *rein cardiaque.* — La congestion *active* est le résultat de l'inflammation du rein, ou d'un refroidissement, du surmenage ; elle peut être aussi d'origine infectieuse.

Symptômes. — Lorsque les lésions du cœur produisent l'altération connue sous le nom de *rein cardiaque,* on constate que les *urines* sont rares, foncées, denses, laissant un dépôt rouge d'urates au fond du vase. Dans la *grossesse,* l'urine est rare aussi, mais moins foncée, moins dense, et elle contient de l'albumine ; il y a, en outre, de l'*œdème* commençant par les malléoles. Dans la congestion consécutive à un refroidissement, au surmenage, le malade a de la fièvre, de la céphalalgie, de l'inappétence, une soif vive, et, dans les cas graves (forme typhoïde), de l'insomnie, de la photophobie, des éblouissements, des étourdissements, de la stupeur, de la diarrhée, des douleurs lombaires ; la peau prend une teinte brune ; il n'y a pas d'œdème ; l'urine trouble, acide, rare, albumineuse, laisse un dépôt brun. La marche est rapide et la convalescence longue. Le *pronostic* est bénin dans la congestion par refroidissement, surmenage et dans celle de la grossesse, grave dans les autres cas.

Traitement. — Il consiste dans l'application de ventouses sur la région lombaire, dans le régime lacté, les purgatifs salins et les diurétiques.

Néphrite aiguë ou catarrhale. — Cette néphrite est constituée par l'inflammation aiguë, simple, des reins. — Ses causes sont le refroidissement, l'élimination par les reins de substances irritantes (cantharide, copahu, cubèbe), la propagation d'une cystite, d'une uréthrite ; les maladies fébriles infectieuses (scarlatine, rougeole, variole, érysipèle, fièvre typhoïde, diphtérie, fièvre puerpérale, pneumonie, etc.).

Symptômes. — Si la néphrite est très aiguë, si elle est la conséquence du froid, elle se traduit par des *douleurs lombaires*, de la *fièvre* et des *troubles de l'urine* qui renferme de l'albumine[1], des cylindres épithéliaux et quelquefois des globules du sang. Le malade a des nausées, des vomissements, de l'inappétence, de la constipation. La guérison a lieu au bout de 10 à 12 jours. L'affection peut cependant passer à l'état chronique, ou même se terminer par la mort par urémie, collapsus, hémorragie cérébrale, etc.

Traitement. — Cette néphrite ne demande que quelques précautions hygiéniques, du repos, une diète légère, des laxatifs doux, des boissons aqueuses, émollientes, de l'orge miellée. Le régime lacté est très utile, ainsi que les frictions cutanées sèches dans les reins.

Néphrite suppurée. — La suppuration du rein se produit dans les affections chroniques de la vessie et de l'urèthre, les traumatismes de la région lombaire, l'infection purulente, les refroidissements, les maladies de la moelle épinière, la pyélite, les abcès du foie. Toutes les maladies infectieuses peuvent la déterminer en introduisant dans les reins des microorganismes.

Symptômes. — Le malade commence par avoir des frissons, une fièvre intense (40°), des vomissements, de la diarrhée. La langue, grillée au centre, est rouge sur les bords. Il se plaint d'une douleur lombaire, vive, s'exaspérant par la pression, la toux, les mouvements et irradiant vers les uretères, la vessie. Les urines sont rares, très foncées. — La maladie peut se terminer par résolution ; ou bien l'abcès se vide dans le bassinet, l'intestin et guérit ; ou encore la suppuration se prolonge et la mort arrive par cachexie ou urémie.

1. Pour reconnaître la présence de l'albumine dans l'urine, on met une petite quantité de celle-ci dans un tube de verre ou un petit verre et on laisse couler sur les parois quelques gouttes d'acide azotique ; l'urine devient aussitôt nuageuse, et même l'albumine se précipite en masse compacte d'un blanc jaunâtre, s'il y en a une quantité suffisante. Il faut avoir soin de ne pas mettre trop d'acide.

On peut encore se contenter de faire bouillir l'urine ; la chaleur la coagule, si l'urine a sa réaction acide habituelle. — Il est bon de recourir aux deux procédés.

On ne la confondra pas avec le *lumbago* et la *colique néphrétique* qui ne déterminent pas de fièvre ; avec la *périnéphrite* qui donne lieu à de l'empâtement dans la région rénale, à des douleurs pulsatives ; avec la *pyélite* qui verse toujours, et dès le début, du pus dans les urines. — Le *pronostic* est très grave.

TRAITEMENT. — Sangsues, ventouses scarifiées sur la région des lombes . purgatifs légers, boissons émollientes, lait. Si la douleur est trop vive, injections de morphine. Contre les vomissements, glace, boissons gazeuses. Si le pus tend à se faire jour au dehors, incision.

Néphrites chroniques. Mal de Bright. Albuminurie [1]. — Le mal de Bright, nommé ainsi du médecin qui, au commencement de ce siècle, a montré les relations qui existent entre certaines hydropisies et les lésions des reins, est constitué par une *albuminurie* persistante, une *hydropisie* à marche spéciale et des *lésions rénales diverses*. — On distingue la *néphrite chronique parenchymateuse* ou *épithéliale* (gros rein blanc lisse), la *néphrite interstitielle chronique* (petit rein rouge) et les *néphrites mixtes, diffuses*, les plus fréquentes, formant le mal de Bright proprement dit.

ÉTIOLOGIE. — Les causes de la néphrite épithéliale sont un refroidissement brusque, ou un froid humide prolongé, les fièvres éruptives, intermittentes, la fièvre typhoïde, l'érysipèle, l'état puerpéral, l'endocardite infectieuse, les lésions du cœur, la phtisie, la scrofule, la goutte et le rhumatisme, le diabète, l'alcoolisme, le saturnisme, les cantharides. Celles de la néphrite interstitielle sont toutes les lésions du cœur, l'alcoolisme, la goutte, le rhumatisme, la lithiase rénale, l'empoisonnement par le plomb.

SYMPTÔMES. — 1° *Néphrite épithéliale*. La maladie débute lentement par des douleurs lombaires sourdes, des troubles de la vision, de l'inappétence, de la pâleur du visage. Puis les pau-

---

1. La présence de l'albumine dans l'urine peut ne pas être l'indice d'une lésion rénale, comme cela a lieu dans l'albuminurie dite physiologique, et inversement toute lésion rénale ne produit pas l'albuminurie, car, à certains moments, on n'en rencontre pas chez les malades atteints de néphrite interstitielle. Toutefois, en pratique, on se sert. et sans inconvénient, des deux expressions de *néphrite* et *albuminurie* pour désigner la même chose. La dénomination de *mal de Bright* indique l'albuminurie persistante et l'hydropisie qui accompagne une lésion rénale.

pières et les malléoles *enflent* d'une manière passagère d'abord, permanente ensuite et l'œdème se généralise. Les urines sont rares, foncées, renfermant de 6 à 20 gr. d'albumine dans les 24 heures. Le sang a beaucoup d'eau (*hydrémie*), il est pauvre en albumine (*hypoalbuminose*) et en globules (*hypoglobulie*). Le malade qui a de la *pollakiurie*, c'est-à-dire de fréquents et pénibles besoins d'uriner, respire difficilement, et il est très sujet aux bronchites, aux pneumonies. La marche est lente, quelques mois à un ou deux ans ; la mort arrive habituellement à la suite d'une complication, rarement par urémie.

2° *Néphrite interstitielle*. Elle débute plus lentement encore que la précédente. Les urines sont très abondantes, 2 à 6 litres dans les 24 heures, pâles, claires et renferment peu ou pas d'albumine. L'œdème, plus rare, débute par les malléoles, au lieu des paupières. Le ventricule gauche est hypertrophié, et à l'auscultation on entend un bruit de galop. Il y a des *troubles de la vue* qui se traduisent par des sensations lumineuses, des taches noires, dans le champ visuel, des hémorragies de la rétine. On peut constater, en outre, des saignements de nez, du purpura, des démangeaisons et souvent des accidents urémiques. Elle dure plusieurs années. La mort arrive par urémie, asystolie, hémorragie cérébrale.

3°*Néphrites mixtes*. La forme commune du mal de Bright débute par de la céphalée, des palpitations, de la dyspnée, des douleurs lombaires, des troubles digestifs et des envies fréquentes d'uriner. La quantité d'urine est généralement diminuée, mais elle peut être normale. ou exagérée. Le malade éprouve la sensation du *doigt mort* avec ou sans ,fourmillements, des bourdonnements d'oreille avec dureté de l'ouïe, des démangeaisons, des crampes dans les mollets, des épistaxis, une sensibilité spéciale au froid, des secousses électriques pendant le sommeil, des vomissements. L'*hydropisie* commence aux paupières et se généralise ensuite ; les urines sont plus ou moins albumineuses ; le cœur est hypertrophié et donne lieu au bruit de galop. Les troubles visuels sont les mêmes que dans la néphrite interstitielle ; les lésions du foie déterminent l'ascite. La peau est sèche, pâle. La marche est très lente, 2 à 10 ans ; la guérison est très rare ; la mort arrive par cachexie, urémie, apoplexie, lésions cardiaques ou pulmonaires.

Traitement. —Il faut commencer par le régime lacté exclusif, 2 à 6 litres de lait chaud ou froid, salé ou sucré, additionné d'eau de chaux ou d'eau de Vichy. Dès qu'il y a de l'amélioration, on prend des féculents en purée, des légumes verts bien cuits, des fruits en compote, de la crème, du beurre, du fromage frais, des viandes blanches, mais pas d'œufs crus, de viandes noires, de gibier faisandé, de mollusques, de crustacés, de bouillon, de noix, d'épinards. Comme boisson, lait, bière, extrait de malt, de temps en temps vin rouge coupé ; pas d'alcool. L'*hydropisie* sera combattue par les *diurétiques* : lait, vin de Trousseau, 1 à 2 gr. d'extrait de stigmates de maïs, 1 à 4 gr. de nitrate de potasse ; par les *purgatifs* : eau-de-vie allemande 20 à 30 gr., gomme-gutte 40 centigr. à 1 gr. 50 ; jalap, scammonée ; par les *sudorifiques* : pilocarpine, de 1 à 2 centigr. en injections sous-cutanées, bains chauds suivis d'enveloppement dans une couverture de laine pendant plusieurs heures. A la dernière période on donne surtout de la digitale, de la caféine 50 centigr. à 2 gr., la spartéine, le strophantus. *Traitement hydro-minéral :* au début, Évian, Contrexéville, Pougues ; plus tard Bourbonne, Bourbon-l'Archambault, Saint-Nectaire.

Dégénérescence amyloïde des reins. — On la rencontre souvent dans les néphrites mixtes, mais elle peut se produire aussi à la suite de suppurations prolongées (carie, mal de Pott, pleurésie purulente, etc.), de la tuberculose, du cancer, de l'impaludisme, de la syphilis, du rhumatisme articulaire chronique.

Les *symptômes* sont ceux des néphrites précédentes. Les urines, d'abord abondantes, deviennent rares, foncées, albumineuses ; il survient un peu d'œdème des malléoles, de la diarrhée, de la tuméfaction du foie et de la rate. — Comme *traitement*, régime lacté, iodure de potassium ; surtout combattre la maladie qui a causé la dégénérescence.

Urémie. — Si par le fait d'une lésion rénale, ou d'un obstacle quelconque au cours de l'urine, l'organisme ne peut plus se débarrasser des substances nocives qu'elle contient, il en résulte un empoisonnement spécial nommé *urémie*. Celle-ci est donc une auto-intoxication consécutive à la rétention dans l'urine de plusieurs substances nocives, surtout des matières colorantes.

Les néphrites, les lésions des reins, les maladies des uretères, de la vessie, de l'urèthre, les tumeurs du bassin peuvent la déterminer.

Symptômes. — Ils se développent subitement ou peu à peu, après un refroidissement, une émotion, un excès de table; l'urine diminue en quantité, l'œdème disparaît. On peut constater alors trois formes, une cérébrale, une gastro-intestinale, une dyspnéique.

1° La *forme cérébrale convulsive* présente les mêmes caractères que l'attaque d'épilepsie, il n'y manque que le cri initial et la pronation du pouce. L'attaque peut se renouveler de 2 à 20 fois dans la journée et la mort arrive dans le coma. Cette même forme peut être *délirante;* le délire est généralement doux, tranquille, mais il s'accompagne aussi quelquefois d'excitation, de loquacité, d'hallucinations ou de lypémanie. Elle dure de trois semaines à plusieurs mois.

2° La *forme gastro-intestinale* se caractérise par des nausées, des vomissements bilieux et séreux, des selles diarrhéiques.

3° La *forme dyspnéique* est rare, les mouvements respiratoires sont accélérés, et il se produit des accès d'étouffement.

L'urémie lente tue en quelques semaines; l'urémie aiguë, en quelques heures, quelques jours. Elle est cependant susceptible de guérison.

Traitement. — Régime lacté absolu. Diurétiques : 10 à 30 centigr. de digitale, lactose, muguet, spartéine. Lavements froids, boissons fraîches, bains chauds. Dans la forme convulsive : sangsues derrière les oreilles; bromure et chloral, mais avec circonspection. Dans la forme gastro-intestinale : lait glacé additionné d'eau de chaux, ou d'eau de Vichy; teinture d'iode 2 gouttes; eau oxygénée, eau chloroformée saturée. Dans la forme dyspnéique : ventouses sur le thorax, inhalations d'oxygène, de nitrite d'amyle, d'éther, d'iodure d'éthyle; à l'intérieur, valérianate d'ammoniaque.

Cancer du rein. — Il est assez rare et existe presque toujours en même temps qu'un autre cancer. Sa forme la plus commune est l'encéphaloïde.

Il se révèle par la *cachexie,* l'amaigrissement, la teinte jaune paille, une *tumeur* rénale présentant des bosselures irrégulières, de l'*hématurie* et une *douleur* lombaire, sourde, irradiant vers les membres inférieurs. La mort survient, en moyenne, au bout de 2 ans, par cachexie, urémie, hémorragie, péritonite, perforation intestinale.

Ne pas le confondre avec les *tumeurs du foie et de la rate* qui suivent les mouvements du diaphragme, tandis que le rein cancéreux reste immobile ; les *lésions inflammatoires* du rein dans lesquelles on constate de la fièvre et pas d'hématurie.

Le *traitement* ne peut qu'être palliatif : on soigne l'hématurie, l'affaiblissement, la douleur.

Tuberculose du rein. — On l'observe plus fréquemment chez l'enfant que chez l'adulte, à la suite de la tuberculose aiguë généralisée ; elle peut être primitive.

Au début, le malade se plaint d'une douleur lombaire irradiant vers la vessie ; il urine beaucoup, et le liquide rejeté contient de l'albumine. Plus tard la miction est difficile, pénible ; les urines sont rares, troubles, purulentes et contiennent quelques gouttes de sang, mais surtout des grumeaux de nature tuberculeuse, ainsi que des bacilles agglomérés en touffes. La fièvre est assez intense et redouble le soir. La marche est lente ; la guérison, très rare. La mort a lieu au bout d'une quinzaine de mois par hecticité, ou tuberculose pulmonaire, intestinale.

Le *traitement* est celui de la tuberculose en général (V. page 501).

Hémorragie rénale. Hématurie. — C'est un accident morbide caractérisé par l'émission du sang, pur ou mêlé d'urine (αἷμα, sang, et οὐρεῖν, uriner).

Le sang peut provenir des reins, des uretères, de la vessie ou du canal de l'urèthre (V. tome Iᵉʳ). Il faut donc, avant tout, rechercher d'où il vient. Lorsqu'il n'existe aucune cause traumatique (chute, coup porté dans la région du périnée), ni aucune maladie de la prostate, ni une lésion inflammatoire de l'urèthre, il est à peu près certain qu'il provient des reins, surtout s'il est bien mélangé à l'urine.

Les personnes pléthoriques, sédentaires, ou abusant des liqueurs alcooliques, y sont prédisposées. Les néphrites, la pyélonéphrite, les calculs, la tuberculose rénale, les fièvres graves, comme la fièvre typhoïde, la scarlatine, la fièvre bilieuse, puerpérale, la variole, les empoisonnements par le plomb, le mercure, les cantharides, les maladies du cœur, peuvent la faire paraître.

L'hématurie des pays chauds paraît être due à la présence dans les reins ou les voies urinaires d'un parasite spécial.

Toute urine rougeâtre ou noirâtre contenant du sang laisse déposer après le refroidissement des caillots noirâtres, fibrineux, gélatiniformes, ou des concrétions fibrineuses, filiformes.

Traitement. — On doit avant tout traiter la cause. On donne en outre, du seigle ergoté, de l'ergotine, de la teinture d'hamamélis, de l'essence de térébenthine.

Kystes des reins et hydronéphrose. — Les reins sont très souvent le siège de kystes *séreux* ou de kystes *hydatiques;* leur volume est ordinairement tout petit, aussi causent-ils peu de gêne et passent-ils généralement inaperçus. Lorsque par suite d'une tumeur abdominale, de calculs, etc., l'urine ne peut plus facilement s'écouler, le rein se distend et il y a *hydronéphrose* (eau dans le rein). Celle-ci consiste en une tumeur qui peut avoir un petit volume, mais qui est susceptible de devenir énorme ; le liquide qu'elle contient est citrin, clair ou louche, quelquefois purulent. Elle peut disparaître par l'émission d'une grande quantité de liquide, seulement elle se reforme plus tard.

Les kystes et l'hydronéphrose sont susceptibles de guérir, et ils ne gênent guère le malade si leur volume ne détermine pas une atrophie considérable des reins. Si les deux sont atteints, le pronostic est grave, car la mort peut survenir par pyélite, anurie et urémie.

Traitement. — Ponction avec un appareil aspirateur. Ne rien faire si les organes voisins ne sont pas gênés.

Lithiase rénale. Calculs rénaux. Gravelle. Coliques néphrétiques. — Lorsqu'il se forme dans les reins des concrétions, composées le plus souvent d'acide urique et d'urates, plus rarement d'oxalate de chaux ou de phosphates ammoniaco-magnésiens, on a la *lithiase rénale.* Ces concrétions se déposent au fond du vase sous forme de *sable* fin si elles sont pulvérulentes, de *gravier* lorsque leur dimension égale celle de la tête d'une épingle (gravelle), de *calculs* ou *pierres* si leur volume est beaucoup plus grand.

La lithiase rénale est due à la formation exagérée de sels dans l'urine, par suite de l'excès d'acide urique dans le sang, c'est pourquoi on l'observe très souvent chez les goutteux. L'oseille favorise la production des calculs d'oxalate. Elle se montre principalement chez l'enfant, l'adulte, et frappe plutôt l'homme que la femme, le riche que le pauvre. Elle est favorisée par l'alimentation trop azotée, les vins généreux, le défaut d'exercice.

SYMPTÔMES. — Il est des personnes qui rendent beaucoup de sable et de gravier sans en être incommodées. D'autres ont les urines purulentes, des douleurs lombaires, de la fièvre et maigrissent. D'autres enfin ont des *coliques néphrétiques* apparaissant lorsque le calcul quitte le rein pour s'engager dans l'uretère avant d'arriver dans la vessie. L'accès débute presque toujours brusquement par une *douleur atroce*, ordinairement unilatérale et irradiant le long de l'uretère, à la vessie, à la jambe. Cette douleur prend rapidement un tel degré d'acuité qu'il survient des nausées et des vomissements, quelquefois même des convulsions, et le malade, pâle, anxieux, se roule par terre, poussant des plaintes et ne sachant comment exprimer sa souffrance. Il rend avec beaucoup d'efforts un peu d'urine tantôt claire et limpide, tantôt trouble, sanguinolente. Le pouls est normal. L'accès peut durer plusieurs heures, plusieurs jours ; il se termine par l'arrivée du calcul dans la vessie ; le malade éprouve alors un sentiment de bien-être particulier ; il rend une grande quantité d'urine, et souvent on trouve au fond du vase le corps du délit. Mais il peut arriver qu'il reste dans la vessie ; il est ainsi le point de départ du calcul vésical qu'il faut aller broyer (*lithotritie*).

Le *pronostic* est sérieux parce qu'il peut toujours se produire une pyélite, une périnéphrite, des calculs vésicaux et même une syncope mortelle pendant la colique. Le *diagnostic* est facile.

TRAITEMENT. — *Pendant l'accès de colique*, il faut faire des injections de morphine, ou donner 1 à 3 gr. d'antipyrine, du chloral et des boissons diurétiques pour favoriser la progression du gravier. *Dans l'intervalle des accès*, on continue les diurétiques, l'arénaria rubra, la tisane de stigmates de maïs 20 pour 1 000 ; le carbonate de lithine 50 centigr. à 1 gr. ; le citrate et le carbonate neutre de potasse 25 centigr. à 2 gr. ; l'acide benzoïque 1 gr. dans un litre d'eau ; le benzoate de soude 2 gr. — Comme *régime alimentaire* (V. tome II, page 401). Les eaux minérales à recommander sont celles de Contrexéville, de Vittel, de Martigny, de Vichy, de Vals, de Bussang, de Pougues, de Saint-Alban. — Quand les calculs restent dans la vessie on les brise avec un lithotriteur ; lorsque leur volume dépasse 5 centimètres de diamètre et que leur dureté est considérable, on pratique l'opération de la *taille*.

Pyélite. Pyélo-néphrite. — On donne le nom de *pyélite* à l'inflammation de la membrane muqueuse des calices et du bassinet (V. tome Ier, p. 142) : elle coïncide souvent avec celle des reins, *pyélo-néphrite*.

Les causes locales sont la lithiase rénale, la néphrite aiguë, la cystite, les opérations sur les voies urinaires, le traumatisme, les cantharides, le copahu et le cubèbe pris en excès ; les causes générales, les fièvres éruptives, le typhus, la fièvre puerpérale, la diphtérie.

La maladie débute souvent par un accès de colique néphrétique qui se prolonge et détermine un sentiment de pesanteur dans les lombes ; la douleur se réveille fréquemment. L'urine est trouble, blanchâtre ou sanguinolente, muco-purulente, et, plus tard, purulente.

La guérison est rapide dans la pyélite produite par les cantharides, le copahu, le cubèbe. La pyélite calculeuse a une marche lente et elle peut devenir mortelle par anurie et urémie, fièvre hectique, issue du pus dans le péritoine, la plèvre.

On la distingue de l'hydropisie et des kystes en ce que ces affections n'occasionnent pas de douleurs ; de la *périnéphrite* qui ne donne pas lieu à des troubles urinaires.

Traitement. — Il faut éviter toutes les causes de congestion rénale, et pour cela veiller au bon fonctionnement de la peau, éviter les refroidissements, porter des vêtements chauds, faire des frictions, matin et soir, sur tout le corps avec de la flanelle imbibée de baume de Fioraventi, ou d'eau de Cologne. Le malade doit se soumettre au régime lacté ; quand il ne peut plus le supporter : potages avec des farines diverses et du lait, des crèmes, des œufs frais ; plus tard, poisson frais, poulet, veau, purées de légumes, fruits cuits, œufs. Pas de gibier, de viandes noires, de mets épicés, de fromages faits, de boissons alcooliques. Comme médicament : 1 à 4 gr. de benzoate de soude dans une potion de 150 gr. ; 1 à 3 gr. d'acide benzoïque dans un litre d'eau avec 100 gr. d'eau de cannelle ; 3 fois par jour une pilule contenant 25 centigr. de scammonée et 5 centigr. de calomel. Eaux de Contrexéville, de Martigny. Pointes de feu dans les reins. Injections de morphine contre les douleurs.

Périnéphrite. — Elle est constituée par l'inflammation du tissu cellulo-graisseux qui entoure le rein.

Elle est *primitive* lorsqu'elle paraît à la suite d'un refroidissement, d'un traumatisme dans la région lombaire, d'exercices violents, de marches forcées, de courses trop longues à cheval ; *secondaire,* si elle est consécutive à des lésions des parties voisines (calculs rénaux, pyélo-néphrite, kystes hydatiques, tubercules, cancer du rein, abcès du foie, du psoas, etc.), à une maladie générale (fièvre typhoïde, puerpérale, pyohémie).

SYMPTÔMES. — La maladie débute par une *douleur lombaire* continue ou se reproduisant par accès, par de la fièvre souvent intermittente, de l'inappétence, des vomissements et de la constipation. Après on constate une tuméfaction de la région des lombes, de l'œdème, une rougeur de la peau et une fluctuation profonde. — Sa durée est de 2 à 3 semaines, si elle se termine par résolution ; mais habituellement la suppuration se produit, et le pus s'ouvre dans la région lombaire, coulant pendant 6 à 7 semaines, ou bien dans la plèvre et les bronches donnant lieu à une *vomique,* dans la vessie, le côlon.

La guérison est possible, mais la mort peut arriver par pyohémie ou inflammation pleuro-pulmonaire.

Comme *traitement :* sangsues, frictions mercurielles ; ponction aspiratrice, incision.

Ectopie rénale. Rein mobile ou **flottant.** — L'ectopie rénale (de ἐκ, hors, τόπος, lieu) consiste dans le déplacement du rein qui n'est plus assujetti, d'où la dénomination de *rein mobile, rein flottant.*

Rarement double, elle siège de préférence à droite et atteint plutôt la femme que l'homme. Les contusions de la région lombaire, le corset, les grossesses répétées, les efforts violents, l'amaigrissement rapide, l'hypertrophie du foie et de la rate, ont une grande influence sur sa production.

SYMPTÔMES. — L'ectopie détermine une *douleur* assez variable, mais qui s'exaspère à la suite de longues marches ou d'efforts, ou pendant la période des règles. La malade a un caractère irritable et présente même quelquefois des symptômes d'hystérie, d'hypocondrie. Le rein forme dans l'abdomen une petite tumeur mobile que l'on peut souvent constater avec la main, et qui est douloureuse à la pression ; elle donne une matité très nette. L'urine n'est pas altérée, et généralement on voit un aplatissement de la région lombaire. Il survient quelquefois, comme complication, une péritonite circonscrite, de l'œdème des membres inférieurs, de la pyélite.

Le *pronostic* est en général peu grave. Le *diagnostic* n'est certain que lorsqu'on a bien pu constater la présence de la tumeur rénale.

Le meilleur *traitement* consiste dans l'application d'un bandage spécial susceptible de refouler et de maintenir le viscère en place. Il ne faut enlever le rein (*néphrectomie*) que si le malade est en danger.

Contusions et plaies de la rate, du pancréas et des reins. — Les contusions et les plaies de ces viscères sont assez rares. Les plaies de la rate occasionnent une douleur vive suivie des symptômes d'hémorragie interne, et la mort est rapide. Les contusions sont moins graves. Il en est de même pour les plaies et contusions du pancréas. Les lésions du rein produisent de l'hématurie immédiate ou tardive, quelquefois une néphrite suppurative entraînant assez souvent la mort.

Psoïtis. — C'est l'inflammation du muscle psoas iliaque ou de la gaine qui l'enveloppe.

On le rencontre à la suite de contusions, d'efforts, de couches, de rhumatisme et de certaines maladies infectieuses graves.

Ses symptômes consistent dans une douleur occupant la région iliaque et lombaire, irradiant à la cuisse et augmentant par les mouvements du membre. Le tronc est courbé en avant si le malade peut se tenir debout, et la cuisse est fléchie sur le bassin quand il est couché ; la marche ne tarde pas à devenir impossible, la jambe s'engourdit, enfle ; les ganglions inguinaux se tuméfient ; enfin une tumeur fluctuante se forme au pli de l'aine ou à la région lombaire, indiquant que le pus s'est formé. Le malade a alors des frissons, une forte fièvre et tous les signes d'une maladie septique.

Ne pas le confondre avec la *néphrite*, la *coxalgie*, le *lumbago*, la *hernie*.

Traitement. — Il doit être énergique et rapide. On applique des sangsues, ou immobilise la jambe et on couvre la région malade d'onguent mercuriel, de cataplasmes. Dès que l'abcès est formé, on l'ouvre, puis on a soin de le drainer et de le laver en prenant toutes les précautions antiseptiques possibles.

Péritonite aiguë. — La péritonite est l'inflammation aiguë du péritoine, avec épanchement d'un liquide séro-purulent ou purulent, laissant des adhérences entre les deux feuillets du péritoine. Elle peut être *circonscrite* (*péritonites circonscrites*) au voisinage de la lésion qui l'a engendrée (*péri-hépatite, péri-splé-nite, pelvi-péritonite*).

Elle se produit très rarement à la suite d'un traumatisme ou d'un refroidissement. Presque toujours elle est *secondaire :* propagation de la lésion d'un organe voisin; étranglement interne, périnéphrite, maladies du foie, de la rate, du pancréas, de l'ovaire, de l'utérus, perforation de l'estomac, de l'intestin à la suite de la fièvre typhoïde, de la dysenterie, de la typhlite, de l'appendicite, enfin maladies générales graves et complications de couches.

Symptômes. — Quand elle se produit à la suite d'une perforation, elle débute violemment par une *douleur* très intense dans un point de l'abdomen, douleur qui ne tarde pas à se généraliser. Dans les autres cas, le début est moins brusque ; le malade éprouve d'abord des *frissons,* suivis d'une fièvre intense (40°1/2), avec rémission matutinale peu marquée, puis la *douleur abdominale* paraît, très vive, augmentant par la pression, les mouvements. Viennent ensuite des *vomissements* répétés, verdâtres, le *ballonnement* du ventre, uniforme, donnant à la percussion une sonorité exagérée. La *constipation* est opiniâtre, et il y a souvent de la difficulté d'uriner. Les traits du malade sont altérés, tirés, les yeux bordés de noir, les lèvres violacées. Le pouls est fréquent, filiforme. Lorsque la guérison se produit, ce qui est très rare, il reste toujours des adhérences qui exposent à l'étranglement intestinal. La mort survient le plus ordinairement du 5ᵉ au 6ᵉ jour, et dès le 2ᵉ, s'il y a perforation. Ce n'est qu'exceptionnellement qu'elle passe à l'état chronique.

Dans les péritonites partielles la douleur est localisée, la fièvre modérée, et il y a en plus les troubles fonctionnels des organes tapissés par la partie du péritoine enflammée.

On ne confondra pas la péritonite aiguë avec le *rhumatisme,* les *coliques hépatiques* ou *néphrétiques,* qui ne donnent pas de fièvre ; l'*hépatite,* qui produit l'ictère; la *néphrite* et la *cystite,* dans lesquelles il y a une altération des urines ; l'*étranglement interne* qui donne lieu à des vomissements fécaloïdes.

Traitement. — On commence par mettre des ventouses scarifiées ou 10 à 20 sangsues ; puis on fait des applications continues de vessies de glace. Les vésicatoires sont inférieurs à cette dernière ; il en est de même du collodion élastique. A l'intérieur, le malade prend 5, 10, 20 centigr. d'opium en 24 heures, en pilules de 2 à 3 centigr. ; l'antipyrine ou les injections de morphine peuvent le remplacer. Pas de purgatifs ; combattre la constipation au moyen de lavements ; les vomissements, avec la glace, les boissons gazeuses, la potion de Rivière ; le collapsus, avec le vin, l'alcool, les injections sous-cutanées d'éther. Après la période aiguë, il faut agir contre l'état inflammatoire local au moyen des révulsifs et des laxatifs légers. — On a recours quelquefois aujourd'hui au traitement chirurgical.

Péritonite chronique tuberculeuse. — Onze fois sur douze la péritonite chronique est tuberculeuse. Le péritoine contient une toute petite quantité d'un liquide trouble, mais l'altération principale consiste dans la présence de *fausses membranes* très épaisses, blanchâtres ou noirâtres, au milieu desquelles on trouve des *granulations tuberculeuses*.

Le début est obscur. Le malade a de l'inappétence, des coliques sourdes, de la diarrhée ou de la constipation alternativement, et il maigrit. Puis le *volume du ventre augmente,* il y a du météorisme, rarement de l'ascite. La paroi abdominale est moins souple et la palpation fait sentir des masses dures. La peau devient sèche, la face est terreuse, les membres inférieurs s'œdématient, la fièvre hectique paraît et la mort survient dans le marasme en un ou deux ans, si elle n'arrive pas plus tôt à la suite d'une perforation intestinale.

TRAITEMENT. — Teinture d'iode, vésicatoires, pointes de feu, cataplasmes. Régime lacté, huile de foie de morue. Suralimentation : 200 à 300 gr. de viande crue entre les repas. Eaux iodobromurées de Salins, de Salies. S'il y a de l'ascite, v. ce mot. Le traitement chirurgical améliore toujours et guérit assez souvent.

Ascite. — L'ascite (de ἀσκός, outre) est l'hydropisie du péritoine. Il est excessivement rare qu'elle soit primitive, c'est-à-dire consécutive à un refroidissement ; presque toujours elle est *secondaire* et se produit à la suite d'une gêne dans la circulation de la veine porte par la cirrhose, le cancer et les kystes du foie, les tumeurs de la rate, du pancréas, du mésentère, les maladies du cœur ; à la suite d'une altération du sang, comme cela a lieu dans le mal de Bright, les cachexies.

Symptômes. — Presque toujours, le volume du ventre augmente d'une façon lente et graduelle ; la cicatrice ombilicale se soulève ; la percussion donne un son mat dans tous les points occupés par le liquide, et en modifiant la position du malade, on change la situation respective de la matité et de la sonorité, le liquide se portant toujours dans le point le plus déclive en vertu des lois de la pesanteur. De plus, si, une main étant appliquée à plat sur un des côtés du ventre du malade couché sur le dos, on frappe légèrement avec l'aùtre sur le côté opposé, la première reçoit la sensation d'un choc, d'une ondulation, c'est ce qu'on appelle la *sensation de flot.* La paroi abdominale est naturellement fort distendue, quelquefois œdématiée. La respiration est gênée, la quantité d'urine diminuée, les membres inférieurs enflés. — La guérison arrive rapidement dans l'ascite primitive ; les autres suivent la destinée des maladies qui les engendrent. La mort survient tôt ou tard, après un certain nombre de ponctions.

Il ne faut pas confondre l'ascite avec le *kyste de l'ovaire* qui donne lieu à une tumeur circonscrite, dont la matité ne varie pas avec la position du malade ; avec la *péritonite chronique,* dans laquelle le liquide est peu abondant ; avec la *grossesse.*

Traitement. — On a d'abord recours aux purgatifs, aux diurétiques, au régime lacté. On combat, en outre, les causes. Lorsque le liquide est en trop grande quantité, il est nécessaire de le retirer en pratiquant une ponction.

———

CHAPITRE XI

MALADIES DE LA VESSIE

Cystite aiguë. — Cystite chronique ou catarrhe vésical. — Hémorragie vésicale. Hématurie. — Fongus. Polypes. — Cancer. — Rétention d'urine et paralysie de la vessie. — Incontinence d'urine. — Névralgie. — Rhumatisme. — Corps étrangers. — Calculs vésicaux.

Cystite aiguë. — C'est l'inflammation aiguë de la muqueuse vésicale (κύστις, vessie). Lorsqu'elle siège vers l'orifice uréthral, on a la cystite du col. — Elle est engendrée par les calculs, les

contusions, les plaies, la rétention d'urine, le séjour d'une sonde
à demeure, les manœuvres nécessaires pour broyer un calcul
dans l'opération de la lithotritie, les inflammations du périnée,
de l'urèthre, des reins, etc., l'absorption de la poudre de cantharides, à la suite de l'application d'un vésicatoire, ou de toute autre
façon ; elle peut se montrer enfin sans cause connue.

Symptômes. — Le malade a des envies fréquentes d'uriner,
mais il ne peut émettre que quelques gouttes de liquide, avec des
souffrances plus ou moins vives. Il se plaint, en outre, d'une
douleur aiguë qui irradie à la région du périnée et aux reins.
Il souffre de rétention lorsque la cystite est consécutive à un rétrécissement, à la présence d'un corps étranger ; mais, le plus
souvent, il a une incontinence relative en même temps qu'une
rétention partielle. L'urine est rougeâtre, teintée de sang, trouble.
Le pouls est fréquent, la langue chargée, un peu chaude. Ces derniers symptômes sont plus ou moins intenses, suivant la gravité
de la cystite. Celle du col présente à peu près les mêmes caractères.

La maladie se termine ordinairement par résolution ; mais
dans les cas graves il peut se produire de la suppuration, des
ulcérations, une péritonite, de la gangrène ; enfin elle passe
quelquefois à l'état chronique. Le pronostic est donc très sérieux
dans ces derniers cas.

Traitement. — On combat l'inflammation par l'application de
15 sangsues à l'hypogastre ou au périnée. Dans les cas moins
aigus, il suffit de mettre des cataplasmes laudanisés, de faire des
injections chaudes dans le rectum et de maintenir le corps libre.
Si la douleur est trop vive, suppositoires avec 1 ou 2 centigr. de
morphine ou d'extrait thébaïque. S'il y a rétention, vider la vessie 3 fois par jour lentement. Tisanes de graine de lin, de chiendent, sirop d'orgeat, 5 à 8 gr. de bicarbonate de soude, salol 4 à
5 gr., régime lacté.

Cystite chronique. Catarrhe de la vessie. — Cette affection, très fréquente chez les vieillards, a surtout pour cause le
séjour trop prolongé de l'urine dans la vessie ; mais elle peut
être produite aussi par des calculs vésicaux, une tumeur, une
affection de la prostate, des rétrécissements.

Le malade se plaint d'une douleur dans la région de la vessie ; il a des envies très fréquentes d'uriner et ne peut expulser qu'une très faible quantité de liquide ; celui-ci contient du pus, du muco-pus, des glaires collant au fond du vase, et se décompose facilement. Lorsque la paralysie de la vessie accompagne la cystite, il y a incontinence. — Cette affection cesse avec la cause qui l'entretient ; elle dure toujours des mois et des années.

TRAITEMENT. — Capsules de goudron, de térébenthine, six à huit par jour. Injections vésicales tièdes. Lavements émollients. Contre la purulence, injections avec : eau 100 gr., hyposulfite de soude 1 gr.; ou bien : eau 100 gr., permanganate de potasse 1 gramme.

Hémorragie vésicale. Hématurie. — Lorsque le sang a son point de départ dans la vessie, il ne s'écoule ordinairement que vers la fin de la miction ; les premières urines émises sont à peine colorées ou même normales. Le malade a des envies continuelles d'uriner, et il souffre presque toujours beaucoup.

TRAITEMENT. — Boissons froides, acidulées, infusion de feuilles de ronces, eau de goudron, eau minérale naturelle de La Vallière ; lavements froids, potion opiacée (5 à 10 centigr. d'extrait thébaïque) ; seigle ergoté, ergotine, une à six pilules d'Helvétius.

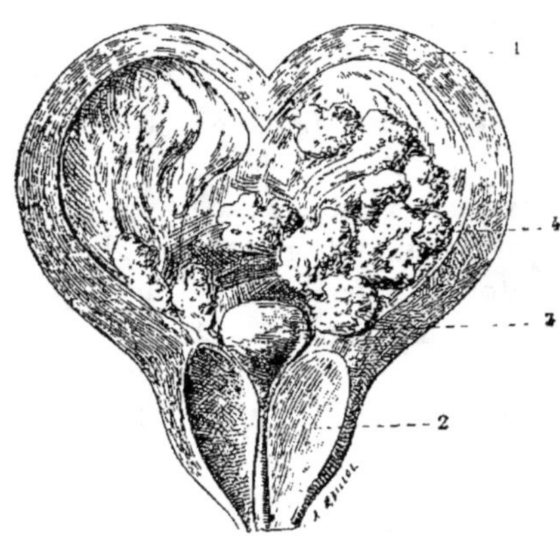

Fig. 105. — FONGUS DE LA VESSIE. — 1. Parois de la vessie. — 2. Lobes de la prostate hypertrophiés. — 3. Lobe moyen hypertrophié. — 4. Touffes pédiculées de substance fongueuse.

Fongus. Polypes. — Les *fongus* sont des végétations qui se développent à la surface interne de la vessie. Les *polypes* sont rares ; on les rencontre aux environs du col.

Ces tumeurs gênent la miction, donnent lieu à une sécrétion abondante de mucus, à l'hématurie. Avec la sonde, on peut avoir la sensation d'un corps mou, presque toujours susceptible d'être déplacé. Le diagnostic différentiel d'un polype et d'un fongus est impossible, mais cela importe peu, le traitement étant le même. Celui-ci est simplement palliatif. Il faut éviter les excès, la fatigue, les exercices immodérés ; prendre des diurétiques, et pratiquer le cathétérisme matin et soir si la miction est trop difficile.

Cancer. — Le cancer présente les mêmes symptômes que les tumeurs précédentes, mais l'hématurie est plus fréquente, les douleurs plus vives, lancinantes, les urines boueuses, couleur marc de café, à odeur fétide. Si à ces derniers caractères s'ajoute, au bout de quelques mois, la couleur jaune-paille caractéristique, on peut diagnostiquer sûrement le cancer. — Le traitement n'est encore ici que palliatif : cathétérisme en cas de rétention, mais avec beaucoup de prudence ; pilules d'opium pour calmer la douleur, combattre l'hématurie (V. page. 590).

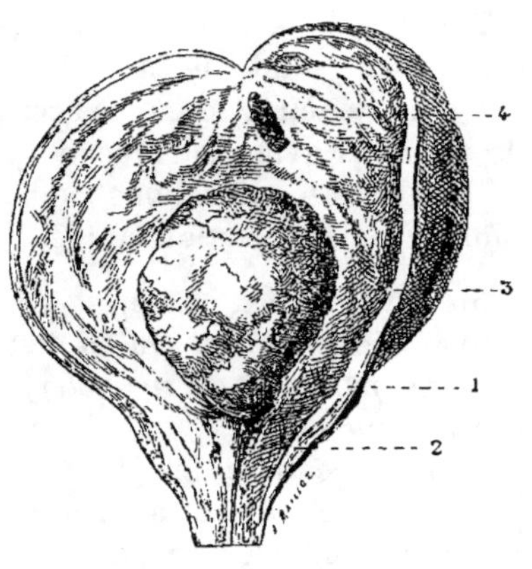

Fig. 106. — CANCER DE LA VESSIE. — 1. Coupe des parois de la vessie. — 2. Verumontanum plus saillant qu'à l'état normal. — 3. Masse cancéreuse étendue depuis l'orifice de l'urèthre jusqu'au milieu du bas-fond de la vessie. — 4. Petite tumeur cancéreuse isolée.

Rétention d'urine et paralysie de la vessie. — Dans cette affection, le malade ne peut chasser l'urine de sa vessie, soit parce que celle-ci est *paralysée,* soit parce qu'il y a un *obstacle à la sortie du liquide.* Cet obstacle peut être une tumeur de la vessie, un calcul, un caillot sanguin appliqué sur le col, une contracture ou une tuméfaction inflammatoire de celui-ci, une tumeur de la prostate, etc.

Suivant la cause, elle débute brusquement, ou elle se produit petit à petit. Lorsqu'elle est complète, le malade éprouve une douleur assez vive dans la région de la vessie ; il a des envies d'uriner, et il ne peut pas ; la douleur irradie dans les aines, les reins et elle s'exaspère par les efforts qu'il ne peut s'empêcher de faire. On constate une matité complète au bas-ventre, produite par la vessie distendue et donnant lieu à une tumeur non mobile. Si on n'intervient pas à ce moment, la fièvre survient et souvent le délire ; la face est grippée ; des nausées, des vomissements se produisent, et l'on constate les accidents de la fièvre urineuse. Il n'en est cependant pas toujours ainsi. Il y a des malades qui ne souffrent pas trop, surtout dans les cas de paralysie. Alors, la vessie se distend, mais il arrive un moment où les parois résistent, et l'urine s'écoule goutte à goutte, par *regorgement*.

TRAITEMENT. — Il faut vider la vessie le plus tôt possible au moyen d'une sonde de caoutchouc vulcanisé. S'il est impossible de la faire pénétrer, et si les accidents sont sérieux, on a recours à la ponction hypogastrique de préférence. Mais auparavant on doit essayer les applications froides sur l'abdomen, les lavements froids, les frictions stimulantes, l'électricité.

Incontinence d'urine. — Tout le monde sait ce qu'on entend par incontinence. On en distingue trois espèces : l'incontinence par *paralysie du sphincter,* celle par *regorgement* et l'*incontinence nocturne.*

Dans la première, le sphincter étant paralysé, l'urine s'écoule à l'extérieur au fur et à mesure qu'elle arrive dans la vessie, puisque le sphincter ne peut plus se contracter pour la retenir dans son réservoir naturel. — Dans la seconde, l'organe se trouvant, à un moment donné, trop distendu, le sphincter est dans l'impossibilité de résister et le trop plein s'écoule (V. *Rétention*). — Dans la troisième, fréquente surtout chez les enfants, l'excitation produite par la sensation de plénitude de la vessie est portée au centre nerveux qui, par action réflexe, la fait vider sans que le malade en ait éprouvé le besoin. C'est là une infirmité désagréable qui, heureusement, disparaît presque toujours à la puberté.

TRAITEMENT. — Le traitement des deux premières espèces doit s'adresser à la cause. Voici celui de la troisième. Donner à boire aux enfants très peu le soir. Les réveiller chaque nuit à une heure de plus en plus tardive pour les faire uriner. Lorsque la vessie est d'une trop grande irritabilité : 1 centigr. de belladone tous les soirs et augmenter progressivement jusqu'à 10 centigr.; bromure de potassium, antipyrine. Dans les cas d'atonie du sphincter : noix vomique, strychnine (5 centigr. de sulfate de strychnine par 100 gr. de sirop simple ; deux cuillerées à café chez les enfants de cinq à dix ans ; suspendre vingt-quatre heures, puis en donner trois et arriver, avec ces précautions, à six), ergot de seigle, dragées ferro-ergotées Mannet, deux à quatre tous les jours. Les sinapismes, les vésicatoires, la suggestion et les reproches peuvent guérir les incontinents par paresse.

Névralgie de la vessie. — On la rencontre chez les personnes irritables des deux sexes. La douleur revient par accès, elle est souvent occasionnée par le froid. Le malade a de violentes envies d'uriner et émet une toute petite quantité d'un liquide clair comme de l'eau. Il peut y avoir rétention lorsque la névralgie se complique de *contraction du col*.

Traitement. — Cathétérisme avec des bougies enduites de pommade belladonée ; injections de glycérine tenant en dissolution de 1 à 2 centigr. de morphine ; quart de lavement additionné de 15 gouttes de laudanum ; suppositoires belladonés (1 à 5 centigr.). (V. *Névralgies*, p. 118.)

Rhumatisme de la vessie. — Quand il se produit dans le cours d'un rhumatisme articulaire aigu, le malade a des envies fréquentes d'uriner et la miction est très douloureuse. A l'état chronique, les douleurs vésicales sont atténuées, mais on observe les mêmes symptômes ; les urines sont normales.

Traitement. — Bains, cataplasmes laudanisés, lavements tièdes, calmants, bains de vapeur.

Corps étrangers. — Toute espèce de corps étranger peut être introduit dans la vessie, et il détermine généralement les mêmes symptômes que les calculs vésicaux. Les moyens d'extraction varient suivant la nature du corps étranger. S'adresser à son médecin.

Calculs vésicaux. — Ces calculs s'observent surtout chez l'homme. Les diathèses goutteuse et rhumatismale y prédisposent, il en est de même de la gravelle ; un corps étranger peut devenir aussi le point de départ d'un calcul.

Au point de vue chimique, on en distingue trois espèces : 1º les calculs d'acide urique, d'urate ou d'oxalate de chaux (calculs *mûraux*, parce que leur surface est rugueuse, mamelonnée comme une mûre); ils sont durs et viennent des reins; 2º les calculs de phosphate et d'urate d'ammoniaque ; ils sont mous et naissent dans la vessie sous l'influence de la combinaison du phosphate de chaux avec l'ammoniaque ; 3º les calculs formés uniquement de phosphates et tenant le milieu entre les deux précédents au point de vue de la consistance.

Symptômes. — Les symptômes qu'ils déterminent sont très variables. Souvent, ils n'occasionnent aucune douleur, mais souvent aussi, le malade souffre beaucoup, la douleur irradie en divers sens et augmente par la marche, la voiture, l'équitation. Il y a fréquemment de l'hématurie ; les urines sont troubles, le jet est difficile, quelquefois brusquement arrêté, lorsque le calcul vient boucher l'orifice du sphincter. — L'exploration directe au moyen d'une sonde métallique permet d'établir un diagnostic certain. — Le pronostic est toujours grave, car il faut généralement arriver à l'opération.

Traitement. — Boissons mucilagineuses, diurétiques ; régime doux, pas d'alcool ; 1 à 2 gr. de bicarbonate de soude tous les jours. Eaux de Vichy, de Vals, de Contrexéville, de Martigny, de Vittel. — Enfin, lithotritie ou taille, comme opération.

CHAPITRE XII

MALADIES DE L'UTÉRUS ET DES OVAIRES

Aménorrhée. — Dysménorrhée. — Métrorragie. — Métrite. — Ovarite.

Nous ne décrirons pas dans ce volume toutes les maladies intéressant l'utérus ; elles trouveront mieux leur place dans le quatrième. Nous devons cependant dire un mot des plus importantes, et dont la description peut être donnée ici sans aucun inconvénient.

Aménorrhée. — C'est l'absence totale ou la suppression momentanée des menstrues. Cet état morbide peut se produire dans la chlorose, la tuberculose pulmonaire, l'inanition, les chagrins prolongés, à la suite d'une frayeur, d'une émotion vive, d'un refroidissement ; enfin, il peut résulter d'un vice de conformation.

Traitement. — Il ne faut recourir à un traitement que s'il n'y a aucune présomption de grossesse. On recommande d'habitude les bains de pieds sinapisés, les fumigations, les préparations d'armoise, de rue, de sabine, de safran, les capsules d'apiol, cinq ou six dans la journée. Quand il y a un vice de conformation, une opération est nécessaire.

Dysménorrhée. — Elle est constituée par la difficulté (δὺς, difficilement) et l'irrégularité douloureuse de la menstruation. Certaines malades souffrent beaucoup à ce moment.

TRAITEMENT. — On donne des antispasmodiques, des opiacés, des lavements de valériane et d'opium lorsque la dysménorrhée est nerveuse, des suppositoires opiacés ou belladonés, du bromure de potassium, du chloral ; en même temps régime tonique et hydrothérapie.

Métrorragie. — L'hémorragie utérine est combattue par le repos absolu, la malade étant couchée sur le dos ; par des injections d'eau très chaude (48 à 50°), des lavements laudanisés, des injections hypodermiques d'ergotinine, ou une potion avec 4 gr. d'ergotine. Si cela ne suffit pas, tamponnement.

Métrite. — La métrite, ou inflammation de l'utérus, s'annonce, lorsqu'elle est *aiguë,* par un frisson suivi de fièvre, de malaise général, de vomissements. Une vive douleur paraît ensuite dans la région hypogastrique, et irradie vers les aines, les cuisses ; la marche et la station sont impossibles. Lorsqu'elle est *chronique,* les mêmes symptômes se produisent, mais plus atténués, et la fièvre fait défaut. La malade a de l'inappétence, des vertiges, des accidents hystériformes, ne digère pas, aussi devient-elle rapidement anémique.

Comme *traitement* : repos absolu, sangsues, bains tièdes, applications de glace, purgatifs, lavements laudanisés. Pour la métrite chronique, consulter le médecin.

Ovarite. — C'est l'inflammation de l'ovaire. Elle est unilatérale ou bilatérale selon qu'un seul ovaire est enflammé ou bien les deux. A l'état *aigu,* elle s'annonce par un frisson, de la fièvre et des nausées. La malade éprouve une douleur dans la fosse iliaque, s'exaspérant par la marche, les efforts, la pression. Elle se termine par *résolution* ou par *suppuration.* A l'état *chronique,* mêmes symptômes mais atténués. Elle retentit sur la santé générale et peut produire des phénomènes nerveux graves. — Comme traitement : sangsues, bains, cataplasmes, lavements laudanisés, laxatifs. Plus tard, vésicatoire, pointes de feu.

CHAPITRE XIII

MALADIES EXTERNES DE L'ABDOMEN

Contusions. — Abcès des parois. — Rhumatismes. — Plaies. — Hernie épigastrique. — Hernie graisseuse. — Hernie de la ligne blanche. — Hernie ombilicale.

Contusions. — Elles donnent lieu à des ecchymoses, à des douleurs variables selon le degré de la contusion et l'organe contusionné ; il y a quelquefois des vomissements, une fièvre intense.

Comme *traitement :* antiphlogistiques, sangsues, ventouses, bains, cataplasmes émollients, boissons acidulées, lavements simples ou laxatifs, potion calmante.

Abcès des parois. — Ils n'offrent rien de particulier (V. page 255 pour les symptômes et le traitement).

Rhumatisme des parois. — Ce rhumatisme est caractérisé par une douleur occupant toute la paroi abdominale, augmentant par les mouvements, les efforts, la pression. On le rencontre chez les rhumatisants, il s'accompagne de quelques frissons, de courbature, de fièvre, de diarrhée.

Comme *traitement,* v. page 64.

Plaies. — Lorsqu'elles *ne sont pas pénétrantes,* il suffit de réunir les bords avec des serre-fines, ou au moyen d'une suture à points séparés (V. fig. 53, p. 263), et de faire un pansement antiseptique.

Dans les plaies *pénétrantes* sans lésions des organes abdominaux, s'il y a *issue d'organes :* laver à l'eau tiède et les rentrer, agrandir pour cela l'ouverture de la plaie si c'est nécessaire, boissons fraîches, acidulées, gazeuses ; — s'il y a *épanchement* dans le péritoine de sang, de bile, d'urine, de matières alimentaires, de pus, de sérosité, de gaz : repos, opiacés, digitale (très grave) ; — s'il y a *issue d'une anse intestinale,* la réduire à moins que les parois ne soient altérées ; agir de même s'il y a issue de l'épiploon ; — dans les plaies pénétrantes avec lésions d'organes, v. les organes lésés.

Hernie épigastrique. — Cette hernie donne lieu à une tumeur de volume variable existant plus souvent à gauche qu'à droite, rentrant et sortant facilement. Elle occasionne une douleur locale qui augmente avec la toux, les efforts; la digestion est troublée. La tumeur disparaît presque dans le décubitus dorsal. — Le *traitement* consiste à mettre un bandage avec pelote montée sur l'ouverture.

Hernie graisseuse. — Elle se distingue de la précédente en ce qu'elle est irréductible et n'occasionne aucun trouble du côté de l'estomac. — On enlève la tumeur si elle est pédiculée; si elle ne gêne pas, on ne fait rien.

Hernie de la ligne blanche. — Cette hernie forme sur le trajet de la ligne blanche (V. tome Ier) une tumeur oblongue augmentant par les efforts et la station debout; elle est facilement réductible, — Bandage approprié.

Hernie ombilicale. — Elle peut être congénitale, se produire au moment de la naissance ou dans les premiers jours qui la suivent, ou à l'âge adulte. Dans le premier cas, elle est due à un arrêt de développement; dans le second et le troisième, elle est consécutive aux efforts, cris, toux, vomissements. Les femmes y sont plus sujettes à cause des grossesses qui tendent à dilater l'anneau.

La tumeur, située à l'ombilic, est molle, élastique, réductible, augmentant par les cris, les efforts. Elle est susceptible de devenir irréductible par suite des adhérences qui peuvent se produire, de s'enflammer, de s'étrangler.

TRAITEMENT. — Chez les enfants, il faut réduire la hernie et la maintenir avec une demi-sphère en cire jaune ou en caoutchouc vulcanisé que l'on fixe avec une bande de toile; saupoudrer auparavant avec de la poudre d'amidon, de la fécule de pomme de terre. Chez l'adulte, on emploie un bandage ombilical. Si la tumeur est étranglée, purgatifs, sachets de glace sur la tumeur, lavements purgatifs, lavements de tabac (1 à 5 gr. pour 500 d'eau, faire infuser pendant une demi-heure). Opération de la kélotomie, si l'étranglement persiste.

CHAPITRE XIV

MALADIES DES RÉGIONS INGUINALE ET ANALE

Adénite inguinale. — Hernie inguinale. — Hernie crurale. — Névralgie, prurit de la région anale. — Herpès, Eczéma, Erythème. — Abcès. — Fissures. — Fistules. — Hémorroïdes. — Accidents syphilitiques. — Rétrécissement du rectum. — Cancer. — Polypes. — Corps étrangers. — Chute du rectum. — Anus imperforé.

Adénite inguinale. — L'adénite inguinale est constituée par une ou plusieurs petites tumeurs, le long des plis de l'aine, superficielles, mobiles, indolentes, séparées ou réunies en masses irrégulières. C'est l'engorgement simple des ganglions lymphatiques. Mais souvent les ganglions suppurent ; dans ce cas, la peau devient rouge, la tumeur est douloureuse, la fluctuation se produit et le pus finit par se faire une issue au dehors. — On l'observe chez les personnes lymphatiques, ou à la suite d'un traumatisme, de la syphilis, de la blennorragie.

Traitement. — L'adénite *lymphatique* est combattue par le moyen indiqué p. 334. L'adénite *aiguë*, par des cataplasmes émollients, des bains, des frictions avec la pommade mercurielle belladonée.

Dès que le pus est formé, il faut ouvrir et appliquer des pansements antiseptiques. Même traitement pour les adénites traumatique, blennorragique et syphilitique.

Hernie inguinale. — La hernie inguinale est celle qui se fait au niveau du canal inguinal (V. tome Ier, p. 87). Elle présente 4 degrés. Dans le premier (fig. 107-1), l'intestin dilate légèrement l'ouverture interne du canal, c'est la *pointe de hernie*. Dans le deuxième (2), l'intestin s'engage dans le canal. Dans le troisième (3), il sort par l'orifice cutané, et il est alors recouvert par 4 couches, la peau, le tissu cellulaire sous-cutané, l'aponévrose d'enveloppe du grand oblique et le péritoine ou sac. Dans le quatrième (4), la hernie augmente encore et l'intestin arrive dans le scrotum. Ces degrés peuvent se produire graduellement ou très rapidement.

Nous avons déjà vu que les hernies sont surtout déterminées par des efforts : accès de toux, chutes, coups, vomissements. La hernie inguinale est 16 fois plus fréquente que les autres et se rencontre 4 fois plus chez l'homme que chez la femme. Les vieillards y sont très sujets.

Complications. — Elles sont parfois très graves puisqu'elles mettent la vie du malade en danger. La hernie peut s'*engouer*, à la suite de l'obstruction de la partie de l'intestin hernié, par des aliments, des matières fécales, etc. ; il y a alors suppression des selles, ballonnement du ventre et vomissements. Les lavements et les purgatifs déterminent au bout de quelques jours des évacuations abondantes, ou bien l'étranglement se produit.

Elle peut s'*enflammer* à la suite de l'engouement, de la présence

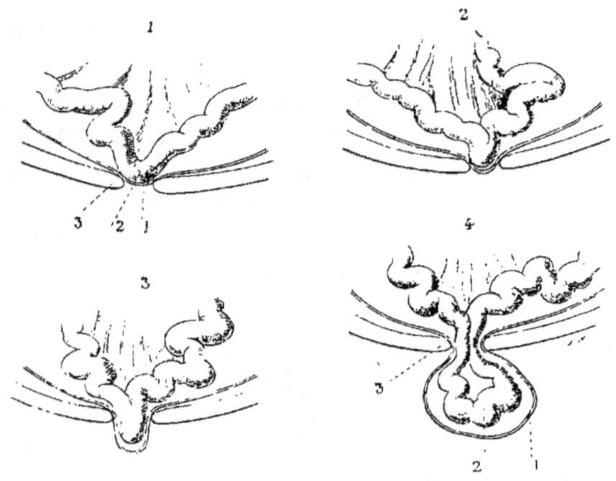

Fig. 107. — Différents degrés de développement du sac herniaire.
1. Péritoine pariétal. — 2. Intestin. — 3. Orifice abdominal.

des corps étrangers, d'un traumatisme, d'un appareil mal appliqué ; cette complication rend la hernie rapidement irréductible.

Elle peut s'*étrangler*, ce qui arrive lorsque les viscères qui la constituent subissent au niveau du collet, à la partie rétrécie, une contraction telle que des accidents graves ne tardent pas à survenir. Les symptômes sont brusques ou lents. La hernie dure, volumineuse, ne peut plus être rentrée. Le malade souffre beaucoup, il a des coliques, du ballonnement du ventre, de la constipation, des vomissements alimentaires d'abord, puis bilieux, muqueux, et enfin fécaloïdes. Son pouls s'affaiblit, sa face se grippe, se cyanose, les extrémités se refroidissent et la mort survient par péritonite ou épuisement nerveux, ou par gangrène. Il faut donc se hâter de pratiquer le taxis (manœuvre opératoire ayant pour but de faire rentrer la hernie), et si on ne réussit pas, il faut opérer (*kélotomie*).

Le *traitement* de la hernie inguinale simple consiste à la maintenir au moyen d'un bandage dit inguinal (fig. 108). La cure radicale par une opération ne doit être tentée que dans des cas exceptionnels.

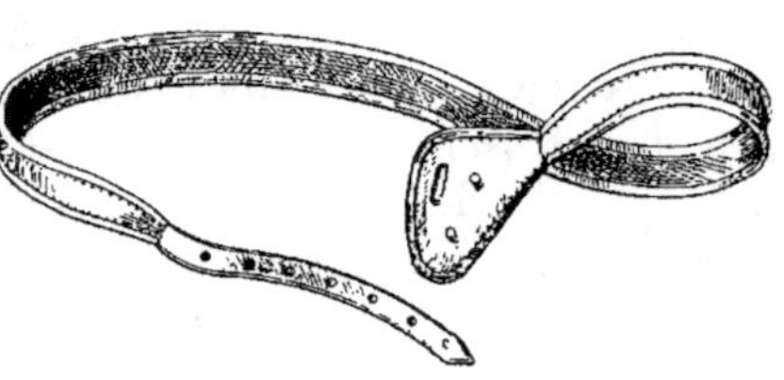

Fig. 108.
BANDAGE INGUINAL A PELOTE TRIANGULAIRE.

Hernie crurale. — Dans cette hernie les viscères sortent par le canal crural et forment une tumeur à la partie supérieure de la cuisse. Au début il n'y a qu'un simple gonflement de l'aine et la grosseur dépasse rarement le volume d'un marron, d'une noix. Elle occasionne exceptionnellement des coliques et des accidents abdominaux. On la rencontre plus fréquemment chez la femme. Ses causes sont celles de la hernie inguinale. Le pronostic est assez sérieux parce qu'il est assez difficile de la contenir et qu'elle s'étrangle facilement.

Le *traitement* est palliatif, il n'y a qu'à appliquer un bandage (fig. 109). L'opération ne doit se faire que dans les cas d'étranglement.

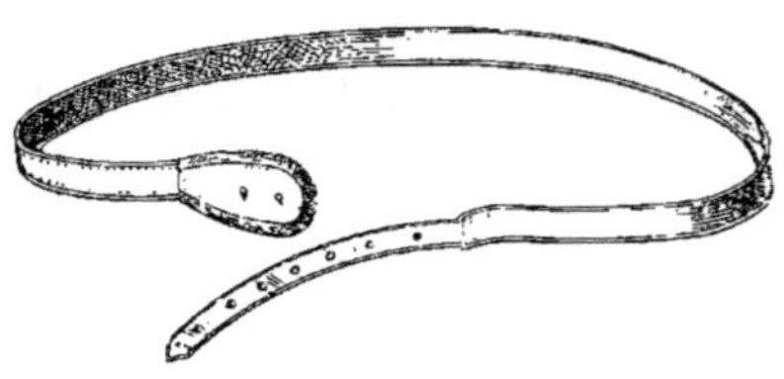

Fig. 109. — BANDAGE HERNIAIRE CRURAL.

Névralgie. Prurit de l'anus. — La *névralgie* se caractérise par des douleurs violentes revenant à des intervalles variables, et le *prurit,* par des démangeaisons très intenses, surtout le soir au lit et dans les endroits chauds, forçant le malade à se gratter.

TRAITEMENT. — On combat la névralgie avec des pommades ou des suppositoires belladonés, opiacés ; des lavements chloroformés (2 gr.), éthérés (2 à 5 gr.), des bains de siège prolongés ; des pilules de Méglin à l'intérieur ; — le prurit, avec la pommade au calomel (2 à 4 gr. pour 30), les lotions de sublimé, d'eau phéniquée, la pommade à l'oxyde rouge de mercure (4 pour 30); si le prurit est occasionné par des oxyures, onguent gris.

Herpès. Eczéma. Erythème. — L'herpès se caractérise par des démangeaisons et des vésicules arrondies, transparentes ou jaunâtres sur un fond rouge ; l'eczéma et l'érythème, par de la cuisson, une démangeaison très intense, une rougeur très vive avec excoriation humide et à sécrétion fétide.

Il faut traiter l'herpès avec de la poudre d'amidon, des bains et des lotions émollientes ; l'eczéma et l'érythème, avec ces mêmes moyens, de plus, on isole les surfaces avec de la charpie fine ou du linge fin ; après avoir fait des lotions avec de l'eau de cerfeuil, de l'eau de sureau, on emploie l'eau blanche.

Abcès. — L'abcès à l'anus est constitué par une petite tumeur fluctuante à marche rapide et présentant les caractères des abcès ordinaires superficiels (V. p. 255). Quand il est profond, il peut s'accompagner de phénomènes généraux graves ; le pus est d'une fétidité repoussante et coule quelquefois dans le rectum. Il prédispose aux fistules.

Le *traitement* est celui des abcès en général.

Fissures. — On donne le nom de fissures à de petites *excoriations superficielles* siégeant sur la muqueuse qui borde l'anus. Elles se rencontrent surtout chez les personnes constipées de 20 à 30 ans, et chez les femmes.

Symptômes. — Le malade éprouve une cuisson et une chaleur très incommode avant et après la défécation, et, en regardant, on voit une petite solution de continuité rosée ou grisâtre, faisant contracturer le sphincter. A un degré plus avancé, la douleur devient très violente, intolérable, elle dure plusieurs heures après la défécation et augmente par la marche, la station assise, la toux, etc.

Il ne faut pas confondre les fissures avec la *névralgie* qui n'a pas de lésions.

Traitement. — Contre les *fissures légères :* cautérisation au nitrate d'argent, pommade à l'extrait de ratanhia. Contre les *fissures plus graves, intolérantes :* laxatifs pour maintenir le ventre libre, petites mèches de charpie enduites de pommade à l'extrait de ratanhia, 4 pour 30, ou d'onguent de la mère ; toucher avec un pinceau imbibé de baume du commandeur. Si la guérison ne vient pas, il faut opérer et recourir à l'*incision* ou à la *dilatation*.

Fistules. — La fistule à l'anus est un orifice anormal siégeant autour de l'ouverture anale et donnant issue à de la matière purulente, quelquefois à des gaz et à des matières intestinales. — Elle est *complète* (fig. 110-Fc) quand elle communique avec l'intestin et l'extérieur ; *borgne interne* (Fbi) quand elle n'a qu'une ouverture du côté de l'intestin ; *borgne externe* (Fbe) lorsque l'ouverture est du côté de la peau (V. p. 281).

Les symptômes de la fistule borgne externe sont : démangeaisons, humidité continuelle tachant le linge, suintement par la petite ulcération d'un liquide rougeâtre, sanguinolent ou purulent, très fétide. Ceux de la fistule complète : les mêmes, mais, en plus, issue de gaz et de matières fécaloïdes. Ceux de la fistule borgne interne : douleur pulsative dans le rectum, chaleur au pourtour de l'anus, issue du pus par le rectum quand on presse tout autour. Cette dernière est la plus difficile à diagnostiquer.

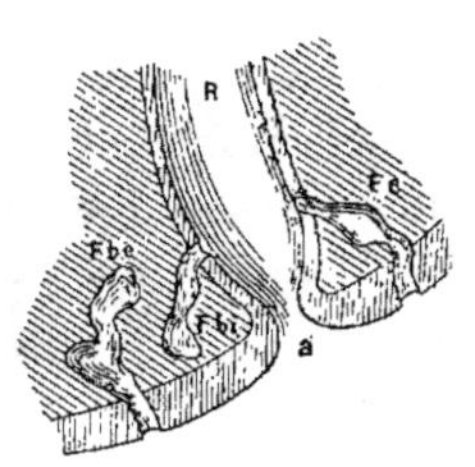

Fig 110. — FIGURE SCHÉMATIQUE DES DIVERSES FISTULES DE L'ANUS. — R. Rectum. — a. anus. — Fc. Fistule complète. — Fbi. Fistule borgne interne. — Fbe. Fistule borgne externe.

Les fistules n'altèrent pas précisément la santé, mais elles constituent une infirmité fort désagréable, aussi le malade tient-il à ce qu'on l'en débarrasse.

TRAITEMENT. — Le meilleur est d'opérer et de recourir à l'*incision* ou à l'*excision*.

Hémorroïdes. — Ce sont des tumeurs qui se forment à l'orifice anal (*hémorroïdes externes*) ou dans l'intérieur du rectum (*hémorroïdes internes*) et qui ne sont autre chose que les varices des veines hémorroïdales.

Toutes les causes de congestion de l'extrémité inférieure du rectum peuvent déterminer leur production. On les rencontre surtout chez les constipés, chez ceux qui abusent des purgatifs ou qui ont des tumeurs comprimant les veines du bassin ; la grossesse y prédispose.

SYMPTÔMES. — Les hémorroïdes *externes* peu volumineuses et non enflammées sont simplement gênantes ; mais lorsqu'elles s'enflamment à la suite de frottements ou de toute autre cause, elles deviennent très sensibles et peuvent s'ulcérer. Les hémorroïdes *internes* déterminent de la constipation et une sensation de pesanteur dans la région. Sous l'influence des efforts faits par le malade elles peuvent sortir au dehors et s'*étrangler;* elles sont alors tendues, violacées, très douloureuses. Dans ce cas la tumeur peut se rompre, une partie du sang qu'elle contenait s'échappe et elle rentre dans le rectum. D'autres fois elle est frappée de *gangrène.* — Lorsqu'il n'y a pas d'inflammation, il arrive souvent que les hémorroïdes donnent lieu à un écoulement sanguin abondant et pouvant se reproduire à de courts intervalles, c'est le *flux hémorroïdal.*

Les hémorroïdes prédisposent au rétrécissement du rectum, aux fissures et aux fistules. Il ne faut pas les confondre avec des polypes.

Traitement. — Le malade doit se soumettre à un régime frugal, mener une vie active, éviter la constipation, faire des lotions froides matin et soir. Dans le cas de *congestion intense :* repos horizontal, lavements froids ou chauds à 40°, grands bains, cataplasmes, sangsues à côté de la tumeur et lavages à l'eau boriquée ou phéniquée. La *douleur* sera combattue avec des suppositoires à la cocaïne et à la belladone 5 centigr. de chacun, à l'iodoforme 10 centigr., avec la pommade suivante : chlorhydrate de cocaïne 15 centigr., tannin 1 gr., extrait de ratanhia 50 centigr., extrait de belladone 10 centigr., vaseline 20 gr. On arrêtera les *hémorragies* avec des lavements froids additionnés d'eau de Pagliari, de perchlorure de fer 1 à 2 gr. pour 500, ou d'alun 5 gr. pour 100; pommade et suppositoires astringents à l'alun, à l'extrait de ratanhia, au tannin. Contre l'*étranglement,* vessies de glace, chercher à faire rentrer la tumeur. Dans certains cas, traitement chirurgical. Il est quelquefois utile de faire revenir le flux hémorroïdal disparu, on a recours pour cela aux bains de siège chauds, aux sangsues au périnée, aux suppositoires avec 50 centigr. d'aloès ou 5 centigr. d'émétique.

Accidents syphilitiques. — Voir 4ᵉ volume.

Rétrécissement. — Le rétrécissement peut être plus ou moins prononcé, et il est rare qu'il siège assez haut pour qu'il ne soit pas accessible au doigt. Les causes sont l'inflammation du rectum et la syphilis.

Cette maladie détermine une constipation de plus en plus intense ; les matières sont aplaties, effilées ou en boulettes, le ventre est tendu, l'obstruction peut devenir, complète ce qui amène les symptômes graves de l'occlusion intestinale.

Il ne faut pas confondre le rétrécissement, que le doigt permet de reconnaître facilement, avec des hémorroïdes internes, un polype, un cancer.

Si on l'abandonne à lui-même, il détermine fatalement la mort par le fait de la rétention des matières, ou par une rupture de l'intestin donnant lieu à des abcès ou à une péritonite.

Le *traitement* consiste à *dilater* graduellement avec des mèches enduites de vaseline belladonée, et dont on augmente le volume. L'*incision* a donné de bons résultats, mais elle doit être faite avec beaucoup de précautions.

Cancer. — On rencontre surtout l'épithéliome et l'encéphaloïde, quelquefois le squirrhe (V. p. 288.). Le volume est très variable. Il ne se développe qu'après 30 ans ; on n'en connaît pas les causes.

La tumeur bosselée détermine un rétrécissement amenant de la constipation qui alterne quelquefois avec une diarrhée sanguinolente, sanieuse, puriforme, à odeur infecte ; les douleurs sont ordinairement très vives, lancinantes, irradiant dans le voisinage. Avec le doigt, on reconnaît facilement la présence de la tumeur, sa consistance, ses inégalités de surface ; il est cependant quelquefois difficile de l'atteindre. Elle peut faire issue au dehors. Le malade présente naturellement les symptômes du cancer, inappétence, maigreur, couleur jaune paille, cachexie, etc.

L'examen permet de le distinguer d'avec le *rétrécissement*, qui ne détermine pas la cachexie cancéreuse ; d'avec les *hémorroïdes*, qui ne forment pas des tumeurs inégales, bosselées, résistantes ; d'avec les *polypes*, qui sont pédiculés, et qu'on observe surtout chez les enfants.

Le pronostic est très grave, car il amène toujours la mort.

Le *traitement* est simplement palliatif : incision, ligature, écrasement linéaire, extirpation.

Polypes. — Les polypes sont très communs dans le rectum, et chez les enfants principalement, où ils sont *muqueux ;* les *fibreux* surviennent chez les adultes.

Les selles sont normales ou bien il y a de la constipation, cela dépend du siège et du volume du polype. Celui-ci procure au toucher la sensation d'une tumeur très souvent pédiculée, globuleuse, à surface sèche et lisse. Lorsqu'elle est sortie du rectum, sa surface est rouge, saignante. Son volume varie d'une noix à celui d'une pomme. — Le pronostic n'est pas grave.

Il ne faut pas confondre les polypes avec le cancer, les hémorroïdes, la chute du rectum.

Le *traitement* consiste à enlever la tumeur en la liant ou en se servant de l'écraseur linéaire. Lorsque le polype muqueux a un pédicule très mince, il peut arriver qu'il se détache de lui-même et qu'il disparaisse ainsi spontanément.

Chute du rectum. — On la rencontre assez souvent chez les enfants qui font trop d'efforts ; chez les personnes qui ont la dysenterie, la diarrhée, des hémorroïdes. La tumeur se montre sous la forme d'un bourrelet rougeâtre, percé d'un orifice au milieu. Les frottements peuvent l'enflammer et la rendre très douloureuse.

On fait des lotions froides, astringentes, avec de l'eau de quinquina, d'écorce de chêne, des solutions d'alun. Pour faire rentrer le rectum, on le refoule lentement, doucement, avec les doigts préalablement enduits d'huile ou de beurre.

Anus imperforé. — Il arrive quelquefois chez l'enfant qui vient de naître que l'anus n'existe pas, ou bien, s'il existe, une sonde ne peut dépasser une certaine limite. L'enfant ne salit pas ses couches, son ventre se ballonne, il pousse des cris, sa respiration est saccadée et il ne tarde pas à vomir. Il faut se hâter de faire faire l'opération.

CHAPITRE XV

MALADIES DE LA RÉGION AXILLAIRE ET DES MEMBRES SUPÉRIEURS

§ 1. — Maladies de la région axillaire.

Phlegmon et abcès. — Tumeurs : ganglionnaires, névromes, pneumatocèle, anévrysmes. — Paralysie des muscles de l'épaule. — Luxation de l'épaule. — Contusion. — Plaies. — Tumeur blanche.

Phlegmon et abcès. — Ils ne présentent aucun caractère particulier (V. p. 255). Incision dès que le pus est formé.

Tumeurs. — Les tumeurs *ganglionnaires*, formées par des noyaux qui se sont développés en grand nombre. et se trouvent réunis, ont un début lent. Elles occasionnent souvent des douleurs lancinantes par suite de la compression des filets nerveux; on observe quelquefois aussi de l'œdème du bras.

On cherche à les dissoudre avec les pommades à l'iodure de potassium ou de plomb, 3 pour 30; pour calmer les douleurs, on ajoute 3 ou 4 gr. d'extrait de ciguë. A l'intérieur, on fait prendre une solution d'iodure de potassium et de l'huile de foie de morue. Dans les cas graves, extirpation.

Le *névrome* est une petite tumeur très sensible occasionnant des douleurs très vives et l'engourdissement du bras (V. p. 290). Il faut l'enlever.

Le *pneumatocèle* est la hernie du poumon dans l'aisselle, à la suite de l'usure des côtes. On fait rentrer facilement la tumeur qui augmente pendant les efforts de la toux, l'aspiration, et diminue pendant l'inspiration. On applique un appareil contentif.

Les *anévrysmes* n'ont rien de particulier (V. p. 325).

Paralysie des muscles de l'épaule. — Cette paralysie peut être consécutive à une chute, à des violences extérieures, à une contusion, à la sensation du froid. Elle entraîne la perte des mouvements et de la sensibilité. Les mouvements que l'on communique au malade sont quelquefois douloureux, mais *possibles,* c'est ce qui distingue la paralysie de la luxation.

Comme *traitement :* ventouses sèches, frictions avec de l'alcool camphré, du baume de Fioraventi, du baume Opodeldoch, pointes de feu, faradisation.

Luxations de l'épaule. — La tête de l'humérus peut, en se luxant, c'est-à-dire en sortant de la cavité glénoïde, prendre quatre positions différentes, trois en avant de cette cavité, une en arrière. On distingue donc la *luxation sous-coracoïdienne complète* ou *en avant;* la *luxation sous-glénoïdienne* ou *en bas;* la *luxation intra-coracoïdienne* ou *en avant* et *en haut;* la *luxation sous-acromiale, sous-épineuse* ou *en arrière* (V. tome Iᵉʳ, p. 34 et 41).

Les luxations sont quelquefois consécutives à un choc direct qui repousse la tête de l'humérus en bas, en avant ou en arrière, mais le plus souvent les causes sont indirectes : chutes sur le coude ou la main, le bras étant écarté du tronc.

La *luxation sous-coracoïdienne complète* ou *en avant* (fig. 111) se reconnaît aux symptômes suivants : le moignon de l'épaule est aplati en arrière, la tête de l'humérus fait saillie dans le creux de l'aisselle, un peu en haut ; le creux sous-claviculaire est diminué, le bras allongé, le coude écarté du tronc, celui-ci incliné du côté malade ; les mouvements spontanés sont très difficiles, et ceux que l'on fait faire très douloureux.

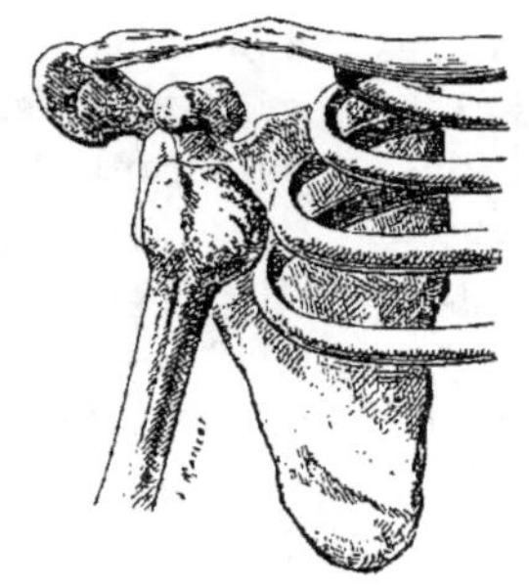
Fig. 111. — LUXATION SOUS-CORACOÏDIENNE COMPLÈTE OU EN AVANT.

TRAITEMENT. — Réduction. Nous ne donnons pas de détails, le médecin seul pouvant la pratiquer. Nous conseillons donc de l'appeler le plus tôt possible, parce que la réduction est d'autant plus facile qu'on agit aussitôt après l'accident.

La *luxation sous-glénoïdienne* ou *en bas* (fig. 112) produit l'aplatissement du moignon de l'épaule, une saillie très prononcée de l'acromion, une grosseur dans l'aisselle (tête de l'humérus) et un allongement du bras ; le creux sous-claviculaire est conservé, le coude très écarté du tronc ; les mouvements volontaires impossibles, mais les mouvements communiqués le sont, excepté l'adduction.

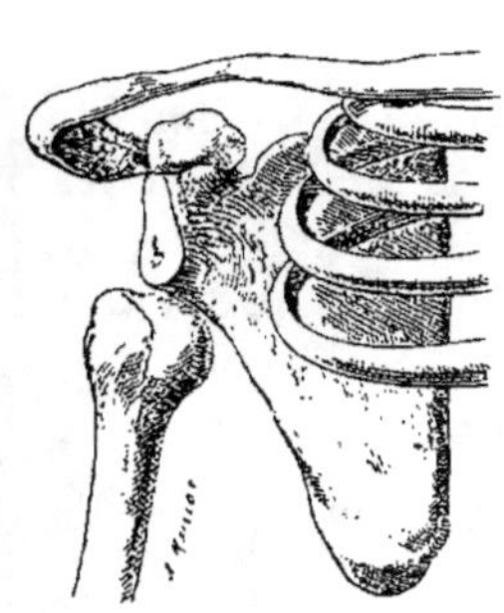
Fig. 112. — LUXATION SOUS-GLÉNOÏDIENNE OU EN BAS.

La *luxation intra-coracoïdienne* ou *en avant* et *en haut* amène l'aplatissement très peu prononcé du deltoïde, une saillie énorme dans le creux sous-claviculaire (tête de l'humérus), un raccourcissement du bras ; le coude est rapproché du tronc et porté en arrière ; les mouvements sont impossibles.

La *luxation sous-acromiale, sous-épineuse* ou *en arrière* projette l'épaule en dehors, fait saillir l'acromion et l'apophyse coracoïde, produit une dépression au-dessous de cette saillie et une grosseur considérable en dehors et en arrière (tête de l'humérus) ; le bas est allongé ou anormal ; le coude en avant et écarté du tronc; les mouvements en arrière et en dehors sont impossibles.

Contusion de l'épaule. — Elle détermine une douleur locale à la pression ou dans les mouvements, et très souvent une paralysie du muscle deltoïde. Les mouvements volontaires sont impossibles, douloureux. Il n'y a pas de déformation, ce qui la distingue de la luxation.

Traitement. — Cataplasmes laudanisés, compresses imbibées d'alcool camphré, d'eau blanche, d'eau salée, de teinture d'arnica; frictions avec du baume Opodeldoch, du baume de Fioraventi. Plus tard, vésicatoires volants, pointes de feu.

Plaies de l'épaule. — 1° *Plaies par instruments piquants et tranchants.* Si aucune artère n'est lésée, il suffit de faire un pansement simple et d'appliquer 5 ou 6 sangsues, ou des cataplasmes émollients dans le cas d'une douleur locale trop vive. Lorsqu'une artère est blessée, le sang s'écoule dans l'aisselle, le bras se gonfle, s'engourdit, se refroidit. Il faut s'empresser, en attendant le médecin, de comprimer l'artère avec le doigt d'abord, puis avec une petite pelote que l'on applique en arrière de la partie moyenne de la clavicule, vers la première côte (V. p. 266).

2° *Plaies par instruments contondants.* Si c'est par une balle, on doit chercher à l'extraire; puis on met des cataplasmes froids, et enfin on fait un pansement antiseptique.

Tumeur blanche. — Cette tumeur occasionne une douleur très vive dans l'articulation de l'épaule, elle augmente par les mouvements du bras et s'étend plus tard au coude. Le malade maigrit, le bras s'allonge, enfin l'humérus se luxe (V. p. 321).

§ 2. — Maladies des membres supérieurs.

Plaies. — Phlébite. — Anévrysmes. — Fractures de l'extrémité supérieure du corps de l'humérus, de l'extrémité inférieure. — Anévrysme artério-veineux. — Névralgie cervico-brachiale. — Luxation du coude. — Fractures des os de l'avant-bras, de l'olécrâne, de l'extrémité inférieure du radius. — Tumeur blanche du coude. — Luxation du poignet. — Kystes. — Tumeur blanche du poignet. — Entorse. Foulure. — Plaies contuses. — Doigts surnuméraires. — Plaies de la main. — Phlegmon. Panaris. — Brûlures. — Luxation du pouce. — Luxation des phalanges.

Plaies. — Elles n'ont rien de particulier (V. p. 259 et suivantes). Si les artères sont blessées, voir pour la compression p. 266 et 267.

Phlébite. — Elle est souvent consécutive à la saignée (V. page 330).

Anévrysme. — V. page 325.

Fractures de l'extrémité supérieure de l'humérus. — Cet os peut présenter une *fracture du col anatomique* et une du *col chirurgical* (V. page 314). La cause la plus fréquente est une chute sur l'épaule, quelquefois un choc direct, une chute sur le coude ou la paume de la main.

Dans la première fracture, il n'y a pas de déformation, ou à peu près ; le bras a sa longueur normale, l'avant-bras est fléchi sur le bras, et celui-ci est fixé sur la poitrine ; la main du côté sain soutient le coude. Les mouvements volontaires sont impossibles, et si on en fait faire, ils sont douloureux ; on entend une crépitation au niveau de la fracture.

Dans la fracture du *col chirurgical,* le fragment inférieur est porté en dedans, le supérieur restant immobile. Il se produit du gonflement, des ecchymoses ; les mouvements volontaires sont difficiles ou impossibles ; ceux que l'on communique, douloureux et s'accompagnant de crépitation. C'est cette crépitation, réunie à la douleur, qui permet de diagnostiquer ces fractures.

La fracture du col chirurgical se consolide entre trente-cinq et quarante-cinq jours ; celle du col anatomique se termine presque toujours par une pseudarthrose (V. ce mot) ; le pronostic est donc assez sérieux dans ce cas.

TRAITEMENT. — On fait la réduction lorsque c'est nécessaire, puis on applique le bandage de Mayor (V. page 632), avec un coussin sous l'aisselle quand il y a fracture du col chirurgical.

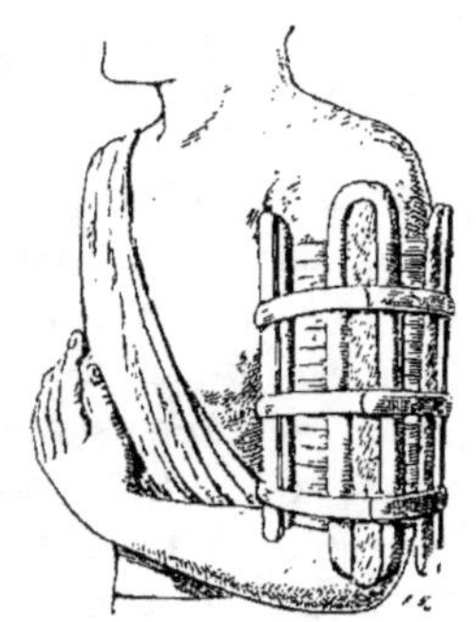

Fig. 113. — APPAREIL POUR LA FRACTURE DU CORPS DE L'HUMÉRUS.

Fractures du corps de l'humérus. — Produites par un choc direct ou une chute sur le coude, elles peuvent siéger sur tous les points de l'os et avoir toutes sortes de directions (V. p. 314). Presque toujours, il y a déplacement des fragments ; de plus, la mobilité anormale et la crépitation facile à percevoir permettent de les diagnostiquer facilement. Il faut de trente-cinq à quarante jours pour la consolidation.

Traitement. — Réduire la fracture et appliquer un appareil, comme l'indique la figure, ou bien un bandage dextriné, amidonné, plâtré, etc.

Fracture de l'extrémité inférieure. — Cette fracture, qui est consécutive à un choc direct, à une chute sur le coude, présente les symptômes communs à toutes les fractures : douleur locale, impuissance du membre, mobilité anormale, crépitation. La déformation varie suivant le point fracturé, et elle persiste presque toujours plus ou moins après la guérison, à cause de la difficulté qu'on éprouve à appliquer un bon bandage. Ne pas confondre avec luxation du coude en arrière.

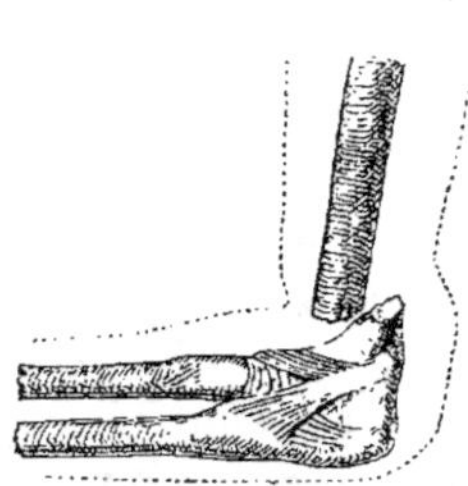

Fig. 114. — Fracture de l'extrémité inférieure de l'humérus.

Traitement. — Réduire la fracture, placer le bras dans la demi-flexion et poser un appareil.

Anévrysme artério-veineux. — Cet anévrysme, qui est le résultat d'une saignée mal faite, n'a rien de particulier (Voir page 327).

Névralgie cervico-brachiale. — Voir *Névralgies en général*, page 118.

Luxations du coude. — Le cubitus et le radius peuvent se luxer tous deux ou isolément sur l'humérus.

1° *Luxation des deux os.* — Elle peut se produire *en avant*, à la suite d'une chute sur le coude, l'avant-bras étant fortement fléchi ; l'olécrâne est alors presque toujours fracturé. Cette luxation est rare. Quand elle est *complète*, le cubitus se met au-devant de la trochlée, le triceps est tendu, tandis que le biceps et le brachial antérieur sont relâchés. On la reconnaît encore par l'allongement de l'avant-bras, l'impossibilité des mouvements et la saillie considérable en avant des deux os. Quand elle est *incomplète*, on observe les mêmes signes, mais moins prononcés.

Traitement. — Réduction, compresses imbibées d'eau-de-vie camphrée et bandage en 8 de chiffre pendant huit jours (Voir p. 631, figure 143).

La *luxation en arrière* est très fréquente. Quand elle est *complète*, on constate une forte saillie de l'olécrâne en arrière ; à la partie externe, une saillie formée par la tête du radius, et une autre formée par l'humérus, le raccourcissement du bras, la demi-flexion de l'avant-bras, l'abolition des mouvements volontaires. Quand elle est *incomplète*, l'apophyse coronoïde demeure au-dessus de la trochlée au lieu de passer dans la fossette olécrânienne (V. *Anatomie*). Le pronostic n'est pas grave d'ordinaire. — Même traitement que pour la luxation en avant.

On distingue encore les luxations en dedans et en dehors. Elles sont très rares.

2° *Luxation isolée du cubitus en arrière.* — Elle est peu fréquente et se produit de la même manière que la luxation des deux os. On la reconnaît à une saillie de l'humérus à la partie interne du coude, à celle de l'olécrâne en arrière, au raccourcissement du bord interne de l'avant-bras, à l'impossibilité de fléchir ou d'étendre celui-ci.

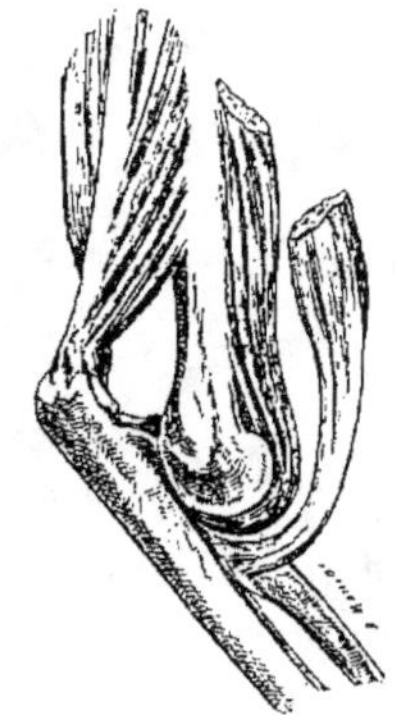

Fig. 115. — LUXATION DE L'ARTICULATION DU COUDE EN ARRIÈRE.

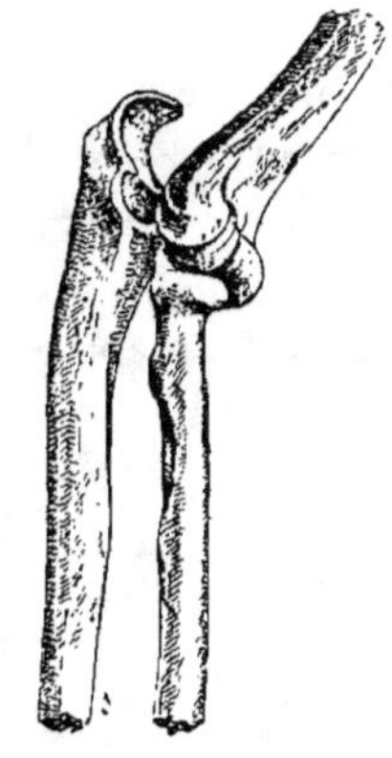

Fig. 116. — LUXATION ISO-LÉE DU CUBITUS EN AR-RIÈRE.

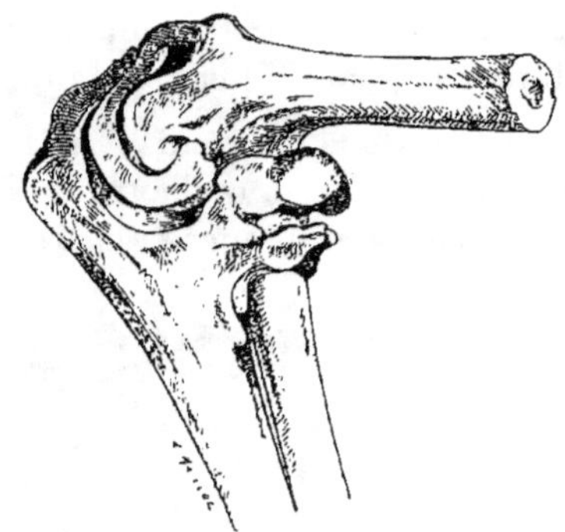

Fig. 117. — LUXATION ISOLÉE DU RADIUS EN AVANT.

3° *Luxation isolée du radius en avant.* — Elle se caractérise par la saillie de la tête du radius dans le pli du coude, la flexion de l'avant-bras ; les mouvements sont plus ou moins douloureux.

Cet os peut encore se luxer en arrière et en dehors.

Fracture des os de l'avant-bras. — La fracture des os de l'avant-bras ou d'un seul est produite surtout par une cause directe : coup, choc, roue de voiture. Elle est simple ou compliquée, unique ou multiple. Les symptômes, communs à toutes les

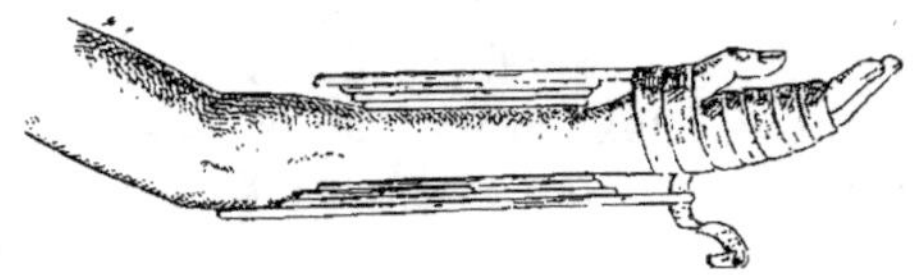

Fig. 118. — APPAREIL POUR LA FRACTURE DE L'AVANT-BRAS.
On a seulement commencé à placer la bande.

fractures, sont faciles à observer : douleur, mobilité anormale, impuissance du membre, crépitation. Le pronostic est assez sérieux, parce qu'il est rare que la guérison arrive sans laisser de déformation.

TRAITEMENT. — Réduction et appareil.

Fracture de l'olécrâne. — L'olécrâne fracturé remonte et laisse au-dessous une dépression ; la flexion et l'extension sont impossibles ; on entend la crépitation quand on imprime des mouvements de latéralité au fragment.

TRAITEMENT. — Étendre l'avant-bras sur le bras et repousser le fragment en bas ; tenir le bras dans l'extension incomplète et n'appliquer l'appareil qu'après la disparition du gonflement.

Fracture de l'extrémité inférieure du radius. — Cette fracture entraîne de la douleur, du gonflement, de la crépitation, une déformation prononcée (fig. 119) et l'abolition partielle ou

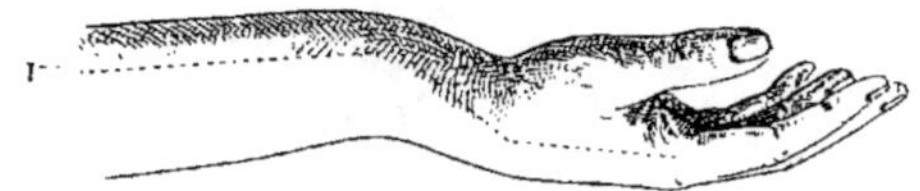

Fig. 119. — FRACTURE DU RADIUS. — La ligne brisée 1 indique la direction du fragment supérieur, du fragment inférieur et des os de la main.

totale des mouvements de la main. Ne pas confondre avec la luxation du poignet. La consolidation se fait au bout de vingt jours. — Traitement des fractures.

Tumeur blanche du coude. — Elle n'offre rien de particulier (V. page 321).

Luxation du poignet. — La luxation *en arrière* se reconnaît à une saillie lisse, convexe à la face postérieure, au raccourcissement de l'avant-bras, à la flexion de la main et à la diminution de la mobilité. — La luxation *en avant* a la saillie en avant, la main et les doigts sont à demi fléchis, les mouvements du poignet impossibles.

On pratique la réduction et on met un appareil.

Kystes. — Ce sont de petites tumeurs situées sur le trajet de la gaine des tendons, plus ou moins dures et douloureuses, ne changeant pas la couleur de la peau. On les traite par la compression méthodique avec des rondelles d'amadou, ou ponction simple, ou écrasement.

Tumeur blanche du poignet. — Elle détermine un gonflement plus prononcé à la face dorsale qu'à la face palmaire ; dans l'extension, les doigts sont immobiles et droits. A la deuxième période surviennent les abcès et des trajets fistuleux (V. p. 321)

Entorse. Foulure. — Il y a entorse lorsque les ligaments d'une articulation ont été violemment distendus ou déchirés sans que les surfaces articulaires se soient déplacées (Voir tome Ier, page 57). Elle est consécutive à un mouvement brusque, exagéré, anormal.

L'entorse détermine une *douleur* très vive au sommet de l'articulation, un *gonflement* quelquefois considérable, une *rougeur* de la peau, rarement une ecchymose, mais souvent un *épanchement* articulaire séreux ou sanguin. Les mouvements sont difficiles, douloureux. La guérison est rapide dans les cas légers. Ne pas confondre avec luxation et fracture.

TRAITEMENT. — Il faut immerger la partie malade dans l'eau froide pendant une heure, puis on pratique le massage pendant une demi-heure matin et soir, si l'entorse est simple ; dans l'intervalle, on peut mettre des compresses imbibées d'eau blanche, d'eau-de-vie camphrée. Dans les cas graves, le malade doit garder le poignet dans l'immobilité la plus complète, après l'application d'un appareil.

Plaies contuses. — Voir page 262.

Doigts surnuméraires. — Les enfants naissent quelquefois avec un ou deux doigts surnuméraires. On les conserve, s'ils sont bien conformés ; on les enlève, s'ils sont incomplets ou gênants, avec les ciseaux ou le bistouri. Il faut opérer le plus tôt possible après la naissance.

Plaies de la main. — Ces plaies sont graves en général, à cause des vaisseaux, des nerfs volumineux et des tendons qui traversent la main. — Le meilleur traitement est l'irrigation continue pendant plusieurs jours. Dans les cas très graves, l'amputation est nécessaire.

Phlegmon de la main. — Le phlegmon de la face dorsale ne présente rien de particulier (V. page 301); il n'en est pas de même de celui qui occupe la paume de la main. Il peut être *sous-épidermique, sous-cutané,* ou *sous-aponévrotique.*

Le *phlegmon sous-épidermique* se présente sous la forme d'une phlyctène plus ou moins volumineuse; les douleurs sont vives et la fièvre assez forte. — On ouvre la phlyctène après avoir mis quelques cataplasmes, et on fait un pansement antiseptique.

Le *phlegmon sous-cutané* se développe surtout à la suite de travaux manuels, ou de piqûres, d'écorchures; c'est le vulgaire *durillon forcé.* La douleur est très vive, lancinante; la peau est rouge, gonflée, surtout au dos de la main. Bientôt le pus se forme, s'accumule en foyer ou fuse sous l'aponévrose ou sous l'épiderme qu'il décolle.

TRAITEMENT. — Cataplasmes émollients; ouvrir le plus tôt possible et pansements antiseptiques.

Le *phlegmon sous-aponévrotique* est presque toujours l'inflammation des gaines synoviales. La douleur est très intense, le gonflement très prononcé, la fièvre violente, les doigts immobiles et rétractés. Les complications peuvent être assez sérieuses, puisque, dans certains cas, elles entraînent la déformation ou la perte des fonctions de la main.

Incision de bonne heure et pansements antiseptiques.

Panaris. — Le panaris est l'inflammation aiguë d'un ou de tous les tissus qui forment les doigts.

On en décrit généralement quatre variétés. Dans la première, le panaris a son siège à la surface du derme, c'est la *tourniole,* le *mal d'aventure,* le *panaris érysipélateux.* Dans la seconde, le panaris affecte le tissu cellulaire qui se trouve au-dessous de la peau. Dans la troisième, il attaque la gaine des tendons. Dans la quatrième, il produit l'inflammation du périoste et amène la nécrose de l'os.

Cette affection reconnaît pour causes tous les traumatismes des doigts : écorchure, piqûre, contusion, coupure. Toutes les personnes maniant par métier des substances caustiques ou putrides y sont particulièrement exposées : anatomistes, charcutiers, bouchers, etc.

Dans la 1re variété, *panaris superficiel, tourniole,* l'inflammation est très superficielle. Le panaris débute par une douleur augmentant peu à peu. Le doigt devient rouge et enflé. Au bout de quelques jours il se produit une sécrétion d'un liquide séro-purulent qui soulève l'épiderme. — Cette variété n'a aucune gravité et le *traitement* est fort simple ; quelques cataplasmes et des lavages à l'eau boriquée suffisent pour le guérir rapidement.

Le panaris de la seconde variété, panaris *sous-cutané, sous-dermique* ou *anthracoïde,* est un véritable phlegmon avec tous ses symptômes habituels : tuméfaction, rougeur, chaleur, douleur très vive, térébrante, fièvre intense. Le bras s'engorge et il est rare que les ganglions de l'aisselle ne se tuméfient pas. Le pus qui se forme s'étend sous la peau.

Le *panaris de la gaine des tendons* commence comme le précédent, mais bientôt les symptômes arrivent à une acuité excessive ; la douleur devient *pertérébrante ;* la fièvre est très intense, et le doigt, tuméfié au niveau de la portion palmaire des deux premières phalanges, est immobilisé dans une légère flexion.

Le *panaris périostite* ne présente pas un gonflement très marqué ; la rougeur de la peau est peu intense, et cependant la douleur est extrêmement vive. Après quelques jours on est obligé d'ouvrir et l'on voit la phalange complètement nécrosée, libre, ou adhérant encore au squelette du doigt par les ligaments latéraux. — Ces deux dernières variétés sont très graves.

Traitement. — Nous avons indiqué celui de la tourniole. Le traitement des autres variétés réclame le repos complet du bras, la position élevée de la main, l'emploi des cataplasmes, les bains locaux émollients et boriqués et surtout l'incision hâtive, après laquelle on a recours aux pansements antiseptiques. Se méfier des remèdes et des pommades donnés par les bonnes femmes.

Brûlures. — Les brûlures de la main réclament le même traitement que celui que nous avons indiqué page 274, mais il est nécessaire, en outre, de prévenir la rétraction de l'aponévrose par un traitement antiphlogistique interne quand il s'agit d'une brûlure de la face palmaire. Lorsque ce sont les doigts qui sont brûlés on les sépare bien les uns des autres afin d'empêcher leur adhérence, et on les étend sur une palette de bois pour prévenir la rétraction.

Luxations du pouce. — Le pouce peut se luxer en *avant* ou en *arrière*. Dans la luxation en avant (très rare) la première phalange passe en avant du premier métacarpien. La luxation en *arrière* (fig. 120) se produit à la suite d'une chute sur la face dorsale des phalanges, ou d'un choc agissant directement. Elle donne lieu à une déformation considérable, au raccourcissement du pouce ; la première phalange est renversée en arrière, la seconde est fléchie ; les mouvements volontaires sont limités.

Le pronostic est assez sérieux parce que la réduction n'est pas toujours facile. Il faut donc se hâter d'appeler le médecin.

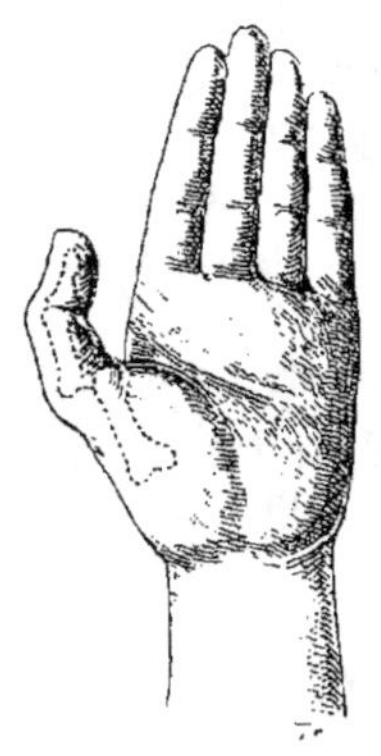

Fig. 120. — Luxation métacarpo-phalangienne du pouce, en arrière.

Luxation des phalanges. — Elles sont assez rares et on les reconnaît facilement. Il faut les réduire sans retard ; appliquer des compresses résolutives, et plus tard faire quelques badigeonnages à la teinture d'iode.

CHAPITRE XVI

§ 1. — MALADIES DES MEMBRES INFÉRIEURS

Maladies de la hanche et de la cuisse.

Plaies. — Sciatique. — Luxations. — Coxalgie. — Fractures du fémur. Fracture de l'extrémité inférieure ou des condyles.

Plaies. — Les plaies de cette région ne présentent rien de particulier. Si l'artère fémorale a été blessée on la comprime comme c'est indiqué pages 266 et 267, ou on fait la ligature.

Sciatique. — On donne ce nom à la névralgie du nerf sciatique. — Elle peut résulter de l'inflammation ou de la congestion du nerf, de l'impression du froid, surtout si le malade est rhumatisant, de la compression du nerf ou de son irritation par des tumeurs voisines, ostéites, enchondromes, cancer, etc. ; enfin la goutte et la syphilis y prédisposent comme le rhumatisme.

Symptômes. — La névralgie occupe tout le nerf ou quelques rameaux seulement. Elle est caractérisée par une *douleur* éclatant brusquement à la suite d'un refroidissement, ou bien précédée d'une gêne, d'un engourdissement du membre. Cette douleur est continue, sourde, mais elle s'exaspère en forme de crises, et elle est alors d'une violence inouïe, surtout aux points suivants qui sont de véritables foyers : au-dessus du sacrum, au niveau de l'articulation sacro-iliaque, au milieu de la fesse, vers le bord supérieur du grand trochanter, le long de la cuisse, dans le creux poplité, sur le bord externe de la rotule, et vers l'articulation du péroné avec le tibia, au niveau de la malléole externe (V. *Anatomie*). Tous ces points existent rarement ensemble, mais on en rencontre toujours 2 ou 3. La douleur augmente par la pression, le mouvement, lorsque le talon s'appuie sur le sol.

La sciatique à marche aiguë dure de 1 à 2 semaines seulement. Mais le plus souvent sa marche est chronique, et alors elle ne disparaît qu'après des mois et des années, avec quelques alternatives de mieux ; le malade marche difficilement, boite et la jambe finit par s'atrophier.

Traitement. — Le traitement *externe* consiste en bains sulfureux, bains de vapeur, enveloppement dans de l'ouate saupoudrée de fleur de soufre, ventouses sèches et scarifiées sur le trajet du nerf, frictions avec des liniments à l'essence de térébenthine, au chloroforme, au laudanum, vésicatoires en forme de ruban et répétés, pointes de feu, révulsion avec le chlorure de méthyle. Dans les *paroxysmes*, on donne des injections de morphine, d'antipyrine ; on fait une application directe d'eau à 85°. Les *sciatiques rebelles* sont combattues par l'électricité, le massage, et les eaux thermales, Aix en Savoie, Luchon, Bagnères, Enghien, Mont-Dore, Chaudes-Aigues, Néris, Plombières, Luxeuil, Bourbon-Lancy. L'électricité donne d'excellents résultats, pendant les accès et dans leurs intervalles ; tous les jours ou tous les deux jours, et pendant 5 à 10 minutes, on emploie les courants continus sur le trajet du nerf. Quand on n'obtient pas de résultat, il faut recourir à l'élongation du nerf.

Le *traitement interne* consiste surtout dans l'administration des analgésiques : opium ; antipyrine 2 à 3 gr. ; antifébrine ou acétanilide 1 gr. en cachets de 25 centigr. ; bleu de méthylène 10 centigr. en pilules ; granules d'aconitine amorphe. Enfin on donne en outre du salicylate de soude aux rhumatisants ; 1 gr. 50 à 2 gr. de salicylate de lithine aux goutteux ; la quinine s'il y a de la périodicité.

Luxations. — On distingue 4 espèces de luxations du fémur : la *luxation ilio-pubienne*, l'*ischio-pubienne*, l'*ilio-ischiatique* et l'*ischiatique* (V. tome Ier, p. 39 et 40).

Elles se produisent toutes sous l'influence de mouvements exagérés, ou de violences extérieures très fortes.

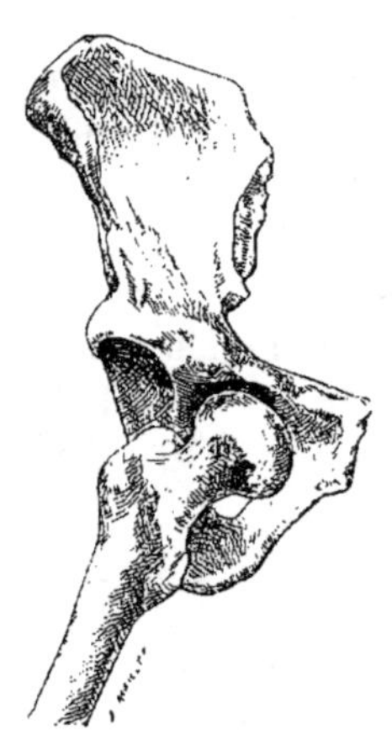

Fig. 121. — Luxation ISCHIO-PUBIENNE.

Dans la *luxation ilio-pubienne*, la tête du fémur se trouve en rapport avec le pubis, au voisinage de l'échancrure ilio-pubienne, et fait saillie au pli de l'aine ; la fesse est déprimée, le grand trochanter porté en avant, la cuisse dans l'extension avec rotation en dehors. Les mouvements volontaires sont impossibles. — Réduire le plus tôt possible.

Dans la *luxation ischio-pubienne*, la tête du fémur occupe le trou ovale (fig. 121). La fesse est aplatie, la jambe allongée de 3 à 5 centimètres, la cuisse fléchie sur le bassin avec abduction du membre et rotation en dehors. L'adduction, l'extension et la rotation en dedans sont impossibles.

Dans la *luxation ilio-ischiatique*, la tête du fémur se porte en arrière et en haut vers la fosse iliaque externe, ou vers l'échancrure sacro-sciatique, et détermine une tumeur à la fesse ; le grand trochanter est élevé, moins saillant que normalement ; la cuisse est légèrement fléchie, le membre raccourci avec adduction et rotation en dedans.

Dans la *luxation ischiatique* (fig. 122), la tête fémorale est située au niveau de la base de l'ischion ; le grand trochanter est plus saillant, la cuisse fléchie légèrement avec adduction et rotation en dedans ; le membre est un peu allongé.

Le pronostic est assez grave, parce qu'il y a presque toujours en même temps d'autres lésions, les causes pouvant les produire devant être d'une grande violence. Généralement la réduction est à peu près impossible après 40 jours, le malade est donc, dans ce cas, estropié pour sa vie.

Coxalgie. — La coxalgie (de *coxa*, cuisse, et ἄλγος, douleur) n'est autre chose que la tumeur blanche de l'articulation coxo-fémorale.

On la rencontre surtout chez les enfants mal nourris, mal soignés ; elle est assez rare chez l'adulte. La scrofule, le rhumatisme, la syphilis, les fièvres éruptives, et la scarlatine particulièrement, y prédisposent ; mais il faut toujours

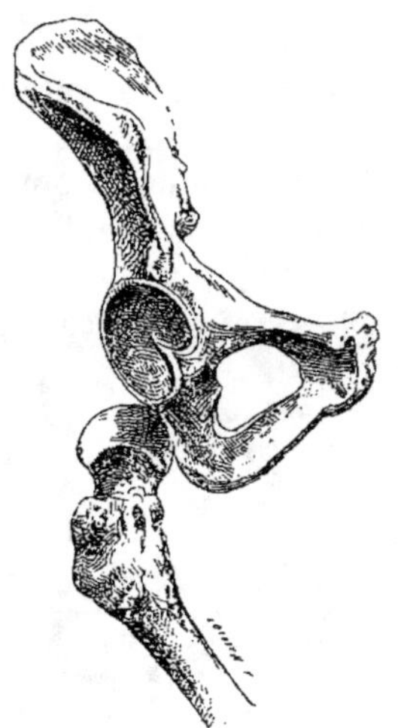

Fig. 122. — Luxation ischiatique.

qu'il y ait une prédisposition constitutionnelle, et alors un coup, une chute peuvent la déterminer.

Symptômes. — Au *début* il existe une douleur vague au pli de l'aine et le malade, qui se fatigue vite, boite légèrement. Au bout de quelques semaines la douleur devient plus vive et gagne même le genou (douleur caractéristique) ; les mouvements sont très difficiles, la pointe du pied se porte en dehors, on voit un pli très prononcé à l'aine, la fesse est saillante, arrondie, présente de l'empâtement, les abcès se forment ainsi que des fistules, et des luxations spontanées (V. p. 318) se produisent entraînant un raccourcissement réel du membre.

La maladie s'arrête quelquefois à la seconde période, avant la formation des abcès, elle se termine alors par ankylose (V. p. 323) : mais presque toujours la suppuration s'établit et épuise le malade. Il ne faut pas la confondre avec le rhumatisme articulaire, une carie ou une nécrose.

Traitement. — Dès le début, on institue un traitement général : toniques, quinquina, sirop d'iodure de fer, huile de foie de morue. Le malade est placé dans une chambre bien aérée, et son articulation est immobilisée dans une bonne position (gouttière de Bonnet); plus tard, opération chirurgicale.

Fractures du fémur. — 1° *Fracture du col.* Elle est intra ou extracapsulaire et caractérisée par de la douleur, du gonflement, un raccourcissement de 1 à 10 centimètres, la rotation du pied en dehors, l'abolition plus ou moins complète des mouvements de la jambe et la crépitation qu'on ne perçoit pas toujours cependant.

Les causes occasionnelles sont une chute sur le grand trochanter, sur les genoux, les pieds; les prédisposantes, toutes les maladies du tissu osseux, le sexe féminin, l'âge entre 35 et 40 ans. Il faut deux mois et même davantage pour la consolidation; la fracture intra-articulaire se termine même souvent par une pseudarthrose.

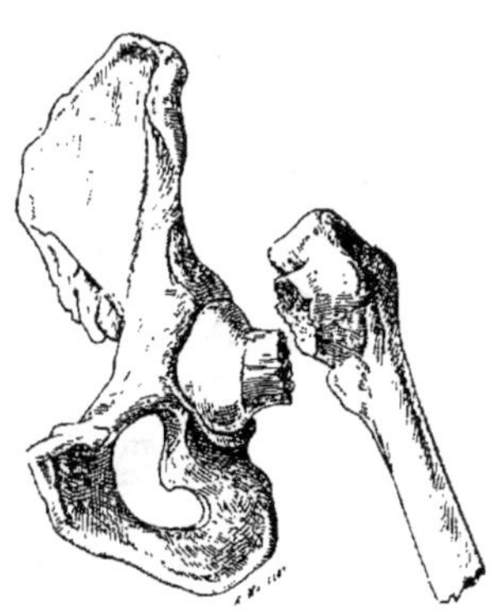

Fig. 123. — FRACTURE DU FÉMUR INTRACAPSULAIRE.

2° *Fracture du corps.* Elle est consécutive à des chocs directs, ou à une chute sur les genoux. On peut rencontrer toutes les variétés indiquées page 310. On constate une douleur, des craquements, une mobilité anormale, un raccourcissement de 2 à 6 centimètres, et un gonflement au niveau de la fracture. La consolidation demande de 50 à 60 jours. — Il faut appliquer un appareil à extension continue.

Fracture de l'extrémité inférieure ou des condyles. — Cette fracture se produit à la suite d'une violence directe ou indirecte. Le genou est déformé, aplati; la rotule moins saillante, peu mobile et cachée entre les deux condyles; la douleur est vive, les mouvements latéraux plus étendus; on entend enfin de la crépitation.

Il faut, après la réduction, mettre le membre dans l'immobilité la plus absolue.

§ 2. — **Maladies du genou.**

Contusions. — Hygroma. — Hydarthrose. — Corps étrangers. — Tumeur
blanche. — Plaies. — Luxations de la rotule. — Anévrysme de l'artère
poplitée. — Luxations du tibia.

Contusions (V. p. 262). — **Hygroma** (V. p. 304). — **Hydarthrose** (V. p. 320). — **Corps étrangers** (V. p. 322). — **Tumeur blanche** (V. p. 321).

Plaies. — Pour les plaies superficielles, v. p. 262; pour les plaies profondes, p. 318.

Luxations de la rotule. — Elles sont rares. Ce petit os peut se luxer en *dehors,* en *dedans* ou *verticalement.*
Dans la luxation en *dehors* (fig. 124), la rotule se porte en dehors, et il existe un creux en avant, à la place occupée normalement par l'os. Pour la réduire, on étend la jambe sur la cuisse, on fléchit celle-ci sur le tronc, puis on refoule la rotule en avant et en dedans. Bandage après.

La luxation en *dedans* se reconnaît à la saillie en dedans; dans la *verticale,* plus rare encore que les autres, l'un des bords de la rotule regarde en avant et l'autre se loge dans la poulie intercondylienne (V. *Anatomie*).

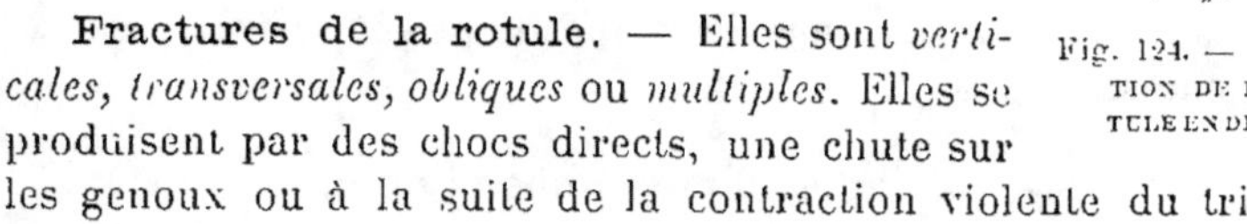
Fig. 124. — LUXA-
TION DE LA RO-
TULE EN DEHORS.

Fractures de la rotule. — Elles sont *verticales, transversales, obliques* ou *multiples.* Elles se produisent par des chocs directs, une chute sur les genoux ou à la suite de la contraction violente du triceps crural.

Il y a toujours de la tuméfaction; la station debout est impossible; on entend de la crépitation, et l'on sent un écartement entre les deux surfaces dans la fracture *transversale.* Dans la *verticale,* on constate de la douleur, du gonflement, peu de mobilité des fragments, et un vide latéral. Dans la fracture *multiple,* il y a aussi gonflement, ecchymose et forte crépitation.

Ces fractures guérissent très lentement, il faut environ deux mois; la transversale est la plus grave, parce qu'il est très difficile de bien maintenir en contact les deux surfaces, ce qui fait qu'il se produit une pseudarthrose. On doit donc chercher à appliquer un appareil qui mette les deux fragments en rapport.

Anévrysme de l'artère poplitée. — Cet anévrysme donne lieu à une tumeur arrondie, peu volumineuse, présentant des battements isochrones à ceux du pouls. On comprime la tumeur en faisant un bandage en huit. (V. plus loin, p. 631, fig. 143).

Luxations du tibia. — Ces luxations peuvent se produire en *avant*, en *arrière*, en *dedans* et en *dehors*.

La *luxation en avant* est complète ou incomplète et déterminée par des violences extérieures. Dans la luxation *complète*, les cavités glénoïdes du tibia viennent former une tumeur en avant ; la rotule regarde en avant et en haut ; le membre est raccourci, la jambe étendue ; les mouvements sont possibles, mais douloureux. Ces symptômes sont moins accentués dans la luxation *incomplète*. — Comme *traitement*, réduction, compresses résolutives et immobilité.

La *luxation en arrière* est le plus souvent incomplète ; les condyles du fémur reposent sur la partie antérieure des cavités glénoïdes. La jambe *paraît* raccourcie ; la rotule regarde en bas et en avant ; le membre est dans l'extension ; enfin on constate une saillie extérieure formée par les condyles du fémur. — Même *traitement* que pour la précédente.

Dans la *luxation en dedans*, le condyle interne est en contact avec la cavité glénoïde externe ; il se forme une saillie du fémur en dehors et du tibia en dedans. Les mouvements sont impossibles.

Dans la *luxation en dehors*, les dispositions sont contraires aux précédentes.

§ 3. — Maladies de la jambe et du pied.

Plaies et contusions. — Maladies cutanées. — Varices. — Ulcères variqueux. — Phlébite. — Phlegmatia alba dolens. — Fracture des deux os de la jambe. — Fracture du tibia. — Fracture du péroné. — Luxation du pied ou tibio-tarsienne. — Entorse. — Tumeur blanche de l'articulation tibio-tarsienne. — Rupture du plantaire grêle ou coup de fouet. — Fracture du calcaneum. — Luxation du métatarse. — Luxation et fracture des orteils. — Rupture du tendon d'Achille. — Pied-bot. — Mal perforant. — Ongle incarné. — Œil de perdrix. — Bromhidrose.

Plaies et contusions (V. p. 262). — **Maladies cutanées** (V. maladies de la peau). — **Varices** (V. p. 331). — **Ulcères variqueux** (V. p. 280). — **Phlébite** (V. p. 330).

Phlegmatia alba dolens. — On désigne sous ce nom, qui veut dire tout simplement *œdème blanc douloureux,* des thromboses veineuses, fréquentes chez les femmes en couches, dans la cachexie, la tuberculose, le cancer, la fièvre typhoïde, etc. Elles sont dues à l'altération du sang, au ralentissement de la circulation.

Cette maladie se caractérise par une *douleur* qui se généralise dans toute la jambe, en même temps que se produit un œdème blanc douloureux ; il y a quelquefois distension des veines. Elle peut donner naissance à des embolies et entraîner une mort subite ; mais le plus souvent elle guérit.

Traitement. — On tient le membre élevé et dans une complète immobilité ; on fait des frictions mercurielles 2 ou 3 fois par jour et on enveloppe avec de l'ouate. Le malade prend des boissons délayantes, acidulées, diurétiques (2 à 10 gr. de nitrate de potasse), de la digitale. Bouillon, laitage.

Fractures des deux os de la jambe. — Elles donnent lieu à un gonflement à convexité presque toujours en avant. Le membre est légèrement raccourci, le pied entraîné en dehors ; enfin il y a mobilité anormale et crépitation. Cette fracture est très souvent compliquée : esquilles, phlegmon, issue du fragment supérieur à travers la peau. — Comme *traitement,* réduction et appareil.

Fracture du tibia. — La fracture peut occuper le corps ou les extrémités. Elle détermine une douleur locale, un gonflement, et peu de déplacement. Quand la fracture est à l'extrémité inférieure, le pied est souvent incliné en dehors, si la fracture est en dedans, et réciproquement.

On maintient le membre dans l'immobilité et on applique une attelle de carton amidonné par dessus laquelle on enroule une bande.

Fracture du péroné. — Le péroné se fracture à la suite de mouvements anormaux de l'articulation tibio-tarsienne, ou de l'exagération des mouvements normaux, ou encore d'un choc direct. La fracture se produit surtout à la base de la malléole externe, à 3 ou 4 centimètres au-dessus, et vers le tiers supérieur de l'os.

Elle est peu grave, et il suffit d'appliquer un appareil dextriné ou plâtré.

Luxation du pied ou **tibio-tarsienne.** — Cette luxation peut se produire en *dedans*, en *dehors*, en *avant*, en *arrière*.

Dans la *luxation en dedans*, il y a une forte saillie formée par la malléole interne, et une autre au-dessous formée par la poulie astragalienne (V. *Anatomie*). Le pied est tourné en dehors, le bord interne en bas, l'externe en haut ; les mouvements communiqués sont possibles, mais douloureux.

Dans la *luxation en dehors*, la déformation donne lieu à deux saillies sur le bord articulaire externe, l'un est formé par la malléole externe, l'autre par l'astragale ; la plante du pied est tournée en dedans, le bord externe en bas, l'interne en haut. Il y a quelquefois crépitation et fracture de la malléole.

Dans la *luxation en arrière*, on constate une saillie très prononcée en avant et une concavité en arrière au-dessus du talon (fig. 126) ; il y a rarement fracture des malléoles.

Dans la *luxation en avant*, la saillie du talon disparaît et l'on perçoit quelquefois sur le dos du pied un tumeur qui est la poulie astragalienne.

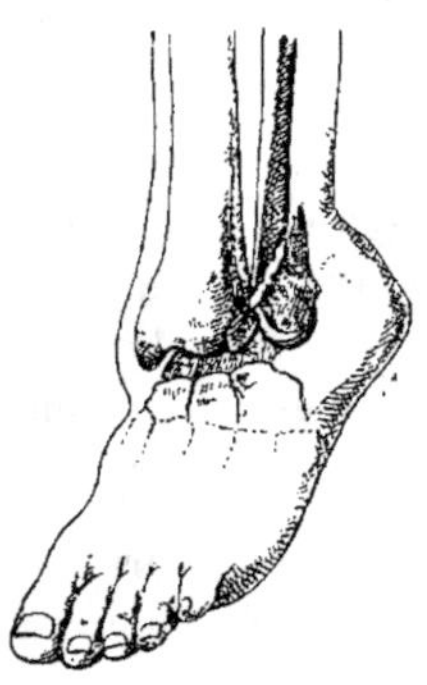

Fig. 125. — LUXATION DU PIED EN ARRIÈRE, ACCOMPAGNÉE D'UNE FRACTURE DU PÉRONÉ.

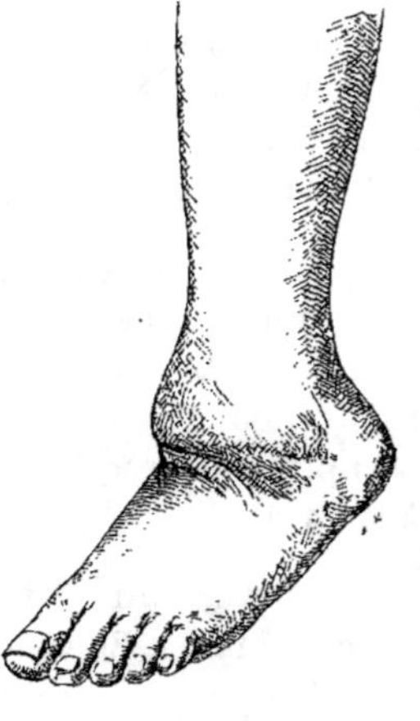

Fig. 126. — MÊME LUXATION, VUE A L'ÉTAT NATUREL.

TRAITEMENT. — Pratiquer la contre-extension de manière à mettre les surfaces articulaires en place, et maintenir la réduction à l'aide d'un appareil à fractures.

Entorse. — L'entorse de l'articulation tibio-tarsienne donne lieu à une douleur vive, mais qui ne dure pas ; la tuméfaction paraît vite et s'accompagne quelquefois d'ecchymose ; les mouvements de l'articulation sont difficiles, douloureux, et presque toujours la marche est impossible. Le meilleur traitement consiste dans le massage, après avoir plongé le pied, pendant 2 heures, dans un seau d'eau fraîche.

Tumeur blanche de l'articulation tibio-tarsienne. — Cette tumeur présente les mêmes symptômes que celles dont nous avons déjà parlé (p. 321). Les pointes de feu, renouvelées tous les huit jours, agissent très bien au début, mais l'amputation devient souvent nécessaire.

Rupture du plantaire grêle ou coup de fouet. — Il arrive quelquefois qu'en marchant, courant ou sautant, on éprouve au-dessous du mollet une douleur très vive ressemblant à celle que produirait un coup de fouet. La marche est difficile ou impossible. Il y a souvent de la tuméfaction.

Traitement. — Le malade doit se mettre au repos, maintenir des compresses de teinture d'arnica, d'eau-de-vie camphrée, appliquer ensuite une bande roulée.

Fracture du calcanéum. — Le calcanéum peut être fracturé par *écrasement,* à la suite d'une chute sur le talon, ou par *arrachement,* à la suite d'une violente contraction musculaire.

Dans le premier cas, le malade éprouve une douleur très vive ou de l'engourdissement ; il ne peut marcher ; le talon est affaissé, et en lui imprimant des mouvements, on sent la crépitation. Il suffit pour le traitement d'immobiliser le pied dans une position convenable.

Dans le second cas, la douleur est très vive aussi ; le talon, déformé, craque et remonte légèrement. Comme *traitement,* on met une pantoufle à laquelle on attache en arrière un lien qui va se fixer en haut, à une jarretière, afin de maintenir les deux fragments en contact.

Luxation du métatarse. — Cette luxation détermine une douleur intense, un craquement dans le pied, qui est raccourci, et une voussure à la face dorsale. — Réduction et pansement.

Luxation et fracture des orteils. — La luxation produit une difformité, de la douleur et une gêne des mouvements ; la fracture, une mobilité anormale, de la crépitation et un déplacement des fragments.

Traitement des luxations et des fractures.

Rupture du tendon d'Achille. — Cette rupture, qui a les mêmes causes que le coup de fouet, est très rare. Le malade ne peut marcher ni se tenir debout. et l'on sent une dépression au-dessus du talon, augmentant ou diminuant dans les mouvements de flexion ou d'extension du pied. Si les extrémités du tendon sont complètement séparées, il faut les rechercher pour les suturer.

Pied-bot. — On donne le nom de *pied-bot* à une difformité consistant dans la déviation permanente du pied.

Elle est le plus souvent *congénitale*, et résulte d'une mauvaise conformation, de l'absence de quelques os, ou encore de l'absence, de la faiblesse ou du raccourcissement de quelques muscles du pied. Le *pied-bot acquis* a pour causes la paralysie ou l'atrophie de certains muscles, ou leur raccourcissement à la suite de contractures, de blessures, etc.

On en distingue quatre formes. Lorsque le pied repose sur le talon, la pointe étant relevée, on a le *pied-bot talus;* si c'est l'inverse, on a le *pied-bot équin* (fig. 127); dans le *pied-bot varus,* le pied est renversé, le malade marche sur le bord externe et la face plantaire regarde en - dedans (fig. 128); dans le *pied-bot valgus,* c'est l'inverse. Ces variétés peuvent se compliquer; ainsi, on rencontre assez souvent le *pied-bot équin-varus.*

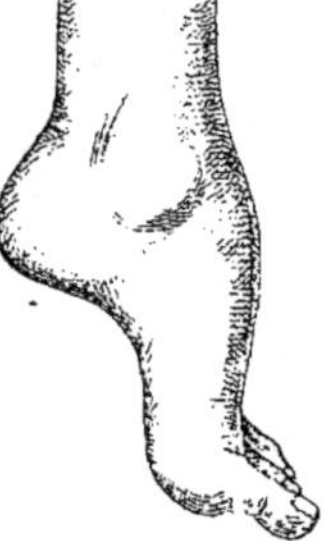

Fig. 127. — Pied-bot équin.

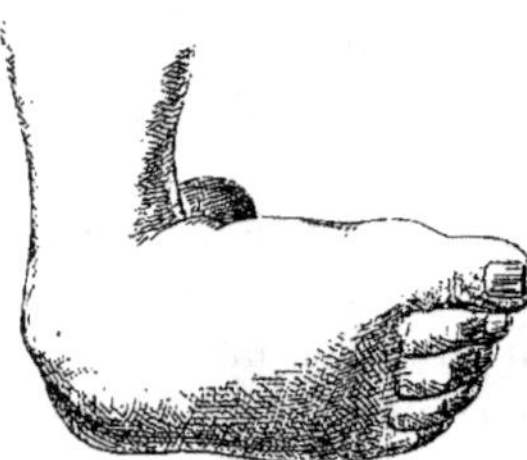

Fig. 128. — Pied-bot varus.

Traitement. — Le traitement consiste à ranimer la contractilité des muscles, lorsqu'ils sont paralysés ou affaiblis, au moyen des frictions excitantes, du massage, de l'électrisation. Dans le plus grand nombre des cas, il faut recourir à la *ténotomie* et à des appareils orthopédiques.

Mal perforant. — C'est une ulcération débutant surtout à la plante des pieds, au niveau des articulations métatarso-phalangiennes, et s'étendant lentement mais progressivement en profondeur. Son étiologie est fort obscure ; il est probable qu'il s'agit d'une lésion trophique consécutive à une lésion nerveuse.

Au début, la maladie ressemble à un durillon, mais peu à peu l'épiderme épaissi se fendille, tombe, et laisse à nu un ulcère dont les bords sont taillés à pic. Le mal peut, à ce moment, rester stationnaire pendant quelque temps. Puis il fait de nouveaux progrès, envahit les parties profondes, ouvre même les bourses muqueuses, les articulations, et atteint les os qui s'altèrent.

TRAITEMENT. — On enlève le durillon, puis on cautérise la plaie avec le nitrate d'argent ou le fer rouge ; un pansement ouaté suffit quelquefois. Les cas graves peuvent réclamer l'amputation. Le malade doit être soumis à un régime tonique.

Onyxis. Ongle incarné (V. p. 299). — **Cors aux pieds** (V. p. 296).

Œil de perdrix. — L'œil de perdrix est une petite production épidermique se formant entre les doigts du pied et ressemblant exactement quand on l'enlève à un œil de perdrix. Il est excessivement douloureux.

Il suffit d'appliquer pendant quelques jours tous les matins une feuille de papier à cigarette entre les deux doigts où se trouve l'œil de perdrix. Au bout de huit jours on prend un bain de pied et l'œil se détache avec une assez grande facilité.

Bromhidrose. — C'est le nom (de βρῶμος, puanteur, et ἱδρός, sueur) donné à l'odeur fétide que répand la sueur, surtout celle des pieds.

On combat cette incommodité en prenant tous les jours des bains de pied avec une décoction d'écorce de chêne, et en appliquant matin et soir une petite quantité de la poudre suivante : talc de Venise 10 parties, alun 2 ; ou encore de : talc 40 gr., sous-nitrate de bismuth 45 gr., permanganate de potasse 12 gr., salicylate de soude 2 gr.

BANDAGES

Une bonne bande doit être unie, égale, sans nœuds, sans coutures ni ourlets. On la fait en toile, en coton, en flanelle, en caoutchouc, etc. Sa largeur varie suivant les parties sur les-

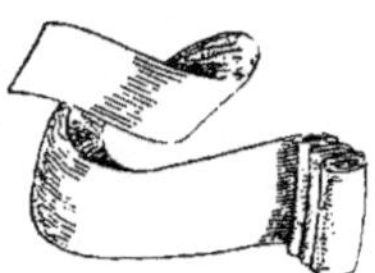

Fig. 129. — MANIÈRE DE ROULER UNE BANDE, Premier temps.

quelles on l'applique ; en général, il vaut mieux qu'elle ne soit pas trop large et qu'elle ne dépasse pas 6 ou 7 centimètres.

Pour bien l'appliquer, il est nécessaire qu'elle soit roulée.

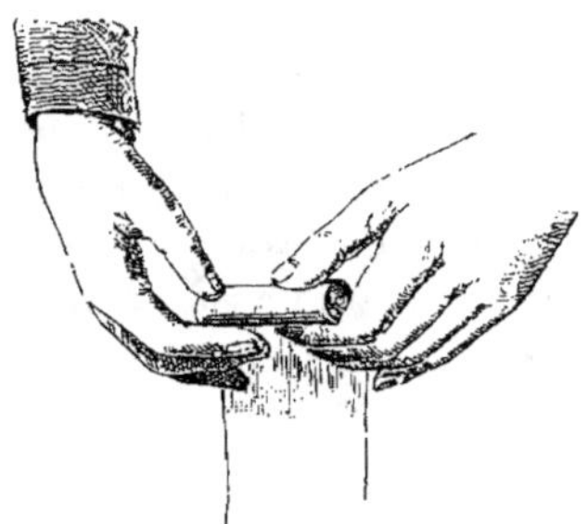

Fig. 130. — Deuxième temps.

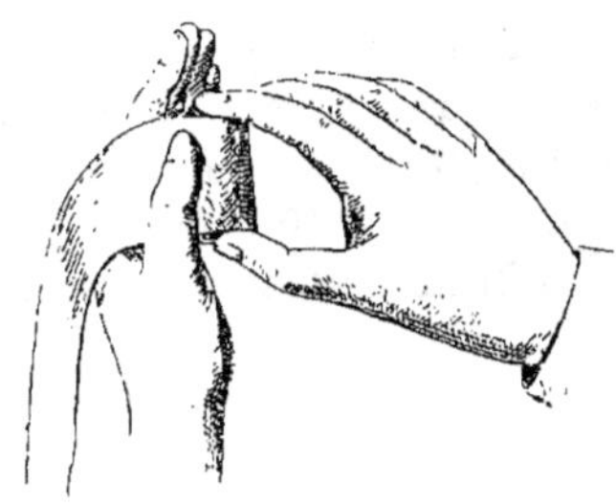

Fig. 131. — Troisième temps.

Les figures 129, 130, 131 montrent de quelle manière on doit s'y prendre.

Dans la figure 132, la bande est complètement roulée ; elle est à un *globe*.

Lorsqu'on l'enroule par les deux extrémités, ou a une bande

à deux *globes*, figure 133. Cette bande s'applique par son plein,

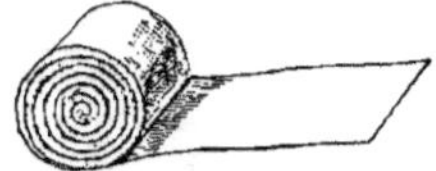

Fig. 132.
BANDE A UN GLOBE.

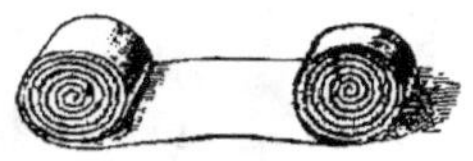

Fig. 133.
BANDE A DEUX GLOBES.

tandis que les deux globes saisis dans chaque main sont déroulés et portés à la rencontre l'un de l'autre.

La figure 134 montre la manière de poser une bande à un globe.

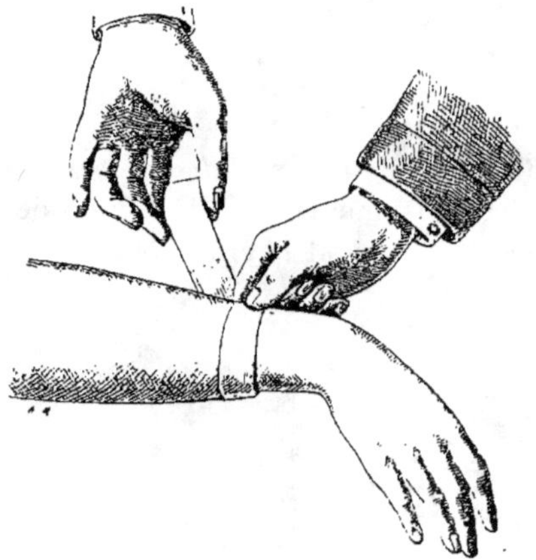

Fig. 134. — MANIÈRE DE POSER UNE BANDE A UN GLOBE.

Lorsque le membre change rapidement de volume on fait des

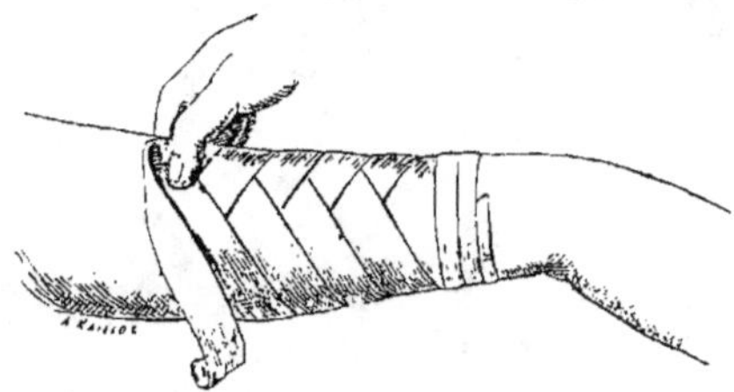

Fig. 135. — RENVERSÉS.

renversés, figure 135, afin d'éviter des godets, et aussi afin de rendre le pansement plus solide.

Parmi les bandages principaux nous donnons dans la fig. 136, la manière de faire le *croisé d'un œil*.

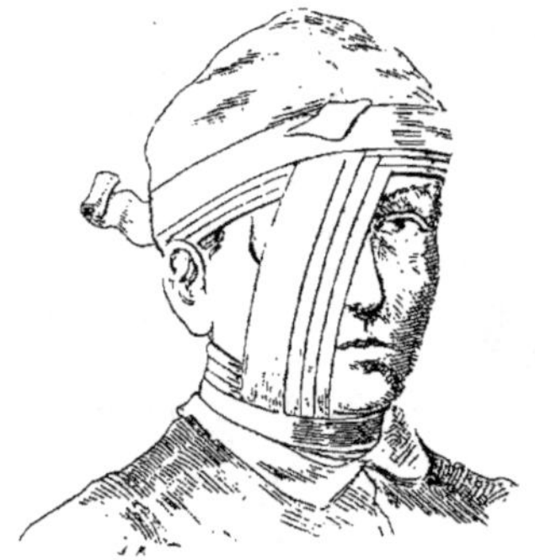

Fig. 136. — MONOCLE.

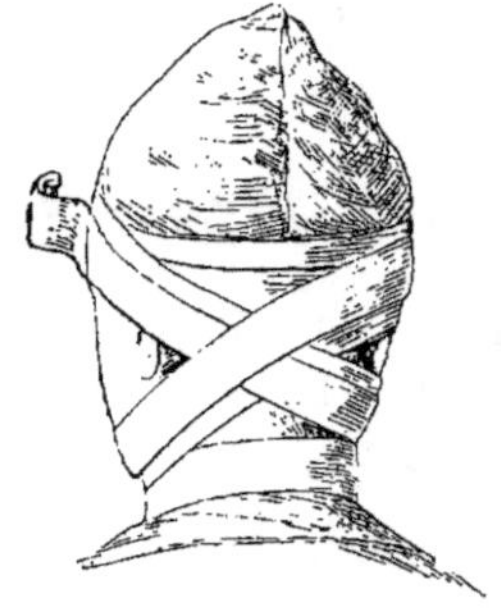

Fig. 137.
CROISÉ DE LA TÊTE ET DU COU.

La figure 137 montre un *croisé de la tête et du cou* appliqué pour maintenir les pansements dans la région de la nuque.

Dans la figure 138, on voit la *croix de la tête*, qui sert à main-

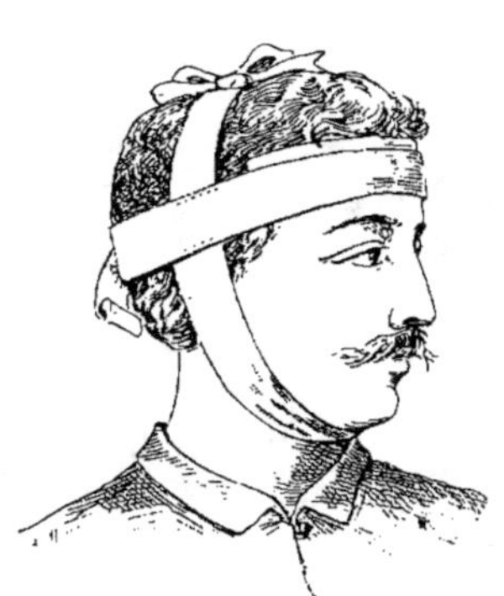

Fig. 138.
CROISÉ DE LA TÊTE.

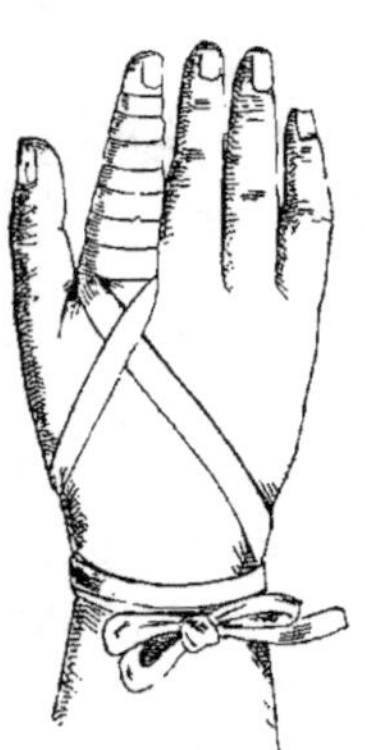

Fig. 139.
SPIRAL D'UN DOIGT.

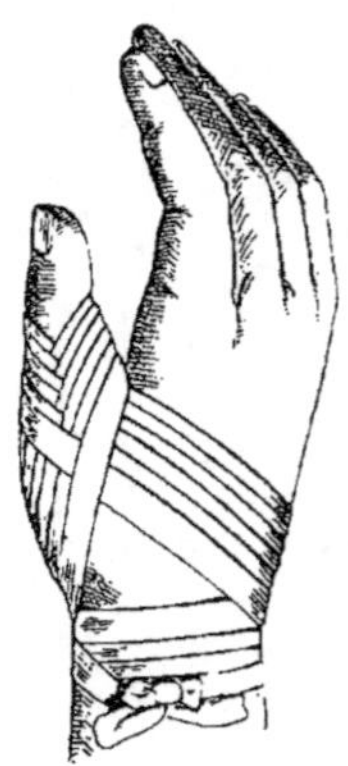

Fig. 140.
HUIT DU POUCE.

tenir les pansements des plaies dans les régions temporale, auriculaire, parotidienne et sus-hyoïdienne.

Dans la figure 139, on voit de quelle manière il faut s'y prendre pour faire le *spiral d'un doigt* quand on veut exercer une compression ou maintenir un pansement.

Le *huit du pouce,* figure 140, est un excellent bandage pour les

lésions de l'articulation métacarpo-phalangienne du pouce et l'immobilisation de l'articulation.

La figure 141 montre un T *perforé de la main* avant l'applica-

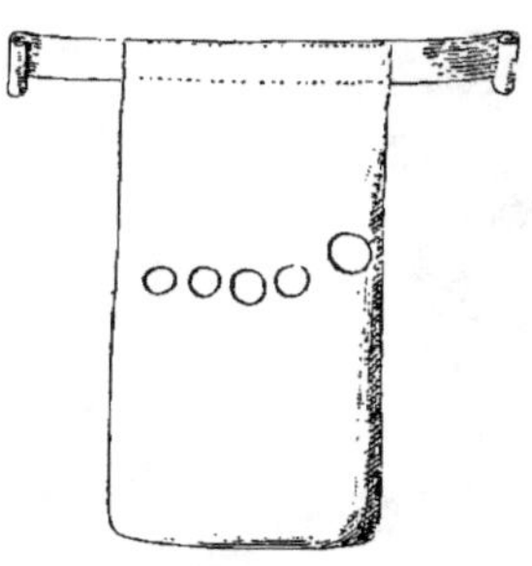

Fig. 141. — T perforé de la main
avant son application.

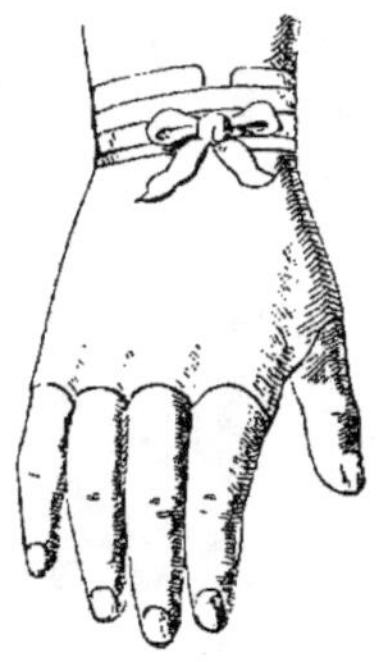

Fig. 142. — Le même T
après son application.

tion, et la figure 142 après son application. Ce pansement est très
utile pour les pansements des plaies de la main.

Dans la figure 143 on voit comment il faut faire un *huit postérieur du genou* quand on veut maintenir un pansement dans le
creux poplité ou comprimer un anévrysme.

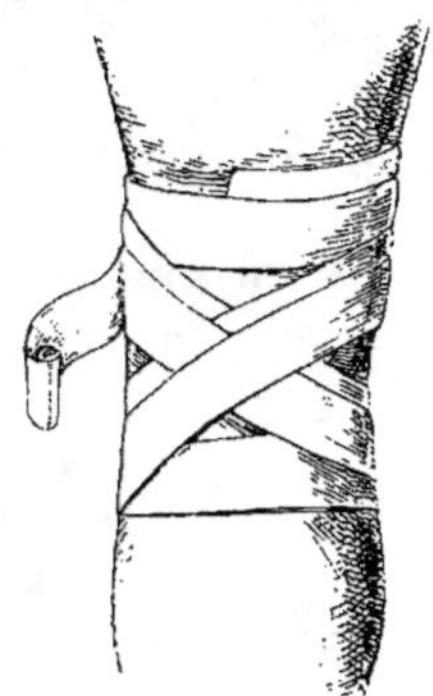

Fig. 143. — Huit postérieur du genou.

La grande écharpe de Mayor (fig. 144) est destinée à soutenir
le bras et l'avant-bras dans diverses lésions. — On prend une
pièce de linge d'un mètre carré et on la plie en triangle. Le ma-

lade ayant fléchi l'avant-bras, on met la base du triangle sous la main et l'on fait monter les deux extrémités, l'une en arrière de la poitrine, l'autre en avant, pour les nouer sur l'épaule du

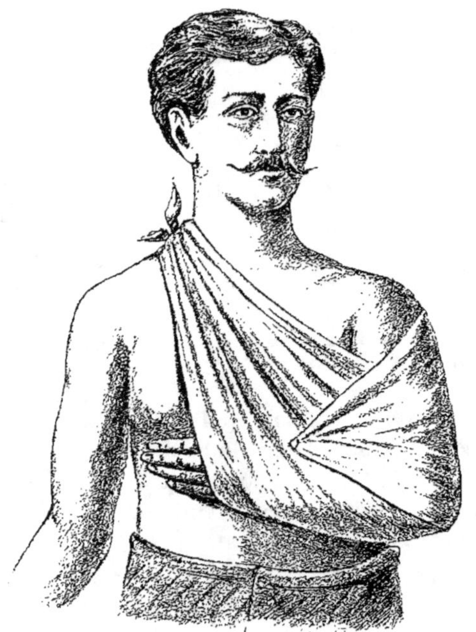

Fig. 144. — GRANDE ÉCHARPE OU BANDAGE DE MAYOR.

côté opposé. On prend après le sommet du triangle, c'est-à-dire les autres deux pointes et on les ramène comme l'indique la figure.

APPENDICE

Obésité. — L'obésité n'est pas précisément une maladie, c'est pour cela qu'elle n'a pu être décrite dans les chapitres qui précèdent. Nous croyons cependant devoir en dire un mot ici.

Elle est constituée par le développement exagéré du tissu adipeux, c'est-à-dire de la graisse.

Symptômes. — Une personne obèse présente un aspect caractéristique ; son abdomen est développé outre mesure, les joues et le menton sont distendus et forment des bourrelets ; le cou est très court, gros ; la région mammaire a un développement anormal ; la taille disparaît ; les bras et les jambes sont très gras. Quand tous ces phénomènes ne sont pas trop exagérés, ils ne produisent qu'une infirmité légère assez désagréable. Mais comme le tissu adipeux se forme toujours en très grande abondance, il occasionne bientôt de nombreux accidents qui font de l'obésité un véritable état pathologique. En effet, l'obèse ne peut se remuer qu'avec une peine extrême, il marche très difficilement, et est essoufflé dès le premier pas ; enfin, il ne peut dormir qu'à la condition de rester pour ainsi dire assis sur son lit.

Les professions sédentaires favorisent l'obésité ; il en est de même des excès de table et de boissons. L'hérédité est une cause assez fréquente. Les lymphatiques, les scrofuleux, les rhumatisants, les goutteux y sont prédisposés. Mais la cause la plus active est l'alimentation, lorsqu'elle comprend trop d'aliments hydro-carbonés et de graisses.

Presque tous les obèses meurent subitement par hémorragie ou congestion cérébrale, ou à la suite d'une syncope consécutive à la faiblesse de l'impulsion du cœur. Le pronostic est donc sérieux.

Traitement. — Il repose sur trois principes absolus ; 1° discrétion dans le manger et le boire ; 2° exercice ; 3° modération dans le sommeil.

L'obèse se contentera de la ration normale : 760 gr. d'aliments hydro-carbonés et 194 gr. d'aliments azotés (V. *Hygiène*) ; il évitera le beurre, le lait, l'huile, les graisses, le gras des viandes, les féculents, les pâtes alimentaires, les farineux, le chocolat, les plats et les fruits sucrés ; il mangera des viandes maigres, rôties ou grillées, du poisson, des légumes verts, de l'oseille, des tomates, des fruits acides. Comme il est prouvé que les boissons favorisent l'engraissement, il faut que l'obèse boive très peu ; il doit se priver de bière, d'alcool et de boissons gazeuses.

2° L'exercice est absolument nécessaire pour maigrir et il faut en faire le plus possible.

3° Enfin un obèse ne doit pas rester plus de 6 à 7 heures dans son lit.

Le traitement médical proprement dit comprend la *sudation forcée*, l'*hydrothérapie*, le *massage* quotidien avec frictions superficielles, pétrissage, malaxation, et les *purgatifs*. Tous les 5 ou 6 jours le malade prendra une grande cuillerée à bouche de Sedlitz granulé Ch. Chanteaud, ou un verre d'eau de Janos, de Birmenstorf, etc. ; il mettra dans son vin du bicarbonate de soude ou de l'eau de Vichy ou la Perle de Vals n° 3. Enfin, il fera une ou plusieurs saisons à Bondonneau.

Alopécie ou chute des cheveux. — N'ayant pu faire rentrer l'alopécie dans notre division des maladies de la tête, nous devons en parler ici.

Certaines parties du corps sont naturellement couvertes de poils ; mais si la fonction qui préside à leur entretien, à leur nutrition et à leur développement vient à être troublée, ils tombent aussitôt. Cet état anormal produit par la chute des cheveux a reçu le nom d'*alopécie*, du grec ἀλωπηξ, renard. Cette singulière étymologie s'explique parce que le renard est sujet, dans sa vieillesse, à une maladie cutanée qui lui fait perdre ses poils. L'alopécie est donc l'absence ou la chute des poils ; la *calvitie* en est la conséquence. Généralement on n'entend par alopécie que la chute des cheveux.

Elle est rarement *congénitale*. Presque toujours elle est *acquise* et due tantôt à l'âge, tantôt à une disposition spéciale, symptomatique d'une maladie dont elle n'est qu'un effet. Lorsqu'elle résulte de l'âge, *alopécie sénile,* elle est la conséquence fatale de l'usure des organes et du poids des ans. Elle commence vers la partie moyenne de la vie, de 35 à 40 ans, et atteint surtout les goutteux, les rhumatisants, ceux qui font des excès de tout genre, qui travaillent trop intellectuellement. Elle se produit lentement, mais progressivement. Commençant à l'endroit où les prêtres ont leur tonsure, elle s'élargit en envahissant la partie antéro-supérieure du crâne. Elle est tout à fait indépendante de la santé générale et n'entraîne d'ordinaire aucun inconvénient; il est cependant des personnes chauves qui prennent facilement des rhumes de cerveau, des névralgies, des rhumatismes.

Lorsque l'alopécie n'est pas la conséquence de l'âge ou d'une disposition particulière, elle paraît à la suite d'une maladie dont elle n'est qu'un des effets. On la rencontre, en effet, dans l'érysipèle du cuir chevelu, le psoriasis, l'eczéma, le pityriasis, l'impétigo, la teigne faveuse, la pelade, etc. (V. ces maladies), dans la convalescence de la fièvre typhoïde, de la scarlatine, de la pneumonie, après l'accouchement. Dans ces derniers cas, la calvitie n'est jamais complète, et les cheveux repoussent assez rapidement.

Traitement. — Il diffère naturellement suivant la cause qui a produit la chute des cheveux. Contre l'alopécie sénile, il n'y a rien à faire ; mais lorsqu'elle est symptomatique, on peut souvent la guérir. On fait, après avoir rasé la tête, une ou deux fois par semaine, de légères frictions avec de l'alcoolat de mélisse, de Fioraventi, de romarin, avec du rhum, de l'alcool camphré, ou bien avec un mélange par parties égales de rhum et d'huile de ricin. La préparation suivante est employée quotidiennement : alcool camphré 10 gr., essence de térébenthine 25 gr., ammoniaque 3 gr. On a recours encore aux pommades à l'acide salicylique 2 gr. pour 30 de vaseline, au soufre précipité 4 gr., au turbith minéral 3 gr. Voici encore une formule très souvent employée : chlorhydrate de pilocarpine 1 gr., teinture de cantharides 10 gr., eau de Cologne 200 gr., en applications tous les soirs en se couchant. — L'alopécie qui accompagne les maladies du cuir chevelu réclame le traitement de ces maladies. — Pour l'alopécie syphilitique, v. le 4e volume.

MEMENTO THÉRAPEUTIQUE

———

A

La dose indiquée pour un adulte (de 20 à 60 ans) étant *un*, dans les 24 heures, la dose pour un enfant de 10 à 14 ans ne devra être que la *moitié;* le *quart* pour un enfant de 5 à 6 ans et le *huitième* pour un enfant de 2 à 3.

Absinthe. — Bonne contre les vers, stomachique, fébrifuge, facilite les menstrues. — Tisane : 5 gr. pour 1 000. — Ext. alcoolique : 50 centigr. à 2 gr. en potion. — Teinture : 1 à 4 grammes.

Absinthine. — Cet alcaloïde stimule la digestion, il est utile aussi dans les cas d'anorexie avec constipation. — Dose : 10 à 30 centigr. avant les deux principaux repas, en potion ou en capsules.

Acétal. — Ce produit d'oxydation de l'alcool est hypnotique et narcotique. La dose quotidienne est de 2 à 5 grammes.

Acétanilide ou **Antifébrine.** — Résulte de l'action de l'acide acétique sur l'aniline. C'est un bon médicament contre la fièvre, et un sédatif nerveux. Dose maxima, pour un adulte, pour 24 heures : 2 gr. 50 à 3 gr. ; 50 centigr. seulement en une fois, en cachets de 25 centigr. Inusité chez les enfants.

Acétate d'ammoniaque ou **Esprit de mindérerus.** — C'est un bon stimulant sudorifique ; combat l'ivresse. — Dose quotidienne : 2 à 20 gr. en potion.

— **de plomb** ou **Extrait de Saturne.** — C'est un astringent très utile pour combattre la diarrhée, la dysenterie, les sueurs nocturnes des poitrinaires. — Dose : 2 à 15 centigr.

— **de potasse.** — Fondant, diurétique, apéritif. — Dose : 1 à 5 gr. dans un litre de tisane.

— **de zinc.** — Employé en *collyre* contre les conjonctivites rebelles. — Dose : 20 à 30 centigr. dans 150 gr. d'eau.

Acétophénétidine ou **Phénacétine.** — Fébrifuge, analgésique, sédatif nerveux. — Dose : 50 centigr. à 2 gr. en paquets ou cachets. Il ne faut pas dépasser la dernière dose.

Acide acétique cristallisable. — On s'en sert comme caustique contre les verrues.

— **agaricique** (*de l'agaric blanc*). — Cet acide est antisudorifique à la dose de 2 à 5 centigr. en pilules ou en injections hypodermiques.

— **anisique.** — C'est un antiseptique énergique qu'on applique en poudre sur les plaies.

Acide arsénieux. — On le prescrit contre les fièvres, les maladies de la peau, à la dose de 5 milligr. à 1 centigr. On l'administre très souvent sous forme de granules dites de Dioscoride (V. *Arsenic*.)

— **benzoïque**. — Utile pour combattre le catarrhe de la vessie, la gravelle, la goutte. — Dose quotidienne : 1 à 2 gr. dans un litre d'eau. Il vaut mieux l'administrer à l'état de sel (V. *Benzoates*).

— **borique**. — C'est un antiseptique très employé et qui est peu dangereux. — On met généralement de 25 à 30 gr. dans un litre d'eau chaude.

— **camphorique**. — C'est un des antisudorifiques qu'on donne aux tuberculeux. — Dose : 2 à 4 gr.

— **carbonique**. — Employé en lavement dans l'obstruction intestinale. On le fait prendre à l'intérieur (eaux gazeuses) pour combattre les vomissements et certaines dyspepsies.

— **chlorhydrique**. — On l'administre à l'intérieur, à la dose de 4 à 5 gouttes dans un demi-verre d'eau, pour combattre certaines dyspepsies ; en *gargarisme*, à la dose de 2 à 4 gr. pour 150. — A l'extérieur, on l'emploie, mais rarement, pur comme caustique dans les inflammations de la bouche à ulcérations profondes.

— **chromique**. — C'est un caustique énergique qu'on emploie, par parties égales, avec eau distillée contre les ulcérations de la bouche et du pharynx, et la plupart des végétations.

— **chrysophanique**. — Usité sous forme de pommade, 2 gr. pour 30 de vaseline, contre le psoriasis, le lichen. On l'ordonne quelquefois à l'intérieur, en pilules, à la dose de 1 à 3 centigr.

— **citrique**. — On l'emploie sous forme de limonade contre le scorbut, etc. — Dose : 10 centigr. à 1 gr. 50 au plus.

— **crésylique**. — C'est un antiseptique, désinfectant des plaies.

— **cyanhydrique**. — L'acide cyanhydrique *médicinal* (acide prussique au centième) est employé à l'intérieur comme sédatif, et pour combattre la toux nerveuse ou spasmodique : 5 à 10 gouttes dans une potion gommeuse de 150 gr.; ne pas dépasser 15 gouttes dans les 24 heures.

— **fluorhydrique**. — A été préconisé en inhalations, mêlé à l'air, contre la phtisie ; c'est un moyen dangereux et inefficace. — A l'extérieur, on s'en sert pour le pansement des plaies de mauvaise nature, à la dose de 1 gr. à 1 gr. 50 dans 3 litres d'eau.

— **lactique**. — Très utile pour combattre la diarrhée verte des jeunes enfants. On se sert de la solution à 2 pour 100, et on donne une cuillerée à café un quart d'heure après chaque tétée, 5 à 8 cuillerées dans les 24 heures; ou de la solution à 50 pour 1 000 et on prend 100 gr. par jour comme remède préventif du choléra. — Contre l'angine couenneuse, badigeonnages avec un pinceau imbibé du collutoire suivant : glycérine 30 gr., acide lactique 1 gr.

— **nitrique**. — Caustique énergique qu'on emploie quelquefois à l'intérieur sous forme de limonade à la dose de 2 pour 1 000. — On s'en sert pour brûler, détruire les verrues.

— **osmique**. — Usité en injections hypodermiques contre les névralgies : 10 centigr. pour 10 gr. d'eau distillée; injecter une seringue.

— **oxalique**. — Employé sous forme de pastilles pour calmer la soif : de 30 à 80 centigr.

Acide phénique. — Caustique quand il est *pur*, antiseptique puissant et désinfectant lorsqu'il est *dilué*. A l'intérieur on le prend en solution ou en sirop, à 1 pour 1 000, dans la diarrhée chronique, la fièvre typhoïde, la variole, la coqueluche, etc. ; il ne faut pas dépasser 1 gr. dans les 24 heures. Comme désinfectant, à l'extérieur, on se sert d'une solution de 5 à 10 pour 1 000. — En lavements 50 centigr. avec 150 gr. d'eau.

— **phosphorique**. — Agit contre l'impuissance, la gravelle phosphatique, le rachitisme, le typhus, la variole. — Dose quotidienne : 20 centigr. à 3 gr. en pilules, ou en limonade à 2 pour 1 000.

— **picrique**. — A été employé, à l'intérieur, comme fébrifuge ; à l'extérieur, sous forme de badigeonnages contre les gerçures des seins, contre l'érysipèle, à la dose de 60 centigr. pour 100 d'eau. Peu usité.

— **prussique**. — V. *Acide cyanhydrique*.

— **pyrogallique**. — Administré contre les maladies cutanées rebelles : 5 à 10 gr. pour 100 de vaseline ou collodion et 5 gr. d'acide salicylique.

— **salicylique**. — Excellent antiseptique à l'intérieur, dans toutes les maladies infectieuses, de 1 à 3 gr. en granules. A l'extérieur, 3 pour 1 000, contre les ulcérations, les chancres, etc., pulvérisations à 2 pour 1 000; pommade à 1 pour 15 avec 3 gr. d'alcool.

— **sulforicinique**. — S'émulsionne avec de l'eau et permet de dissoudre le naphtol, la créosote, le salol, l'acide phénique. On s'en sert pour combattre la phtisie laryngée, l'ozène, la diphtérie.

— **sulfureux**. — C'est un excellent désinfectant pour les appartements.

— **sulfurique**. — *Pur*, n'est employé que comme caustique. *Dilué*, c'est-à-dire mélangé de 1 gr. 80 pour 100 d'eau, sert à dissoudre le sulfate de quinine. *Alcoolisé*, c'est-à-dire, 1 gr. 80 pour 100 d'alcool, s'emploie en limonade à la dose de 4 à 6 gr. pour un litre.

— **tartrique**. — Rafraîchissant, tempérant, 2 à 6 gr. en potion, en limonade ou en sirop.

— **thymique**. — Employé à l'extérieur, comme désinfectant, à la dose de 1 pour 1 000.

— **trichloracétique**. — C'est un caustique usité, à la dose de 1 pour 100, dans les affections du nez et du larynx.

— **valérianique**. — V. *Valérianates*.

Aconit. — Employé contre la fièvre, les névralgies, le rhumatisme. Alcoolature de racine d'aconit, 1 à 3 gr. dans les 24 heures en potion. Teinture d'aconit : 10 à 20 gouttes dans un peu d'eau.

Aconitine. — Utile dans les névralgies de la face, la goutte, les rhumatismes. On se sert surtout de l'aconitine cristallisée. 2 ou 3 granules de *un dixième de milligrammes*, augmenter d'un chaque jour et ne pas dépasser 8. Les granules d'aconitine amorphe au demi-milligramme; dose : 4 à 10 dans les 24 heures. Inusitée chez les enfants.

Adonis vernalis. — C'est un diurétique très utile dans les maladies du cœur. S'emploie comme la digitale. Dose quotidienne : 200 gr. d'une infusion préparée avec 20 gr. de tiges ou de feuilles pour un litre d'eau. — 1 gr. d'extrait aqueux par jour; 4 à 8 gr. de teinture.

Agaric blanc. — Employé contre les sueurs nocturnes des tuberculeux à la dose de 50 centigr. à 1 gr. de poudre en pilules.

Agaricine. — Se donne en granules à la dose de 5 à 8 milligr., 5 heures avant le moment où doivent apparaître les sueurs. Même dose en injection sous-cutanée.

Airol. — C'est un succédané de l'iodoforme, ni irritant, ni toxique. La poudre inodore sert surtout au pansement des plaies.

Albuminate de fer. — Possède les mêmes propriétés que les autres sels de fer. On prend de 30 à 50 centigr. par jour, en deux fois.

Alcalins. — Ce sont les médicaments qui par leur usage prolongé changent la réaction des liquides de l'économie; ils agissent comme diurétiques, antiacides, fluidifiants, antiphlogistiques et antilithiques (gravelle). Les principaux sont les bicarbonates de potasse, de soude, de lithine, les savons, les citrates et malates neutres de potasse et de soude, les benzoates de soude et de chaux.

Alcool. — C'est un excellent tonique; il abaisse la température, à la dose de 50 à 100 gr. dans une potion, dans la pneumonie, la fièvre typhoïde, etc., — L'**alcool camphré** est résolutif et antiseptique.

Aldéhyde. — Employé comme hypnotique, à la dose de 1 à 3 gr. dans 150 gr. de véhicule.

Alkékenge. — On prend 4 à 6 gr. d'extrait mou, comme fébrifuge et diurétique.

Aloès. — C'est un purgatif drastique, à la dose de 20 à 50 centigr., de poudre, et un stomachique, à la dose de 10 à 15 centigr. Les pilules écossaises, les pilules ante cibum sont à base d'aloès.

Alstonia scholaris. — Employé comme tonique, stimulant et astringent, sous forme de teinture, à la dose de 4 à 6 gr., ou de poudre, à la dose de 2 à 8 gr.

Altérants. — Substances qui, ingérées, *modifient* la nutrition par l'intermédiaire du sang, au lieu de l'activer, la *reconstituer;* ce sont les alcalins, le mercure, l'or, l'iode et ses composés, l'arsenic, etc.

Alun ou **Sulfate d'alumine et de potasse**. — Excellent astringent. On donne, à l'intérieur, 10 à 50 centigr. en pilules dans la colique des peintres, ou comme antihémorragique. A l'extérieur, on s'en sert comme gargarisme, en injections, à la dose de 2 à 4 pour 200. L'*alun calciné* réprime les chairs fongueuses, les bourgeons charnus; il donne de bons résultats dans l'ongle incarné.

Ambre gris. — Antispasmodique et aphrodisiaque : poudre, 30 à 60 cgr; éthérolé, 1 à 4 gr.

Amido-propionate de mercure. — Se donne contre la syphilis à la dose de 5 à 15 milligr. en injections hypodermiques.

Amidon. — Emollient et bon absorbant dans les sécrétions irritantes : 8 à 12 gr. pour 200 contre la diarrhée.

Ammoniaque liquide ou **Alcali volatil**. — Stimulant, diaphorétique : 10 à 20 gouttes dans une potion de 150 gr.; 10 à 30 dans un demi-verre d'eau sucrée contre l'ivresse. A l'extérieur on l'emploie comme rubéfiant et caustique. On en imbibe un morceau d'ouate que l'on place sous un verre à liqueur, et on a instantanément l'effet produit par un véritable vésicatoire.

Amylène (Hydrate d'). — Hypnotique à la dose de 3 à 5 gr. en potion.

Analgésine. — V. *Antipyrine.*

Anda-assu (Huile d'). — Purge à une dose quatre fois moindre que celle de l'huile de ricin.

Andira inermis. — La décoction de ses racines, 10 gr. dans 250 gr. d'eau, constitue un bon vermifuge à la dose de 2 à 4 cuillerées à bouche par jour. La dose de la poudre d'écorce ou de l'extrait fluide est de 1 gr. à 1 gr. 50.

Anémone pulsatile. — Diurétique; facilite les règles : 2 gouttes de teinture toutes les heures dans un peu d'eau.

Anémonine. — Cet alcaloïde est administré dans la dysménorrhée, l'asthme, le catarrhe des bronches, à la dose de 1 à 5 centigr., en pilules.

Angusture vraie. — Amer fébrifuge, tonique, apéritif : 1 à 2 gr. en poudre.

Anis. — Les fruits sont carminatifs et stimulants des voies digestives : poudre, 1 à 4 gr.; alcoolat., 1 à 15 gr. ; sirop, 15 à 60 gr. ; infusé, 10 gr. pour 1 litre.

Antifébrine. — V. *Acétanilide*.

Antimoine (*oxyde blanc d'antimoine*). — Bon expectorant à la dose de 2 à 5 gr. dans un julep ou un looch de 150 gr., par cuillerée toutes les heures.

Antiphlogistiques. — Remèdes propres à combattre l'inflammation : saignées locales ou générales; cataplasmes émollients, topiques froids, bains, boissons rafraîchissantes.

Antipyrine. — C'est un antithermique, un antipyrétique et un analgésique puissant. On prend de 2 à 4 gr. par jour en cachets de 50 centigr. à 1 gr., ou en potion. 1 gr. dans 2 gr. de beurre de cacao forme un suppositoire excellent pour arrêter un flux hémorroïdaire trop fort.

Antiseptiques. — On emploie surtout l'acide phénique à 10 pour 1 000, le sublimé corrosif à 1 pour 1 000, l'acide salicylique à 1 p. 1 000. Viennent après la résorcine, l'acide thymique, l'essence de Wintergreen, l'essence de myrte. Le bichromate de potasse les surpasse tous, mais il est très toxique. Le sublimé à 1 ou 2 pour 1 000 est le plus employé en chirurgie et dans les accouchements. L'iodoforme et l'iodol conviennent surtout pour le traitement des plaies. Les antiseptiques les plus employés à l'intérieur sont la résorcine, le naphtol, le naphtol camphré, le salol, le salol camphré, le salicylate de bismuth, le formol, etc. (V. ces mots.)

Antiseptol. — C'est un succédané de l'iodoforme que l'on emploie aux mêmes doses et dans les mêmes cas.

Antispasmine. — C'est un mélange de salicylate de soude et de narcéine. Il constitue un hypnotique et un antispasmodique excellent contre la coqueluche, la toux convulsive, à la dose de 50 centigr. dans une potion de 90 gr.; 2 à 3 cuillerées à bouche par jour.

Antispasmodiques. — Médicaments propres à combattre l'état spasmodique ou convulsif et toutes les perturbations nerveuses; ce sont : l'opium, le bromure de potassium, le bromure de sodium, l'éther, le chloroforme, le chloral, l'acide cyanhydrique, l'ammoniaque, la mélisse, etc., etc.

Apiol. — Cet extrait du persil est utile dans l'aménorrhée et la dysménorrhée à la dose de 20 à 50 centigr. en capsules.

Apocodéine. — On donne, comme vomitif, 15 à 20 milligr. de chlorhydrate pour 1 gr. d'eau, en injection hypodermique, ou bien 1 à 4 centigr. en potion.

Apocynum cannabinum (*chanvre du Canada*). — Sa racine est diurétique, diaphorétique et purgative à la dose de 1 à 2 centigr. en poudre et de 1 à 3 gr. en teinture.

Apomorphine. — C'est une poudre grise employée en injections hypodermiques, comme vomitif, dans les empoisonnements, à la dose de 5 à 8 milligr. On peut aussi donner 10 centigr. de chlorhydrate dans une potion de 150 gr. Médicament dangereux.

Araroba ou **Poudre de Goa**. — On fait des frictions avec une pommade composée de 3 grammes pour 30 de vaseline pour combattre les maladies parasitaires de la peau, notamment l'herpès circiné.

Arbutine. — Cet extrait de l'uva ursi est diurétique à la dose de 20 à 50 centigr. en quatre fois, dans de la tisane. Utile dans le catarrhe vésical.

Arenaria rubra. — C'est encore un diurétique employé contre la goutte, la gravelle et le rhumatisme. Dose quotidienne : 1 à 3 gr. d'extrait en pilules, potion, sirop; infusion : 30 gr. pour 1 litre d'eau.

Argent. — V. *Nitrates*.

Aristol. — Succédané de l'iodoforme dont il n'a pas la mauvaise odeur. Agit très bien dans le psoriasis, le lupus, les plaies, les brûlures, en poudre, ou en pommade à 10 pour 100 de vaseline, ou de collodion. A l'intérieur, de 30 à 50 centigr. en cachets, dans la gangrène pulmonaire ou pour diminuer une expectoration trop abondante.

Armoise. — Emménagogue à la dose de 2 à 4 gr. de poudre, ou de 1 à 2 gr. d'extrait.

Arnica. — On emploie la teinture, plus ou moins étendue d'eau blanche, en compresses contre les coups.

Arséniates. — Les plus usités sont les *arséniates* de *soude*, de *strychnine*, de *caféine*, de *fer*, de *quinine*, de *bismuth*, de *manganèse*, de *potasse*, d'*or*, d'*antimoine*. Tous se prescrivent à la dose de 5 milligr. à 2 centigr. Leurs propriétés tiennent à celles de l'*acide arsénieux* (V. ce mot), mais elles sont plus ou moins modifiées par celles de la base. On se sert surtout de granules, non seulement dans les affections de la peau, mais encore dans les fièvres, comme le typhus, la fièvre typhoïde, le choléra, et jusqu'à ce que la fièvre cesse. Dans ce cas on a recours principalement aux arséniates de quinine, de caféine, de strychnine qui sont toniques et reconstituants. Contre les maladies de la peau on ordonne les arséniates de soude, de potasse, de fer, etc. — Dose quotidienne des arséniates alcalins, 1 centigr.; dose de l'arséniate de fer, 2 centigr. On prend souvent l'arséniate de soude en solution, 10 centigr. pour 250 gr., une cuillerée à bouche tous les jours au commencement du repas de midi.

Asa fœtida. — Antispasmodique à la dose de 4 à 5 gr. De préférence en lavement avec un jaune d'œuf contre les convulsions, les crises nerveuses.

Asaprol. — Ce dérivé du naphtol B est analgésique et antirhumatismal à la dose de 1 à 4 gr. en cachets.

Asboline. — C'est le principe actif de la suie de bois cristallisée. D'après le Dr Blondin, c'est un dépuratif, un antiscrofuleux, un tonique et un antiseptique.

Asclepsias tuberosa. — On l'ordonne contre le rhumatisme articulaire aigu, la pneumonie, la pleurésie, pour combattre la congestion locale. — Dose quotidienne : 2 à 7 gr. d'extrait fluide en potion, ou 2 à 4 gr. de sa racine en infusion.

Aseptie. — Elle a pour but de préserver de l'infection par l'éloignement et la destruction des germes pathogènes. On emploie surtout l'eau bouillie et la vapeur à 110 degrés.

Aseptol. — C'est un antiseptique proposé pour remplacer l'acide phénique; mêmes doses et mêmes indications. — A l'intérieur, 5 à 10 décigr. en limonade.

Asparagine. — Le principe actif de l'asperge est diurétique et cardiaque à la dose de 3 à 10 centigr.

Aspidospermine. — Employée comme tonique et contre la difficulté de respirer : 5 à 10 centigr.

Astringents. — Médicaments aptes à resserrer les tissus : ce sont les acides sulfurique, azotique, chlorhydrique, les sels de plomb, de fer, de cuivre, de mercure, l'alun, le tannin, l'acide gallique, le ratanhia, le fraisier, la noix de galle, les écorces de chêne, de quinquina, de grenade, les feuilles de roses, le coing, le cachou, l'ergotine, etc.

Atropine et ses sels. — L'alcaloïde de la belladone s'emploie surtout sous forme de granules au sulfate à la dose de 1/2 à 1 milligr. contre les sueurs, ou en injections hypodermiques dans les névralgies (ces injections sont très dangereuses). — En *collyre*, pour dilater la pupille : 2 centigr. de sulfate d'atropine pour 10 gr. d'eau distillée, quelques gouttes suffisent. — En *pommade*, 25 centigr. pour 15 gr. de vaseline contre les névralgies faciales.

Aunée. — C'est un tonique et diaphorétique. 5 gr. en décoction dans 1 litre d'eau.

Aya-Pana. — On donne les feuilles en infusion comme le thé. Celle-ci est digestive, stimulante, sudorifique.

Azote (Protoxyde d'). — Employé pur, comme anesthésique, dans les petites opérations.

Azotates. — Voir *Nitrates*.

B.

Badiane. — Carminative et diurétique : poudre, 1 à 4 gr.; infusion, 10 gr. par litre; alcoolat, 5 à 20 gr.

Bardane. — On donne à l'intérieur, la décoction de racines (20 pour 1 000) contre le psoriasis.

Bassorine. — C'est un mucilage végétal non irritant qui, chauffé avec des alcalis, devient soluble dans l'eau, la glycérine. Remplace avantageusement la vaseline dans les pommades contre les maladies de la peau.

Baumé (Gouttes amères de). — 2 à 8 gouttes, 5 minutes avant de manger, dans un petit verre d'eau. Apéritif et antidyspeptique excellent.

Baume du Commandeur. — Employé pour panser les plaies.

— de Fioraventi. — Très utile en frictions contre les douleurs articulaires et musculaires.

— Opodeldoch. — S'emploie comme le précédent.

Belladone. — C'est un narcotique indiqué pour combattre les névralgies, la coqueluche, l'asthme (en fumigations). La dose de l'extrait aqueux ou alcoolique est de 1 à 5 centigr.; celle de la teinture, 5 à 15 gouttes; celle du sirop, 10 à 30 gr. On s'en sert à l'extérieur pour dilater la pupille.

Benjoin. — Employé surtout sous forme de fumigations. A l'intérieur, 50 centigr. à 2 gr. en pilules ou dans une potion; teinture, 2 à 10 gr.

Benzoate de gaïacol. — C'est un antiseptique des intestins : 1 à 2 gr. en cachets ou capsules.

— de mercure. — Antisyphilitique à la dose de 1 à 2 centigr.

— de soude. — Très employé dans la gravelle, la goutte, la diathèse urique, le catarrhe vésical, la coqueluche, l'angine. Dose : 25 centigr. à 2 gr. dans une potion, en cachets ou en pilules.

— de lithine. — Est indiqué d'une manière toute spéciale dans la gravelle, la goutte, à la dose de 20 centig. à 2 gr. dans de l'eau gazeuse.

— de chaux. — Convient aussi dans la gravelle et l'hématurie. Dose : 1 à 2 gr.

— de chinchonidine. — S'administre contre le diabète avec excès d'acide urique, à la dose de 50 à 80 centigr.

Benzo-naphtol. — C'est un succédané du naphtol; antiseptique intestinal et diurétique. On en prend de 1 à 5 gr. en cachets, ou paquets.

Berbérine (*de l'épine-vinette*). — Tonique, antipériodique et diaphorétique, à la dose de 5 à 15 centigr.

Bétol. — C'est un excellent antiseptique des intestins. 2 à 8 cachets de 50 centigr. par jour.

Bicarbonate de soude. — On met de 50 centigr. à 5 gr. dans un litre d'eau.

Bichlorure de méthylène. — Employé comme le chloroforme; il est bien moins actif.

Bismuth. — On se sert du sous-nitrate et du salicylate. Ces poudres sont absorbantes, isolantes, antidiarrhéiques, à la dose de 1 à 10 gr. A l'extérieur on les applique directement sur les plaies et les ulcères chroniques.

Bleu de méthylène. — Poudre antinévralgique, analgésique, antiseptique et antiblennorragique. Dose : 20 à 60 centigr.

Boldo. — Administré, sous forme de teinture, à la dose de 1 à 2 gr., contre l'atonie générale, la dyspepsie, les affections du foie, le rhumatisme chronique.

Bonduc (Semences de). — Elles sont employées à la dose de 1 à 2 gr. en deux fois, comme toniques; elles peuvent aussi remplacer la quinine.

Borate de soude. — C'est un antiseptique usité en gargarisme, collutoire et insufflations contre la stomatite, les aphtes, les angines. Collutoire : 4 à 8 gr. pour 30 de miel ou de glycérine. Gargarisme : 5 à 6 gr. pour 100.

Bouillon blanc. — Les fleurs qui sont émollientes, astringentes, s'emploient en infusion à 5 pour 1 000. Utiles dans les rhumes, les hémoptysies.

— aux herbes. — Feuilles d'oseille 40 gr., de laitue 20 gr., de cerfeuil 10 gr., sel marin 2 gr., beurre frais 5 gr., eau 1 litre.

Bourgeons de sapin. — L'infusion, 15 à 30 pour 1 000, est utile dans le catarrhe des bronches ou de la vessie.

Bourrache. — Très employée comme sudorifique; elle est en même temps émolliente et astringente. Infusion à chaud : 10 pour 1 000.

Boussingaultia. — La décoction, 50 à 80 gr. de racines dans 500 gr. d'eau, est très sptyptique, et se donne à la dose de une à trois tasses, dans les hémorragies, surtout dans celles qui surviennent après l'accouchement.

Bromhydrate de quinine. — Bon fébrifuge. 25 centigr. à 1 gr., en pilules de 10 centigr. ou en cachets.

Bromidia. — Cet hypnotique est composé de : bromure de potassium, 10 gr. ; chloral, 10 gr. ; extraits de chanvre indien, 10 centig., et de jusquiame 10 centigr., et sirop d'écorce d'oranges amères, 30 gr. On prend une cuillerée à café toutes les heures jusqu'à ce que le sommeil arrive.

Bromoforme. — On met 10 à 20 gouttes de cet anesthésique dans 5 gr. d'alcool et 120 gr. de potion pour combattre la coqueluche, 1 cuillerée à café toutes les heures.

Bromol. — C'est un antiseptique et un hypnotique obtenu par saturation de l'acide phénique par le brome. Dose : 1 à 15 centigr.

Bromure de camphre. — On prend 2 à 15 capsules de 10 centigr., comme sédatif, antispasmodique.

— d'éthyle. — C'est un anesthésique général, utilisé en inhalations à la dose de 5 à 15 gr.

— de fer. — C'est un tonique en même temps qu'un sédatif nerveux, excellent contre la chloro-anémie nerveuse ou non, l'hystérie, la neurasthénie, la dysménorrhée. Le sesquibromure agit plus énergiquement et plus longtemps. Dose : 20 à 40 centigr. en dragées, sirop ou élixir.

— d'or. — Indiqué dans la névralgie, l'épilepsie, la scrofule, la syphilis : 5 à 10 milligr. en granules.

— de potassium, de sodium, d'ammonium, de strontium. — Ils sont tous sédatifs, antispasmodiques, agissant admirablement contre les excitations de toute nature du système nerveux : hystérie, épilepsie, chorée, éclampsie, asthme, insomnie, etc. Dose : 1 à 8 gr. dans de l'eau ou du sirop.

Brucine. — C'est un excitant du système musculaire, à la dose de 5 à 15 milligr. en granules.

Bryone. — Purgative, diurétique. Dose : 2 à 4 gr. en teinture. On l'administre aussi contre la coqueluche à la dose de 50 centigr. à 3 gr.

Buchu (Feuilles de). — 2 à 4 gr. en infusion constituent un bon sudorifique et un diurétique excellent.

Butylchloral. — S'administre en potion : butylchloral, 3 à 5 gr. ; alcool, 15 gr. ; glycérine, 15 gr. ; julep, 150 gr. — Dose quotidienne : 1 à 2 gr. comme hypnotique et dans la névralgie faciale.

Butyro-miel. — C'est un mélange de deux parties de beurre frais et de une partie de miel vierge. On peut le donner aux personnes qui ne peuvent prendre de l'huile de foie de morue.

C

Cachou. — Se prend en poudre ou pastilles à la dose de 50 centigr. à 4 grammes.

Cactus grandiflora. — Ses feuilles sont cardiaques et utiles contre les palpitations, à la dose de 10 à 30 gouttes d'extrait fluide ou de teinture.

Cadmium. — 5 à 50 centigr. dans 30 gr. d'eau distillée dans les conjonctivites purulentes.

Caféine. — Cet alcaloïde du café et du thé est tonique, stimulant, antithermique, régulateur des fonctions du cœur, diurétique succédané de la digitale. A l'intérieur, de 20 centigr. à 1 gr. en solution, pilules. En injections hypodermiques, 60 centigr., avec 1 gr. de benzoate de soude pour dissoudre et 6 gr. d'eau.

Cajeput. — 10 à 45 gouttes d'essence comme analgésique, antirhumatismal et antivomitif.

Calomel. — Purgatif, vermifuge, sialagogue, diaphorétique, à la dose de 10 centigr. à 1 gr. selon l'effet que l'on veut obtenir. Eviter les préparations salées le jour où on a pris ce médicament. A l'extérieur, en collyre sec contre les taches de la cornée, pour panser les chancres mous ou indurés. En pommade 3 gr. pour 30 de vaseline.

Camomille. — 2 à 4 têtes pour une tasse à thé d'infusion.

Camphre. — C'est un sédatif à faibles doses et le contraire à hautes doses : 50 centigr. à 1 gr. On l'emploie surtout à l'extérieur sous forme d'alcool camphré ; on se sert aussi de la poudre pour le pansement d'ulcères atoniques et la pourriture d'hôpital.

Cannabis indica. — On prend 5 à 10 centigr. d'extrait dans l'asthme et la dyspepsie nerveuse ; teinture de cannabine, 10 à 25 gouttes.

Cantharidine. — A été préconisée contre la tuberculose à la dose de 1 à 2 dixièmes de milligr. en injection hypodermique. Employée surtout pour la préparation des vésicatoires avec les cantharidates alcalins.

Capsicum. — 1 gr. de poudre, ou 50 centigr. d'extrait, en pilules, comme excitant de l'estomac. A été préconisé contre les hémorroïdes.

Carbonate d'ammoniaque. — Diaphorétique, à la dose de 1 gr. dans une potion gommeuse.

— de chaux. — Antiacide, absorbant, antidiarrhéique : 1 à 4 gr.

— de fer, *safran de mars apéritif*. — Peu employé aujourd'hui. 20 à 75 centigr. en pilules.

— de lithine. — 10 centigr. à 1 gr. dans une bouteille d'eau de Seltz, à boire dans la journée aux repas, dans la gravelle, la goutte.

— de soude cristallisé (Sous-). — Employé surtout en bains, à la dose de 250 à 500 gr.

Cascara sagrada. — Purgatif léger et pas irritant. En teinture, une demi-cuillerée à café, 2 ou 3 fois par jour; en poudre, de 30 à 75 centigr. ; en extrait fluide, 6 à 8 gr.

Castoreum. — Antispasmodique et emménagogue à la dose de 2 à 4 gr. de teinture.

Cataplasmes. — Exercent une action bienfaisante, mais on devrait toujours les préparer avec du sublimé en solution au millième ou avec de l'eau phéniquée, boriquée.

Centaurée. — Son infusion, 5 gr. pour 500 est fébrifuge et tonique.

Cerium (Oxalate et valérianate de). — Usités contre les vomissements nerveux, l'hystérie, 10 à 20 centigr. en pilules avant le principal repas.

Chaulmoogra (Huile de). — Est un spécifique des maladies de la peau rebelles. On prend à l'intérieur de 40 à 50 centigr., 3 fois par jour, en capsules. A l'extérieur, frictions légères avec baume ou savon.

Chaux. — L'eau de chaux est antiacide à la dose de 50 à 100 gr. ; le chlorhydro-phosphate et le lacto-phosphate se donnent à la dose de 1 à 4 gr. dans les maladies des os ; les hypophosphites, à celle de 1 à 2 gr. dans la phtisie.

Chélidoine. — C'est un purgatif drastique à la dose de 25 centig. à 1 gr. d'extrait.

Chloral (Hydrate de). — Excellent soporifique, antispasmodique et antiseptique. 1 à 5 gr. en 24 heures dans une potion aromatisée. On peut l'administrer aussi en lavement avec un jaune d'œuf et un verre de lait. Très utile dans les névralgies, la coqueluche, les convulsions, la danse de St-Guy, l'éclampsie, le tétanos, les vomissements incoercibles de la grossesse. A l'extérieur, on s'en sert dans les plaies fétides, l'ozène, etc.

Chloralamide. — C'est encore un hypnotique à la dose de 2 à 3 gr. en poudre, en cachets.

Chloralose. — 50 centigr. à 1 gr. en cachets de 25 centigr., comme hypnotique.

Chlorate de potasse. — Très employé dans les angines, la stomatite. 1 à 4 gr. en potion ou pastilles.

— de soude. — 2, 10 et même 16 gr. par jour dans le cancer de l'estomac à condition qu'il n'y ait pas d'albuminurie.

Chlorhydrate de morphine. — Employé surtout en injections hypodermiques à la dose de 1 à 5 centigr. On donne cette même dose en potion ou en pilules.

— de quinine. — A la même propriété que le sulfate, mais il est plus soluble. Fébrifuge, antipyrétique. 50 centigr. à 1 gr. en cachets.

Chlorhydrosulfate de quinine. — A l'avantage de se dissoudre dans son poids d'eau. Employé en injection hypodermique aux mêmes doses que les sels précédents.

Chloroforme. — Administré à l'intérieur, à la dose de 1 à 4 gr. dans une potion ou en perles, comme calmant, antispasmodique, dans les spasmes, le nervosisme, les dyspepsies. — En inhalations, 2 à 8 gr. sur des compresses. A l'extérieur, on l'applique sur les parties douloureuses, dans les névralgies, le rhumatisme musculaire.

Chlorure d'éthyle. — C'est un anesthésique local. Il faut prendre des précautions parce qu'il est très inflammable.

— de méthyle. — Anesthésique aussi ; employé en pulvérisations, dans les névralgies, la sciatique.

— de chaux. — Désinfectant à 15 gr. par litre d'eau, pour une solution faible ; 50 gr. pour une solution forte.

— d'or et de sodium. — Antisyphilitique et antiscrofuleux. 1 à 3 centigr. avec quantité suffisante de lycopode.

— de zinc. — Caustique violent. — 1 ou 2 gouttes d'une solution à 1 pour 10 en injections autour des tissus cancéreux ou tuberculeux.

Choléate de soude. — Diurétique, 20 centigr. à 1 gr. en pilules.

— de trimithylamine. — 1 à 2 gr. dans 200 gr. de véhicule, contre le choléra, la paralysie agitante.

Chrysarobine. — Employée dans les maladies de la peau. 1 à 10 centigr. en pilules ; 3 pour 30 en pommade.

Cicutine cu **Conicine**. — On se sert surtout du chlorhydrate et du bromhydrate, comme narcotiques et antispasmodiques, dans la toux convulsive, l'asthme, la coqueluche. 2 à 10 milligr. en granules ou en injections sous-cutanées.

Ciguë. — Préconisée contre les cancers : l'extrait alcoolique, à la dose de 10 à 20 centigr.; la teinture à la dose de 10 à 30 gouttes en potion. — A l'extérieur : emplâtre de ciguë, pommade : 3 gr. d'extrait pour 30 de vaseline.

Cinchonine (Sulfate de). — Mêmes propriétés et mêmes doses que le sulfate de quinine. 20 à 60 centigr. en trois fois dans la journée, comme tonique; 1 à 2 gr. comme fébrifuge.

Citrate de caféine. — S'emploie aux mêmes doses et dans les mêmes cas que la caféine.

— de fer. — 25 centigr. à 2 gr. en pilules ou cachets.

— de magnésie. — Sert à faire la limonade purgative; dose : 30 à 60 grammes.

Citrouilles. — Les graines sont données contre le ténia à la dose de 200 gr. en pâte ou pulvérisées avec du sucre; 30 gr. d'huile de ricin une demi-heure après.

Coaltar saponiné. — Bon désinfectant et antiseptique, une ou deux cuillerées à bouche dans un litre d'eau.

Coca. — Réputée comme tonique. Dose : 4 à 6 gr. de poudre; 5 à 10 gr. de teinture; 1 à 2 gr. d'extrait.

Cocaïne (Chlorhydrate de). — Ce sel de l'alcaloïde de la coca est un anesthésique local très puissant et très rapide. On applique sur les muqueuses un peu de coton imbibé d'une solution à 1 pour 20 d'eau. Employé contre les douleurs de dents. Quand il s'agit de les extraire, on fait des pulvérisations avec : 10 gr. d'éther, 10 centigr. de chlorhydrate de cocaïne et 5 gr. d'eau distillée. Les injections sont plus dangereuses. On donne à l'intérieur de 10 à 30 centigr., comme hypnotique, en solution, pastilles.

Codéine. — C'est un alcaloïde de l'opium, sédatif et pas narcotique. 5 à 30 gr. de sirop, 2 à 4 granules au milligr.

Colchique. — Ce purgatif drastique forme la base des traitements vantés contre la goutte. L'extrait se prend à la dose de 1 à 10 centigr.; la teinture, à celle de 2 à 4 gr.; le vin du Codex à celle de 10 à 50 gr.

Colchicine cristallisée. — Employée contre la goutte et le rhumatisme chronique. Dose : 4 granules de 1 milligr. le premier jour; 3 le second; 2 le troisième et 1 le quatrième, puis recommencer.

Collodion. — Très bon agglutinatif, usité pour empêcher le contact de l'air ou exercer une compression uniforme. Agit bien dans l'érysipèle, le zona. On l'associe souvent avec l'éther et beaucoup d'autres médicaments.

Colombo. — C'est un tonique amer, excellent contre la dyspepsie, la gastralgie, l'anémie. Dose : 50 centigr. à 4 gr. de poudre en paquets ou cachets; vin 50 à 100 gr.

Coloquinte. — Purgatif drastique à la dose de 10 à 30 centigr. d'extrait, ou de 20 à 60 centigr. de poudre.

Condurango. — La poudre est employée dans le cancer et les dyspepsies douloureuses à la dose de 1 à 4 gr. par jour en cachets; la teinture alcoolique à 1/5 à celle de 10 à 20 gr. avec du sirop d'écorces d'oranges amères.

Convallaria maialis. — (V. *Muguet.*) Toni-cardiaque. Extrait, 1 à 2 gr.

Convallamarine. — Employée pour régulariser les mouvements du cœur. Dose : 2 à 10 centigr.

Copahu. — 4 à 10 capsules tout les jours dans la blennorragie.

Cotoïne (Huile de). — C'est un stimulant utile contre le rhumatisme et la diarrhée. 30 à 40 centigr. dans 120 gr. de véhicule additionnés de 1 gr. de bicarbonate de soude et de 15 gr. de glycérine.

Coton iodé. — Employé comme la teinture d'iode.

Coumarine. — Sert à enlever la mauvaise odeur de l'iodoforme. 10 centigr. à 1 gr.

Cousso ou **Kousso.** — Assez bon ténifuge. 20 gr. de poudre dans 250 gr. d'eau ou dans du pain à chanter; 30 gr. d'huile de ricin, 1 h. après.

Craie préparée. — Antiacide et absorbant. 2 à 12 gr. dans du pain azyme ou une potion gommeuse.

Crème de tartre. — V. *Tartrate borico-potassique.*

Créoline. — Employée comme antiseptique; on se sert d'une solution émulsionnée à 10 0/0. On peut en prendre à l'intérieur de 20 à 30 centigr.

Créosotal ou **Carbonate de créosote.** — Mêmes usages que la créosote, mais à dose plus élevée. 10 à 20 gr. par jour.

Créosote. — Excellent antiseptique contre la phtisie; dose de 30 centigr. à 1 gr. 50, en capsules, vin, élixir. La créosote, de hêtre de préférence, doit être absolument pure. Employée aussi en lavement.

Crésylol ou **Acide crésylique.** — Antiseptique en solution à 30 pour 1 000 avec 15 gr. de savon amygdalin pour dissoudre. Se trouve dans le goudron de houille et la créosote.

Croton. — V. *Huile de.*

Croton-chloral. — V. *Butylchloral.*

Crotonol. — Cet extrait de l'huile de croton est un vésicant énergique.

Cubèbe. — Contre la blennorragie, 6 à 8 gr. en capsules ou pain azyme. La *cubébine* agit de la même façon et se prend plus facilement (2 à 5 gr.).

Curare. — Employé contre l'épilepsie, la chorée, en injections hypodermiques de 1 centigr. à la fois. C'est l'antagoniste de la strychnine.

Cyanure de potassium. — Bon sédatif et antispasmodique. Dose quotidienne de 1 à 5 centigr., en solution.

— de zinc. — Employé à la dose de 1 à 5 centigr. dans les névralgies.

D

Damiana. — C'est un stimulant du cerveau et un tonique. On donne l'extrait fluide de la tige et des feuilles à la dose de 3 à 8 gr.

Danais flagrans. — Son suc cicatrise les plaies. Son écorce, en décoction, est tonique et fébrifuge.

Datura stramonium. — C'est un succédané de la belladone. Mêmes indications : poudre 5 à 60 centigr., extrait 2 à 15 centigr., teinture 6 à 30 gouttes. — La *daturine* est deux fois plus active que l'atropine et l'hyosciamine.

Décoction blanche de Sydenham. — Employée pour combattre la diarrhée des enfants, 30 à 100 gr. par jour.

Delphine. — 5 à 10 centigr. contre les névralgies faciales en pilules.

Dermatol. — Cicatrisant énergique, jouit des mêmes propriétés que l'iodoforme. 3 à 4 gr. pour 20 en pommade ; 1 à 2 gr. à l'intérieur, en prises, cachets, potion, dans les affections de l'estomac et des intestins.

Désinfectol. — C'est un antiseptique excellent, analogue à la créoline. 2 à 7 pour 100 d'eau, en émulsion.

Diascordium. — On prend de 2 à 10 gr. à l'intérieur pour arrêter la diarrhée ; 1 à 4 gr. en lavement.

Diastase ou **Maltine**. — Employée pour faciliter la digestion. Dose quotidienne : 10 à 20 centigr.

Digitale. — Excellent médicament contre les maladies du cœur et puissant diurétique. Nuisible souvent dans l'hypertrophie. Faire infuser un paquet de 25 centigr. dans un demi-verre d'eau : boire le matin à jeun, en deux fois, pendant huit à neuf jours. Doses : de la teinture 10 à 30 gouttes, de l'extrait aqueux 10 à 30 centigr., de l'extrait alcoolique 5 à 20 centigr., du sirop 15 à 50 grammes.

Digitaline. — Se prescrit en granules de 1 milligr. à la dose de 1 à 8 par jour progressivement quand elle est *amorphe*. La digitaline *cristallisée* étant plus énergique doit se prescrire en granules de *un quart de milligr*.

Di-iodoforme. — A toutes les propriétés de l'iodoforme et n'a pas sa mauvaise odeur. Mêmes indications, mêmes doses.

Dioscorea villosa. — 250 gr. de décoction à 20 pour 1 000 dans le rhumatisme.

Ditana digitifolia. — 2 ou 3 cuillerées à soupe de sirop pour augmenter la sécrétion lactée.

Diurétine. — C'est un mélange de salicylate de soude et de théobromine. Indiqué, comme diurétique, dans la néphrite parenchymateuse à la dose de 4 gr. Augmenter tous les jours de 1 gr. jusqu'à 10 gr.

Diurétiques. — Médicaments destinés à augmenter la quantité de l'urine ; ce sont : le nitrate de potasse ou sel de nitre, la scille, le raifort, l'asperge, la tisane de queues de cerises, la digitale, le lait, l'acétate d'ammoniaque, etc.

Drosera. — Antiasthmatique : 5 à 30 gouttes de teinture dans un peu d'eau.

Duboisine. — Dilate la pupille comme l'atropine. 10 centigr. pour 10 gr. d'eau distillée. Donner une seule injection hypodermique ; ne pas dépasser 1 milligr.

E

Eau albumineuse. — 4 blancs d'œufs, eau 1 litre, eau de fleurs d'oranger 10 à 20 gr., sucre q. s. Tisane calmante, adoucissante.

Eau bénite de la Charité. — Utile dans les coliques de plomb. Émétique 30 centigr., eau 250, à prendre en deux fois.

Eau blanche. — Employée en compresses, lotions, dans les entorses, les contusions.

Eau de Rabel. — Mélange de 3 parties d'alcool à 85° centésimaux et de 1 partie d'acide sulfurique à 66°. Excitante, tonique, astringente depuis quelques gouttes jusqu'à 2 gr. dans une boisson mucilagineuse.

Eau de vie allemande. — Purgatif très énergique. 10 à 20 gr. avec tout autant de sirop de nerprun.

Eaux hémostatiques. — Ce sont les eaux de Pagliari, de Léchelle, de Tisserand, de Brochieri.

Élatérium et **Élatérine.** — Purgatif drastique à la dose de 1 à 2 gr. de poudre, ou de 1 à 5 milligr. d'élatérine.

Elixir de longue vie. — Ce n'est que de la teinture d'aloès composée. 2 à 3 cuillerées dans la journée, comme eupeptique.

— parégorique. — C'est de la teinture d'opium camphrée, employée comme stimulant et antidiarrhéique. Dose quotidienne 2 à 20 gr. en potion.

Ellébore blanc. — Purgatif hydragogue, peu usité. 50 centigr. à 1 gr.

Émétine. — Alcaloïde très vomitif de l'ipéca : 10 à 20 centigr. en potion ou en injection sous-cutanée.

Émétique. — Vomitif à 5 centigr., purgatif à 10 centigr. dans un demi-litre de liquide, contro-stimulant à la dose de 25 à 50 centigr. en potion par cuillère à soupe toutes les heures.

Émollients. — Cataplasmes, compresses imbibées d'eau tiède, décoctions de guimauve, de graine de lin, de gomme, de bouillon blanc, de mauve, de mélilot, etc.

Emplâtres. — On emploie surtout ceux de poix de Bourgogne, de ciguë, de cantharides ou vésicatoires, l'emplâtre mercuriel de Vigo.

Ergot de seigle. — 1 paquet de 50 centigr. de poudre fraîche, tous les quarts d'heure jusqu'à 1 gr. 50, pour arrêter les hémorragies. On peut aller jusqu'à 3 gr. dans les hémorragies en dehors de l'accouchement.

Ergotine. — Plus active que l'ergot, s'emploie à la dose de 25 centigr. à 3 gr. en potion.

Ergotinine. — C'est l'alcaloïde de l'ergot dont il a les propriétés, 1/4 de milligr. à 1 milligr. en potion et mieux en injection sous-cutanée.

Esérine (sulfate, nitrate ou bromhydrate). — 2 à 5 milligr. en injection hypodermique ou en granules, dans la chorée, le tic douloureux de la face, le tétanos, ou en instillation avec un compte-gouttes pour contracter la pupille.

Esprit de Mindérérus et **Esprit de Sylvius.** — V. *Acétate d'ammoniaque.*

Essence de Wintergreen. — On fait des applications toutes les demi-heures sur les articulations atteintes de rhumatisme articulaire aigu et on les recouvre après de flanelle. (V. *Gaultheria.*)

Ether sulfurique. — 10 à 30 gouttes dans de l'eau sucrée ; en sirop 15 à 30 gr. Antispasmodique.

— iodoformé. — C'est une solution à 5 pour 100 employée en injections dans les abcès froids.

Ethoxycaféine. — Sédatif nerveux pouvant remplacer la caféine. Dose maxima 25 centigr. en cachets.

Ethyle. — V. *Iodure et chlorure.*

Eucalyptol. — Anticatarrhal, fébrifuge, désinfectant, utilisé dans les maladies des reins et des voies respiratoires : 1 à 2 gr. en capsules, ou 15 à 35 centigr. en injections sous-cutanées.

Eucalyptus. — Balsamique antiseptique usité contre la bronchite chronique, la bronchorrée, la gangrène pulmonaire : infusion à 20 pour 1000, teinture : 2 à 12 gr., essence : 1 à 3 gr.

Eugénol (*essence des clous de girofle*). — Antipyrétique, antiseptique et névrosthénique : 1 à 10 gouttes en perles.

Eulyptol. — C'est une mixture composée d'une partie d'eucalyptol, d'une d'acide phénique et de six d'acide salicylique, et employée comme antiseptique et antirhumatismale : 2 à 3 gr. en potion.

Euphorbia pilulifera. — 10 à 20 gouttes de teinture dans un demi-verre d'eau, dans l'asthme et la bronchite chronique.

Evonymine. — Purgatif cholalogue à la dose de 5 à 25 centigr. en pilules.

Exalgine. — Antithermique et analgésique, agissant comme l'antipyrine : 25 à 75 centigr. par cachets de 25 centigr.

Extrait de Saturne. — V. *Acétate de plomb*.

F

Fer, Ferrugineux. — Les principaux ferrugineux sont le fer réduit par l'hydrogène, l'oxyde noir de fer, le fer dialysé, le carbonate, le lactate, le citrate, le peptonate, le protochlorure, le perchlorure, le valérianate, le phosphate, qui se donnent à la dose de 5 à 50 centigr. par jour ; le tartrate ferrico-potassique à la dose de 25 à 75 centigr., l'iodure de fer de 5 à 30 centigr., l'oxalate de 20 à 30 centigr., le sulfate de 5 à 40 centigr. le sesqui-bromure de 10 à 30 centigr. Tous ces ferrugineux sont utiles dans la chlorose, les anémies, les cachexies, la neurasthénie, les troubles de la menstruation, etc.

Fève de Calabar. — On emploie son extrait alcoolique à la dose de 5 centigr. dans 10 gr. d'eau pour contracter la pupille. Agit donc comme son alcaloïde, l'ésérine.

— de Saint-Ignace. — On prend à l'intérieur de 5 à 25 centigr. de poudre ; apéritive, antidyspeptique.

— des marais. — On fait infuser 50 à 60 fleurs par tasse et on boit deux tasses au début des coliques néphrétiques.

Formol. — C'est un antiseptique aussi puissant que le sublimé et non toxique comme lui. On se sert de sa solution à 1 pour 4 000 pour le pansement des plaies.

Fougère mâle. — Ce ténicide est très employé : 4 gr. d'extrait éthéré en 20 capsules, à prendre en 3 ou 4 fois à un quart d'heure d'intervalle.

Fuchsine. — Utile contre l'albuminurie à la dose de 10 à 50 centigr. en pilules.

Fumeterre. — 20 gr. en infusion dans un litre d'eau ; tonique, stomachique.

G

Gaïacol. — Se trouve dans la créosote ; mêmes indications, mêmes doses. 1 à 2 gr. en capsules.

— (Carbonate de). — Moins irritant que le gaïacol, il ne se décompose que dans l'intestin : 30 centigr. à 1 gr. en capsules.

Galéga. — Cette plante accroît la sécrétion du lait. Infusion de feuilles 50 pour 1 000. Extrait 1 à 4 gr. en pilules ou sirop.

Gallanol. — C'est un dérivé du tannin et de l'aniline. On l'emploie dans les maladies de la peau, l'eczéma humide, en pommade : 1 à 6 gr. pour 30 de vaseline, ou en poudre mélangée par parties égales de talc.

Galle (Noix de). — Cet astringent s'administre à la dose de 50 centigr. à 2 gr. en pilules.

Gallobromol. — Ce produit est le résultat de l'action du brome sur l'acide gallique. On l'ordonne à la dose de 4 à 6 gr. dans la neurasthénie, par fractions de 2 gr. dans du sirop de groseilles et en injections à 2 pour 100 dans la blennorragie.

Gaulthéria procumbens. — C'est un antiseptique, diurétique, emménagogue et antirhumatismal, fournissant l'essence de Wintergreen. On fait prendre 2 à 4 gr. de feuilles en infusion. L'huile extraite de la plante se prend à la dose de 10 à 20 gouttes toutes les 2 ou 3 heures.

Gayac. — Stimulant et sudorifique. Décoction de bois : 30 à 200 gr. par litre d'eau. Teinture : 2 à 4 gr.

Gelsemium sempervirens. — Employé contre les névralgies faciales : Poudre 5 à 40 centigr., teinture 15 à 20 gouttes en potion. On l'ordonne aussi contre la coqueluche. La *gelsémine* est inusitée, parce qu'elle est dangereuse.

Gentiane. — Tonique amer excellent dans l'anémie, la dyspepsie torpide, la goutte, la névrose, etc. Poudre 50 centigr. à 4 gr. Infusion ou macération 8 gr. par litre d'eau. Vin de gentiane.

Géranium maculatum. — Usité contre les hémorragies et les diarrhées chroniques : 1 à 2 gr. de racine en décoction dans 250 gr.

Glycérine. — Sert surtout comme excipient dans la préparation de beaucoup de médicaments. On l'ordonne à l'intérieur dans le diabète et la phtisie.

Glycérolé d'amidon. — Employé comme véhicule dans un grand nombre de pommades contre les maladies de la peau.

Glycérophosphates de chaux, de soude, de potasse, etc. — Toniques et reconstituants du système nerveux, 20 à 50 centigr. par jour, en vin, élixir, cachets, etc.

Gomme-gutte. — Purgatif drastique à la dose de 25 à 40 centigr.

Goudron. — Se prend sous forme d'eau de goudron, ou en capsules. A l'extérieur, pommade au goudron.

Gouttes amères. — V. *Beaumé* et *Noix vomique*.

Grenadier. — On emploie l'écorce de la racine contre le ténia, on fait macérer 64 gr. d'écorce dans 700 gr. d'eau que l'on réduit à 50°, et on boit en 3 fois à 1 heure d'intervalle. On peut prendre aussi 10 gr. d'extrait.

Grindelia robusta. — Cette plante herbacée est antiasthmatique et anticatarrhale. On la donne en sirop contre la coqueluche. La teinture se prend à la dose de 10 à 20 gouttes au début d'une attaque d'asthme et on peut recommencer toutes les 2 heures. Il en est de même de l'extrait fluide à la dose de 2 à 3 gr.

Guaco. — C'est un antiseptique, fébrifuge, antigoutteux. Infusion 20 gr. par litre d'eau.

Guarana. — La poudre a été prônée contre la migraine, dans la diarrhée et la dysenterie. Dose : 50 centigr.

H

Hamamelis virginica. — Ce médicament, qui se présente sous forme d'écorce et de feuilles fraîches, est employé comme antihémorroïdal, décongestif et hémostatique. Dose : décoction de 30 gr. d'hamamelis pour 500 gr. d'eau à prendre par verrées; extrait sec de 5 à 15 centigr. en pilules; teinture 5 gouttes sur un morceau de sucre; extrait fluide 10 à 20 gr. avec tout autant de sirop d'écorces d'oranges amères, contre les hémorroïdes, les varices.

Haschisch. — Employé contre la morosité, la mélancolie, le délire sombre. Extrait alcoolique de chanvre indien 5 à 30 centigr. et même 1 gr. : 20 gouttes de teinture alcoolique dans une potion. — La *Haschischine* est narcotique à la dose de 10 à 20 centigr.

Hélénine brute. — C'est un antiseptique et balsamique vanté contre la tuberculose : 50 centigr. à 1 gr. en capsules.

Hémoglobine. — Matière colorante du sang employée à la dose de 5 à 10 gr.

Hoang-nan. — Remède tonkinois, préconisé contre la rage, la lèpre et autres affections cutanées : 30 centigr. de poudre ou 15 centigr. d'extrait alcoolique.

Huile de cade. — Employée en nature contre le psoriasis, le lichen, le pityriasis, le prurigo.

— de chaulmoogra. — V. *Chaulmoogra.*

— de croton. — 1 à 2 gouttes dans de la mie de pain, comme purgatif, 5 à 10 gouttes sur la peau comme révulsif.

Hydrastine. — Cet alcaloïde de l'hydrastis combat les battements du cœur : 5 à 20 centigr. en pilules.

Hydrastinine. — Le chlorhydrate est préconisé contre les hémorragies, les métrorragies, les métrites : 4 à 10 centigr. en injections hypodermiques.

Hydrastis canadensis. — Agit comme l'hydrastinine mais à la dose de 1 à 4 gr. d'extrait fluide en 3 ou 4 fois.

Hydrate d'amylène. — C'est un hypnotique : 2 ou 3 prises de 40 centigr. chacune

Hydrate de chloral. — V. *Chloral.*

Hydrocotyle asiatique. — Agit contre les dartres rebelles à la dose de 20 à 50 centigr., 3 fois par jour.

Hydronaphtol. — Employé comme antiseptique en solution à 40 pour 1 000 d'eau alcoolisée.

Hydroferrocyanate de quinine. — Excellent fébrifuge, de 30 à 80 centigr. en granules.

Hydroquinone. — On l'ordonne comme antiseptique et analgésique : 25 à 50 centigr. en cachets ou potion.

Hyosciamine. — Cet alcaloïde est très calmant, très utile contre les névralgies, la chorée. *Deux à huit milligrammes* progressivement, en granules ou en injections hypodermiques.

Hypnal. — C'est une combinaison du chloral et de l'antipyrine. On l'emploie comme hypnotique et analgésique à la dose de 1 à 2 gr. en cachets, potion, sirop.

Hypnone. — Agit comme hypnotique, mais n'est pas analgésique ; 10 à 80 centigr. dans une potion alcoolisée, ou en capsules de 5 centigr.

Hypochlorites. — *De soude* (Liqueur de Labarraque), désinfectant. — *De chaux*, utilisé dans le pansement des plaies et des vieux ulcères.

Hypophosphites de chaux, de soude. — Donnent de bons résultats dans le rachitisme, l'ostéomalacie à la dose de 2 cuillerées à café tous les jours de sirop.

I

Ichtbyol. — Ce produit de la distillation d'une roche bitumeuse du Tyrol est préconisé dans le psoriasis et autres maladies de la peau, dans le rhumatisme articulaire, en pommade 4 gr. 80 de vaseline. A l'intérieur comme antiseptique, 10 à 25 centigr.

Iode. — Se donne à l'intérieur contre la scrofule, la syphilis, le goitre. Teinture d'iode et iodure de potassium, 2 gr. de chaque, eau 250 gr., par cuillerée à café. La teinture agit aussi comme révulsif, en badigeonnages. On emploie encore le coton iodé.

Iodoforme. — Excellent médicament usité comme antiseptique, anesthésique et cicatrisant des plaies. Gaze iodoformée; pommade, 80 centigr. pour 30 gr. de vaseline; éther iodoformé, 1 gr. pour 4 d'éther, en applications sur les plaies, ou en injections hypodermiques. A l'intérieur, 10 à 20 centigr. en pilules, dans la bronchorrhée, les maladies du cœur.

Iodol. — A les mêmes indications que l'iodoforme dont il n'a pas l'odeur désagréable. Mêmes doses.

Iodure d'amyle. — Très utile en inhalations dans les syncopes, la migraine, la difficulté de respirer, consécutive à une maladie du cœur, 6 à 10 gouttes.

— **d'éthyle**. — Même dose, 10 fois par jour, dans les accès d'asthme.

— **de fer**. — 10 à 50 centigr. en pilules ou en sirop.

— **de plomb**. — Pommade fondante, 4 gr. pour 30 de vaseline.

— **de potassium, de sodium, d'ammonium, de strontium**. — De 1 à 10 gr. par jour en solution ou sirop.

Ipécacuanha. — Excellent vomitif à la dose de 1 à 2 gr. en 3 paquets pris de 5 en 5 minutes dans un peu d'eau; 5 à 20 centigr. comme *expectorant*.

J

Jaborandi. — Bon sudorifique : 4 gr. de feuilles en infusion dans deux tasses de tisane (V. *Pilocarpine*).

Jalap. — Purgatif énergique: poudre, 1 à 4 gr.; teinture, 5 à 20 gr.; résine, 30 à 75 centigr.

Jéquirity (Graines de). — L'infusion de ces graines, 10 gr. pour 500, est usitée contre la conjonctivite granuleuse.

Jusquiame. — A les mêmes propriétés que la belladone: poudre, 10 à 30 centigr.; extrait alcoolique, 5 à 20 centigr.; l'huile est très employée en frictions.

K

Képhir. — De 1 verre à 3 litres par jour, dans la dyspepsie, la dysenterie, la phtisie.

Kermès. — Agit comme diaphorétique et expectorant à la dose de 10 à 30 centigr. en potion; pastilles 6 à 8.

Kola. — On prépare avec cette noix une *teinture* très utile comme tonique; l'extrait se prend à la dose de 50 centigr. à 1 gr. 50.

Koumiss. — Mêmes usages et mêmes doses que le képhir.

Kousso. — V. *Cousso*.

L

Lactate de fer. — Bon ferrugineux : 1 à 2 gr. par jour, en pilules, sirop, vin.

Lacto-phosphate de chaux. — 10 à 15 gr. en sirop, vin, dans la phtisie, la scrofule.

Lactose. — Excellent diurétique : 100 gr. dans un litre d'eau, 2 litres par jour.

Lactucarium. — 20 à 50 gr. dans du sirop comme calmant.

Lanoline. — Sert d'excipient pour les pommades.

Laudanum. — De *Sydenham*, 1 à 20 gouttes; de *Rousseau*, 1 à 10 gouttes, à l'intérieur en potion.

Laurier cerise (Eau de). — 2 à 20 gr. suivant l'âge.

Limonade gazeuse. — 80 gr. de sirop de limon dans une bouteille d'eau gazeuse.

Limonade purgative. — 30 à 60 gr. de citrate de magnésie dans 350 gr. d'eau.

Liqueur de Fowler. — 2 à 20 gouttes dans un peu d'eau (arsénite de potasse).

— de Pearson. — 50 centigr. à 2 gr. (arséniate de soude).

— de Van-Swieten. — Antiseptique. Une à six cuillers à café à l'intérieur.

Liquides organiques. — V. *Opothérapie*.

Lithine. — V. *Carbonate* et *Benzoate de lithine*.

Lobélie enflée. — Employée contre la difficulté de respirer : 1 à 4 gr. de teinture en potion. La *lobéline*, 5 granules à 1 milligr. par jour.

Lupulin. — C'est une résine du houblon, narcotique, sédative : 50 centigr. à 2 gr.

Lysol. — Antiseptique puissant, désinfectant énergique : 5 à 10 gr. par litre d'eau.

M

Magnésie calcinée. — Purge à la dose de 10 à 15 gr. dans un verre d'eau ; combat les acides de l'estomac à la dose de 25 centigr.

Maltine. — 10 à 50 centigr. en cachets.

Manne. — Laxatif, purgatif : 10 à 50 gr. dans du lait, aux enfants.

Maté. — Médicament d'épargne ; 30 gr. en infusion dans 1 litre d'eau.

Menthol. — Anesthésique sous forme de crayons. A l'intérieur, 10 à 50 centigr. dans une potion alcoolisée.

Mercure et ses **sels.** — Altérant, purgatif, fondant, parasiticide, selon les doses et les préparations (V. *Calomel*, *Sublimé*).

Méthyle. — V. *Chlorure de méthyle*.

Migrainine. — C'est un mélange d'antipyrine, d'acide citrique et de caféine employé contre la migraine : 1 à 3 gr. en cachets ou solution.

Morphine. — 1 à 3 centigr. de chlorhydrate en injection hypodermique. Sirop de morphine, 1 à 2 cuillerées à bouche.

Mousse de Corse. — 50 gr. en infusion comme vermifuge.

Muguet (*convallaria maialis*). — C'est un diurétique que l'on donne dans certaines maladies du cœur. 1 à 4 gr. d'extrait aqueux en potion, pilules.

Musc. — Stimulant et antispasmodique à la dose de 30 centigr. à 4 gr. de teinture en potion ou lavement.

N

Naphtol. — Bon antiseptique. Pour l'usage externe, 5 pour 1 000 d'eau alcoolisée, en lotions contre les sueurs profuses ; en pommade 5 à 10 pour 100 de vaseline ou de lanoline, contre la gale, le prurigo, l'eczéma. A l'intérieur, 10 centigr à 2 gr. en cachets, comme antiseptique intestinal.

Narcéine. — A les mêmes actions et les mêmes indications que la morphine : 1 à 5 centigr. ; sirop, 30 gr.

Nerprun. — 10 à 40 gr. en sirop.

Nicotine. — 1 à 3 gouttes dans le tétanos et la paralysie de la vessie.

Nitrate d'argent. — Ce sel est employé en collyre, 5 centigr. à 1 gr. pour 30 d'eau distillée ; en injections, 30 centigr. à 1 gr. pour 200 d'eau. A l'intérieur, de 1 à 10 centigr. en pilules dans l'ataxie locomotrice. Le crayon au nitrate d'argent ou pierre infernale est un caustique superficiel très usité.

— de potasse. — Diurétique, 1 à 2 gr. dans de la tisane de chiendent ou de queues de cerises.

Nitrite d'amyle. — En inhalation, 3 à 20 gouttes sur un petit tampon d'ouate que le malade respire, dans un accès d'angine de poitrine, d'asthme, dans les affections du cœur.

Nitroglycérine ou **Trinitrine.** — A l'intérieur, 30 gouttes d'une solution au centième, dans 300 gr. d'eau distillée, 3 cuillerées à dessert tous les jours, augmenter jusqu'à 4 cuillerées à bouche. En injection hypodermique, 3 à 5 gouttes de la solution au centième : angine de poitrine, néphrite interstitielle.

Noix vomique. — On donne de 2 à 20 centigr. de poudre ; 10 à 40 gouttes de teinture ; 1 à 10 centigr. d'extrait. *Gouttes amères de Beaumé* : 2 à 8 gouttes dans un petit verre d'eau. L'alcaloïde, la *strychnine*, et son sel le sulfate, s'emploient en granules, de 1 à 10 milligr. ; en injections hypodermiques, 1 centim. cube de la solution à 10 centigr. pour 10 gr. d'eau.

O

Opium. — Le plus important des narcotiques : 5 à 15 centigr. d'extrait, en potion, pilules. *Pilules de cynoglosse* à 1 centigr. ; *élixir parégorique*, 2 à 20 gr. ; *sirop diacode*, 20 à 100 gr. ; *sirop thébaïque*, 10 à 40 gr. ; *poudre de Dower*, 20 centigr. à 1 gr. ; *sirop de codéine*, 10 à 40 gr.

Opothérapie. — Mode de traitement par les sucs ou la préparation de divers organes d'origine animale, en injections hypodermiques, ou par voie stomacale : corps thyroïde, thymus, testicules, rognons, moelle rouge des os, matière cérébrale desséchée, hypophyses cérébrales, capsules surrénales.

Or (*Sels d'*). — 5 à 10 milligr. dans la scrofule, la syphilis.

Oxalate de cerium. — V. *Cerium*.

Oxyde blanc d'antimoine. — V. *Antimoine*.

Oxyde de zinc. — 10 centigr. à 2 gr. à l'intérieur comme absorbant, antiacide, antispasmodique. En pommade, 4 pour 30 comme astringent.

Oxygène. — En inhalations dans la chlorose, l'albuminurie, le diabète, la septicémie. — *Eau oxygénée*.

P

Pancréatine. — Digestive, 50 centigr. à 2 gr. en cachets, pilules.

Papaïne. — Succédané de la pepsine, 10 à 40 centigr. en cachet.

Papavérine. — Narcotique retiré de l'opium ; calme les aliénés agités ; 5 à 10 centigr.

Paraldéhyde. — Hypnotique ; on donne 2 à 4 gr. en solution alcoolisée, en lavement, en potion ou en capsules.

Pelletiérine (*Tannate de*). — Employé pour chasser le ténia, 1 gr. 60 chez les adultes.

Pepsine. — Excellent antidyspeptique, de 50 centigr. à 4 gr. de pepsine amylacée en cachets ; de 20 à 50 gr. d'élixir ou de vin.

Peptone. — C'est de la viande artificiellement digérée au moyen de la pepsine. A l'état liquide, 2 à 4 cuillerées à bouche ; à l'état sec, 1 à 2 cuillerées à bouche.

Perchlorure de fer. — 1 à 2 gr. dans une potion, dans les hémorragies, le purpura. A l'extérieur, 30 à 100 pour 100.

Permanganate de chaux et **permanganate de potasse**. — Désinfectants énergiques ; 10 p. 100 pour la solution mère ; 1 à 10 p. 1 000 de celle-ci, usage externe, en lotions contre les sueurs des pieds ; 50 p. 250 gr. d'eau, en gargarisme.

Pétrole. — Employé comme antiseptique, et en frictions dans les douleurs.

Phellandrie. — Narcotique, antiasthmatique, fébrifuge : 1 à 3 gr. de poudre en fumigations.

Phénacétine. — V. *Acétophénétidine*.

Phénol. — A les mêmes propriétés que l'acide phénique.

Phénosalyl. — C'est un mélange de plusieurs antiseptiques; ni toxique, ni irritant, il est supérieur à presque tous les antiseptiques qui le composent : 1 ou 2 p. 100 en injections ou lavages.

Phosphate de chaux. — Reconstituant puissant très utile dans la phtisie, la scrofule, le rachitisme, la dyspepsie, les maladies des os, les fractures; 1 à 2 gr.

Phospho-glycérates. — V. *Glycérophosphates*.

Phosphore. — Cet excitant de la nutrition se prend sous forme d'*huile phosphorée* en capsules de 1 milligr., 1 à 8 capsules par jour; de *phosphure de zinc* en pilules de 1 milligr., 1 à 5 pilules; d'*hypophosphites* de soude, de chaux, 20 à 40 gr. de sirop.

Picrotoxine. — Principe actif de la coque du Levant, employé dans l'épilepsie, la chorée : 1/2 à 3 milligr. en granules.

Pilocarpine. — C'est l'alcaloïde du jaborandi; il provoque les sueurs et la salivation : en injections hypodermiques, 1 centigr. pour 10 gr. d'eau distillée; en granules, de 1 à 3 centigr.

Piperazidine. — Antigoutteux et antirhumatismal, 5 à 10 centigr. en injections hypodermiques.

Piscidia erythrina. — Analgésique, antinévralgique : extrait fluide, 3 à 6 gr.; teinture 1 à 5 gr.

Podophylle. — Utile contre la constipation, 1 à 5 centigr. en pilules.

Polygala. — Expectorant : teinture, 50 centigr. à 8 gr.; sirop, 20 à 40 gr.

Poudre de Dower. — V. *Opium*.

Précipité blanc et **précipité rouge**. — 3 pour 30 de vaseline contre les dartres, les blépharites.

Propylamine. — 10 à 30 gouttes en potion dans le rhumastisme articulaire. Ne vaut pas le salicylate de soude.

Pyridine. — 4 à 5 gr. sur une assiette en inhalations pendant 20 minutes dans l'asthme, 2 ou 3 fois par jour.

Q

Quassia amara. — Stomachique amer; en macération, 5 gr. pour 100; 20 à 50 centigr. d'extrait.

Quassine. — A les mêmes propriétés; plus agréable à prendre : *amorphe*, 5 à 20 centigr. en pilules; cristallisée, 2 à 10 milligr. en granules.

Quebracho. — 30 à 50 centigr. d'écorce, en poudre ou en teinture, contre la fièvre et l'asthme. V. son alcaloïde l'*aspidospermine*.

Quinine. — V. *Sulfate de quinine*.

Quinium. — 10 à 20 centigr. en pilules; 30 gr. de vin deux fois par jour; excellent reconstituant de l'économie; bon dans les fièvres intermittentes.

Quinoléine. — Antiseptique dont la solution à 1 à 5 pour 100 est employée en inhalations et badigeonnages dans la diphtérie.

Quinquina. — Tonique, fébrifuge : 10 gr. d'écorce pour 1 000 en macération ; 5 à 20 gr. de teinture ; 1 à 4 gr. d'extrait alcoolique en potion, pilules ; 1 à 6 gr. d'extrait aqueux ; 30 à 100 gr. de vin ; 20 à 100 gr. de sirop.

R

Raifort. — 20 à 50 gr. de sirop antiscorbutique ; 30 à 100 gr. de vin.

Ratanhia. — Astringent, utile dans la diarrhée, les fissures de l'anus : 1 à 5 gr. d'extrait en pilules, potion, lavements, suppositoires, pommade ; 10 à 100 gr. de sirop ; 5 à 20 gr. de teinture.

Résorcine. — Antiseptique comme l'acide phénique : 1 à 4 gr. en potion ou cachets de 30 centigr. ; 3 à 10 gr. pour 30 en pommade ; 4 pour 100 en solution.

Révulsifs. — Ce sont les divers moyens employés pour détourner le principe d'une maladie vers une partie plus ou moins éloignée : vésicatoires, pointes de feu, sinapismes, bains de pieds sinapisés, saignées, sangsues.

Rhubarbe. — Tonique à la dose de 15 à 25 centigr., purgative à celle de 1 à 2 gr., comprimés de rhubarbe 2 à 6.

Rhus aromatica. — 10 à 30 gouttes d'extrait fluide contre l'incontinence d'urine nocturne chez les enfants.

Ricin (*Huile de*). — Purgatif à la dose de 30 à 60 gr.

S

Saccharine. — 10 à 50 centigr., remplacent le sucre dans le diabète.

Safran. — Stomachique, emménagogue ; 4 gr. pour 1 000.

Salacétol. — Antiseptique excellent : 2 à 3 gr. dissous dans 30 gr. d'huile de ricin ou dans l'alcool, l'eau tiède.

Salicine. — Antirhumatismal et fébrifuge : 1 à 5 gr. à l'intérieur.

Salicylamide. — Agit comme les salicylates : 30 à 80 centigr.

Salicylates. — De *soude*, 2 à 6 gr. par jour en potion ou cachets dans le rhumatisme aigu ; 2 gr. suffisent généralement ; — de *bismuth*, antiseptique, 2 à 10 gr. en poudre, cachets, potion ; — de *lithine* (V. *Carbonate*) ; — de *quinine*, 30 centigr. à 1 gr. dans le rhumatisme, en cachets.

Salicylique. — V. *Acide salicylique*.

Salipyrine. — C'est le salicylate d'antipyrine, et il possède les excellentes propriétés des deux composants, 1 cachet de 1 gr. toutes les heures jusqu'à 6.

Salol. — Antipyrétique à la dose de 50 centigr. en cachets ; antirhumatismal, à celle de 2 à 6 gr. ; à l'extérieur comme antiseptique, pommade salolée, 3 pour 30 ; gaze au salol.

Salophène. — Antiseptique intestinal : 2 à 6 gr. en cachets.

Salsepareille. — Extrait : 1 à 5 gr. ; sirop : 50 à 100 gr. ; tisane : 60 gr. pour 1 000.

Santal. — 1 à 8 gr. en capsules dans les cystites et les affections des voies urinaires.

Santonine. — Vermifuge à la dose de 1 à 5 centigr. en dragées, pastilles, biscuits ; 10 à 50 centigr. pour les adultes.

Scammonée. — Purgatif drastique : poudre 50 centigr. à 1 gr. dans du lait, de la confiture, en cachets, pastilles ; résine 40 à 80 centigr. ; teinture 2 à 8 gr.

Scille. — Diurétique : poudre 10 à 30 centigr., teinture 1 à 4 gr., extrait alcoolique 2 à 20 centigr., oxymel scillitique 15 à 45 gr., en potion, vin 10 à 60 gr., vin amer de la Charité 10 à 100 gr.

Sel de Gregory. — Combinaison de codéine et de morphine : de 4 à 5 milligr. (V. *Chlorhydrate de morphine*).

Sel de Seignette. — V. *Tartrate de potasse et de soude.*

Semen contra. — Vermifuge : 1 à 10 gr. de poudre dans du miel, du lait, de la confiture.

Séné. — Purgatif : 15 gr. en infusion avec 15 gr. de sulfate de soude.

Sérum artificiel. — Chlorure de sodium pur 5 gr., sulfate de soude cristallisé pur 10 gr., eau distillée bouillie 1 000 gr., chauffer au bain marie et injecter dans les veines plusieurs litres par jour.

Sesqui-bromure de fer. — V. *Bromure de fer.*

Simarouba. — 1 gr. à 1 gr. 50 d'extrait fluide comme antispasmodique et fébrifuge.

Solanine. — Analgésique, antinévralgique : 5 à 30 centigr. en cachets.

Somnal. — Hypnotique : 2 à 3 gr. de somnal liquide.

Soufre. — Expectorant, parasiticide ; pommade : 3 pour 30 dans les maladies de la peau, pastilles 6 à 8.

Sous-acétate de plomb. — V. *Acétate.* Sert à préparer l'*eau blanche.*

Sous-nitrate de bismuth. — V. *Bismuth.*

Sozoiodol. — Employé dans les maladies de la peau : 4 gr. pour 30 de vaseline, succédané de l'iodoforme.

Spartéine (*Sulfate de*). — Administré pour régulariser les battements du cœur : pilules à 5 centigr., 2 par jour, ou dans une potion.

Spigélie. — 10 à 15 gr. en décoction contre les vers.

Stigmates de maïs. — 20 pour 1 000 en infusion, comme diurétique.

Strontium et ses sels (*Bromure et lactate*). — 2 à 4 gr. en solution, potion, sirop, dans la gastralgie, l'épilepsie, l'albuminurie.

Strophantus et Strophantine. — Considérés comme des toniques du cœur : teinture de strophantus 5 à 30 gouttes, extrait 5 à 20 milligr. en pilules ; la strophantine (granules : 1/10e de milligr.), 1 demi à 1 milligr. par jour.

Strychnine. — V. *Noix vomique.*

Sublimé corrosif. — Employé surtout à l'extérieur en injections comme antiseptique, en solution au dix-millième.

Sudorifiques. — Les moyens sudorifiques sont les bains de vapeurs, les boissons chaudes ; les médicaments : le jaborandi, la pilocarpine ; les stimulants : le gaïac, le sassafras, la salsepareille, l'antimoine diaphorétique, la poudre de Dower, etc.

Sulfate de cuivre. — 10 à 40 centigr. comme vomitif, 5 à 10 centigr. pour 30 d'eau en collyre dans les maladies des yeux.

Sulfate de quinine. — Alcaloïde très usité contre les fièvres intermittentes, le rhumatisme aigu, les névralgies, les fièvres, à la dose de 5 centigr. à 2 gr. en cachets, pilules, potion, suppositoire.

Sulfate de magnésie. — Purgatif : 30 à 60 gr. dans un verre d'eau.

Sulfate de soude. — Mêmes usages et mêmes doses que le précédent.

Sulfate de zinc. — Astringent employé en collyre à 10 à 25 centigr. pour 30, en injections à 2 gr. pour 100.

Sulfocarbol. — Désinfectant très utile dans les ulcères cancéreux, les abcès fétides, en solution de 1 à 10 gr. pour 100.

Sulfonal. — Hypnotique très commode : 1 à 2 gr. en cachets de 50 centigr., ou dans une tasse de tisane.

Sulfovinate de soude. — Purgatif à la dose de 30 à 60 gr.

Sulfure de sodium. — 1 à 3 cuillerées par jour d'un sirop à 1 pour 1 000 dans le catarrhe chronique des bronches.

T

Talc. — En suspension dans du lait, 50 à 200 gr.

Tannin. — Tonique et astringent très énergique : 2 à 4 gr. en pilules, cachets, sirop iodo-tannique 10 à 60 gr.

Tannoforme. — Sèche les plaies et les ulcères atones, on n'a qu'à saupoudrer matin et soir.

Tartrate d'antimoine et de potasse ou **Tartre stibié.** — Vomitif à la dose de 5 à 15 centigr., contro-stimulant à celle de 25 à 75 centigr. (V. *Émétique*.)

Tartrate borico-potassique (*Crème de tartre*). — Diurétique à la dose de 5 à 10 gr., purgatif à celle de 15 à 30 gr. On l'administre contre l'embarras gastrique, l'ictère, la gravelle urique.

Tartrate ferrico-potassique. — Employé contre l'anémie, la chlorose à la dose de 50 centigr. à 2 gr.

— de potasse. — Purgatif : 15 à 30 gr.

— — et de soude (*Sel de Seignette*). — Même action et mêmes doses que le précédent.

Tellurates de potasse et de soude. — Ces sels paraissent supprimer ou diminuer les sueurs nocturnes des phtisiques : 2 à 5 centigr. en pilules, potion.

Térébenthine. — Balsamique : cuite, 2 à 10 gr. par jour en capsules ou potion; essence, 1 à 10 gr. en perles; à l'extérieur, en friction.

Terpine. — Diurétique, modificateur des urines et des sécrétions bronchiques : 10 centigr. à 3 gr. en pilules, cachets, potion alcoolisée.

Terpinol. — Bon expectorant : 50 centigr. à 1 gr. par capsules de 10 centigr. dans les affections catarrhales des bronches.

Tétronal et **Trional.** — Agissent comme le sulfonal; leur action somnifère est plus puissante : 1 à 2 gr. le soir au coucher en cachets, ou potion.

Théobromine. — C'est un tonique cardiaque, diurétique : 3 à 5 gr. par jour en cachets, pastilles.

Thymol. — A les mêmes usages et les mêmes doses que les acides phénique et salicylique.

Thyroïdine. — C'est la poudre desséchée du corps thyroïde du mouton ou du porc; elle est préconisée contre le myxœdème, le goitre, le psoriasis, l'obésité, à la dose de 20 centigr. à 1 gr. en pastilles, pilules.

Traumaticine. — Employée contre le psoriasis; on passe une couche.

Tribomure d'allyle. — Antihystérique et antiasthmatique : 10 à 20 gouttes à l'intérieur en capsules, ou 2 à 4 gouttes en injection sous-cutanée.

Tricrésol. — Sa solution à 1 pour 100 est désinfectante.

Trinitrine. — V. *Nitroglycérine*.

Turbith minéral. — Employé en pommade dans les maladies cutanées, 1 à 2 gr. pour 30.

U

Ural. — Hypnotique à la dose de 2 à 4 gr. en cachets ou potion alcoolisée.

Uréthane. — Bon hypnotique : 2 à 4 gr. en potion.

Uva ursi — Son infusion à 10 pour 1 000 est diurétique.

V

Valérianate d'ammoniaque. — On donne 5 à 50 centigr. en potion, pilules ou lavements comme antispasmodique, antinévralgique.

— d'amyle. — Usité contre la migraine, l'hystérie, les coliques hépatiques, néphrétiques, etc., à la dose de 10 à 30 centigr. en capsules.

— de fer. — Utile dans la chlorose compliquée de symptômes hystériques : 10 à 50 centigr. en pilules.

— de zinc. — Antinévralgique : 10 à 40 centigr. en pilules.

Vanilline. — C'est un tonique, excitant : 1/2 centigr. à 10 centigr. en granules ou potion.

Vératrine. — L'alcaloïde de l'ellébore est un modificateur énergique de la contractilité musculaire, dans la pneumonie, l'hypertrophie du cœur, etc. 2 à 5 milligr. par jour en granules.

Viburnum prunifolium. — C'est un tonique du système nerveux. Doses : 10 à 20 centigr. d'extrait mou en pilules, teinture au 1/5, 10 gouttes toutes les 2 heures.

Vin amer de la Charité. — V. *Scille*.

Vin de Trousseau. — Plus énergique que le précédent; diurétique, 5 à 20 gr.

X

Xylol. — C'est un liquide incolore, à odeur aromatique, retiré des goudrons de houille. Recommandé comme antiseptique pour le traitement externe de la variole.

Z

Zinc. — V. *Oxyde de zinc, sulfate de zinc*.

DICTIONNAIRE

A

Action réflexe. — Action nerveuse succédant à une excitation sensitive qui se transforme en mouvement, sécrétion, etc. (V. tome 1er, p. 273 et 347).

Acupuncture. — Introduction sous la peau de plusieurs aiguilles très fines pour exercer une révulsion.

Adynamie (de ἀ, privatif, et δύναμις, force). — Faiblesse générale, pathologique et transitoire.

Agglutinatif (de *agglutinare*, coller). — Substance maintenant en contact les lèvres d'une plaie par la propriété qu'elle a d'adhérer aux tissus.

Alèze. — Drap de lit plié en plusieurs doubles, dans le but surtout de préserver de souillures le lit du malade.

Algidité. — État de refroidissement très prononcé du corps.

Amphorique (*souffle*). — Bruit ou souffle ressemblant à celui que l'on produit en soufflant dans une bouteille.

Analgésiques. — Médicaments qui calment la douleur.

Anaphrodisie. — Impuissance.

Anasarque. — Œdème ou infiltration d'eau dans le tissu sous-cutané de tout le corps.

Anastomose. — Disposition de deux nerfs, deux artères ou deux veines qui viennent se confondre.

Anesthésie. — Abolition de la faculté de sentir.

Anorexie (de ἀ privatif, et ὄρεξις, appétit). — Manque d'appétit.

Antiphlogistiques. — Remèdes propre à combattre l'inflammation.

Anurie. — Suppression de la sécrétion urinaire.

Arthritique (*sujet*). — Qui est prédisposé à la goutte et au rhumatisme.

Ataxo-adynamiques (*phénomènes*). — Symptômes ataxiques (agitation, délire, convulsions, etc.) que l'on rencontre dans les fièvres, et qui sont sous la dépendance d'une grande faiblesse (adynamie).

Atrophie (de ἀ priv., et τροφή, nourriture). — État d'un organe ou d'un tissu qui a diminué de volume sous l'influence d'un vice ou d'un défaut de nutrition.

Aura. — Souffle, air, vapeur. *Aura épileptique :* sensation fugitive partant d'un point donné pour remonter le long des membres au moment d'une attaque.

Auscultation. — Procédé d'exploration permettant de percevoir, au moyen de l'oreille appliquée sur la peau directement ou non, les bruits ou les sons qui se produisent dans les organes.

Autoplastie. — Réparation d'un organe altéré faite aux dépens des parties saines du même individu.

B

Borborygme. — Bruit déterminé dans l'abdomen par les gaz qui se déplacent au milieu des matières liquides.

Bougie. — Petit cylindre plein, flexible, terminé en cône et destiné à être introduit dans le canal de l'urèthre.

Bronchophonie. — Résonance de la voix dans les profondeurs des poumons.

Bubon. — Suppuration d'une glande, surtout au pli de l'aine.

C

Cachexie. — Altération générale et profonde de la nutrition (de κακός, mauvais, et ὄξις, disposition).

Carminatif. — Qui provoque l'expulsion des gaz.

Caroncule lacrymale. — Petit corps rougeâtre située à l'angle interne de l'œil (V. tome Iᵉʳ).

Carphologie. — (De κάρφος, flocon, et λέγειν, ramasser) parce que les malades semblent vouloir ramasser des flocons, ou des fils avec leurs mains, à la période ultime de la maladie.

Catarrhe. — Inflammation d'une muqueuse donnant lieu à un écoulement (de κατάρρος, écoulement).

Cathétérisme. — Manœuvre consistant dans l'introduction d'une sonde dans la vessie à travers l'urèthre.

Céphalique. — Qui a rapport avec la tête.

Cestoïde. — Ver remarquable par sa forme rubanée, vert plat.

Cholestérine. — Principe immédiat de la bile (V. tome Iᵉʳ).

Clapier. — Foyer purulent où le pus séjourne plus ou moins.

Cloniques (*convulsions*). — Celles dans lesquelles les membres sont alternativement contractés et relâchés.

Collapsus. — Chute rapide des forces avec ou sans syncope, de *collabari*, tomber.

Collection (*purulente*). — Amas de pus.

Collutoire. — Gargarisme épais appliqué avec un pinceau.

Comminutive (*fracture*). — Celle qui se caractérise par l'écrasement d'un os et la présence des esquilles.

Contentif. — Qui sert à retenir, à contenir.

Crépitants (*râles*). — Râles ressemblant au bruit que produit le sel que l'on fait décrépiter à une chaleur douce dans une bassine. On les entend, en écoutant la poitrine, dans plusieurs maladies des poumons et surtout dans la fluxion de poitrine.

Crépitation. — Bruit que font les fragments d'une fracture quand ils sont frottés l'un contre l'autre.

Cyanose. — La face est cyanosée (de κυανός, bleu) lorsqu'elle est bleu-noirâtre.

D

Desquamation. — Se dit de la peau qui pèle.

Diagnostic. — Partie de la médecine ayant pour objet de distinguer une maladie des autres.

Diaphorétique. — Tisane diaphorétique, c'est-à-dire qui produit la transpiration.

Diplopie. — Lorsqu'on voit double (de διπλόος, double, et ὄψ, œil).

Diurèse. — Émission abondante d'urine. — Tisanes diurétiques.

Drainage. — Méthode ayant pour but d'établir un écoulement continu des liquides que contient une plaie. Pour cela, on introduit, dans cette dernière préalablement ouverte, un tube de caoutchouc (*drain*) percé de petits trous de distance en distance.

Drastique. — Purgatif très énergique, violent.

Dyscrasie. — Mauvais mélange (de δύς, difficile, et κράσις, mélange), mauvais tempérament.

Dysphagie. — Difficulté d'avaler.

Dyspnée. — Difficulté de respirer (de δύς, difficile, et πνεῖν, respirer).

Distrophie (de δύς, et τροφή, nutrition). — Tissu, par exemple, qui est mal nourri.

E

Ecchymose. — Taches noirâtres, violacées, jaunes ou vertes se produisant à la peau à la suite d'une contusion.

Ectopie. — Mot indiquant qu'un organe n'occupe pas sa place habituelle (de ἐκ, hors, et τόπος, lieu).

Electropuncture. — Opération consistant à faire passer un courant électrique très faible entre deux aiguilles très acérées, enfoncées l'une près de l'autre dans un tissu.

Electuaire. — Médicament mou composé de poudres diverses dans un sirop.

Embolie. — Transport dans les vaisseaux artériels d'un corps étranger capable d'obturer leur lumière; ou bien l'obturation elle-même (V. tome Ier).

Embrocation. — Opération consistant à verser lentement sur les parties malades, puis à les étendre à l'aide de frictions douces, des liquides huileux ou narcotiques.

Eméto-cathartique. — Préparation qui fait vomir et purge en même temps (p. 273).

Emménagogue. — Agents thérapeutiques ayant pour objet de rappeler ou de déterminer l'indisposition mensuelle.

Entozoaire. — Animal vivant dans le corps de l'homme ou des autres animaux.

Epiphyse. — Extrémité d'un os long.

Eructation. — Émission sonore de gaz venant de l'estomac.

Eschare. — Croûte noirâtre résultant de la mortification d'un tissu gangréné.

Esquille. — Fragment osseux se détachant d'un os fracturé ou nécrosé,

Eupeptiques. — Médicaments qui font bien digérer.

Exacerbation. — Accroissement accidentel de l'intensité d'une maladie ou d'un symptôme prédominant, comme la fièvre, la douleur.

Exsudat. — Produits que l'on retrouve dans les organes et les tissus et qui s'y trouvent formés par suite de la sortie à travers les parois vasculaires de certaines parties constituantes du sang.

F

Faradisation. — Mode de traitement par l'électricité consistant à employer les courants fournis par les appareils d'induction.

Fécaloïde. — Qui a l'apparence, ou mieux l'odeur des excréments.

Fluctuation. — Signe permettant de reconnaître la présence d'un liquide dans un tissu ou une cavité séreuse.

Fomentation. — Application sur la peau, dans un but thérapeutique, de diverses substances liquides ou solides, dont la température a été artificiellement élevée, et, par extension, de liquides froids.

Fongosité. — Production d'apparence charnue ou se présentant sous forme de végétation assez semblable à un amas de champignons (*tumeurs fongueuses*).

Fuliginosité. — Enduit noirâtre recouvrant les lèvres, les dents et la langue.

Furfuracé. — Qui ressemble à du son (desquamation furfuracée).

Fusiforme. — Qui a la forme d'un fuseau.

G

Gravative. — Douleur qui s'accompagne d'un sentiment de pesanteur (de *gravis*, pesant).

H

Hecticité. — État de maigreur et de faiblesse consécutif à une maladie chronique grave.

Hémianesthésie. — Perte de la sensibilité dans une moitié du corps.

Herpétisme. — État diathésique prédisposant aux éruptions cutanées et aux maladies des muqueuses.

Hydatique. — (V. p. 570.)

Hydropique. — Individu atteint d'*hydropisie :* accumulation de liquide séreux dans une ou plusieurs parties du corps.

Hyperacide. — Qui a de l'acide en excès.

Hyperémie. — Augmentation de la quantité du sang dans un organe ou un tissu.

Hyperesthésie. — Exagération de la sensibilité.

Hyperthermie. — Chaleur supérieure à la normale (de ὑπέρ, en excès).

Hypocondres. — Régions latérales supérieures de l'abdomen, au-dessous des côtes inférieures.

Hypogastrique (*région*). — Région médiane inférieure de l'abdomen, nommée aussi région sous-ombilicale.

Hystérogènes (*zones*). — Parties du corps qui permettent d'arrêter une attaque d'hystérie par leur compression.

I

Idiopathique. — Maladie existant par elle-même sans dépendre d'une autre (de ἴδιος, propre, et πάθος, maladie).

Idiosyncrasie. — Disposition qui fait que chaque individu a une manière à lui d'être influencé par les agents susceptibles d'impressionner ses organes.

Incoordination (*des mouvements*). — Mouvements désordonnés.

Induration. — Endurcissement d'un tissu ou d'un organe.

Interstitiel. — Qui est dans les insterstices, les intervalles, les petits vides.

Irrigation. — Méthode thérapeutique consistant à faire couler sur un membre blessé ou sur une plaie de l'eau froide ou un liquide médicamenteux.

Isochrone. — Qui s'exécute toujours dans le même temps (de ἴσος, égal, et χρόνος, temps).

L

Lactescent. — Qui a l'aspect du lait.

Lactose — Variété de sucre extraite du lait des mammifères.

Laminaire. — Genre d'algues marines qui, après avoir été desséchées, se dilatent considérablement quand elles sont pénétrées de liquide.

Lardacé. — Qui ressemble à du lard.

Leucomaïnes. — Alcaloïdes présentant les réactions générales des alcaloïdes végétaux et apparaissant pendant la vie dans les tissus animaux.

Liniment. — Topique onctueux. *Liniment oléo-calcaire*, préparé avec de l'eau de chaux et de l'huile d'amandes douces.

Lithiase. — Nom désignant la formation de concrétions pierreuses (V. p. 571 et 581).

M

Malacia. — Anomalie du goût faisant désirer exclusivement telle ou telle substance alimentaire.

Malléole. — Cheville (V. tome Ier).

Médiastin. — Espace médian limité en avant par le sternum, en arrière par la colonne vertébrale, et sur les côtés par les feuillets des deux plèvres (V. tome Ier).

Médullaire (*lésion*). — Lésion de la moelle.

Mélanémie. — Altération spéciale du sang et des tissus s'observant dans un grand nombre de maladies, mais surtout dans la fièvre intermittente (de μέλας, noir, et αἷμα, sang).

Ménorragie. — Hémorragie mensuelle (μήν, mois, et ῥειν, couler).

Microcoque. — Microbe du genre des vibrioniens.

Mortification. — Ensemble de phénomènes constituant la mort partielle d'un tissu.

N

Nécrose. — Mortification du tissu osseux.

Néoplasme. — Tissu de nouvelle formation (tumeurs, végétations, productions morbides).

Nervosisme. — État nerveux observé chez un individu impressionnable, excitable.

Nodules. — Petites nodosités ou nœuds.

O

Occlusion. — Rapprochement des bords d'une ouverture naturelle ou anormale, ou bien des parois d'une cavité, d'un vaisseau.

Œdème. — Infiltration de sérosité donnant lieu à ce qu'on appelle *enflure* (de οἰδεῖν, grossir).

Ombiliquer (*s'*). — Prendre la forme de l'ombilic (nombril).

Orgasme. — Le plus haut point d'excitation organique.

P

Palpation. — Procédé d'exploration permettant, au moyen du toucher, des connaissances précises que ne peuvent donner les autres modes d'exploration.

Palpébral (*bord*). — Bord de la paupière.

Paracentèse. — Opération consistant à ponctionner un organe ou une cavité séreuse pour en retirer le liquide qu'ils contiennent.

Paraplégie. — Paralysie limitée aux membres inférieurs et quelquefois aux organes contenus dans le bassin. Elle résulte presque toujours d'une maladie de la moelle épinière.

Parésie. — Paralysie incomplète ou cédant rapidement à un traitement.

Paroxysme. — État le plus aigu d'un état morbide.

Pédicule. — Queue ou partie rétrécie d'une tumeur, par exemple.

Percussion. — Procédé d'exploration à l'aide duquel, en frappant avec les doigts sur un autre doigt appliqué sur la peau, on peut reconnaître les lésions des parties situées sous celle qui est percutée.

Péristaltique. — Mouvement en forme de ver, d'où le synonyme de *vermiculaire*.

Pétéchies. — Taches noirâtres ou rougeâtres de la grosseur d'une lentille et dues à une hémorragie sous-cutanée.

Phlegmasie. — Synonyme d'inflammation (de $\varphi\lambda\acute{\varepsilon}\gamma\varepsilon\iota\nu$, brûler).

Phlyctène. — Petite ampoule remplie de sérosité.

Photophobie. — Crainte de la lumière.

Pica. — Perversion de l'appétit avec dégoût des aliments ordinaires et désir de manger des substances peu nutritives, répugnantes (*pica*, pie).

Pituite. — Vomissements, le matin, de matières filantes et visqueuses.

Pleurale (*cavité*). — Cavité formée par la plèvre.

Pleurotomie. — Opération par laquelle on ouvre largement le côté de la poitrine et la plèvre pour la débarrasser du pus que cette dernière contient.

Pollakiurie. — Besoins fréquents et pénibles d'uriner.

Ponction. — Opération consistant à piquer avec un *trocart* une cavité dans le but de donner issue au liquide qu'elle contient.

Précordial. — Qui est au-devant du cœur (de *præ*, devant, et *cor*, cœur).

Processus. — État pathologique qui évolue (de *procedere*, avancer).

Profuses (*sueurs*). — Sueurs très abondantes.

Pronostic. — Jugement par lequel on se prononce sur le mode de terminaison d'une maladie.

Protéique (*substance*). — Partie essentielle de toutes les substances albuminoïdes (V. tome II, p. 75).

Pseudarthrose. — Fausse articulation (de $\psi\varepsilon\upsilon\delta\acute{\eta}\varsigma$, faux, et $\check{\alpha}\rho\theta\rho\upsilon\nu$, articulation) résultant d'un défaut de consolidation d'une fracture.

Pulpeux. — Qui a l'aspect d'une pulpe (consistance molle ou pâteuse).

Pulsatile. — Qui a des battements comme le pouls.

Pyrosis. — Symptôme caractérisé par une sensation de brûlure, de feu (de $\pi\acute{\upsilon}\rho\omega\sigma\iota\varsigma$, brûlure).

R

Rachis. — Colonne vertébrale.

Rémission. — Diminution temporaire des symptômes d'une maladie.

Résolution. — Disparition graduelle de toute matière organique, liquide ou solide, infiltrée dans les tissus. — *Moyens résolutifs :* qui font obtenir cette disparition.

Révulsion. — Procédé permettant de déplacer une action vitale pathologique. Ainsi, un vésicatoire placé sur la poitrine dans le but d'attirer au dehors l'inflammation du poumon, dans la bronchite, par exemple. Ainsi, l'application de sangsues à l'anus pour y attirer le sang qui se porte en trop grande quantité à la tête, dans les cas de congestion.

Riziforme. — Qui ressemble à du riz.

S

Saburral. — Qui tient aux saburres, matières muqueuses que l'on supposait retenues et amassées dans l'estomac, à la suite de mauvaises digestions.

Sacciforme. — Qui a la forme d'un sac.

Sanie. — Matière purulente ou puriforme sanguinolente (suppuration sanieuse).

Saprogène. — Bactéries saprogènes, c'est-à-dire, engendrant la suppuration (de σαπρός, putride, et γένεσις, génération).

Saprophyte (*microbe*). — Qui préside à la transformation des matières organiques.

Saturnisme. — Empoisonnement par le plomb.

Scarification. — Incision superficielle de la peau, des muqueuses, dans le but de produire un écoulement du sang ou de sérosité. — Ventouses *scarifiées.*

Sclérose. — Indique l'induration pathologique (σκληρός, dur) d'un tissu ou d'un parenchyme, comme le foie, le poumon, etc.

Séméiotique ou **Séméiologie.** — Art de discerner les signes des maladies et d'en déduire le diagnostic et le pronostic.

Septicémie. — Maladie provoquée par le vibrion septique.

Septique. — Qui produit la putréfaction.

Sialagogue. — Qui provoque la sécrétion de la salive.

Sibilants (*râles*). — Sifflement plus ou moins aigu que l'on entend lorsque l'oreille est appliquée sur le thorax, dans la bronchite et autres maladies des poumons.

Somatiques (*troubles*). — Troubles fournis par l'état organique des appareils locomoteurs.

Sphacèle. — Gangrène.

Sporadiques (*maladies*). — Celles qui sont répandues comme des semences (σπορά, semence), çà et là, sans lien étiologique commun.

Spumeux. — Crachats ressemblant à de l'écume.

Squames. — Pellicules écailleuses se détachant de la peau.

Stalactites. — Petites aiguilles osseuses ressemblant aux aiguilles calcaires des grottes ordinaires.

Staphylocoques. — Microbes.

Stase. — Arrêt d'un liquide circulant.

Sténopéiques (*lunettes*). — Diaphragmes percés d'un ou plusieurs trous centraux ayant pour objet de ne faire arriver à la rétine que les rayons centraux.

Stercoral. — Qui a rapport aux excréments.

Stertoreux. — La respiration est stertoreuse lorsqu'elle fait entendre un bruit de ronflement (*stertare*, ronfler).

Streptocoque. — Microbe.

Strumeux. — Scrofuleux.

Stypage. — Procédé d'anesthésie locale par réfrigération de la peau à l'aide du chlorure de méthyle.

Sudamina. — Petites vésicules incolores et perlées paraissant sur la peau à la suite de fortes sueurs.

Suppositoire. — Médicament de forme conique destiné à être introduit dans l'anus.

Synovie. — Liquide situé dans les cavités articulaires (V. tome Iᵉʳ).

Systole. — Contraction d'une paroi musculaire formant un viscère creux, comme le cœur.

T

Tellurique. — Air tellurique, qui se trouve dans le sol (*tellus*, terre).

Ténesme. — Douleur vive produite par l'irritation et la contracture spasmodique du sphincter.

Térébrante (*douleur*). — Douleur très vive, analogue à celle que produirait un corps aigu pénétrant dans la partie malade ; — *pertérébrante*, douleur plus violente encore.

Thoracentèse. — Ponction du thorax dans le cas de pleurésie avec épanchement.

Thrombose. — Oblitération complète ou incomplète d'un vaisseau, produite chez un animal vivant par une coagulation sanguine.

Tophacés (*dépôts*). — Concrétions dures produites par une accumulation de phosphates calcaires ou d'urates au voisinage des articulations.

Torpide (*maladie*). — Qui a une marche lente, sans fièvre.

Toxines. — Poisons engendrés par les microbes.

Traumatisme. — État produit par une blessure (τραῦμα, blessure) et donnant lieu à la séparation d'éléments primitivement réunis.

Trocart. — Tige métallique arrondie, à pointe triangulaire, muni d'un manche et glissant doucement dans une canule ordinairement en argent.

Tympanisme. — Dilatation par les gaz de la paroi abdominale qui, à la percussion, résonne comme un tambour.

Tyrosine. — Produit du dédoublement des matières albuminoïdes.

V

Vésanie. — Synonyme de folie.

Viscéralgie. — Douleur d'un viscère.

Vomique. — Rejet par les voies respiratoires du pus accumulé dans la plèvre, le poumon, ou même les organes voisins.

Voussure. — Développement exagéré de la paroi thoracique, par exemple, dans le cas d'emphysème; de la région précordiale, dans le cas d'une péricardite chronique.

Vultueux. — Se dit de la face congestionnée et bouffie.

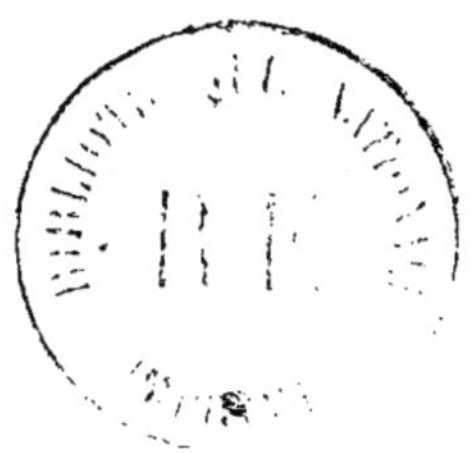

TABLE DES MATIÈRES

AVANT-PROPOS 2

CONSIDÉRATIONS GÉNÉRALES. 3

PREMIÈRE PARTIE. — **Maladies générales.**

Chapitre Ier. — MALADIES INTERNES. 7

§ 1. *Poisons telluriques.* — Fièvres intermittentes : Malaria. Fièvres paludéennes ou de marais. — Fièvre intermittente simple. — Fièvre pernicieuse. — Fièvre larvée. — Fièvre rémittente. — Suette miliaire. — Grippe. — Choléra. — Fièvre jaune. — Peste. 7

§ 2. *Poisons morbides humains.* — Variole ou petite vérole. — Varioloïde. — Varicelle. — Vaccine. — Rougeole. — Roséole. — Scarlatine. — Urticaire. — Fièvre typhoïde. — Typhus. . . 29

§ 3. *Poisons morbides animaux.* — Rage. — Morve et farcin. — Charbon. — Pustule maligne. — Fièvre charbonneuse. — Venin des vipères. 48

§ 4. *Fièvres continues.* — Courbature. — Fièvre continue simple ou synoque. 56

§ 5. *Maladies diathésiques. Maladies constitutionnelles.* — A. *Maladies diathésiques* : Rhumatisme articulaire aigu. — Rhumatisme articulaire chronique. — Rhumatisme noueux. — Nodosités d'Héberden. — Arthrite sèche. — Rhumatisme musculaire. — Goutte. — Affections syphilitiques. — B. *Maladies constitutionnelles* : Chlorose. — Chloro-anémie. — Leucocythémie. Leucémie. — Pléthore. — Scorbut. — Purpura simple, purpura hémorragique. — Scrofule. — Lymphatisme. — Rachitisme. — Maladie bronzée ou d'Addison. — Diabète. — Diabète non sucré ou polyurie. 57

§ 6. *Névroses.* — Épilepsie. — Hystérie. — Catalepsie. — Convulsion des enfants. — Éclampsie puerpérale. — Chorée ou Danse de Saint-Guy. — Tétanos. — Tétanie. — Spasmes fonctionnels. Crampe des écrivains. — Paralysie agitante. — Névralgies en général. — Névrite. — Migraine ou Hémicranie. — Vertiges. — Mal de mer. — Neurasthénie. — Ataxie locomotrice progressive. — Ataxie héréditaire. — Atrophie musculaire progressive. — Sclérodermie. — Cachexie pachydermique ou Myxœdème. — Hypocondrie. 90

§ 7. *Maladies mentales.* - - Aliénation mentale. — Idiotie. — Imbécillité. — Crétinisme et crétins. — Folie. — Paralysie générale. — Folies congestives. — Vésanies. — Folie circulaire, à double forme ou intermittente. — Folie du doute. — Agoraphobie ou Peur des espaces. — Monomanie religieuse. — Monomanie érotique. — Mégalomanie. — Monomanies hallucinatoires. — Hallucinations. — Monomanies impulsives. — Alcoolisme. Manie alcoolique. Delirium tremens. — Démence 134

Chapitre II. — MALADIES DE LA PEAU 156

Ire classe. — Exanthèmes : Erysipèle. — Erythème simple. — Erythème vésico-pustuleux. — Erythème intertrigo. — Erythème lisse. — Erythème paratrime. — Erythème pernion ou Engelures. — Erythème papuleux. — Erythème noueux. — Erythème scarlatiniforme 156

IIe classe. — Vésicules : Eczéma. — Herpès. — Herpès zoster ou Zona 167

IIIe classe. — Bulles : Pemphigus ou Pompholix. — Rupia 181

IVe classe. — Pustules : Acné. — Acné rosacée ou Couperose. — Acné simple, ponctuée, sébacée. — Acné molluscoïde. — Ecthyma. — Impétigo 183

V^e classe. — Papules : Prurigo. — Lichen 192

VIe classe. — Squames : Pityriasis. — Ichthyose. — Psoriasis. — Lèpre 194

VIIe classe. — Tubercules : Lupus. — Eléphantiasis 202

VIIIe classe. — Maladies parasitaires : Teigne faveuse. — Herpès tonsurant. — Pelade ou porrigo decalvans. — Mentagre ou Sycosis. — Gale. — Poux 205

Chapitre III. — EMPOISONNEMENTS. — ASPHYXIE 217

PREMIÈRE SECTION. — EMPOISONNEMENTS 217

Empoisonnements en général. — Traitement général. — Classification des poisons. — Poisons irritants et corrosifs. — Poisons hyposthénisants. — Poisons stupéfiants. — Poisons narcotiques. — Poisons névrosthéniques 217

Ire classe. — Poisons irritants et corrosifs. — Acide sulfurique. — Acide azotique. — Acide chlorhydrique. — Acide acétique concentré. — Acide oxalique. — Acides fluorhydrique et iodhydrique. — Acide tartrique. — Acide phénique. — Alcalis. — Potasse. — Soude. — Chaux. — Ammoniaque liquide. — Carbonate et Chlorhydrate d'ammoniaque. — Irritants drastiques. — Huile de croton. — Vératrine. — Coloquinte. — Gomme-gutte. — Colchique. — Corps irritants mécaniques. — Verre. — Épingles. — Aiguilles. 219

IIe classe. — Poisons hyposthénisants. — Arsenic : orpiment ; vert de Scheele ; vert anglais ; vert de Schweinfurt. — Phosphore. — Cuivre. — Mercure : sublimé ; calomel ; précipité rouge ; cinabre ou vermillon ; cyanure de mercure. — Antimoine. — Azotate de potasse ou sel de nitre. — Sel d'oseille. — Sulfate de potasse. — Sulfure de potassium. — Baryte. — Digitale 226

IIIe classe. — Poisons stupéfiants. — Plomb; blanc de céruse; litharge; massicot; minium. — Belladone. — Jusquiame. — Stramoine. — Morelle. — Tabac. — Ciguë. — Aconit napel. — Champignons. — Chloroforme. — Éther. — Alcool et liqueurs alcooliques   232

IVe classe. — Poisons narcotiques. — Opium. — Laudanum. . .   241

V^e classe. — Poisons névrosthéniques. — Strychnine. — Brucine. — Acide cyanhydrique ou prussique. — Nitrobenzine. — Cantharides. — Iode. — Brome. — Alun. — Nitrate d'argent. — Étain. — Zinc. — Camphre. — Moules   243

DEUXIÈME SECTION. — ASPHYXIES   250

Asphyxie en général. — Pendaison ou étranglement. — Asphyxie des noyés. — Asphyxie par les gaz méphitiques, gaz de l'éclairage, vapeurs de charbon, air vicié, fermentation alcoolique. — Asphyxie par la chaleur. — Asphyxie par le froid   250

Chapitre IV. — MALADIES CHIRURGICALES DES DIVERS TISSUS. —

A. MALADIES CHIRURGICALES DES TISSUS EN GÉNÉRAL   254

§ 1. *Inflammation et abcès.* — Inflammation. — Abcès chauds. — Abcès froids   254

§ 2. *Lésions traumatiques.* — Lésions traumatiques en général. Plaies par instruments tranchants, coupures. — Plaies par instruments piquants, piqûres. — Contusions. — Plaies contuses. — Plaies par morsure. — Plaies par armes à feu. — Plaies par arrachement. — Plaies empoisonnées   258

§ 3. *Complications des lésions traumatiques.* — Syncope traumatique. — Choc traumatique. — Hémorragie traumatique. — Thromboses et embolies traumatiques. — Névralgies traumatiques. — Délire nerveux traumatique. — Fièvre traumatique. — Septicémie. — Infection purulente ou pyohémie. — Érysipèle traumatique. — Tétanos. — Pourriture d'hôpital   265

§ 4. *Accidents causés par la chaleur, le froid, la foudre.* — Brûlures. — Gelures ou froidures. — Fulguration   274

§ 5. *Pathologie des cicatrices.* — Maladie des cicatrices. — Difformités par cicatrices   276

§ 6. *Gangrènes. — Ulcères. — Fistules*   277

§ 7. *Maladies virulentes chirurgicales.* — Tuberculose. — Charbon. — Morve et Farcin   282

§ 8. *Tumeurs.* — Tumeurs en général. — Sarcomes. — Myxomes. — Fibromes. — Lipomes. — Carcinomes. — Chondromes. — Ostéomes. — Myomes. — Névromes. — Angiomes. — Lymphangiomes. — Lymphadénomes. — Épithéliomes. — Papillomes. — Adénomes. — Kystes   283

B. MALADIES CHIRURGICALES DES TISSUS ET DES SYSTÈMES EN PARTICULIER   294

§ 1. *Peau.* — Furoncle ou clou. — Anthrax. — Hydrosadénite. — Chéloïde spontanée. — Éléphantiasis des Arabes. — Papillomes : durillon, cor, corne, verrues, végétations ou choux-fleurs. — Kystes sébacés. — Loupes. — Onyxis. — Ongle incarné 294

§ 2. *Tissu cellulaire.* — Phlegmon circonscrit. — Phlegmon diffus. — Emphysème traumatique. — Tubercule sous-cutané douloureux. 301

§ 3. *Bourses séreuses.* — Lésions traumatiques. — Hygroma aigu. — Hygroma chronique. 303

§ 4. *Gaines tendineuses.* — Synovites tendineuses aiguës. — Synovites tendineuses chroniques. — Ganglion. 305

§ 5. *Tendons.* — Lésions traumatiques. 306

§ 6. *Muscles.* — Lésions traumatiques. — Myosite. — Tumeurs. 307

§ 7. *Os.* — Contusions. — Plaies. — Fractures. — Pseudarthrose. — Cal exubérant, difforme, douloureux. — Périostite. — Ostéite. — Ostéomyélite phlegmoneuse diffuse. — Fièvre de croissance. — Abcès des os. — Carie et tuberculose. — Nécrose. — Rachitisme. — Ostéomalacie. — Tumeurs. 310

§ 8. *Articulations.* — Contusions. — Plaies. — Entorse. — Luxations traumatiques. — Luxations pathologiques spontanées. — Luxations congénitales. — Arthrites. — Arthrites chirurgicales aiguës. — Hydarthrose. — Tumeur blanche. — Corps étrangers articulaires. — Ankylose. 318

§ 9. *Artères.* — Contusions. — Plaies. — Artérite. — Anévrysmes. — Anévrysme artériel circonscrit. — Anévrysme diffus. — Anévrysme artério-veineux. — Anévrysme cirsoïde. 323

§ 10. *Veines.* — Contusion. — Plaies. — Introduction de l'air dans les veines. — Phlébite. — Varices. 328

§ 11. *Système lymphatique.* — Lésions traumatiques. — Adénite aiguë. — Adénite chronique. — Lésions scrofuleuses et tuberculeuses des ganglions. — Lymphangiectasie. 332

§ 12. *Nerfs.* — Lésions traumatiques. — Névrite. — Tumeurs. . 335

DEUXIÈME PARTIE. — **Maladies des régions et des organes.**

Chapitre Ier. — MALADIES DE LA TÊTE. 339

§ 1. *Maladies chirurgicales.* — Plaies de la tête. — Fractures du crâne. — Commotion cérébrale. — Contusion. — Compression. — Céphalématome. — Encéphalocèle. — Fongus de la dure-mère. — Hydrocéphale. — Loupes. — Exostose, carie, nécrose. anévrysme. 339

§ 2. *Maladies internes proprement dites.* — Méningite simple. — Méningite chronique. — Méningite tuberculeuse. — Hémorragies des méninges. — Pachyméningite, hématome de la dure-mère. — Encéphalite aiguë. — Encéphalite chronique ou sclérose encéphalique. — Congestion cérébrale. — Anémie cérébrale. — Hémorragie cérébrale ou Apoplexie. — Ramollissement du cerveau. — Paralysie des nerfs moteurs de l'œil. — Paralysie faciale. — Paralysie du trijumeau. — Névralgie faciale. — Migraine. — Névralgie cervico-occipitale. 344

TABLE DES MATIÈRES   679

Chapitre II. — MALADIES DES YEUX 361

§ 1. *Maladies des paupières.* — Orgeolet — Blépharite ciliaire. — Phlegmon des paupières. — Œdème. — Erisypèle. — Blessures du sourcil et des paupières. — Chromhydrôse. — Eczéma. — Chalazion. — Millet. — Epitheliome. — Tumeurs érectiles, verrues. — Trichiasis. — Distichiasis. — Entropion. — Ectropion. — Epicanthis. — Ptosis. — Lagophtalmos. — Blépharospasme. 361

§ 2. *Maladies des organes lacrymaux.* — Dacryadénites. — Xérophtalmie. — Epiphora. — Maladies des points lacrymaux. — Maladies des conduits lacrymaux. — Tumeurs lacrymales. — Dacryocystite et fistule lacrymale 366

§ 3. *Maladies de la conjonctive.* — Conjonctivite simple. — Conjonctivite catarrhale. — Conjonctivite phlycténulaire ou scrofuleuse. — Ophtalmie purulente des nouveau-nés. — Ophtalmie des adultes. — Ophtalmie diphtéritique. — Ophtalmie granuleuse. — Symblépharon et ankyloblépharon. — Ptérygion. — Tumeurs de la conjonctive 368

§ 4. *Maladies de la cornée.* — Kératite superficielle ou phlycténoïde. — Kératite suppurative. — Kératite granuleuse ou Pannus. — Kératite interstitielle. — Kératite ponctuée. — Blessures, brûlures, corps étrangers. — Opacités de la cornée : néphélion, albugo, leucome ou taies. — Staphylome opaque. — Staphylome pellucide ou Kératocone. 373

§ 5. *Maladies de la sclérotique.* — Sclérite. — Scléro-choroïdite. — Blessures de la sclérotique 376

§ 6. *Maladies de l'iris.* — Iritis. — Hernie de l'iris. — Synéchies. — Mydriase. — Myosis. 377

§ 7. *Maladies du cristallin.* — Luxation du cristallin. — Cataracte. 379

§ 8. *Maladies du corps vitré.* — Synchysis. — Hémorragie du corps vitré. — Corps étrangers. — Mouches volantes 380

§ 9. *Maladies de la rétine.* — Rétinites. — Hémorragie de la rétine. — Embolie de l'artère centrale. — Décollement de la rétine. 381

§ 10. *Maladies de la choroïde.* — Choroïdite atrophique. — Scléro-choroïdite postérieure. — Choroïdite plastique. — Choroïdite séreuse ou glaucome. — Choroïdite suppurative. — Tumeurs. 383

§ 11. *Maladies du nerf optique.* — Névrite optique. — Atrophie du nerf optique. — Amblyopie et Amaurose. — Dyschromatopsie et Daltonisme. — Hémiopie. — Héméralopie. 384

§ 12. *Maladies des muscles de l'œil.* — Paralysie de la 3e paire. — Paralysie de la 4e paire. — Paralysie de la 6e paire. — Nystagmus. — Strabisme. 386

§ 13. *Maladies de l'orbite.* — Phlegmon. — Périostite orbitaire. — Carie des parois de l'orbite. — Blessures et corps étrangers. — Tumeurs. — Goitre exophtalmique. — Luxation du globe de l'œil. 388

§ 14. *Pathologie de l'appareil dioptrique de l'œil.* — Presbytie.
— Myopie. — Hypermétropie. — Astigmatisme   390

Chapitre III. — MALADIES DES OREILLES ET DU NEZ.   391

A. MALADIES DES OREILLES.

§ 1. *Maladies du pavillon des oreilles.*   391
§ 2. *Maladies du conduit auditif.* — Corps étrangers. — Otite
externe aiguë. — Otite chronique ou Otorrhée. — Polypes. —
Accumulation de cérumen.   392
§ 3. *Maladies de la membrane et de la caisse du tympan.* —
Blessures du tympan. — Myringite. — Blessures de la caisse.
— Otite moyenne. — Ankylose des osselets. — Otite interne.
Maladie de Ménière.   397
§ 4. *Maladies de la trompe d'Eustache.* — Inflammation. — Obstruction   399
§ 5. *Troubles fonctionnels de l'oreille.* — Otalgie. — Bourdonnements. — Surdité. — Cornets acoustiques   399

B. MALADIES DU NEZ.

Coryza aigu ou Rhume de cerveau. — Coryza chronique. —
Ozène. — Asthme des foins ou Coryza aigu périodique. — Epistaxis. — Lupus. — Polypes des fosses nasales. — Maladies des
sinus frontaux   400

Chapitre IV. — MALADIES DE LA BOUCHE.   409

§ 1. *Maladies du maxillaire inférieur.* — Luxation du maxillaire
inférieur. — Fractures. — Nécrose phosphorée. — Tumeurs
bénignes. — Tumeurs cancéreuses   409
§ 2. *Maladies des dents.* — Dentition chez les enfants. — Ostéo-
périostite alvéolo-dentaire. — Carie dentaire. — Odontalgie ou
Mal de dents.   411
§ 3. *Maladies des gencives.* — Gingivite. — Epulis.   414
§ 4. *Maladies des lèvres.* — Bec-de-lièvre. — Ulcérations. —
Plaies, tumeurs érectiles. — Pourlèche. — Cancer des lèvres.   415
§ 5. *Maladies de la langue.* — Plaies de la langue. — Abcès. —
Ulcérations. — Glossite. — Grenouillette. — Tumeurs bénignes.
— Tumeurs malignes. — Cancer.   418
§ 6. *Maladies de la bouche, du palais, de la luette.* — Stomatite
simple. — Stomatite mercurielle. — Stomatite ulcéro-membraneuse. — Muguet. — Gangrène de la bouche ou Noma. — Maladies du palais. — Hypertrophie de la luette. — Fistules salivaires. — Calculs. — Tumeurs   420

Chapitre V. — MALADIES DU COU.   425

Abcès et Phlegmons sus-hyoïdiens, sous-hyoïdiens, des parties
latérales. — Plaies superficielles et profondes. — Adénite cervicale. — Oreillons. — Parotidite. — Kystes du cou. — Goitre
simple. — Goitre exophtalmique. — Thyroïdite. — Anévrysmes.
Tumeurs érectiles. — Torticolis. — Fracture des vertèbres
cervicales. — Luxation de ces vertèbres. — Tumeur blanche. .   425

Chapitre VI. — Maladies du pharynx, du larynx et de l'œsophage. 434

§ 1. *Maladies du pharynx.* — Angines aiguës non spécifiques : angine simple, ou érythémateuse, ou catarrhale, pharyngite, amygdalite aiguë simple, amygdalite suppurée. — Angine herpétique, pseudo-membraneuse ou couenneuse commune. — Angine gangréneuse. — Angines chroniques non spécifiques : amygdalite chronique, hypertrophie des amygdales, pharyngite granuleuse, ou glanduleuse, ou folliculeuse. — Angines chroniques spécifiques. — Abcès rétro-pharyngien. — Angine diphtéritique. 434

§ 2. *Maladies du larynx.* — Laryngite aiguë. — Laryngite striduleuse. — Laryngite chronique. — Phtisie laryngée. — Croup. — Œdème de la glotte. — Spasme de la glotte. — Paralysie des muscles du larynx. — Corps étrangers des voies aériennes. — Polypes. — Cancer du larynx. 441

§ 3. *Maladies de l'œsophage.* — Œsophagite. — Œsophagisme. — Rétrécissement. — Corps étrangers 451

Chapitre VII. — Maladies des régions pectorale, mammaire et dorsale, ou extra-thoraciques. 454

§ 1. *Maladies de la poitrine et de la région claviculaire.* — Contusions. — Plaies non pénétrantes. — Plaies pénétrantes. — Abcès extra-thoraciques. — Fracture du sternum. — Luxation du sternum. — Fracture de la clavicule. — Luxation de la clavicule. — Fracture des côtes. — Fracture de l'omoplate. — Tumeurs 454

§ 2. *Maladies des mamelles.* — Contusions. — Plaies. — Engorgement laiteux. — Gerçures. Crevasses. — Ulcérations syphilitiques. — Phlegmons ou Abcès. — Fistules. — Tumeurs bénignes : galactocèle, kystes, tumeurs tuberculeuses, calcaires, lipomes. — Adénomes ou Tumeurs adénoïdes. — Névromes. Névralgies. — Tumeurs cancéreuses. Cancer du sein. 459

§ 3. *Maladies de la région dorsale.* — Fracture des vertèbres. — Carie vertébrale ou Mal de Pott. — Déviation de la colonne vertébrale. — Hydrorachis ou Spina-bifida. — Lumbago. — Tour de reins. — Pleurodynie. — Névralgie lombo-abdominale. 463

§ 4. *Maladies des méninges et de la moelle.* — Méningite spinale. — Hémorragie des méninges ou Hématorrachis. — Hémorragie de la moelle ou Hématomyélie. — Compression et Tumeurs de la moelle. — Congestion. — Anémie et Ramollissement. — Myélite antérieure aiguë ou Paralysie infantile. — Myélite antérieure subaiguë ou Paralysie générale spinale antérieure. — Paralysie ascendante aiguë. — Tabes dorsal spasmodique. — Sclérose latérale amyotrophique. — Ataxie locomotrice progressive. — Ataxie héréditaire ou Maladie de Friedreich. — Atrophie musculaire progressive. — Sclérose en plaques. — Myélites diffuses aiguës. — Myélites diffuses chroniques. 468

Chapitre VIII. — MALADIES INTRA-THORACIQUES   475

MALADIES DE LA PLÈVRE, DES POUMONS ET DU CŒUR.

§ 1. *Maladies de la plèvre et du médiastin.* — Les rayons de Röntgen et les maladies intra-thoraciques. — Pleurésie aiguë. — Pleurésie chronique. — Pleurésie purulente. — Hydrothorax. — Pneumothorax et Hydropneumothorax. — Adénopathie trachéo-bronchique.   475

§ 2. *Maladies des bronches et des poumons.* — Bronchite aiguë, rhume. — Bronchite capillaire et broncho-pneumonie. — Bronchite pseudo-membraneuse. — Bronchite chronique. — Dilatation des bronches, bronchectasie. — Grippe. — Coqueluche. — Asthme. — Emphysème pulmonaire. — Hémorragie broncho-pulmonaire. Hémoptysie. — Congestion et Œdème pulmonaires. — Pneumonie aiguë. — Broncho-pneumonie. — Pneumonie chronique interstitielle ou Sclérose du poumon. — Tuberculose pulmonaire. — Phtisie chronique ou Tuberculose pulmonaire commune. — Phtisie aiguë. — Granulose aiguë. — Gangrène du poumon. — Embolie pulmonaire. — Cancer du poumon. — Kyste hydatique. — Hoquet.   483

§ 3. *Maladies de l'appareil circulatoire.* — A. *Maladies du péricarde.* — Péricardite aiguë. — Péricardite chronique. — Symphyse cardiaque. — Hydropéricarde. — Pneumopéricarde. — Hydropneumopéricarde.   510

B. *Maladies du myocarde ou muscle cardiaque.* — Myocardite. — Hypertrophie du cœur. — Dilatation du cœur. — Dégénérescence graisseuse et calcaire. — Asystolie. — Rupture du cœur.   512

C. *Maladies de l'endocarde.* — Endocardite aiguë. — Endocardite chronique. — Lésions valvulaires en général. — Lésions valvulaires du cœur gauche : rétrécissement et insuffisance aortique; rétrécissement et insuffisance mitrale. — Lésions valvulaires du cœur droit : rétrécissement et insuffisance de l'orifice pulmonaire ; rétrécissement et insuffisance de l'orifice tricuspide. — Traitement de l'endocardite et des lésions valvulaires. — Cyanose ou Maladie bleue.   515

D. *Névroses du cœur.* — Palpitations. — Tachycardie. — Bradycardie. — Angine de poitrine. — Goitre exophtalmique. .   521

E. *Maladies de l'aorte et des vaisseaux.* — Artérite. Athérome. Artério-sclérose. Aortites aiguë et chronique. — Anévrysme de l'aorte   524

Chapitre IX. — MALADIES DE L'ESTOMAC ET DES INTESTINS   527

§ 1. *Maladies de l'estomac.* — Indigestion. — Gastrites aiguës. Embarras gastrique. Fièvre gastrique. Fièvre bilieuse. Gastrite phlegmoneuse. Gastrite toxique. — Gastrite chronique. — Dyspepsies chroniques : Hyperpepsie générale et Hyperpepsie chloro-organique. Hyperpepsie avec hyperchlorhydrie. Hyperchlorhydrie aiguë. Hypersécrétion continue. Ulcère de l'estomac. Hématémèse. Hypopepsie. Apepsie. — Traitement général des dyspepsies. — Hygiène des dyspeptiques. — Médicaments. — Traitement des dyspepsies chimiques en particulier. Vomissements. Flatulence. Anorexie. Dilatation de l'estomac. — Dyspepsie nerveuse. — Cancer de l'estomac. — Gastralgie. — Athrepsie ou Dyspepsie gastro-intestinale 527

§ 2. *Maladies des intestins.* — Coliques. — Entéralgie. — Entérite chronique. — Typhlite, Pérityphlite et Appendicite. — Dysenterie. — Occlusion intestinale. — Tuberculose intestinale. — Cancer de l'intestin. — Rhumatisme gastro-intestinal. — Diarrhée. — Constipation. — Hémorragie intestinale. — Plaies de l'intestin. — Vers intestinaux : ascarides lombricoïdes, oxyures vermiculaires, tricocéphale, ténia solium, ténia innerme, botriocéphale 550

Chapitre X. — MALADIES DU FOIE, DE LA RATE, DU PANCRÉAS, DES REINS, DU PSOAS ET DU PÉRITOINE. 564

A. Ictère ou Jaunisse. — Congestion du foie. — Hépatite aiguë suppurée. Abcès du foie. — Hépatite parenchymateuse ou Ictère grave. — Hépatite interstitielle ou Cirrhose. — Dégénérescence graisseuse et amyloïde. — Syphilis du foie. — Cancer du foie. — Kystes hydatiques. Echinocoques. — Lithiase biliaire. Coliques hépatiques. — Cholécystite. — Contusions, déchirures, plaies du foie. — B. Splénite. — Hypertrophie de la rate. — C. Pancréatite. — D. Congestion rénale. — Néphrite aiguë ou catarrhale. — Néphrite suppurée. — Néphrite chronique. — Mal de Bright. — Albuminurie. — Dégénérescence amyloïde des reins. — Urémie. — Cancer du rein. — Tuberculose. — Hémorragie rénale. Hématurie. — Kystes des reins. Hydronéphrose. — Lithiase rénale. Calculs rénaux. Gravelle. Coliques néphrétiques. — Pyélite. Pyélo-néphrite. — Périnéphrite. — Ectopie rénale. Rein mobile ou flottant. — Contusions et plaies de la rate, du pancréas et des reins. — E. Psoïtis. — F. Péritonite aiguë. — Péritonite chronique tuberculeuse. Ascite 564

Chapitre XI. — MALADIES DE LA VESSIE 588

Cystite aiguë. — Cystite chronique ou catarrhe vésical. — Hématurie. — Fongus. Polypes. — Cancer. — Rétention d'urine et paralysie de la vessie. — Incontinence d'urine. — Névralgie. — Rhumatisme. — Corps étrangers. — Calculs vésicaux. . . . 588

Chapitre XII. — MALADIES DE L'UTÉRUS ET DES OVAIRES 594

Aménorrhée. — Dysménorrhée. — Métrorragie. — Métrite. — Ovarite 594

Chapitre XIII. — MALADIES EXTERNES DE L'ABDOMEN. 596

Contusions. — Abcès des parois. — Rhumatismes. — Plaies. — Hernie épigastrique. — Hernie graisseuse. — Hernie de la ligne blanche. — Hernie ombilicale. 596

Chapitre XIV. — MALADIES DES RÉGIONS INGUINALE ET ANALE. . . . 598
Adénite inguinale. — Hernie inguinale. — Hernie crurale. —

Névralgie. Prurit de la région anale. — Herpès. Eczéma. Erythème. — Abcès. — Fissures. — Fistules. — Hémorroïdes. —
Accidents syphilitiques. — Rétrécissement du rectum. — Cancer. — Polypes. — Corps étrangers. — Chute du rectum. —
Anus imperforé 593

Chapitre XV. — MALADIES DE LA RÉGION AXILLAIRE ET DES MEMBRES
SUPÉRIEURS. 605

§ 1. *Maladies de la région axillaire.* — Phlegmon et Abcès. —
Tumeurs : ganglionnaires, névromes, pneumatocèle, anévrysmes. — Paralysie des muscles de l'épaule. — Luxation de
l'épaule. — Contusion. — Plaies. — Tumeur blanche 605
§ 2. *Maladies des membres supérieurs.* — Plaies. — Phlébite. —
Anévrysmes. — Fractures de l'extrémité supérieure du corps
de l'humérus, de l'extrémité inférieure. — Anévrysme artério-
veineux. — Névralgie cervico-brachiale. — Luxation du coude.
— Fractures des os de l'avant-bras, de l'olécrâne, de l'extrémité
inférieure du radius. — Tumeur blanche du coude. — Luxation
du poignet. — Kystes. — Tumeur blanche du poignet. — Entorse. Foulure. — Plaies contuses. — Doigts surnuméraires. —
Plaies de la main. — Phlegmon. Panaris. — Brûlures. — Luxation du pouce. — Luxation des phalanges 608

Chapitre XVI. — MALADIES DES MEMBRES INFÉRIEURS. 616

§ 1. *Maladies de la hanche et de la cuisse.* — Plaies. — Sciatique. — Luxations. — Coxalgie. — Fractures du fémur. —
Fracture de l'extrémité inférieure ou des condyles. 616
§ 2. *Maladies du genou.* — Contusions. — Hygroma. — Hydarthrose. — Corps étrangers. — Tumeur blanche. — Plaies. —
Luxations de la rotule. — Anévrysme de l'artère poplitée. —
Luxations du tibia. 621
§ 3. *Maladies de la jambe et du pied.* — Plaies et contusions. —
Maladies cutanées. — Varices. — Ulcères variqueux. — Phlébite. — Phlegmatia alba dolens. — Fracture des deux os de la
jambe. — Fracture du tibia. — Fracture du péroné. — Luxation
du pied ou tibio-tarsienne. — Entorse. — Tumeur blanche de
l'articulation tibio-tarsienne. — Rupture du plantaire grêle ou
coup de fouet. — Fracture du calcaneum. — Luxation du métatarse. — Luxation et Fracture des orteils. — Rupture du tendon d'Achille. — Pied-bot. — Mal perforant. — Ongle incarné.
— Œil de perdrix. — Bromhidrose 622

BANDAGES. 628

APPENDICE. — Obésité. — Alopécie ou chute des cheveux. 633

MEMENTO THÉRAPEUTIQUE 637

DICTIONNAIRE 665

TABLE ALPHABÉTIQUE

ET

DICTIONNAIRE DES SIGNES

A

Abcès chauds 255
— de l'aisselle 605
— de la langue 418
— de l'anus 601
— des os 315
— des parois de l'abdomen . 596
— des parties latérales du
    cou 425
— du sein 460
— extra-thoraciques 456
— froids 257
— iliaque 553
— métastatique 271
— rétro-pharyngien 439
— sous et sus-hyoïdiens . . . 425
Accumulation de cérumen . . . 396
Acide acétique concentré (empoi-
    sonnement par l') . . . 221
— azotique (id.) 221
— chlorhydrique (id.) . . . 221
— cyanhydrique ou prussi-
    que (id.) 245
— fluorhydrique et iodhydri-
    que (id.) 221
— oxalique (id.) 221
— phénique (id.) 222
— sulfurique (id.) 220
— tartrique (id.) 222
Acné 184
— molluscoïde 189
— ponctuée 187
— rosacée 184
— sébacée 187
— simple 187
Aconit napel (empoisonnement
par l') 235
Adénite aiguë 334
— cervicale 426
— chronique 334

Adénite inguinale 598
Adénomes 293
— du sein 462
Adénopathie trachéo-bronchique . 482
Agoraphobie 142
Agraphie 356
Aï 305
Aiguilles (empoisonnement par
    les) 225

Aine. — Lorsque la peau est
rouge, enflammée, et que les
ganglions sont douloureux, il
y a *adénite*; — lorsqu'on voit
une tumeur, sans changement
de couleur de la peau, et réductible, c'est-à-dire qu'on peut
faire rentrer, disparaître, il y
a *hernie*.

Air dans les veines (Introduc-
    tion de l') 329
Alalie 356
Albugo 375
Albuminurie 576
Alcalis (empoisonnement par les) . 222
Alcali volatil (id.) 223
Alcool (id.) 240
Aliénation mentale 134
Alopécie 634
Alun (empoisonnement par l') . . 248
Amaurose 385
Amblyopie 385
Aménorrhée 594
Ammoniaque liquide (empoison-
    nement par l') 223
Amygdalite aiguë 435
Amygdalite chronique 435
Amylène (empoisonn. par l') . . 240
Anémie 67
— cérébrale 352
— de la moelle 470

Anévrysmes 323
    — artériel circonscrit. 323
    — artério-veineux . . . 327
    — cirsoïde 328
    — de l'aorte 526
    — de l'artère poplitée. 622
    — des os 317
    — diffus ou faux . . . 327
    — du cou 433
    — du pli du coude . . 610
Angine aiguë simple 435
    — catarrhale 435
    — chronique spécifique . . 439
    — couenneuse 435
    — diphtéritique 440
    — de poitrine 523
    — érythémateuse 435
    — folliculeuse 438
    — gangréneuse 437
    — granuleuse 438
    — herpétique 437
    — pseudo-membraneuse . . 437
    — tonsillaire 435
    — tuberculeuse 439
Angiome 290

Angoisse. — Se manifeste dans les *fièvres éruptives graves*, l'*hématurie*, l'*hématémèse*, l'*hémorragie intestinale* — avec selles riziformes, vomissements, crampes : *choléra ;* — avec existence d'une hernie : *hernie étranglée ;* — avec coliques horribles : *miserere ;* — avec douleur au côté gauche de la poitrine, défaillances : *angine de poitrine ;* — avec accès de suffocation, expectoration : *asthme*.

Ankyloblépharon 371
Ankylose 323
    — des osselets 399
Anorexie 543
Anthrax 295
Antimoine (empoisonn. par l') . . 230
Antiseptie de la bouche 407

Anus. — Petit pertuis humecté d'un liquide : *fistule ;* — petites ulcérations au pourtour, très douloureuses : *fissures ;* — tumeurs récentes, douleurs vives : *hémorroïdes ;* — douleurs très vives, sans lésions : *névralgies ;* — prurit intense produit par de petits vers : *oxyures ;* — même prurit produit par des boutons : *eczéma*.

Anus imperforé 605
Aortite 524
Apepsie 534
Aphasie . . . . 353 et 356
Aphtes 422
Apoplexie . . . . 352 et 354
Appendicite 552
Arsenic (empoisonn. par l') . . . 226
Arsénite de cuivre (id.) 227
Artério-sclérose 524
Artérite . . . . 323 et 524
Arthrite 319
    — sèche 62

Articulations. — Articulations gonflées, douloureuses : *rhumatisme articulaire aigu ;* — douleur fixe, vive, lancinante, avec gonflement, rougeur et chaleur : *arthrite ;* — avec abcès : *tumeur blanche ;* — si c'est à la hanche : *coxalgie ;* — si le gonflement se produit dans le gros orteil, avec rougeur, chaleur, douleur et fièvre : *goutte ;* — si l'articulation est très volumineuse sans changement de couleur, sans douleur : *hydarthrose, hygroma ;* — s'il y a déformation : *luxation ;* — peu de déformation, mais mouvements douloureux : *entorse*.

Ascarides lombricoïdes 562
Ascite 587
Asphyxie 250
    — des noyés 250
    — par la chaleur . . . 253
    — par le froid 254
    — par les gaz méphitiques 253
    — par les vap. du charbon 253
Astigmatisme 391

Asthme. 491
— des foins. 403
Asystolie. 515
Ataxie héréditaire 129
— locomotrice progressive. 127
Athérome. . . . . 298 et 524
Athrepsie. 548
Atrophie du nerf optique . . . 385
— musculaire progress. 130
Atropine (empoisonn. par l'). . . 233
Aura epileptica 92
Azotate de potasse (emp. par l'). 230

B

Bactéries. 255
Bandages. 628
Baryte (empoisonn. par la). . . 231
Battements du cœur. — V. palpitations.

Bec-de-lièvre. 415
Belladone (empoisonn. par la). . 233
Bioxalate de potasse (id.). . . . 230
Bioxyde de mercure (id.). . . . 229
Blanc d'argent (id.). 233
— de céruse ou de plomb (id.) 233
Blépharite ciliaire 361
Blépharospasme 366
Blessures de la caisse du tympan. 398
— de l'orbite 389
— du sourcil et des paupières. 363
— du tympan 397
Botriocéphale. 563
Boulimie. 531
Bourbillon 294
Bourdonnements. 399

Bourdonnements. — Existent dans presque toutes les maladies de l'oreille; — avec douleur de tête, inappétence, frissons, nausées: *migraine:* — avec absence de selles, coliques : *constipation;* — avec pâleur des chairs, troubles digestifs. palpitations : *chloro-anémie;* — avec excès de santé: *pléthore;* — dans l'*encéphalite,* la con-

gestion et la *commotion du cerveau;* — avec battements du cœur, oppression, éblouissements : *maladies du cœur;* — avec douleur habituelle derrière le sternum, battements bruyants, engorgement de la face : *anévrysme de la crosse de l'aorte;* — avec douleurs au bas-ventre, aux reins, vomissements : *dysménorrhée.*

Boutons. — Avec fièvre : *variole, varioloïde, rougeole, scarlatine, urticaire, suette miliaire;* — avec démangeaison : *érythème, urticaire, gale, acné, lichen, prurigo, pityriasis, herpès, eczéma, teigne;* — formant des écailles : *psoriasis, ichthyose, eczéma;* — formant des croûtes : *impétigo, ecthyma, rupia. pemphygus, mentagre, lupus, teigne, pellagre, eczéma.*

Bradycardie 522
Brome (empoisonnement par le) 248
Bromhidrose. 627
Bronchectasie 488
Bronchite 483
— capillaire. 485
— chronique 487
— épidémique. 13
— pseudo-membraneuse. 486
— spasmodique. 488
Broncho-pneumonie. . . 485 et 499
Bronchorragie 493
Brucine (empoisonnement par la). 244
Brûlures. 274
Bulles. 181

C

Cachexie palustre 9
— pachydermique. . . . 132
Cal difforme, douloureux, exubérant. 312
Calculs biliaires 571
— — rénaux. 581

Calculs salivaires. 425
Calomel (empoisonnement par le). 229
Calvitie. 634
Camphre (empoison. par le) . . 249
Cancer 288
— de la langue 419
— de la vessie. 591
— de l'anus. 604
— de l'estomac 545
— de l'intestin 558
— des tumeurs 292
— des lèvres 416
— des poumons. 508
— du foie. 570
— du larynx. 450
— du rein. 579
— du sein. 462
Cancroïde. . . . . 292 et 416
Cantharides (empoison. par les). 247
Carbonate d'ammoniaque (id.) . 223
Carcinome. 288
— colloïde ou muqueux 288
— encéphaloïde. . . . 288
— mélanique 288
Carie dentaire. 412
— des os. 315
— des parois de l'orbite. . . 388
— vertébrale 664
Carreau. 557
Catalepsie 99
Cataracte 379
Catarrhe. 487
— de la vessie. 589
— nasal. 400
— suffocant 486
Caustique de Vienne (empoison.
par le). 223
Céphalématome 341

Cerveau. — Douleur violente
à la tête, délire, convulsions localisées, fièvre, vomissements :
méningite ; — vertiges, éblouissements, bourdonnements d'o-
reilles, incohérence de la parole,
pouls accéléré : *encéphalite ;* —
étourdissement subit, bourdonnements d'oreille, éblouissements, embarras de la parole,

affaiblissement général, perte
de la mémoire : *ramollissement
du cerveau ;* — perte subite de
connaissance, paralysie, bouche déviée : *apoplexie ;* — crâne
très gros : *hydrocéphale.*

Chalazion 363
Champignons (empoison. par les). 235
Charbon. 52
Chaux (empoison. par la) . . . 223
Chéloïde cicatricielle 276
Chéloïde spontanée. 296
Chémosis 370
Chlorite de potasse (empoison.
par le). 222
Chloro-anémie 67
Chloroforme (empoison. par le). 240
Chlorose. 67
Choc traumatique 265
Cholécystite 572
Choléra morbus 17
— nostras 22
Chondromes. 289
Chorée. 110
Choroïdite atrophique 383
— plastique ou exsuda-
tive. 383
— séreuse. 384
— suppurative. 384
Chromhidrose 363
Chute des cheveux. 634
Chute du rectum. 605
Cicatrices (difformité par les). . 276
— (maladies des). 276
Ciguë (empoison. par la). . . . 235
Cinabre (id.). 229
Cirrhose. 568
Clou. 294
Cobalt (empoison. par le). . . . 226
Colchique (id.). 225
Coliques. 550
— de plomb 233
— hépatiques. 571
— néphrétiques. 581
Colite 554

Colonne vertébrale. — Douleur à la pression, excitation
de la sensibilité, raideurs téta-

niques, fourmillements : *méningite spinale;* — mêmes symptômes, en plus gêne de la déglutition et de la respiration, crampes, contractures, paralysie des bras ou des jambes : *myélite aiguë;* — tumeurs siégeant sur un point de la colonne, molle : *spina-bifida;* — douleur longeant un espace plus ou moins étendu de la colonne, changeant de place : *rhumatisme;* — douleur vive survenant brusquement et disparaissant de même : *névralgie;* — gibbosité : *mal de Pott.*

Coloquinte (empoison. par la).   225

Coloration. — La coloration *pâle* de la peau se manifeste dans la *convalescence,* la *syncope,* la *chloro-anémie,* l'*anasarque,* l'*albuminurie;* — la coloration *jaune,* dans la *fièvre bilieuse,* la *fièvre jaune,* l'*hépatite,* la *congestion du foie,* l'*ictère;* — la coloration *jaune paille,* dans les *cancers;* — la coloration *terreuse,* dans les maladies de la *rate,* les *fièvres intermittentes,* l'*infection purulente,* la *maladie d'Addison;* — la coloration *violette,* dans l'*hypertrophie du cœur,* l'*anévrysme de la crosse de l'aorte,* les *attaques d'épilepsie;* — la coloration *bleue,* dans la période algide du *choléra,* la *cyanose,* l'*asphyxie;* — la coloration *blanc de lait,* dans la *phlegmatia alba dolens;* — la coloration *plombée,* dans le *scorbut,* le *muguet,* l'*entéro-colite;* — la coloration *grisâtre,* dans la *colique de plomb.*

Comédons 188
Commotion cérébrale. 340
Compression (id. 341
     —   de la moelle . . . 469

Conduits lacrymaux (maladies des) 367
Congestion cérébrale. 351
     —   de la moelle 470
     —   du foie. 566
     —   pulmonaire. 494
     —   rénale 74
Conjonctivite catarrhale. . . . 368
     —   granuleuse. . . 371
     —   phlycténulaire . . 369
     —   scrofuleuse. . . . 369
Constipation 559

Constipation. — Avec nausées, vomissements, développement et sonorité du ventre, douleur vive : *péritonite aiguë;* — avec ballonnement considérable, sonorité, bruits intérieurs continuels : *tympanisme;* — avec douleur au niveau de la rate : *splénite;* — avec douleur au côté droit, teinte jaune et fièvre : *hépatite;* — avec douleur très aiguë, vomissements : *colique hépatique;* — avec la même douleur dans un ou les deux reins, s'étendant à la vessie : *colique néphrétique;* — avec tuméfaction, matité dans un point du ventre, sans fièvre : *tumeur stercorale;* — avec douleur dans le côté droit du ventre, au-dessous du foie : *typhlite, appendicite;* — avec tumeur au pli de l'aine, vomissements : *hernie étranglée;* — avec douleur atroce autour du nombril, liséré bleu des gencives : *coliques de plomb;* — avec grand développement du ventre, matité, fluctuation : *ascite;* — avec douleur lancinante, tumeur irrégulière, en un point fixe, couleur jaune paille : *cancer;* — avec douleur de tête, délire, convulsions : *méningite aiguë;* — on la rencontre encore dans l'*atonie des intestins,* le *rétré-*

690   TABLE ALPHABÉTIQUE

cissement du rectum, le *cancer*
et les *hémorroïdes*.

Contractures. — V. *Raideurs.*

Contusions. 261
—   cérébrale 341
—   de la rate 585
—   de l'abdomen . . . 596
—   de la poitrine . . . 454
—   de l'épaule. 608
—   de l'orbite. 389
— —   des artères. 323
—   des articulations. . 318
—   des mamelles. . . . 459
—   des muscles . . . 307
— —   des nerfs. 336
—   des os. 310
—   des reins 585
—   des veines. 328
—   du foie. 572
—   du pancréas 585

Convulsions. — On les constate
dans la *commotion* et la *congestion du cerveau*, dans celle
de la *moelle*, dans l'*encéphalite*, la *méningite*, la *myélite*,
le *ramollissement du cerveau*,
le *typhus*, la *fièvre typhoïde*,
les *fièvres éruptives*, la *chorée*,
l'*hydrophobie*, l'*épilepsie*, l'*hystérie*, l'*éclampsie*, le *choléra*,
le *delirium tremens*, la *rétention d'urine*, le *diabète*, l'*albuminurie*, pendant la *dentition*
chez les enfants.

Convulsions des enfants 103
Coqueluche 488
Cor. 296
Corne 297
Cornets acoustiques 400
Corps étrangers articulaires . . 322
—   dans les voies
         aériennes . . 450
—   de la vessie . . 593
—   de l'orbite. . . 389
—   de l'œsophage . 453
—   de l'oreille. . . 392
—   du corps vitré. 381

Coryza aigu 400
—   aigu périodique. 403
—   chronique 402
Cou (kystes du) 430
Coup de fouet 625
Coup de soleil 163
Couperose. 184
—   bleue (empoison. par
         la). 228
Coupures 259
Courbature 56
Coxalgie. 618

Crachats. — Épais, muqueux :
bronchite aiguë ; — blancs,
verts ou jaunes, très épais :
bronchite chronique, phtisie ;
— abondants, mucosités claires : *catarrhe ;* — opaques, glo-
buleux : *asthme ;* — rouges, sanglants : *hémoptysie ;* — rouillés, couleur jus de pruneaux :
pneumonie ; — écumeux, clairs,
avec douleur sous le sternum :
anévrysme de l'aorte.

Crampes. — Avec prostration,
diarrhée riziforme, refroidissement : *choléra ;* — avec douleurs atroces, vomissements, liséré ardoisé des gencives : *coliques de plomb ;* — avec perte
abondante de sang, douleur
dans le ventre : *métrorragie ;*
— dans la *grossesse*, certaines
maladies du cerveau, certaines
névralgies, un simple *état nerveux.*

Crampes d'estomac. 547
—   des écrivains 115
Crème de tartre (empoison. par
la). 231
Crépitation douloureuse des ten-
dons. 305
Crétinisme. 135
Crétins 135
Crevasses du sein 460
Croup. 445
Cuivre (empoison. par le) . . . 228
Cyanose. 521

Cyanure de mercure (empoison.
　　　par le) 230
— de potassium (empoison.
　　　par le) 246
Cyphose. 465
Cystite aiguë. 588
— chronique. 589

D

Dacryadénite. 366
Dacryocystite 367
Daltonisme 386
Danse de Saint-Guy 110
Dartres farineuses. 195
Dartre rongeante. 202
Décollement de la rétine 283

Défaillances. — On les rencontre dans l'*hématémèse*, le *melœna*, la *métrorragie*, la *chlorose*, l'*angine de poitrine*, l'*aortite*, l'*atrophie* et l'*hypertrophie du cœur*, la *commotion* du cerveau, la *pléthore*, l'*indigestion*, la *privation d'aliments*, à la suite de *causes morales*.

Dégénérescence amyloïde des
　　　reins. 578
— graisseuse et amyloïde du foie . 569
— graisseuse et calcaire du cœur. 514

Déglutition difficile. — Avec fond de la gorge rouge, luette gonflée, besoin d'avaler, voix nasonnée, fièvre : *angine aiguë;* — avec les mêmes symptômes et gonflement des amygdales : *amygdalite aiguë;* — avec douleur au larynx, toux de la gorge, pas de fièvre : *laryngite;* — avec douleur et rougeur persistante, gêne continuelle de la respiration, reflux des liquides par le nez, élancements : *abcès rétro-pharyngien, amygdalite suppurée;* —

avec muqueuse buccale et langue remplies de petites ulcérations blanchâtres : *muguet;* — avec douleur le long de la colonne vertébrale après la déglutition, vomissement, fièvre : *œsophagite;* — avec douleur constrictive s'étendant de l'arrière-gorge à l'estomac : *spasme de l'œsophage;* — avec douleur derrière le sternum, dyspnée, toux continuelle suivie de crachats clairs et écumeux, matité, douleur entre les deux épaules : *anévrysme de l'aorte;* — avec raideur des membres : *tétanos;* — dans l'*hydrophobie* ou *rage*, et dans certaines *myélites*.

Délire de la persécution . . 145-152
Délire nerveux traumatique. . . 269
Delirium tremens 154

Démangeaisons. — V. *Prurit.*

Démence. 155
— paralytique. 139
Démodex 188
Démonomakie 145
Démonomanie 145
Dentition chez les enfants . . . 411
Dermoïdes. 372
Déviation de la colonne vertébrale. 465
Diabète insipide 90
— sucré 85
Diagnostic. 3
Diarrhée. 558

Diarrhée. — Avec fièvre, inflammation des gencives : *dentition;* — sans fièvre, haleine forte : *vers intestinaux;* — avec rougeurs, boutons durs : *pellagre;* — avec des douleurs dans le ventre : *entérite, gastro-entérite;* — avec langue sèche, stupeur : *fièvre typhoïde;* — avec coliques et besoins incessants, ténesme : *dysenterie;* — avec selles riziformes : *cho-*

léra, — avec vomissements de matières diverses : *empoison-nements;* — on la rencontre encore dans la *variole,* le *scorbut,* la *phtisie,* la *typhlite,* la *commotion cérébrale,* la *paralysie,* à la suite d'*émotions vives.*

Diastasis musculaire 308
Diathèse 57

Difficulté pour avaler. — V. *Déglutition difficile.*

— **pour respirer.** — V. *Oppression et suffocation.*

— **pour uriner.** — V. *Rétention d'urine.*

Digitale (empoison. par la) . . . 232
Dilatation de l'estomac 544
— des bronches 488
— du cœur 514
Diphtérie 447
Distichiasis 364
Doigts surnuméraires 613
Dothiénentérie 42
Durillon 296
— forcé 614
Dyschromatopsie 386
Dysenterie 554
Dysménorrhée 595
Dyspepsie chronique 530
— gastro-intestinale . . 548
— nerveuse 545

E

Eau de javelle (empoison. par l'). 222
— de laurier-cerise Id. . 246
— forte Id. . 221
— seconde Id. . 223
— sédative Id. . 223
Ecchondromes 289
Ecchymose 261
Echinocoques 570
Eclampsie puerpérale 108
Ecthyma 191
Ectopie rénale 584
Ectropion 564

Eczéma 167
— de l'anus 601
— des paupières 363
— fendillé 171
— hypertrophique 173
— impétigineux ou pustu-leux 172
— lichénoïde 173
— rouge 170
— sec 172
— squameux ou pityriasis . 173
Eléphantiasis 203
Embarras gastrique 528
Embolie de l'artère centrale . . 382
— pulmonaire 508
— traumatique 268
Emétique (empoison. par l') . . 230
Emphysème pulmonaire 492
— traumatique . . . 302
Empoisonnements 217
Emprosthotonos 113
Empyème 480
Encanthis 372
Encéphalite aiguë 350
— chronique 350
Encéphalocèle 342
Encéphaloïde 288
Enchifrènement 400
Enchondromes 289
Endocardite aiguë 515
— chronique 517
Engelures 164
Engorgement laiteux 459
Enostoses . . . . 289 et 317
Entéralgie 550
Entérite aiguë 551
— chronique 552
Entéro-côlite 551
Entorse du pied 624
— du poignet 613
Entropion 364
Epicanthis 365
Epilepsie 90
Epingles (empoison. par les) . . 225
Epiphora . . . . 358 et 366
Epistaxis 405
Epithéliomes 292
Epulis 415
Epurge (empoison. par l') . . . 225

Ergotisme 250

Eructations. — Après un repas
  trop copieux, céphalalgie, vomissement : *indigestion;* —
  avec inappétence, langue sèche,
  pesanteur d'estomac, envies de
  vomir : *embarras gastrique;*
  — avec sensation de brûlure :
  pyrosis, hyperchlorhydrie; —
  — avec douleur vive au creux
  de l'estomac : *gastrite;* — dans
  l'hystérie.

Erysipèle 156
  —   ambulant 272
  —   des paupières 353
  —   gangréneux 272
  —   phlegmoneux. . 272 et 302
  —   traumatique 272
Erythème 162
  —   de l'anus 601
  —   intertrigo 163
  —   lisse. 164
  —   noueux 166
  —   papuleux 166
  —   paratrime 164
  —   pernion 164
  —   scarlatiniforme. . . . 167
  —   simple. 163
  —   vésiculo-pustuleux . . 163
Eschares 277
Esprit de sel (empoison. par l') 221
Esquinancie. 435
Essence de mirbane (empoison.
  par l'). 246
Etain (empoison. par l') 248
Ether (id.). 240
Etiologie.   3
Etranglement 250
  —   interne. 555
Exanthèmes 156
Exostoses . . . . 280 et 317

Expectoration.—V.*Crachats.*

F

Farcin.   50
Faux croup 442
Feu de Saint-Antoine 180

Feu sacré 180
Fibromes 287
Fièvre anticipante.   9
  —   bilieuse. . . . . . 42 et 528
  —   charbonneuse.   54
  —   continue simple. . . .   57
  —   de croissance. 315
  —   des marais   7
  —   double quarte.   9
  —   double quotidienne . . .   9
  —   double tierce   9
  —   éphémère.   56
  —   gastrique. 528
  —   intermittente   7
  —   —   pernicieuse   10
  —   —   simple. . .   8
  —   jaune.   27
  —   larvée.   10
  —   maligne   42
  —   muqueuse   42
  —   paludéenne.   7
  —   putride.   42
  —   quarte   9
  —   quotidienne.   9
  —   réglée   9
  —   rémittente   11
  —   retardante   9
  —   synoque   57
  —   traumatique 269
  —   typhoïde   42
Fissures de l'anus 601
Fistule lacrymale. 357
Fistules 281
  —   de l'anus. 602
  —   du rein 461
  —   salivaires. 424

Flanc droit. — Douleur au
  côté droit, à la base des côtes,
  langue jaune ou verdâtre, diarrhée, vomissements : *hépatite;*
  — douleur très vive au même
  point, vomissements bilieux :
  colique hépatique; — même
  douleur avec frissons irréguliers, fièvre : *abcès du foie;*—
  sensation de pesanteur dans le
  flanc, pas de fièvre : *congestion du foie;* — matité très

étendue, un peu de jaunisse et ascite : *hypertrophie du foie;* — douleur sourde avec tumeur élastique : *kyste hydatique;* — douleurs lancinantes, teinte jaune paille : *cancer;* — douleur fixe et constante sur un point restreint : *cholécystite;* — douleur au creux de l'estomac du côté droit, mal de tête au front, langue jaune ou blanchâtre, soif, vomissements, teinte jaune des yeux : *fièvre bilieuse;* — même douleur, avec vomissements constants, noirâtres, hémorragies diverses, délire : *fièvre jaune;* — coloration jaune générale, douleur légère à l'estomac, peu au flanc droit, urine jaune, selles décolorées, pouls lent : *ictère* ou *jaunisse.*

Flanc gauche. — Douleur et matité au niveau de la rate, fièvre, urines foncées : *splénite;* — matité avec fièvre à accès réguliers : *fièvre intermittente.*

Flatulence . . . . 537 et 543
Fluxion de poitrine. 495
Foie (abcès du). 566
— (cancer du). 570
— (congestion du). 566
— (dégénérescence amyloïde et graisseuse du). . . . 569
— de soufre (empois. par le). 231
Folie 138
— circulaire. 141
— congestive. 140
— du doute 142
Fongus de la dure-mère. . . . 342
— de la vessie 590
Foulure du pied 624
— du poignet. 613
Fractures 310
— de la clavicule. . . . 457
— de la rotule 621
— de l'extrémité inférieure de l'humérus. 610

Fractures de l'extrémité inférieure du radius. . 612
— de l'extrémité supérieure de l'humérus. 609
— de l'olécrâne. 612
— de l'omoplate 459
— des côtes. 458
— des deux os de la jambe 623
— des orteils 625
— des deux os de l'avant-bras. 612
— des vertèbres cervicales. 433
— des vertèbres dorsales 463
— du calcaneum, etc. . 625
— du corps de l'humérus. 609
— du crâne. 340
— du fémur 620
— du maxillaire inférieur 410
— du péroné. 623
— du sternum 456
— du tibia 623

Frissons. — On les ressent au début des fièvres inflammatoires, dans la *grippe,* le *coryza,* le *lumbago,* les *fièvres intermittentes,* à la suite de pertes de sang considérables, dans le *diabète,* les *calculs de la vessie,* l'*hydrophobie,* la *gangrène,* le *choléra,* les *empoisonnements.*

Froidure. 276
Fulguration 276
Furoncle. 294

G

Galactocèle. 461
Gale. 212
Ganglion. 306
Gangrène 277
— de la bouche. 424
— du poumon. 507
Gastralgie. 547
Gastrite aiguë 528
— chronique. 530
— phlegmoneuse 528

Gastrite toxique 528
Gastro-entérite. 42
      —   infantile. 548
Gavage de l'estomac 538
Gelures 276
Gerçures du rein. 460
Gifles 427
Gingivite. 414

Glandes. — Peau rouge, gonflée, présence de plusieurs corps
arrondis, douloureux : *adénite ;*
— tumeur peu douloureuse,
unique ou en chapelet, chez un
scrofuleux : *engorgement ganglionnaire ;* — lignes rubanées
ou plaques rouges sur les bras,
les jambes et engorgement des
ganglions voisins : *lymphangite ;* — vaste gonflement avec
bosselures, fièvre lente, diarrhée : *cancer ;* — ventre gonflé
avec un grand nombre de bosselures, langue sale, selles irrégulières, fièvre lente : *carreau.*

Glaucome 384
Gliome. 286
Glossite 418
Goitre exophtalmique. 432
   —   simple. 430
Gomme-gutte (empoison. par la). 225

Gonflement. — Il se produit
dans la *phlegmatia alba dolens,*
l'*anasarque,* l'*hydropisie,* le
phlegmon diffus, la *pustule
maligne,* le *charbon ;* — à la
face, dans les *piqûres d'insectes venimeux,* les *fièvres
éruptives,* la *fluxion de la joue*
(dentaire), la *stomatite,* le *scorbut,* l'*albuminurie,* l'*érysipèle ;*
— aux articulations : *arthrites,
rhumatismes, tumeurs blanches ;* — aux jambes : *varices.*

Goutte. 64
   —   anormale. 65
   —   sereine 385
Granulose 507
Gravelle 581

Greffe épidermique. 281
Grenouillette. . . . . . . 294 et 419
Grippe. 13
Gros cou. 430
Grosse gorge. 430

H

Haleine mauvaise. — L'o-
deur est mauvaise dans l'*ozène,*
les *ulcérations du nez,* l'*angine gangréneuse,* la *stomatite
mercurielle,* le *scorbut,* l'*embarras gastrique,* la *maladie
vermineuse,* la *carie dentaire.*

Hallucinations 145
   —   de la vue 150
   —   de l'odorat et du
          goût. 151
   —   de l'ouïe. 149
   —   du tact. 151
   —   psychiques ou en-
          céphaliques . . 152
   —   psycho - sensoriel-
          les. 149
Haut-mal 91
Helminthes 562
Hématémèse. 541
Hématome de la dure-mère. . . 349
   —   des os 317
Hématomyélie 469
Hématorrachis. 469
Hématurie. . . . . 580 et 590
Héméralopie. . . . . . . 382 et 386
Hémicranie 120
Hémiplégie. 353
Hémiopie. 386
Hémopéricarde. 512
Hémoptysie 493
Hémorragie broncho-pulmonaire 493
   —   cérébrale. 352
   —   de la moelle 469
   —   de la rétine 382
   —   des méninges. 348 et 469
   —   du corps vitré . . . 380
   —   intestinale 561
   —   rénale 580
   —   traumatique 266
   —   vésicale 590

Hémorroïdes. 602
Hépatite interstitielle. 568
— parenchymateuse . . . 567
— suppurée. 566
Herbe aux magiciens. 231
— du diable 234
Hernie crurale. 600
— de la ligne blanche. . . 597
— de l'iris 378
— épigastrique 597
— graisseuse 597
— inguinale. 598
— musculaire. 309
— ombilicale.. 597
Herpès. 179
— de l'anus 601
— tonsurant. 207
Hoquet. 509

Hoquet. — On l'observe dans
l'*hystérie*, l'*hypocondrie*, la
pleurésie diaphragmatique,
la *gastrite aiguë*, la *péritonite aiguë*, la *tympanite*, à l'*agonie;* c'est quelquefois un simple
accident nerveux.

Hydarthrose. 320
Hydrémie 577
Hydrocéphale.. 343
Hydronéphrose. 581
Hydropéricarde 512
Hydrophobie. 48
Hydropneumopéricarde. . . . 512
Hydropneumothorax. 481
Hydrorrachis.. 466
Hydrosadénite. 296
Hydrothorax. 481
Hygroma aigu et chronique . . 304
Hyperchlorhydrie . . . . 532 et 539
Hypermétropie. 390
Hyperpepsie générale . . 351 et 542
Hypersécrétion continue. 533 et 541
Hypertrophie de la luette. . . . 424
— de la rate 573
— du cœur 513
— du foie. 567
Hyphéma.. 377
Hypoalbuminose. 577
Hypocondrie. 133

Hypoglobulie. 577
Hypopepsie 534
Hypopyon. . . . . 373 et 377
Hystérie. 95

I

Ichthyose.. 196
Ictère 565
— grave 567
Idiotie. 134
Iléus. 555
Imbécillité. 134
Impétigo. 190

Incontinence d'urine. — On
la rencontre dans la *gravelle*,
les *calculs de la vessie*, l'*épilepsie*, la *paralysie progressive;* elle se produit encore
sous l'influence du froid et
sans altérations d'aucun organe.

Incontinence d'urine. 592
Indigestion. 527
Infection purulente. 271
— putride. 271
Inflammation. 254
Influenza. 13
Insuffisance aortique. 518
— de l'orifice pulmo-
naire 519
— de l'orifice tricus-
pide 519
— mitrale 518
Intussusception 556
Invagination. 556
Iode (empoisonnement par l'). . 247
Iritis. 377

J

Jaunisse 565

Jointures. — V. articulations.

Jusquiame (empoisonn. par la) . 234

K

Kératite granuleuse 374
— interstitielle. 374

Kératite phlycténoïde 373
— ponctuée 374
— superficielle. 373
— suppurative. 373
Kératocone. 376
Kyste du foie.. 570
— du poumon. 508
Kystes. 293
— des reins 581
— du cou 430
— du poignet 603
— néogènes 294
— progènes 294

L

Lagophtalmos 365
Lait répandu. 169
Langue (maladies de la). . . . 418

Langue.—Rouge, gonflée, douloureuse, picotements intolérables : *glossite ;* — petites ulcérations très douloureuses :
aphtes ; — petites élevures d'un
blanc opaque : *muguet ;* — tumeur inégale, mamelonnée,
s'ulcérant bientôt, douleur
lancinante : *cancer ;* — sale,
avec inappétence, mauvaise
haleine, pesanteur d'estomac :
embarras gastrique ; — rouge
sur ses bords et à la pointe,
douleur vive au creux de l'estomac : *gastrite aiguë ;* — sèche
et même noire, prostration,
gargouillement dans le ventre :
fièvre typhoïde ; — rouge, avec
coliques, selles sanguinolentes,
dysenterie ; — sèche avec enduit jaune ou blanc verdâtre.
ictère : *fièvre bilieuse, fièvre
jaune, hépatite aiguë, coliques
hépatiques ;* — embarrassée,
tremblante : *delirium tremens,
ramollissement du cerveau,
paralysie progressive.*

Larmoiement.—V. *Yeux larmoyants.*

Laryngite aiguë 441
— catarrhale. 443
— chronique. 443
— granuleuse 443
— œdémateuse 448
— spasmodique. 442
— striduleuse. 442
— tuberculeuse. 443
Lathyrisme 250
Laudanum (empoisonn. par le). 242
Lavage de l'estomac 538
Lavements alimentaires . 536 et 547
Lèpre. 198
Lésions de la cornée. 374
— des nerfs 335
— du cœur droit. 519
— du cœur gauche. . . . 518
— du système lymphatique. 332
— scrofuleuses et tubercu-
leuses des ganglions . 334
— traumatiques en général. 258
— valvulaires en général . 517
Leucémie 71
Leucocythémie. 71
Leucome 375
Lèvres (ulcérations des) . . . 415
Lichen. 193
Lientérie. 552
Liomyomes 289
Lipomes. 287
Liqueur de Labarraque (em-
poisonnement par la) 223
Litharge (empoisonn. par la). . 233
Lithiase biliaire 571
— rénale. 581
Lithiases. 372

Lombes. — Douleurs dans la
région des reins : *lumbago ;*
— douleur d'un seul côté, vessie douloureuse : *néphrite ;*
— douleur très vive survenant
tout à coup : *colique néphrétique ;* — douleur, augmentation du volume du rein, apparition du pus dans les urines :
abcès du rein ; — douleur avec
vifs élancements, teinte jaune
paille : *cancer du rein ;* — en-

698   TABLE ALPHABÉTIQUE

fin la *fièvre éphémère*, les *fièvres éruptives*, la *grippe*, la *constipation*, l'*embarras gastrique*, le *varicocèle*, l'*ovarite* commencent par des maux de tête.

Lordose 465
Loupes 298
Luette (hypertrophie de la) . . . 424
Lumbago 466
Lupus 202
Luxation de la clavicule 457
    — de la hanche 618
    — de la rotule 621
    — de l'épaule 606
    — des orteils 625
    — des phalanges 616
    — des vertèbres cervicales 434
    — du coude 610
    — du cristallin 379
    — du globe de l'œil . . . 389
    — du maxillaire inférieur. 409
    — du métatarse 625
    — du pied ou tibio-tarsienne 624
    — du poignet 613
    — du pouce 616
    — du sternum 456
    — du tibia 622
Luxations pathologiques, spontanées et congénitales 318
Luxations traumatiques 318
Lymphadénomes 291
Lymphangiectasie 335
Lymphangiomes 291
Lymphangite 333
Lymphatisme 80
Lymphosarcome 291
Lypémanie 141
    — alcoolique 153

M

Madarosis 362
Maladie bleue 521
    — bronzée ou d'Addison . 84
    — de Ménière 399
    — de Parkinson 116

Maladies constitutionnelles . 57 et 67
    — des cicatrices 276
    — diathésiques 59
    — mentales 134
    — organiques du cœur . . 517
    — parasitaires 205
Mal caduc 91
    — cardiaque 11
    — d'aventure 614
    — de Bright 576
    — de démon 91
    — de dents 414
    — de Pott 464
    — de mer 123
    — divin 91
    — perforant 626
    — Saint-Gilles 91
    — Saint-Jean 91
Manie 141
Massicot (empoisonn. par le) . . 233
Mégalomanie 145
Mélæna 534
Mélanémie 8
Mélicéris 298
Méningite chronique 346
    — simple 344
    — spinale 468
    — tuberculeuse 346
Méningo-périencéphalite . . . 139
Mentagre 211
Mercure (empoisonn. par le) . . 228
    — doux (id.) 229
Métallothérapie 97
Métrite 595
Métrorragie 595
Microbes de la bouche 408
Migraine 120
Millet 363
Minium (empoisonn. par le) . . 233
Miserere 555

Moelle épinière. — V. *Colonne vertébrale*.

Molluscum 286
Monomanie érotique 145
    — religieuse 144
Monomanies hallucinatoires . . 145
    — impulsives 153
Morelle (empoisonn. par la) . . 234

Morve 50
Mouches volantes 381
Moules (empoisonn. par les) . . 249
Muguet 423
Mydriase 378
Myélite antérieure aiguë . . . 470
   — ascendante subaiguë . . 471
Myélites diffuses aiguës 475
   —   — chroniques . . . 475
Myocardite 512
Myomes 289
Myopie 390
Myosis 378
Myosite 309
Myringite 397
Myxœdème 132
Myxomes 286

N

Nævi vasculaires 290
Nécrose 277
   — des os 316
   — phosphorée 410
Néphélion 375
Néphrite aiguë ou catarrhale . . 574
   — chronique 576
   — suppurée 575
Neurasthénie 124
Névralgie anale 600
   — cervico-brachiale . . . 610
   —   — occipitale . . . 360
   — de la vessie 593
   — du trijumeau . . . 359
   — du sein 462
   — intercostale 467
   — lombo-abdominale . . 467
Névralgies en général 118
   — traumatiques . . . 269
Névrite 119
   — optique 384
Névromes 290
   — à l'aisselle 606
   — du sein 612
Névroses 90
Nitrate d'argent (emp. par le) . 248
Nitrobenzine (id.) 246
Nodosités d'Heberden 62
Noix vomique (emp. par la) . . 244

Noli me tangere 416
Noma 424
Noyés 250
Nystagmus 387

O

Obésité 633
Obstruction de la trompe d'Eustache 399
Occlusion intestinale 555
Odontalgie 414
Œdème de la glotte 448
   — des paupières 362
   — pulmonaire 494
Œil de perdrix 627
Œsophagisme 452
Œsophagite 451
Ongle incarné 299
Onyxis 299
   — scrofuleux 301
Ophtalmie des adultes 370
   — diphtéritique 370
   — granuleuse 371
   — purulente des nouveau-nés 369
Opisthotonos 113
Opium (empoisonn. par l') . . . 241

Oppression. — Avec santé prospère : *pléthore ;* — embonpoint excessif : *obésité ;* — pâleur des chairs, décoloration des muqueuses : *chloro-anémie :* — mal de tête, irritation des muqueuses du nez, de la gorge, des bronches : *grippe ;* — avec toux ancienne, crachats épais : *bronchite chronique ;* — avec expectoration glaireuse : *bronchorrée ;* — avec voussure de la poitrine : *emphysème pulmonaire ;* — avec douleur vive, crachats rouillés : *pneumonie ;* — avec toux sèche, pénible, point de côté : *pleurésie ;* —avec accablement, pommettes colorées, violacées : *congestion pulmonaire ;* — avec sang vermeil, spumeux : *hémoptysie;* — avec crachats verts, sueurs nocturnes : *phtisie;* — avec douleur au côté : *pleurodynie;* — avec voussure de la base de la poitrine : *hydrothorax;* — avec palpitations : *maladies du cœur;* — avec douleur vive à l'estomac, vomissements : *gastrite;* — avec affaiblissement du pouls, syncopes : *empoisonnement par des poisons septiques gazeux;* — avec vomissements, diarrhée, stupeur : *emp. par des poisons narcotico-âcres;* — avec douleurs le long de la colonne vertébrale : *maladies de la moelle;* — avec contracture des muscles du cou, du tronc : *tétanos;* — avec gonflement local ou général : *hydropisie, albuminurie;* — avec yeux gros : *goitre exophtalmique;* — dans les *maladies du larynx,* les *tumeurs du cou,* l'*asthme.*

Oreillons. 427
Orgeolet. 361
Orpiment (empoisonn. par l'). . 226
Ostéite. 313
Ostéomalacie. 316
Ostéomes. 289
Ostéo-myélite phlegmoneuse diffuse 314
Ostéo-périostite alvéolo-dentaire. 411
Otalgie. 399
Otite chronique. 396
— externe aiguë. 395
— interne. 399
— moyenne 398
Otorrhée. 396
Ourles 427
Ovarite. 595
Oxyures vermiculaires 562
Ozène 402

P

Pachyméningite. 349

Palais (maladies du). 424
Palpitations. 521

Palpitations. — A la suite d'émotions morales : *palpitations nerveuses;* — avec troubles digestifs, inquiétudes sur la santé : *hypocondrie;* — avec pâleur et flaccidité des chairs, troubles de la menstruation : *chloro-anémie;* — avec douleur derrière le sternum et souvent saillie, toux d'irritation, expectoration spumeuse : *anévrysme de l'aorte;* — avec oppression, augmentation du volume du cœur, fièvre : *endocardite;* — avec grande matité, oppression, pommettes rouges, éblouissements : *hypertrophie du cœur;* — avec voussure de toute la base de la poitrine ou d'un côté, matité, oppression : *hydrothorax;* — avec yeux gros, tumeur au-devant du cou, fièvre : *goitre exophtalmique;* — avec gêne de la déglutition, de la respiration, fourmillements des doigts, agitation, paralysie : *myélite aiguë;* — avec douleurs vagues le long de la colonne vertébrale, engourdissement passager des membres, mouvements irréguliers des bras ou des jambes, pas de fièvre : *myélite chronique.*

Panaris. 614
Pancréatite. 573
Pannus. 374
Papillomes. 293
Papules 192
Paralysie agitante. 116
— ascendante aiguë. . . 472
— de la vessie. 591
— des muscles du larynx. 449
— des nerfs moteurs de l'œil. 357
— du trijumeau. 358
— faciale 358

Paralysie générale 139
   — spinale antérieure. . . 471
   — infantile 470
Parotidite 429
Pâtes arsénicales (emp. par les). 227
Pathologie interne 5
   — externe 5

Peau. — V. *coloration.*

Pectoriloquie 501
Pelade 209
Pellagre 250
Pelvi-péritonite 586
Pemphigus 181
Pendaison 250
Péricardite aiguë 510
   — chronique 511
Périhépatite 586
Périnéphrite 583
Périostite 313
   — orbitaire 388
Périsplénite 586
Péritonite aiguë 586
   — chronique tuberculeuse 587
Pérityphlite 552
Peste 28
Petite vérole 29
   — volante 33
Peur des espaces 142
Pharyngite aiguë 435
   — chronique 438
Phénol (empoisonnement par le). 222
Phlébite 330
   — de la jambe 622
   — des membres supérieurs. 609
Phlegmatia alba dolens 623
Phlegmon circonscrit 301
   — de la main 614
   — de la région axillaire. 605
   — de l'orbite 388
   — des paupières . . . 362
   — diffus 302
   — du sein 460
   — gangréneux 302
   — iliaque 553
Phosphore (empoisonn. par le). 227
Phtisie laryngée 443
   — pulmonaire aiguë . . . 507
   — chronique 500

Phtisie galopante 507
Picote 29
Pied-bot 626
Pinguecula 372
Piqûres 260
Pityriasis . . . . 173 et 195
Plaies contuses 262
   — de la langue 418
   — de la main 614
   — de la poitrine 454
   — de la sclérotique . . . 376
   — de la tête 339
   — de l'épaule 608
   — des artères 324
   — des articulations 318
   — des bourses séreuses . . . 330
   — des lèvres 416
   — des mamelles 489
   — des membres inférieurs . . 616
   — des membres supérieurs . 608
   — des muscles 307
   — des nerfs 335
   — des os 310
   — des parois de l'abdomen . 596
   — des sinus 407
   — des tendons 306
   — des veines 324
   — du cou 426
   — du foie 572
   — du genou 421
   — du système lymphatique. 332
   — empoisonnées 264
   — par armes à feu 263
   — par arrachement 264
   — par instruments piquants. 260
   — — tranchants 259
   — par morsure 263
   — venimeuses 264
   — virulentes 264
Pléthore 72
Pleurésie aiguë 476
   — avec épanchement . . . 477
   — chronique 480
   — purulente 481
   — sèche 476
Pleurodynie 467
Pleurothotonos 113
Plomb (empoisonnement par le). 232
Pneumatocèle 660

Pneumonie aiguë 495
— caséeuse 507
— chronique interstitielle 499
— lobulaire 499
Pneumopéricarde 512
Pneumorragie 493
Pneumothorax 481
Points lacrymaux (maladie des). 367
Poireau 298
Poisons 217

Poitrine. — Douleur vive, augmentée par la toux, oppression, fièvre, crachats rouillés : *pneumonie ;* — douleur dans un point fixe, toux sèche, pénible, oppression : *pleurésie ;* — voussure de la base, espaces séparant les côtes élargis, matité, oppression : *hydrothorax ;* — toux sèche au début, puis grasse, enrouement, courbature, rhume de cerveau, *bronchite ;* — douleur se déplaçant, s'exaspérant par la pression, les mouvements : *pleurodynie ;* — douleur au côté gauche de la poitrine, au sternum, irradiant au bras gauche, anxiété : *angine de poitrine ;* — la sonorité est augmentée dans l'*emphysème pulmonaire,* le *pneumothorax,* l'*asthme ;* — il y a de la matité dans la *pneumonie,* la *congestion pulmonaire,* la *bronchite capillaire,* la *phtisie,* la *pleurésie,* l'*hydrothorax,* la *péricardite,* l'*hypertrophie* du cœur ; — on constate une voussure dans la *pleurésie,* l'*hydrothorax,* l'*emphysème,* l'*hydropéricarde.*

Pollakiurie 597
Polypes de l'anus 604
— de la vessie 590
— de l'oreille 396
— des fosses nasales 406
— du larynx 450
— fibreux 287

Polypes muqueux 286
Porrigo decalvans 209
Potasse (empoisonnement par la) 222
Potion de Rivière 542
Pourlèche 416
Pourriture d'hôpital 273
Poux 214
Précipité rouge (empoison. par le) 229
Presbytie 390
Pronostic 4
Protochlorure de mercure (empoisonnement par le) 229
Prurigo 193

Prurit. — Au nez, chez les enfants : *vers intestinaux ;* — à la tête : *pityriasis, eczéma du cuir chevelu, teigne, poux ;* — à l'anus : *oxyures, eczéma, hémorroïdes* au début ; — il se produit encore à la suite de piqûres d'insectes, du contact des orties, des engelures, de l'erythème, de l'urticaire, de la gale, du lichen, du prurigo, etc.

Prurit de l'anus 600
Pseudarthrose 312
Psoïtis 585
Psoriasis 197
Ptérygion 372
Ptosis 315
Punaisie 402
Purpura hemorragica 76
Pustule maligne 53
Pustules 183
Pyélite 583
Pyélo-néphrite 583
Pyohémie 271
Pyopéricarde 512
Pyothorax 480
Pyrosis 533

R

Rachitisme 80
Rage 48

Raideurs prolongées ou contractures. — Quand la raideur est générale, avec perte de connaissance, sans fièvre : *catalepsie;* — avec oppression, déglutition impossible, conservation de l'intelligence : *tétanos;* — avec chute du malade, perte de l'intelligence et de la sensibilité, écume à la bouche : *épilepsie;* — on rencontre encore les contractures dans la *méningite,* l'*encéphalite,* la *myélite,* le *ramollissement* et la *congestion du cerveau.*

Ramollissement de la moelle. . 470
— du cerveau. . . 355
Rate (hypertrophie de la). . . . 573
Rayons de Röntgen 475
Rein flottant ou mobile 584
Respiration artificielle 252
Rétention d'urine 591

Rétention d'urine. — On peut la rencontrer dans la *cystite aiguë,* la *cystite chronique,* l'*uréthrite,* la *gravelle,* les *calculs de la vessie,* la *néphrite aiguë,* les *coliques néphrétiques,* le *choléra,* les *coliques de plomb,* la *myélite aiguë,* la *paralysie progressive,* la *paralysie de la vessie.*

Rétinites. 381
Rétrécissement aortique 518
— de l'anus 603
— de l'œsophage. . 452
— de l'orifice pulmonaire . . 519
— de l'orifice tricuspide. 519
— mitral. 518
Réunion par 1re intention, immédiate, primitive. 259
— par 2e intention, médiate, par suppuration 260
Rhabdomyomes 289
Rhinite 400
Rhumatisme articulaire aigu. . 59
— — chronique 61

Rhumatisme chronique partiel . 62
— de la vessie. . . . 593
— gastro-intestinal. . 588
— musculaire 63
— nerveux. 62
Rhume 483
— de cerveau. 400
Roséole 36
Rougeole 35
Rupia 183
Rupture des muscles. 308
— du cœur 515
— du plantaire grêle. . 625
— du tendon d'Achille. . 625

S

Saignement de nez. 405
Salpêtre (empoison. par le) . . 230
Sarcomes 285
— des os. 317
Scarlatine 37
Sciatique 617
Sclérite 376
Scléro-choroïdite. 376
Sclérodermie. 131
Sclérose du poumon. 499
— encéphalique 350
— en plaques 473
— latérale amyotrophique 472
Scoliose. 465
Scorbut 73
Scrofule. 78
Sel ammoniac (empoison. par le). 224
— de nitre, — 230
— d'oseille, — 231

Selles. — Abondantes : *diarrhée;* — sanguinolentes : *dysenterie,* *hémorragie intestinale,* *hémorroïdes, cancer, polypes du rectum, entérite aiguë, scorbut, purpura hemorragica;* — décolorées : *carreau, maladies du foie avec jaunisse;* — blanches : *choléra* et parfois *cholérine;* — fétides : *fièvre muqueuse, fièvre typhoïde;* — aplaties, rubanées : *rétrécissement* *du rectum;* — rares : *constipation;* — supprimées : *occlusion intestinale, hernie étranglée;* — involontaires : *congestion cérébrale, apoplexie, paralysie progressive, ramollissement du cerveau, myélites, cancer de l'anus avancé,* dans les maladies très graves; — douloureuses : *dysenterie, hémorroïdes, fissures à l'anus, coliques de plomb, névralgies vésico-anales;* — avec fragments de vers blancs, aplatis : *ténia.*

Septicémie. 270
Séquestre . . . . . 277 et 316
Sinusite. 407
Soude (empoison. par la). . . . 223
Spasme de la glotte. 448
   — de l'œsophage. 452
Spasmes fonctionnels. 115
Sphacèle. 277
Spina-bifida. 466
Splénite. 573
Squames. 194
Squirrhe. 288
Staphylocoque blanc, doré. . . 255
Staphylome opaque. 375
   — pellucide. 376
Stéatomes 298
Stomatite aphteuse. 422
   — crémeuse 423
   — mercurielle 421
   — simple. 420
   — ulcéro-membraneuse . 422
Strabisme 387
Stramoine (empoison. par la). . 234
Streptocoque pyogène 255
Strychnine (empoison. par la). . 244
Sublimé corrosif (empois. par le). 228
Suette miliaire. 11

Sueurs — Communes au début de certaines maladies inflammatoires, favorables alors, surtout dans la *bronchite,* la *pneumonie,* la *pleurésie,* le *rhumatisme aigu;* — nocturnes : *phtisie;* — intermittentes, arrivant à la fin d'un accès de fièvre : *fièvre intermittente;* — très abondantes, continues : *suette;* — froides : *syncope, indigestion, coliques de misérere, hernie étranglée, agonie;* — urineuses : *rétention d'urine* et maladies la provoquant; — visqueuses : *abcès du foie, asthme;* — de sang : dans *pléthore, aménorrhée;* — supprimées : cette suppression peut entraîner des maladies internes graves; — bleues : dans certains cas de *cholécystite* ou autres maladies du foie.

Suffocation. — Avec fièvre, douleur au larynx, enrouement : *laryngite aiguë;* — avec début brusque, anxiété, toux rauque : *laryngite striduleuse;* — avec accès de suffocation se reproduisant à peu près toutes les heures : *spasme de la glotte;* — avec accès augmentant de gravité, toux rauque : *croup;* — avec accès s'aggravant de plus en plus, mais sans toux rauque et sans peaux blanches : *œdème de la glotte;* — avec accès très forts, quintes de toux, cri du coq, vomissements : *coqueluche;* — avec accès survenant quand le malade est couché, expectoration de crachats opaques, besoin d'air à la fenêtre : *asthme;* — avec douleur au côté gauche de la poitrine, au sternum et au bras gauche, anxiété : *angine de poitrine;* — avec soif excessive, convulsions, horreur des liquides : *rage;* — on la rencontre encore dans la plupart des *maladies du cœur,* l'*hystérie,* l'*empoisonnement par des gaz délétères,* le ca-

tarrhe suffocant, la *congestion pulmonaire,* la *présence d'un corps étranger dans l'arrière-gorge.*

Sulfate de potasse (empoison. par le). 231
Sulfure de mercure (empoison. par le). 229
Sulfure de potassium (empoison. par le). 231
Surdité. 400
Sycosis. 211
Symblépharon 371
Symphyse cardiaque. 511
Synchysis 380
Syncope traumatique. 265
Synéchies 378
Synovite séreuse et tuberculeuse. 306
Synovite tendineuse 305

T

Tabac (empoison. par le). . . . 234
Tabès dorsal spasmodique. . . 472
Taches de naissance. 290
Tachycardie 522
Taies 375
Tartre stibié (empoison. par le). 230
Teigne faveuse. 205
   — tonsurante 207
Témulentisme 250
Ténesme. 554
Ténias. 563
Ténosite crépitante. 305
Tétanie 114
Tétanos 112
Théomanie. 145
Thrombose traumatique 268
Thyroïdite. 432
Tic douloureux 359
Torticolis 433
Tour de reins. 467
Tourniole 614

Toux. — Sèche au début, devenant bientôt grasse, rhume de cerveau, fièvre légère : *bronchite aiguë;* — avec violent mal de tête, frissons, irritation de l'arrière-gorge : *grippe;* — précipitée, convulsive, par quintes, avec suffocation, vomissements glaireux et alimentaires : *coqueluche;* — sèche, pénible, avec oppression, point de côté : *pleurésie;* — avec crachats sanguinolents, rouillés, douleurs, fièvre, oppression : *pneumonie;* — avec crachats épais, jaunes, puis verts, sueurs nocturnes : *phtisie;* — avec grande sonorité de la poitrine, voussures en haut et en avant : *emphysème pulmonaire;* — avec accès se produisant surtout la nuit, expectoration abondante : *asthme;* — avec douleur vive au creux de l'estomac, vomissements : *gastrite;* — avec diarrhée, crachotement, éructations, nausées : *vers intestinaux;* — la toux peut être encore simplement nerveuse dans l'*hystérie.*

Transfert. 98

Tremblement. — On le rencontre d'abord aux doigts, puis aux mains, puis aux bras, au début de la *paralysie générale progressive;* dans la *paralysie agitante,* les *myélites,* l'*alcoolisme,* chez les ouvriers qui travaillent le plomb, le mercure; chez les vieillards, *tremblement sénile;* à la suite d'émotions morales vives, d'excès de fatigue.

Trichiasis 364
Tricocéphale. 562
Tricophyton tonsurans. 211
Trismus. 113
Trompe d'Eustache (inflammation de la). 399
Trompe d'Eustache (obstruction de la) 399
Tubercules. 202

706 TABLE ALPHABÉTIQUE

Tubercule sous‑cutané douloureux. 303
Tuberculose 282
— aiguë 507
— des os. 315
— du sein 580
— intestinale. 557
— pulmonaire. 499 et 500

Tuméfactions. — Ce sont des tumeurs ou grosseurs de date récente. — Tumeur circonscrite, rouge, chaude, douloureuse, faisant saillie : *furoncle ou clou ;* — tumeur d'un rouge livide, très tendue, se parsemant de plusieurs points saillants : *anthrax ;* — tumeur assez mal circonscrite, avec rougeur, chaleur, douleur : *phlegmon. abcès ;* — engorgement bien circonscrit d'un ganglion, rouge, chaud, douloureux : *adénite ;* — avec douleurs profondes, paraissant siéger dans les os, fièvre : *ostéite ;* — gonflement peu ou point douloureux, conservant l'impression du doigt : *œdème ;* — tuméfaction dans les articulations : *arthrite, hydarthrose, hygroma, tumeur blanche, rhumatisme aigu.*

Tumeurs. — Elles sont de date ancienne. — Tumeur non douloureuse chez un scrofuleux, dans la région du cou, à l'aisselle, aux aines, roulant sous les doigts : *engorgement glandulaire ;* — tumeur dure, mamelonnée, inégale, avec teinte jaune paille : *cancer ;* — tumeur située à l'orifice de nez, des oreilles, de l'anus, et souvent pédiculée : *polype ;* — tumeur arrondie, lisse, fluctuante, tendant à augmenter de volume : *kyste ;* — *loupe* si la tumeur n'est pas fluctuante ; — tumeur bleuâtre sur le trajet d'une artère, réductible, offrant des battements : *anévrysme externe ;* — tumeur multiple, d'un bleu livide, sans pulsations, tortueuse : *varices ;* — tumeur congénitale, d'un rouge violacé, ne s'effaçant pas par la pression : *nævi* ou *taches de naissance ;* — tumeur siégeant dans le pli de l'aine, molle, réductible : *hernie ;* — petite tumeur dure, mobile, sous la peau, très douloureuse : *névrome ;* — tumeur sous la peau, indolente et pouvant acquérir un volume énorme : *lipome ;* — tumeur très dure, incompressible, immobile, siégeant sur un os : *exostose.*

Tumeurs. 283
— adénoïdes du sein . . 462
— bénignes. 284
— — du sein. . . 461
— blanches 321
— cérébrales 356
— de la choroïde 384
— de la conjonctive . . 372
— de l'aisselle. 606
— de la langue 419
— de la moelle 469
— de l'articulation tibio-tarsienne ou du pied. 625
— de la poitrine. 459
— de l'épaule 608
— de l'orbite. 389
— des muscles 310
— des nerfs 337
— des vertèbres verticales 443
— du cou. 433
— du coude. 612
— du maxillaire inférieur. 410
— du pharynx. 439
— du poignet 613
— érectiles 364
— lacrymale. 367
— malignes. 284
Typhlite. 552

Typhus   47
  —   traumatique   273

U

Ulcération de la langue.   418
Ulcère de l'estomac. . . . 533 et 541
Ulcères   279
  —   atones.   280
  —   calleux   280
  —   chancreux 416
  —   fongueux   280
  —   gangréneux   280
  —   phagédéniques.   . . . 280
  —   rongeant. 416
  —   variqueux   280
Urémie   578

Urine. — Claire : *maladies nerveuses;* — pâle : *néphrite albumineuse, diabète, cystite;* — safranée : *ictère, colique hépatique, cancer du foie;* — rouge : *maladies inflammatoires,* avec fièvre, *néphrite, cystite aiguë;* — sanguinolente : *hématurie, pyélite, gravelle, cancer du rein, cystite aiguë, scorbut, purpura, empoisonnement par l'arsenic,* le sublimé, les *cantharides;* — verdâtre ou noirâtre : *hépatite aiguë, splénite;* — rare : *suette, choléra, fièvre typhoïde, fièvre jaune, gravelle,* dans *certains cas d'hydropisie;* — abondante : *diabète, hystérie;* — besoins fréquents d'uriner : *cystite aiguë, cystite chronique, blennorragie, névralgie vésicale;* — avec jet dévié : *gravelle, antéversion de l'utérus;* — brûlantes : *uréthrite, blennorragie, leucorrhée, gravelle;* — mousseuses : *mal de Brigth;* — huileuses : *hépatite, cholécystite, coliques hépatiques, cancer du foie : ictère,* etc.; — lactescentes,

vers, carreau; — nuageuses, glaireuses : *néphrite chronique, gravelle, calculs de la vessie, cystite chronique, abcès des reins;* — graveleuses et troubles : *gravelle, coliques néphrétiques;* — purulentes : *néphrite, cystite chronique, cancer du rein, blennorragie;* — sédimentaires, dépôts rouges, couleur de brique pilée : à la fin du *rhumatisme articulaire aigu,* dans le *rhumatisme chronique;* — sucrée : *diabète sucré;* — albumineuse : *albuminurie.*

Urticaire.   41

V

Vaccin.   34
Varicelle.   34
Varices 331
Variole   29
Varioloïde.   33
Végétations 293
  —   adénoïdes du pharynx. 439
Venin des vipères   56

Ventre. — Le ventre est développé et sonore à la percussion dans la *tympanite,* la *fièvre typhoïde,* la *fièvre muqueuse,* la *dyspepsie,* la *péritonite,* l'*entéralgie,* le *carreau,* la *métrite,* l'*occlusion intestinale,* le *choléra* au début, l'*hystérie,* avec les *vers intestinaux;* — il est développé et mat dans l'*indigestion,* l'*hémorragie intestinale;* — il est développé avec fluctuation dans l'*hydropisie,* l'*ascite,* le *kyste de l'ovaire;* — il est rétracté dans le *choléra* à la fin, la *colique de plomb,* la *méningite tuberculeuse,* la *phtisie* à la dernière période ; — il est douloureux dans l'*entérite*, l'*entéralgie*, la *typhlite*, la *fièvre typhoïde*, la *dysenterie*, le *choléra*, la *cholérine*, la *péritonite aiguë*, la *colique de plomb*, le *miserere*, le *carreau*, le *rhumatisme* des parois abdominales ; — le bas-ventre est douloureux dans la *cystite aiguë*, la *rétention d'urine*, la *métrite*.

Vermillon (empoison. par le). . 229
Verre (empoison. par le). . . . 225
Verrues. . . . . . . 293, 298 et 364
Ver solitaire. 563
Vers intestinaux. 562
Vert anglais (empoison. par le). 227
— de Montpellier (id.) . . . 228
— de gris (id.) . . . 228
— de Scheele (id.) . . . 227
— de Schweinfurt (id.) . . . 227
Vertiges. 123

Vertiges. — Après un repas copieux : *indigestion ;* — avec inappétence, dégoût, langue sale, nausées, éructations : *embarras gastrique ;* — avec douleur vive au bas-ventre, règles difficiles, vomissements : *dysménorrhée ;* — avec selles interrompues, ventre dur : *constipation ;* — avec excès de santé : *pléthore ;* — avec soif excessive, faim dévorante, émission d'une grande quantité d'urine : *diabète ;* — avec crampes, soubresauts de tendons, convulsions, incohérence de la parole : *encéphalite ;* — sans fièvre, avec attaque, écume à la bouche : *épilepsie ;* — avec douleurs atroces, vomissements ou nausées, liséré bleu des gencives : *colique de plomb ;* — avec diarrhée, vomissements, oppression, stupeur, ou bien sécheresse de la gorge, agitation, délire, syncope : *poisons narcotico-âcres.*

Vésanies. 141
Vésicules 167
Vinaigre radical (empoison. par
    le) 221
Vitiligo 215
Vitriol (empoison. par le). . . 220
— bleu (id.). 228

Voix. — La voix *rauque* doit faire soupçonner une des maladies suivantes : — *laryngite, croup, faux croup, amygdalite, angine couenneuse, anévrysme de l'aorte, chute de l'utérus ;* — la voix *altérée : colique de plomb, hépatite chronique, palpitations, maladies du larynx, faiblesse des organes génitaux ;* — la voix *nasillarde : les maladies du nez ;* — la voix *tremblante : le délirium tremens, le ramollissement du cerveau, la paralysie, la congestion chronique du cerveau, l'infection purulente, la paralysie progressive ;* — la voix *éteinte, aphonie : la laryngite ulcéreuse, les excès alcooliques, l'hystérie,* dans le *choléra,* à la suite d'émotions morales.

Volvulus. 556

Vomissement. — Avec douleur de tête : *migraine ;* — après une impression vive, un mouvement monotone, balançoire, navire : *vomissements nerveux ;* — après un repas copieux, poids à l'estomac : *indigestion ;* — avec un point du corps tuméfié, livide, syncopes : *poisons septiques, venins ;* — avec stupeur, fixité du regard, convulsions : *poisons narcotico-âcres ;* — avec aigreur de l'haleine, mâchonnement, crachotement, selles glaireuses : *vers ;* — avec douleur vive à l'estomac augmentant par la pression, l'ingestion des aliments, fièvre : *gastrite, gastralgie;* — avec langue sale, inappétence, pesanteur de l'estomac, mauvaise haleine : *embarras gastrique;* — avec douleur très aiguë au côté droit, constipation : *coliques hépatiques;* — sans fièvre, douleur aux reins : *coliques néphrétiques;* — avec fièvre, douleur au ventre, ballonnement : *péritonite;* — vomissements de sang rouge : *hémoptysie;* — noir : *hématémèse;* — vomissement de matières fécales : *occlusion intestinale, hernie étranglée;* — avec douleur au côté droit, langue jaune ou verdâtre, ictère, diarrhée : *hépatite;* — avec douleur dans un rein, frissons, pus dans les urines : *pyélite;* — avec selles riziformes, crampes, refroidissement des extrémités : *choléra;* — avec des boutons et des croûtes aux pieds, diarrhée : *pellagre;* — avec très grand développement du ventre, matité et fluctuation : *ascite;* — avec teint jaune paille : *cancer de l'estomac, de l'intestin, du foie;* — à la suite d'une chute sur la tête, diminution de la sensibilité, mouvements spasmodiques : *commotion cérébrale;* — avec céphalalgie violente, délire, convulsions : *méningite aiguë;* — enfin on rencontre encore quelquefois les vomissements dans la *pneumonie, l'angine diphtéritique, le croup, les fièvres éruptives, la fièvre bilieuse, la fièvre jaune.*

Vomissements 542
Vomito negro 27

X

Xérophtalmie 366

Y

Yeux. — Perte de la vue survenant parfois subitement, mais souvent précédée de mouches volantes, de vertiges, d'étourdissements, pupille dilatée : *amaurose;* — la vue s'affaiblit progressivement, le malade voit comme un nuage qui s'épaissit, tache blanchâtre derrière la pupille : *cataracte;* — l'œil est chaud, douloureux, rouge, avec fièvre : *conjonctivite;* — chez les enfants nouveau-nés, inflammation très grande de l'œil, sécrétion d'un pus jaune abondant : *ophtalmie;* — Inflammation des paupières, douleur, chaleur; le globe de l'œil intact : *blépharite;* — petit clou sous les paupières près du bord libre, sous forme de grain d'orge : *orgeolet;* — yeux gros très saillants, tumeurs à la région du cou, oppression : *goitre exophtalmique;* — écoulement des larmes sur la joue quoique l'œil ne paraisse pas malade, narine correspondante très sèche : *fistule lacrymale;* — yeux sensibles à la lumière : *méningite, rage, migraine, ophtalmie;* — yeux rouges : *ophtalmie* ou *conjonctivites* diverses, *purpura hemorragica, albinisme;* — yeux larmoyants, avec enchifrènement, éternûments, abolition de l'odorat, écoulement d'un liquide séreux : *coryza;* avec mal de tête, irritation de la muqueuse du nez, de l'arrière-gorge, des bronches, fièvre : *grippe;* avec quintes de toux suivies d'un sifflement, vomissements : *coqueluche* ; avec frissons, courbature, rhume de cerveau, taches rouges apparaissant d'abord à la figure : *rougeole* ; avec raideur commençant aux muscles de la face, oppression, déglutition impossible : *tétanos* ; — avec rougeur, chaleur et douleur du globe de l'œil : *ophtalmie* ou *conjonctivite* ; avec inflammation des paupières : *blépharite* ; dans la *fistule lacrymale*, l'*hystérie*, la *paralysie générale progressive* ; à la suite de l'introduction d'un corps étranger dans l'œil ; — yeux battus : *grippe*, *migraine* ; — yeux très saillants : *goitre exophtalmique*, *exostoses et abcès au fond de l'orbite* ; — yeux ternes : *cataracte* ; — yeux ouverts et très agités : *éclampsie* ; — yeux purulents : *ophtalmie des nouveau-nés, ophtalmie blennorragique* ; — yeux avec paupières gonflées : *blépharite, orgeolet, œdème des paupières* ; — yeux avec paupières paralysées : *paralysie des muscles des paupières* ; — yeux avec pupille dilatée : *épilepsie, éclampsie, méningite, cataracte, absorption de la belladone ou de l'atropine* ; — avec pupille contractée : *absorption de l'opium* ; — avec pupille immobile : *certaines maladies cérébrales, amaurose.*

Yeux (maladies des). . . . 361 à 391

Z

Zinc (empoison. par le) 248
Zona 180

Paris. — E. KAPP, imprimeur, 83, rue du Bac.

* 9 7 8 2 3 2 9 0 4 6 3 9 6 *